TRAITÉ

DE

L'EMPYÈME

PAR

L. BOUVERET

Agrégé à la Faculté de Médecine de Lyon
Médecin des Hôpitaux

PARIS
LIBRAIRIE J.-B. BAILLIÈRE ET FILS
19, rue Hautefeuille, près du boulevard Saint-Germain

LYON

H. GEORG
65, rue de la République, 65

J.-P. MÉGRET
58, quai de l'Hôpital, 58

1888

TRAITÉ DE L'EMPYÈME

DE L'AUTEUR :

La fièvre typhoïde traitée par les bains froids (en collaboration avec M. R. Tripier) 640 pages, 1886. Paris J.-B. Baillière. Lyon H. Georg et J.-P. Mégret (en cours de traduction en langue allemande).

Sur une tumeur osseuse généralisée à laquelle conviendrait le nom de tumeur à ostéoblastes. Thèse inaugurale de Paris. 1878.

Des sueurs morbides, Thèse d'agrégation. Paris 1880. J.-B. Baillière.

Angine ulcéreuse dans la fièvre typhoïde (*Annales des maladies de l'oreille et du larynx, 1876*).

Note sur un spasme fonctionnel, la crampe des tisseurs (*Lyon médical*, 1881).

De l'ascite curable des alcooliques (*Lyon médical*, 1881).

Les migrations insolites de l'empyème (*Lyon médical*, 1882).

Scrofule et Tuberculose. Revue critique (*Lyon médical*, 1882).

Transfusion du sang dans un cas d'intoxication par le méphitisme des fosses d'aisances (*Lyon médical*, 1882).

Appareil pour l'injection intrà-veineuse d'une solution saline (*Lyon médical*, 1884).

Note sur le développement du cancer primitif du foie (*Revue de médecine*, 1884).

Injections intrà-veineuses d'eau salée dans le traitement du choléra (*Lyon médical*, 1884).

Etudes étiologiques sur les foyers cholériques de l'Ardèche (*Lyon médical*, 1885). — Brochure de 120 pages. Lyon J.-P. Mégret — (Mention au concours du prix Bréant de l'année 1885).

Syphilis, ataxie, cardiopathie (*Lyon médical*, 1885).

Traitement des kystes hydatiques du foie par la canule à demeure, suivie à bref délai de l'incision antiseptique (*Lyon médical*, 1887.)

Note sur la dilatation du cœcum et du colon ascendant (*Lyon médical*, 1887).

Observation de cécité totale par lésion corticale. Ramollissement de la face interne des deux lobes occipitaux (*Lyon médical*, 1887).

Les bains froids et l'antipyrine à hautes doses dans la fièvre typhoïde. (*Lyon médical*, 1887).

TRAITÉ

DE

L'EMPYÈME

PAR

L. BOUVERET

Agrégé de la Faculté de Médecine de Lyon
Médecin des Hôpitaux

PARIS

LIBRAIRIE J.-B. BAILLIÈRE ET FILS
19, rue Hautefeuille, près du boulevard Saint-Germain

LYON

H. GEORG
65, rue de la République, 65

J.-P. MÉGRET
58, quai de l'Hôpital, 58

1888

PRÉFACE

Il y a deux méthodes pour écrire une monographie sur une question de pathologie, telle que la pleurésie purulente.

Un médecin choisit de bonne heure ce sujet d'étude, et, arrivé à une période avancée de sa carrière, ayant beaucoup vu et beaucoup médité, il écrit une monographie, œuvre d'observations et de recherches toutes personnelles. Telle est la première méthode. Elle est peu applicable à la pleurésie purulente. Cette maladie n'est point commune, et toute une carrière médicale, même bien remplie, ne permet guère d'en observer toutes les formes cliniques et toutes les complications.

L'autre méthode consiste à joindre aux observations personnelles les observations publiées dans les livres et dans les recueils périodiques, à les analyser, à les grouper et à en former la base d'une étude générale et complète. L'expérience d'autrui y comble heureusement les lacunes de l'expérience personnelle. C'est cette méthode que nous avons suivie. D'ailleurs, il nous était encore impossible de suivre la première. En dix ans de pratique médicale, nous avons recueilli quinze observations et rencontré dix fois seulement l'occasion de pratiquer l'opération de l'empyème. Cette seconde méthode convient donc particulièrement à l'étude de la pleurésie purulente. Il est peu de maladies dont la littérature soit aussi riche que celle des inflammations de la plèvre. Les matériaux ne font pas défaut ; il s'agit seulement de les utiliser. C'est cette tâche que nous avons entreprise.

De tout temps, c'est le traitement qui, dans cette question de l'empyème, a le plus vivement sollicité l'attention des médecins et des chirurgiens. Aujourd'hui, la vulgarisation des méthodes antiseptiques et l'application de la résection multiple des côtes à l'empyème chronique, ajoutent encore un nouvel intérêt au traitement des suppurations de la plèvre. C'est donc au traitement que nous avons donné la plus large place, et c'est aussi d'après les indications et les méthodes de ce traitement que nous avons établi le plan de cet ouvrage.

Cependant nous avons fait une étude complète de l'empyème. Nous en avons également exposé les causes, les lésions et les symptômes. Il est vrai que nous nous sommes, sur ce point encore, écarté de la voie habituellement suivie pour l'étude d'une maladie. Au lieu de donner une description générale de la pleurésie purulente, nous en avons décrit les formes cliniques, telles qu'elles se présentent à l'observation. Une description générale nous eut conduit à faire plutôt l'histoire des épanchements pleurétiques que celle de l'empyème, et elle aurait eu le grave inconvénient de ne pas laisser leur physionomie propre aux nombreuses variétés de la pleurésie purulente. C'est ainsi que nous avons réuni dans le chapitre VI une série de monographies consacrées à toutes ces formes cliniques de l'empyème. Il ne faut donc pas s'attendre à trouver dans cet ouvrage une étude complète des signes et des symptômes des épanchements de la plèvre ; une étude de ce genre appartient plutôt à l'histoire générale de la pleurésie, et nous n'avons pas entrepris d'écrire un traité de la pleurésie.

Les méthodes et les procédés de traitement de l'empyème sont fort nombreux. La plupart ont été imaginés à cette époque où la pleurotomie était encore une opération dangereuse. Avant l'application des méthodes antiseptiques à cette opération, ouvrir largement la plèvre exposait aux plus graves complications, et particulièrement à la septicémie. Aujourd'hui, ces dangers ont disparu, et la pleurotomie doit être considérée comme le seul traitement rationnel de la pleurésie purulente. Tous ces procédés qu'on a tenté de substituer à l'incision large de la plèvre, tels que les ponctions répétées, les tubes, les canules, le siphon, ont, en effet, de nombreux et graves inconvénients. Il s'en faut de beaucoup qu'ils remplissent d'une façon suffisante toutes les indications du traitement de l'abcès pleural. Ils ne procurent pas une évacuation complète de l'exsudat pleurétique; ils laissent trop longtemps persister les phénomènes de résorption dans la cavité suppurante; ils ne favorisent pas la prompte dilatation du poumon comprimé, et nous exposent ainsi à laisser l'empyème passer de l'état aigu ou subaigu à l'état chronique

Nous avons cependant décrit avec beaucoup de détails tous ces procédés imparfaits du traitement de la pleurésie purulente. Nous en avons fait la critique et nous les avons comparés à la pleurotomie antiseptique et précoce. Par cette comparaison décisive, nous nous sommes efforcé d'en démontrer l'insuffisance et l'infériorité. Nous sommes convaincu que tous ces procédés doivent définitivement disparaître du traitement des suppurations de la plèvre. Ils ont été condamnés et proscrits, le jour où les méthodes antiseptiques ont à coup sûr écarté les complications septicémiques qui suivaient autrefois l'ouverture large de l'abcès pleural. Aussi aurons-nous en grande partie atteint le but que nous nous sommes proposé, si nous avons réussi à bien mettre en lumière l'incontestable supériorité de l'opération de l'empyème par incision.

La pleurotomie doit être précoce. C'est encore un point sur lequel nous avons beaucoup insisté. L'expectation est sans aucun avantage, et elle présente de véritables périls, dont un des plus graves est de compromettre la dilatation du poumon comprimé. Aujourd'hui, de nombreuses observations démontrent jusqu'à l'évidence que les chances de guérison, et de guérison très prompte, sont d'autant plus nombreuses, que plus courte est cette période qui s'étend du début de la pleurésie au moment de l'intervention chirurgicale. Si l'opération est précoce, les forces du patient sont mieux conservées, le travail de réparation marche avec plus d'activité et le poumon comprimé est plus sûrement capable d'une rapide et complète dilatation.

Pleurotomie antiseptique et précoce, c'est en ces termes que doit être aujourd'hui résumé le traitement rationnel de la pleurésie purulente.

L'incision de l'espace intercostal et de la plèvre est vraiment une opération fort simple, que tout médecin peut et doit savoir pratiquer. Assurément, il n'en est pas de même de la résection multiple des côtes. Depuis le mémoire d'Estlander, publié en 1879, cette opération a été souvent appliquée au traitement de l'empyème chronique. Elle a donné de remarquables succès ; elle a certainement reculé les limites de l'incurabilité de la pleurésie purulente. Elle constitue un des chapitres les plus dignes d'intérêt dans l'histoire générale de l'empyème. Il s'agit, sans doute, d'une intervention vraiment chirurgicale. C'est même une opération de grande chirurgie. Nous ne pouvions cependant nous en tenir à l'étude de la pleurotomie. Nous avons donc été conduit à traiter d'une question qui rentre tout à fait dans le domaine du chirurgien. Nous avons analysé avec le plus grand soin la plupart des observations, jusqu'à présent connues, d'empyème chronique traité par la résection multiple des côtes, et c'est d'après les résultats de cette analyse que nous avons écrit le chapitre consacré à cette opération.

Nous avons reproduit beaucoup d'observations. Cet ouvrage en contient plus de deux cents, les unes rapportées *in extenso*, les autres résumées. Ces nombreuses observations ne nous ont point paru déplacées dans une étude qui est nécessairement plus clinique que théorique. Elles sont les pièces justificatives de ce travail. Elles éclairent les points obscurs ou contestés de l'histoire de l'empyème. Mettre un grand nombre de faits sous les yeux du lecteur, c'est lui permettre de vérifier les interprétations de l'auteur et de se faire sur bien des points une opinion toute personnelle. Ainsi, nous avons accompagné la description de chaque forme clinique de la pleurésie purulente de quelques observations, choisies parmi les meilleures et les plus complètes. Nous avons, de même, rapporté vingt-six observations d'accidents nerveux compliquant le traitement consécutif de l'empyème. Enfin le chapitre III contient quarante-et-un cas de pleurotomie antiseptique, et au chapitre VIII sont annexés soixante-dix-huit cas de résection multiple des côtes. Nous avons pensé que le lecteur trouverait à l'étude de ces faits autant d'intérêt que nous en avons trouvé nous-même. Ces nombreuses observations de pleurotomie et de résection costale nous montrent, en effet, ces deux opérations, qui résument le traitement de l'empyème, appliquées aux formes les plus diverses de cette affection. Elles comblent les lacunes inévitables d'une description générale et qui ne saurait embrasser ni tous les détails, ni tous les faits particuliers.

CHAPITRE I

DÉFINITION. — MARCHE ET TERMINAISON DE L'EMPYÈME NON TRAITÉ. — TROUBLES CAUSÉS PAR L'EMPYÈME. — MARCHE ET TERMINAISON DE L'EMPYÈME CONVENABLEMENT TRAITÉ.

Dans le langage hippocratique, le mot d'empyème était appliqué à toute collection purulente interne. Cependant quelques anciens, parmi lesquels Aétius, désignaient déjà plus particulièrement sous le nom d'empyème les collections purulentes intra-thoraciques. A partir de Boerhaave, le terme d'empyème est désormais réservé aux abcès de poitrine. On sait que pendant bien longtemps la confusion fut complète entre les suppurations de la plèvre et celles du poumon. C'est un médecin du commencement de ce siècle, Bayle, qui le premier établit la distinction, et quelques années plus tard Laënnec prouva, fait qu'on ne soupçonnait guère avant lui, que l'abcès de la plèvre est commun et l'abcès du poumon fort rare. C'est ainsi que ce terme d'empyème, d'origine hippocratique, est aujourd'hui exclusivement appliqué aux collections purulentes de la plèvre.

Dans une publication récente (1), M. G. Baccelli voudrait attribuer à ce terme une signification encore plus restreinte et plus précise. Il fait remarquer, avec raison d'ailleurs, que toutes les collections purulentes

(1) G. Baccelli, Leçons de clinique médicale. Traduction française par L. Jullien. Paris, Delahaye, 1872.

de la plèvre n'ont pas la même origine, ni les mêmes caractères anatomo-pathologiques et cliniques. Tandis que le mot de pyothorax devrait être réservé aux collections purulentes de la plèvre d'origine pulmonaire, infectieuse ou traumatique, le mot d'empyème devrait servir à désigner seulement les abcès consécutifs à de véritables inflammations primitives de la plèvre. Des distinctions de ce genre n'ont pas une grande importance, surtout au point de vue pratique, et il n'y a pas de réels inconvénients à se conformer à l'usage qui nomme empyème tout abcès pleural. D'ailleurs, lorsque la plèvre contient du pus, elle est toujours plus ou moins enflammée, et c'est toujours le même processus qui, plus ou moins actif, préside à la formation du pus. L'indication thérapeutique première est, dans tous les cas, identique ; les distinctions basées sur l'origine de la pleurésie purulente, le degré de l'inflammation et d'autres caractères analogues, ne peuvent servir qu'à établir quelques indications secondaires du traitement.

Par un véritable abus de langage, le mot d'empyème désigne assez souvent l'opération elle-même que nécessite la pleurésie purulente et qui consiste à ouvrir l'espace intercostal ; on dit assez couramment « faire l'empyème. » Cette locution est vicieuse et il faut l'éviter. Le terme de pleurotomie, proposé par M. Peyrot pour nommer cette opération, doit être conservé et mérite d'être préféré à tous les autres ; ainsi il est plus explicite que le mot de thoracotomie, souvent employé dans le même sens.

§ I. — MARCHE ET TERMINAISON DE L'EMPYÈME NON TRAITÉ

Si l'on veut bien laisser de côté les cas rares, exceptionnels, et ne tenir compte que des faits les plus communs, on reconnaîtra que l'empyème non traité, abandonné à l'évolution spontanée, est une maladie de la plus haute gravité et qui, tôt ou tard, se termine toujours par la mort. Cette extrême gravité était plus évidente et la maladie paraissait plus redoutable, à cette époque, qui n'est pas très éloignée, où le diagnostic ne pouvait être établi qu'à une période très avancée et où les méthodes antiseptiques n'étaient pas encore appliquées au traitement des collections purulentes, La guérison d'un empyème était alors une exception fort rare. L'histoire d'un malade non traité, ou traité d'une façon insuffisante, peut servir à donner une idée générale et assez exacte de la marche d'un empyème abandonné à l'évolution spontanée :

Observation 1. — L. B.., âgé de 22 ans, journalier, est admis à l'hôpital de la Croix-Rousse, le *22 juillet 1885*. Ce jeune homme n'a aucun antécédent fâcheux, héréditaire ou personnel. Sa mère souffre de maux d'estomac, mais n'a jamais eu de maladies sérieuses. Plusieurs frères et sœurs se portent bien. Lui-même a toujours joui d'une parfaite santé. Il ne présente aucune trace de scrofule infantile ; sa constitution est robuste et il a pu, dès l'enfance, se livrer à des travaux pénibles.

Au mois de *novembre 1884*, il entre au service militaire et il est envoyé à Gap. — Au mois de *mars 1885*, il contracte une bronchite de peu de gravité, mais tenace, et dont il ne peut se débarrasser. Pendant tout le mois de *mars*, il garde une toux rare, sans grande expectoration, survenant surtout le matin. L'état général reste satisfaisant. — Au commencement d'*avril*, un matin, au moment de partir pour l'exercice, ce jeune homme est pris d'un point de côté à gauche, tellement violent qu'il en perdit presque connaissance, tomba et dut être immédiatement transporté à l'infirmerie, puis de là, vingt-quatre heures après, à l'hôpital. Dès le premier jour il y eut des frissons, et le point de côté, sous le sein gauche, fut encore très douloureux pendant la première semaine. L'expectoration, au bout de quelques semaines, devint plus abondante et muco-purulente. Les renseignements fournis par le patient ne permettent pas d'affirmer que l'épanchement se soit en partie évacué par une fistule pleuro-bronchique, cependant cette évacuation paraît bien probable. Quoiqu'il en soit, la situation ne fut point améliorée et les signes de l'épanchement persistèrent. Au milieu du mois de *mai*, une ponction fut faite à la base du thorax gauche ; elle eut un résultat négatif, on ne put retirer aucun liquide de la cavité pleurale. — Une légère amélioration se produisit à la fin de *mai*. A cette époque, le patient fut envoyé dans sa famille. L'amélioration fut de courte durée : les forces déclinaient de jour en jour, l'appétit diminuait de plus en plus, l'amaigrissement faisait de rapides progrès, et déjà, au commencement du mois de *juin*, le patient ne pouvait plus guère se lever ; à peine pouvait-il de temps en temps s'asseoir sur le bord de son lit.

C'est dans cet état qu'il fut admis à l'hôpital de la Croix-Rousse. — L'état général est très mauvais : affaiblissement extrême, aspect cachectique, teinte terreuse du visage. Un œdème blanc, indolore, occupe les extrémités et s'étend jusqu'au milieu des jambes. L'urine contient une grande quantité d'albumine ; elle est pâle, peu colorée, claire, et ne dépose aucun sédiment appréciable. La température s'élève, le soir, de 39° à 39°, 5 et le matin tombe à 38° ou 38°, 5. Pendant la nuit, le malade se réveille souvent, couvert de sueurs abondantes. L'appétit est à peu près complètement perdu ; la langue est sèche, rouge, comme vernissée ; depuis quelques semaines, les quintes de toux provoquent fréquemment des vomissements alimentaires ; il n'y a pas de diarrhée. Sur la face postérieure du sacrum existe une eschare de la dimension d'une pièce de cinq francs et qui intéresse toute l'épaisseur de la peau. — Depuis le début de la pleurésie, le décubitus latéral droit est impossible ; il provoque des quintes de toux violentes et des accès de suffocation. La moitié gauche du thorax présente un affaissement notable, surtout sur la région antéro-latérale ; l'imbrication des côtes y est très prononcée et les espaces intercostaux y sont presque complètement effacés. Sur la ligne mamelonnaire, au-devant des dernières côtes, existe une tuméfaction avec rougeur de la peau, diffuse, fluctuante, entourée d'une zone d'œdème et très douloureuse à la plus légère palpation. A gauche, la matité est complète en arrière et, latéralement, dans les deux tiers inférieurs du thorax. Dans le tiers supérieur et surtout en avant, la sonorité est légèrement tympanique. Au niveau de la matité, le bruit respiratoire est très affaibli et nul tout à fait à la base. Dans la fosse sous-épineuse et près du rachis, l'oreille perçoit une respiration caverneuse mélangée de gros râles humides. Les crachats sont muco-purulents, assez copieux pour remplir la moitié d'un crachoir en vingt-quatre heures; le pus y est beaucoup plus abondant que les mucosités. Ces crachats, plusieurs fois examinés à ce point de vue, ne contiennent point de bacilles tuberculeux. — Le cœur est évidemment dévié; on ne sent pas le choc précordial, mais le maximum des bruits est perçu au niveau de l'extrémité inférieure du sternum.

Le 24 juillet, une ponction est pratiquée en arrière, sous l'angle inférieur de l'omoplate, sans résultat; une seconde ponction faite plus en avant sur la ligne axillaire est également infructueuse; une troisième ponction au niveau de la tuméfaction inflammatoire donne seulement quelques gouttes de pus. — Cette tuméfaction est largement incisée; il s'en écoule une petite quantité de liquide séro-purulent, sans odeur; on cherche vainement dans l'espace intercostal le trajet fistuleux qui communique avec la cavité de l'empyème; cependant la communication est certaine, car, pendant les quintes de toux, le pus suinte sous les lèvres de la plaie. — Cette intervention insuffisante ne produit aucune amélioration; la fièvre persiste et les forces déclinent de plus en plus.

Le 27 juillet, le malade refuse énergiquement toute intervention nouvelle. Nous aurions voulu inciser l'espace intercostal au niveau ou au-dessus de l'orifice fistuleux. En explorant de nouveau la région, nous reconnaissons qu'il existe là une symphyse costo-diaphragmatique fort étendue et qui remonte en avant au moins jusqu'à la sixième ou cinquième côte; la sonorité stomacale s'élève jusqu'à cette limite, et les derniers espaces intercostaux présentent, au moment de l'inspiration, une dépression manifeste.

Le 7 août, le malade persiste dans son refus. D'ailleurs toute intervention aurait probablement peu de chances de succès: la cachexie est extrême, l'œdème remonte jusqu'au tronc, l'urine contient une grande quantité d'albumine et, depuis quelques jours, une diarrhée abondante achève d'épuiser le patient.

Le 20 août, une nouvelle tumeur fluctuante, de la grosseur d'une noix, a paru dans le troisième espace, au-dessus du mamelon. Le malade refuse d'y laisser pratiquer même une simple ponction. — Depuis quelques jours, la fistule donne une notable quantité de pus qu'on peut estimer à 200 grammes en vingt-quatre heures. La diarrhée est continuelle et résiste à toute médication.

Le 6 septembre, l'œdème a beaucoup augmenté; il occupe maintenant les membres inférieurs, le tronc, le bras gauche et même la face. L'eschare sacrée s'est étendue en surface et en profondeur. De nouvelles eschares ont paru sur les trochanters.

Le 18 septembre, le patient succombe, arrivé à la dernière limite de la cachexie suppurative.

Autopsie. — Le poumon gauche est en grande partie atélectasié; il dépasse à peine le volume du poing; il est aplati contre le médiastin et la colonne vertébrale. La plèvre viscérale est très épaisse et se confond avec une nappe de sclérose qui pénètre dans le parenchyme pulmonaire. La cavité purulente contient encore un demi litre de pus qui s'écoule au moment de l'ouverture du thorax. Cette cavité a la forme d'une gourde allongée, couchée transversalement d'avant en arrière et contournant la face externe du poumon; la portion antérieure, rétrécie à la manière d'un col, communique avec l'orifice fistuleux; la portion large s'étend en arrière, sous l'angle postérieur des côtes, jusqu'à la colonne vertébrale. La face interne, creusée d'anfractuosités, est tomenteuse, tapissée de masses grisâtres, friables et de pus concrété. La plus grande hauteur de la cavité ne dépasse pas 7 à 8 centimètres, en arrière de la ligne axillaire; partout ailleurs, au-dessus et au-dessous, les deux feuillets de la plèvre sont intimément adhérents et dépassent deux centimètres d'épaisseur. On ne trouve pas de fistule pleuro-bronchique; si cette fistule a existé, elle est probablement cicatrisée. Le poumon gauche ne présente aucune trace de tuberculose. — Il en est de même du poumon droit, lequel est tout à fait sain. Cependant les bronches sont hyperhémiées et contiennent du pus. — Le foie est volumineux et graisseux. Les deux reins présentent une dégénérescence amyloïde diffuse. — Le cœur et les gros vaisseaux sont sains; il n'y a pas de trace de péricardite.

Six mois se sont écoulés depuis le début jusqu'à la terminaison fatale de cette pleurésie purulente. C'est une durée moyenne. Certains empyèmes ont une marche aiguë ou même suraiguë, ceux par exemple qui accompagnent la gangrène superficielle du poumon; non traités, ils se terminent par la mort en quelques semaines ou même en quelques jours. D'autres empyèmes sont véritablement chroniques; la collection purulente s'ouvre une issue par les bronches ou par l'espace intercostal; la suppuration persiste ainsi pendant des mois ou des années, suivant la résistance de l'organisme et les dimensions de la cavité suppurante, puis apparaissent progressivement tous les symptômes de la cachexie suppurative à laquelle le patient finit par succomber. Mais, quelle que soit la marche de la pleurésie purulente, suraiguë, aiguë, subaiguë ou chronique, la guérison spontanée est une terminaison sur laquelle, en règle très générale, il ne faut pas compter.

§ II. — TROUBLES CAUSÉS PAR L'EMPYÈME

Les troubles engendrés par la présence d'une collection purulente de quelque étendue dans la plèvre sont de deux ordres : — L'épanchement, s'il est assez abondant, et c'est le cas le plus ordinaire dans les pleurésies purulentes, par la compression qu'il exerce sur les organes voisins et les déformations qu'il provoque dans la cage thoracique, apporte une grave perturbation à deux grandes fonctions, la respiration et la circulation. Ce sont là des troubles de nature toute mécanique, et ce ne sont pas les plus graves. — A ces désordres mécaniques s'ajoutent des phénomènes d'origine infectieuse. Sans doute il y a quelques exemples de collections purulentes et chroniques de la plèvre; si parfaitement enkystées dans une néo-membrane épaisse et scléreuse, qu'elles semblent complétement isolées de tout l'organisme, qu'elles paraissent n'exercer aucune influence fâcheuse sur l'état général et qu'elles justifient, dans une certaine mesure, la dénomination d'empyèmes bénins. Mais ce sont encore là des exceptions fort rares. Dans la très grande majorité des cas, l'abcès pleural est le siège d'un double phénomène de sécrétion et de résorption purulentes, il constitue pour l'organisme un véritable foyer d'infection; de là une intoxication du sang, aiguë, subaiguë ou chronique, la fièvre, les troubles digestifs, l'albuminurie et les dégénérescences viscérales.

Troubles mécaniques. — Qu'il soit séro-fibrineux ou purulent, un grand épanchement possède toujours une tension supérieure à la pression atmosphérique, d'autant plus grande que la quantité du liquide épanché est plus considérable et que plus forte est la résistance de la paroi thoracique.

De ce fait fondamental il est facile de fournir des preuves très concluantes. Sur le cadavre d'un pleurétique, mort pendant la période d'épanchement, ouvrez l'espace intercostal et vous verrez aussitôt, non pas l'air pénétrer dans la poitrine, mais bien le liquide en sortir et même avec une certaine force. Une expérience de M. Rosapelly que rappelle M. Peyrot (1) n'est pas moins démonstrative. Carson a montré que, si l'on adapte à la trachée d'un cadavre un tube communiquant avec un manomètre à eau et qu'on ouvre ensuite les deux plèvres, le liquide s'élève dans le tube manométrique; cette ascension, qui peut atteindre plusieurs centimètres, est évidemment due à l'affaissement des deux poumons au moment de la pénétration de l'air dans les plèvres, et elle donne une mesure de l'élasticité pulmonaire. Or, si la même expérience est répétée sur le thorax d'un pleurétique mort à la période d'épanchement et qu'on ouvre seulement la plèvre du côté malade, le résultat obtenu est précisément inverse; la colonne manométrique, pendant que s'écoule le liquide pleurétique, s'abaisse progressivement, et, dans le cas de M. Rosapelly, cette sorte d'aspiration de la colonne manométrique la fit pénétrer jusque dans la poitrine; la pression négative mesurée par le manomètre égalait une colonne d'eau haute de 10 centimètres environ.

(1) Thèse inaugurale de Paris, 1876. Etude expérimentale et clinique sur le thorax des pleurétiques et sur la pleurotomie. — Archives générales de médecine 1876, t. II, p. 47 et 61. Sur les tensions intra-thoraciques dans les épanchements de la plèvre. — Voyez en outre un très intéressant mémoire de G. Homolle sur le même sujet dans la *Revue mensuelle de médecine et de chirurgie*, t. III, p. 81. On trouvera dans ce mémoire l'analyse des travaux de M. Leyden, de M. Quincke, de M. Fraentzel et de M. Potain sur la tension intra-thoracique dans la pleurésie.

Du reste, la tension positive des épanchements pleuraux peut être approximativement mesurée, même pendant la vie. M. Peyrot a fait une fois cette mensuration sur un pleurétique du service de M. Woillez. Chez cet homme, la thoracentèse était rendue nécessaire par des menaces d'asphyxie; il s'agissait d'un pyopneumothorax droit consécutif à l'ouverture dans la plèvre d'un kyste hydatique du foie. M. Peyrot adapte un tube manométrique muni d'un robinet au trocart de l'aspirateur. Le trocart ayant pénétré dans l'épanchement, le robinet du tube manométrique est ouvert; aussitôt la colonne mercurielle s'élève de 3 centimètres; le liquide pleurétique possède donc une tension égale à 3 centimètres de mercure. Au début de l'aspiration, la colonne manométrique est à peu près immobile et ne présente point d'oscillations appréciables sous l'influence des mouvements respiratoires. On retire un litre et demi de liquide. A ce moment, la tension de l'épanchement ne mesure plus que 12 millimètres de mercure, et les oscillations de la colonne produites par la respiration deviennent beaucoup plus apparentes. — Comme preuve de cette tension des épanchements pleuraux, M. Peyrot rappelle encore les phénomènes observés pendant la ponction de poitrine avec le trocart ordinaire. Au début de l'opération le liquide jaillit par la canule, même à une certaine distance, et ce n'est guère que vers la fin de l'évacuation qu'on peut redouter la pénétration de l'air dans la plèvre.

A l'état physiologique, une pression négative règne dans les cavités pleurales et reconnaît pour cause principale l'élasticité pulmonaire. Cette pression négative joue un rôle de premier ordre dans le fonctionnement des parois thoraciques, du poumon, du cœur et des gros vaisseaux contenus dans le médiastin. Il est facile de prévoir quelles conséquences vont apparaître si cette pression négative est remplacée par la pression positive d'un grand épanchement dans la plèvre.

Cet épanchement comprime, dilate et refoule plus ou moins les trois parois de la cavité qui le renferme : les côtes, le diaphragme et le médiastin.

M. Peyrot a donné une description fort exacte de la déformation de la paroi costale. Sans doute le liquide pleurétique, dont la tension peut être considérable si l'épanchement est abondant, exerce une pression excentrique égale sur tous les points de cette paroi costale. Mais la résistance des arcs costaux n'est point partout la même. La partie postérieure des côtes, plus inextensible et solidement fixée à la colonne vertébrale, oppose une résistance bien supérieure à celle de la partie antérieure, plus élastique, plus mobile et fixée à une tige osseuse également plus mobile, le sternum. C'est donc sur la paroi antéro-latérale du thorax que la déformation est le plus prononcée. — Les côtes éprouvent un double mouvement d'abduction et de rotation autour d'un axe fictif passant par les deux extrémités. Le mouvement de rotation a pour effet nécessaire le relèvement de la portion convexe de l'arc costal. Enfin la portion antérieure, cartilagineuse, cédant plus directement encore à la pression excentrique de l'épanchement, bombe, s'arrondit en avant, et c'est là que la voussure est le plus développée. — Avant les recherches de M. Peyrot, on ne soupçonnait guère la part que prend le sternum à cette déformation de la paroi thoracique. Or cette part est réelle, souvent considérable, et elle explique les imperfections et les erreurs de certains procédés de mensuration du périmètre thoracique. Le sternum est attiré du côté de la pleurésie, surtout dans sa partie inférieure, et cet entraînement est généralement en rapport avec l'abondance de l'épanchement. On peut sur le cadavre reproduire et étudier cette curieuse déviation du sternum. M. Peyrot pratique dans l'une des deux plèvres une injection d'eau, destinée à représenter l'épanchement pleurétique. Trois index ont été préalablement fixés dans le sternum, sur la première pièce, sur le milieu de cet os et au niveau de la base de l'appendice xyphoïde. Deux tiges verticales sont placées, l'une aux pieds, l'autre vers la tête du cadavre, de telle façon que ces deux points de repère et les trois index du sternum soient sur le même alignement. A mesure que le liquide injecté pénètre dans la plèvre, on voit les trois index quitter l'alignement et se porter du côté du thorax dans lequel est pratiquée l'injection. L'écart de l'index inférieur, fixé sur la base de l'appendice xyphoïde, est notablement plus prononcé que celui de l'index supérieur. Pour une injection dans la plèvre de quatre litres de liquide, l'index supérieur s'éloigne de l'alignement de 2 centimètres seulement, tandis que l'index inférieur peut s'en écarter de 4 à 5 centimètres au moins. — M. Peyrot fait encore dans la plèvre des injections d'eau plâtrée, puis, lorsque le plâtre est pris, il pratique une coupe horizontale du thorax au niveau de la plus grande épaisseur de l'épanchement. L'aspect de cette coupe, figurée dans le travail de M. Peyrot, est tout à fait démonstratif; on y voit le médiastin refoulé du côté opposé à l'épanchement, les espaces intercostaux dilatés et le sternum fortement entraîné du côté de l'injection. — Cette déviation du sternum ne va pas sans produire quelques modifications des arcs costaux du côté sain; en effet, la partie cartilagineuse de ces côtes tend à s'affaisser et d'autant plus que la déviation du sternum est plus prononcée. Bien plus, dans les très grands épanchements, la compression du liquide épanché, transmise par le médiastin au côté sain, pourrait y provoquer une déviation des côtes comparable à celle du côté malade, quoique beaucoup moins accusée. C'est là une autre cause d'erreur pour ce procédé de mensuration qui consiste à comparer le périmètre du côté malade au périmètre du côté sain, à tort regardé comme tout à fait normal. — L'ensemble de ces modifications peut être résumé dans cette proposition de M. Peyrot : toutes les parties de la cage thoracique se portent d'un mouvement d'ensemble dans le sens du mamelon du côté de l'épanchement. La déformation du périmètre thoracique est donc générale ; elle atteint les deux moitiés de la poitrine qui, sur la coupe de M. Peyrot, prend un aspect assez comparable à celui du bassin oblique ovalaire ; aussi M. Pitres a-t-il assez heureusement nommé le thorax ainsi déformé, thorax oblique ovalaire. — L'abduction et l'élévation des côtes ont pour conséquence nécessaire la limitation des mouvements respiratoires, surtout du mouvement inspiratoire. Cette influence toute mécanique s'ajoute à la douleur qui, du moins pendant la période aiguë de la pleurésie, tend aussi à restreindre l'amplitude des mouvements respiratoires, De là l'immobilisation plus ou moins complète du thorax du côté malade et une insuffisance plus ou moins marquée de la fonction de respiration, qui s'ajoute aux effets funestes de la compression des poumons.

L'abaissement du diaphragme est un autre effet inévitable de cette tension que possède l'épanchement pleural. Cet abaissement peut être poussé très loin, au point que la voûte diaphragmatique s'efface plus ou moins complètement et proémine fortement dans la cavité abdominale. Le foie et la rate sont abaissés et refoulés dans l'abdomen. — Une telle modification dans la direction de faisceaux musculaires est assurément défavorable à la fonction du diaphragme.

Le déplacement du cœur, facile à constater même pendant la vie, est une preuve évidente du refoulement du médiastin antérieur. Si l'épanchement est à droite, la pointe du cœur est plus ou moins déplacée à gauche ; elle peut venir battre en dehors de la ligne mamelonnaire. L'épanchement gauche produit un déplacement plus étendu et d'ailleurs plus facilement appréciable ; la pointe est transportée sous le sternum, à droite de cet os et même, dans le cas de très grand épanchement gauche, jusque vers la ligne mamelonnaire droite. Le cœur n'est pas seulement repoussé à droite ou à gauche ; il subit aussi un certain mouvement de torsion ou plutôt de rotation sur son grand axe, de telle façon que, si l'épanchement est à gauche, le ventricule gauche est ramené en avant et le ventricule droit en dedans et même un peu en arrière. Le déplacement du cœur ne va pas sans un déplacement analogue, quoique moins étendu, des gros vaisceaux et des organes contenus dans le médiastin. — M. Peyrot a montré, par ses ingénieuses expériences d'injection dans la plèvre, que le refoulement de la cloison médiastine n'intéresse pas seulement le médiastin antérieur, mais aussi le médiastin postérieur. Si l'injection est faite avec de l'eau plâtrée, le moule de l'épanchement présente un bourrelet épais qui s'insinue entre le hile du poumon d'une part, la colonne vertébrale et l'aorte d'autre part, et qui, en comprimant l'œsophage, repousse le médiastin postérieur du côté opposé. Ainsi s'expliquerait peut-être, comme le fait observer M. Peyrot, la dysphagie quelquefois observée dans les cas de très grands épanchements pleurétiques. — La cloison médiastine est donc en totalité entraînée du côté opposé à la pleurésie. Il en résulte une diminution de la capacité du thorax et une compression du poumon du côté sain, diminution de capacité et compression qui peuvent être beaucoup plus prononcées qu'on ne le croit généralement. Une femme de 40 ans, atteinte d'un épanchement purulent total de la plèvre droite, mourut subitement en arrivant à l'hôpital. En pratiquant son autopsie, au lieu d'ouvrir le thorax suivant le procédé habituel, nous avons ouvert d'abord le côté gauche. La cloison médiastine bombait fortement de ce côté, au point que la cavité thoracique gauche était transformée en une sorte de gouttière allongée, en forme de croissant, dans laquelle le poumon gauche subissait une notable compression. Le parenchyme ne pouvait évidemment pas fournir une expansion suffisante au moment de l'inspiration, car bon nombre de lobules, au niveau des bords postérieur et antérieur, étaient en état d'atélectasie. — Du reste, il n'est pas impossible de constater, pendant la vie, l'entraînement du médiastin vers le côté sain. La zone de matité empiète sur ce côté sain; elle y est limitée par une ligne courbe dont la convexité est tournée du côté opposé à la pleurésie et qui, au niveau de sa partie moyenne, dépasse sensiblement le bord du sternum. — Traube a montré que le poumon sain comprimé subit un allongement du diamètre vertical, quelquefois assez prononcé pour déterminer le refoulement du diaphragme vers la cavité abdominale. Pendant la vie, on peut constater que le son pulmonaire dépasse les limites inférieures de l'état normal.

Puisque le liquide épanché dans la plèvre possède une tension supérieure à la pression atmosphérique, le poumon correspondant doit être nécessairement comprimé et d'autant plus que l'épanchement est plus abondant. Dans le cas d'épanchement pleural total, le poumon se rétracte complètement sur son hile et se réduit au volume du poing; la pénétration et la circulation de l'air y sont tout à fait suspendues La compression du poumon, du moins si elle est poussée très loin et persiste au delà d'un certain temps, constitue un des grands périls de la pleurésie. Non seulement ce poumon ne fonctionne pas pendant la période d'épanchement, mais il peut encore perdre plus ou moins la propriété de se dilater à nouveau, après la disparition de l'épanchement. Des néomembranes s'organisent à sa surface et tendent à l'immobiliser dans sa situation vicieuse, contre le médiastin et la colonne vertébrale. L'inflammation du feuillet viscéral de la plèvre pénètre plus ou moins profondément dans le parenchyme et y développe une pneumonie corticale, scléreuse, autre obstacle à la dilatation des lobules comprimés, quand viendra la résorption de l'épanchement. Aussi l'indication fondamentale de la thoracentèse et même de la pleurotomie est-elle, non seulement de débarrasser l'organisme d'un liquide pathologique qui n'a pas été résorbé, mais encore de faire cesser, en temps opportun, cette fâcheuse compression du poumon. — La dyspnée trahit l'insuffisance de la fonction de respiration. On conçoit fort bien que, dans les très grands épanchements, cette fonction puisse être très gravement compromise, puisque la forte tension d'une grande masse de liquide, non seulement supprime totalement le poumon correspondant, mais encore exerce, par le refoulement de la cloison médiastine, une compression certaine sur le poumon du côté opposé. Cependant la dyspnée n'est pas toujours en proportion exacte avec l'insuffisance de la fonction respiratoire. Il y a, dans les pleurésies chroniques, des asphyxies lentes, sans fracas, sans grande dyspnée et qui, très probablement, ne sont pas étrangères à la préparation de la mort subite. Le sang est noir, fluide et ne forme pas ou forme très peu de caillots dans les cavités du cœur et des gros vaisseaux.

A l'état normal, le cœur et les gros vaisseaux du médiastin sont plongés dans un milieu où règne une pression inférieure à la pression atmosphérique, et c'est là une condition nécessaire à la régularité de la circulation centrale. A travers le vide pleural, l'élasticité pulmonaire fait sentir son action sur le médiastin et tend à maintenir béantes les cavités qui y sont contenues, particulièrement les ventricules, les oreillettes, les veines caves supérieure et inférieure. Or, lorsque la plèvre est occupée par un épanchement de quelque abondance, le vide pleural est remplacé par une pression positive, et les cavités sanguines du médiastin, non seulement ne sont plus au même degré maintenus béantes, mais éprouvent au contraire une certaine compression. De là des troubles inévitables et, suivant l'abondance de l'épanchement, plus ou moins marqués de la circulation centrale. — Le cours du sang veineux est ralenti dans les veines caves et même dans les cavités droites du cœur. La tension du sang est, à l'état normal, presque constamment négative dans les deux veines caves et surtout au moment de l'inspiration, pendant laquelle l'élasticité pulmonaire portée au maximum dilate davantage les parois de ces deux troncs veineux. La suppression de l'élasticité pulmonaire et l'établissement dans la plèvre d'une pression positive ont pour effet nécessaire de comprimer plus ou moins les deux veines caves et de ralentir l'abord du sang veineux vers la cavité thoracique. Au moment de la systole, le ventricule droit développe par la contraction de ses parois une tension positive que MM. Chauveau et Marey estiment à 25 millimètres de mercure. Au moment de la diastole, cette pression s'abaisse brusquement; l'élasticité pulmonaire intervient alors et tend à écarter les parois, à dilater la cavité ventriculaire, de façon à favoriser la réplétion de cette cavité. Si le vide pleural n'existe plus, s'il est remplacé par la pression positive d'un grand épanchement pleural, la diastole du ventricule droit ne s'exécute plus dans les mêmes conditions favorables, et c'est encore là un obstacle à la circulation du sang veineux. L'oreillette droite est soumise aux mêmes influences que le ventricule, et, comme les parois en sont plus minces, il est clair que l'absence du vide pleural doit rendre plus défectueuse encore la dilatation diastolique de cette cavité. Compression des veines caves, diastole imparfaite de l'oreillette et du ventricule droits, tels sont les troubles mécaniques de la circulation centrale qui, dans les cas d'épanchement pleural considérable et rapide, expliquent le mieux l'apparition prompte de ces grands œdèmes, lesquels peuvent en quelques heures envahir le tronc et les extrémités. Ce qui démontre encore que telle est bien la pathogénie de cette anasarque, c'est qu'elle peut disparaître aussi promptement qu'elle s'est développée, si, par la thoracentèse ou la pleurotomie, on vient à diminuer ou à supprimer complètement la pression positive du milieu pleural. A un moindre degré, ce trouble de la circulation veineuse se manifeste par l'œdème limité aux extrémités inférieures, la bouffissure de la face, la dilatation des veines superficielles, la cyanose des lèvres, des doigts et des orteils, troubles circulatoires qui disparaissent également après la résorption de l'épanchement ou l'évacuation de la plèvre. — Les cavités gauches du cœur, plus épaisses que les cavités droites, subissent cependant dans une certaine mesure l'influence fâcheuse d'un grand épanchement substituant au vide pleural une pression positive. En outre, la compression des poumons, en diminuant l'activité de la circulation pulmonaire, diminue le volume de la masse du sang qui, par les veines pulmonaires, aborde les cavités gauches à chaque révolution cardiaque. De là la fréquence et la petitesse du pouls, la pâleur de la face, l'ischémie des centres nerveux, la tendance aux lipothymies et, dans quelques cas, la syncope mortelle.

Ces troubles mécaniques de la circulation centrale, aidés sans doute d'une certaine altération du sang, ont encore pour conséquence possible la formation de coagulations sanguines dans les cavités du cœur et des gros vaisseaux. Dans un cas de M. Foucart, il existait du côté de l'épanchement, dans l'artère pulmonaire gauche, un caillot oblitérant, dense, fibrineux, formé pendant la vie. Le plus souvent la thrombose débute ou se forme exclusivement dans les cavités du cœur et surtout dans les cavités droites (Peyrot). Si les concrétions sanguines occupent l'oreillette ou le ventricule gauche, elles peuvent être détachées, entraînées dans la circulation artérielle et s'en aller oblitérer quelque artère périphérique. Un pleurétique de M. Vallin (1), atteint d'une pleurésie à grand épanchement, fut pris d'apoplexie à la suite de laquelle il présenta une hémiplégie et une eschare à la plante du pied droit. Un autre pleurétique de M. Potain fut également frappé d'une hémiplégie subite, et, à l'autopsie, on trouva dans le cœur gauche des concrétions sanguines anciennes. C'est donc très probablement à des embolies de ce genre, parties du cœur gauche, qu'il faut attribuer l'hémiplégie quelquefois observée dans le cours de la pleurésie à grand épanchement.

Phénomènes infectieux. — Ces désordres de nature mécanique qu'apporte la pression positive d'un grand épanchement pleural à deux grandes fonctions, la respiration et la circulation, procèdent du fait même de l'épanchement, et, s'ils sont plus communément observés dans l'empyème, c'est que, plus souvent que la pleurésie séro-fibrineuse, l'empyème est une pleurésie à grand épanchement. Les troubles qu'il nous reste à étudier, véritables phénomènes d'infection, relèvent plus exclusivement de la nature même de la collection pleurale. Ils ont pour origine la résorption et la pénétration dans le sang des matières nocives que produit la cavité suppurante. En prenant le terme de septicémie dans une acception plus générale, on a pu dire qu'il s'agit là d'une septicémie pleurale.

Sans doute, au point de vue nosologique, cette conception manque de rigueur et de précision. La septicémie est une maladie infectieuse, définie, distincte d'autres maladies également dues à des infections du sang,

(1) Vallin. *Bulletin de la Société médicale des hôpitaux de Paris*. 1869, p. 261. V. chapitre IV.

et l'on a trop de tendance à qualifier de septicémiques la plupart des accidents généraux consécutifs à des phénomèmes de résorption.

D'ailleurs l'empyème a des causes et des origines fort diverses, si bien que, soit pour en tracer l'histoire générale, soit seulement pour en étudier le traitement, il est nécessaire de faire des emprunts à l'histoire de bon nombre d'autres maladies, particulièrement des maladies infectieuses. Certains empyèmes sont le produit d'une inflammation primitive de la plèvre, que cette pleurésie initiale soit d'abord séro-fibrineuse ou qu'elle soit d'emblée purulente. D'autres empyèmes paraissent être le résultat de la localisation exclusive dans la séreuse pleurale d'une maladie générale, infectieuse, encore incomplètement connue; telles sont ces pleurésies infectieuses qu'ont signalées Fraentzel et M. Bouchard et dans le liquide desquelles on trouve des microphytes propres, probablement pathogènes. Bon nombre de suppurations de la plèvre procèdent des maladies générales, telles que la fièvre typhoïde, la scarlatine, la variole, la rougeole, la pyohémie, la fièvre puerpérale. Enfin la pleurésie purulente peut être une conséquence inévitable ou une complication accidentelle de certaines maladies du poumon; tels sont les empyèmes de la gangrène superficielle du poumon et de la pneumonie lobaire.

C'est précisément à cette diversité d'origine que l'empyème doit la diversité de ses allures, tantôt évoluant à la façon d'une maladie aiguë ou même suraiguë et tuant en quelques semaines ou en quelques jours, tantôt persistant pendant des mois et des années et conduisant lentement le patient au dernier terme de la cachexie suppurative. — A ces formes cliniques si diverses correspondent en général des foyers infectieux de constitution fort différente.

Dans certaines formes à marche particulièrement prompte et funeste, la plèvre à peine enflammée contient un liquide séro-purulent, quelquefois sanguinolent, horriblement fétide et d'une extrême virulence. Ce liquide peut être mélangé de gaz, sans que l'épanchement communique avec l'air atmosphérique, le fait est aujourd'hui bien démontré, et ces gaz proviennent évidemment de la décomposition putride de l'exsudat pleurétique. La diminution de la tension dans la plèvre, après une thoracentèse par aspiration, peut être la cause occasionnelle du développement de ces gaz et de la prompte apparition des signes du pneumothorax. Ce foyer pleural, infectieux au premier chef, se rencontre dans certaines pleurésies de nature réellement septicémique, dans certaines pleurésies infectieuses primitives et dans les pleurésies qui, générales ou partielles, accompagnent la gangrène superficielle du poumon. L'empyème d'origine gangréneuse contient souvent des lambeaux sphacélés de la plèvre viscérale, du parenchyme pulmonaire et plus rarement de la plèvre pariétale. L'extrême gravité de ces foyers purulents réside, non seulement dans le caractère infectieux de l'exsudat pleurétique, mais aussi dans la facilité avec laquelle la plèvre à peine enflammée livre cet exsudat à l'absorption et en laisse pénétrer dans le sang les principes toxiques. De là une forme aiguë ou suraiguë de la septicémie pleurale qui, non traitée ou incomplètement traitée, conduit à une terminaison promptement fatale. Ce qui démontre, en effet, qu'il s'agit bien d'une véritable intoxication dont le point de départ est dans le foyer pleural, c'est que ces accidents d'une si haute gravité peuvent disparaître et le malade peut complètement guérir, si, par une intervention énergique et hâtive, l'évacuation des liquides septiques est assurée et la paroi du foyer profondément modifiée.

D'autres foyers purulents de la plèvre présentent les caractères de l'inflammation phlegmoneuse ; ce sont en quelque sorte des abcès chauds de la plèvre. L'exsudat pleurétique est purulent, franchement purulent, et ce pus est louable, épais, crémeux, sans odeur, sans trace de putridité, quelquefois mélangé de masses purulentes concrétées ou de pseudomembranes fibrineuses. Tels sont les empyèmes qui succèdent de bonne heure à la pleurésie séro-fibrineuse et ceux qui se développent à la suite de la pneumonie lobaire. La plèvre est enflammée, plus ou moins épaissie, et la collection purulente enfermée dans une membrane pyogénique. Les phénomènes de résorption sont tout à la fois moins actifs et moins graves. Comme les suppurations vulgaires du tissu cellulaire, ces collections purulentes ont une certaine tendance à l'ouverture spontanée ; si le patient n'est pas tué par les troubles respiratoires et circulatoires qu'engendre l'abondance même de l'épanchement, l'abcès pleural peut être évacué par une fistule pleuro-bronchique ou pleuro-cutanée, quelquefois même simultanément par les bronches et par l'espace intercostal. Mais cette évacuation est, dans la très grande majorité des cas, insuffisante, et l'on ne peut pas dire que ce soit là un mode véritable de guérison spontanée. Aux symptômes inflammatoires aigus qui marquent la première période, succèdent une septicémie subaiguë, lente ou chronique et des phénomènes de résorption qui troublent profondément la nutrition générale et conduisent en quelques mois au dernier degré de la cachexie.

Enfin certains foyers purulents de la plèvre rappellent avec une grande analogie l'abcès froid du tissu cellulaire. Ce sont le plus souvent des empyèmes partiels ; plus rarement ils occupent toute ou presque toute la cavité pleurale. Ces abcès froids de la plèvre sont de toutes parts enkystés, enfermés dans une poche à parois denses, fibreuses, quelquefois épaisses de plus d'un centimètre et incrustées de plaques calcaires. Le pus qu'ils renferment est séreux, fluide, mêlé de grumeaux ou de petites masses calcaires détachées de la paroi. Dans certaines formes à évolution particulièrement lente et bénigne, le liquide séro-purulent présente les caractères des épanchements chyliformes; on y trouve peu de globules purulents bien formés, mais beaucoup de débris de leucocytes et une grande quantité de granulations graisseuses. Assurément l'énorme épaississement et l'induration scléreuse de la paroi kystique ferment plus ou moins complètement les voies de l'absorption par la plèvre, et les phénomènes de résorption n'ont ici qu'une activité très obscure. Ces foyers purulents semblent isolés du reste de l'organisme. Aussi peuvent-ils être tolérés pendant des années et sont-ils, aussi longtemps qu'ils restent parfaitement clos, compatibles avec un état de santé relativement satisfaisant. Les empyèmes chroniques de ce genre sont fort rares; l'origine et le début en sont généralement difficiles à préciser; ils succèdent quelquefois à des abcès chauds de la plèvre. D'ailleurs, cette tolérance de l'organisme n'est pas indéfinie. Si faible qu'en soit la vitalité, la paroi kystique est cependant le siège d'une sécrétion réelle, et, à certains intervalles, surtout si la poche purulente occupe une notable étendue de la plèvre, l'exagération de la pression positive de l'épanchement oblige à l'évacuation par la thoracentèse d'une partie du liquide enkysté. De là une cause d'affaiblissement, et de plus en plus efficace, car les premières ponctions semblent inciter la sécrétion purulente, et la nécessité d'une évacuation artificielle devient de plus en plus fréquente. Enfin, si bien enkystés qu'ils soient, ces épanchements gardent cependant une tendance à l'évacuation spontanée, tendance que favorisent d'ailleurs les ponctions répétées. Or, lorsque le foyer s'est ouvert par les bronches ou par l'espace intercostal, la situation change; au contact de l'air atmosphérique, le liquide s'altère, les parois s'enflamment et les phénomènes d'absorption reprennent une activité nouvelle; désormais le patient est exposé aux périls de la cachexie suppurative.

Quelle que soit la constitution du foyer infectieux pleural, les phénomènes de résorption, variables quant à la marche et à l'intensité, présentent cependant, quant à leur nature, une certaine uniformité. Lorsqu'on a parcouru un grand nombre de ces histoires d'empyèmes suraigus, aigus ou chroniques, on ne peut manquer d'être frappé de cette uniformité; la fièvre, les troubles digestifs et les troubles de la sécrétion urinaire sont constants, du moins dans les cas d'une certaine durée, et dominent tous les autres symptômes.

La fièvre débute avec la pleurésie elle-même et persiste aussi longtemps que le foyer pleural reste infectieux. Provoquée d'abord par l'inflammation même de la plèvre, elle prend plus tard les caractères d'une fièvre de résorption. Elle varie d'ailleurs suivant la nature du foyer infectieux. — Dans les empyèmes putrides ou gangréneux, après un ou plusieurs frissons généralement intenses, la température s'élève au voisinage de 40° ou même au-dessus et s'y maintient plusieurs jours, avec de faibles rémissions matinales. Il y a cependant des exemples de pleurésies fétides et gangréneuses dans lesquels, même durant les premiers jours, la fièvre n'a pas dépassé 39° ou 39,5 et d'autres dans lesquels la fièvre a pris une allure très rémittente, la courbe thermométrique présentant de grandes oscillations. Enfin le sphacèle étendu de la plèvre ou l'irruption brusque dans cette sé. euse des produits septiques d'un foyer gangréneux du poumon s'annonce quelquefois par un abaissement brusque de la température centrale, et cette hypothermie s'accompagne des symptômes du collapsus. Mais, quelle que soit l'allure du mouvement fébrile, ce qui imprime un caractère particulier à cette septicémie pleurale aiguë ou suraiguë, c'est la prostration, la dépression des forces rapide et profonde. La face est pâle avec des plaques de cyanose aux lèvres et sur les joues; le pouls est petit, extrêmement fréquent, parfois à peine sensible à la radiale; les extrémités sont froides et cyanosées, et la dyspnée, très vive, est due autant à l'empoisonnement du sang, qu'aux troubles mécaniques de la circulation et de la respiration. Puis apparaissent des sueurs copieuses, froides aux extrémités, quelquefois fétides. C'est bien là l'image d'une intoxication générale et d'une haute gravité; le péril, en effet, est imminent et, s'il n'est promptement secouru, le patient tombe en état de collapsus et ne tarde guère à succomber. — Dans les formes communes de l'empyème, celles qu'on peut qualifier d'abcès chauds de la plèvre, la fièvre, généralement moins intense, garde longtemps les allures d'une fièvre rémittente. La température, du matin au soir, oscille entre 38° et 40°, et les oscillations quotidiennes sont en moyenne de 1° à 1,5. La nature de cette fièvre, véritable fièvre de résorption, se révèle encore par l'apparition de frissons plus ou moins intenses et fréquents. Nous avons vu, dans un cas d'empyème de ce genre, d'abord très insuffisamment traité par des thoracentèses répétées, la fièvre durer avec cette allure rémittente pendant trois mois entiers. Chaque ponction était à peu près invariablement, le soir même ou le lendemain, suivie d'un frisson, comme si l'évacuation d'une certaine quantité de liquide, en diminuant la tension positive de l'épanchement, le plaçait dans des conditions plus favorables à la résorption. Au début, le patient oppose une certaine résistance à cette intoxication subaiguë ; mais, tôt ou tard, les forces déclinent, la face prend une teinte pâle, terreuse, de mauvais augure, et, les troubles digestifs ajoutant leur influence fâcheuse à celle d'une fièvre de longue durée, le patient est épuisé et succombe à cette cachexie suppurative. — La fièvre peut manquer pendant longtemps dans les cas d'empyèmes chroniques, où d'épaisses néomembranes fibreuses enkystent l'épanchement purulent. Elle apparait avec ses caractères de fièvre de résorption, lorsque la paroi kystique s'enflamme, ou bien encore si, la poche venant à s'ouvrir, l'air atmosphérique peut y pénétrer. — On ne peut douter que la fièvre des empyèmes soit véritablement une fièvre de résorption. Elle est due à l'absorption par la plèvre et à la pénétration dans le sang des produits de sécrétion, putrides ou purulents, qui s'accumulent dans la cavité suppurante. La preuve péremptoire d'une telle pathogénie est précisément fournie par le traitement rationnel de l'empyème, l'incision large de l'espace intercostal qui permet l'évacuation complète du foyer infectieux, et le lavage antiseptique, grâce auquel la nature des sécrétions peut être profondément modifiée. Cette intervention produit, dans la majorité des cas, une détente remarquable ; dès les premiers jours, quelquefois dès le lendemain, la fièvre diminue ou disparaît et avec elle s'atténuent ou disparaissent tous les symptômes de l'intoxication du sang.

L'anorexie, les vomissements et la diarrhée, tels sont les troubles digestifs le plus communément observés. — Dans l'empyème putride, l'anorexie est complète, absolue, et l'alimentation du malade n'est pas une des moindres difficultés du traitement, du moins aussi longtemps qu'une intervention insuffisante ou mal dirigée laisse persister les phénomènes de résorption dans la cavité suppurante. La langue est sèche, rouge, vernissée ; les sécrétions buccales et pharyngées sont suspendues. Dans l'empyème aigu, commun, l'anorexie est sans doute moins prononcée ; mais, si l'empyème n'est pas traité, elle dure indéfiniment et ajoute son influence fâcheuse à toutes les autres causes d'épuisement. — Le vomissement est souvent provoqué par la toux, mais souvent aussi il survient spontanément, à la suite de l'ingestion des aliments. Il n'est pas seulement composé d'aliments, mais parfois encore de mucosités et d'un liquide séreux, produit des sécrétions altérées de la muqueuse de l'estomac. Rares et peu copieux dans l'empyème commun, les vomissements sont parfois, dans l'empyème putride, fréquents, abondants, fétides et révèlent ainsi leur origine toxique. — La diarrhée n'apparaît guère qu'à une période assez avancée de l'empyème, alors que déjà ont paru d'autres symptômes de la cachexie suppurative. Elle est d'abord passagère, intermittente et cède à certaines médications; mais bientôt elle devient continue, de plus en plus abondante, profuse et achève d'épuiser le patient. Dans les empyèmes putrides, la diarrhée est quelquefois fétide. — Tous ces troubles digestifs sont, comme la fièvre elle-même, la conséquence de phénomènes de résorption dans la cavité suppurante. Ils disparaissent également après l'intervention chirurgicale qui supprime les caractères infectieux du foyer pleural. Les produits toxiques résorbés dans le sang sont éliminés par les sécrétions des voies digestives, surtout par les sécrétions gastriques et intestinales, mais non sans produire de graves altérations de ces sécrétions; de là l'anorexie, le vomissement et la diarrhée. Aussi ces troubles digestifs de l'empyème peuvent-ils être rapprochés, du moins quant à la pathogénie, des troubles digestifs qui accompagnent d'autres intoxications du sang, telles que l'urémie.

Sans doute les troubles de la sécrétion urinaire ne sont pas constants, mais ils sont certainement beaucoup plus fréquents qu'on ne le pense généralement. Nous les avons particulièrement étudiés dans les cas d'empyème soumis à notre observation, et, si nous en jugions seulement d'après cette expérience personnelle, nous inclinerions à penser qu'il est bien peu de pleurésies purulentes de quelque durée dans lesquelles les troubles de la sécrétion urinaire fassent absolument défaut. Ces troubles urinaires procèdent au même degré, et même mieux encore que les troubles digestifs, de l'altération du sang consécutive aux phénomènes de résorption dans la cavité suppurante. Par les reins sont éliminés les produits de cette résorption, et cette élimination ne va pas sans produire le plus souvent, soit une légère irritation rénale, soit même une véritable néphrite infectieuse. Enfin, au même titre que beaucoup d'autres suppurations prolongées, les suppurations chroniques de la plèvre provoquent la dégénérescence amyloïde des vaisseaux et des glomérules du rein. — Dans beaucoup de cas, l'urine, du moins au début, garde les caractères physiques de l'état normal, elle contient seulement une petite quantité d'albumine, et il est probable que cette albuminurie est due à l'altération du sang ou à un léger degré d'irritation rénale, peut-être à ces deux causes à la fois. — La néphrite infectieuse n'a pas été souvent signalée; nous en avons cependant deux observations; elle paraîtrait probablement plus fréquente, si l'urine de tous les malades atteints d'empyème, surtout d'empyème aigu, était examinée avec plus de soin et de régularité. Dans ces deux cas de néphrite infectieuse, l'urine présentait à peu près les mêmes caractères que dans les néphrites des maladies infectieuses, la fièvre typhoïde par exemple; elle était trouble et contenait du sang, des cylindres et une notable quantité d'albumine. Il est probable que ces néphrites de l'empyème aigu ont la même évolution et comportent le même pronostic que celles des maladies infectieuses, lesquelles, quand elles ne tuent pas le patient, ont peu de tendance à passer à l'état chronique, et, après une albuminurie de quelques mois, finissent par une guérison complète. L'un de nos deux malades, revu un an environ après la cicatrisation complète de l'empyème, n'avait plus d'albuminurie; mais l'autre, deux ans après la guérison de sa pleurésie purulente, bien qu'il jouît d'une santé parfaite, avait encore dans son urine une notable quantité d'albumine. — A une certaine période de l'empyème, lorsque la plèvre suppure depuis longtemps et que déjà ont paru quelques symptômes de la cachexie suppurative, l'albuminurie est à peu près la règle et procède de la dégénérescence amyloïde des reins. — La plupart de ces troubles urinaires, l'albuminurie légère du début et les néphrites infectieuses des empyèmes aigus, partagent avec la fièvre et les troubles digestifs ce caractère commun et très propre à en éclairer la pathogénie : ils s'atténuent puis disparaissent plus ou moins promptement, lorsqu'une intervention convenable a fait cesser les phénomènes de résorption dans la cavité suppurante.

Les troubles d'origine infectieuse que nous venons d'étudier dominent l'histoire clinique de l'empyème aigu ou chronique, non traité, abandonné à l'évolution spontanée. Mais beaucoup d'autres symptômes s'ajoutent à la fièvre, aux troubles digestifs et aux troubles urinaires ; ils reconnaissent également pour cause l'altération du sang ; toutes les fonctions sont plus ou moins troublées, si bien que cette affection, qui, du moins dans la plupart des empyèmes communs, semble une affection toute locale, finit par devenir une maladie vraiment générale. Le malade perd ses forces et l'amaigrissement fait des progrès rapides. Des œdèmes partiels, des eschares, la pâleur de la peau et la teinte terreuse du visage témoignent de la déglobulisation du sang et d'un trouble profond de la nutrition. Le pouls est de plus en plus faible, petit et fréquent, et c'est là un indice de l'affaiblissement progressif du cœur. La tuméfaction des hypochondres annonce la dégénérescence graisseuse ou la dégénérescence amyloïde du foie et de la rate. De tels désordres sont, dans la très grande majorité des empyèmes non traités, irréparables, et, au bout d'un temps plus ou moins long, la mort en est la terminaison inévitable.

§ III. — MARCHE ET TERMINAISON DE L'EMPYÈME CONVENABLEMENT TRAITÉ.

Il est peu de maladies dans lesquelles une intervention thérapeutique prompte et suffisante exerce une influence aussi décisive que dans la pleurésie purulente. Sans doute tous les empyèmes, même convenablement traités, ne se terminent point sûrement par une guérison complète. Quelques-uns n'échappent pas à une terminaison fatale; d'autres sont incomplètement cicatrisés et la fistule pleuro-cutanée persiste. Cependant, si l'empyème est récent, s'il n'est pas accompagné de quelqu'une de ces complications qui d'ailleurs sont parfois de réelles contre-indications à toute intervention, on peut bien dire sans beaucoup d'exagération que, dans cette maladie où la règle autrefois c'était la mort, la règle maintenant c'est la guérison. Lorsque le foyer pleural est évacué et que les caractères infectieux en sont supprimés, la scène change; les phénomènes d'intoxication disparaissent, et aux troubles mécaniques de la respiration et la circulation succède un travail de réparation locale qui doit aboutir à la cicatrisation complète de la cavité suppurante. — Nous avons montré par un exemple la marche et la terminaison de l'empyème non traité; un autre exemple peut également servir à bien mettre en lumière l'influence décisive d'un traitement rationnel.

Observation 2. — J. M.., âgé de 15 ans, est admis à l'hôpital de la Croix-Rousse le *1er août 1885*. — Cet enfant ne paraît avoir aucun antécédent héréditaire fâcheux; ses parents sont bien portants, ainsi que deux jeunes frères; un autre est mort en bas âge de maladie inconnue. Lui-même s'est toujours bien porté; il s'enrhume cependant assez fréquemment pendant l'hiver. Il ne présente aucune trace de scrofule. — *Le 14 juillet*, cet enfant, vêtu seulement de sa chemise et de son pantalon, est exposé à la pluie pendant la soirée. Rentré à la maison, il est pris de frisson; pendant la nuit, la fièvre s'allume, et le lendemain un point de côté violent se fait sentir sous le sein droit. La toux, sèche et quinteuse tout à fait au début, est bientôt suivie de l'expectoration de quelques mucosités épaisses et légèrement sanguinolentes. Plusieurs vésicatoires furent appliqués sur le côté droit; puis on fit des frictions avec une pommade stibiée qui provoqua une abondante éruption pustuleuse.

Le *1er août*, au moment de l'admission et quinze jours après le début, l'enfant présente tous les signes d'un grand épanchement du côté droit. Il est assez oppressé et reste habituellement couché sur le côté droit; il ne peut garder longtemps le décubitus latéral gauche, sans être pris de toux et de dyspnée. Du reste, la toux est assez rare, l'expectoration du début a cessé, et depuis huit jours la toux est sèche. Le côté droit de la poitrine est notablement dilaté surtout en avant et latéralement; les espaces intercostaux sont élargis, saillants; il n'y a pas d'œdème de la paroi, et en aucun point la pression ne réveille une douleur plus vive. A droite, la matité est complète et les vibrations thoraciques sont, du haut en bas, complètement abolies. Dans les deux tiers inférieurs, on n'entend aucun bruit, le silence est complet; au voisinage du rachis et à la hauteur de la crête de l'omoplate, existe un bruit respiratoire tubo-caverneux avec broncho-égophonie. En avant, sous la clavicule, submatité et retentissement de la respiration tubo-caverneuse. L'épanchement est donc abondant et remplit probablement plus des deux tiers de la plèvre. Le foie est abaissé et le cœur paraît dévié à gauche; la pointe bat en dehors de la ligne mamelonnaire. A gauche, la sonorité est normale et le bruit respiratoire seulement un peu exagéré. — L'état général est encore passable, l'enfant n'a pas notablement maigri, cependant il est déjà très affaibli. L'appétit a diminué, la langue est encore rose et humide; il n'y a ni vomissement, ni diarrhée. L'urine ne contient point d'albumine. La fièvre est modérée; la température ne dépasse pas, le soir, 39° et 39, 5. Le tronc et surtout la paroi abdominale sont couverts d'une éruption de miliaire blanche, cristalline, indice probable de la suppuration de l'épanchement. Une ponction exploratrice faite avec une seringue de Pravaz, en arrière, au dessous de la pointe de l'omoplate, donne, en effet, un liquide très louche, presque franchement purulent.

Le *2 août*, le lendemain de l'admission, la dyspnée a notablement augmenté; l'enfant n'a point dormi et a dû, pendant une partie de la nuit, rester assis sur son lit. On pratique une thoracentèse d'urgence et l'on retire un litre de pus fluide, sans odeur. L'écoulement est arrêté bien avant l'évacuation complète. — Le *3 août*, la dyspnée a notablement diminué, l'enfant a pu dormir.

Le *4 août* (*21 jours après le début, 3 jours après l'admission*), opération de la pleurotomie. Incision de 6 à 7 centimètres des parties molles et de 4 à 5 centimètres de la plèvre dans le septième espace, sur la ligne axillaire postérieure, immédiatement au devant du bord antérieur du grand dorsal. Le doigt introduit dans la plaie rencontre la convexité du diaphragme au niveau du bord inférieur de la huitième côte; il eût été dangereux d'inciser la plèvre plus bas que le septième espace. Il s'écoule une quantité de pus fluide, sans odeur, qu'on peut évaluer à près d'un litre; le liquide, surtout à la fin de l'écoulement, entraîne quelques masses de fibrine concrétée. Deux tubes à drainage adossés sont introduits dans la plèvre. Lavage avec une solution de chlorure de zinc à 2 p. 100, puis avec de l'eau alcoolisée. Large pansement antiseptique recouvrant à peu près le tronc tout entier.

Pendant les premiers jours qui suivent la pleurotomie, une détente remarquable se produit dans l'état du patient : la fièvre diminue, sans tomber complètement; le pouls est moins fréquent et plus fort; l'appétit reparaît dès le troisième jour; la dyspnée peu à peu cesse complètement, et l'enfant peut dormir. La persistance de la fièvre et l'élévation de la température, le soir, de 38, 5 à 39° obligent à faire deux ou trois lavages par jour. On fait quelques lavages avec une solution faible d'acide phénique et, le lendemain, l'urine présente une teinte noire très accusée. On revient aux solutions de chlorure de zinc et à l'eau alcoolisée. — Le *10 août*, l'enfant éprouve dans la journée quelques frissons; le soir la température s'élève à 40°, 8 et l'on constate sur les membres et le tronc une éruption érythémateuse, morbilliforme, de nature très probablement septicémique. L'urine présente encore une teinte vert-olive assez accusée. L'appétit a diminué et la langue est un peu sèche. Cependant la plaie n'a point mauvais aspect; l'écoulement peu abondant est toujours composé de pus fluide, sans odeur. On fait désormais quatre lavages par jour, pour lesquels on emploie des solutions de chlorure de zinc à 5 et 8 p. 100. On donne à l'enfant une demi bouteille de vin vieux par jour, 50 grammes de rhum, du lait et une alimentation aussi substantielle que possible. — Le *14 août*, la fièvre est tombée; les éruptions septicémiques ont à peu près disparu, l'état général s'est amélioré, l'enfant a repris quelques forces. On revient à deux lavages seulement par jour. A la fin d'un de ces lavages, le liquide sort avec une teinte hémorrhagique assez prononcée et entraîne une quantité de petites masses blanchâtres, débris sphacélés des néomembranes de la plèvre. — Le *16 août*, la fièvre a encore baissé, le matin la température est à 38 et le soir à 38, 3. L'urine est abondante, d'une coloration normale et sans albumine. L'état général est très bon; l'enfant réclame des aliments. La cicatrisation de la cavité purulente marche promptement; elle n'admet plus que 80 à 100 grammes, tandis que les premiers jours on pouvait y faire pénétrer jusqu'à 300 et 400 grammes de liquide. En avant, on entend un bruit respiratoire normal, quoique un peu affaibli, depuis la clavicule jusqu'au rebord costal; en arrière ce bruit normal n'est perçu que dans la fosse sus-épineuse, et au-dessous, dans les deux tiers inférieurs, la respiration tubo-caverneuse persiste, du rachis à la ligne axillaire postérieure. La suppuration a beaucoup diminué; les lavages entraînent encore des débris de néomembranes. — Le *19 août*, la température s'élève de nouveau, mais cette élévation ne persiste pas longtemps et ne compromet pas la marche régulière de la cicatrisation. La suppuration continue à décroître; le liquide ressort clair, même dès le début du lavage. — Le *22 août*, la température est, le matin, normale pour la première fois; le soir, elle dépasse à peine 38° 3. L'amélioration de l'état général s'affirme de plus en plus. La déformation thoracique commence à devenir appréciable; la paroi costale s'affaisse et les espaces intercostaux se rétrécissent. — Le *27 août*, l'enfant s'est levé deux heures et s'est promené dans la salle. On en profite pour le peser; le poids du corps est de 32 kilog. 400 grammes. On supprime l'un des deux tubes et celui qu'on laisse dans la plèvre est notablement raccourci; on ne fait plus qu'un seul lavage par jour.

Le *31 août* (27 jours après la pleurotomie) le malade est porté dans le jardin, y passe plusieurs heures et peut s'y promener quelques instants. — Le *5 septembre*, la température s'élève un peu, atteint un soir 39° et cette élévation dure trois jours. Le liquide du lavage reste clair, mais entraîne encore quelques débris de néomembranes — Cette période fébrile, d'ailleurs de peu d'intensité, est la dernière; l'apyrexie s'établit dès les premiers jours de *septembre*; l'état général est toujours excellent et le travail de réparation continue à progresser, quoique plus lentement qu'au début.

Le *28 octobre* (*trois mois après la pleurotomie*), la cicatrisation de la cavité paraît complète : le liquide injecté ressort aussitôt; le bruit respiratoire vésiculaire un peu affaibli est entendu dans tout le côté droit, du sommet à la base, même au voisinage de l'orifice fistuleux. Une sonde introduite pénètre à 15 centimètres de profondeur, obliquement en arrière et en haut, vers l'angle postérieur des côtes; elle est serrée dans un trajet à parois rigides et rencontre un point osseux dénudé sur le bord inférieur de la septième côte. L'état général est excellent, l'enfant mange de grand appétit, a bonne mine, reprend des forces, pèse 35 kilog. (augmentation de 2,600 grammes depuis le 27 août) et reste levé toute la journée. Il peut être considéré comme guéri, car la suppuration est tarie, la cavité cicatrisée, et il ne reste plus qu'un simple trajet fistuleux.

Le *12 novembre*. La sonde pénètre toujours à la même profondeur, 15 centimètres. Croyant que la persistance du trajet fistuleux est due au point de nécrose constaté sur la septième côte, je résèque un fragment de 4 centimètres de cette côte. Ce fragment est notablement hyperostosé et présente, en effet, un point nécrosé. Cette opération ne fut suivie d'aucun incident ; il n'y eut pas de fièvre les jours suivants. — Le *20 novembre*, la résection de la septième côte ne parait pas avoir produit un résultat favorable ; le trajet fistuleux n'a pas plus de tendance à la cicatrisation. On supprime complètement le tube pendant quelques jours sans plus de résultat ; à chaque exploration, la sonde s'enfonce à 15 centimètres. La sécrétion de ce trajet est à peu près nulle ; l'épiderme qui recouvre depuis longtemps la cicatrice pénètre également dans le trajet, et c'est très probablement à ce revêtement épithélial des parois qu'il faut attribuer le défaut de la cicatrisation.

Le *26 novembre*, je pratique le raclage de tout le trajet de la profondeur à l'orifice externe avec une curette tranchante et je fais ensuite une cautérisation prolongée avec un crayon de nitrate d'argent fixé sur une sonde canelée. Cette opération est suivie d'une réaction fébrile fort vive et il est même probable qu'elle a provoqué le développement d'un point de bronchopneumonie. Le soir, l'enfant eut des frissons, la température s'éleva 40°, la toux reparut et fut suivie, dès le lendemain, d'une expectoration muco-sanguinolente. Cette période fébrile dure jusqu'au *7 décembre ;* à plusieurs reprises, la température a dépassé 40°, une fois même elle s'est élevée à 41°. Sur la ligne axillaire, dans une zone large comme la moitié de la main, on entendit pendant quelques jours des râles humides, fins, et un bruit respiratoire bronchique.

Le *7 décembre*, la chute de la fièvre est complète ; le malade, qui avait un peu dépéri, recouvre promptement l'appétit, reprend ses forces et de nouveau quitte son lit. La suppuration du trajet, assez abondante pendant l'élimination des eschares, a beaucoup diminué ; on ne fait chaque jour qu'un seul lavage. — Le *26 décembre*, le trajet n'a plus que 11 centimètres de profondeur, et la suppuration est insignifiante. L'affaissement du thorax est maintenant très prononcé ; les côtes sont imbriquées, les espaces rétrécis et il existe un aplatissement marqué des régions antérieure et latérale. La colonne vertébrale est légèrement incurvée du côté droit. Le périmètre thoracique droit mesure 30 centimètres seulement, tandis que le périmètre gauche mesure 36, 5 centim. La plupart des muscles du côté droit du thorax, les pectoraux, le grand dentelé, les muscles sus et sous épineux sont sensiblement atrophiés ; l'atrophie s'étend même aux groupes musculaires du bras et de l'avant-bras droits. Les circonférences des deux bras sont mesurées à 15 centimètres au dessus de l'acromion, et l'on trouve 18,25 à gauche et 17,75 à droite, soit une différence d'un demi centimètre en faveur du côté gauche. Le système pileux est beaucoup plus développé sur le bras droit que sur le gauche, fait qui ne paraissait pas exister au moment de l'admission. — Le *6 janvier 1886*, la sonde ne pénètre plus qu'à 10 centimètres. Chaque jour, les muscles atrophiés sont faradisés pendant 15 ou 20 minutes, et l'on recommande au petit malade de s'exercer plusieurs fois dans la journée à faire de profondes inspirations. — Le *11 janvier*, le tube à drainage est tombé dans le pansement ; on le supprime définitivement. L'enfant engraisse et prend un teint coloré. Le périmètre thoracique mesure 31 centimètres à droite et 36 à gauche. — L'enfant, complètement guéri depuis longtemps déjà, voudrait quitter l'hôpital ; mais nous le gardons encore pour nous assurer de l'oblitération définitive de la fistule et pour suivre la marche de la déformation thoracique et des atrophies musculaires. — Le *16 janvier*, le trajet n'a que 4 centimètres et n'admet qu'un fin stylet. Le périmètre droit est de 31 centim. 5 et le gauche de 36 centimètres. — Le *22 janvier*, périmètre droit : 32 centimètres ; gauche : 36 centimètres. Le *10 février*, périmètre droit : 33 centim. ; gauche : 36 centimètres.

Le *17 février* (*7 mois après le début, 6 mois et quelques jours après la pleurotomie, 4 mois environ après l'occlusion de la cavité puru-*

lente), l'enfant quitte l'hôpital. Le trajet fistuleux est maintenant tout à fait oblitéré. Les atrophies musculaires sont en voie de réparation. La déformation thoracique est encore très manifeste, bien que les mensurations semblent indiquer qu'elle est en train de disparaître. L'état général est excellent.

Le *7 mai*, l'enfant nous est ramené à l'hôpital. La guérison ne s'est pas démentie. La santé est restée parfaite depuis la sortie de l'hôpital. On entend le murmure vésiculaire dans tout le poumon droit à peu près aussi fort que dans le poumon gauche. Les atrophies musculaires sont tout à fait réparées. La déformation thoracique a disparu; c'est à peine s'il persiste un léger degré d'aplatissement de l'angle antérieur des côtes du côté droit.

Le côté droit du thorax mesure 33 centimètres et le côté gauche 33,5 centim. Les deux côtés sont maintenant à peu près égaux, tandis que, quatre mois et demi auparavant, le 26 décembre, il y avait une différence de 6, 5 centim. en faveur du côté gauche. La cicatrice est solide, partout adhérente et sans aucune trace de trajet fistuleux.

Chez cet enfant nous sommes intervenu par la pleurotomie, c'est-à-dire par l'incision large de l'espace intercostal, le vingt-et-unième jour de la pleurésie, dès que la nature purulente de l'épanchement eut été reconnue. Nous n'avons pas attendu que, par une suppuration prolongée ou par une évacuation spontanée insuffisante, la nature eût, au grand dommage de la santé générale et du poumon comprimé, témoigné de son impuissance à procurer une guérison complète. Nous avons également écarté tous ces procédés de traitement, tels que l'aspiration continue, le siphon, la canule à demeure et d'autres encore qui ont le grave inconvénient de faire perdre un temps précieux et de ne pas placer d'emblée la cavité suppurante dans les conditions les plus favorables à une prompte cicatrisation. Nous avons eu recours à la pleurotomie suivie de nombreux lavages antiseptiques. Cette méthode, nous le verrons bientôt, remplit assez bien les quatre indications fondamentales du traitement de l'empyème. Cependant on peut faire mieux, et nous verrons aussi que, du moins dans un certain nombre d'empyèmes, la pleurotomie antiseptique et précoce avec un seul lavage conduit plus facilement encore à un résultat très favorable. Du reste, nous avons été obligé de multiplier les lavages antiseptiques; après la pleurotomie, la fièvre avait sans doute beaucoup diminué, mais elle n'avait pas complètement disparu, et la disparition de la fièvre est un but qu'il faut promptement atteindre.

Quoi qu'il en soit, l'opération fut suivie d'un résultat immédiat fort remarquable; il y eut comme une brusque détente. L'incision de l'espace intercostal, en supprimant la pression positive d'un grand épanchement, fit cesser la compression du cœur et des poumons; le pouls reprit une certaine force et diminua de fréquence, la dyspnée disparut et l'enfant put dormir. Les lavages de la plèvre ont, au bout de quelques jours, supprimé les caractères infectieux du foyer pleural ; la fièvre a cessé, l'appétit a reparu, l'enfant a repris des forces et, vingt-deux jours après la pleurotomie, il a pu commencer à quitter son lit.

Dès les premiers jours, nous avons vu débuter ce travail de réparation qui devait aboutir à l'occlusion de la cavité suppurante. La paroi thoracique s'est affaissée, les côtes se sont rapprochées en effaçant presque les espaces intercostaux et la colonne vertébrale a éprouvé une légère déviation du côté malade. La dilatation progressive du poumon put être suivie par l'auscultation ; nous avons vu reparaître le bruit respiratoire d'abord en avant, puis en arrière et sur la face latérale du thorax, bientôt sur toute l'étendue du côté malade et même au voisinage de l'orifice fistuleux.

Les modifications des sécrétions pleurales nous ont renseigné sur les transformations qu'a subies la membrane pyogénique. Pendant plusieurs jours, le liquide injecté entraîne de petites masses blanchâtres, débris sphacélés des néomembranes qui couvrent la plèvre, puis cette élimination cesse et le liquide ressort à peu près clair, mêlé seulement d'un peu de pus et, deux ou trois fois, d'un peu de sang. La suppuration diminue de jour en jour ; les plaies extérieures bourgeonnent et prennent un aspect granuleux. Une pareille transformation s'est probablement opérée dans la plèvre elle-même ; elle bourgeonne activement et, au lieu de pus, forme un tissu de cicatrice qui soude les deux feuillets de la plèvre et rétrécit progressivement les dimensions de la cavité suppurante.

Du reste, les lavages nous permettent également de suivre les progrès de cette occlusion du foyer pleural. Ce foyer était de grande dimension ; il contenait, avant la première évacuation, au moins un litre et demi de liquide purulent, et le thorax de cet enfant est encore loin de son parfait développement. Or, douze jours après la pleurotomie, la plèvre n'admettait plus que 100 grammes environ du liquide injecté. Puis la cicatrisation a marché plus lentement et n'a été complète qu'au bout de trois mois environ.

Telle est d'ailleurs l'évolution que suit, dans la grande majorité des cas d'empyème aigu, le travail de réparation. Pendant une première période qui comprend les deux ou trois premières semaines, la cavité diminue très promptement et cette diminution peut aller jusqu'à en réduire la capacité de la moitié, des deux tiers ou même des trois quarts. Il est très probable que ce rétrécissement précoce et rapide est due en grande partie à une cause toute mécanique : les parois costale, diaphragmatique et médiastine, refoulées par la pression positive de l'épanchement, dès que la pleurotomie a fait cesser cette pression positive, reviennent promptement à leur situation normale, et, se rapprochant du centre de la cavité, en diminuent nécessairement l'étendue. Après cette première période, débute une seconde période, durant laquelle la marche du travail de réparation est généralement beaucoup plus lente. Désormais l'effacement de la cavité suppurante dépend plus exclusivement du bourgeonnement de la paroi, de la rétractilité et de l'accolement des feuillets de la plèvre. Or ces phénomènes de nature toute vitale évoluent plus lentement que cette mobilisation toute mécanique des parois qui suit immédiatement l'ouverture large du foyer pleural.

Trois mois ont été nécessaires pour obtenir l'oblitération de la poche purulente. C'est une durée moyenne. Il n'est pas rare que la pleurotomie antiseptique et précoce permette d'obtenir une cicatrisation beaucoup plus prompte. Souvent aussi, et particulièrement lorsque l'intervention chirurgicale est retardée, la réparation marche plus lentement encore, et quatre, cinq et six mois s'écoulent avant que la suppuration soit définitivement tarie.

Sans doute le trajet fistuleux a persisté pendant trois mois et demi après l'oblitération de la cavité suppurante. Ce laps de temps ne doit pas être compté comme faisant, à proprement parler, partie de la durée du travail de réparation. La guérison est vraiment obtenue lorsque la cavité suppurante est close; nous voulons dire que le patient n'est plus exposé aux périls d'une suppuration chronique. Un trajet fistuleux qui n'intéresse que la paroi thoracique et ne pénètre plus dans une cavité suppurante est moins une maladie qu'une petite infirmité. D'ailleurs la persistance plus ou moins prolongée du trajet fistuleux est un fait commun dans le cours de l'empyème traité par la pleurotomie, et cette période fistuleuse peut durer aussi longtemps que le travail de réparation lui-même. Pour obtenir la cicatrisation définitive de ce trajet fistuleux, nous avons été obligé, chez notre petit malade, d'intervenir deux fois; la première fois, nous avons reséqué un fragment de 4 centimètres sur la septième côte, et la seconde fois nous avons pratiqué le raclage et la cautérisation du trajet fistuleux. La persistance de la fistule pleuro-cutanée peut bien être quelquefois attribuée à la nécrose d'un point de la côte supérieure ou inférieure; mais le plus souvent elle nous paraît due au séjour prolongé des tubes qui favorise la production, sur les parois de cette fistule, d'un véritable revêtement épidermique.

La guérison de l'empyème ne peut être obtenue sans un accolement intime des deux feuillets de la plèvre; une symphyse pleurale, plus ou moins étendue suivant la dimension du foyer, est la conséquence inévitable du travail de réparation. Sans doute une oblitération complète des deux plèvres peut bien entraîner des troubles de la respiration et de la circulation; mais l'observation longtemps poursuivie d'un grand nombre de pleurétiques traités et guéris par la pleurotomie, prouve qu'une symphyse unilatérale reste longtemps, peut-être même indéfiniment, compatible avec une santé générale parfaite et une intégrité à peu près complète des fonctions de respiration et de circulation.

La déformation thoracique, l'affaissement de la paroi costale, souvent accompagnée d'une certaine incurvation de la colonne vertébrale, est une autre conséquence à peu près constante du travail de réparation. La dilatation du poumon comprimé s'opère avec une certaine lenteur et, pendant les trois ou quatre mois que dure la cicatrisation, elle est encore insuffisante, dans le plus grand nombre des cas, pour combler à elle seule le vide qu'a laissé dans le thorax la disparition de l'épanchement. Cet affaissement de la paroi costale est d'autant plus précoce et plus prononcé que le malade est plus jeune. En effet, dans l'enfance et la jeunesse, les côtes sont plus élastiques et cèdent plus facilement, soit à la pression atmosphérique, soit à la rétractilité de la plèvre enflammée. La déformation thoracique n'a point fait défaut chez notre jeune sujet; elle fut même très prononcée, car, au moment où fut achevée la cicatrisation, le périmètre du côté malade avait 6 centimètres de moins que celui du côté sain. — Mais cette déformation thoracique n'est pas irrémédiable ni définitive; elle peut diminuer et même complètement disparaître. Les côtes se relèvent graduellement, les espaces intercostaux s'élargissent et la colonne vertébrale se redresse. Cette restauration complète du thorax déformé est encore plus communément observée chez les jeunes sujets. Il en fut ainsi dans le cas de notre petit malade; neuf mois après la pleurotomie, cette différence de 6 centimètres entre les deux périmètres droit et gauche n'existait plus et la scoliose pleurétique avait également disparu. Ce retour du thorax malade, après une période d'affaissement, à des dimensions normales ou à peu près normales implique nécessairement une dilatation consécutive du poumon; en d'autres termes, la dilatation du poumon ne s'arrête pas au moment de l'oblitération complète de la cavité suppurante, elle se poursuit encore pendant plusieurs mois et peut aller jusqu'à rendre à cet organe à peu près le volume qu'il possède à l'état normal. — Pendant cette période de restauration, la mensuration comparative des deux côtés de la poitrine nous a montré un fait curieux et qui ne paraît pas avoir été signalé. A mesure que se complétait la dilatation du côté malade, et que, de ce côté, le périmètre augmentait, un mouvement précisément inverse se produisait du côté sain dont le périmètre diminuait de plusieurs centimètres, si bien que, au moment où la restauration du thorax parut achevée, les deux côtés étaient à peu près égaux et présentaient l'un et l'autre un périmètre de 33 centimètres. Il est probable que, pendant la période de compression et de dilatation incomplète du poumon droit, le poumon gauche a subi une sorte de dilatation compensatrice, laquelle a progressivement disparu à mesure que le poumon droit reprenait le volume et les dimensions de l'état normal.

La déformation thoracique s'accompagne à peu près constamment d'une atrophie plus ou moins prononcée des muscles de l'épaule et de la poitrine. M. Desplats et son élève M. Bernard ont fait récemment une étude complète de cette atrophie (1). M. Desplats compare très ingénieusement l'atrophie des muscles thoraciques qui complique la pleurésie à l'atrophie, quelquefois précoce et considérable, qu'on voit se développer sur les muscles moteurs d'une articulation atteinte d'inflammation aiguë ou subaiguë. La pathogénie de cette atrophie musculaire d'origine articulaire est encore assez obscure ; il est cependant probable que des influences analogues président au développement de l'atrophie musculaire d'origine pleurétique. — Elle peut être précoce et devenir déjà très appréciable pendant la période d'épanchement; elle est bien plus manifeste encore pendant la période d'affaissement de la paroi thoracique. Beaucoup de muscles sont intéressés; tels sont les pectoraux, le grand dentelé, le grand dorsal, le deltoïde, les muscles des fosses sus et sous épineuses et les muscles intercostaux. Chez notre petit malade, l'atrophie s'étendait même aux muscles du bras, puisque nous avons constaté, entre les circonférences des deux bras, une différence de près d'un centimètre en faveur du bras gauche. Une fois obtenue la cicatrisation de la cavité suppurante, cette atrophie, qui porte de préférence sur les muscles inspirateurs, contribue assurément à diminuer l'amplitude des mouvements respiratoires et particulièrement du mouvement d'inspiration. Peut-être contribue-t-elle aussi, dans une certaine mesure, à favoriser l'imbrication des côtes, l'affaissement de la paroi thoracique et l'incurvation de la colonne vertébrale du côté malade. Si cet affaiblissement des muscles inspirateurs persiste après la guérison de l'empyème, si, fait constaté par M. Desplats, cet affaiblissement s'aggrave encore par l'habitude que prennent instinctivement les pleurétiques

(1) Desplats. *Semaine médicale*, 18 avril 1885. — Bernard. Thèse inaugurale de Paris, novembre 1883.

de respirer avec le côté sain, on conçoit très bien que le poumon du côté malade ne puisse compléter sa dilatation et reste condamné à une fâcheuse inactivité. La tuberculose est commune à la suite des pleurésies, et, dans ces conditions, débute le plus souvent par le poumon qui a subi la compression de l'épanchement pleurétique. M. Desplats présume que l'inactivité fonctionnelle de ce poumon, entretenue par l'atrophie des muscles inspirateurs, n'est pas étrangère au développement et à la localisation première de la tuberculose pulmonaire. Dans toutes les phthisies communes, ne voit-on pas les lésions tuberculeuses débuter par le sommet, c'est-à-dire par cette partie du poumon qui présente la moindre activité physiologique? Assurément ce n'est là qu'une ingénieuse hypothèse; elle est assez vraisemblable cependant pour imposer l'obligation de traiter les atrophies musculaires d'origine pleurétique, comme on traite les atrophies musculaires d'origine articulaire. — Du reste, ces atrophies des muscles de la poitrine sont, en effet, curables; peu marquées, elles disparaissent spontanément en quelques semaines ou en quelques mois; plus prononcées, elles peuvent encore guérir par un traitement convenable, c'est-à-dire par la faradisation, le massage et certains exercices de gymnastique respiratoire. Chez notre malade, la restauration des muscles atrophiés, sous l'influence de ce traitement, avait commencé de bonne heure, avant même la dilatation consécutive du thorax, et, neuf mois après la pleurotomie, les muscles avaient repris leur force et leur volume normal.

La déformation thoracique et la dilatation imparfaite du poumon entraînent nécessairement une diminution de la capacité pulmonaire, et c'est là le résultat le plus fâcheux qui puisse subsister après la cicatrisation de l'empyème. De là une moindre activité de la respiration, la fatigue et la dyspnée précoce, dès que le patient marche un peu plus vite ou se livre à quelque travail un peu plus pénible. Chez les enfants, la persistance longtemps prolongée de cette diminution de la capacité pulmonaire peut même apporter un trouble dans le développement, non seulement du thorax, mais aussi de l'organisme tout entier. — Chercher à restituer aux poumons leur capacité normale est donc une autre obligation du traitement consécutif de l'empyème. Les mêmes moyens qui sont appliqués au traitement des atrophies musculaires et de la déformation thoracique contribuent indirectement à compléter la dilatation des poumons; mais on peut aussi, par des inspirations d'air comprimé, agir directement sur les lobules incomplètement dilatés et obtenir une augmentation progressivement croissante de la capacité pulmonaire.

En étudiant, dans l'exemple que nous avons choisi, la marche des phénomènes de réparation qui suivent l'intervention rationnelle, nous en avons donné une description un peu idéale ; c'est ainsi que les choses se passent dans les cas très favorables, où, non seulement l'empyème guérit, mais où s'atténuent et disparaissent promptement toutes les conséquences, toutes les suites de la maladie. Il est difficile, d'après les données de statistiques souvent imparfaites, de dire dans quelle proportion ce résultat complet et rapide peut être obtenu. Car il faut tenir compte de l'état antérieur du patient, de la durée plus ou moins longue de la suppuration avant le moment de l'intervention, de la nature même de cette intervention, du procédé de traitement mis en usage et des soins consécutifs. Combien de fois un résultat incomplet n'est-il pas dû à des temporisations regrettables, ou bien encore à une intervention insuffisante et qui ne remplit pas convenablement toutes les indications du traitement !

Il peut donc arriver que le travail de réparation marche plus lentement, reste incomplet ou s'arrête à un certain moment de son évolution. La guérison n'est pas complète. Ainsi, la cavité suppurante et la fistule se ferment, mais il reste une déformation thoracique considérable avec scoliose pleurétique, et cette déformation persiste à l'état d'infirmité. Chez d'autres malades, la cavité purulente elle-même est bien oblitérée, mais on n'a pu obtenir la cicatrisation de la fistule. Dans d'autres cas moins heureux encore, le travail de réparation s'arrête après deux ou trois mois ; la cicatrisation n'est pas achevée et la cavité, plus ou moins réduite, persiste cependant ; elle continue, non sans danger pour le patient, à secréter chaque jour une notable quantité de pus. — Pourtant ces résultats imparfaits de la pleurotomie ne sont pas irrémédiables dans tous les cas. Il est relativement facile d'obtenir la cicatrisation des trajets fistuleux simples, qui ne dépassent pas la paroi thoracique ou se perdent dans les néomembranes de la plèvre. Quant aux fistules plus graves qui aboutissent à une véritable cavité suppurante, reste de l'empyème incomplètement cicatrisé, nous verrons qu'un certain nombre de ces fistules peuvent encore être guéries par la résection costale, le grattage ou le raclage du foyer purulent, l'incision ou l'excision de la plèvre pariétale.

CHAPITRE II

INDICATIONS, MÉTHODES ET PROCÉDÉS DU TRAITEMENT DE L'EMPYÈME

§ I. — INDICATIONS QUE DOIT REMPLIR LE TRAITEMENT DE L'EMPYÈME.

Nous avons exposé l'histoire sommaire de la pleurésie purulente, et nous avons établi une comparaison entre l'empyème non traité, abandonné à l'évolution spontanée, et l'empyème convenablement traité. Nous avons vu que l'existence d'un foyer purulent de la plèvre engendre des troubles de deux ordres, les uns mécaniques et les autres de nature infectieuse. La tension positive d'un épanchement pleural purulent, le plus souvent très abondant, par la compression qu'elle exerce sur les organes intra-thoraciques, compromet deux grandes fonctions, la respiration et la circulation. D'autre part, telle est la nature du liquide épanché dans la plèvre, que la sécrétion et la résorption de ce liquide constituent pour l'organisme tout à la fois une cause d'épuisement et une source d'intoxication.

Sans doute, ces phénomènes pathologiques n'existent pas nécessairement au même degré; un épanchement très abondant, qui comprime d'une façon inquiétante le cœur et le poumon, peut bien ne pas provoquer des symptômes généraux immédiatement graves, tandis qu'un épanchement de moindre étendue, s'il est putride, est le point de départ d'accidents septicémiques promptement mortels. Mais il n'en est pas moins vrai que, diversement combinés, ces phénomènes de compression et d'infection dominent toute l'histoire clinique de la pleurésie purulente. Si la marche de la maladie non traitée est également variable, c'est-à-dire plus ou moins rapide, la terminaison en est à peu près constamment la même ; c'est la mort.

Nous avons vu encore comment cette évolution fatale peut être enrayée. Si l'art intervient en temps opportun et par des procédés convenables, cette série de désordres de plus en plus graves s'arrête, et alors commence, avec une amélioration de l'état général, un travail de réparation locale qui bientôt doit aboutir à la cicatrisation de la cavité suppurante.

C'est sur ces données de l'observation clinique qu'il convient de fonder les indications du traitement rationnel de l'empyème. En effet, pour atteindre le but, c'est-à-dire pour obtenir la disparition des symptômes alarmants, la cicatrisation de la poche purulente et la restauration aussi complète que possible du thorax, il faut :

1° Faire cesser la compression du poumon et du cœur ;

2° Supprimer les phénomènes de résorption dans la cavité suppurante ;

3° Provoquer ou favoriser le bourgeonnement des parois de cette cavité ;

4° Placer le poumon comprimé dans les conditions les plus favorables à sa prompte et complète dilatation ;

5° Relever les forces du patient, de façon à l'aider à triompher des phénomènes de résorption déjà produits, et à faire les frais du travail de réparation locale ;

6° Faire disparaître les restes, les suites de l'empyème, en d'autres termes : — favoriser la dilatation consécutive du thorax affaissé, — ranimer la nutrition et la contractilité des muscles thoraciques atrophiés, — accroître la capacité pulmonaire, si elle est diminuée par la compression prolongée du poumon et l'affaissement de la paroi thoracique, — traiter l'albuminerie qui persiste quelquefois après la cicatrisation de l'empyème.

Parmi ces indications, toutes n'ont pas une égale importance. La première et la deuxième sont vraiment fondamentales ; si elles ne sont pas convenablement remplies, le danger immédiat n'est pas écarté, le patient reste menacé et peut succomber, soit aux troubles de la respiration et de la circulation, soit aux phénomènes de résorption. La troisième et la quatrième indications sont moins pressantes, mais il importe néanmoins d'y satisfaire promptement, car elles ont trait au travail de réparation locale qui doit amener la cicatrisation et l'oblitération définitive de la poche purulente. La cinquième indication peut être assurément considérée comme une indication secondaire, cependant elle doit être sans cesse présente à l'esprit du médecin qui entreprend le traitement d'un empyème ; il est peu de maladies dans lesquelles il importe au même degré de relever les forces du patient. Un traitement local bien conduit a moins de chances de succès s'il n'est pas aidé d'un traitement convenable de l'état général. Remplir la sixième indication, c'est en quelque sorte compléter la guérison de l'empyème, rendre aux fonctions de respiration et de circulation leur activité première et écarter les périls qui, dans l'avenir, peuvent résulter d'une restauration imparfaite du thorax et du poumon.

Les quatre premières indications concernent plus exclusivement le traitement même de la suppuration pleurale ; ce sont ces quatre indications que nous aurons particulièrement en vue pour apprécier la valeur des méthodes de traitement de l'empyème. Il est clair que la meilleure méthode de traitement sera celle qui remplira le plus promptement, le plus simplement et aussi le plus complètement ces quatre premières indications.

§ II. — TRAITEMENT MÉDICAL DE L'EMPYÈME.

Le traitement médical par les diurétiques, les purgatifs et les vésicatoires peut-il, dans quelques cas, être suffisant, et peut-on, par ces moyens très simples, obtenir la résorption d'un épanchement purulent, comme on obtient la résorption d'un épanchement séro-fibrineux? M. Moutard-Martin (1) a vu un cas de ce genre, dans lequel un traitement purement médical fut suivi de la disparition par résorption, sans évacuation spontanée ou artificielle, d'un épanchement purulent de la plèvre gauche. Voici cette observation :

Observation 3. — (Moutard-Martin. Obs. IV de sa monographie. *loc. cit.*)— *Le 17 avril 1864*, entre dans mon service à l'hôpital Beaujon, au n° 20 de la salle St-François, le nommé L..., âgé de 42 ans, menuisier, d'une santé habituelle assez médiocre, malade depuis cinq semaines. La maladie avait débuté par de la fièvre et un point de côté, puis, au bout de quelques jours, le malade avait repris son travail,

(1) La Pleurésie purulente et son traitement. Paris, 1872, Delahaye.

conservant du malaise, de la faiblesse, qui ne lui permettait de faire que des demi-journées. Enfin, ayant de l'oppression, dormant à peine, il entra à l'hôpital.

Le lendemain de son entrée, nous constatons un état général mauvais : pâleur de la face avec teint cireux, maigreur, fièvre avec petitesse du pouls et chaleur de la peau, sueurs pendant la nuit, inappétence, oppression qui empêche le malade de rester couché. — La percussion fait percevoir une matité complète dans le côté gauche de la poitrine, en arrière ; son skodique en avant. Auscultation : respiration rude en avant, s'affaiblissant vers la huitième côte. En arrière, respiration soufflante au sommet, souffle tubaire intense depuis l'épine de l'omoplate jusqu'à la base, égophonie vers l'épine de l'omoplate. — Peu de dilatation de la poitrine et très peu de déplacement du cœur. — Le côté droit est sain. — Diagnostic : pleurésie avec épanchement assez abondant à gauche. — Traitement par les diurétiques et les vésicatoires.

Au bout de huit jours, l'état général ne s'améliore pas. La fièvre et les sueurs persistent. Inappétence. L'état de l'épanchement restant le même, je me décide à faire une ponction avec le trocart explorateur (les appareils aspirateurs n'existaient pas). Le trocart laisse écouler quelques gouttes de pus. Je me décide alors à faire la thoracentèse avec le trocart ordinaire muni de la baudruche, mais, au moment de m'en servir, je m'aperçois que le poinçon, mal soigné, est rouillé et que la canule est mâchurée à son extrémité. Je remets l'opération au lendemain, afin de me procurer un autre trocart.

Sur ces entrefaites, une indisposition m'empêche de venir à l'hôpital pendant cinq jours, et, à mon retour, je trouve une amélioration notable dans l'état général du malade : le teint est meilleur, l'œil plus vif, le pouls moins fréquent ; les sueurs ont disparu et le malade demande à manger. Le niveau du liquide a baissé sensiblement et la dilatation de la poitrine a diminué. — En présence de cette modification dans la situation du malade, je m'abstiens de toute opération ; je donne des aliments, du vin de quinquina, de l'acide arsénieux à petites doses (2 milligrammes par jour) et j'insiste sur les vésicatoires.

Les jours suivants, l'amélioration continue ; l'épanchement diminue lentement et finit par disparaître complètement, et, le *20 juin*, le malade sort de l'hôpital, présentant un rétrécissement très prononcé du côté gauche, de la submatité dans presque toute la hauteur, de la faiblesse de la respiration, principalement dans le tiers inférieur. L'état général était excellent et l'appétit très franc. — La pleurésie purulente était guérie, les parties liquides de l'épanchement étaient résorbées.

Des faits de ce genre doivent être fort rares. Précisément parce qu'ils ont un caractère insolite, on a plus de tendance à les publier. Or nous avons lu et compulsé un nombre vraiment considérable d'observations, et nous n'avons pas trouvé un autre cas de résorption spontanée, qui ne fût passible de très fortes objections.

Sans doute, à l'époque où l'on croyait pouvoir reconnaître la nature purulente de l'épanchement sans ponction exploratrice, des pleurésies séro-fibrineuses, accompagnées de symptômes généraux graves et guéries par un traitement purement médical, ont été plus d'une fois prises pour des pleurésies purulentes, et, comme le fait judicieusement observer M. Moutard-Martin, on a cru bien à tort le traitement médical capable de provoquer, dans quelques cas, la résorption d'un épanchement vraiment purulent. Mais aujourd'hui nous savons bien que pour établir avec certitude le diagnostic de la nature purulente d'un épanchement, il faut avoir le pus sous les yeux, c'est-à-dire faire dans la poitrine une ponction exploratrice. Tous les autres signes, nous le verrons dans un autre chapitre, n'ont qu'une valeur relative et ne peuvent conduire à la certitude.

Dans certaines observations où la nature purulente de l'épanchement fut reconnue par la ponction exploratrice, on peut douter que la guérison ait été complète et que tout l'épanchement ait été vraiment résorbé. Après une période aiguë, il peut arriver que l'empyème devenu chronique s'enkyste plus complètement, prenne les allures d'une pleurésie latente et d'autant plus que l'état général présente une notable amélioration. Cette remarque nous paraît, dans une certaine mesure, applicable à une observation récente de M. Baëlz. L'auteur estime que, bien qu'exceptionnelle, la résorption d'un épanchement purulent de la plèvre n'est pas impossible, même chez l'adulte, et, à l'appui de son opinion, il cite l'observation suivante qu'il a recueillie à la clinique de Wunderlich.

Observation 4. (E. Baëlz. *Berliner Klin. Wochenschrift. 19 janvier 1880.* Traitement de l'empyème sans incision, par la ponction suivie du lavage de la plèvre. Observation résumée.) — Il s'agit d'un homme de 23 ans, qu'on traitait pour une syphilis tertiaire. Une nuit, survint inopinément un violent accès de toux avec dyspnée et collapsus. Le médecin appelé constate un pneumothorax gauche. Deux mois après, je vis le patient pour la première fois et constatai l'existence d'un pyopneumothorax. Cœur rejeté à droite, bruit tympanique depuis le sommet jusqu'à la quatrième côte gauche ; depuis ce niveau jusqu'au rebord des côtes, matité complète, suppression du frémissement vocal, respiration amphorique. Pas de fièvre, bon appétit, état général satisfaisant. Le niveau du liquide monta de plus en plus, et, au bout d'un mois et demi, atteignit la clavicule. A ce moment, le pyothorax remplace le pyopneumothorax. Une ponction exploratrice faite avec une seringue de Pravaz donne du pus, et ce pus est mis sous les yeux du patient, pour le décider à se laisser opérer. Il se refuse à toute intervention. On le nourrit bien, on lui donne des toniques. Le liquide diminue et le poumon en prend la place. Six mois après, le patient quitte l'hôpital dans un état satisfaisant. Le côté gauche du thorax est un peu plus petit que le droit. Le bruit respiratoire s'entend très bien au sommet et jusqu'à la quatrième côte. A partir de cette côte jusqu'à la base de la poitrine, matité et bruit respiratoire très affaibli. Le cœur est resté à droite, comme au moment où l'épanchement était le plus abondant. Le patient fut envoyé aux eaux ; il en revint engraissé et capable de faire à pied un mille allemand.... — A quelque temps de là, le patient éprouva une douleur subite dans la poitrine. M. Baëlz qui le voit le lendemain de l'accident, constate que le cœur est brusquement revenu de

7 centimètres vers la gauche, et il attribue la vive douleur ressentie par le patient à la rupture d'une adhérence qui, même après la résorption de l'épanchement, maintenait le cœur dévié vers le côté droit. — L'année suivante, surviennent de nouvelles lésions syphilitiques qui suppurent. Un de ces abcès est le point de départ d'un érysipèle gangréneux de la jambe droite. Ces accidents sont encore guéris. — A quelque temps de là, le patient reçoit la pluie en revenant de la campagne, et on constate le développement d'un nouvel épanchement. L'état s'aggrave et des signes de pneumothorax apparaissent. Le patient meurt épuisé. Quelques temps avant la mort, on avait constaté un refoulement considérable de la rate dans la cavité abdominale.

Autopsie. — Rate abaissée jusqu'à la symphyse. Les reins ne sont pas amyloïdes. On retrouve l'adhérence du péricarde à la paroi thoracique ; c'est une bride verticalement dirigée. La cavité pleuréale gauche contient 4 litres de pus fétide et un peu de gaz. Bronchite du sommet gauche avec anciens foyers caséeux et petites cavernes récentes.

Ce malade eut, à plus d'un an d'intervalle, deux grands épanchements pleurétiques du côté gauche. Le premier a-t-il complètement guéri? Il est permis d'en douter. Après la première pleurésie, l'état général s'est beaucoup amélioré, mais les signes physiques ne se sont pas modifiés autant qu'il le faudrait pour admettre sans contestation une résorption complète du liquide purulent. A partir de la quatrième côte, la matité persiste, et, depuis cette côte jusqu'à la base, le bruit respiratoire reste très affaibli. N'est-il pas probable que l'épanchement a seulement diminué, qu'il s'est enkysté, qu'il est devenu latent, comme le sont certains empyèmes chroniques, jusqu'au moment où, sous l'influence d'une cause occasionnelle qui paraît être un refroidissement, la plèvre s'est enflammée de nouveau et s'est remplie de cet épanchement de quatre litres de pus, constatés à l'autopsie ? L'observation ne nous paraît pas assez probante pour entraîner tout à fait la conviction.

Dans le fait de M. Baëlz, la nature purulente de l'épanchement a été démontrée par une ponction exploratrice. Il y a quelques autres observations, également considérées comme des exemples de résorption spontanée d'un épanchement purulent, dans lesquelles on s'est fondé, pour admettre l'existence du pus, sur le seul fait que l'épanchement a paru dans la plèvre à la suite d'un pneumothorax, et que les signes ont été ceux d'un épanchement composé de gaz et de liquide. Est-ce là une conclusion légitime? Assurément non. La pénétration de l'air atmosphérique dans la plèvre par une fistule pleuro-bronchique, n'entraîne pas fatalement une inflammation de cette membrane séreuse (1) ; et, quand la pleurésie se développe, elle n'est pas nécessairement une pleurésie puru-

(1) Vinay. Du Pneumothorax simple, *Lyon médical*, 30 janvier 1887.

lente. — Lister (1) avait déjà remarqué que les conséquences de la pénétration de l'air dans la plèvre sont fort différentes, suivant que la pénétration a lieu par une plaie de la paroi thoracique ou par une fistule pleuro-bronchique. La suppuration de la plèvre est beaucoup plus commune et précoce dans le premier cas que dans le second. Lister attribue la bénignité relative de certaines pleurésies consécutives à des fistules pleuro-bronchiques, à une filtration à travers les fines ramifications bronchiques de l'air atmosphérique, ainsi dépouillé des germes qu'il contient toujours en suspension. Il est même probable que cette observation ne fut pas étrangère aux recherches qui devaient conduire l'illustre chirurgien à la découverte de la méthode antiseptique. — Nous avons nous-même récemment observé un exemple de cette pleurésie séro-fibrineuse consécutive au pneumothorax, dû à une fistule pleuro-bronchique. Une jeune fille de 20 ans, atteinte d'une tuberculose au début du sommet gauche, est admise à l'hôpital un mois environ après l'apparition d'un pneumothorax. Elle présente tous les signes d'un épanchement à la fois liquide et gazeux. L'épanchement est abondant, et des menaces d'asphyxie nous obligent à pratiquer la thoracentèse. Le liquide retiré par la ponction aspiratrice était parfaitement clair, sans trace aucune de suppuration. A diverses reprises nous avons renouvelé la thoracentèse, et, malgré la persistance des signes d'un épanchement à la fois liquide et gazeux, le liquide évacué est constamment resté séro-fibrineux et transparent ; il présentait encore les mêmes caractères au moment où, trois mois après son admission, cette jeune fille a quitté l'hôpital. — De semblables observations ne peuvent donc pas servir à prouver que, même dans des cas exceptionnels, un épanchement purulent de la plèvre peut, chez l'adulte, disparaître par simple résorption, sans évacuation spontanée ou artificielle.

Il y a lieu de faire encore d'autres réserves sur les empyèmes guéris par un traitement purement médical. Certains épanchements qui datent déjà de plusieurs mois, sans être encore de nature purulente, contiennent cependant un peu plus de leucocytes que les épanchements séro-fibrineux récents. Ces leucocytes s'accumulent dans les régions les plus déclives de la plèvre. Si la ponction exploratrice est pratiquée dans l'un des derniers espaces intercostaux, les premières gouttes du liquide retiré sont troubles, louches, d'aspect séro-purulent, puis, si l'évacuation est continuée, le liquide prend bien vite l'aspect clair et transparent d'un épan-

(1) Tyndall. Les Microbes, traduction française de M. L. Dollo, p. 30. Paris, 1882. F. Savy.

chement séro-fibrineux. — Il y a quelques années, nous avons observé un cas de ce genre. Il s'agissait d'un épanchement gauche datant de plus de deux mois, et pour lequel la thoracentèse était indiquée précisément par le défaut de résorption du liquide. Une première thoracentèse fut faite en arrière, au-dessous de l'angle inférieur de l'omoplate, dans le dixième espace; les premières gouttes du liquide aspiré étaient louches et le patient, médecin lui-même, se crut atteint d'un véritable empyème. Il n'en était rien; le liquide devint promptement clair, comme dans un épanchement séro-fibrineux. Trois nouvelles thoracentèses furent nécessaires pour obtenir la guérison; par une seule thoracentèse, on ne retirait pas plus de 700 à 800 grammes de liquide, et, à chaque évacuation, le liquide restait clair et contenait même beaucoup de fibrine. — On sait que l'épanchement séro-fibrineux, quand il devient chronique, a une tendance marquée à passer à l'état purulent; si bien que les pleurésies chroniques sont le plus souvent des pleurésies purulentes et que, dans un cas de pleurésie séro-fibrineuse dont l'épanchement persiste au-delà de l'époque habituelle de la résorption, la thoracentèse est indiquée d'une façon précise, non seulement pour évacuer la poitrine, mais aussi pour prévenir le développement d'un véritable empyème. Or cette transformation d'un épanchement séro-fibrineux chronique en un épanchement purulent s'opère avec une certaine lenteur. Quand elle débute à peine, la pleurésie n'a pas encore complètement perdu la qualité de pleurésie simple, séro-fibrineuse. Si, à cette extrême limite, intervient un traitement médical bien conduit, ou bien si la thoracentèse vient au secours de la résorption spontanée, il n'est pas impossible que la transformation purulente de l'épanchement soit enrayée et que cette intervention très simple suffise pour obtenir la guérison. C'est ainsi que les choses se sont passées chez notre malade, et peut-être une semblable interprétation est-elle également applicable au cas du malade de M. Moutard-Martin. Chez ce malade, la ponction exploratrice a donné seulement quelques gouttes de pus, et il est permis de douter que toute la masse du liquide fût réellement purulente. Pour entraîner la conviction, en pareil cas, il est indispensable que la ponction exploratrice donne, non pas quelques gouttes seulement, mais une certaine quantité de liquide vraiment purulent.

Quoiqu'il en soit, il n'en reste pas moins acquis que le traitement médical est impuissant à remplir les quatre premières indications du traitement rationnel de l'empyème. En admettant même qu'il ait réussi quelquefois, et ces succès sont contestables, ce sont là des exceptions tout à fait rares. Or, en pareille matière, il faut absolument laisser de côté les exceptions. La vérité est que l'empyème ne guérit point par les diurétiques et les vésicatoires. C'est plus qu'une erreur, c'est une faute, que de compter sur les moyens purement médicaux pour obtenir la résorption d'un épanchement purulent de la plèvre.

§ III. — TRAITEMENT CHIRURGICAL DE L'EMPYÈME

Il faut donc intervenir par une action directe sur la collection purulente, et le vieux précepte : *ubi pus ibi evacua*, n'est pas moins applicable aux abcès de la plèvre qu'aux abcès de toute autre région. Du reste, la nécessité de cette intervention a été reconnue dès les premiers âges de l'histoire de la médecine. Depuis les temps hippocratiques, les médecins ont cherché les moyens d'ouvrir sans danger les collections purulentes intra-thoraciques. Nous sommes revenus à l'incision large de l'espace intercostal qu'enseignait Hippocrate, mais à l'incision complétée par les lavages et les pansements antiseptiques. Sans préjuger des progrès de l'avenir, on peut bien dire que l'ère est close des discussions passionnées sur le traitement de l'empyème et que nous avons maintenant des moyens réellement efficaces pour remplir les indications du traitement rationnel de l'abcès pleural. Cependant il n'est pas sans intérêt de tracer, au moins sommairement, l'histoire des vicissitudes qu'a subies le traitement chirurgical de l'empyème (1).

Au temps d'Hippocrate, bien peu de signes permettaient de reconnaître l'existence d'un épanchement dans la plèvre, et même on n'établissait guère de distinction entre les épanchements séreux et purulents. L'aggravation de l'état général, le bruit de succussion, la douleur et la tuméfaction du côté malade, tels étaient les indices sur lesquels on se fondait pour pratiquer l'ouverture de la poitrine. Les indications de l'opération sont résumées dans ce passage d'Hippocrate (2) : « Au bout de quelque temps, la fièvre augmente, la toux s'établit, le côté devient douloureux, le décubitus impossible sur le côté sain, possible sur le côté affecté ; les

(1) Voyez pour l'historique de l'empyème : Sédillot, De l'empyème, thèse de Concours, Paris 1841. — Trousseau, Clinique médicale de l'Hôtel-Dieu de Paris, 3e édition 1868, t. I, p. 663. — Bouchut, De la thoracentèse. *Gazette des hôpitaux*, octobre 1871. — Damaschino, La pleurésie purulente, thèse d'agrégation, Paris 1869.

(2) Traduction de Littré, t. VII, p. 71.

pieds enflent, ainsi que le dessous des yeux. En ce cas, on asseoit le patient sur un siège solide. Quant à vous, le secouant par les épaules, vous écoutez de quel côté le bruit se fait entendre. S'il n'y a pas de bruit, vous ferez, du côté où il y a du gonflement et le plus de douleur, une incision aussi bas que possible,.. » Malgré cette incertitude du diagnostic, Hippocrate et ses disciples paraissent avoir souvent pratiqué cette incision, car les aphorismes qui traitent de l'empyème prouvent une connaissance approfondie des suites de l'opération. Témoin ce passage (1) : « Quand on ouvre un empyème par cautérisation ou par incision, si le pus coule pur et blanc, les malades réchappent ; mais, s'il est sanguinolent, bourbeux et fétide, ils succombent. » La plèvre était ouverte, soit par incision avec le bistouri, soit par ustion avec le fer rouge. Hippocrate paraît préférer l'incision au bistouri. Il recommande de faire cette incision aussi bas que possible, et plutôt en arrière qu'en avant, de façon à faciliter l'écoulement du pus. L'incision est pratiquée entre deux côtes et intéresse d'abord la peau. Pour pénétrer plus profondément et ouvrir la plèvre, il faut se servir d'un bistouri pointu dont la lame est entourée d'un linge et dont la pointe ne dépasse le linge que de la longueur de l'ongle du pouce. Une fois la cavité de la plèvre ouverte, il ne faut pas que l'évacuation en soit trop prompte : « Les empyématiques ou les hydropiques opérés par incision ou cautérisation, si le pus ou l'eau est évacué tout d'un coup, périssent infailliblement (2). » L'écoulement achevé, on place dans la plaie une tente de lin écru, retenue par un fil. On renouvelle l'évacuation tous les jours. Au dixième jour, on commence les injections dans la plèvre ; à l'aide d'une canule on y fait pénétrer du vin et de l'huile tièdes. Le liquide injecté le matin est évacué le soir, et le matin celui qui a été injecté le soir. Lorsque le pus devient plus fluide, il faut introduire dans la plaie une canule d'étain qui doit être raccourcie à mesure que la plaie se cicatrise (3). La plupart de ces préceptes d'Hippocrate sont encore suivis, et la pleurotomie, telle que nous la pratiquons aujourd'hui, ne diffère pas beaucoup de l'incision hippocratique. L'incision et la cautérisation n'étaient pas les seuls moyens de pénétrer dans la plèvre ; quelques disciples d'Hippocrate ouvraient l'empyème en trépanant la neuvième côte ; on sait que de nos jours Sédillot a de nouveau proposé ce procédé pour évacuer les épanchements purulents de la plèvre.

(1) Traduction de Littré, t. IV, p. 591.
(2) Traduction de Littré, t. IV, p. 571.
(3) Traduction de Littré, t. VII, p. 71.

Galien décrit et conseille l'opération d'Hippocrate, mais il est aussi l'auteur d'un procédé nouveau. M. Bouchut cite un passage du *Traité des différentes pleurésies* qui ferait remonter jusqu'à Galien la découverte de la méthode aspiratrice. Dans les plaies de poitrine, pour évacuer les liquides que peut contenir la plèvre, Galien se sert d'un instrument qu'il nomme pyulque, sorte de seringue aspirante munie d'une longue canule destinée à pénétrer dans la plèvre.

Les médecins latins de la décadence citent à peine l'opération d'Hippocrate et ne paraissent point l'avoir souvent pratiquée. Parmi les médecins arabes, les uns sont hostiles à l'ouverture de la poitrine, les autres, comme Rhazès, restent fidèles à la méthode hippocratique.

Pendant presque toute la durée du Moyen Age, il n'est plus guère question de l'opération de l'empyème. Dans les rares écrits de cette époque, on traite plutôt des plaies et des épanchements traumatiques de la poitrine, et on discute sur la valeur de l'incision et de la cautérisation pour évacuer ces épanchements. Du reste, même réservée aux affections chirurgicales, l'ouverture de la poitrine était une opération fort rarement pratiquée. Guy de Chanliac, au quatorzième siècle, considère encore cette intervention comme extrêmement dangereuse et recommande de n'y avoir recours qu'avec beaucoup de prudence. Cependant Fabrice d'Acquapendente, moins réservé que la plupart de ses contemporains, conseille d'évacuer certains épanchements de poitrine suivant la méthode d'Hippocrate. Puis on revient de plus en plus à la tradition hippocratique ; de nouvelles discussions s'élèvent sur les mérites respectifs du fer et du feu. Ambroise Paré emploie le cautère ou le bistouri ; mais la plupart des chirurgiens de son temps paraissent préférer le bistouri.

Au XVIIe siècle, se pose pour la première fois, d'une façon précise, cette question de la pénétration de l'air dans la plèvre, question qui devait jusqu'à nos jours soulever de si vives discussions. Bartholin regarde cette entrée de l'air dans la poitrine comme très dangereuse et il propose, pour prévenir cet accident, de fermer la plaie faite à la paroi thoracique. Bontius déclare que ce danger n'existe pas et que d'ailleurs on peut en prévenir les conséquences fâcheuses en pratiquant des injections dans la cavité suppurante. L'opinion de Bartholin parut l'emporter, car, à dater de cette époque, les chirurgiens cherchent de plus en plus à éviter l'entrée de l'air dans la poitrine. C'est sans doute sous l'influence de cette préoccupation que fut remise en honneur la méthode de succion qu'avait proposée Galien. On vit alors paraître une foule d'instruments construits sur le modèle de la pyulque de Galien. Scultet imagine des canules pour vider l'empyème et une pompe aspirante et foulante, à l'aide de laquelle on peut faire des injections dans la cavité purulente. Pour éviter l'entrée de l'air dans cette cavité, il fait un pli à la peau et détruit ainsi le parallélisme des deux orifices externe et interne de la ponction. Breuer invente également une pompe pour pratiquer l'aspiration des épanchements de poitrine.

Vers la fin du XVIIe siècle, un grand progrès est réalisé ; en 1694, V. Drouin propose, pour évacuer les épanchements de poitrine, de substituer le trocart au bistouri et aux canules simples. L'idée de Drouin ne fut pas acceptée sans contestation. Des discussions fort vives s'élevèrent sur la valeur comparée du trocart et du bistouri, discussions qui rappellent celles de nos jours sur la thoracentèse et la pleurotomie. La plupart des chirurgiens, parmi lesquels P. Dionis, Garengeot, Morand, conclurent fort sagement que le trocart est applicable surtout aux épanchements séreux et l'incision aux épanchements purulents.

Depuis Hippocrate, il était toujours admis que l'évacuation trop prompte d'un grand épanchement n'était pas sans danger et que cette déplétion brusque de la poitrine pouvait même causer la mort. De crainte de ces accidents, bon nombre de médecins avaient de tout temps préféré les moyens médicaux au traitement chirurgical. En 1808, Audouard combattit vivement l'aphorisme hippocratique et tenta de prouver qu'on pouvait sans inconvénient vider d'un seul coup, avec le trocart ou par l'incision, les plus grands épanchements de la plèvre.

La découverte de la percussion et de l'auscultation, en permettant d'établir plus sûrement et plus promptement le diagnostic de l'existence et de la nature des épanchements, allait sans doute rendre l'opération moins périlleuse, en vulgariser l'application et provoquer de nouveaux progrès des procédés opératoires. Pourtant ces espérances ne furent pas immédiatement réalisées. Ce fut d'abord le trocart qui l'emporta sur le bistouri. Pendant longtemps, la crainte de blesser le poumon avec le trocart avait engagé à préférer le bistouri, avec lequel on peut procéder lentement, couche par couche, jusqu'à la plèvre. Les nouveaux procédés d'exploration écartaient à peu près complètement le péril d'une blessure du poumon. Récamier fut un des premiers médecins français de ce siècle qui acceptèrent la ponction dans le traitement des pleurésies ; il employait fréquemment le trocart dans les épanchements séreux.

Laënnec accepte aussi la ponction, mais avec quelques réserves. Elle ne lui a pas toujours réussi. Il a remarqué que très souvent la ponction avec le trocart ne produit qu'un soulagement momentané et qu'au bout de peu de jours l'épanchement s'est reproduit. Dans ces cas d'insuccès, il s'agit surtout de pleurésies purulentes. La ponction, d'après Laënnec serait particulièrement indiquée dans deux cas : lorsque l'affaiblissement ex trême du malade fait redouter que l'évacuation trop brusque ne soit suivi d'une syncope mortelle, et comme moyen de soulagement dans les ca d'empyème dont on ne peut espérer la guérison, par exemple dans le empyèmes tuberculeux. Quant à l'opération de l'empyème par incision d l'espace intercostal, Laënnec est convaincu qu'elle se généralisera de plu en plus dans le traitement de la pleurésie purulente. Grâce à l'auscultation, aidée de la percussion, on peut opérer beaucoup plus tôt que ne l faisaient les anciens, et c'est là une condition importante pour le succè de l'opération. Si l'état du patient est tellement grave qu'on ne puiss songer à cette opération, Laënnec conseille de tenter au moins une ponc tion évacuatrice. La ponction serait encore employée avec avantag dans les épanchements chroniques de la plèvre, pour lesquels on pourrai réitérer la ponction cinq ou six fois sans inconvénients.

Et cependant Laënnec sait bien que l'opération de l'empyème rest encore fort incertaine. « L'opération de l'empyème, dit-il, est raremen suivie de succès. » Elle échouait entre les mains de la plupart des chirurgiens du commencement de ce siècle. Dupuytren n'avait pu sauver aucu de ses opérés ; la plupart succombaient peu de temps après l'incision emportés par la septicémie et l'infection purulente. Si bien que, malgré l découverte de l'auscultation, l'opération de l'empyème resta pendant longtemps encore, et même en France, une opération d'exception. La discussion ouverte en 1835, à l'Académie de médecine, sur la paracentèse de l poitrine témoigne de l'incertitude et de la confusion qui régnaient encor dans l'esprit des médecins et des chirurgiens de cette époque. De long débats restèrent sans aucune conclusion positive.

On ne pouvait cependant abandonner cette idée que l'auscultation e la percussion devaient tôt ou tard, en précisant mieux les indications d la paracentèse, en assurer le succès. En Allemagne, Becker, dans u mémoire sur la pleurésie chronique, publié en 1835, relate cinq observations dans lesquelles les nouveaux procédés d'exploration lui permiren d'établir l'indication de la paracentèse. Quelques années plus tard, e 1839, un médecin de Vienne, Schuh, écrivait une dissertation su l'influence que la percussion et l'auscultation sont appelées à exercer su la pratique chirurgicale, et, trois ans plus tard, de concert avec Skoda il publiait sur la ponction de poitrine une monographie qui devin classique en Allemagne. En Angleterre, Th. Davies, dans un traité su les maladies du poumon et du cœur (1835), recommande la ponction d poitrine comme traitement de l'hydrothorax et de l'empyème ; un des premiers, il fait cette observation fort exacte que la paracentèse réussit particulièrement chez les enfants; il recommande, avant de pratiquer l'opération, de faire avec une aiguille une ponction exploratrice qui permette de reconnaître la nature du liquide; il ne redoute point la pénétration de l'air dans la poitrine et ne donne aucun conseil pour l'éviter. Ces publications étaient loin d'entraîner la conviction. Les médecins anglais de cette époque les plus en vue, Hope, Stokes, Watson, restent partisans du traitement médical de la pleurésie, lequel réussit toujours, d'après Hope, s'il est appliqué avec une énergie suffisante. Le traitement de Hope consiste dans l'emploi des mercuriaux, des toniques, d'une alimentation réparatrice et de quelques diurétiques.

La question de la pénétration de l'air n'était pas définitivement résolue, et on continuait généralement à redouter cet accident. Ce fut l'origine de deux nouveaux perfectionnements des procédés opératoires, dus à deux médecins français. En 1841, Reybard propose d'entourer l'extrémité libre du trocart d'un manchon de baudruche qui, faisant office de soupape, s'applique au moment de l'inspiration sur l'orifice du trocart et empêche ainsi la pénétration de l'air dans la plèvre. En 1854, J. Guérin imagine une seringue aspiratrice qui rappelle la pyulque de Galien ; il généralise l'emploi de cet instrument et crée une méthode sous-cutanée pour l'évacuation des liquides pathologiques. Mais déjà les communications de Trousseau à l'Académie (1844), ses publications et son enseignement avaient définitivement rappelé l'attention sur la paracentèse de la poitrine et soulevé un long débat qui vient à peine de s'éteindre.

Depuis Trousseau, les observations de paracentèse se multiplient à ce point dans les recueils périodiques et les Sociétés savantes, tant d'opinions contradictoires apparaissent de tous côtés, que la Société médicale des hôpitaux de Paris nomme une commission chargée d'étudier ces matériaux épars et d'en tirer quelques conclusions (1850). Marotte, rapporteur de cette commission, conclut, relativement à l'empyème, que les épanchements purulents réclament l'incision le plus souvent ; l'empyème est-il aigu, l'incision ne réussit pas mieux que la simple ponction ; est-il chronique et franchement purulent, c'est l'incision qu'il faut pratiquer, mais la thoracentèse peut suffire si le liquide est séro-purulent.

La question n'était pas résolue, surtout quant au traitement de l'empyème aigu. Boinet et Aran (1853) démontrèrent la véritable cause des insuccès de la paracentèse dans la pleurésie purulente ; ils rappelèrent que l'évacuation du pus est insuffisante et qu'une autre indication doit être remplie, qui consiste à modifier les parois de la cavité suppurante ; de là une méthode nouvelle, la méthode des injections iodées. Quelques années plus tard, en 1859, Chassaignac publiait son traité de la suppuration et enseignait le traitement des collections purulentes par le drainage chirurgical. Il proposait d'appliquer ce procédé au traitement de l'empyème. Le drainage paraissait devoir faciliter l'écoulement du pus et les lavages de la cavité suppurante.

Les méthodes de traitement sont maintenant nombreuses; la plupart des médecins et des chirurgiens inclinent à l'éclectisme et cherchent les indications de chaque méthode dans les caractères cliniques et la marche de l'empyème. Cette tendance apparaît fort clairement dans la thèse de concours de M. Damaschino : *La pleurésie purulente*, Paris (1869). L'auteur conclut que certains empyèmes peuvent guérir par la seule ponction, d'autres par les injections iodées, d'autres par le drainage de Chassaignac; l'incision de l'espace intercostal n'intervient qu'en dernier lieu, après l'insuccès bien constaté des autres méthodes de traitement.

La préoccupation d'empêcher la pénétration de l'air dans la plèvre fut l'origine de nouveaux perfectionnements des trocarts et des appareils employés pour le traitement des épanchements pleurétiques. Ainsi M. Blachez conseille un trocart capillaire qui permet de mieux éviter la pénétration de l'air (1868). M. Dieulafoy imagine deux instruments aspirateurs, aujourd'hui très répandus, seringue et pompe aspirantes et foulantes, grâce auxquelles on peut tout à la fois vider et laver la plèvre; au trocart il substitue une simple aiguille creuse. L'originalité de sa méthode réside surtout dans ce fait que la collection liquide, par un système de tubes et de robinets, est mise en communication avec un espace clos dans lequel on a fait le vide préalable. A peu près à la même époque, M. Potain proposait pour le traitement de la pleurésie purulente le procédé du siphon, également destiné à permettre simultanément l'évacuation et le lavage de la plèvre (1871). Peu de temps après, M. Potain faisait construire les ingénieux trocarts et cet appareil aspirateur qui sont aujourd'hui entre les mains de tous les médecins. On a tenté de modifier l'aspirateur de M. Potain, tout en conservant le trocart qu'il est d'ailleurs difficile de surpasser ; on a proposé de faire le vide préalable par la chaleur, par certaines réactions chimiques; toutes ces modifications sont à peu près oubliées.

Grâce à ces perfectionnements des appareils et à la vulgarisation des deux instruments de M. Dieulafoy et de M. Potain, la paracentèse de la poitrine devint une opération commune et couramment appliquée au traitement des pleurésies. C'est alors que la question du traitement de l'empyème reparut pour la seconde fois à l'Académie de médecine (1872). Quatre méthodes furent, au cours de ces longs débats, vivement discutées : la thoracentèse par la méthode sous-cutanée, que défendait avec une rare énergie J. Guérin ; le drainage de la plèvre que soutenait non moins énergiquement Chassaignac ; l'incision de l'espace intercostal dont la cause fut éloquemment plaidée par Sédillot et Béhier ; enfin la méthode des injections iodées qui parut rallier la plupart des médecins, membres de l'Académie. La discussion de 1872 fut plus fructueuse que celle de 1835. Désormais l'opération de l'empyème fut moins contestée. L'importante monographie de M. Moutard-Martin, publiée pendant la discussion de l'Académie, mettait en pleine lumière la supériorité de l'opération par incision (1872). Les conclusions de M. Moutard-Martin reposaient sur des faits déjà nombreux et rigoureusement observés. Avec raison, et c'est là le côté original de son travail, il insistait sur la nécessité de désinfecter la plèvre, montrant bien cette fois que ce qui assure le succès, c'est le traitement consécutif. Cette idée fut, à cette époque, reprise et développée dans beaucoup de discussions, d'articles de journaux, de revues et de thèses inaugurales. Parmi ces publications, l'une des plus dignes d'attention est la thèse de M. Peyrot (1876) ; c'est une étude tout à la fois clinique et expérimentale sur l'empyème et son traitement.

Cependant une grande réforme s'accomplissait dans le traitement des plaies accidentelles ou chirurgicales. Lister avait créé la méthode antiseptique. L'opération de l'empyème ne pouvait manquer de bénéficier de la méthode nouvelle. Désormais, et c'est là la dernière période de l'histoire du traitement de l'empyème, la grande question est de réaliser le plus promptement et le plus complètement possible l'antisepsie de la plèvre. De là un certain nombre de nouveaux procédés de traitement. Ainsi, M. Baëlz propose de pratiquer le lavage antiseptique à l'aide d'une simple ponction qui ne permet pas l'entrée de l'air dans la plèvre. Les résultats de ce procédé et d'autres encore ne furent point favorables.

Il fut bientôt prouvé, par des observations nombreuses et concluantes, que le meilleur procédé consiste dans la combinaison de l'incision et d'un traitement antiseptique rigoureux. Grâce à la puissance des substances antiseptiques, il fut possible de restreindre beaucoup le nombre des lavages, et ce fut là un nouveau progrès. On put, avec les pansements et les lavages rares, obtenir des guérisons extrêmement rapides ; il y eut des observations d'empyèmes traités et guéris en moins de quinze jours par l'incision antiseptique. Comparez à ces résultats ceux qu'obtenait

Dupuytren au commencement de ce siècle ; la différence donne la mesure des progrès accomplis. Il fut bien vite prouvé également que l'expectation est funeste et qu'il faut au contraire opérer le plus tôt possible, dès que la nature purulente de l'épanchement a été nettement reconnue. L'analyse d'un grand nombre d'observations démontra que l'empyème opéré a d'autant plus de chance de guérir promptement, que plus courte est la période qui s'écoule du début au moment de l'opération. La pleurotomie doit donc être précoce. Pleurotomie antiseptique et précoce, telle est aujourd'hui la formule généralement acceptée du traitement rationnel de l'empyème.

Nous avons vu, dans ce rapide historique du traitement de l'empyème, se succéder un grand nombre de procédés. La plupart sont aujourd'hui de plus en plus abandonnés et n'ont désormais qu'un intérêt purement historique. Nous pourrions les passer sous silence; nous pourrions même nous en tenir à l'étude exclusive de la pleurotomie antiseptique, la vraie méthode du traitement de l'empyème. Nous dirons cependant quelques mots de tous ces procédés. Ils comptent encore quelques partisans, et d'ailleurs la comparaison qu'on en peut faire avec la pleurotomie antiseptique permet, aujourd'hui mieux que jamais, d'en démontrer l'insuffisance et l'infériorité. Enfin une au moins de ces méthodes, la thoracentèse, peut encore convenir au traitement de quelques empyèmes. L'ordre historique nous exposerait à de nombreuses et inutiles redites. Nous irons des procédés les plus incomplets aux procédés les plus complets et qui remplissent le mieux les indications du traitement de l'empyème. Tous les procédés aujourd'hui connus peuvent être divisés en quatre groupes; en d'autres termes, il y a quatre méthodes de traitement de l'empyème : — la méthode des ponctions simples, sans injections dans la plèvre ; — la méthode des ponctions avec injections, mais sans canules ni tubes à demeure ; — la méthode des canules ou tubes à demeure, avec injections et lavages; — la méthode de l'incision large de l'espace intercostal avec ou sans lavage de la plèvre.

§ IV. — MÉTHODE DES PONCTIONS SIMPLES SANS INJECTIONS.

Cette méthode est la plus simple ; elle consiste à évacuer le liquide purulent de la plèvre à l'aide d'une ponction faite dans un espace intercostal. L'évacuation terminée, le trocart ou l'aiguille est retirée ; on ne fait ni lavages ni injections dans la plèvre, et, loin de chercher à obtenir un orifice fistuleux permanent, on favorise plutôt par l'occlusion la prompte cicatrisation de la petite plaie faite à la paroi thoracique. Pour pratiquer cette ponction on s'est servi du trocart simple, avec ou sans robinet, suivant le procédé de V. Drouin ; du trocart muni d'un manchon de baudruche, suivant le procédé de Reybard ; de trocarts ou d'aiguilles capillaires auxquels sont adaptés des appareils aspirateurs, en particulier ceux de M. Dieulafoy et de M. Potain. Cette méthode comprend donc trois procédés.

Procédé de V. Drouin. — Il n'est plus employé ; il ne doit plus l'être. Ce n'est que dans les cas d'urgence extrême, et à défaut d'un instrument plus convenable, qu'on pourrait être autorisé à se servir d'un simple trocart. Pour éviter que le trajet de la ponction ne se transforme en un trajet fistuleux permanent, le trocart doit être de petit calibre, assez gros cependant pour permettre l'écoulement du pus, car, sans aspiration, un trocart capillaire est tout à fait insuffisant. Nous décrirons plus complètement l'opération de la ponction à propos de la thoracentèse avec les appareils aspirateurs. L'entrée de l'air dans la cavité de l'empyème est assurément un danger, auquel expose l'emploi d'un vulgaire trocart. Cependant on peut, dans une certaine mesure, éviter ce danger, à la condition de ne pas chercher à obtenir une évacuation trop complète du liquide. Les épanchements pleuraux, surtout s'ils sont de quelque abondance, ont une tension supérieure à la pression atmosphérique. Quand la canule du trocart est en place dans l'espace intercostal et met en communication la collection purulente avec le milieu ambiant, le liquide s'écoule et parfois est projeté à une certaine distance, poussé par l'excès de sa propre tension sur la pression atmosphérique. Puis la vitesse de l'écoulement se ralentit ; un peu plus tard l'écoulement ne se fait plus qu'au moment de l'expiration, et, finalement, la dilatation inspiratoire du thorax tend à produire l'aspiration de l'air et du liquide dans la cavité suppurante. L'écoulement cesse tout à fait lorsque l'équilibre s'est établi, même au moment de l'expiration, entre les tensions des milieux extérieur et intra-thoracique. Il faut donc cesser l'opération dès que l'écoulement s'arrête ou diminue notablement au moment de l'inspiration. Le robinet est fermé ou bien on applique la pulpe du pouce sur l'orifice externe de la canule, et cette canule est promptement retirée. Il est à peine besoin d'ajouter que, dans le cas d'urgence extrême que nous avons supposé, cette ponction ne peut avoir d'autre résultat que d'éloigner momentanément le péril qui menace la vie du patient. Elle fait cesser ou diminue les troubles graves de la respiration et de la circulation, troubles causés par la compression du cœur et du poumon.

Procédé de Reybard. — Depuis que le danger de la pénétration de l'air dans la plèvre avait été reconnu, on avait ajouté aux trocarts des robinets et des valvules destinés à prévenir cet accident. Tels étaient la canule de Breuer (1769), munie d'une boule de sûreté, et le trocart de Schuh (1839), dans leqnel un système de valvules s'ouvrait spontanément au moment de l'expiration pour permettre l'issue du liquide et se fermait pendant l'inspiration, de façon à empêcher la pénétration de l'air dans la plèvre. La plupart de ces appareils fonctionnaient mal et furent bientôt oubliés. L'invention du trocart muni d'un sac de baudruche est généralement attribuée à Reybard, médecin lyonnais. Au commencement de ce siècle, Dupuytren avait eu également l'idée d'adapter au trocart une membrane molle, intestin ou vessie, destinée à prévenir la pénétration de l'air au moment de l'inspiration. L'appareil de Dupuytren est décrit dans la thèse d'un de ses élèves, Boiron (Paris 1814). En 1865, dans une discussion sur la thoracentèse à l'Académie de médecine, Velpeau attribuait à Dupuytren la priorité du trocart à vessie. Mais il est probable, d'après le témoignage de Boiron, que Dupuytren n'a jamais employé son appareil.

C'est en 1827 que Reybard (1) eut la première idée de son procédé; il en donna une description plus complète quelques années plus tard. Il se servit d'abord d'une vessie ramollie dans l'eau, puis d'un morceau d'intestin de chat long de 8 à 10 centimètres et, finalement, d'un morceau de baudruche en forme de manchon. Cette espèce de valvule membraneuse, beaucoup plus simple que les valvules métalliques des anciens appareils, est aussi un moyen beaucoup plus sûr d'empêcher la pénétration de l'air dans la plèvre. Au moment où l'écoulement touchant à sa fin l'air tend à s'engager par la canule, la baudruche mouillée s'applique exactement sur l'orifice externe de cette canule et remplit tout à fait l'office d'une valvule. Du reste, le manchon peut être assez long pour plonger dans le vase qui reçoit le liquide, si bien que l'écoulement a lieu complètement à l'abri de l'air atmosphérique. Il est facile de préparer ce

(1) Reybard : 1827, mémoire sur le Traitement des anus artificiels et des plaies pénétrantes de poitrine. Collection in-8, t. LXIV, bibliothèque de l'Ecole de médecine. — 1841. *Gazette médicale de Paris*. Mémoire sur les épanchements de poitrine et sur un nouveau procédé opératoire pour retirer les fluides épanchés sans laisser pénétrer l'air extérieur dans le thorax.

petit appareil. On coupe deux ou trois lambeaux de baudruche de la dimension des deux mains. On les superpose, puis on enfonce le trocart au milieu de ces lambeaux superposés. Il reste à les fixer solidement avec un fil autour de l'extrémité libre du trocart. Avant de ponctionner il est bon de plonger la baudruche dans l'eau ; elle s'y ramollit et les valves du manchon s'appliquent plus exactement les unes sur les autres. La ponction étant faite et le stylet du trocart retiré, le liquide s'écoule en écartant les plis du manchon et il n'y a pas à craindre que l'air ne pénètre dans la poitrine.

Le procédé de Reybard fut presque exclusivement employé jusqu'à l'apparition des appareils aspirateurs de M. Dieulafoy et de M. Potain. Depuis, il est à peu près complètement abandonné. Cependant quelques auteurs estiment qu'il peut encore rendre quelques services. Si l'épanchement est ancien et abondant, ou bien encore si l'empyème est compliqué de maladies du cœur ou du poumon, la thoracentèse par aspiration peut bien, dit-on, présenter quelques périls : l'aspiration du liquide, qu'il n'est pas toujours possible de régler très exactement, peut aller jusqu'à créer un vide dangereux dans la plèvre ; de là des œdèmes congestifs des poumons et l'affaiblissement brusque du cœur, particulièrement des cavités droites.

Les accidents de ce genre sont peut être moins à craindre avec le procédé de Reybard. L'écoulement du liquide, étant sollicité seulement par l'excès de la tension pleurale sur la pression atmosphérique, s'arrête avant que le vide pleural devienne réellement dangereux. Cependant le péril d'une évacuation trop complète peut être évité, même quand on emploie la thoracentèse par aspiration, si l'on prend pour règle, comme le conseille M. Dieulafoy, de vider les grands épanchements en plusieurs fois, et, dans le cas de pleurésies compliquées, de ne retirer jamais plus de 600 à 800 grammes de liquide. Il n'y a donc pas de raisons plausibles pour conserver le procédé de Reybard, d'autant plus qu'il nécessite un trocart plus gros que le trocart capillaire de la thoracentèse par aspiration, et par conséquent expose davantage à la production d'une fistule permanente au lieu de la ponction.

Procédé de la thoracentèse par aspiration. — Parmi les nombreux appareils imaginés depuis la seringue aspiratrice de J. Guérin pour pratiquer l'aspiration des liquides pathologiques, deux seulement sont aujourd'hui communément employés ; ce sont les appareils de M. Dieulafoy et de M. Potain. Les aspirateurs de M. Castiaux et de M. Regnard, ingénieux sans doute mais plus compliqués et moins sûrs, ne sont pas restés dans la pratique médicale. L'appareil de M. Unverricht (1) et le trocart de M. Fraentzel (2), qui sont plus récents, ne présentent pas de sérieux avantages. L'appareil de M. Unverricht se compose d'un tube de caoutchouc sur le trajet duquel se trouve placé un ballon-pompe muni de deux valvules et qu'on manœuvre à la manière du ballon-pompe des appareils pulvérisateurs. M. Goltdammer (3) recommande cet instrument avec lequel il serait plus facile, dit-il, de graduer et de modérer l'aspiration qu'avec l'aspirateur de M. Dieulafoy. Le trocart de M. Fraentzel n'est qu'une modification du trocart de M. Potain ; le stylet est sans doute mieux serré dans une boite munie de rondelles de caoutchouc, mais l'instrument est un peu plus compliqué et il est peut-être plus difficile d'en faire le nettoyage complet.

Avec les procédés de V. Drouin et de Reybard, l'écoulement du liquide est provoqué seulement par l'excès de la pression du milieu pleural sur la pression atmosphérique; avec les appareils aspirateurs, à cette cause s'en ajoute une autre d'une grande efficacité, la mise en communication de l'épanchement avec un espace clos dans lequel on a pratiqué un vide relatif par aspiration. L'écoulement du liquide est donc beaucoup mieux assuré. Aussi est-il possible d'évacuer certains épanchements purulents homogènes avec des trocarts ou des canules de très petit calibre. C'est là un des plus sérieux avantages de la méthode aspiratrice.

M. Dieulafoy ponctionne la poitrine avec une série d'aiguilles creuses de différents calibres, et M. Potain avec une série de trocarts également de calibre variable. Les trocarts de M. Potain sont préférés aux aiguilles creuses de M. Dieulafoy. Ils exposent moins à la blessure du poumon pendant l'évacuation du liquide. Du reste, ces appareils sont si connus qu'il est inutile d'en donner la description. L'appareil de M. Dieulafoy permet les injections dans la plèvre ; mais, quand il s'agit seulement d'évacuer un épanchement, on préfère généralement l'appareil aspirateur de M. Potain.

Ce n'est pas ici le lieu de décrire complètement la manœuvre de ces aspirateurs. Rappelons seulement quelques règles plus particulièrement applicables à l'aspiration des épanchements purulents. — Il faut préalablement s'assurer que l'appareil fonctionne bien, que les robinets s'ouvrent et se ferment aisément, que les tubes ne sont pas bouchés et que, nulle

(1) *Berliner Klin. Wochenschrift*. Septembre 1881.
(2) Id. 1874, n° 12.
(3) Id. novembre 1881.

part, l'air ne peut y pénétrer. Le pus coule plus difficilement qu'un liquide séreux, et, si après une précédente ponction l'appareil n'a pas été convenablement nettoyé, des concrétions de sang ou de pus, restes de cette ponction, peuvent empêcher ou rendre très imparfait l'écoulement du liquide aspiré. — Le trocart doit être préalablement lavé dans une solution antiseptique ou même flambé sur la flamme d'une lampe à alcool. Il faut également laver avec une solution antiseptique le point de la paroi thoracique choisi pour la ponction. Toutes ces précautions ne sont pas inutiles, même quand il s'agit d'une pleurésie purulente. Un trocart souillé de sang putréfié ou de matières septiques peut bien contribuer à la transformation d'un épanchement simplement purulent en un épanchement putride. — Assurément un des grands avantages des trocarts capillaires est d'empêcher la suppuration du trajet de la ponction ; cependant il ne faut pas, en règle générale, choisir le plus petit des trocarts de l'appareil de M. Potain ; le pus n'y passera point, s'il est épais ou mélangé de quelques grumeaux.

L'auscultation et la percussion ont déterminé l'étendue et les limites de l'épanchement et par conséquent la zone dans laquelle peut être pratiquée la ponction. Il est plus sûr de ponctionner en arrière qu'en avant. Si l'empyème date de quelque temps déjà, des adhérences ont pu se produire au niveau du cul-de-sac costo-diaphragmatique, et ces adhérences sont toujours plus étendues en avant qu'en arrière. Par conséquent, à moins d'indications spéciales, la ponction sera faite en arrière, sur la ligne axillaire postérieure, ou même au dessous de l'angle inférieur de l'omoplate. Pour la même raison, il ne faut pas ponctionner trop bas ; les sixième, septième et huitième espaces doivent être généralement préférés. A droite, il faut ponctionner plus haut qu'à gauche, à cause de la présence du foie. Chez les enfants, le diaphragme remonte relativement plus haut que chez les adultes ; aussi faut-il, chez l'enfant, choisir un espace intercostal un peu plus élevé. — Enfin on recommande, pour éviter plus sûrement encore la blessure du diaphragme, de diriger le trocart, non pas perpendiculairement à la paroi, mais un peu obliquement en haut et en arrière. Il y a déjà quelques exemples d'accidents causés par une ponction pratiquée dans ces régions dangereuses du thorax. Dans la plupart de ces cas malheureux, le trocart, enfoncé trop bas, a pénétré à travers des adhérences costo-diaphragmatiques dans la cavité péritonéale. Récemment, M. Vergely (1) a publié un cas dans lequel la ponction, faite trop en avant, a

(1) *Revue des Sciences médicales*, t. XX, p. 535. Pleurésie purulente. Ponction. Perforation du péricarde.

perforé le péricarde. Il est vrai que, comparés au nombre considérable des ponctions de poitrine, les accidents de ce genre sont très rares ; il est bon cependant de prendre les précautions convenables pour les éviter.

Si l'empyème est récent et abondant, le thorax est dilaté et les espaces intercostaux sont élargis, grâce à l'élévation des côtes ; il est facile de pénétrer du premier coup dans la cavité de l'empyème. Dans les cas au contraire où l'empyème est ancien, et surtout s'il s'est en partie vidé par une fistule pleuro-bronchique ou pleuro-cutanée, le thorax est affaissé, les côtes sont abaissées, quelquefois imbriquées les unes sur les autres, et les espaces intercostaux très rétrécis laissent à peine passer un trocart même de petit calibre. Il faut alors, avec l'index de la main gauche, déprimer fortement les parties molles au point choisi pour la ponction, chercher à insinuer l'extrémité du doigt entre les deux côtes et, ce doigt restant en place, enfoncer le trocart immédiatement au devant de l'ongle. C'est le meilleur moyen d'éviter que le trocart ne vienne s'arrêter sur la face externe de la côte. Dans les vieux empyèmes, la paroi de la poche purulente est parfois extrêmement épaisse et résistante ; il faut s'assurer, en pareil cas, que l'extrémité coupante du stylet est en bon état et que l'extrémité libre de la canule joint exactement le stylet.

Il arrive très souvent que, même avec une forte aspiration, l'écoulement s'arrête ou se fait mal, et l'on cherche alors, en introduisant le stylet mousse dans la canule, à chasser les grumeaux et les débris de fausses membranes qui en obstruent la lumière. Il ne faut pas trop répéter cette manœuvre ; quelque attention qu'on apporte à fermer le robinet du trocart en temps opportun, l'air y pénètre quelquefois ; d'ailleurs cette manœuvre est le plus souvent inutile, et la canule ne manque guère de s'oblitérer de nouveau.

Avant de retirer la canule du trocart, il ne faut jamais oublier de fermer le robinet de l'aspirateur, de façon à suspendre complètement l'aspiration du liquide pleurétique. Si l'on néglige cette précaution, dans un cas d'épanchement purulent, le pus est aspiré dans le trajet du trocart et cet accident peut être le point de départ d'un abcès de la paroi, lequel aboutit à l'établissement d'une fistule permanente. On perd ainsi le bénéfice de l'emploi d'un trocart capillaire.

Faut-il chercher à obtenir une évacuation complète de la collection purulente? Quelques auteurs, parmi lesquels M. Moutard-Martin et M. Lereboullet (1), donnent ce conseil, et, dans son observation VI, M. Moutard-Martin a retiré par une seule thoracentèse plus de cinq

(1) *Gazette hebdomadaire* 1872.

litres de pus. Quand il s'agit d'un épanchement séro-fibrineux, l'accord est à peu près unanime, du moins aujourd'hui, et il est admis qu'il ne faut pas évacuer par la ponction aspiratrice de trop grandes quantités de liquide. Or, à ce point de vue, il n'y a pas de différence à établir entre les épanchements séro-fibrineux et purulents. Les accidents, qui suivent quelquefois une évacuation trop complète de la plèvre, sont de nature toute mécanique et dus à une diminution trop brusque et poussée trop loin de la tension pleurale. Remarquez d'ailleurs que les épanchements purulents sont le plus souvent abondants et souvent aussi ne sont plus récents au moment où l'on pratique la ponction. Du reste, ce n'est pas seulement dans les cas d'épanchements séreux qu'une évacuation trop copieuse a été suivie de graves accidents. La syncope et l'expectoration albumineuse (1) ont été observées après des thoracentèses pratiquées pour évacuer des épanchements purulents. Il faut donc suivre toujours le précepte de M. Dieulafoy et vider en plusieurs fois les grands épanchements, même purulents.

Les résultats immédiats d'une ponction évacuatrice sont en général favorables, variables cependant suivant la nature du foyer purulent. S'il s'agit d'un foyer putride, l'amélioration est peu prononcée, souvent nulle, en tout cas de très courte durée ; le patient respire un peu mieux, la cyanose diminue momentanément, mais l'état général reste grave, alarmant, et la fièvre persiste. Il en est à peu près de même, si la thoracentèse est pratiquée pendant la période d'acuité d'un empyème récent. Dans le cas, au contraire, d'un empyème non putride et datant déjà de quelques semaines, l'amélioration est plus prononcée, porte sur l'état local et sur l'état général, et cette amélioration est moins éphémère. Non seulement les troubles graves de la respiration et de la circulation s'atténuent ou disparaissent, mais la fièvre elle-même peut aussi diminuer. Quoiqu'il en soit, ce n'est là qu'une rémission. Dans la grande majorité des cas, au bout de quatre ou cinq jours, rarement après une période de sédation plus longue, l'épanchement s'est reproduit aussi abondant qu'avant la ponction, la dyspnée et la cyanose reparaissent et la température s'élève de nouveau ; la ponction n'a été qu'une opération palliative ; elle a rempli une indication qu'on peut appeler vitale, en éloignant momentanément ces troubles graves de la respiration et de la circulation qui menacent à bref délai la vie du patient.

(1) Fraser. *Brit. médical journal*, juillet 1876 : Pleurésie purulente. Thoracentèse. Expectoration albumineuse.

Voilà la règle, voilà ce qui se passe et doit se passer après la ponction évacuatrice d'un épanchement purulent. Y a-t-il cependant des exemples d'une amélioration plus complète et plus durable, pouvant aller jusqu'à la guérison définitive? Nous avons parcouru presque toute la littérature de l'empyème, et nous avons trouvé une dizaine d'observations dans lesquelles une seule ponction évacuatrice, sans injections ni lavages de la plèvre, a suffi pour procurer la guérison. La plupart de ces cas ont été observés chez de jeunes enfants et nous y reviendrons d'ailleurs à propos du traitement de l'empyème infantile (1). Chez l'adulte, la guérison à la suite d'une seule ponction est un fait d'une extrême rareté. L'exemple le plus curieux que nous en ayons rencontré appartient à M. Moutard-Martin. C'est l'observation V de sa monographie sur la pleurésie purulente. — Il s'agit d'un homme de 33 ans, atteint d'un empyème enkysté de la base du côté gauche. L'épanchement est de moyenne étendue. Au bout de deux mois, l'état du patient ne s'améliore pas et la fièvre persiste. M. Moutard-Martin pratique la thoracentèse et retire 800 grammes de pus épais et grumeleux. Trois jours après, l'amélioration est certaine: la fièvre a diminué, les sueurs sont moins copieuses, l'œdème des pieds a presque disparu, la dyspnée est moins prononcée et la dilatation du thorax n'existe plus. Le liquide évacué ne se reproduit pas. Sous l'influence d'un traitement tonique, les forces reparaissent, la résorption de l'épanchement paraît se compléter, et le patient quitte l'hôpital complètement guéri, quatre mois après la ponction. — Quoiqu'il en soit, les faits de ce genre ne seront jamais que des exceptions, sans aucune portée pratique, et que même il vaudrait mieux ne pas publier, s'ils pouvaient faire naitre dans l'esprit de quelques praticiens le trompeur espoir de guérir la pleurésie purulente par une simple ponction.

Méthode des ponctions répétées. — Puisqu'une première thoracentèse ne produit qu'une amélioration momentanée, ne pourrait-on pas prolonger cette amélioration et même arriver à la guérison, en répétant la ponction au moment où, l'épanchement commençant à se reproduire, on voit de nouveau s'élever la fièvre et reparaître les troubles de la respiration et de la circulation? Cette idée devait naturellement se présenter à l'esprit des médecins habitués à pratiquer la thoracentèse, à l'époque où l'opération de l'empyème, non complétée par les injections et les pansements antiseptiques, restait encore une opération périlleuse. Ce fut

(1) V. Chapitre VI.

l'origine de la méthode des ponctions successives. Déjà proposée de 1850 à 1854 par un certain nombre de médecins des Hôpitaux de Paris, entre autres par Trousseau et Legroux (1), cette méthode rencontra plus de faveur encore, lorsque la vulgarisation des appareils aspirateurs permit de pénétrer dans la plèvre avec des aiguilles et des trocarts capillaires. Désormais, on avait moins à redouter l'établissement d'une fistule permanente au lieu de la ponction et, d'autre part, on pouvait plus sûrement encore éviter l'entrée de l'air dans la plèvre. Aussi, en 1871, très peu de temps après que M. Dieulafoy eut fait connaître le premier modèle de son aspirateur, M. Bouchut (2) formulait de nouveau et d'une façon plus précise cette méthode des ponctions multiples, dans un mémoire basé sur cinq observations cliniques, dont une est un exemple d'empyème traité par trente-trois ponctions aspiratrices. L'année suivante, en 1872, M. Lereboullet (3) plaidait également la cause de la méthode des ponctions successives; il la recommandait du moins au début du traitement de l'empyème, estimant qu'il faut y avoir recours avant d'en venir à l'application d'une canule à demeure ou à l'incision de l'espace intercostal.

On peut être séduit par l'idée théorique sur laquelle est fondée la méthode des ponctions successives. Une première ponction diminue l'épanchement et provoque une certaine dilatation du poumon comprimé. Le liquide se reproduit. Mais, avant que la reproduction n'en soit complète, une nouvelle ponction intervient et sollicite de nouveau la dilatation du poumon. Une troisième ponction agit de la même façon, puis une quatrième et ainsi de suite, si bien que peu à peu, graduellement, sans secousses, le poumon se dilate de plus en plus, contracte des adhérences salutaires, reprend les dimensions de l'état normal et vient s'accoler à la paroi thoracique. La répétition des ponctions posséde encore, pensait-on, un autre effet favorable; les sécrétions de la plèvre malade peuvent être heureusement modifiées. C'était d'abord du pus; bientôt le liquide devient plus fluide, séro-purulent, puis séreux, et c'est là une condition évidemment favorable à la résorption spontanée de l'épanchement.— Ainsi s'établit une lutte sans trêve ni merci entre la plèvre qui s'obstine à

(1) Société médicale des Hôpitaux de Paris. — Marotte : Archives générales de médecine, 1854.

(2) Bouchut : De la thoracenthèse par succion dans la pleurésie purulente et dans l'hydropneumothorax — *Gazette des Hôpitaux*, octobre 1871.

(3) Lereboullet, loc. cit.

sécréter du pus et le médecin qui veille le trocart à la main, lutte dans laquelle la victoire doit appartenir au plus persévérant.

Sans doute on a cité quelques exemples de guérison obtenue par la méthode des ponctions successives. Pendant cette période, qui s'étend de 1850 à 1875, on trouve des observations de ce genre dans les Recueils périodiques et particulièrement dans les Bulletins de la Société médicale des Hôpitaux de Paris. M. Moutard-Martin, M. Lereboullet et M. Woillez (1) ont donné l'indication de la plupart de ces observations ; quelques-unes sont reproduites dans les thèses de M. Attimont (2) et de M. de Manny (3); elles ont été publiées par Marotte, Matice, Guéneau de Mussy, Bourdon, M. Hérard, M. Bouchut, etc. Or plusieurs de ces observations, regardées comme des succès de la méthode des ponctions successives, ne sont que des améliorations obtenues dans certaines formes de l'empyème chronique (Obs. de Guéneau de Mussy), ou bien, en réalité, n'appartiennent pas exclusivement à cette méthode, puisque des injections ou des lavages ont été pratiqués dans la plèvre (Obs. d'Aran, de M. Bouchut). Parmi les nombreuses observations que nous avons compulsées, en tenant compte seulement des empyèmes d'adultes, il n'y en a guère qu'une dizaine qui puissent passer pour des exemples de pleurésie purulente traitée et guérie par la seule méthode des ponctions successives. Ce chiffre est bien minime, surtout si l'on songe qu'on a grande tendance à publier les faits de ce genre, précisément parce qu'ils ont un caractère plus insolite. Voici, à titre d'exemples, trois de ces observations :

Observation 5. — (Matice. Obs. VII de la thèse de M. Manny, *loc.cit.*) — Il s'agit d'un enfant de 15 ans, atteint d'une pleurésie purulente gauche. M. Matice fait une première ponction avec le trocart de Reybard, trois mois et demi après le début de la pleurésie, et retire un verre de pus verdâtre. Au bout d'un mois, l'épanchement s'étant reproduit, on fait une seconde ponction, suivie d'une injection d'eau tiède dans la plèvre. Deux mois après, l'enfant est complètement guéri et part pour l'asile des convalescents. Un an plus tard, une bronchite aiguë le ramène dans le service de M. Matice, et l'on constate que la guérison de l'empyème s'est maintenue.

Observation 6. — (Moutard-Martin. Obs. VI de sa monographie, *loc. cit.*) — Ce malade fut observé par M. Moutard-Martin et M. Hérard. — M. X..., âgé de 32 ans, est atteint, à Cannes, d'une pleurésie. L'épanchement devient abondant et son

(1) Woillez : Traité clinique des maladies aiguës des voies respiratoires, p. 502. Paris 1872. Delahaye.

(2) Attimont. Thèse de Paris 1868. Des résultats de la paracentèse dans la pleurésie purulente.

(3) De Manny. Thèse de Paris 1867.

médecin, M. de Valcourt, pratique une première ponction qui donne plus de deux litres de liquide séro-purulent. Au bout de quelques jours, reproduction du liquide. Le malade veut rentrer dans son pays, en Hollande. Il arrive à Paris dans un état extrêmement grave. Il est vu par MM. Moutard-Martin et Hérard. Le côté gauche est distendu par un énorme épanchement pleurétique. Une seconde thoracentèse est pratiquée, par laquelle on évacue plus de cinq litres de pus. Le lendemain, le patient part pour la Hollande. « Il n'avait à son départ aucune fistule, et des renseignements que M. Hérard a eus plusieurs fois, il est résulté qu'aucun accident n'est survenu, que, petit à petit, sans nouvelle ponction, la santé s'est rétablie ; aux dernières nouvelles, qui datent déjà de deux ans, le malade était complètement guéri et avait repris tous ses travaux. »

Observation 7. — (Barié. *Progrès médical*, 1875, p. 94) — Homme de 19 ans, atteint d'une pleurésie gauche, dont le début probable eut lieu en novembre 1873. Il est admis le 5 janvier 1875 et présente les signes d'un grand épanchement. Il est pâle, amaigri, il n'a pas beaucoup de fièvre ; la température ne s'élève guère au-dessus de 38°. Le 9 janvier, une première thoracentèse donne issue à 750 grammes de pus crémeux, inodore. L'aspiration du liquide est cessée bien avant l'évacuation complète. Le patient est soulagé, il respire mieux et la température ne s'élève pas les jours suivants. Du 14 janvier au 28 mars, on pratique ainsi cinq nouvelles ponctions par lesquelles on évacue : 1000, 1000, 1000, 1800 et 1350 grammes de pus. A chaque ponction, le liquide purulent présente les mêmes caractères qu'au début, il est crémeux, louable, sans odeur. Chaque ponction est suivie d'une amélioration de l'état local et de l'état général. Peu à peu, le patient reprend des forces, se lève, engraisse, et la fièvre disparaît.

Le 15 mai, après un traitement de quatre mois et six thoracentèses, le malade est guéri. Le 24, il quitte l'hôpital. « Etat général excellent. La partie inférieure du côté gauche du thorax est toujours mate ; mais les trois quarts supérieurs ont un peu de sonorité; dans ces points, la respiration est presque aussi pure que du côté droit. »

Il y a donc quelques exemples de succès par la méthode des ponctions répétées. Nous y reviendrons encore dans le chapitre où nous étudierons plus particulièrement le traitement de la pleurésie purulente chez les enfants, et nous verrons que la plupart de ces observations ne sont pas à l'abri de toute critique. Qu'importe cependant ! Les faits de ce genre n'en sont pas moins rares, tout à fait exceptionnels et très insuffisants pour légitimer l'emploi général d'une méthode à ce point incertaine dans le traitement d'une maladie aussi grave que la pleurésie purulente. Peut-on du moins y avoir recours dans certaines formes d'empyème? Les faits de guérison actuellement connus ne permettent même pas d'établir sûrement les conditions dans lesquelles cette méthode peut réussir. Elle ne présente quelques faibles chances de succès que chez les très jeunes enfants, dans les cas où une pleurésie séro-fibrineuse est sur le point de devenir purulente, et dans quelques cas fort rares d'empyème enkysté, à marche subaiguë et sans grand retentissement sur l'état général.

Précisément parce qu'il est maintenant bien démontré que cette méthode est, dans l'immense majorité des cas, tout à fait insuffisante, nous ne sommes pas de ceux qui pensent qu'il est permis d'en tenter l'application au début du traitement de l'empyème de l'adulte, pour en venir à une intervention plus radicale, si, après trois ou quatre ponctions, l'épanchement continue à se produire et l'état général à s'aggraver. Même avec ces réserves, la méthode des ponctions successives a le grave inconvénient de faire perdre un temps précieux. Le traitement de l'empyème, pour être efficace, doit être précoce. C'est un point sur lequel nous insisterons lorsque nous étudierons la pleurotomie antiseptique. La méthode des ponctions successives n'est le plus souvent pas autre chose que l'expectation ; or l'expectation est doublement dangereuse : elle laisse subsister les phénomènes de résorption dans la cavité suppurante, et elle entretient pendant des semaines ou des mois la compression du poumon, à laquelle il importe au contraire de mettre promptement un terme.

L'analyse d'un certain nombre de ces observations d'empyème traité par les ponctions successives témoigne hautement de l'impuissance de cette méthode. — Dans bon nombre de cas, la pleurésie purulente s'est terminée par la mort. La fièvre persiste ; le patient est épuisé par une interminable suppuration, il devient de plus en plus cachectique ; les troubles de la circulation et de la respiration sont à peine amendés ou s'aggravent, et, après quelques semaines ou quelques mois de cette lutte inégale entre l'aspiration et la suppuration de la plèvre, survient la terminaison fatale. Assurément on a peu de tendance à publier les observations de ce genre, on publie bien plus volontiers les cas de succès. Cependant ces observations ne sont pas rares, et nous pourrions en citer de nombreux exemples, même empruntés aux auteurs qui, de 1850 à 1875, avant la vulgarisation de l'antisepsie chirurgicale, ont plaidé la cause de la méthode des ponctions successives. — Dans d'autres cas, c'est la nature qui semble venir au secours de la thérapeutique. Le pus s'ouvre une issue permanente, soit par les bronches, soit par l'espace intercostal, quelquefois simultanément par une fistule pleuro-bronchique et par une fistule pleuro-cutanée. Ces ouvertures spontanées, le plus souvent du moins, n'améliorent pas beaucoup la situation ; elles peuvent retarder la mort, mais elles n'aboutissent pas à la cicatrisation de la cavité suppurante. Cependant, dans quelques cas fort rares, les malades ont pu guérir. Aussi M. Voillez a-t-il pu dire, avec quelque apparence de raison, que la méthode des ponctions successives n'a réussi que dans les cas où le pus s'est ouvert une voie par les bronches ou par l'espace intercostal. Sans doute les observations que nous avons citées plus haut prouvent que cette assertion n'est pas rigoureusement exacte ; elle renferme cependant une bonne part de vérité. Ainsi, pour choisir nos exemples dans les publications les plus favorables à la méthode des ponctions successives, nous trouvons dans le mémoire déjà cité de M. Lereboullet, deux observations de guérison ; or, chez l'un des deux malades, le pus fut évacué par les bronches, et chez l'autre, par l'espace intercostal. L'observation II du mémoire de M. Bouchut est un exemple de guérison, sinon certaine, du moins probable ; il s'agit d'un enfant de 7 ans, qui subit 18 ponctions dans une pleurésie purulente gauche ; or, pendant ce traitement, le pus fut évacué tout à la fois par les bronches et par l'espace intercostal ; il faut ajouter encore que les ponctions ne furent pas le seul traitement employé, et que, à deux reprises, de l'iode fut injecté dans la cavité suppurante. Il serait facile de multiplier ces exemples. N'est-ce pas là une preuve nouvelle de l'insuffisance de la méthode des ponctions successives, et ces empyêmes qui, malgré le traitement, s'ouvrent une issue par les bronches ou par la peau, ne sont-ils pas comparables à ces abcès du tissu cellulaire qui, incomplètement évacués et désinfectés, continuent à s'étendre, inoculent les tissus sains et projettent au loin des fusées purulentes ? — Enfin, dans d'autres cas encore, et qui sont fort heureusement assez communs, le médecin renonce en temps opportun à cette lutte à armes inégales contre la suppuration de la plèvre ; il abandonne les ponctions successives pour recourir à un traitement plus efficace, il place une canule à demeure et lave la plèvre, ou bien, ce qui est mieux encore, il pratique l'opération de l'empyème par incision. On a cependant compté des opérations de ce genre à l'actif de la méthode des ponctions successives. Telle est, entre autres, une observation de M. Marotte (Société médicale des Hôpitaux de Paris, 10 mars 1852). Un enfant de 4 ans et demi est atteint depuis deux mois d'un empyème gauche, probablement consécutif à une pleurésie séro-fibrineuse. M. Marotte fait une ponction avec le trocart à vessie de baudruche, suivant le procédé de Reybard. Après la ponction le pus continue à couler par le trajet du trocart. Huit jours après, M. Marotte fait une large incision et lave la plèvre. Un mois plus tard l'enfant était complétement guéri. Il est assez clair que cette guérison est due, non à la première ponction, mais bien à l'incision de l'espace intercostal. Malheureusement ce n'est pas toujours en temps opportun que le médecin se laisse convaincre de l'inefficacité des ponctions successives. L'opération de l'empyème est, dans bien des cas, pratiquée beaucoup trop tard ; l'occlusion de l'empyème ne peut être obtenue, et le patient reste porteur d'une fistule pleuro-cutanée aboutissant à une cavité qui n'a plus aucune tendance à la cicatrisation. — Les faits cliniques sont donc loin d'être favorables à la méthode des ponctions successives ; le plus souvent, on pourrait dire dans tous les cas, si l'on veut offrir au patient quelques chances de salut, il faut en venir à une intervention plus rationnelle et plus efficace. N'est-il pas plus logique de commencer par cette intervention elle-même ?

On a beaucoup vanté la simplicité et l'inocuité de la ponction capillaire, en la comparant à la gravité de l'opération de l'empyème par incision. La comparaison n'est plus exacte depuis l'application à l'incision intercostale des méthodes antiseptiques. D'ailleurs, ces ponctions multiples sont-elles à ce point simples et inoffensives ? Un peu plus loin, en étudiant la méthode des injections dans la plèvre, nous citerons des observations de malades auxquels on a pratiqué jusqu'à vingt, trente et même soixante-quatorze ponctions dans l'espace de quelques mois. N'est-ce pas là un véritable martyre, et peut-on soutenir qu'une pareille intervention soit plus simple qu'une incision de l'espace intercostal, qui dure à peine quelques minutes, qui est bien une des opérations les plus simples de la chirurgie et qui, des observations de plus en plus nombreuses le prouvent aujourd'hui, peut, en moins de deux mois, conduire à la cicatrisation complète de la cavité suppurante ?

Sans doute le trocart capillaire expose beaucoup moins que le trocart de Reybard à la suppuration du trajet de la ponction. Pourtant cet accident a été observé, même avec le trocart capillaire. Une fistule permanente s'établit, et, quoi qu'on en ait dit à l'époque où tous les moyens paraissaient préférables à l incision, ce n'est pas là une condition favorable à la guérison.

L'exsudat purulent de la plèvre est loin d'être toujours homogène et fluide ; il est souvent, au contraire, épais, mêlé de grumeaux et de fausses membranes. Un tel liquide ne passe point dans les trocarts capillaires des appareils aspirateurs. Que de fois il arrive que la ponction est sèche ou que l'écoulement à peine commencé s'arrête brusquement ! Ainsi, dans l'observation IV du mémoire de M. Bouchut (*Gazette des Hôpitaux*, 1871), la seconde ponction ne donne que quelques gouttes de liquide ; quatre fois de suite l'aiguille est vainement enfoncée dans l'espace intercostal. Nous avons été témoin d'un fait du même genre pendant le cours de nos études médicales. Malgré des insuccès à peu près constants, la ponction fut répétée jusqu'à la fin avec une persévérance vraiment digne d'un meilleur résultat, et le patient, gardant son pus dans sa plèvre, finit par succomber, lentement épuisé par les progrès de la cachexie suppurative.

Dans ces cas d'empyème obstinément rebelle à la ponction et même à la ponction aspiratrice, le pus ne passe pas dans la canule parce qu'il est trop épais et la canule trop étroite ; c'est l'explication la plus simple. M. Bouchut (1) a proposé une autre interprétation, du reste fort ingénieuse. Pour évacuer un liquide enfermé dans un espace parfaitement clos et par un orifice étroit, il faut nécessairement que les parois puissent revenir sur elles-mêmes, ou bien que par un autre orifice l'air puisse pénétrer dans la cavité et y remplacer le liquide qui s'écoule. Tel est le cas d'un tonneau plein, tel serait aussi le cas de certains empyèmes. Si le poumon, appliqué et retenu par des néo-membranes contre la colonne vertébrale, ne peut venir en se dilatant prendre la place du liquide, l'aspiration même énergique restera sans aucun résultat. Récemment, un médecin américain, M. W. Parker (2), a développé la même interprétation. Mais M. Parker passe immédiatement de la théorie à la pratique. Pendant que par une ponction on opère l'aspiration du liquide, il conseille, par une autre ponction faite plus haut, d'injecter de l'air filtré et phéniqué dans la cavité de l'empyème. On peut douter de la valeur de la théorie et plus encore de la valeur du procédé de M. Parker. Si le poumon n'est plus dilatable, les parois elles-mêmes de la cavité suppurante, le médiastin, le diaphragme et la paroi thoracique sont bien capables de se rapprocher assez du centre de cette cavité pour permettre l'évacuation au moins de quelques centaines de grammes du liquide. D'ailleurs, combien de fois n'a-t-on pas trouvé le poumon affaissé sur la colonne vertébrale, bridé par des fausses membranes inextensibles, alors que, pendant la vie, on avait pu, par une ou plusieurs thoracentèses, évacuer de grandes quantités de liquide ? Si toutes les parois de la poche purulente étaient à ce point rigides, aucune autre méthode de traitement ne serait capable de provoquer la cicatrisation de ces empyèmes, et il faudrait en venir tout de suite, même dans les cas récents, à la résection de la paroi costale.

Il est à peine besoin de prouver que la méthode des ponctions successives ne remplit pas, ou du moins remplit d'une façon très insuffisante, les quatre indications fondamentales du traitement de l'empyème.

Seule, la première indication peut être remplie ; encore ne l'est-elle que pour un temps très court. Sans doute l'aspiration d'une notable quan-

(1) *Gazette médicale des Hôpitaux*, 1871.
(2) *American journal of medical science*. Juillet 1882.

tité du liquide purulent de la plèvre fait cesser la compression du cœur et des poumons. Mais l'épanchement se reproduit dans l'intervalle de quelques jours, et alors reparaissent les troubles de la circulation et de la respiration.

Puisqu'elle se borne à évacuer le liquide purulent, la méthode des ponctions successives laisse de côté les deuxième et troisième indications; elle ne fait rien pour supprimer les phénomènes de résorption dans la cavité suppurante, et rien non plus pour provoquer ou favoriser le bourgeonnement des parois de cette cavité. Aussi, voyons-nous la fièvre persister, la nutrition languir et les troubles digestifs s'aggraver tous les jours. La vitalité de la plèvre n'est point modifiée, et le processus de suppuration ne fait point place à ce travail de réparation locale que doit toujours, et à bref délai, provoquer le traitement rationnel de l'empyème. D'ailleurs l'histoire clinique de l'empyème abandonné à l'évolution spontanée ne prouve-t-elle pas l'insuffisance de la seule évacuation du pus ? Les fistules pleuro-cutanées et même pleuro-bronchiques sont certes des moyens fort incertains de guérison. La plupart des malheureux malades porteurs de ces fistules, après avoir pendant de longs mois éliminé des masses énormes de pus, meurent épuisés par la suppuration. Est-ce bien le cas d'admirer la puissance médicatrice de la nature, et le traitement doit-il être borné à une reproduction plus ou moins heureuse de ce qu'on appelle les procédés naturels de guérison ? Réduit à ses seules ressources, l'organisme se débarrasse fort mal des germes infectieux qui pullulent dans les abcès de la plèvre, y entretiennent le processus de suppuration et s'opposent au travail de réparation. Il y a mieux à faire qu'à imiter ces procédés inefficaces et dangereux de la guérison spontanée.

La quatrième indication du traitement rationnel de l'empyème consiste à placer le poumon comprimé dans les conditions les plus favorables à sa prompte et complète dilatation. On a soutenu que, mieux que l'incision de l'espace intercostal, la méthode des ponctions successives remplit cette importante indication. C'est là une vue toute théorique et qui ne résiste pas à la discussion. La vérité est que les ponctions successives nous exposent à laisser pendant des mois subsister la compression du poumon. Sans doute, après chaque ponction, le poumon tend à se dilater ; mais, pour conserver la dilatation conquise, il faudrait que des adhérences vinssent aussitôt fixer le poumon à la paroi thoracique. Or ce travail de cicatrisation qui évolue sur la face interne de la paroi de l'empyème et qui aboutit à l'adhérence des deux feuillets de la plèvre, ce travail de cicatrisation fait défaut aussi longtemps que la plèvre suppure, et il est ien prouvé que les ponctions successives n'arrêtent point le processus de uppuration. Ne voyons-nous pas, après chaque ponction, l'épanchement e reproduire et, en quelques jours, reprendre le volume qu'il avait avant ı ponction? La dilatation du poumon est donc toute temporaire, et, une ɔis l'épanchement reproduit, de nouveau la pression positive du milieu leural rétablit la compression du poumon. Ces alternatives de dilatation t de compression se prolongent ainsi pendant des mois entiers. Elles nissent par compromettre au plus haut point cette dilatabilité du poumon u'on prétend sauvegarder par la méthode des ponctions successives. 'endant que la surface libre de la paroi de l'empyème continue à sécréter u pus, l'inflammation lente, subaiguë des couches profondes de cette aroi aboutit à la formation d'un tissu dense, sclérosé, inextensible; ainsi e développe un épaississement énorme des plèvres viscérale et pariétale, t c'est là désormais un double obstacle à l'oblitération de la cavité uppurante. La paroi thoracique, soutenue par cette plèvre épaisse et igide, cesse tout mouvement de rétraction. Quant au poumon, enveloppé lans une sorte de coque fibreuse et inextensible, il est plus que jamais ncapable de toute dilatation. Voilà comment la méthode des ponctions uccessives sauvegarde la dilatabilité du poumon, et comment elle transorme l'empyème aigu ou subaigu en un empyème chronique, que l'opéation par incision est elle-même incapable de guérir et qui nécessite une pération beaucoup plus sérieuse, la mobilisation chirurgicale de la paroi horacique par la résection des côtes.

Et que faut-il penser de la façon dont la méthode des ponctions sucessives remplit la cinquième indication, celle qui consiste à relever les orces du patient? Qu'importe une alimentation réparatrice, le vin, l'alcool, t tous les agents de la médication tonique, si vous laissez, pendant des nois, subsister cette suppuration chronique, source d'épuisement et d'in oxication, bien plus si vous l'incitez encore par la répétition immodérée les ponctions. Est-ce une pratique bien recommandable que celle qui se éduit à réparer d'une main le mal que fait l'autre, ou que du moins elle aisse faire? On éprouve véritablement un double sentiment d'étonnement et de tristesse à la lecture de ces observations, dont quelques-unes sont récentes et postérieures à la vulgarisation de la pleurotomie antiseptique, dans lesquelles nous voyons s'établir cette lutte lamentable entre e trocart et la suppuration de la plèvre. C'est par kilogrammes que se chiffre la quantité de pus évacué en trente, quarante et même cent ponctions! Sans doute l'organisme résiste quelquefois à ces énormes spoliations; il y a même quelques exemples de guérison et qu'on s'empresse de publier, précisément parce qu'ils sont tout à fait hors de la règle commune.

La méthode des ponctions successives ne doit donc pas être acceptée comme méthode générale de traitement dans la pleurésie purulente. Ce n'est guère que dans l'empyème des très jeunes enfants qu'elle peut avoir quelques chances de succès. Mais elle est conservée comme méthode de traitement palliatif. Il est un certain nombre d'empyèmes dont on ne peut espérer la guérison ou qui présentent des contre-indications à l'opération de l'empyème. Tels sont, par exemple, quelques pleurésies graisseuses et la plupart des empyèmes chroniques des tuberculeux. Si l'état général est assez satisfaisant, une ponction évacuatrice, pratiquée lorsque l'épanchement trop abondant trouble la respiration et la circulation, permet de prolonger la vie du patient pendant des mois, quelquefois même pendant plusieurs années. Du reste, nous reviendrons sur cette méthode des ponctions successives, envisagée comme traitement palliatif, dans le chapitre où nous étudierons le traitement des diverses variétés de l'empyème.

§ V. — MÉTHODE DES PONCTIONS AVEC INJECTIONS, SANS CANULES NI TUBES A DEMEURE

A partir de 1850, sous la double influence de l'enseignement de Trousseau et de la vulgarisation du procédé de Reybard, la thoracentèse fut de plus en plus fréquemment appliquée au traitement de la pleurésie. Aussi on ne tarda pas à reconnaître l'insuffisance des ponctions simples lorsque la pleurésie est purulente, et l'on sentit la nécessité d'agir directement sur la plèvre. A la même époque, Velpeau et Martin (de Calcutta) venaient de faire connaître les heureux résultats qu'on peut obtenir en injectant des solutions d'iode dans les cavités closes, naturelles ou accidentelles, soit pour provoquer l'adhésion des parois, soit pour modifier la nature des produits de sécrétion. Il était logique de tenter d'appliquer au traitement de l'empyème cette méthode nouvelle des injections iodées. Les premières injections d'iode dans la plèvre sont dues à Boudant, Boinet et Legouest. Ces trois chirurgiens pratiquaient l'injection iodée à l'aide d'une canule à demeure. Ils laissaient l'air pénétrer dans la cavité de l'empyème.

Aran (1853) eut l'idée d'associer l'injection iodée à la ponction simple avec le trocart de Reybard, laquelle permet d'éviter l'entrée de l'air dans la poitrine. De plus, Aran ne chercha point à évacuer le liquide injecté, il l'abandonna en totalité ou en majeure partie dans la poche purulente. L'opération d'Aran est donc fort différente, comme il le fait observer lui-même, de celle qu'ont pratiquée les trois chirurgiens qui, avant lui, ont traité l'empyème par l'injection iodée. Préoccupé comme la plupart de ses contemporains des périls auxquels expose la pénétration de l'air dans la plèvre, Aran cherche à conserver les avantages de la ponction sous-cutanée, tout en agissant directement sur la plèvre pour en modifier la vitalité et les sécrétions. Sans doute depuis longtemps, depuis Hippocrate, on connaissait et on pratiquait les injections dans la plèvre, mais la combinaison de la ponction et de l'injection est une idée nouvelle dans l'histoire du traitement de l'empyème, et c'est là, plus encore que dans l'emploi de l'iode, que réside l'originalité de l'opération d'Aran. Du reste, l'iode ne fut pas seul employé et bientôt l'injection dans la plèvre par le procédé d'Aran fut pratiquée avec d'autres substances irritantes ou antiseptiques. Il s'agit donc d'une vraie méthode de traitement de l'empyème, distincte de la méthode des ponctions successives que nous venons d'étudier, distincte aussi de la méthode des canules à demeure que nous étudierons bientôt.

A cette méthode se rattache l'opération récemment proposée par M. Baëlz, et qui consiste à pratiquer le lavage et l'antisepsie de la cavité suppurante à l'aide de simples ponctions, sans tubes ni canules à demeure. Il est vrai que M. Baëlz redoute la pénétration de l'air dans la plèvre, non parce qu'il peut engendrer des complications septicémiques, mais parce qu'il peut faire obstacle à l'expansion du poumon. Nous verrons ce qu'il faut penser de ces vues théoriques. Néanmoins les deux opérations d'Aran et de M. Baëlz doivent être envisagées comme deux procédés d'une même méthode.

Procédé d'Aran. — Après diverses publications, Aran fit connaître plus complètement son procédé de traitement de l'empyème dans un mémoire basé sur trois observations cliniques (1). Du reste, Aran pousse très loin cette comparaison des maladies de la plèvre avec les maladies des bourses séreuses que les chirurgiens commençaient à

(1) *Union médicale*, 1853, n° 97 et suiv. — Utilité de l'association des injections iodées à la thoracentèse dans le traitement des épanchements purulents consécutifs à la pleurésie aiguë et chronique et de l'hydropneumothorax.

traiter par les injections iodées. Comme l'indique d'ailleurs le titre de son mémoire, il applique son procédé, non-seulement à l'empyème, mais même à l'hydropneumothorax.

La ponction de l'espace intercostal est faite avec le trocart muni d'un sac de baudruche, suivant le procédé, de Reybard. A cette époque, J. Guérin n'avait point encore inventé sa seringue aspiratrice. Aran recommande de faire rétracter la peau, de façon à détruire, après l'opération, le parallélisme des deux orifices de la ponction, et, en outre, d'inciser préalablement la peau, avec la lancette, de façon à rendre plus facile la pénétration du trocart. La ponction est faite dans un des derniers espaces intercostaux et plutôt en arrière que sur la paroi latérale du thorax. On laisse le liquide pleurétique s'écouler en aussi grande quantité que possible, puis on procède à l'injection.

Le liquide, dans la plupart des injections que l'auteur a pratiquées, est ainsi composé : 100 grammes d'eau, 30 grammes de teinture d'iode et 2 grammes d'iodure de potassium. Il fait d'ailleurs observer que ces proportions peuvent être modifiées suivant les cas ; il propose également des solutions au tiers, à la moitié, à parties égales d'eau et de teinture d'iode, et même la teinture d'iode pure.

Le liquide ainsi préparé est injecté avec une seringue à hydrocèle ordinaire. Il faut reconnaître que le procédé d'injection que conseille Aran est assez défectueux. Il fait avec une pointe de ciseaux une petite incision à la baudruche, et glisse par cette incision l'extrémité de la seringue qu'il introduit ensuite dans l'orifice de la canule. Puis l'injection est lentement poussée dans la plèvre, comme s'il s'agissait d'une opération d'hydrocèle. La pénétration de ce liquide irritant ne serait pas ou serait peu douloureuse. Aran fut surpris de constater que ses malades sentaient à peine entrer le liquide dans la poitrine. L'injection terminée, la seringue est retirée et le doigt maintient la baudruche exactement appliquée sur l'orifice de la canule. A ce moment le patient se retourne en divers sens, ou est retourné par un aide vigoureux, de façon à ce que le liquide vienne au contact de tous les points de la cavité suppurante. Cette manœuvre terminée, le doigt abandonne l'orifice de la canule et le liquide peut s'écouler. Dans aucun cas, Aran ne vit sortir tout le liquide injecté ; plusieurs fois même il ne s'en écoula pas une seule goutte. L'injection est donc abandonnée dans la plèvre, la canule est retirée et un pansement occlusif au diachylon, placé sur l'orifice cutané de la ponction.

Tel est le procédé d'Aran, d'après la description qu'il en donne dans son mémoire. Ce procédé a plus d'un inconvénient. Le trocart de Reybard doit nécessairement avoir un certain calibre, ce qui expose à la suppuration du trajet de la ponction et à l'établissement d'une fistule permanente. L'introduction de l'extrémité de la seringue dans la canule expose également à la pénétration de l'air dans la plèvre. L'accident s'est produit deux fois chez un des trois opérés d'Aran. Aussi ce manuel opératoire fut-il promptement abandonné, dès que l'aspirateur de M. Dieulafoy permit de pratiquer tout à la fois, et avec une parfaite sécurité, la ponction évacuatrice et l'injection dans la cavité suppurante. Dans la plupart des observations publiées à partir de 1870, cet appareil de M. Dieulafoy remplace le trocart muni du sac de baudruche.

Après chaque injection, les trois malades d'Aran ont présenté des symptômes d'iodisme. Ces symptômes ont paru au bout de deux ou trois heures et duré un à deux jours. Les patients ont eu de la céphalalgie, de la sécheresse de la gorge, du larmoiement, un écoulement abondant de sérosité par le nez et même quelques crachats muqueux légèrement sanguinolents. Une réaction fébrile très modérée a suivi l'injection. Pendant plusieurs jours, l'urine et la salive ont donné la réaction caractéristique de l'iode. Ces accidents d'iodisme n'ont eu, d'ailleurs, aucune suite fâcheuse. Ils témoignent cependant d'une grande activité de l'absorption par la plèvre, même chroniquement enflammée.

Des trois observations de ce mémoire d'Aran, deux seulement sont des exemples de pleurésie purulente traitée par la ponction et l'injection iodée. La troisième a trait à un cas d'hydropneumothorax. — Dans la première observation, il s'agit d'un jeune homme de 24 ans, dont l'empyème est à gauche et date déjà de quinze à dix-huit mois. L'épanchement est abondant et refoule le cœur à droite. La ponction donne deux litres et demi de pus crémeux, bien lié, non fétide. L'injection, composée de 50 grammes de teinture d'iode pour 100 grammes d'eau, est toute entière abandonnée dans la plèvre. Pendant un jour le patient éprouve des symptômes d'iodisme. Immédiatement après l'opération, les organes déplacés, le cœur, le médiastin et le foie, reviennent à peu près à leur situation normale, puis le poumon se dilate et, les jours suivants, le murmure vésiculaire, quoique affaibli, peut être progressivement entendu dans presque tout le côté gauche du thorax. L'épanchement ne paraît pas se reproduire. Au bout de deux mois, le thorax est rétracté et l'épaule abaissée ; le bruit respiratoire encore affaibli est entendu dans tout le côté malade, sauf tout à fait à la base et latéralement où il est toujours très obscur. Trois mois environ après l'opération, le patient est considéré comme guéri, et une seule injection iodée a suffi pour obtenir cette guérison. — La deuxième observation est un exemple de pleurésie purulente développée à la suite, ou plutôt au déclin d'une fièvre typhoïde. La malade est une femme de 24 ans. La thoracentèse est nécessitée par l'abondance de l'épanchement. Le liquide étant purulent, Aran fait suivre la ponction d'une injection iodée, comme dans la première observation. Pendant la nuit, un écoulement purulent permanent s'établit par le trajet de la ponction. Puis le pus devient de plus en plus fétide et l'état général s'aggrave. Aran pratique alors l'incision de l'espace intercostal, et par la plaie lave la plèvre avec des solutions iodées. Le résultat n'est point favorable, et la malade succombe quinze jours après la première opération. A l'autopsie, on trouve une péritonite suraiguë, cause probable de la mort. Les ulcérations intestinales ne sont pas encore complètement cicatrisées, mais il n'y a aucune perforation de l'intestin, et, si l'exsudat séro-purulent est accumulé dans le petit bassin, l'inflammation du péritoine est particulièrement intense sur la convexité du foie et la face inférieure du diaphragme. Aussi peut-on se demander si l'inflammation ne s'est pas propagée par continuité de tissu, ou plutôt par les voies lymphatiques, de la plèvre au péritoine, et si cette propagation, en somme très rare, n'est pas due à l'irritation violente que les injections iodées ont provoquée dans la cavité de la plèvre.

A partir du mémoire d'Aran, les observations d'empyème traité par l'injection iodée se multiplient dans les recueils périodiques, jusqu'au jour où, grâce aux méthodes antiseptiques, disparaît le danger de l'incision intercostale. Il est vrai que, le plus souvent, l'injection iodée est pratiquée à l'aide de canules à demeure. Le procédé d'Aran est beaucoup plus rarement mis en usage. Il y eut cependant, durant cette période, quelques exemples d'empyèmes traités par la ponction simple associée à l'injection de teinture d'iode ou de tout autre substance capable de modifier la vitalité et les sécrétions de la plèvre. Il est certain que ce procédé donna de meilleurs résultats que la méthode des ponctions successives. Voici le résumé d'une observation suivie de succès :

Observation 8. — (J. Windsor. *Union médicale* 1854, p. 538). — Un homme de 54 ans est atteint d'un grand épanchement du côté gauche. Le début a été lent, insidieux. Le 14 *avril*, une ponction exploratrice dans le huitième espace donne un liquide trouble, presque puriforme, sans odeur, non fétide. Aussitôt une ponction évacuatrice est pratiquée avec un petit trocart et donne 52 onces de liquide. Le soulagement est immédiat, mais ne dure que quelques jours. Le liquide se reproduit.

Le *3 mai*, deuxième ponction par laquelle on évacue 30 onces de liquide séro-purulent. Même soulagement, mais temporaire et bientôt suivi de la reproduction de l'épanchement. Le *30 mai*, troisième ponction qui évacue 40 onces de liquide moins purulent que celui des deux premières ponctions. L'évacuation est suivie d'une injection iodée, et, suivant le procédé d'Aran, la majeure partie de cette injection est abandonnée dans la plèvre. Le lendemain, le patient éprouve un peu de douleur dans le côté gauche et présente quelques légers symptômes d'iodisme. A partir du 1er *juin*, survient une amélioration de plus en plus marquée. L'épanchement ne paraît pas se reproduire. Le *7 juin*, le patient peut se lever et sortir. Le 1er *juillet*, le poumon dilaté occupe presque toute la cavité gauche du thorax; le bruit respiratoire est entendu à peu près partout. Le cœur bat sous le mamelon gauche. La résonnance du thorax est à peu près égale des deux côtés. Le *9 septembre*, la guérison parut complète et la rétraction du côté malade était même peu prononcée.

Le mémoire de M. Bouchut (1) sur le traitement de l'empyème par la méthode des ponctions successives renferme cinq observations, parmi lesquelles deux appartiennent plutôt à la méthode des injections iodées appliquée suivant le procédé d'Aran. Ce sont les observations I et II de ce mémoire. La guérison fut obtenue dans un cas; elle est seulement probable dans l'autre. — Dans la première observation, il s'agit d'une fillette âgée de 10 ans, atteinte d'empyème gauche à la suite d'une fièvre typhoïde. Elle est admise le *8 janvier 1871*. L'épanchement est considérable. Une première ponction, faite le *18 février*, donne 600 gr. de pus crémeux, bien lié, sans odeur. Jusqu'à la fin de *juin*, l'enfant subit un grand nombre de ponctions: une tous les huit jours en *avril*, trois en *mai*, neuf en *juin*. Toutes ces ponctions sont pratiquées avec l'aspirateur de M. Dieulafoy. Après chaque ponction survient une certaine amélioration, mais le liquide se reproduit toujours très rapidement. A cette époque, on fait trois injections iodées; le liquide injecté n'est pas abandonné dans la plèvre, on en retire la plus grande partie par aspiration. Ces injections ne paraissent pas prévenir immédiatement la reproduction de l'épanchement. On revient à la méthode des ponctions successives. Enfin, à la fin de *juillet*, le pus se reproduit moins rapidement et en moindre quantité, et le thorax commence à s'affaisser. Le *20 août*, après six mois de traitement et 35 ponctions, dont 3 suivies d'injection iodée, l'enfant est complètement guérie. — La deuxième observation a trait à un garçon de 7 ans, atteint d'un grand épanchement gauche qui remonte à trois mois. La première ponction donne 450 grammes de sérosité claire. Puis le liquide se reproduit et, dès la seconde ponction, il est purulent; c'est un pus blanc, crémeux, sans odeur. Tous les huit jours, on pratique une nouvelle ponction; chaque fois l'épanchement se reproduit; entre la cinquième et la sixième, survient une fistule pleuro-

(1) *Gazette des Hôpitaux*, 1871, loc. cit.

bronchique. Les ponctions sont néanmoins continuées. Une des ponctions devient le point de départ d'un abcès qui s'ouvre bientôt; ainsi s'établit une fistule pleuro-cutanée permanente. Plusieurs ponctions sont encore pratiquées. Le traitement est interrompu pendant quelques semaines. La fistule cutanée paraît tarie, mais l'enfant continue à cracher du pus. Après neuf mois de maladie et six mois de traitement, le traitement est repris, mais cette fois l'injection iodée est associée à la ponction. Deux fois par semaine, on retire 300 à 400 grammes de pus infect. « De temps à autre, ajoute M. Bouchut, j'injecte de la teinture d'iode, à la dose de 30 grammes, ce qui enlève l'odeur. J'en suis à la dix-huitième ponction, et, comme l'état général est satisfaisant, j'espère obtenir un résultat favorable. »

Parmi les observations de succès, nous pouvons ranger une observation de M. Roux, de Meximieux (1). Le manuel opératoire diffère sur quelques points du procédé d'Aran, mais, en somme, cette observation remarquable appartient bien à la méthode de la ponction suivie de l'injection iodée. — Une petite fille de cinq ans fut atteinte à l'âge de deux ans d'une pleurésie purulente gauche qui s'ouvrit par une fistule pleuro-cutanée. La suppuration dure depuis trois ans et l'enfant est arrivée au dernier degré de la cachexie suppurative. Par le trajet fistuleux, M. Roux introduit un tube de caoutchouc dans le thorax; il s'écoule 200 grammes d'un pus très fétide. L'écoulement terminé, la poche purulente est lavée avec de l'eau alcoolisée, poussée par le tube à l'aide d'une seringue, et le lavage est continué jusqu'à ce que le liquide injecté ressorte parfaitement clair. La même seringue sert à aspirer aussi complètement que possible l'air et l'eau que retient encore la plèvre. A ce moment, le tube comprimé entre les doigts d'un aide ne permet plus l'entrée de l'air. La seringue est alors remplie d'une solution de 5 gr. de teinture d'iode et 10 centigrammes d'iodure de potassium dans 100 grammes d'eau. Puis ce liquide est lentement poussé dans la cavité purulente, l'aide cessant la compression du tube. L'injection terminée, le tube est de nouveau pincé entre deux doigts, puis l'enfant est retournée dans tous les sens, de façon à porter l'iode au contact de toute la surface de la cavité purulente. La solution iodique est ensuite aspirée avec la seringue, comme l'eau alcoolisée employée pour les lavages. Enfin le tube de caoutchouc est retiré, tandis que le doigt est appliqué sur l'orifice du trajet fistuleux. Un pansement occlusif avec le diachylum et

(1) *Bulletin général de thérapeutique* 1869. t. LXIX, p. 412.

la charpie est appliqué sur cet orifice pour empêcher la pénétration de l'air dans la plèvre. L'opération fut suivie d'un forte réaction fébrile qui dura huit jours. La fièvre tomba le neuvième jour, et, à partir du quinzième, survint une amélioration progressive qui, en peu de temps, aboutit à une guérison complète. — En somme, cette observation montre que l'injection iodée peut être appliquée au traitement de l'empyème compliqué de fistule pleuro-cutanée; l'auteur a même très heureusement utilisé le trajet fistuleux pour laver la plèvre et y pratiquer l'injection iodée.

Dans la discussion soulevée, en 1872, à l'Académie de médecine sur le traitement de l'empyème, M. Hérard (1) prit en mains la cause de la méthode des ponctions complétées par les injections iodées. A cette époque, M. Hérard avait déjà plusieurs fois appliqué cette méthode avec succès au traitement de l'empyème. Il rapporte, entre autres observations, celle d'un malade qu'il a soigné de concert avec M. Moutard-Martin, qui portait un empyème datant de deux mois, dont l'état général était fort grave, et qui fût guéri après quatre mois de traitement et quatre ponctions suivies d'injections iodées. Du reste, M. Hérard reconnaît que cette méthode n'est pas indistinctement applicable à tous les cas, et qu'il faut préférer l'incision de l'espace intercostal dans les cas où la plèvre renferme beaucoup de fausses membranes ou des débris gangréneux.

Nous avons cité un certain nombre de succès, voulant montrer que cette méthode de l'injection associée à la thoracentèse constitue un réel progrès sur la méthode des ponctions successives. Mais les insuccès ne sont pas rares et bien plus communs que les résultats favorables. Très souvent la reproduction continuelle du liquide, l'aggravation de l'état général du patient et quelquefois même la transformation d'un épanchement simplement purulent en un épanchement putride imposent la nécessité de recourir encore à l'incision de l'espace intercostal. A la lecture de semblables observations, en assistant à toutes les péripéties de ce traitement long, compliqué, pénible pour le patient, pénible aussi pour le médecin, on sent très bien que ce n'est pas là le vrai traitement, le traitement rationnel de l'empyème, et l'on éprouve une sorte de soulagement à voir intervenir enfin l'incision de l'espace intercostal. Qu'on en juge par cette observation que nous choisissons entre beaucoup d'autres, parce qu'elle nous a paru très complète et parce qu'elle est recueillie par un médecin consciencieux, sans parti pris dans cette question du traitement de l'empyème.

(1) *Bulletin de l'Académie de médecine*, 4 juin 1872.

Observation 9.— (Gimbert. *Lyon médical*, 7 nov. 1875).— Il s'agit d'un enfant de 11 ans, en pleine période de croissance, issu de parents rhumatisants et délicats, délicat lui-même et très lymphatique. Elève externe dans un collège éloigné de chez lui, le jeune V..., se rendait à pied le matin et par tous les temps à ses études et ne rentrait qu'à la nuit, avouant une grande fatigue. Ces allées et venues précipitées, laissant à peine à ce garçon le temps de manger, l'éreintaient ; il devint faible, sensible au froid et s'enrhumait à tout propos.

Vers la fin de *décembre 1873*, V... fut pris d'une petite toux sèche et quinteuse, il perdit l'appétit et sentit ses forces diminuer ; il continua néanmoins ses travaux assidûment, mais, le *3 janvier 1874*, il fut brutalement arrêté dans ses études par un frisson violent, des points douloureux dans le côté gauche de la poitrine et de l'oppression ; en même temps, il expectorait des crachats jus de pruneaux, teintés de sang. La température, le matin, était de 39° 5, celle du soir de 40° ; le pouls oscillait entre 110 et 120. — A ce moment, nous constatons les phénomènes suivants : matité absolue dans toute la hauteur du scapulum gauche, légère diminution du son de la pointe de l'omoplate à la base de la poitrine en arrière, souffle rude à l'inspiration, doux et prolongé à l'expiration, dominant surtout dans la région scapulo-vertébrale et mélangé de râles crépitants disséminés et lointains, voix chevrotante dans l'étendue de la région mate. Affaiblissement du murmure vésiculaire dans la région scapulo-diaphragmatique, correspondant à la diminution de sonorité. Exagération de sonorité en avant sous la clavicule. Rien d'anormal à droite. Cœur normal et normalement placé. — La présence de crachats jus de pruneaux et teintés de sang, de râles crépitants associés à un souffle rude, la violence de la fièvre, nous autorisent à diagnostiquer une pneumonie du sommet ; d'autre part, la matité absolue et la voix chevrotante indiquaient l'existence d'une pleurésie enkystée concomitante ou symptomatique..... — Le malade prit, fracta dosi, une potion légèrement émétisée : 15 centigr. dans 120 grammes de véhicule opiacé, tandis qu'on soutenait ses forces par des bouillons généreux, du lait et du vin vieux de Bordeaux.

La toux et l'expectoration disparurent rapidement ; après deux semaines, la matité avait diminué et l'on entendait de gros râles muqueux disséminés avec une respiration légèrement soufflante. Néanmoins, la fièvre persistait et l'état général restait languissant. — Nous ne tardâmes pas à nous apercevoir qu'à la place de cette légère diminution du son constaté entre la pointe de l'omoplate et le diaphragme, survenait une matité absolue, derrière laquelle on ne percevait pas le murmure vésiculaire, pas plus que dans la région axillaire voisine. Le souffle pleurétique et l'égophonie indiquaient désormais un épanchement dans cette région. Une révulsion puissante fut pratiquée, et ce fut peine perdue. Le *20 janvier 1874*, la plèvre tout entière était envahie par le liquide ; le côté gauche était fortement distendu ; la matité, suivant la courbe de la deuxième côte, s'étendait maintenant de haut en bas à tout le côté ; les espaces intercostaux étaient élargis et l'on voyait des mouvements de tremblottement imprimés aux parties molles par les liquides intérieurs. A cette période, il était impossible de percevoir le moindre bruit dans la poitrine. La quantité de liquide était donc considérable ; le cœur battait sous le mamelon droit. On peut se faire d'avance une idée de l'angoisse dans laquelle devait se trouver le jeune V..., angoisse fortement augmentée d'ailleurs par des pleurodynies très douloureuses.....

A cette date (le *31 janvier 1874*), assisté de nos confrères et amis, MM. Bourcard et Amourette, nous fîmes une ponction capillaire au lieu d'élection (sixième espace intercostal, ligne axillaire verticale). A l'aide de l'admirable aspirateur Dieulafoy, nous retirâmes 1440 grammes de pus. Le soulagement fut instantané ; le cœur reprit sa place ainsi que le poumon naguère refoulé vers le médiastin ; la respiration s'entendit parfaitement ; le son, bien que voilé, reparut partout ; mais le pouls resta très élevé, à 130 pulsations, et la chaleur à 39° 7 — Il fallait s'attendre à de nouveaux événements; en effet le lendemain, *1er février*, la situation était pire qu'avant la ponction ; le pyothorax s'était complètement reproduit avec des symptômes menaçants. Nous fîmes une deuxième ponction capillaire et retirâmes 1680 grammes de pus. Ce fait ne nous surprit point, car chez les enfants, le pus peut se reproduire avec une effrayante rapidité. — Le *3 février*, après avoir eu la veille un soulagement par une intervention analogue, nous retirâmes encore 1225 grammes de pus. — Les *6, 9, 12 et 14 février*, nous pratiquâmes de nouvelles aspirations, et, à la dernière, la proportion de liquide retiré était de 325 grammes. La fièvre diminuait alors, l'appétit était satisfaisant, mais la nature des produits restait toujours la même.

Nous n'étions pas évidemment en présence d'un de ces cas de pyothorax infantile, qui cèdent après une ou deux aspirations ; la suppuration menaçait de s'éterniser. Nous crûmes devoir alors associer les lavages désinfectants aux aspirations détersives. L'enfant se prêtant à nos manœuvres avec un courage qu'on trouve rarement chez l'adulte, le *16 février*, nous injectâmes de l'eau alcoolisée dans la poitrine à 20 p. 100. Le *18*, nous retirâmes 260 grammes de pus clair ; le *19*, nous n'en pesions plus que 100 grammes, à peine purulent. Nous crûmes dès lors à une guérison prochaine.

Mais, sans cause appréciable, quelle ne fut pas notre surprise de constater, le *20 février*, après un accès de frissons et de vomissements nocturnes, une augmentation de matité vers la base du poumon. La pleurésie reprenait un caractère aigu. Une nouvelle ponction fit sortir 250 grammes d'un liquide brunâtre, sanguinolent, fétide, chargé de débris microscopiques de tissu cellulaire gangrené ; le pyothorax se compliquait de grangrène de la plèvre dont les lambeaux allaient se déposer dans le sillon costo-diaphragmatique et devenir, par leur permanence, un obstacle insurmontable à toute cicatrisation. De plus, nous allions avoir une putridité persistante et des phénomènes de résorption avec disparition de l'appétit, si nous n'avions recours, dans le plus bref délai, à l'opération de l'empyème qui, d'un seul coup, permettait l'évacuation des parties mortifiées. Le sommet gauche était parfaitement dégagé, l'état général de l'enfant était satisfaisant; rien, selon nous, ne pouvait contre-indiquer l'ouverture de la poitrine. Malgré notre conviction profonde de la nécessité de la chose, nous échouâmes devant la résistance inconsciente de l'entourage.

Nous proposâmes alors, comme expédient, une ponction capillaire, suivie de lavage désinfectant, toutes les fois que ce serait nécessaire pour éviter la septicémie, maintenir les voies digestives en bon état et prévenir l'affaissement du poumon amenant toujours d'horribles déformations. Il est douloureux de penser qu'il fallait intervenir presque tous les jours. L'enfant accepta courageusement cette épreuve. Nous choisîmes comme désinfectant l'alcoolature d'eucalyptus qui avait sur les autres antiseptiques l'avantage de pouvoir être manié innocemment à très forte dose. Nous eûmes tout lieu de nous féliciter de cette préférence. Nous mettions deux, trois cuillerées à soupe d'alcoolature dans un litre d'eau et laissions toujours une cinquantaine de grammes de la solution dans la plèvre. L'appétit revint dans l'intervalle de deux lavages et la fièvre tomba. — C'est le *21 février* que nous commencâmes cette nouvelle et longue série de ponctions qui ne devaient finir que le *14 mai*, alors que les lavages étaient continués jusqu'à la fin de juillet.

Du 21 février au 13 mai, nous pratiquâmes encore 63 ponctions capillaires. Ces ponctions portent à 74 le nombre de celles faites depuis le début du traitement. Pendant cette période des ponctions, nous avons retiré de la poitrine de notre jeune malade dix-sept litres et demi de pus.

Bien que les lavages à l'eucalyptus qui accompagnaient chaque ponction eussent une influence décisive sur l'appétit qui disparaissait toutes les fois qu'on remplaçait ce médicament par de l'iode, du perchlorure de fer ou du thé, etc., ils ne purent jamais faire cesser complétement la fétidité des liquides. A différentes reprises, nous essayâmes de provoquer la formation d'une fistule, qui aurait permis de cesser les ponctions et de laver la plèvre deux fois par jour. Dans ce but, nous introduisîmes dans la poitrine de notre malade des fils de métal, des canules capillaires, de petites tiges de laminaria. Rien ne put être supporté ; il fallut renoncer à une intervention de ce genre. Au mois de *mars*, les parties traversées par les aiguilles s'enflammèrent ; nous eûmes un moment l'espoir d'avoir une fistule, vain espoir encore ; nous revînmes à nos piqûres. — Le dégoût que nous inspirait une pareille médecine que le devoir seul commandait, nous rendit quelquefois la main malheureuse. Malgré le peu d'épaisseur des aiguilles de Dieulafoy, à deux reprises nous piquâmes le nerf intercostal. Cette blessure horriblement douloureuse était immédiatement suivie de coliques, de vomissements et de postration extrême du sujet. Un jour, nous écorchâmes légèrement l'artère intercostale ; heureusement l'hémorrhagie s'arrêta d'elle-même. A différentes reprises, il se produisit une inflammation de la peau, au lieu d'élection des piqûres. — Vers la fin de *mars*, une pleurésie enkystée se développa dans la région retro-mammaire et sous-clavière ; elle faillit compromettre la vie du sujet en comprimant le cœur ; heureusement une rupture spontanée de la poche prévint tout désastre ; le liquide tomba dans les parties déclives de la poitrine. Malgré ces accidents, ces transformations, cette intervention douloureuse de tous les jours, on dissuadait la famille de toute opération sanglante ; l'enfant, disait-on, devait guérir spontanément. Nous laissons à qui de droit la responsabilité d'une aussi sotte influence.

Le *13 mai*, après 74 ponctions, la situation était déplorable ; un seul résultat était obtenu, l'enfant mangeait et vivait ; il avait résisté à toutes les tortures, à toutes les vicissitudes de sa maladie et à cette effroyable sécrétion de 17 litres et demi de pus. L'empyème, la seule médication qui put donner quelque espérance, offrait de faibles chances de succès. Néanmoins, décidé à tout sacrifier, plutôt que d'être complice de mauvaises influences, alors que le temps pressait, nous informâmes la famille de notre idée bien arrêtée de nous retirer, si on ne laissait pas opérer l'enfant. Je passe sous silence les débats.

Le *14 mai*, assisté de nos deux confrères, nous fîmes une incision de 8 centimètres dans le huitième espace intercostal. Avec l'indicateur droit, nous déchirâmes quelques fausses membranes qui obstruaient l'ouverture. Il sortit des flots de débris membraneux par la plaie. Après avoir fait un vigoureux lavage intra-pleural, nous plaçâmes à demeure le siphon de Potain qui permit, le jour même, de laver trois fois la poitrine. Il y eut tout d'abord du malaise, du gonflement des parties incisées, de la fièvre ; mais ces symptômes disparurent en quelques jours.

Le premier effet de l'opération fut la disparition immédiate de toute fétidité dans les liquides éliminés ; le cadavre infectieux était évidemment sorti d'un seul coup par la brêche. Le calme revint enfin dans l'esprit de notre héroïque malade ; les fonctions digestives, surexcitées par un séjour constant en plein air, sur le bord de la mer, ne tardèrent pas à ramener l'embonpoint et les forces.

Le *20 juillet*, la cavité de la plèvre s'étant fortement rétractée, le siphon devint insupportable ; la proportion des leucocytes qui existait dans les lavages étant insignifiante, on retira l'appareil. — Le 1er *août*, la plaie était cicatrisée, la respiration, sauf au niveau des cicatrices, s'entendait nettement partout en conservant néanmoins un peu de rudesse ; la sonorité accompagnait les modifications survenues dans le caractère de la respiration. Le côté gauche était légèrement aplati et sensible à la pression, circonstance grave indiquant une grande susceptibilité des parois thoraciques ; le cœur enfin était à sa place naturelle.

La guérison se maintint jusqu'à la fin d'août ; mais, à la suite d'escapades de tout genre, le jeune V... fut pris tout à coup de fièvre et de douleurs violentes occupant les dernières paires nerveuses intercostales et surtout celles de droite. Nous crûmes à une rechute ; nous cherchions en vain les signes d'une pleurésie nouvelle, lorsqu'on vit se rompre la cicatrice de l'empyème et sortir de là un flot de pus franchement crémeux. Un abcès s'était formé derrière l'ancienne plaie, dans la cavité occupée naguère par le siphon. Cette région étant naturellement mate, nous n'avions pu diagnostiquer la présence du liquide sous-jacent. Quoiqu'il en soit, il ressortait de là que nous avions retiré le siphon trop tôt de la plèvre et que nous aurions dû le remplacer par un petit drain permettant au poumon de venir adhérer graduellement aux côtes et faire disparaître toute cavité. Aussi, à travers la fistule, nous fîmes pénétrer un drain permettant les les mêmes lavages qu'au début de la maladie. Ce drain fut, malgré son petit diamètre, naturellement expulsé, le *25 octobre*, par le poumon qui vint lui-même fermer l'ouverture, et, malgré des tentatives multiples inspirées par une prudence exagérée, il nous fut impossible de le remettre en place. V... fut guéri et bien guéri pour la deuxième fois. Il y a aujourd'hui plus d'un an que ce résultat a été obtenu. Le malade a repris sa vie ordinaire, et sa poitrine ne présente qu'une déformation insignifiante.

Neuf mois de traitement et soixante-quatorze ponctions ! N'est-ce pas là un long et douloureux martyre ? Il est impossible de ne point partager pour un tel traitement la répulsion que l'auteur lui-même exprime avec une si grande vivacité d'expressions. Que de souffrances de moins pour le patient et que d'ennuis évités au médecin, si la pleurotomie avait été acceptée promptement, en temps opportun, dès que fut reconnu l'insuccès notoire de la méthode des ponctions ! Malgré les conditions fâcheuses créées par une suppuration de la plèvre prolongée pendant trois mois et demi, l'incision large de l'espace intercostal fut le signal d'une amélioration de l'état général et du début d'un travail de réparation qui, en quelques mois, aboutit à la cicatrisation de l'empyème. Comparez les observations de ce genre à ces observations de pleurotomie antiseptique et précoce, aujourd'hui de plus en plus nombreuses, et dans lesquelles nous voyons, le lendemain de l'opération, les symptômes les plus inquiétants disparaître et deux ou trois semaines suffire à la cicatrisation de l'empyème !

Les trois faits d'Aran, de Windsor et de Roux, où la guérison fut obtenue à la suite d'une seule injection iodée, restent à l'état d'exception tout à fait rare; dans toute la littérature de la pleurésie purulente, nous n'avons pas trouvé une quatrième observation suivie d'un pareil résultat. Dans toutes les autres observations heureuses que nous avons citées, le traitement a été long; il a duré trois, quatre ou cinq mois et nécessité une série de ponctions et d'injections. Remarquez que dans tous ces faits il s'agit, comme dans les cas de succès obtenus par la méthode des ponctions successives, des formes les moins graves de l'empyème; la pleurésie purulente est simple, non putride; le pus est crémeux, bien lié, sans odeur, et, dans plusieurs cas, les malades sont de jeunes sujets, même des enfants. L'insuccès est certain toutes les fois que la pleurésie purulente est aiguë (deuxième observation d'Aran), ou que le foyer pleural renferme des matières putrides.

C'est que la méthode des ponctions suivies d'injections, elle aussi, ne remplit que d'une façon très imparfaite les indications fondamentales du traitement de l'empyème. L'évacuation du pus est seulement intermittente ; entre deux ponctions, l'épanchement purulent se reproduit, comprime le poumon et devient de nouveau le point de départ de phénomènes de résorption. On ne peut imprimer que des modifications superficielles aux parois de la cavité suppurante. Les injections sont nécessairement rares. La faible quantité de liquide introduite à chaque ponction dans la plèvre est insuffisante pour la débarrasser des germes infectieux dont la pullulation y entretient le processus de suppuration. Le traitement est nécessairement long, condition éminemment fâcheuse, quand il s'agit d'une collection purulente qu'il faut cicatriser le plus promptement possible, si l'on veut éviter l'affaissement permanent et irrémédiable du poumon. La multiplicité des ponctions et des injections est un autre inconvénient de ce traitement; ces interventions sans cesse répétées sont certes plus pénibles pour le patient et plus fastidieuses pour le médecin que l'opération très simple qui consiste à inciser l'espace intercostal. — Le danger de cette incision, la crainte de voir ensuite se développer les plus graves complications des plaies et surtout la septicémie pleurale, tels étaient les arguments sur lesquels s'appuyait encore M. Hérard, en 1872, pour préférer à l'opération de l'empyème la méthode des injections iodées. Or aujourd'hui les suites de cette opération ont perdu toute gravité. L'ouverture large de la plèvre n'est pas plus périlleuse, au point de vue des complications consécutives, que l'incision d'un vulgaire abcès. Cette bénignité de l'opération de l'empyème, qu'il n'est plus possible de contester, est la condamnation formelle de la méthode des ponctions associées aux injections. — Aussi n'est-il plus permis de conseiller cette méthode, même au début du traitement de la pleurésie purulente; il n'est plus permis de commencer par là, pour en venir, si les résultats obtenus ne sont point satisfaisants, à l'incision de l'espace intercostal. Il ne suffit pas de guérir, il faut encore guérir promptement, et guérir promptement est un résultat particulièrement désirable quand il s'agit de l'empyème. L'analyse d'un grand nombre d'observations a montré que, si l'empyème n'est pas cicatrisé dans un délai de trois ou quatre mois, il a de grandes chances de devenir chronique, c'est-à-dire incurable, même s'il est enfin traité par l'incision intercostale. On voit par là l'inconvénient, disons mieux le danger, d'un traitement qui débute par des moyens d'une efficacité douteuse. Il y a pour l'opération de l'empyème, comme pour la plupart des médications réellement efficaces, une période d'opportunité, passé laquelle les chances de succès diminuent tous les jours. C'est là une question de premier ordre dans l'histoire du traitement de l'empyème; nous y avons insisté déjà, nous y reviendrons encore, car agir vite est une des conditions les plus essentielles du succès.

Procédé de M. Baëlz. — Ce procédé, décrit par M. Baëlz et par son assistant, M. Kashimura, consiste en une ponction avec lavage antiseptique de la cavité pleurale. La canule est retirée après la ponction et on ne cherche pas à provoquer une fistule permanente; le lavage est aussi complet que possible, de façon à obtenir l'antisepsie de la cavité pleurale. Après une première ponction, il faut, à l'aide d'une série de petites ponctions exploratrices, suivre les modifications consécutives des liquides sécrétés par la plèvre, et, si l'épanchement purulent reparaît, de nouveau faire un ou plusieurs lavages antiseptiques de la cavité pleurale.

Du reste, voici la description que donne de ce procédé M. Kashimura (1). L'auteur recommande, pour pratiquer la ponction, un trocart muni d'un robinet et de deux tuyaux latéraux auxquels on adapte des tubes de caoutchouc d'une certaine longueur. Chacun de ces tubes peut être comprimé et fermé avec une pince mobile. On commence par remplir les deux tubes avec une solution de thymol, puis chaque tube est fermé par l'application de la pince. Le tube supérieur communique avec un récipient gradué, placé à une faible hauteur au dessus du thorax du patient, et contenant une solution de thymol au millième, maintenue à la température du corps. Le tube inférieur plonge dans un vase contenant également

(1) Kashimura. Du traitement de l'empyème par la ponction avec lavage. *Berliner Klin. Wochenschrift*, 19 janvier 1880.

une solution de thymol et placé sur le sol. Le trocart étant convenablement désinfecté, la ponction de l'espace intercostal est pratiquée suivant les règles ordinaires. On retire le stylet et le robinet est fermé. L'air ne peut pénétrer dans la plèvre. On enlève la pince qui ferme le tube inférieur; aussitôt la communication est établie entre la cavité pleurale et le vase inférieur, et le pus coule dans la solution de thymol. Si la tension du milieu pleural, vers la fin de l'écoulement du pus et au moment d'une inspiration, devient négative, une partie du liquide que contient le vase inférieur peut être aspirée dans la plèvre. Cette aspiration ne présente aucun inconvénient. On laisse ainsi couler 500 à 1,000 grammes du liquide pleural, puis on ferme avec la pince le tube inférieur. A ce moment, le tube supérieur est ouvert, et la solution de thymol coule, sous une très faible pression, du récipient supérieur dans la cavité suppurante. Il faut suivre la marche de cette injection en observant l'échelle graduée que porte le récipient. Dès que l'injection s'arrête ou se ralentit, le tube supérieur est de nouveau fermé, le tube inférieur ouvert, et par ce dernier tube s'écoulent ensemble le liquide purulent et la solution de thymol injectée dans la plèvre.

Telle est la manœuvre fort simple de l'appareil, manœuvre qu'il faut renouveler jusqu'à ce que la plèvre soit évacuée et lavée, c'est-à-dire jusqu'à ce que le liquide injecté ressorte suffisamment clair par le tube inférieur. Après l'opération, il reste dans la cavité suppurante une petite quantité de solution de thymol. La canule est enlevée et, sur l'orifice de la ponction, il n'y a plus qu'à coller un morceau de taffetas ou de baudruche enduite de collodion.

Il ne faut pas négliger de donner au patient une bonne alimentation et des préparations toniques; on peut même continuer le traitement médical par les diurétiques, les drastiques et la pilocarpine. — Tous les deux jours, et aussi longtemps que la percussion et l'auscultation révèlent l'existence d'un épanchement assez abondant, il est nécessaire de pratiquer une ponction exploratrice. Cette ponction renseigne sur la nature du liquide épanché. S'il est de nouveau purulent, il est indiqué de répéter la ponction suivie du lavage antiseptique. D'après M. Kashimura, une seule ponction suffirait le plus souvent pour obtenir la guérison.

M. Baelz et M. Kashimura reconnaissent eux-mêmes que ce procédé n'est pas indistinctement applicable à tous les cas d'empyème. Il serait particulièrement indiqué dans les empyèmes simples, sans complication de pneumothorax. Il pourrait l'être également et devrait être tenté, d'après M. Kashimura, dans les cas d'empyème avec fistules, si des gaz n'ont pas pénétré dans la plèvre. M. Baelz résume ainsi son opinion : la ponction avec lavage antiseptique suffit toujours à remplir ce qu'il appelle l'« indicatio vitalis », c'est-à-dire à écarter pour un temps les dangers qui menacent à bref délai la vie du patient. Une fois cette première indication remplie, c'est sur les phénomènes consécutifs qu'il faut baser la conduite à tenir. Une seule ponction peut être suivie de succès ; si elle échoue, on la renouvelle ; mais il peut arriver qu'on soit obligé, pour obtenir l'antisepsie de la cavité suppurante, d'inciser largement l'espace intercostal et de placer un tube à demeure.

M. Baelz appuie son procédé sur des considérations théoriques et sur quelques résultats cliniques. Il fait observer que, depuis l'application de plus en plus générale de la pleurotomie antiseptique et précoce au traitement de l'empyème, il est bien prouvé qu'un seul lavage antiseptique peut suffire pour obtenir la cicatrisation de la poche purulente. Les lavages multiples ne sont indiqués que dans les empyèmes qui sont d'emblée putrides ou qui le sont devenus consécutivement. Or ce résultat, la désinfection complète de la plèvre par un seul lavage antiseptique, pourrait être atteint, sans qu'il soit nécessaire d'inciser l'espace intercostal, par une simple ponction qui ne laisse point l'air atmosphérique pénétrer dans la plèvre. M. Baelz croit, en effet, que cette irruption de l'air dans la cavité suppurante peut avoir de fâcheuses conséquences. La pression de l'air atmosphérique sur la surface externe du poumon serait capable d'en ralentir ou même d'en arrêter la dilatation, et cet inconvénient n'existerait pas avec le procédé de la ponction simple suivie du lavage antiseptique. Ce procédé permet un écoulement lent et modéré du liquide ; le poumon vient graduellement, sans secousses, prendre la place du liquide évacué, et l'on n'a pas à craindre les effets fâcheux d'une brusque modification de la pression intra-thoracique. L'incision large de l'espace intercostal donne une déplétion trop rapide de la cavité suppurante ; il en résulterait souvent des accès violents de dyspnée, et ces accès seraient dus, non comme on le pense généralement, à l'œdème du poumon malade, mais bien à la décompression brusque du cœur et particulièrement des cavités droites. M. Baelz estime encore son procédé plus simple et d'une application plus facile que l'opération de l'empyème, laquelle nécessiterait ensuite des pansements compliqués. On compare couramment l'empyème à un abcès vulgaire, et de la comparaison on tire cette conclusion que l'empyème doit être traité de la même façon. Sans doute l'empyème est un abcès, mais un abcès *sui generis*, et l'on ne peut de tout point comparer la suppuration d'une séreuse à celle du tissu cellulaire sous-cutané. Même avec les méthodes antiseptiques, l'ouverture large d'une séreuse articulaire, de la synoviale du genou par exemple, ne laisse pas d'inspirer quelques appréhensions. Combien plus sérieuses doivent être ces appréhensions, quand il s'agit de la plèvre, séreuse plus vaste et plus importante que celle du genou. — Telle est, dans ses traits essentiels, l'argumentation théorique de M. Baelz en faveur de son procédé. Quant aux faits cliniques, au nombre de trois, ils sont contenus dans le mémoire de M. Kashimura. En voici la relation sommaire :

Observation 10. — (Obs. I du mémoire de M. Kashimura). — Jeune garçon de 13 ans, scrofuleux dans ses jeunes années, puis ayant ensuite joui d'une bonne santé. Il n'a pas de disposition spéciale aux affections de poitrine. Il prend froid le *10 janvier 1879*, éprouve des frissons, du mal de tête, tousse et expectore des crachats spumeux. Puis, point de côté à gauche, perte d'appétit, alitement. Il est admis à l'hôpital le *10 février*, dans l'état suivant : face pâle, anorexie complète, température à 38,6 le matin, pouls à 110 et faible. Dyspnée violente, toux sèche, douleur dans la poitrine, quelques vomissements. Thorax gauche dilaté (4 centim. de différence avec le côté droit), paroi thoracique peu sensible et présentant un peu d'œdème. Immobilité du côté gauche pendant la respiration. En somme, signes d'un épanchement pleurétique abondant du côté gauche. L'état s'aggrave malgré le traitement médical. — *Le 14 février*, ponction exploratrice qui donne un pus louable et sans odeur. — Le *16 février*, ponction suivie d'injection antiseptique, d'après le procédé précédemment décrit. Immédiatement après, grand soulagement ; ni toux, ni expectoration, respiration à 36, temp. à 38°, pouls à 90. A gauche, la matité ne remonte plus que jusqu'à la quatrième côte, et le cœur revient à sa place normale. L'espace sémi-lunaire donne une sonorité tympanique. Le périmètre thoracique gauche a diminué de 2 centim. Le bruit respiratoire vésiculaire peut-être entendu jusqu'à la cinquième côte. On donne au patient une bonne alimentation, du vin et de la décoction de quina. En dix jours, la matité disparaît. Le *8 mars*, (21 jours après l'opération), le malade quitte l'hôpital tout à fait guéri. Actuellement, au commencement du mois de *mai*, il est encore très bien portant.

Observation 11. — (Obs. II de M. Kashimura). — Homme de 21 ans, d'une famille saine, fut atteint l'année dernière d'une maladie caractérisée par la faiblesse et l'anesthésie des jambes et des palpitations. A cette époque, il prend froid, tousse, souffre dans la poitrine et respire difficilement. Un médecin évacue un litre et demi de liquide séreux du côté droit de la poitrine. Il paraît se rétablir. A la fin de *janvier* de cette année : frisson soudain, point à droite, fièvre intense, toux, dyspnée. — Il est admis à l'hôpital *le 25 février* : malade amaigri, rougeur d'hecticité sur les joues, toux continuelle sans expectoration, forte dyspnée. Dilatation du côté droit, effacement des espaces intercostaux, absence des vibrations vocales. Matité remontant jusqu'à la deuxième côte, grand épanchement. La ponction exploratrice donne du pus. — Ponction de la plèvre suivie du lavage antiseptique. Immédiatement après, la matité ne remonte plus qu'à la quatrième côte, et la respiration est libre. La température est à 38,3 et la respiration à 27 ; quelques douleurs dans la poitrine. — Au bout d'une semaine, l'épanchement s'est reproduit et atteint le même niveau qu'avant la ponction.

Une ponction exploratrice montre que le pus est plus clair. — Le *11 mars*, on pratique de nouveau la ponction suivie du lavage antiseptique. De nouveau la limite de la matité s'abaisse. Puis tous les symptômes s'amendent. A partir du troisième jour, il n'y a plus de fièvre ; le pouls est à 80 et la respiration à 24. — Le *28 mars*, le malade quitte l'hôpital en pleine santé.

Observation 12. — (Observation III de M. Kashimura). — O..., homme de 20 ans, de famille saine. Il fut atteint, pendant l'été de *1878*, d'une pleurésie gauche qui, paraît-il, guérit complètement. — En *novembre*, vomissement soudain, anorexie, diarrhée, fièvre, délire, toux fréquente, expectoration muco-purulente. Ces symptômes persistent et il s'y ajoute une sensation de tension dans le côté gauche. Ce côté était peu sensible (l'anesthésie est, paraît-il, fréquemment observée chez les Japonais ; M. Kashimura écrit à Tokio). — Le malade est admis à l'hôpital à la fin de *février*. Il est faible et cyanosé. Léger œdème des jambes. Signes d'un épanchement pleurétique gauche, remontant jusqu'à la clavicule. L'épanchement est purulent, et le pus, jaune verdâtre, est sans odeur. — Le *14 mars*, ponction et lavage. Evacuation de 1500 grammes de pus. — On donne au patient de l'acide salicylique, de l'acétate de potasse et de la décoction de quina. — En six jours, l'épanchement s'est reformé et atteint le niveau primitif. — Le *20 mars*, nouvelle ponction avec lavage, par laquelle on évacue deux litres de pus. Le cœur revient à sa situation normale, la fièvre cesse, l'urine augmente et l'appétit reparaît. — Le *25 mars*, le patient se sent tout à fait bien et, sans y être autorisé, il prend un bain tiède. Aussitôt après ce bain, malaise, fièvre à 39,8, céphalalgie, toux, diarrhée. En quelques semaines, un nouvel épanchement se reforme dans le côté gauche. — Le *22 avril*, pour la troisième fois, ponction et lavage. Dès lors, le patient se rétablit promptement et sa guérison est définitive. Quinze jours après l'opération, il avait augmenté de 3.500 grammes, son épanchement avait presque totalement disparu, et il était apte au travail.

Ce procédé de M. Baelz reçut, du moins en Allemagne, un accueil assez favorable. C'était un retour à la méthode des ponctions, mais avec les avantages de l'antisepsie. Sans être tout à fait nouveau, ce procédé semblait assez bien remplir les indications fondamentales du traitement rationnel de l'empyème : l'évacuation du pus et la substitution au processus de suppuration d'un processus de cicatrisation. La ponction avec injection intra-pleurale fut donc de nouveau appliquée au traitement d'un certain nombre d'empyèmes. Or les observations publiées et les commentaires qui les accompagnent ne sont généralement pas favorables au procédé de M. Baëlz. — Une observation de M. Füller (1) doit être, il est vrai, considérée comme un succès. Il s'agit d'un empyème récent, d'origine traumatique, dans lequel une série de six ponctions antiseptiques a fini par tarir la suppuration. Le traitement dura un mois et demi et fut complété par des inspirations d'air comprimé pendant six semaines, au moyen de

(1) Füller. *Berliner Klin. Wochenschrift.* 1880, nº 21.

l'appareil de Waldenburg. Une péricardite, développée pendant la convalescence, n'empêcha point le rétablissement complet du patient. Le premier lavage antiseptique fut pratiqué avec une solution d'acide borique à 35 p. 1000 et les cinq autres avec une solution d'acide phénique à 3 p. 100 — Quelques mois après, un médecin militaire, M. Fritz (1), publiait deux observations d'insuccès. On ne put empêcher la reproduction de l'épanchement purulent. La fièvre persista dans un cas; elle apparut dans l'autre cas après l'opération, alors qu'elle n'existait pas auparavant. Dans les deux cas, on fut obligé de répéter la ponction à bref délai et avec un résultat constamment défavorable. Chez l'un des deux malades, on dut en venir à l'incision de l'espace intercostal. L'opération est fort longue ; un lavage a duré quatre heures, et un autre, cinq heures, avant que le liquide injecté sortît à peu près clair de la cavité pleurale. Assurément, c'est là pour le patient une très pénible épreuve. Dans ces deux cas, on n'a pas empêché la pénétration de l'air dans la plèvre, et les signes du pneumothorax furent constatés après l'opération. L'air a pénétré par le tube supérieur, en même temps que la solution de thymol. — Un autre médecin allemand, M. Wagner (2), formule à peu près les mêmes critiques. Lui aussi crut tout d'abord à la grande valeur de la ponction antiseptique de M. Baëlz. Mais les résultats qu'il obtint ne furent pas encourageants. Un homme de 42 ans, atteint d'empyème, fut ponctionné et sa plèvre lavée cinq fois ; après chaque ponction, le liquide se reproduisait invariablement, et il fallut en venir à la pleurotomie. Mais on avait perdu un temps précieux. Le poumon fortement rétracté ne put se dilater pour combler le vide de la plèvre. M. Wagner eut recours à la résection costale, sans beaucoup de chances de succès, en raison de l'extrême affaiblissement du patient. Un deuxième cas de M. Wagner semblait devoir être plus favorable au procédé de M. Baëlz. Il s'agissait d'un enfant de 4 ans. Le résultat ne se fit pas beaucoup attendre ; en peu de jours l'épanchement se reproduisit avec les mêmes proportions qu'il avait avant la ponction. Cette fois M. Wagner, instruit par l'exemple de son premier malade, ne se laissa plus aller à faire de nouvelles ponctions ; il pratiqua la pleurotomie et, trois semaines après, l'enfant était complètement guéri.

Les commentaires dont M. Wagner fait suivre la relation de ces deux faits nous paraissent fort judicieux et forment, sur la valeur du procédé de M. Baëlz, un jugement que des observations ultérieures ne réussiront très

(1) Fritz. *Berliner Klin. Wochenschrift.* Juillet 1880.
(2) *Berliner Klin. Wochenschrift.* Septembre 1880.

probablement pas à modifier. — Dans les empyèmes très récents, lorsque la suppuration de la plèvre n'est pas encore bien établie et que le poumon est encore très capable de dilatation, la ponction antiseptique de M. Baëlz peut être suffisante et procurer la guérison. Mais ces empyèmes récents guérissent mieux encore et bien plus promptement, s'ils sont traités par l'incision de l'espace intercostal précoce et antiseptique. Et M. Wagner cite deux cas d'empyème récents ainsi traités, dont l'un a guéri en 9 et l'autre en 17 jours. Lorsqu'une première ponction reste sans résultat, la répétition des ponctions et des lavages fait perdre un temps précieux; graduellement la plèvre s'épaissit et l'empyème s'enkyste; désormais les conditions sont moins favorables pour la dilatation du poumon et la guérison de l'empyème devient de plus en plus aléatoire. — S'agit-il, au contraire, d'un empyème ancien, autour duquel existe déjà cette membrane kystique, la ponction antiseptique de M. Baëlz ne présente aucune chance de succès. — Ainsi se complètent les analogies qu'invoque M. Baëlz entre les suppurations pleurales et les suppurations de la synoviale du genou. Il n'y a également qu'une arthrite purulente de cette articulation que puisse guérir la ponction antiseptique; c'est cette forme suppurative aiguë que M. Volkmann a désignée sous le nom d'arthrite catarrhale.

En somme, M. Baëlz attribue à son procédé deux avantages sur l'opération de l'empyème; par des moyens plus simples, il permettrait d'obtenir une antisepsie suffisante de la cavité suppurante; il placerait le poumon dans des conditions plus favorables à sa prompte et complète dilatation. — Sur le premier point, les observations cliniques ont déjà répondu. L'antisepsie obtenue par le procédé de M. Baëlz est au moins très incertaine, puisque, même dans les cas heureux, il faut plusieurs fois répéter l'opération; elle est le plus souvent très insuffisante, puisque, dans la plupart des cas, il a fallu en venir à la pleurotomie antiseptique. D'ailleurs ce résultat pouvait être prévu. Pour assurer d'une façon définitive l'antisepsie d'une cavité suppurante, il faut la débarrasser de tous les germes infectieux qu'elle renferme. Si quelques colonies, cachées dans les culs-de-sac de la plèvre ou dans les replis des fausses membranes, échappent à l'action destructive de la substance antiseptique, elles suffiront au bout de quelques jours pour réinoculer les parties devenues saines et rétablir dans toute la cavité le processus de suppuration. Or, pour plusieurs raisons, il est difficile avec le procédé de M. Baëlz d'éviter ce grave inconvénient. On ne peut employer que des solutions antiseptiques faibles, puisque, le lavage terminé, une notable partie du liquide injecté est abandonnée dans la plèvre, et nous savons déjà, par l'expérience de la méthode des injections iodées, que la plèvre, même malade, n'a point perdu, surtout dans les empyèmes aigus, la propriété d'absorber les substances injectées. Il est fort rare qu'une première ponction suffise; par conséquent, entre deux ponctions successives, le pus s'accumule dans la cavité de l'empyème. L'écoulement des liquides sécrétés, non seulement n'est pas suffisant, mais il n'existe pas. Or c'est une règle de la méthode antiseptique, il faut rendre libre, facile et continu, l'écoulement du pus et des liquides pathologiques. L'antisepsie véritable est incompatible avec la rétention du pus. Combien cette règle est encore plus formelle quand il s'agit d'une cavité suppurante vaste et anfractueuse, comme le sont la plupart des collections purulentes de la plèvre! La canule qu'emploie M. Baëlz est nécessairement d'un petit calibre. Plus volumineuse, elle exposerait à l'établissement d'une fistule permanente, au même titre que le trocart de Reybard, d'autant plus sûrement, que le lavage dure longtemps et que la canule reste quelquefois en place pendant plus d'une heure. Or, par cette canule étroite, on ne peut évacuer les parties solides de l'exsudat pleurétique, les grumeaux purulents, les fausses membranes, les débris gangréneux de la plèvre ou du poumon. Il est vrai qu'en pareil cas M. Baëlz conseille, lui aussi, l'incision de l'espace intercostal. Mais quel moyen avons-nous de reconnaître la présence de ces parties solides dans l'exsudat pleurétique? Il n'y a pas d'autre moyen que l'incision elle-même de l'espace intercostal. Attendre que la reproduction de l'épanchement, après quatre ou cinq ponctions, ait démontré l'insuffisance du procédé, c'est s'exposer, comme le fait observer M. Wagner, à perdre un temps précieux, pendant lequel l'état général s'aggrave, la plèvre s'épaissit, l'empyème s'enkyste et passe à l'état chronique.

Quant au deuxième avantage que M. Baëlz reconnaît à son procédé, il est tout aussi contestable que le premier. M. Baëlz reproche à l'incision de permettre à l'air extérieur de pénétrer largement dans la plèvre et d'exercer ainsi sur le poumon une compression permanente et qui fait obstacle à la dilatation de cet organe. Si l'objection était fondée, comment expliquer ces faits de guérison rapide après la pleurotomie antiseptique, ceux de M. Wagner par exemple, dans lesquels nous voyons, dans un intervalle de 17 et même de 9 jours, l'empyème se cicatriser et par conséquent le poumon venir au contact de la paroi thoracique? La vérité est dans la proposition contraire; au point de vue de la dilatation du poumon, le procédé de M. Baëlz est, comme la méthode des ponctions successives, plus périlleux que l'incision large de l'espace intercostal. Lorsque l'air pénètre librement dans la plèvre, la même pression, la pression atmosphérique, règne sur les deux faces interne et externe du poumon. Il n'y a donc pas, à proprement parler, compression de cet organe. Qu'une cause quelconque tende à provoquer la dilatation du poumon, la présence de l'air circulant dans la plèvre ne peut lui faire obstacle. En est-il de même dans un cas d'empyème traité par le procédé de M. Baëlz? Assurément non. Sans doute, immédiatement après une ponction, la tension du milieu pleural est abaissée et peut même devenir inférieure à la pression atmosphérique, puisque le liquide est entraîné par le mécanisme du siphon. Mais l'épanchement se reproduit, il se reproduit dans une cavité close et devient assez abondant pour nécessiter une seconde ponction. Entre deux ponctions, la tension positive du milieu pleural s'est rétablie, et il est assez clair que cette pression, supérieure à la pression atmosphérique, exerce sur le poumon une compression réelle et très capable de faire obstacle à la dilatation de cet organe.

Le procédé de M. Baëlz n'a pas beaucoup plus de valeur que les procédés et les méthodes que nous avons étudiés jusqu'à présent. Comme ces procédés et ces méthodes, il n'a quelques chances de succès que dans les formes les moins sévères de l'empyème, chez les enfants et dans les épanchements séro-purulents plutôt que franchement purulents. Il ne justifie pas son titre de procédé antiseptique. En n'assurant pas l'écoulement permanent des liquides, en ne permettant pas le lavage sérieux et complet de toute la cavité purulente, il déroge par trop de côtés aux règles les plus élémentaires de la méthode antiseptique.

§ VI. — MÉTHODE DES CANULES OU DES TUBES A DEMEURE.

Les procédés de cette méthode sont fort nombreux. Tous ont pour caractère commun l'établissement d'une ouverture permanente à la paroi thoracique. Par cette ouverture, des canules métalliques ou des tubes de caoutchouc sont introduits dans la cavité de l'empyème.

Cependant tous ces procédés ne poursuivent pas le même but. — Ainsi, à l'aide d'un tube placé à demeure dans la plèvre, on a cherché à obtenir l'écoulement contin · de la sécrétion purulente et à l'abri de toute pénétration de l'air dans l'abcès pleural. Ce traitement de l'empyème est réalisé dans les trois procédés de Sédillot, de M. Playfair et de M. Gayet. — D'autres procédés associent à l'évacuation du pus le lavage de la cavité suppurante, toujours à l'abri de l'air atmosphérique ; tels sont les deux procédés de M. Potain. — D'autres procédés enfin reposent sur la même association de l'évacuation du pus et des lavages de la plèvre, mais ils admettent l'air extérieur dans la cavité suppurante ; tels sont le procédé dit de la canule à demeure, le procédé de Chassaignac et le procédé de Gosselin.

I. — *Ecoulement et aspiration continus du pus.*

Procédé de Sédillot. — Il consiste à perforer une côte, pour placer à demeure une canule métallique, par laquelle l'épanchement est progressivement évacué, et, s'il y a lieu, des injections sont poussées dans la cavité purulente. A vrai dire, le procédé est beaucoup plus ancien. Il remonte à Hippocrate. Les disciples d'Hippocrate ouvraient l'empyème par trois procédés : l'incision avec le bistouri, l'incision avec le cautère actuel et la térébration d'une côte. En 1841, Reybard avait décrit de nouveau cette opération et fait connaître une observation dans laquelle il l'avait pratiquée. La même année, Sédillot l'avait exposée dans sa thèse de concours sur le traitement de l'empyème. Il y revint quelques années plus tard, en 1857 (1), avec plus de détails et quelques modifications, si bien que, désormais, l'ouverture de l'empyème par la trépanation d'une côte fut généralement désignée sous le nom de procédé de Sédillot. Sans doute, ce procédé ne fut pas souvent employé; il ne l'est plus aujourd'hui et ne doit pas l'être. Il n'a plus qu'un intérêt purement historique. Cependant, à l'époque où l'incision de l'espace intercostal était suivie à peu près constamment d'accidents septicémiques, qu'on ne savait ni prévenir ni combattre, l'ouverture de l'empyème par la trépanation d'une côte pouvait passer pour un moyen assez ingénieux d'empêcher la pénétration de l'air dans la cavité purulente.

Une incision cruciale est pratiquée sur la partie moyenne de la neuvième ou de la dixième côte, et divise les parties molles jusqu'à la face externe de la côte. Le périoste est incisé puis détaché de la surface osseuse. La côte est perforée avec un petit trépan de 4 millimètres de diamètre, appliqué à égale distance des bords supérieur et inférieur, de façon à éviter la blessure de l'artère intercostale. Dans le trajet osseux,

(1) *Gazette hebdomadaire de médecine et de chirurgie*, 1857, page 804. — Nouvelle méthode de traitement des épanchements purulents de la plèvre.

on introduit une petite canule d'argent munie d'ailettes latérales et qui pénètre à frottement. Aux ailettes latérales sont attachés deux cordons qui font le tour du thorax et servent à fixer la canule. Reybard avait employé une canule armée d'un pas-de-vis, et qu'il vissait dans la côte, comme on visse un robinet dans un tonneau. A ce moment, le liquide s'écoule en jet et peut être projeté à distance. Dès que l'écoulement se ralentit, l'orifice de la canule est fermé avec un bouchon de liège fin. Le premier jour, ces évacuations sont répétées toutes les quatre heures ; les jours suivants on les éloigne davantage ; l'indication est d'évacuer le trop plein de la poche purulente, en évitant de produire, par une évacuation brusque et complète, la décompression soudaine des organes intra-thoraciques. Sédillot suit le précepte d'Hippocrate qui recommande expressément, une fois la plèvre ouverte, de modérer l'écoulement du liquide. Par la canule, il est facile d'injecter dans le foyer purulent des solutions irritantes ou désinfectantes. Ces injections sont indiquées si le pus devient fétide, si l'air a pénétré dans la cavité et s'il survient des accidents septicémiques.

Sédillot termine son mémoire par la relation très sommaire de deux cas d'empyème traités par ce procédé. Ces deux malades ont présenté la même complication très rare de l'empyème ; le pus a fusé en arrière par le cul-de-sac postérieur de la plèvre jusque dans la région lombaire, où se sont établies des fistules purulentes communiquant avec l'abcès pleural. Le premier malade a succombé au bout d'un an, épuisé par cette intarissable suppuration ; quant au second, dix mois après l'opération, il n'était pas encore guéri, et la cavité purulente, incomplètement fermée, continuait à verser du pus par plusieurs trajets fistuleux. Il est probable que, dans ces deux cas, le procédé de traitement n'a pas été tout à fait étranger à la production de cette migration très insolite de l'abcès pleural vers la région lombaire.

Procédé de M. Playfair. — L'auteur n'a conseillé et appliqué son procédé que dans l'empyème des jeunes enfants (1). Nous verrons cependant qu'il a été mis en usage chez des adultes. Le but que poursuit M. Playfair est d'obtenir un écoulement continu du pus, tout en évitant la pénétration de l'air dans la plèvre. Son appareil est d'une grande simplicité. Il se compose d'un tube à drainage, percé de trous,

(1) Playfair. Sur le traitement de l'empyème chez les enfants. — Transactions of the obstetrical Society of London, t. XIV, année 1872.

long de six pouces ; d'un tube de caoutchouc, long de six pieds ; d'un tube de verre, long d'un pouce, et destiné à réunir les deux tubes précédents ; enfin d'un flacon de verre gradué, fermé par un bouchon percé de deux trous et contenant une certaine quantité d'eau. L'appareil est donc tout à la fois simple et peu coûteux.

Il faut d'abord s'assurer par une ponction exploratrice que l'épanchement est bien purulent. Pour pratiquer cette ponction, M. Playfair recommande la seringue de Pravaz, telle qu'on l'emploie pour les injections sous-cutanées de morphine. Si l'épanchement est purulent, il s'agit de placer le tube à drainage dans la plèvre. On se sert d'un trocart ordinaire, et il faut s'assurer préalablement que le tube passe bien par la canule du trocart. On ponctionne l'espace intercostal suivant les règles ordinaires. Dès que le pus s'écoule, le tube à drainage est poussé dans la plèvre à travers la canule, puis la canule est retirée et le tube se trouve désormais fixé dans l'espace intercostal par la rétraction des parties molles. Le pus s'échappe maintenant par le tube. Un aide le pince aussitôt près de son entrée dans la poitrine et arrête ainsi l'écoulement du pus. On profite de cette interruption pour ajuster sur le tube de verre l'extrémité libre du tube introduit dans la plèvre. Ce tube de verre est, d'autre part, fixé au long tube de caoutchouc dont l'extrémité libre plonge dans le flacon et descend au-dessous du niveau du liquide. Le flacon doit être nécessairement placé plus bas que le niveau de l'épanchement. L'aide cesse la compression, et le pus, suivant le mécanisme du siphon, est aspiré jusque dans le flacon, où le niveau du liquide s'élève. Le tube à drainage est maintenu en place à l'aide d'un fil qui le serre et fait le tour de la poitrine. L'air ne pourrait pénétrer dans la plèvre que sur un seul point, entre le tube et les parties molles qu'il traverse. Pour mieux éviter l'accident, M. Playfair conseille de ponctionner à travers une couche de coton chloralisé, ou de toute autre substance antiseptique, qui reste ensuite appliquée sur le thorax autour de l'orifice de la ponction. L'appareil est maintenu en place pendant toute la durée du traitement, jusqu'à cicatrisation de la poche purulente. Le pus s'écoule ainsi au fur et à mesure qu'il se produit. La présence du tube à demeure ne paraît pas beaucoup incommoder les enfants ; ils peuvent jouer, se retourner dans leur lit, et même s'y asseoir sans déranger l'appareil.

Après avoir ainsi décrit l'application de son procédé, M. Playfair donne les observations de trois empyèmes infantiles ainsi traités, et tous les trois promptement guéris. — Dans le premier cas, il s'agit d'une petite fille de 6 ans, atteinte d'une pleurésie purulente gauche, dont le début ne peu être exactement précisé. Il est probable cependant que l'enfant est malade depuis un mois. Au moment de l'admission, on constate tous les signes d'un épanchement considérable : matité complète, dilatation des espaces intercostaux, périmètre thoracique gauche présentant trois-quarts de pouce de plus que le droit, pointe du cœur déplacée sous le sein droit. La dyspnée est extrême. La thoracentèse aussitôt pratiquée donne issue à une pinte et demie environ de pus épais. L'enfant est soulagée, mais l'épanchement se reproduit et, au bout de onze jours, il est aussi considérable qu'avant la ponction. De plus, une tumeur purulente se forme sous la clavicule gauche. On eut recours alors au procédé précédemment décrit ; un quart de pus environ s'écoula dans le flacon. Le lendemain, une amélioration évidente avait paru ; l'enfant respirait à son aise. La tumeur sous-claviculaire n'existait plus. Pendant les premiers jours, il sortit environ trois onces de pus par jour, et, au bout de peu de temps, une once seulement. L'enfant prit des forces et engraissa. L'appareil fut enlevé trente-deux jours après l'opération ; l'écoulement était tari depuis quelques temps déjà. Deux ou trois jours après, le trajet fistuleux était oblitéré, le poumon s'était complètement dilaté, et il ne restait pour toute déformation qu'un léger affaissement au-dessous de la clavicule gauche. — Le deuxième cas a trait à un petit garçon de 4 ans, atteint depuis un mois d'un empyème à droite. Il est traité par le même procédé. Le treizième jour, l'écoulement a cessé, l'appareil est enlevé. La plaie se ferme rapidement. Il ne reste aucune déformation de la poitrine. — Dans le troisième cas, un petit garçon de 3 ans et demi porte depuis trois semaines un empyème du côté gauche, au moment où il est admis à l'hôpital. Il est opéré six jours après son admission. Sept jours plus tard, le pus cesse de couler dans le flacon ; on enlève l'appareil. Quinze jours après l'opération, l'enfant est en pleine convalescence, et le murmure vésiculaire s'entend très bien dans toute l'étendue du côté gauche.

A ces observations M. Playfair compare celles que M. Bouchut publiait à la même époque dans la *Gazette des Hôpitaux*. Nous connaissons déjà le mémoire de M. Bouchut. Il s'agit d'empyèmes développés chez des enfants et traités par la méthode des ponctions répétées. M. Playfair n'a pas de peine à montrer combien son procédé est préférable à cette méthode. Des trois petits malades de M. Bouchut, réellement atteints d'empyèmes (chez le quatrième, l'épanchement était seulement en voie de transformation purulente), l'un guérit après six mois de traitement et trente-trois ponctions, l'autre mourut, et le troisième n'était pas encore guéri après avoir subi de nombreuses ponctions pendant neuf mois de traitement.

Le procédé de M. Playfair fut également appliqué au traitement de l'empyème des adultes. Dans la discussion qui suivit la communication de M. Playfair à la Société obstétricale de Londres, M. Taylor fit la relation d'une pleurésie purulente, observée chez un jeune homme de 18 ans, et traitée par le procédé du flacon. M. Revillod (1), de Genève, applique depuis longtemps ce même procédé du flacon dans le traitement de la pleurésie purulente des enfants, et même des adultes. Il combine d'ailleurs l'injection dans la plèvre à l'aspiration continue. Pour faire pénétrer une solution antiseptique dans cette cavité, M. Revillod introduit simplement le liquide dans le flacon, qu'il suffit ensuite d'élever un peu au-dessus du niveau de l'épanchement. En répétant ces alternatives d'élévation et d'abaissement du flacon, on peut obtenir, à l'abri de l'air extérieur, un lavage à peu près complet de la cavité purulente. Dans l'intervalle des lavages, le patient porte le flacon fixé à une pièce de son vêtement ou même dans la poche de son pantalon, et l'on obtient ainsi une évacuation continue de la sécrétion purulente.

Le procédé que M. Immermann (2) vient de proposer, après l'avoir vu appliquer par M. Curschmann, n'est pas autre chose que le procédé du flacon de M. Playfair. Le pus sécrété par la plèvre est aspiré d'une façon continue, à l'aide d'un tube fonctionnant comme un siphon et plongeant dans un flacon à moitié rempli d'une solution antiseptique. Le tube destiné à la plèvre y est introduit à travers la canule d'un trocart, exactement comme dans le procédé de M. Playfair. Il est inutile d'insister sur ce manuel opératoire ; il est tout à fait comparable à celui que nous venons de décrire. Le bouchon du flacon est percé de deux orifices dont l'un sert au passage du tube aspirateur. L'autre orifice donne accès à un tube plus court, par lequel on peut aspirer le liquide et vider le flacon, ou bien comprimer ce liquide de façon à le chasser dans le tube du siphon. Cette manœuvre a pour but de rétablir l'écoulement du pus sans enlever l'appareil, si les tubes viennent à être oblitérés par quelques parties solides de l'exsudat purulent. L'opéré garde le lit le jour de l'installation de l'appareil ; mais, dès le lendemain, il peut se lever et même sortir, si ses forces le lui permettent. Il porte son flacon fixé à la ceinture ou à une pièce de son vêtement. Le tube pleural doit rester longtemps en place ; il ne faut guère songer à l'enlever avant un ou deux mois. M. Immermann estime

(1) Picot et d'Espine. Traité pratique des maladins de l'enfance. Paris, 1880, 2e éd. p. 587. J.-B. Baillière. — Société médicale des Hôpitaux de Paris, 1882.

(2) *Deutsche Médecin. Wochenschrift*, 1887, nº 9.

que bon nombre d'empyèmes peuvent être guéris par ce procédé. Dans quelques cas cependant, il est impossible de faire pénétrer dans la plèvre un tube d'un assez fort calibre, par exemple lorsque les espaces intercostaux sont très étroits. Cette disposition se rencontre chez les jeunes enfants et chez les adultes dont l'empyème est très ancien et accompagné d'une forte rét action de la paroi thoracique.

Le procédé du flacon n'atteint pas toujours le but proposé, l'évacuation continue de l'épanchement purulent à l'abri de toute pénétration de l'air dans la poitrine. La présence du tube au milieu des parties molles de l'espace intercostal y provoque un travail d'inflammation locale, bientôt suivi de suppuration. Le tube devient de plus en plus mobile ; il joue et flotte dans le trajet fistuleux. Aussi le pus de l'abcès pleural finit-il par s'échapper autour du tube et, ce qui est plus grave, l'air extérieur, suivant la même voie, pénètre dans la plèvre. Le but du procédé est donc manqué ; il faut nécessairement pratiquer des lavages de la poche purulente. Vainement on applique du coton, de la baudruche et des couches de collodion autour de l'orifice d'entrée du tube ; si le traitement est prolongé au-delà de quelques semaines, le pus détache ces frêles barrières et, tôt au tard, l'air entre dans la cavité de l'empyème.

Un autre inconvénient du procédé réside dans l'étroitesse de la voie d'écoulement. Les parties solides de l'exsudat pleurétique ne peuvent être éliminées par un tube de calibre nécessairement restreint, puisqu'il est introduit à travers la canule d'un trocart. Pour la même raison le tube est fréquemment oblitéré et le fonctionnement de l'appareil est suspendu.

Le procédé n'est applicable qu'à partir d'un certain âge. Le plus jeune des petits malades de M. Playfair était âgé de 3 ans et demi. Au-dessous de cet âge, les espaces intercostaux sont fort étroits, et, comme le fait observer M. Immermann, il devient impossible d'y faire passer un tube d'un calibre suffisant.

Les trois succès obtenus par M. Playfair démontrent seulement que certaines pleurésies de l'enfance peuvent être promptement guéries par le procédé du flacon, et d'ailleurs M. Playfair ne poursuit pas une autre démonstration ; mais à coup sûr elles ne prouvent pas que ce mode d'aspiration continue puisse constituer un traitement général de la pleurésie purulente. Trois observations sont assurément insuffisantes pour juger de la valeur d'une méthode de traitement. Depuis la publication de M. Playfair, ce procédé du flacon, que les auteurs anglais désignent souvent sous le nom de *subaqueous drainage*, a été beaucoup employé en Angleterre dans le traitement de l'empyème infantile. M. Goodhart (1) a publié, en 1877, une statistique comprenant 25 cas nouveaux, tous traités par le subaqueous drainage. Les résultats ne sont pas très encourageants. Parmi ces 25 petits malades, il y a 10 morts, soit une mortalité de 40 p. 100. Chez l'adulte, la mortalité de l'empyème traité par la pleurotomie antiseptique est de 20 p. 100, si l'on tient compte de tous les cas, et de 10 p. 100 si l'on élimine les empyèmes tuberculeux. Or tout le monde sait que la pleurésie purulente, bien traitée, guérit mieux et plus promptement dans le jeune âge qu'à une période plus avancée de la vie.

Même chez les enfants, bon nombre d'empyèmes nécessitent l'incision large de l'espace intercostal. Il en est ainsi des pleurésies putrides et de celles dont l'exsudat renferme des parties solides, fausses membranes ou débris gangréneux. Dans les trois cas de M. Playfair, il s'agit de pleurésies purulentes qu'on peut qualifier pleurésies simples; l'épanchement est abondant, mais le pus est homogène et sans odeur. Chez l'adulte, les conditions sont beaucoup moins favorables encore au succès d'un pareil procédé; la pleurésie est plus grave et la cavité beaucoup plus vaste; le poumon paraît plus promptement perdre la propriété de se dilater, et la paroi costale est moins élastique. Aussi croyons-nous que le procédé du flacon, comme les procédés que nous avons étudiés déjà et la plupart de ceux qu'il nous reste à exposer, doit être proscrit chez l'adulte, même au début du traitement de l'empyème, alors que l'état général est satisfaisant et qu'il semble permis d'attendre que l'insuccès de procédés plus simples vienne prouver la nécessité de l'opération de l'empyème. Nous avons montré déjà les dangers de cette expectation déguisée; l'inflammation lente de la plèvre organise une membrane kystique épaisse et inextensible autour de l'épanchement purulent et le poumon perd de plus en plus la propriété de se dilater.

Procédé de M. Gayet. — Depuis 1869, M. Gayet avait étudié les effets de l'aspiration continue, appliquée au traitement des suppurations aiguës ou chroniques, lorsque, en 1875, il communiqua le résultat de ses recherches au Congrès de Nantes. Pour obtenir une aspiration lente, graduée et continue des sécrétions pathologiques, M. Gayet a recours à l'appareil de Regnault. On sait que cet appareil se compose de deux récipients superposés et communiquant ensemble; le vide est produit dans le récipient supérieur par l'écoulement de l'eau qu'il contient dans le récipient

(1) Guy's. Hospital Reports, 1877.

inférieur. Un tube de caoutchouc met le récipient supérieur en communication avec une sorte de flacon laveur, de la contenance d'un litre environ. De ce flacon part un second tube de caoutchouc dont l'extrémité libre pénètre directement, ou par l'intermédiaire d'une sonde, dans la cavité purulente. Elle y est fixée à l'aide d'une collerette de baudruche enduite de collodion. En ouvrant plus ou moins le robinet qui fait communiquer les deux récipients, on obtient une aspiration plus ou moins énergique et qu'on peut ainsi régler à volonté. Le liquide pathologique vient s'accumuler dans le flacon laveur intercalé sur le trajet du système de tubes qui met en communication le récipient supérieur avec la cavité suppurante.

M. Gayet a pratiqué avec succès l'aspiration lente et continue du pus, à l'aide de cet appareil, dans trois grandes collections purulentes : un abcès sous-péritonéal ouvert au voisinage de l'ombilic, un abcès par congestion de la cuisse droite, un abcès chaud de la cuisse consécutif à une amputation du membre au-dessus du genou. Dans ces trois cas, M. Gayet a vu, dès que l'aspiration continue fut établie, la fièvre tomber, les accidents septicémiques disparaître, l'état général s'améliorer, la suppuration se tarir et l'abcès entrer en voie de réparation.

M. Gayet a appliqué son procédé à quatre cas d'empyème. La sonde est introduite dans la poitrine à travers la canule d'un trocart et fixée à la paroi thoracique par la collerette de baudruche enduite de collodion. L'aspiration peut être tout à fait continue, ou bien on se borne à faire chaque jour une ou deux séances d'aspiration, prolongées pendant plusieurs heures consécutivement. A priori, l'application de ce procédé paraît très heureusement remplir deux indications du traitement des suppurations de la plèvre ; le pus est évacué au fur et à mesure qu'il est sécrété par la membrane pyogénique, et la tendance au vide, que maintient l'aspiration continue dans la plèvre, doit assurer la dilatation lente et progressive du poumon comprimé.

Les faits n'ont pas confirmé la théorie, et, après expérience faite, M. Gayet lui-même ne recommande pas l'application de son procédé au traitement de l'empyème. Les résultats immédiats de l'aspiration continue sont assez favorables ; le patient est soulagé et les accidents septicémiques sont amendés Mais cette amélioration ne dure pas et il faut en venir aux lavages de la plèvre.—Dans le premier cas, le patient, à la suite de ces lavages, est pris d'un violent accès de dyspnée et il succombe en vingt-quatre heures. — Le deuxième malade fut amélioré ; cependant il quitta l'hôpital, n'ayant obtenu qu'une diminution probable de la cavité suppurante, et il fut perdu de vue. — Le troisième cas est un exemple de guérison, mais cette guérison est due, en majeure partie, aux injections iodées pratiquées vers la fin du traitement. On peut admettre cependant que l'aspiration continue, exclusivement employée au début, a favorisé la dilatation du poumon. — Le quatrième cas est un insuccès ; l'aspiration continue favorise assurément l'évacuation et peut-être même la production du pus, puisque dans l'intervalle d'un mois et demi la quantité de pus retirée de la plèvre s'élève à 13,285 c. c.; mais elle n'empêche pas le développement de la pourriture d'hôpital qui envahit la plaie, puis toute la cavité de l'empyème, et entraîne promptement la mort.

Eclairé par ces insuccès de l'aspiration continue, M. Gayet insiste avec raison sur la nécessité de remplir cette autre indication du traitement de l'empyème, à savoir la désinfection du foyer purulent de la plèvre.

Du reste, l'aspiration continue n'est pas sans péril et il importe beaucoup, pour éviter de graves accidents, d'en régler et d'en graduer l'application. A plusieurs reprises, et sur deux malades, M. Gayet a observé, pendant l'aspiration, de la tendance aux syncopes, des accès de dyspnée et, dans un cas, de vives douleurs du thorax et de l'abdomen. Sans aucun doute, ces accidents sont imputables à une décompression poussée trop loin des organes intra-thoraciques et des parois de la cavité purulente. Ils sont très comparables à ceux qu'on observe quelquefois à la suite d'une simple thoracentèse, si l'évacuation de l'épanchement est trop complète, ou bien s'il s'agit d'une pleurésie compliquée d'une affection du cœur ou du poumon. D'ailleurs nous retrouverons ces mêmes accidents en étudiant d'autres procédés, également proposés pour obtenir l'aspiration continue des épanchements purulents de la plèvre.

II. — *Evacuation et lavages à l'abri de l'air extérieur.*

Procédés de M. Potain. — On doit à M. Potain deux procédés fort ingénieux pour le traitement de l'empyème. Tous les deux fonctionnent d'après le mécanisme du siphon et visent le même but complexe : l'évacuation de l'épanchement, la dilatation progressive du poumon et le lavage de la cavité purulente. L'un est le procédé du tube simple ; l'autre est celui du double tube.

Le premier procédé, souvent appelé procédé du siphon, a été exposé pour la première fois en 1869, dans le *Bulletin de thérapeutique*. Depuis, la description en a été souvent donnée dans bon nombre de recueils périodiques (1). La pièce principale de l'appareil est un tube de caoutchouc à trois branches courtes, figurant une sorte d'Y. A chacune de ces trois branches est ajusté, à l'aide d'un petit index de verre, un tube de caoutchouc. L'un de ces trois tubes est plus court ; c'est le tube pleural, il est destiné à pénétrer dans la cavité de l'empyème. Les deux autres sont beaucoup plus longs. L'un, le tube supérieur, plonge en se recourbant dans un vase rempli d'une solution antiseptique et placé à la tête du lit du patient, à une faible hauteur au-dessus de son thorax. L'autre, le tube inférieur, se dirige en bas et plonge dans un autre vase placé sous le lit, et contenant de l'eau tiède. De petites pinces à pression continue permettent d'ouvrir ou de fermer à volonté chacun des trois tubes. Une petite balle de plomb fixée à l'extrémité libre du tube supérieur sert à maintenir cette extrémité immergée dans le liquide. Cette solution antiseptique contenue dans le vase supérieur doit être maintenue à une température voisine le 40°.

On commence par faire pénétrer dans la cavité de l'empyème le tube pleural. On choisit un trocart dont la canule admette ce tube. On ponctionne, et le tube pleural, préalablement rempli d'eau ou de liquide antiseptique et dont l'extrémité libre est fermée avec une pince, est poussé dans la plèvre à travers la canule. Lorsqu'il y a pénétré d'une longueur suffisante, la canule est retirée et le tube se trouve maintenu par la rétraction des parties molles de l'espace intercostal. Pour fixer solidement le tube pleural à demeure et prévenir tout déplacement ultérieur, M. Potain emploie une plaque de caoutchouc percée d'un trou central. Le tube pleural est engagé à frottement dans cet orifice et la plaque poussée jusqu'à la paroi thoracique, contre laquelle elle est solidement maintenue par plusieurs couches de collodion. Le tube pleural avait été détaché de l'appareil pour en faciliter l'introduction dans la plèvre ; on le fixe maintenant sur la branche correspondante du tube en Y, mais il reste toujours fermé par une pince à pression continue. Les deux tubes supérieur et inférieur sont au contraire restés perméables. Avec la bouche, ou par tout autre moyen, on exerce une aspiration par l'extrémité libre du tube inférieur ; aussitôt le siphon est amorcé et le liquide antiseptique du vase supérieur coule dans le vase inférieur. Maintenant, ouvrez le tube pleural, fermez le tube supérieur en y appliquant une pince, et la circulation est établie entre

(1) Bassereau. *Journal de médecine et de chirurgie pratique*, 1871. — Bouchut. *Gazette médicale des Hôpitaux*, 1871, p. 525. — G. Homolle. *Revue mensuelle de médecine et de chirurgie*, 1879.

la plèvre et le vase inférieur. Entraîné par le mécanisme du siphon, le pus coule de la plèvre dans ce vase inférieur, où il se mêle à l'eau tiède qu'il contient. On laisse ainsi couler quelques centaines de grammes de pus ; il convient de ne pas pousser trop loin l'évacuation de la poche purulente, afin d'éviter la décompression brusque des organes intra-thoraciques. Une pince, placée sur le tube inférieur, arrête l'écoulement du pus. Enlevez alors la pince qui comprime le tube supérieur, la communication est établie entre le vase supérieur et la plèvre ; aussitôt la solution antiseptique descend lentement, sous une faible pression, dans la cavité de l'empyème, où elle vient prendre la place du liquide évacué. La manœuvre est répétée un certain nombre de fois, en ouvrant et fermant alternativement les deux tubes supérieur et inférieur, jusqu'à ce que le liquide sorte de la plèvre suffisamment clair. La dernière évacuation ne doit pas être trop complète, et il faut laisser dans la plèvre une certaine quantité de la solution antiseptique précédemment injectée. Cette précaution a précisément pour but de maintenir une certaine pression dans la cavité pleurale, la dilatation du poumon devant être obtenue progressivement et non pas brusquement, dès la première évacuation. L'opération terminée, le tube pleural est de nouveau fermé par l'application d'une pince ou plus simplement bouché avec un petit fosset ; puis il est séparé du tube en Y. Un pansement, maintenu par des bandes ou une serviette, protège l'extrémité libre du tube pleural.

Le procédé du double tube (1) nécessite deux ponctions à la paroi thoracique. C'est en somme le même appareil, seulement chacun des deux tube supérieur et inférieur pénètre dans la plèvre par un orifice distinct, au lieu d'y pénétrer par l'intermédiaire d'un tube pleural unique. Les deux ponctions sont faites au voisinage de la ligne axillaire, à 4 ou 5 centimètres de distance l'une de l'autre et dans le même espace intercostal, le sixième ou le cinquième, de telle façon que, si l'opération de l'empyème par incision devient nécessaire, il suffit de réunir les deux orifices de ponction pour ouvrir largement la cavité pleurale. Deux tubes sont introduits dans la cavité de l'empyème suivant le procédé précédemment indiqué et aussi avec la précaution de les remplir préalablement de liquide antiseptique. A l'aide de petits index de verre, ces deux tubes pleuraux seront mis en communication, l'un avec un tube supérieur ou afférent qui plonge dans le vase supérieur, l'autre avec un tube inférieur ou efférent qui se termine dans le vase inférieur. Le premier tube pleural peut être moins

(1) Homolle. *Revue mensuelle de médecine et de chirurgie*, 1879, t. III, p. 945.

volumineux que le second, puisqu'il sert seulement au passage du liquide antiseptique, et par conséquent la ponction nécessaire pour le mettre en place peut être faite avec un trocart notablement plus petit. Mais il doit être introduit dans la plèvre un peu plus profondément que le second. Ces deux tubes sont également maintenus à l'aide d'une plaque de caoutchouc et fermés, soit avec une pince, soit avec un fosset.

Pour faire fonctionner l'appareil il suffit de remplir de liquide antiseptique les deux tubes afférent et efférent en relation avec les vases supérieur et inférieur, et de les fixer à l'aide des index de verre à chacun des deux tubes pleuraux correspondants. On commence par ouvrir le tube efférent, l'autre restant fermé. Le liquide purulent s'écoule dans le vase inférieur, et il n'y a pas à craindre que l'air ne soit aspiré vers la plèvre au moment de l'inspiration, puisque l'extrémité de ce tube efférent plonge dans de l'eau ou dans une solution antiseptique. Lorsque l'écoulement est jugé suffisant, on ouvre le tube afférent, et le liquide du vase supérieur pénètre dans la plèvre, lentement et sous une faible pression. Il circule librement dans la cavité purulente et se mélange au pus qu'il entraîne par le tube efférent. On continue ce lavage jusqu'à ce que le liquide ressorte suffisamment clair de la cavité pleurale. Comme dans le premier procédé, il faut, à la fin de l'opération, laisser pénétrer dans la plèvre assez de liquide pour y rétablir une pression voisine de la pression atmosphérique. On évite ainsi une décompression exagérée des organes intra-thoraciques. — Chez les premiers malades traités par les deux procédés du tube simple et du double tube, M. Potain employait pour laver la cavité purulente de l'eau tiède, de l'eau alcoolisée et une solution à 1,5 p. 1000 d'acide salicylique. En général les lavages sont répétés deux fois par jour, le matin et le soir.

M. Reynaud (1) a proposé une modification importante du procédé du siphon. Il fait une large incision de l'espace intercostal, vide et lave la plèvre, puis installe dans la plaie le tube pleural du siphon. La modification est telle qu'il ne s'agit plus du tout du procédé de M. Potain. C'est l'opération de l'empyème que pratique M. Reynaud. Le siphon n'intervient que très secondairement, comme moyen de laver la plèvre. Nous y reviendrons à propos de la pleurotomie, en étudiant les moyens employés pour assurer, après l'opération, l'écoulement du pus et le lavage de la cavité suppurante.

Les observations sont peu communes d'empyèmes rigoureusement

(1) *Bulletin de l'Académie de médecine* 1872.

traités par le procédé du siphon ou du double tube. La pénétration à peu près inévitable de l'air extérieur dans la plèvre entraîne fort souvent l'emploi d'un tout autre procédé de traitement. Dans beaucoup d'autres cas, le traitement débute par l'application du siphon, puis le fonctionnement imparfait de l'appareil, la persistance d'un état général grave et le caractère fétide des sécrétions pleurales imposent la nécessité de l'opération de l'empyème.

Observation 13.— (Homolle, obs. I de ses deux mémoires. *Revue mensuelle de médecine et de chirurgie*, 1879, p. 88 et p. 948). Un jeune garçon de 15 ans est admis à l'hôpital Necker le *30 novembre 1876*, dans un état d'abattement qui lui donne presque l'apparence typhoïde. Il a une forte fièvre et une dyspnée extrême. Les accidents ont débuté le *28 novembre*, en pleine santé, par un frisson, une douleur de côté à droite, et une gêne respiratoire considérable dès le premier jour... Les signes de l'épanchement sont d'abord peu prononcés ; mais, le *16 décembre*, la quantité de liquide épanché dans la plèvre est considérable. Le *17 décembre*, une ponction faite avec l'appareil aspirateur donne 1250 grammes de pus. Le *9 janvier*, la reproduction du liquide nécessite une seconde thoracentèse. — Le *27 janvier*, M. Potain fait l'application du double tube à demeure. A partir du lendemain, les lavages sont faits avec une solution d'acide salicylique à 1, 50 p. 1000, une seule fois par jour, mais avec la précaution de faire circuler le liquide jusqu'à ce qu'il ressorte tout à fait clair. Dès le *29*, la fièvre tombe; la température, qui était le jour de l'opération de 37, 6 le matin et 38, 8 le soir, s'élève le lendemain à 38 et 39°, 8, mais pour retomber à 37, 2 et 38° 2 le jour suivant et rester constamment inférieure à 39° pendant tout le commencement du mois de *février*... Le *10 février*, le pus est de bonne nature, bien lié, très peu abondant (50 grammes environ chaque matin). Le murmure respiratoire est presque normal jusqu'à 3 centimètres au dessus de l'angle de l'omoplate, et le côté droit commence à s'affaisser. — Un accident, contre lequel il importe de se prémunir avec tout le soin possible, vient à ce moment jeter quelque trouble dans l'évolution de la maladie qui marchait d'une façon très régulière vers la guérison ; c'est la chute prématurée des tubes, provoquée à la fois par la diminution de capacité du kyste pleural, par le bourgeonnement des trajets fistuleux et enfin par les mouvements du malade, qui est levé toute la journée et ne peut être maintenu au repos. Le tube antérieur, celui qui servait à l'écoulement et plongeait moins profondément dans la cavité pleurale, tombe le premier, *le 10 février*, et ne peut être remis en place, à cause de la sinuosité du trajet sans doute. L'orifice s'oblitère complètement en peu de jours. Le *22 février*, le second tube est trouvé dans les pièces du pansement, mais il peut être réintroduit. Les lavages se font très bien encore. Le malade mange beaucoup et se promène toute la journée ; il engraisse et prend des couleurs. — Le *1er mars*, l'amélioration semble assez complète pour qu'on ne replace pas le tube, qui est encore tombé. Dès ce jour, la fièvre recommence, la température du soir est constamment supérieure à 39° et celle du matin au dessus de 38° ; le pouls dépasse presque constamment 120. Le chiffre des globules rouges a augmenté, mais très rapidement la proportion des globules blancs s'élève jusqu'à 5 %. Malgré la rétraction du thorax, qui mesure seulement 75 centimètres, tout indique la rétention du pus. L'appétit se perd, les vomissements se répètent après les repas, le malade se plaint d'une saveur extrêmement désagréable ; l'haleine devient fétide ; enfin, le *14 mars*, la vomique, que ces accidents annonçaient, se produit ; elle est en peu de jours suivie d'un amendement complet. — A partir du *19 mars*, la température reste constamment au-dessous de 38°, l'état général est bientôt excellent. L'affaissement du côté fait des progrès, indiqués par le tracé cyrtométrique et par l'incurvation du rachis, qui se mesure par une flèche de 2 centimètres, tandis que le périmètre total et la dimension relative des deux côtés ne se modifient plus d'une façon sensible. Le rapport des globules blancs aux globules rouges est seulement de 16 p. 1,000. — Cependant, à la fin d'*avril*, la fièvre, l'amaigrissement et bientôt la fétidité de l'haleine se reproduisent; une nouvelle vomique, survenue le 28, est suivie d'une période d'amélioration de quinze jours ; une troisième a lieu le *23 mai*, une dernière enfin le *15 juin*. — Dès lors, santé excellente, et le malade part en convalescence le *9 juillet*.

Le *26 juillet*, le malade revient à Paris, très bien portant quoique toussant encore un peu. Le tronc est incliné à droite, l'épaule abaissée. Le rachis fait une courbe dont la flèche mesure 2 centimètres. La pointe du cœur bat dans le cinquième espace en dedans du mamelon. La respiration faible s'entend jusqu'à la base, sans souffle ni égophonie. Les vibrations thoraciques se perçoivent en avant et plus faiblement dans la ligne axillaire ; elles sont à peu près supprimées en arrière.

Au mois d'*août*, la santé reste parfaite.

L'oblitération de la cavité purulente n'a été achevée que vers le commencement de juillet; la maladie a donc duré sept mois et le traitement cinq mois et demi environ, depuis le jour ou le double tube fut placé dans la poitrine. Or, sur cette période de cinq mois et demi, le premier tube est resté en place pendant treize jours et le second pendant trente jours seulement. Il s'en faut donc de beaucoup que le procédé ait été appliqué avec une parfaite régularité jusqu'à la fin du traitement. La voie d'écoulement ouverte aux sécrétions pleurales était insuffisante; elle s'est oblitérée, et l'évacuation du foyer purulent a été complétée par une série de quatre vomiques pleurales. Aussi est-il bien permis de penser que ces vomiques ont contribué à la guérison peut-être autant que l'application elle-même du double tube à demeure. — La dilatation du poumon, que ce procédé de traitement doit particulièrement favoriser, laisse bien quelque chose à désirer chez ce jeune malade; après la guérison, il reste un affaissement marqué de la paroi thoracique et une incurvation de la colonne vertébrale. Cependant il s'agissait d'un empyème récent, dans lequel la compression du poumon ne durait pas depuis longtemps au moment où le patient fut admis à l'hôpital. Sans doute des déformations thoraciques de ce genre ne font toujours pas défaut chez les malades traités par l'incision large de l'espace intercostal. Mais cette observation prouve au moins que le procédé du siphon et les procédés analogues n'ont pas, à ce point de vue, une réelle supériorité sur l'opération de l'empyème par incision.

Le mémoire de M. Homolle, auquel est empruntée cette observation, contient la relation d'un second cas d'empyème, également traité par le procédé du double tube à demeure. Dans ce cas, il s'agit d'un homme de 55 ans qui, à la suite d'un violent traumatisme du thorax avec fracture de côtes, fut atteint d'un épanchement de sang dans la plèvre droite. Plusieurs ponctions successives évacuent de grandes quantités de sang. Au bout d'un mois, l'épanchement est à peu près exclusivement purulent, et le pus, à peine teinté en rouge, n'est pas fétide. A ce moment, M. Potain introduit deux tubes à demeure dans la poitrine, et des lavages sont pratiqués chaque jour avec une solution à 1,5 p. 1,000 d'acide salicylique. L'appareil fonctionne bien, la suppuration diminue et la cavité se rétrécit, comme le prouve d'ailleurs la rétraction de la paroi thoracique. Cependant le patient succombe trois mois et demi après l'accident, deux mois après l'application du double tube à demeure. Il est vrai que la terminaison fâcheuse de cet empyème peut être attribuée aux abondantes hémorrhagies du début et à une pleurésie intercurrente du côté gauche. Le foyer purulent de la plèvre droite ne mesurait plus que 11 centimètres d'avant en arrière et 10 centimètres de hauteur.

A ces deux observations de M. Homolle nous pouvons joindre encore le résumé de quelques observations extraites des recueils périodiques que nous avons eus à notre disposition. — Dans la première observation de M. Potain (*Bulletin de thérapeutique*, 1869, t. LXXVII, p. 69), la malade fut traitée par le procédé du siphon à tube pleural unique. Des douleurs violentes et des hémorrhagies provoquées par les lavages décidèrent M. Potain à laisser pénétrer l'air dans la cavité suppurante. Après de longs mois de traitement, cette femme fut très améliorée, mais non guérie, car elle conservait une fistule aboutissant à une cavité dans laquelle, pour éviter des accidents de rétention purulente, elle dut elle-même pratiquer des lavages quotidiens. — Une observation du service de M. Desnos, publiée par M. Bassereau (*Journal de médecine et de chirurgie pratiques*, 1871, p. 396), est également un exemple de résultat incomplet. L'appareil employé est encore le siphon à tube pleural unique. Une amélioration marquée survient dès les premiers jours du traitement. Puis, malgré les lavages, le pus prend à plusieurs reprises une odeur fétide. Au bout d'un mois et demi, le tube s'échappe et il est impossible de le réintroduire. L'état de la malade est satisfaisant, mais l'empyème n'est pas cicatrisé, du moins au moment où l'observation est publiée ; la plaie reste fistuleuse et continue à verser du pus. — M. R. Tripier a publié un cas de guérison complète (*Lyon médical*, 1873). Chez ce jeune homme âgé de 23 ans, l'épanchement purulent s'évacue spontanément par une fistule pleuro-bronchique, cinq à six semaines après le début probable de la pleurésie. Cette évacuation de l'abcès pleural par les bronches dure depuis dix-huit mois, au moment où le patient est admis à l'hôpital. Le thorax présente une rétraction manifeste. Quelques injections d'une faible solution d'iode restent sans résultat. C'est alors que M. Tripier applique le siphon de M. Potain. Un mois après, l'empyème était cicatrisé et la déformation thoracique avait diminué.

La thèse de M. Bénard (Paris 1871) contient cinq observations inédites d'empyèmes traités par le procédé du siphon. — Dans un cas, il s'agit d'un homme de 33 ans, qui meurt épuisé après trois mois de traitement. A l'autopsie, on trouve une cavité purulente encore très étendue et entourée d'une membrane kystique, épaisse de plus d'un demi centimètre. Cette membrane fait corps avec le périoste des côtes et les parties molles de l'espace intercostal; elle englobe le poumon comprimé contre le médiastin et la colonne vertébrale. Il est bien permis de penser que la longue durée du traitement n'a pas été étrangère à cette fâcheuse transformation de la plèvre. Lorsqu'une paroi kystique de ce genre s'est organisée autour de la cavité purulente, l'empyème est devenu chronique, le travail de réparation est suspendu et le poumon perd de plus en plus la propriété de se dilater. Or un procédé de traitement insuffisant, comme le procédé du siphon, expose à ces graves inconvénients, car il ne met pas promptement un terme au processus de suppuration. — Dans une seconde observation, un jeune homme de 18 ans est sur le point de guérir après un traitement qui a duré plusieurs mois, lorsqu'il est emporté par une pneumonie intercurrente. — Une observation de M. Bénard (obs. IV) en réalité n'appartient pas au procédé du siphon. Le tube pleural fut placé après l'incision de la plèvre au bistouri, et l'air fut admis dès le début dans la cavité suppurante. Le patient guérit après plusieurs mois de traitement. A plusieurs reprises, le pus devint fétide, et cette altération des sécrétions pleurales est bien imputable à l'insuffisance de l'évacuation et des lavages de la plèvre. — Un homme de 33 ans fut guéri après trois mois de traitement. — Un homme de 40 ans est admis à l'hôpital avec une pleurésie droite datant de huit jours. Une première ponction donne deux litres de pus. Cinq jours après, on fait l'application du siphon. L'état du patient reste très grave, malgré les lavages. Il a une anorexie absolue, des frissons, une diarrhée abondante et des sueurs profuses. Trois semaines après le début des lavages, le tube s'échappe de la poitrine et on a beaucoup de peine à le remettre en place. Quinze jours plus tard, le patient meurt dans un état d'extrême adynamie. On trouve la cavité de l'empyème remplie de pus et de fausses membranes, dont le tube pleural trop étroit n'avait point permis l'évacuation. — La thèse de M. Bénard contient encore trois autres faits : l'un n'est autre que la première observation de Potain (*Bulletin de thérapeutique*, 1869) ; deux autres manquent absolument de détails.

M. Denucé de Bordeaux a proposé une modification ou plutôt une addition au procédé du siphon. Au lavage intermittent, il associe l'évacuation continue du pus, obtenue à l'aide d'un siphon permanent. Son procédé est décrit dans la thèse d'un de ses élèves, M. Queyroi (1). Le tube pleural est disposé de telle façon que le bout extérieur descend un peu au dessous du bout interne. Dans l'intervalle des lavages, cette extrémité libre du tube pleural plonge dans un flacon à moitié plein d'eau, que le patient porte suspendu au thorax ou fixé à une pièce de son vêtement. Entraînées par le mécanisme du siphon, les sécrétions pleurales s'écoulent dans le flacon d'une façon continue. La thèse de M. Queyroi contient plusieurs observations de malades traités et guéris par ce procédé. Même dans les cas favorables, le traitement est long et souvent les tubes s'oblitèrent. Du reste ce procédé, qui n'est qu'une combinaison des deux procédés de M. Playfair et de M. Potain, est passible des mêmes critiques qu'il y a lieu d'adresser à ces deux procédés.

Au point de vue théorique, les deux procédés de M. Potain paraissent de prime abord réunir de sérieux avantages. L'évacuation du pus et le lavage de la plèvre ont lieu à l'abri de l'air extérieur. L'écoulement du pus peut être réglé au gré de l'opérateur, si bien qu'on aurait ainsi le moyen d'éviter toute cette série d'accidents, qui résultent d'une brusque décompression et qui peuvent aller de quelques quintes de toux jusqu'à l'œdème aigu du poumon.

Mais le plus précieux avantage des deux procédés résiderait, d'après MM. Potain et Homolle, dans ce fait que l'opérateur possède une action réelle sur la pression intra-pleurale et peut, suivant les cas, la diminuer ou l'augmenter. Il n'en est plus ainsi après l'opération de la pleurotomie, lorsque par une large incision on a ouvert l'espace intercostal, et ce serait là une supériorité des procédés du siphon et du double tube sur l'opération de l'empyème par incision. Dans certains empyèmes, le poumon, fortement refoulé par un grand épanchement, supporterait mal une décom-

(1) Thèse de Bordeaux 1882. Traitement de la pleurésie purulente par le siphon de M. Potain.

pression totale; les deux procédés permettraient de maintenir dans la plèvre une pression égale ou même un peu supérieure à la pression atmosphérique. Pour obtenir ce résultat, il suffit de régler convenablement l'écoulement du liquide par les tubes afférent et efférent. Mais le plus souvent il est utile d'exercer une certaine aspiration dans la cavité pleurale, de façon à solliciter la dilatation du poumon comprimé. Cette aspiration est réalisée, si, après le lavage, on évacue assez de liquide pour que la pression du milieu pleural soit inférieure à la pression atmosphérique.

En pratique, les choses ne se passent pas tout à fait ainsi, et les deux procédés présentent bien de graves inconvénients. — En premier lieu, comme dans le procédé de M. Playfair, il est extrêmement difficile, sinon impossible, d'empêcher pendant longtemps la pénétration de l'air dans la cavité purulente. L'air peut y pénétrer pendant la manœuvre de l'appareil, accident que sans doute on évite avec beaucoup d'attention; mais il peut aussi pénétrer entre le tube et les parties molles, et par cette voie la pénétration est tôt ou tard à peu près inévitable. Les tubes pleuraux deviennent mobiles, baignent dans le pus, et l'air s'insinue entre les tubes et les parties molles. La plaque de caoutchouc elle-même ne prévient pas sûrement cet accident. Une fois l'air entré dans la plèvre, tous les avantages attribués aux deux procédés n'existent plus, et nous passons en réalité à un autre procédé de traitement. Il en fut ainsi dans la plupart des observations d'empyèmes auxquels fut appliqué le siphon, et ce n'est guère que pendant les premiers jours que les malades ont été vraiment traités par les procédés de M. Potain. — Non seulement le pus s'échappe autour des tubes, mais il provoque souvent une vive inflammation des parties molles de l'espace intercostal; de là des phlegmons, des abcès et des décollements que plus tard il faut ouvrir. — Plus d'une fois les tubes tombent prématurément. Ils s'échappent dans l'intervalle de deux lavages, et on les trouve dans les pièces du pansement. Or quelques heures suffisent pour que le trajet fistuleux se rétrécisse au point de rendre très laborieuse, ou même impossible, la réintroduction des tubes. L'inconvénient est moins à craindre avec les gros tubes employés après la pleurotomie ; ils pénètrent par un large orifice et plongent plus profondément dans la plèvre. — Les tubes sont nécessairement d'un calibre restreint; aussi sont-ils fréquemment oblitérés par les parties solides de l'exsudat pleurétique, masses de pus concrété, fausses membranes, débris gangréneux. M. Moutard-Martin (1) a très justement insisté sur cet inconvénient

(1) Société médicale des hôpitaux de Paris 1882.

du siphon. Parmi plusieurs observations, nous pouvons citer l'observation bien connue du professeur Dolbeau (1); dans ce cas, il fut impossible d'obtenir un fonctionnement convenable de l'appareil; les tubes étaient sans cesse bouchés par les fausses membranes. Il est vrai qu'il s'agissait d'un empyème gangréneux, et M. Homolle convient que, dans les empyèmes de ce genre, il vaut mieux pratiquer d'emblée l'opération par incision. Mais, nous l'avons fait remarquer déjà, on ne peut reconnaître, avant d'intervenir, que l'exsudat renferme des parties solides dont les tubes ne permettront pas l'évacuation. Si bien que le patient est condamné à subir deux opérations, une ou deux ponctions d'abord et, quelques jours après, une large incision de l'espace intercostal. Or la première opération n'est pas beaucoup moins longue ni douloureuse que la seconde. Entre autres avantages, la pleurotomie antiseptique et précoce a celui de ne point faire courir au patient la chance de voir de nouvelles interventions devenir nécessaires. — Précisément parce que l'évacuation de la plèvre est lente, progressive, et non pas d'emblée totale, il peut arriver que les phénomènes de résorption continuent ou s'aggravent, même pendant le traitement; la fièvre persiste ou s'élève davantage et le pus prend une odeur putride. — Les alternatives de réplétion et de déplétion de la cavité suppurante, inévitables pendant la manœuvre de l'appareil, ont pour conséquence nécessaire des alternatives de compression et de décompression du poumon, et ce n'est pas là une condition très favorable à l'expansion de cet organe, ni à l'organisation des adhérences entre les deux feuillets de la plèvre.

Quant à cette action que posséderait l'opérateur sur la pression du milieu pleural, elle est rendue fort aléatoire par le fonctionnement souvent irrégulier de l'appareil, et elle est supprimée le jour où l'air s'insinue entre les tubes et les parties molles de l'espace intercostal. Est-ce là cependant un sérieux avantage? Les guérisons très promptes, obtenues par la pleurotomie antiseptique et précoce, démontrent que, pendant le traitement, nous n'avons pas à nous préoccuper avec tant de sollicitude des variations de la tension pleurale. Mieux encore, ces observations démontrent que l'incision large et précoce est le meilleur moyen de remplir cette indication qui consiste à favoriser la dilatation du poumon comprimé. D'ailleurs il est, en pratique, assez difficile de régler convenablement cette influence qu'on peut, avec le siphon, exercer sur la pression de l'épanchement pleural. M. Potain lui-même y a trouvé quelques difficultés,

(1) Chapitre, VI p.

dont témoigne par exemple l'histoire de sa première malade (1). Chez cette femme, les lavages, exécutés avec le siphon à tube pleural unique, étaient assez fréquemment accompagnés de douleurs et d'hémorrhagies. Les douleurs irradiées en différents points du thorax éclataient violemment, dès que l'aspiration produite par le tube évacuateur du siphon dépassait un certain degré, que M. Potain apprit à évaluer de 25 à 30 centimètres de mercure. Elles cessaient au moment où la pénétration du liquide par le tube supérieur venait diminuer ou supprimer cette aspiration. Si bien que M. Potain prit le parti de laisser l'air pénétrer dans la cavité purulente, et désormais le siphon ne servit plus qu'à pratiquer de simples lavages de la plèvre. Les hémorrhagies étaient également imputables à l'abaissement exagéré de la tension pleurale. Elles se produisaient particulièrement à l'époque des règles. L'altération du sang épanché dans la plèvre aggravait les phénomènes de résorption. Pendant plusieurs jours après chacune de ces hémorrhagies, la fièvre était plus intense et le pus plus fétide. Comme les douleurs, les hémorrhagies cessèrent lorsque l'air extérieur fut librement admis dans la plèvre.— Ainsi le procédé du siphon expose bien aux accidents de décompression, et, à moins de compliquer l'appareil de l'adjonction d'un manomètre, il est difficile de régler convenablement la pression du milieu intra-pleural. Il est donc préférable de renoncer à cet avantage problématique du siphon, et de ne pas lui sacrifier l'avantage beaucoup plus réel qui, après la pleurotomie, résulte de l'écoulement facile des sécrétions purulentes et d'une antisepsie bien plus rigoureuse de la cavité suppurante.

III. — *Evacuation du pus et lavages avec pénétration de l'air dans la plèvre.*

Procédé de la canule et du tube à demeure. — Il était assez naturel de chercher à maintenir béante l'ouverture faite à la paroi thoracique, en y introduisant une canule dont la paroi rigide put résister à la compression des côtes. Aussi l'usage des canules métalliques est-il fort ancien. Hippocrate, après l'incision de la plèvre, introduisait dans la plaie une canule d'étain par laquelle il injectait de l'huile et du vin. Les tubes d'argent étaient fort employés à la fin du siècle dernier.

(1) *Bulletin de thérapeutique*, 1869.

Après l'incision de la plèvre, Morand (1) plaçait à demeure une canule d'argent par laquelle il pratiquait des injections détersives dans la plèvre. De nos jours, Trousseau a vulgarisé le procédé de la canule d'argent. Tel est, en effet, le traitement de l'empyème qu'il enseigne dans ses leçons de clinique médicale : faire une étroite incision des parties molles et de la plèvre, placer dans cette incision une canule d'argent à demeure, et, par cette canule, injecter chaque jour une solution iodée dans la cavité suppurante.

La forme des canules métalliques usitées dans le traitement de l'empyème a subi de nombreuses modifications. Trousseau employait une canule droite, légèrement conique. Barth (2) fit construire une canule à double courant qui permettait tout à la fois d'évacuer la plèvre et d'y injecter un liquide. Woillez recommandait une canule courbe, assez comparable à une canule à trachéotomie, de préférence à la canule droite, dont l'extrémité saillante dans la cavité de l'empyème expose bien davantage à la blessure du poumon. Toutes ces canules sont munies de petites ailes latérales qui servent à les maintenir en place à l'aide d'un fil fixé autour de la poitrine.

Le plus souvent, pour placer la canule dans l'espace intercostal, on y pratique d'abord une incision longue de 2 à 3 centimètres et pénétrant couche par couche jusqu'à la plèvre. La cavité purulente étant ouverte, on introduit la canule dans la plaie faite à la paroi thoracique. Cependant quelques canules sont munies d'un stylet tranchant, et peuvent être introduites dans la plèvre par simple ponction.

Par ce procédé, l'air pénètre dans la plèvre; du reste, on ne cherche pas à éviter cette pénétration. Des injections, pratiquées tous les jours à travers la canule, sont destinées à prévenir la putréfaction du pus, à évacuer et à laver la plèvre. Dans l'intervalle de deux injections, la canule peut rester ouverte, ou bien elle est oblitérée par un bouchon qu'on enlève au moment des lavages.

Le procédé de la canule métallique est presque toujours insuffisant. Les observations sont nombreuses, dans lesquelles la plaie reste fistuleuse, ou bien dans lesquelles il a fallu, après l'insuccès constaté de la canule, pratiquer l'opération de l'empyème. Dans les cas les plus favorables, le traitement est fort long, dépasse cinq à six mois, même un an, et presque toujours il est traversé par quelques complications locales dues à la présence de la canule. Voici deux observations suivies de succès.

(1) Mémoires de l'Académie de chirurgie, t. II, p. 382.
(2) *Bulletin de l'Académie de médecine*, 1865, p. 1042.

Observation 14. — (Trousseau. *Union médicale* 1854. Résumée.) — Enfant de 6 ans. La pleurésie débute le *13 janvier 1853*. La première ponction est pratiquée en *mars*, et donne deux litres de pus crémeux, inodore. En *juin*, deuxième ponction. En *août*, troisième ponction par laquelle on retire deux litres de pus fétide. A cette date, une canule d'argent conique est installée dans l'espace intercostal. Chaque matin, le bouchon de la canule est enlevé ; on laisse couler le pus et on injecte de l'eau contenant 30 grammes de teinture d'iode et 20 à 30 centigr. d'iodure de potassium. Ce traitement est continué pendant six mois, et la quantité de pus chaque jour évacuée varie de 100 à 300 grammes. De temps en temps, l'écoulement du pus s'arrête. Alors survient de la fièvre et « l'air qui sort par la canule est d'une puanteur horrible ». En *février 1854*, s'établit une fistule pleuro-bronchique et la solution iodée pénètre dans les bronches. On la remplace par de l'eau chlorurée et de l'eau additionnée de vin aromatique. La paroi thoracique s'affaisse et la colonne vertébrale s'incurve du côté malade. En *juillet 1854*, onze mois après l'application de la canule, l'écoulement est à peu près tari. En *septembre*, il cesse tout à fait, l'état général est excellent, et la déformation thoracique commence à diminuer.

Trousseau calcule la quantité de pus secrété par la plèvre pendant la durée du traitement. En admettant une moyenne de 200 grammes par jour pendant 200 jours, il arrive au total de 40 kilogrammes de pus.

Observation 15. — (Legroux. *Union médicale* 1854, p. 546). — Enfant de 6 ans et demi. La pleurésie débute le *12 février 1853*, et occupe le côté gauche. En *avril*, survient une vomique et l'enfant crache environ 500 grammes de pus. Malgré cette évacuation spontanée, la sécrétion purulente est très active. Le *20 mai*, le côté gauche est très dilaté, les espaces intercostaux sont tendus et les muscles tellement amincis qu'on sent très bien la fluctuation de l'épanchement. A cette date, *20 mai 1853*, une première ponction donne 750 grammes de pus épais, sans odeur. L'enfant est d'abord traité par la méthode des ponctions successives. Jusqu'au *5 janvier 1854*, c'est-à-dire pendant une période de sept mois et demi, on pratique ainsi 23 ponctions par le procédé de Reybard, et l'on retire de la plèvre une quantité totale de pus qui dépasse 6 kilogrammes. Quatorze de ces ponctions sont suivies d'une injection iodée dans la plèvre. La dernière injection pénètre dans les bronches et provoque une violente crise de suffocation. — Le *26 octobre*, Legroux fait une première tentative pour appliquer une canule métallique à demeure. Mais cette canule est mal supportée, elle provoque une très vive inflammation de l'espace intercostal et elle tombe au bout de quelques jours. — Le *5 janvier 1854*, la canule est remise en place, et l'on pratique tous les jours des injections avec l'eau chlorurée. Le premier jour, il s'écoule de la plèvre 500 grammes de pus grisâtre et fétide. Le traitement est ainsi continué pendant quatre mois, au bout desquels l'empyème finit par se cicatriser. L'enfant est guéri ; il présente une déformation thoracique considérable mais qui tend à disparaître.

Le traitement a duré environ seize mois.

M. Libermann a publié trois observations d'empyème traité par la canule métallique à demeure. — Dans le premier cas (Société médicale des Hôpitaux de Paris 1875), la canule fut assez bien tolérée ; mais, au bout de dix mois et malgré des injections répétées, le patient n'était pas guéri et conservait une fistule pleuro-cutanée aboutissant très probablement à une cavité purulente incomplètement cicatrisée. — Les deux autres observations sont des exemples de guérison (Société médicale des Hôpitaux de Paris 1876). Le traitement a duré 16 mois dans un cas et dans l'autre 20 mois. De plus, la canule métallique fut mal tolérée, si bien que M. Libermann dut l'enlever pour la remplacer par le siphon de M. Potain, à l'aide duquel il put continuer jusqu'à la fin les lavages de la plèvre. Les injections étaient pratiquées, soit avec de l'eau et de l'acool à parties égales, soit avec une solution à 15 ou 20 pour 1000 de sulfate de zinc. Frappé des inconvénients des canules et de la longue durée du traitement, M. Libermann conclut qu'il vaut mieux recourir d'emblée à l'opération de l'empyème; les canules à demeure sont difficilement maintenues dans l'espace intercostal, elles y provoquent des inflammations et des ulcérations de la peau.

C'est là, en effet, un des graves inconvénients des canules métalliques. Au bout de peu de jours, elles enflamment les parties molles de l'espace intercostal et y développent souvent des abcès et des décollements qu'il faut inciser. Chez quelques malades, les douleurs sont tellement vives, que la canule ne peut être tolérée et qu'il faut la remplacer par un tube de caoutchouc. Il est bien rare qu'elle puisse rester en place pendant toute la durée du traitement. Le tube métallique expose bien plus que le tube de caoutchouc à la production d'un point de nécrose sur les côtes qui limitent l'espace intercostal. Un autre inconvénient également, plus commun à la suite de l'application prolongée d'une canule métallique, c'est la persistance, après l'occlusion de la cavité purulente, d'un trajet fistuleux à parois dures, calleuses, quelquefois incrustées de plaques calcaires et dont il est fort difficile d'obtenir la cicatrisation. La formation de cette fistule est due à la longue durée du traitement et aussi à l'irritation plus vive que provoque un tube métallique dans les parties molles de l'espace intercostal.

L'évacuation de la poche purulente est insuffisante; la canule métallique ne permet pas beaucoup mieux que les tubes l'élimination prompte des grumeaux purulents, des fausses membranes et des débris gangréneux. De là la longue persistance de la suppuration, la fréquence des accidents de la rétention purulente, la dilatation lente et souvent imparfaite du poumon et, dans les cas où la guérison est cependant obtenue, le degré très prononcé de la scoliose et de la rétraction thoracique. Ajoutons que cette interminable suppuration n'est pas faite pour relever les forces du patient. Est-ce un traitement rationnel de l'empyème que celui qui transforme la plèvre en une fabrique de pus et réussit à en extraire, chez un enfant, jusqu'à 40 kilogrammes en moins d'un an !

Le procédé de la sonde molle est également fort ancien. La sonde est introduite dans la cavité de l'empyème pour évacuer le pus et permettre les lavages. L'air pénètre dans la plèvre, comme il pénètre par la canule métallique. Ce procédé fut fréquemment employé à partir de 1849, époque à laquelle Boinet vulgarisa l'injection iodée dans le traitement des collections purulentes. Boinet (1), un des premiers, donna la description méthodique du procédé de la sonde à demeure appliquée au traitement de l'empyème. — L'espace intercostal est ponctionné avec un gros trocart, et par la canule une sonde est introduite dans la cavité de l'empyème. Elle doit pénétrer jusque dans les parties déclives de cette cavité. Elle est fixée à demeure avec un fil, lequel entoure le thorax ou bien est collé sur la peau avec du collodion ou un morceau de papier agglutinatif. On peut employer une sonde en gomme, molle et flexible, ou bien un tube de caoutchouc, assez rigide pour que la rétraction des parties molles n'en efface pas la lumière. — Si l'empyème est compliqué d'une fistule pleuro-cutanée, on peut tenter d'introduire la sonde par cette fistule. L'opération est difficile et souvent ne réussit pas, lorsque l'empyème s'est ouvert spontanément, car ces fistules spontanées sont étroites, sinueuses, obliques et les deux orifices ne se correspondent pas. On a conseillé de faire la dilatation préalable du trajet avec de l'éponge préparée ou un morceau de laminaire. L'introduction de l'éponge ou de la laminaire n'est guère possible que dans les cas où la fistule s'est établie sur le trajet d'une ponction. — Aujourd'hui on peut injecter par la sonde à demeure un grand nombre de solutions antiseptiques. Boinet conseillait les injections iodées. Il pratiquait d'abord un lavage avec de l'eau d'orge, de guimauve ou de l'eau tiède, puis, après l'évacuation de ce liquide et du pus, il injectait la solution d'iode dans la plèvre. Il faut commencer par une solution peu concentrée : 10 grammes de teinture d'iode pour 100 grammes d'eau, avec addition d'un gramme d'iodure de potassium. La proportion d'iode est ensuite augmentée. Aran s'est servi d'une solution contenant une partie de teinture d'iode et deux parties d'eau. Cette solution, que Boinet trouve trop forte, a provoqué quelques symptômes d'iodisme.

Le mémoire de Boinet renferme cinq observations d'empyèmes traités par l'injection iodée. Deux de ces observations appartiennent à Aran et

(1) Archives générales de médecine, 1853.

nous sont déjà connues ; d'ailleurs le procédé mis en usage est celui de la ponction associée à l'injection iodée, et non celui du tube à demeure. — Dans un cas de Boinet, la guérison est obtenue après quatre mois et demi de traitement. A diverses reprises la sonde est bouchée, l'écoulement se fait mal, et le pus prend une odeur fétide. L'injection iodée est d'abord pratiquée tous les deux ou trois jours, puis seulement tous les huit jours. — Dans l'observation de Boudant (*Bulletin de l'Académie de médecine*, t. XV), il s'agit d'une petite fille de 3 ans et demi, atteinte d'un empyème du côté droit à la suite d'une pleuro-pneumonie. Au troisième mois, un abcès se forme dans le troisième espace intercostal. Cet abcès est ouvert et donne issue à 2 litres de sérosité purulente. La fistule continue pendant un an à verser du pus fétide. A cette époque, une sonde à demeure est placée dans le quatrième espace, et par cette sonde on pratique des injections avec une solution de chlorure de chaux. Deux mois après, l'écoulement n'est point tari et reste fétide. C'est alors que Boudant a recours aux injections iodées. Au bout de trois mois, l'empyème était cicatrisé. Plus de six mois s'étaient écoulés depuis l'introduction de la sonde à demeure. — La troisième observation est empruntée à Legouest. Un homme de 32 ans est atteint d'une pleurésie droite. Une ponction, pratiquée six mois environ après le début, donne issue à deux litres et demi de pus sanguinolent, épais et fétide. Un abcès est ouvert quinze jours après la ponction et par cette ouverture on introduit une sonde dans la cavité purulente. Plusieurs injections iodées sont pratiquées à travers cette sonde, et, après diverses péripéties, l'empyème finit par se cicatriser, quatre mois après l'application de la sonde à demeure. Il reste cependant une incurvation du rachis et une déformation considérable du thorax.

Quel que soit le liquide employé pour l'injection et le lavage de la plèvre, le traitement est long et les résultats en sont fort incertains. Il s'en faut de beaucoup que, dans la majorité des cas, on puisse, comme dans les trois observations que nous venons de citer, obtenir une guérison complète par le seul procédé de la sonde à demeure. La sonde est passible des mêmes critiques que la canule métallique. L'écoulement des sécrétions pleurales est difficile, lent, insuffisant ; la sonde se bouche fréquemment et le patient est exposé aux plus graves accidents de la rétention purulente. Une observation de M. Laboulbène, que nous choisissons parmi beaucoup d'autres du même genre, démontre bien cette insuffisance de la sonde ou du tube à demeure.

Observation 16. — (Laboulbène. *Bulletin de thérapeutique*, 15 février 1872). — Une petite fille de 7 ans est atteinte d'une bronchite grippique dans les premiers mois de l'année 1869. Le *9 mars*, débute une pleurésie gauche. — Le *19 mars*, l'épanchement est déjà très abondant et nécessite une thoracentèse d'urgence. La ponction, pratiquée avec le trocart de Raybard, donne issue à un demi-litre de sérosité fortement purulente. On pratique une injection d'eau dans la plèvre par le procédé de Barth. Ce procédé consiste à remplir d'eau le manchon de baudruche, puis à le relever de façon à faire pénétrer le liquide dans la plèvre. Mais l'injection ne peut être complètement retirée ; un coagulum bouche la canule. La dyspnée diminue après cette ponction, mais l'amélioration n'est pas de longue durée. — Le *25 mars*, une seconde ponction est nécessaire ; on ne peut retirer que 100 grammes de pus fétide mêlé d'eau. Par l'orifice de la ponction, on introduit un tube de caoutchouc. La plèvre est lavée, ou plutôt on y fait des injections alternativement avec de l'eau chlorurée et une solution iodée. Le tube fonctionne fort mal ; il se bouche à chaque instant et il faut beaucoup de patience pour retirer un peu du liquide injecté, en adaptant une seringue à l'orifice extérieur du tube pleural. La désinfection du foyer purulent est tout à fait insuffisante ; aussi l'état général s'aggrave, l'appétit est perdu, la fièvre persiste, l'enfant est prise de diarrhée et tout son corps exhale une odeur fétide. Ce sont bien là les signes d'une véritable intoxication, dont le point de départ réside dans la cavité de l'empyème. — Le *1er avril*, une consultation réunit auprès de la petite malade Nelaton, Barth et M. Laboulbène. Avec raison, M. Laboulbène réclame l'opération de l'empyème, si impérieusement indiquée par la gravité de l'état général et l'intensité des phénomènes de résorption. Cependant l'incision large est écartée, et il est décidé que, pour rendre les lavages plus faciles et plus complets, on agrandira le trajet fistuleux en y plaçant une tige de laminaire. Le soir même, M. Laboulbène introduit une tige de laminaire. La nuit est mauvaise, l'enfant est agitée et souffre de son côté malade. Le lendemain, la tige de laminaire est enlevée et le trajet fistuleux est, en effet, notablement dilaté. Par l'orifice agrandi, M. Laboulbène fait pénétrer dans la plèvre une grosse sonde d'argent à double courant. L'un des deux courants sert à l'évacuation des liquides. A l'autre courant est adapté un long tube de caoutchouc, comparable au tube supérieur du siphon de M. Potain et qui plonge également dans un verre placé audessus de la malade et contenant une solution antiseptique. Mais, sur le trajet de ce tube, est placé un ballon-pompe, qui fait office de pompe aspirante et foulante, aspire le liquide du récipient et le projette avec une certaine force dans la cavité de la plèvre. C'est par ce procédé que l'empyème est lavé deux fois par jour. Dans l'intervalle des lavages, un gros tube laissé à demeure prévient la rétraction et l'oblitération du trajet fistuleux. La sonde à double courant n'est introduite qu'au moment du lavage. A diverses reprises, le liquide entraîne des lambeaux de fausses membranes fétides. Cependant les symptômes généraux graves persistent encore pendant six jours. — Le *6 avril*, la fièvre tombe et l'appétit reparait. Ce fut le signal d'une amélioration progressive qui, en deux mois, aboutit à une guérison complète. — Le *15 juin*, le tube était supprimé. La guérison était définitive. — L'enfant fut revue en 1872, trois ans après sa pleurésie ; la guérison ne s'était point démentie.

Une autre observation du même genre a été publiée par M. Sanné (1).

(1) *Gazette hebdomadaire de médecine et de chirurgie*, 1873.

Il s'agit d'un enfant de 10 ans, atteint d'un pyopneumothorax non tuberculeux. L'histoire de ce petit malade est entièrement comparable à celle de la petite malade de M. Laboulbène ; ce sont les mêmes péripéties et ce sont aussi les mêmes étapes dans le traitement. On débute par des ponctions répétées, après lesquelles on applique un tube à demeure. L'écoulement du pus se fait mal, les lavages se font plus mal encore, et l'état général s'aggrave tous les jours. L'orifice est dilaté avec de la laminaire et des lavages sont pratiqués suivant le procédé de M. Laboulbène. L'amélioration débute également après cinq ou six jours, et, au bout de trois mois, l'empyème est définitivement cicatrisé.

Ces faits témoignent hautement de la nécessité d'opérer promptement l'évacuation et la désinfection complète des foyers putrides de la plèvre. Ils sont aussi la condamnation formelle de tous ces procédés qui, comme les canules et les tubes à demeure, ne remplissent pas ou remplissent mal ces deux pressantes indications du traitement de l'empyème.

La dilatation du trajet fistuleux avec de la laminaire a suffi, dans ces deux cas, pour évacuer et laver la plèvre. Est-ce à dire que ce procédé mérite une entière approbation ? Nous ne le pensons pas. Il eut mieux valu, comme le demandait M. Laboulbène pour sa petite malade, faire, dans les deux cas, une large incision de l'espace intercostal. Combien plus prompte encore eut été l'évacuation des fausses membranes putrides et combien plus rapide également la disparition des phénomènes de résorption ! Dans les deux cas, l'amélioration ne suit pas immédiatement la dilatation du trajet fistuleux ; elle se fait attendre six jours entiers dans la première observation. Or, après la pleurotomie suivie d'un lavage complet de la plèvre, il n'est pas rare de voir, dès le premier jour, la fièvre tomber et les phénomènes de résorption disparaître. D'ailleurs l'incision large de la plèvre n'est pas plus douloureuse que l'application, pendant douze heures, d'une tige de laminaire dans le trajet fistuleux. Remarquez que, pour évacuer à travers une sonde, même volumineuse, toutes les parties solides de l'exsudat pleurétique, il est nécessaire de projeter avec une certaine force le liquide dans la cavité de la plèvre. Tel est le but du ballon-pompe annexé au tube laveur de l'appareil de M. Laboulbène. Or il est dangereux de faire pénétrer une injection dans la plèvre brusquement et sous une forte pression. L'incision large possède encore cet avantage de permettre l'évacuation prompte et complète des fausses membranes les plus volumineuses, quand bien même le liquide destiné au lavage entre dans la cavité suppurante lentement, progressivement, et sous une très faible pression.

Procédé de Chassaignac. — C'est une application au traitement de l'empyème du drainage chirurgical, méthode introduite par Chassaignac dans le traitement des suppurations. Le procédé consiste à faire pénétrer, par deux orifices pratiqués à la paroi thoracique, une anse de tube à drainage dans la cavité de la plèvre. Chassaignac a décrit ce manuel opératoire dans son Traité de la suppuration et, quelques années plus tard, devant l'Académie de médecine, à propos d'une discussion sur le traitement de l'empyème (1).

L'opération nécessite un trocart spécial dont le stylet porte, près de la pointe, une encoche destinée à ramener le tube à drainage à travers la canule. Le trocart droit peut suffire, si les espaces intercostaux sont très dilatés; cependant il faut généralement préférer le trocart courbe, surtout lorsqu'il existe une certaine rétraction de la paroi thoracique. Chassaignac conseille de choisir, pour placer l'anse du tube à drainage, le sixième ou le septième espace, et, dans cet espace, un point correspondant à l'union des deux tiers antérieurs avec le tiers postérieur. Une petite incision de la peau rend plus facile la pénétration du trocart. On fait une première ponction et le trocart courbe pénètre dans la cavité suppurante, la convexité étant tournée vers le centre de cette cavité. La seconde ponction est faite de dedans en dehors, dans le même espace, à peu de distance de la première, de telle façon que les deux ponctions comprennent entre elles un pont tégumentaire large de quelques travers de doigt. L'espace intercostal est ainsi traversé par l'anse métallique que représente la canule du trocart. Le tube à drainage est alors fixé directement, ou à l'aide d'un fil, à l'encoche du stylet, lequel étant ramené hors de la canule entraîne à sa suite le tube à drainage. Il ne reste plus qu'à retirer la canule, tout en maintenant le tube en place dans l'espace intercostal. Il suffit de pincer ce tube au niveau de l'orifice de la seconde ponction, pendant que la canule du trocart est entraînée par l'orifice de la première ponction. — Les deux orifices d'entrée et de sortie doivent être assez rapprochés; s'ils sont trop éloignés, l'anse du tube, tendue à travers la cavité thoracique, peut faire obstacle au développement du poumon. Enfin, de crainte que le tube ne se rompe et que les fragments ne tombent dans la plèvre, Chassaignac conseille de passer dans le tube un fil, dont les deux extrémités sont nouées hors de la poitrine. Ce fil sert en même temps à maintenir l'anse du tube à drainage, dont on peut cependant réunir les deux extrémités par une

(1) *Bulletin de l'Académie de médecine*, 1872, p. 481.

ligature. Par les orifices du tube, des injections sont journellement pratiquées dans la plèvre.

Chassaignac déclare le procédé du drainage bien supérieur à toutes les méthodes de traitement de l'empyème, à l'incision large comme à la thoracentèse par aspiration. Seul, le drainage remplirait d'une façon suffisante les indications du traitement rationnel de l'empyème. L'écoulement du pus est assuré; les sécrétions de la plèvre sont heureusement modifiées; le pus est moins abondant et devient crémeux, de bonne nature; la présence du tube arrête promptement les symptômes de l'infection putride; le drainage est sans danger et n'augmente pas l'inflammation de la plèvre; les fistules qui s'observent après le retrait du tube, si ce retrait n'est pas prématuré, se ferment très rapidement.

C'est par ces conclusions que Chassaignac terminait sa communication à l'Académie. Elles furent attaquées avec autant de vivacité que l'auteur en mit à les défendre. Il n'y aurait pas grand intérêt à revenir sur cette discussion. Aujourd'hui la question est jugée, et il faut considérer le drainage de l'espace intercostal, tel que le décrit Chassaignac, comme une application malheureuse d'une méthode excellente, le drainage chirurgical des collections purulentes.

Du reste, il ne faut pas confondre avec le procédé de Chassaignac l'introduction de tubes dans la plèvre après l'opération de l'empyème, confusion qui n'est pas toujours évitée. Le drainage de la plèvre après la pleurotomie est un complément indispensable de cette opération et qui en assure le succès, tandis que l'anse de tube fenêtré, que Chassaignac place à demeure dans l'espace intercostal, constitue un procédé de traitement tout à fait défectueux et très inférieur à la pleurotomie.

Sans doute Chassaignac a pu citer un certain nombre d'empyèmes guéris par son procédé. Dans sa communication à l'Académie, il n'est même question que de succès. Quelques-unes de ses observations sont empruntées à des chirurgiens irlandais (1). Il n'est pas inutile de faire remarquer que ces chirurgiens n'ont pas toujours appliqué le drainage au traitement de l'empyème, exactement suivant le procédé de Chassaignac. Le tube à drainage est quelquefois introduit dans la plèvre à travers une large incision faite au bistouri. Dans un cas d'empyème, compliqué de fistule pleuro-cutanée ouverte dans la région du mamelon, Smith fit une incision à la région dorsale, à travers laquelle il conduisit un tube dans la plèvre et le fit ressortir par la fistule pleuro-cutanée. Les thèses de Habon

(1) G. Kidd. *Dublin Qualerly, Journal of medical science*. 1854.

(Paris 1867) et d'Antelme (Paris 1875) contiennent encore quelques observations d'empyèmes traités par le drainage, mais non toujours suivant le procédé de Chassaignac.

L'anse de tube fenêtré placée dans l'espace intercostal a donné quelques résultats favorables, comme en ont donné les ponctions, le siphon, les tubes et les canules à demeure. Mais les insuccès ne font pas défaut. Dans beaucoup de cas, il faut en venir à l'opération de l'empyème, ou bien, si l'anse reste en place, la suppuration dure longtemps, la cicatrisation de l'empyème reste imparfaite et la fistule pleuro-cutanée devient permanente.

On peut, en effet, adresser au procédé de Chassaignac, et avec plus de force encore, toutes les critiques qu'il y a lieu d'élever contre les procédés que nous avons précédemment décrits. — Le gros trocart courbe, nécessaire pour placer l'anse à drainage dans l'espace intercostal, est plus dangereux que le bistouri, et, quoi qu'en ait dit Chassaignac, il expose bien davantage à la blessure de l'artère intercostale. L'incision est toujours praticable, même dans les cas où la rétraction thoracique et l'effacement des espaces intercostaux sont très prononcés; on ne peut en dire autant de la double ponction avec un gros trocart, laquelle n'est évidemment pas possible si les côtes sont très rapprochées les unes des autres. Dans bon nombre de cas, il est plus périlleux de pénétrer dans la cavité de l'empyème avec le trocart courbe qu'avec le bistouri, par exemple lorsque des adhérences costo-diaphragmatiques soulèvent le diaphragme vers la cavité thoracique, ou bien encore lorsque le poumon retenu par des adhérences n'est pas très éloigné de la paroi costale. — L'anse de Chassaignac laisse nécessairement pénétrer l'air dans la plèvre; or cette pénétration, qui n'est pas dangereuse après l'ouverture large de l'espace intercostal, peut bien le devenir, si l'ouverture est étroite comme celle qui donne passage au tube à drainage. — Le tube est d'un calibre restreint et par conséquent n'offre qu'une voie insuffisante à l'écoulement du pus. C'est là l'objection capitale et sur laquelle avec beaucoup de raison les adversaires de Chassaignac ont particulièrement insisté. Vainement Chassaignac a prétendu que certaines injections dissolvent peu à peu les parties solides de l'exsudat pleurétique et en rendent ainsi l'évacuation facile par les trous du tube à drainage; les fausses membranes, les grumeaux purulents et les débris gangréneux ne sont pas mieux éliminés par l'anse fenêtrée qu'ils ne le sont par les tubes et les canules à demeure. Le patient est exposé aux accidents de la rétention purulente et très souvent le pus prend une odeur putride. — Il est fort difficile d'obtenir un lavage complet de la plèvre, et c'est encore là une des imperfections notoires du procédé de Chassaignac. Malgré les trous dont le tube est percé, le liquide qu'on y injecte par une extrémité n'entre pas tout entier dans la plèvre et s'écoule en majeure partie par l'autre extrémité.

Frappé de ces inconvénients, et en particulier de l'insuffisance de la voie offerte à l'écoulement du pus, Gosselin (1) a profondément modifié le procédé de Chassaignac. Il ouvre la plèvre au bistouri, en arrière, dans une étendue de 3 à 4 centimètres. Dans cette ouverture il introduit le trocart courbe et fait une seconde ouverture par ponction à quelque distance de la première. Le trocart sert à placer une anse de tube à drainage. Mais cette opération de Gosselin est plus qu'une modification du procédé de Chassaignac. C'est l'opération de l'empyème que pratique Gosselin, en diminuant, il est vrai, la longueur de l'incision. Cependant le but de l'ouverture au bistouri est bien d'obtenir l'évacuation facile des fausses membranes qui ne peuvent sortir par le tube à drainage. Dans ces conditions, il est au moins inutile de pratiquer une contre-ouverture avec le trocart courbe; un ou deux tubes ordinaires introduits dans la plèvre par l'ouverture postérieure, sont, au point de vue de l'écoulement du pus et du lavage de la cavité purulente, bien préférable à l'anse fenêtrée de Chassaignac.

Il y a d'autres modifications encore du procédé de Chassaignac. Ainsi, M. Dubreuil (2) a proposé le drainage vertical de la plèvre. D'autres chirurgiens ont placé le tube obliquement, en le faisant pénétrer en avant et sortir en arrière, de façon à comprendre dans l'anse fenêtrée deux, trois ou même quatre espaces intercostaux. Si ces opérations sont pratiquées par ponction avec le trocart courbe, elles ont les mêmes inconvénients que le procédé de Chassaignac; si une des deux ouvertures est faite au bistouri et assez large pour permettre l'évacuation complète de l'exsudat pleurétique, l'opération devient, comme celle de Gosselin, une véritable pleurotomie qu'il est inutile, et quelquefois même dangereux, de compliquer d'une contre-ouverture antérieure faite avec le trocart.

Quel peut être, en effet, le rôle d'une contre-ouverture? Supposez un empyème traversé par un tube à drainage qui pénètre en avant de la ligne axillaire, par le quatrième ou le cinquième espace, et sort en arrière dans le septième ou huitième espace. Dans toutes les attitudes que prendra le patient, il est bien certain que l'écoulement du pus aura lieu exclusi-

(1) *Bulletin de l'Académie de médecine*, 1872, p. 387.
(2) *Gazette hebdomadaire de Montpellier*, 1883.

vement par l'ouverture postérieure. La contre-ouverture antérieure peut-elle servir au moins à pratiquer les lavages de la plèvre ou à les rendre plus faciles et plus complets? En aucune façon. On peut même soutenir qu'elle rend plus incertain le contact des liquides antiseptiques avec toute l'étendue de la surface suppurante. Si le malade est assis pendant le lavage et que le liquide soit introduit par l'orifice antérieur, il s'écoulera promptement par l'orifice postérieur et ne fera guère que traverser les régions déclives de la plèvre. Si le malade est couché et le liquide toujours introduit par l'orifice antérieur, le même inconvénient subsiste encore et les régions antérieures et supérieures de la plèvre échappent à l'action de la solution antiseptique. Une seule ouverture bien placée, par exemple sur la ligne axillaire postérieure, permet, tout en assurant le libre écoulement du pus, de laver complètement la plèvre et de porter le liquide au contact de tous les points de la cavité suppurante. Il suffit de faire coucher le patient sur le côté sain, de telle façon que l'ouverture unique de la poche purulente occupe à peu près le point le plus élevé du thorax. La plupart de nos opérés ont pu, dès le troisième ou quatrième jour, conserver cette attitude assez longtemps pour permettre un lavage complet de la plèvre. Dans cette attitude, la poche purulente peut être à peu près complètement remplie de liquide antiseptique, et par conséquent l'action salutaire de ce liquide s'exerce, non seulement sur les régions déclives, mais aussi sur les régions antérieures et jusque dans le cul-de-sac supérieur de la cavité pleurale. Or ces lavages complets, portant sur toute l'étendue de la surface suppurante, sont assurément toujours préférables aux lavages incomplets, et ils sont vraiment indispensables dans les cas où l'inflammation de la plèvre revêt un caractère putride ou gangréneux. Si, après l'opération de la pleurotomie, la cicatrisation de l'empyème marche lentement ou s'arrête, il faut bien souvent en accuser l'insuffisance des lavages, qui n'atteignent pas toute la surface de la cavité suppurante.

La double ouverture de l'empyème n'est donc utile, ni au point de vue de l'écoulement des sécrétions pleurales, ni au point de vue des lavages. Si la cavité de l'empyème est unique, il y a tout avantage à ne pratiquer qu'une seule ouverture, à la condition de la bien placer et de lui donner une assez grande étendue. Les ouvertures multiples ne deviennent vraiment nécessaires que dans les cas d'empyème cloisonnés, et lorsqu'il n'est pas possible, par la rupture des cloisons, d'établir une large communication entre toutes les poches purulentes.

. . . .

Nous avons terminé l'exposé de tous ces procédés que nous pouvons bien qualifier de procédés incomplets, car ils remplissent d'une façon très insuffisante les indications du traitement rationnel de l'empyème. Nous avons fait la critique de chacun de ces procédés. Tous à des degrés divers présentent à peu près les mêmes imperfections. — Ils ne donnent point d'emblée une issue libre et facile aux parties solides comme aux parties liquides de l'exsudat pleurétique. Ils ne suppriment pas sûrement, dès les premiers jours, le foyer d'autoinfection que représente la collection purulente de la plèvre. — Ils n'impriment point aux parois de l'abcès pleural une modification suffisante, capable de supprimer à bref délai le processus de suppuration et de lui substituer un travail de réparation qui aboutisse rapidement à la cicatrisation de l'empyème. — Ils laissent persister trop longtemps la compression ou l'affaissement du poumon et par là méritent le grave reproche d'aider à la transformation d'un empyème aigu ou subaigu en un empyème chronique, dans lequel le défaut d'expansion du poumon devient une cause d'incurabilité. — Ils ne contribuent pas beaucoup à relever les forces du patient, témoins ces observations d'empyèmes traités par les ponctions successives, le tube ou la canule à demeure, et dans lesquelles nous voyons la plèvre sécréter, dans l'espace de quelques mois, jusqu'à vingt, trente et même quarante kilogrammes de pus !

Il n'est pas un de ces procédés qui ne compte quelques succès. C'est même là un des plus graves reproches qu'on puisse leur adresser. En faisant naître, dans l'esprit du médecin placé en face d'un empyème, l'espoir trompeur d'une guérison obtenue par une intervention très simple, ils l'engagent dans une voie mauvaise et lui font perdre un temps précieux. Or, dans le traitement de l'empyème, perdre du temps, c'est perdre des chances de guérison.

En parcourant la littérature de l'empyème, que de fois nous avons lu cette lamentable histoire de l'empyème insuffisamment traité ! Un homme a du pus dans la poitrine, le diagnostic est certain ; on a fait une ponction exploratrice. Il y a dans la science quelques observations d'empyèmes guéris par la méthode des ponctions successives ; le médecin se croit donc autorisé à tenter l'aventure de cette méthode. Et pendant plusieurs semaines le patient subit cinq ou six ponctions. L'épanchement se reproduit invariablement ; conclusion, la méthode est insuffisante. On cite quelques cas d'empyèmes guéris par le procédé du siphon. Et le siphon est installé dans l'espace intercostal. L'appareil fonctionne mal, les tubes se bouchent, l'air finit par pénétrer dans la plèvre. Du procédé du siphon au procédé du tube ou de la canule à demeure, la transition est facile ; on dilate le trajet fistuleux : on introduit un tube un peu plus gros, et par ce tube on entreprend d'évacuer et de laver la plèvre. Il est vrai que quelquefois l'état du patient s'améliore ; il prend meilleure mine, il engraisse ; la suppuration diminue et la paroi thoracique se rétracte. Mais que de fois le travail de réparation, à peine commencé, s'arrête ! Et la conséquence de cet arrêt, c'est la persistance d'une fistule pleuro-cutanée aboutissant à une cavité suppurante incomplètement cicatrisée. Ou bien, après l'insuccès bien constaté du siphon ou du tube à demeure, on pratique enfin l'opération de l'empyème. Mais déjà nous sommes loin du début ; cinq ou six mois, et quelquefois plus, sont écoulés depuis que le diagnostic de l'empyème est établi. Faut-il donc s'étonner beaucoup, si l'opération n'est pas couronnée de succès et si désormais on ne peut plus obtenir l'oblitération de la cavité suppurante? Voici trois observations que nous empruntons à la thèse de M. Rôme, et qui sont bien faites pour nous édifier sur la valeur des résultats qu'on peut attendre de la pleurotomie tardive succédant aux procédés des ponctions ou du siphon.

Observation 17. — (Obs. III de la thèse de M. Rôme. Paris 1882, résumée). Un homme de 51 ans est admis à l'hôpital le *3 octobre 1881*, six semaines après le début d'une pleurésie purulente aiguë du côté gauche. Du *15 octobre 1877 au 8 février 1878*, il subit 9 ponctions aspiratrices par lesquelles on retire une quantité totale de 9 litres et demi de pus. Des phlegmons se sont développés au niveau des piqûres. La dernière ponction donne un liquide purulent mélangé de gaz infects. Le *11 février* (4 mois après la constatation de la nature purulente de l'épanchement), on pratique l'opération de l'empyème par incision dans le neuvième espace. La plèvre est lavée avec une solution phéniquée. Mais le patient est déjà très affaibli, épuisé par plusieurs mois d'une abondante suppuration. En quelques jours, il est emporté par un érysipèle intercurrent développé au niveau de l'incision. Il succombe le *2 mars*. — A l'autopsie, on trouve une plèvre épaisse, lardacée, fibreuse. Le poumon, incomplétement affaissé, est retenu par une néo-membrane fixée à la sixième côte.

Observation 18. — (Obs. IV de la thèse de M. Rôme, résumée). — Un homme de 40 ans est admis à l'hôpital le *27 novembre 1877*, au septième jour d'une pleurésie qui, d'abord séro-fibrineuse, devint purulente. Jusqu'au *11 février 1878*, on pratique 15 ponctions aspiratrices qui donnent une quantité totale de 10.300 grammes de pus. A la sixième ponction, le *19 décembre*, le liquide est franchement purulent. A la quinzième, le *11 février 1878*, on retire une grande quantité de gaz putrides. Le *19 février* (2 mois après la constatation du pus), on pratique l'empyème de nécessité dans le septième espace. Il sort par la plaie un litre et demi de pus épais et très fétide. Lavages à l'eau phéniquée et avec une solution de permanganate de potasse. Pendant deux mois, l'amélioration paraît progresser d'une façon régulière. Cependant la suppuration dure longtemps. Deux ans après le début, la cicatrisation paraît achevée, lorsque, le *7 décembre 1879*, le patient est emporté brusquement par une attaque d'urémie éclamptique. — A l'autopsie, l'empyème était à peu près complétement cicatrisé. « Les deux reins étaient volumineux et présentaient la consistance et l'aspect cireux qui caractérisent la dégénérescence amyloïde. Le foie était aussi volumineux et amyloïde, mais à un moindre degré que les reins. »

Observation 19. — (Obs. V. de la thèse de M. Rôme, résumée). — Un homme de 33 ans est admis à l'hôpital le *25 octobre 1881*, le lendemain du début de sa pleurésie. Jusqu'*au 23 décembre*, il subit 13 ponctions aspiratrices qui donnent une quantité totale de 11.300 grammes de pus. Dès la deuxième ponction, le *13 novembre*, on retire 1.200 grammes de pus. Le *27 décembre*, une ponction faite avec un gros trocart donne un demi litre de pus. L'orifice de la ponction est élargi au bistouri et on y installe le tube pleural du siphon de M. Potain. Malgré les lavages, les symptômes de rétention purulente persistent, les sécrétions de la plèvre prennent une odeur gangréneuse, et l'état du patient s'aggrave jusqu'à la mort qui survient le *7 mars*. — A l'autopsie, on constate que la poche est très étendue, que les parois n'en sont pas encore notablement épaissies et que le poumon n'est pas complétement rétracté. Les reins sont pâles et atteints de dégénérescence amyloïde commençante.

Il n'est pas douteux que, chez ces trois pleurétiques, la terminaison fatale soit, sinon exclusivement, du moins en majeure partie, imputable à l'insuffisance du traitement. Ils eussent été probablement sauvés, si la pleurotomie avait été pratiquée dès la première ponction qui permit de reconnaître la nature purulente de l'épanchement. — Chez le premier malade, la pleurotomie intervient après neuf ponctions aspiratrices, alors que la plèvre suppure depuis plus de quatre mois. A ce moment, le patient est épuisé, en pleine cachexie suppurative, et, ce qui est beaucoup plus grave encore, l'empyème est devenu chronique. La plèvre épaisse, sclérosée, ne bourgeonne plus; elle est incapable de ce travail de réparation qui doit aboutir à la cicatrisation de l'empyème. Et cependant, au début, la situation était relativement favorable, car la compression du poumon n'était pas totale; une néomembrane le fixait à la sixième côte. Or cette fâcheuse transformation de la plèvre est évidemment due à l'insistance regrettable avec laquelle, pendant plus de quatre mois, cet empyème fut traité par la désastreuse méthode des ponctions répétées. — Le deuxième malade paraît être guéri de sa pleurésie purulente. Mais l'opération de l'empyème est tardivement pratiquée, après quinze ponctions. Le patient a longtemps suppuré, avant et après l'opération. L'empyème est cicatrisé, mais il a duré trop longtemps; il a laissé derrière lui une lésion viscérale, profonde, irréparable, une dégénérescence amyloïde très étendue des deux reins, et le patient meurt d'urémie convulsive. — Le troisième malade succombe à la persistance et à la gravité des phénomènes de résorption. Il est traité par la méthode des ponctions successives, puis par le procédé du siphon. La désinfection du foyer pleural reste insuffisante et le pus prend une odeur gangréneuse. Cependant la plèvre n'était pas encore épaissie, elle pouvait bourgeonner et se cicatriser, si, par une large incision permettant des lavages convenables, on eût prévenu la putréfaction de l'exsudat pleurétique.

Dans tous les cas de pleurotomie tardive, et ils sont nombreux, c'est en se fondant sur l'état général du patient que le médecin fait cette revue désastreuse de tous les procédés de traitement de l'empyème. La fièvre est modérée, les forces sont encore assez bien conservées, les procédés employés jusque-là ont évacué une notable quantité de liquide et diminué les troubles de la respiration et de la circulation ; rien ne presse, dit-on ; le malade peut encore attendre. Mais l'état général n'est pas le seul élément sur lequel soient fondées les indications du traitement. Avec plus de sollicitude encore il faut se préoccuper de l'état du poumon. Si, par une intervention insuffisante, vous prolongez la durée de l'empyème, vous compromettez au plus haut degré la dilatation du poumon et par conséquent l'oblitération elle-même de la poche purulente. Pendant que la face interne de la plèvre sécrète du pus, sur la face externe s'organisent des couches épaisses de tissu conjonctif sclérosé, et le poumon, bridé par ces néomembranes inextensibles, est désormais incapable de toute dilatation. C'est là le grand péril de l'expectation, et voilà pourquoi tous ces procédés imparfaits, qui ne sont le plus souvent que de l'expectation déguisée, doivent être, dans la très grande majorité des cas, résolument et dès les premiers jours, écartés du traitement d'une pleurésie purulente.

A cette longue série d'interventions successives, douloureuses pour le patient, fastidieuses pour le médecin, combien il est préférable de substituer une intervention unique, qui répond à toutes les indications du traitement de l'empyème, qui place d'emblée le poumon et la plèvre dans les conditions les plus favorables, et qui assure au patient, dès le premier jour, le bénéfice de toutes les ressources dont l'art dispose pour sa guérison. Cette intervention, c'est la pleurotomie dont il nous reste à faire l'histoire.

CHAPITRE III

LA PLEUROTOMIE APPLIQUÉE AU TRAITEMENT DE L'EMPYÈME.

On ne doit pas qualifier de pleurotomie toute incision faite à la plèvre pour évacuer un épanchement purulent. Ces incisions étroites, pratiquées avec le trocart et même avec le bistouri, à travers lesquelles on pousse à grand'peine un tube dans la poitrine, ne sont pas de véritables pleurotomies. Le but de la pleurotomie est de donner une issue prompte et facile à toutes les parties de l'exsudat pleurétique, en particulier aux parties solides, telles que les grumeaux purulents, les masses gangréneuses et les fausses membranes. L'incision qui remplit cette indication fondamentale du traitement de l'empyème mérite seule le nom de pleurotomie. La dimension ne saurait en être fixée d'une façon précise. Elle varie suivant l'abondance et le volume des parties solides de l'exsudat. On lui donne généralement de 3 à 5 ou 6 centimètres. Il n'y a pas de réels inconvénients à faire une incision un peu trop large, et il y en a de fort sérieux à faire une incision trop étroite. L'incision de la peau et des muscles est toujours plus longue que celle de la plèvre ; la différence est de 2 à 3 centimètres. De plus grandes incisions ne sont généralement pas nécessaires, à moins que la paroi thoracique ne soit le siége d'une infiltration œdémateuse ou purulente. Il faut alors débrider plus largement les parties molles. Du reste, la région sur laquelle porte l'opération n'est pas dangereuse et les incisions, même très étendues, pourraient être cicatrisées bien avant l'occlusion complète de la cavité de l'empyème.

Peu d'opérations ont soulevé autant de discussions que la pleurotomie. Elle est connue depuis Hippocrate, et, depuis quinze à vingt ans seulement, il est bien démontré qu'elle constitue le vrai, l'unique traitement de la pleurésie purulente. Dans cette longue histoire, il y a quatre périodes, et chacune de ces périodes est caractérisée par un nouveau progrès.

Hippocrate ouvrait largement la poitrine avec le cautère ou le bistouri, il évacuait progressivement le pus et pratiquait dans la plèvre des injections détersives de vin et d'huile. Après cette opération, le malade reste exposé aux périls de la septicémie. Le résultat est très incertain. Telle est la pleurotomie qu'on pourrait appeler hippocratique.

Vers le milieu de notre siècle, il fut reconnu que la cause des insuccès réside à peu près exclusivement dans le développement consécutif des accidents septicémiques. Pour prévenir et combattre ces accidents, aux injections détersives d'Hippocrate, on substitue des injections plus ou moins antiseptiques. Les résultats deviennent plus favorables et les accidents septicémiques moins communs. Cependant ces accidents n'ont pas tout à fait disparu, et, quand ils guérissent, les malades guérissent lentement. A cette pleurotomie complétée par des lavages antiseptiques de la cavité pleurale, on peut avec M. Hache (1) donner le nom de pleurotomie incomplétement antiseptique.

Quand parut la méthode antiseptique de Lister, l'application en fut bientôt faite au traitement de l'empyème. Désormais tous les temps de l'intervention chirurgicale sont soumis aux règles précises de l'antisepsie, et non pas seulement les lavages de la cavité purulente consécutifs à l'incision de l'espace intercostal. D'ailleurs ces lavages deviennent moins nécessaires ; ils doivent être rares ; on peut même quelquefois les supprimer. Ainsi modifiée, l'opération perd à peu près toute gravité, et l'on évite à coup sûr les accidents septicémiques, cause commune des insuccès. A cette pleurotomie doit être réservé le nom de pleurotomie antiseptique.

L'innocuité désormais bien éprouvée, que confère à l'opération de l'empyème l'application rigoureuse de la méthode antiseptique, fait disparaître toute hésitation au début du traitement de l'empyème. Les ponctions répétées, les canules et les tubes à demeure sont abandonnés ; d'emblée un certain nombre de médecins et de chirurgiens pratiquent l'incision large de l'espace intercostal. Bien plus, ils se préoccupent de reconnaître le plus promptement possible la nature purulente de l'épanchement et ils interviennent sans retard, dès que ce point du diagnostic est établi. La

(1) Hache. Revue de chirurgie, 1883, p. 33.

pleurotomie est non seulement antiseptique, elle est devenue précoce. Or des observations tous les jours plus nombreuses démontrent que la précocité de l'opération est un élément de succès, au même titre et peut-être plus encore que l'application de la méthode antiseptique. Non seulement les opérés guérissent plus souvent, mais ils guérissent encore beaucoup plus promptement. La pleurotomie antiseptique et précoce est aujourd'hui le meilleur moyen de guérir un épanchement purulent; il n'y a pas d'intervention qui remplisse plus complètement, plus sûrement ni plus promptement toutes les indications du traitement rationnel de l'empyème.

§ I. — PLEUROTOMIE HIPPOCRATIQUE.

Dans la discussion ouverte en 1872, à l'Académie de médecine, sur le traitement de la pleurésie purulente, Sédillot regrettait l'abandon trop complet de la tradition hippocratique. Il rappelait en ces termes les préceptes qu'avait formulés l'école grecque sur l'opération de l'empyème :

« Ne pas opérer avant le quinzième jour de la maladie.

« Ouvrir la poitrine en incisant les téguments et en ponctionnant ensuite les parois costales et la plèvre avec un bistouri dont la pointe seule était découverte et libre dans la longueur de l'ongle.

« Laisser écouler une partie du pus, sans vider complètement la poitrine, sous peine d'entraîner la mort.

« Fermer la plaie par un tampon.

« Renouveler les évacuations partielles du pus toutes les vingt-quatre heures pendant dix jours, dans les empyèmes au lieu d'élection, et pendant cinq jours seulement dans les empyèmes au lieu de nécessité.

« Vider la totalité de la poitrine le dixième jour, et y injecter à demeure un mélange d'huile et de vin pour prévenir la dessication du poumon et les accidents qui en seraient la suite.

« Renouveler la même injection matin et soir, jusqu'au moment où le pus devient clair et onctueux.

« Placer alors dans la plaie une canule d'étain, et en diminuer la longueur au fur et à mesure des progrès de la guérison, jusqu'au moment où on la retire pour laisser la cicatrisation s'achever. »

Sédillot ne manque pas de faire ressortir l'excellence des préceptes hippocratiques; et, en effet, en dehors des méthodes antiseptiques dont nous disposons aujourd'hui, il est difficile de mieux régler l'opération de l'empyème pour en obtenir les avantages et en éviter les dangers.

Hippocrate choisit le quinzième jour de la maladie comme le moment le plus favorable ; en d'autres termes, il paraît conseiller la pleurotomie précoce. Il avait observé que la guérison est d'autant plus sûre que l'épanchement est évacué à une époque plus voisine du début. Il savait aussi que la compression prolongée du poumon crée un obstacle à l'effacement de la cavité suppurante. — Pendant les dix premiers jours, s'il s'agit d'un empyème au lieu d'élection, et pendant les cinq premiers jours seulement dans le cas d'empyème de nécessité, il faut à tout prix éviter la pénétration de l'air dans la plèvre. C'est au moment où la cavité de l'empyème est détergée et devient granuleuse que l'air peut sans grand péril pénétrer dans cette cavité. Or cette période, durant laquelle le foyer se déterge et la paroi commence à bourgeonner, est un peu plus longue si l'empyème ne s'est pas ouvert spontanément, c'est-à-dire si la nature n'a pas déjà fait un effort dans la voie de la guérison. Pour éviter la pénétration de l'air pendant les premiers jours, la plèvre est plutôt ponctionnée que largement incisée ; l'écoulement du pus est intermittent, et, dans l'intervalle de deux évacuations, la plaie est fermée par l'application permanente d'un tampon. — Remarquons en outre que l'évacuation progressive de l'épanchement présente un autre avantage ; elle permet aux parois du foyer pleural de revenir progressivement sur elles-mêmes. Hippocrate connaissait les dangers de la décompression trop brusque et trop complète des organes intra-thoraciques. — C'est au moment où l'air peut être admis avec moins de danger dans la plèvre que l'évacuation de la poche purulente est complétée et qu'on commence à y pratiquer des injections. L'huile et le vin que conseille Hippocrate servent, moins à faire un véritable lavage, qu'à remplacer le pus évacué et à prévenir la dessication du poumon. Aussi l'injection est-elle laissée à demeure dans la cavité. Dès que les sécrétions pleurales perdent le caractère d'une véritable suppuration, les injections sont cessées et la cicatrisation de l'empyème s'achève spontanément.

Telle est l'opération qui fut appliquée au traitement de la pleurésie purulente jusqu'au milieu de notre siècle. Elle eut sans doute des fortunes diverses. Durant cette longue période, bien peu de chirurgiens ont, au même degré que Sédillot, compris le sens et la valeur des préceptes hippocratiques. Les discussions ont porté particulièrement sur la nécessité et la composition des injections pleurales. La liste est longue des liquides qui, depuis Hippocrate, furent injectés dans la plèvre. Galien employait l'eau miellée; Guillaume de Salicet, le vin; Guy de Chauliac, des décoctions de plantes aromatiques dans le vin; A. Paré, des infusions de ces mêmes plantes additionnées de teinture d'aloès; Willis, de la décoction de quinquina; Van Swieten, de l'eau avec du miel et du sel marin; Garengeot, de l'eau mêlée de miel et de vinaigre, etc. A la fin du dix-huitième siècle, la pratique même des injections est vivement contestée. Bell est d'avis qu'il vaut mieux ne rien injecter dans la plèvre. C'est aussi l'opinion de Chopart, de Desault, de Larrey, qui tous reprochent aux injections d'irriter violemment cette membrane, et de favoriser la production des accidents inflammatoires auxquels la plupart des opérés succombent peu de jours après l'opération. Bégin et Velpeau ont blâmé l'abus des injections; ils les recommandent cependant lorsque le pus devient fétide. Sédillot, dont la monographie, publiée en 1841, clot cette première période, est au contraire un partisan résolu des injections; il conseille même les injections caustiques, destinées, dans certains cas, à modifier profondément la vitalité des parois de la poche purulente.

On trouve sans doute dans les anciens, dans les écrits des chirurgiens du moyen âge et des modernes, quelques exemples de résultats heureux; telles sont les deux observations souvent citées d'Ambroise Paré (1) et de Covillard (2). Dans ces deux cas, il s'agit d'empyèmes consécutifs à des plaies de poitrine. L'épanchement était, dans un cas, mêlé de sang et de pus, et, dans l'autre, composé de pus fétide; il fut, dans les deux cas, évacué par une large incision; des injections détersives furent pratiquées dans la plèvre et la guérison fut obtenue après quelques mois de traitement. Mais les succès restèrent toujours à l'état d'exception. Ils devinrent même de plus en plus rares, ce qu'il faut attribuer, dans une certaine mesure, à l'oubli des préceptes hippocratiques, par exemple à l'abandon des injections pleurales après l'incision et l'évacuation de l'épanchement. Pourtant la cause principale de ces insuccès réside dans l'insuffisance réelle de la pleurotomie hippocratique. Parmi 50 malades sur lesquels il avait pratiqué ou vu pratiquer l'opération de l'empyème, Dupuytren avait observé 2 guérisons seulement. Velpeau, sur 12 cas d'empyème opérés, eut 12 morts. A. Cooper ne put jamais obtenir une seule guérison. Dans sa monographie de 1841, Sédillot réunit 50 observations d'empyème traités par la méthode hippocratique, parmi lesquels il y eut « 14 guérisons parfaites obtenues par incision au lieu

(1) Œuvres complètes, t. II, p. 97.
(2) Observations iatro-chirurgicales, p. 167.

d'élection, 5 avec conservation d'une fistule, 4 au lieu de nécessité. » Parmi ces 50 cas, tous les cas d'empyème traumatique ont été suivis de guérison. Ces résultats sont assurément bien plus favorables. Mais la statistique de Sédillot, comme beaucoup d'autres de ce genre, n'est pas à l'abri de toute critique. Sédillot a réuni des observations disséminées dans les auteurs et dans les recueils périodiques. Or il est certain qu'on publie plus volontiers les cas heureux que les cas malheureux. Les statistiques de Dupuytren et de Velpeau sont plus près de la vérité, car elles sont formées d'une série complète appartenant au même chirurgien et comprenant tous les cas, heureux ou malheureux.

L'opération d'Hippocrate avait sans doute quelques chances de succès dans les empyèmes simples, dont le pus n'est pas fétide et ne contient aucune partie solide. Mais l'ouverture étroite de la plèvre et l'évacuation incomplète de l'épanchement pendant les dix premiers jours conviennent mal aux empyèmes putrides ou gangréneux et à ceux dont l'exsudat renferme des parties solides. D'ailleurs toutes les précautions que recommandait Hippocrate sont loin de prévenir à coup sûr les complications inflammatoires et septicémiques. L'air peut bien pénétrer avant le dixième jour, malgré l'ouverture étroite de la plèvre et l'application du tampon, et, quand il est librement admis dans la plèvre, il s'en faut que cette membrane et les sécrétions purulentes soient toujours préparées à en subir impunément le contact. L'opération hippocratique ne diffère pas beaucoup de l'ouverture spontanée par l'espace intercostal, du moins lorsque cette ouverture s'établit à une période voisine du début de l'empyème. Aussi bon nombre de chirurgiens du commencement de ce siècle, parmi lesquels Dupuytren, frappés des résultats déplorables que donnait entre leurs mains la méthode hippocratique, n'osaient plus toucher aux empyèmes et préféraient attendre l'évacuation spontanée du pus, soit par les bronches, soit par l'espace intercostal. Ce profond discrédit dans lequel était tombée l'opération de l'empyème explique la faveur avec laquelle furent accueillis les procédés que nous avons précisément décrits, les ponctions aspiratrices, les canules et les tubes à demeure, le siphon et le drainage.

Une fois l'empyème ouvert par l'incision hippocratique, la porte est ouverte aux plus graves complications. Sans doute, l'effet immédiat de l'opération est favorable; le malade est grandement soulagé, il est délivré de l'insomnie et de l'angoisse respiratoire. Mais, vers le troisième ou quatrième jour, la fièvre s'allume ou prend une plus grande intensité; le patient est pris de frissons, il maigrit et perd ses forces en peu de jours. La face est pâle, d'une teinte terreuse, souvent baignée de sueurs. La plaie devient grisâtre; elle a mauvais aspect et les sécrétions pleurales, plus fluides, moins franchement purulentes, prennent une odeur fétide. Quelquefois il survient des complications locales, telles que l'érysipèle, le décollement des bords de la plaie et l'infiltration purulente de la paroi thoracique. Les troubles digestifs s'aggravent encore; l'anorexie est complète; le malade est pris de vomissements et très souvent d'une diarrhée fétide. Ce sont là les symptômes d'une véritable intoxication. Le point de départ en est dans le foyer purulent de la plèvre; il s'agit vraiment d'une septicémie pleurale. La pyohémie est exceptionnelle. On n'en trouve que quelques très rares observations. M. Ogle (1) en a récemment publié un exemple: à l'autopsie d'un malade mort d'empyème, il a trouvé dans les viscères des abcès métastatiques. Mais on peut se demander si, dans ces très rares empyèmes compliqués de pyohémie, le point de départ de l'infection purulente ne réside pas dans la plaie opératoire, plutôt que dans la poche purulente elle-même. Les suppurations de la plèvre engendrent bien plus communément des accidents septicémiques que des accidents pyohémiques.

La marche de cette septicémie pleurale est plus ou moins rapide; il y a des cas suraigus, des cas aigus, des cas subaigus ou même chroniques; mais, plus ou moins prompte, la terminaison est toujours la même; c'est la mort. Ainsi succombent le plus grand nombre des pleurétiques opérés par la méthode hippocratique; ils sont tués par des accidents septicémiques.

Dans l'histoire des complications de l'empyème opéré, c'est une condition évidemment favorable que cette sorte de prééminence de la septicémie sur la pyohémie. Nous ne pouvons rien contre la pyohémie, et, dès que les grands frissons ont paru, le patient est voué à une mort certaine. La septicémie n'est point au même degré fatale. Alors même que le patient présente déjà les signes d'une intoxication septicémique profonde, la désinfection prompte et complète de la cavité pleurale dissipe les symptômes de l'empoisonnement et peut être le signal d'une véritable résurrection. Il manquait à l'opération d'Hippocrate d'être complétée par cette désinfection consécutive du foyer pleural. Les injections d'huile et de vin, celles de miel et celles encore d'infusions de plantes aromatiques étaient assurément des moyens fort incertains pour prévenir et combattre les phénomènes de résorption consécutifs à l'ouverture large de la cavité purulente.

(1) The Practitionner 1874.

L'application de la méthode antiseptique au traitement de l'empyème nous éclaire aujourd'hui sur les dangers de la pénétration de l'air dans la plèvre et sur la pathogénie de la septicémie pleurale. Cette question, si longtemps débattue, est maintenant définitivement résolue. L'air est dangereux par les germes qu'il tient en suspension. Ces germes trouvent dans le milieu pleural des matières toutes prêtes pour la décomposition putride, et la plèvre, même enflammée, n'a pas perdu la propriété d'absorber les produits de cette décomposition putride. De là l'empoisonnement du sang, la septicémie pleurale. L'air cesse d'être dangereux s'il est dépouillé des germes pathogènes dont il est le véhicule habituel. Rappelons ici l'observation de Lister que nous avons déjà citée : tandis que la pénétration de l'air dans la poitrine par une plaie de la paroi thoracique est à bref délai suivie d'une inflammation suppurative de la plèvre, la pleurésie peut faire défaut, ou rester longtemps séro-fibrineuse, si l'air pénètre dans la plèvre par une fistule pleuro-bronchique. Dans le premier cas, l'air est impur et chargé de tous les germes qui engendrent les complications des plaies; dans le second cas, l'air a filtré à travers les fines ramifications bronchiques et, grâce à cette filtration, il a perdu ses propriétés nocives.

La pénétration dans un foyer de suppuration de tous ces germes dont la végétation rapide engendre les complications des plaies, telle est la cause réelle des graves accidents qui suivent à bref délai l'incision de l'empyème. Et il est facile de concevoir que certaines conditions soient plus favorables au développement de ces accidents. La stagnation de l'air est particulièrement dangereuse, car elle permet aux germes pathogènes de se déposer sur les parois de l'abcès pleural et de se mêler aux produits de sécrétion. Depuis longtemps on avait observé qu'une ouverture étroite et sinueuse expose bien plus qu'une large incision aux complications septicémiques. Le renouvellement rapide de l'air dans la plèvre est assurément moins dangereux que la stagnation. Aussi Roser (1) avait-il proposé de traiter l'empyème par des injections répétées d'air dans la cavité suppurante; et, dans le mémoire où il expose sa méthode, il cite 30 cas d'empyème traités et guéris par cette active ventilation de la cavité pleurale. On sait encore que dans les vieux empyèmes la pénétration et même la stagnation de l'air n'exposent pas beaucoup aux complications septicémiques, du moins ces complications n'ont, en pareil cas, ni la même marche rapide ni la même gravité que dans les empyèmes aigus ou su-

(1) Archiv. der Heilkunde 1864.

baigus. L'empyème chronique est entouré d'une membrane kystique épaisse, et cette inflammation scléreuse du tissu conjonctif sous pleural a plus ou moins complètement fermé les voies de l'absorption.

La pleurotomie hippocratique ne remplit que d'une façon insuffisante les indications fondamentales du traitement de l'empyème. Elle n'opère pas promptement l'évacuation de toutes les parties, liquides et solides, de l'exsudat pleurétique. Elle ne supprime pas le foyer infectieux de la plèvre. Elle expose au contraire à la décomposition putride de l'épanchement purulent et, dans les empyèmes aigus, aux formes les plus graves de la septicémie.

§ II. — PLEUROTOMIE INCOMPLÈTEMENT ANTISEPTIQUE.

Dans cette opération est comblée la plus grave des lacunes de la pleurotomie hippocratique. Des injections de liquides antiseptiques sont pratiquées dans la plèvre dès que l'empyème est ouvert; elles sont répétées tous les jours, et même plusieurs fois par jour, de façon à prévenir ou à combattre les accidents septicémiques. L'opération est peu de chose, c'est dans les soins consécutifs que résident les chances de succès. La septicémie est de beaucoup la cause la plus commune de la mort après l'incision large de l'espace intercostal. Il faut donc, dès le début, lutter avec vigilance contre l'altération des produits de la sécrétion pleurale. Voilà par quel côté la pleurotomie incomplètement antiseptique diffère de la pleurotomie hippocratique. De la pleurotomie antiseptique vraie, elle diffère par une application beaucoup moins rigoureuse des règles générales de la méthode de Lister. L'incision de la plèvre est faite à l'air libre; on laisse pénétrer dans la cavité purulente l'air et les germes qu'il tient en suspension; le drainage est souvent incomplet; les pansements consécutifs sont des pansements simples, nullement disposés pour empêcher entre deux lavages la pénétration dans l'abcès pleural des germes infectieux. Toute l'antisepsie se résume dans les lavages de la poche purulente, et il n'est pas inutile d'ajouter que, pendant quelques années au moins, les liquides employés n'opéraient que d'une façon fort incomplète l'antisepsie de la plèvre.

On pourrait trouver dans la littérature ancienne des exemples d'empyèmes traités par la pleurotomie incomplètement antiseptique. Les injections d'infusions de plantes aromatiques, de vin et même d'eau salée que pratiquaient les chirurgiens du Moyen Age, après l'opération de l'empyème, réussissaient quelquefois à combattre la septicémie pleurale. Cependant l'idée de lutter systématiquement par des injections répétées contre les conséquences fâcheuses de la pénétration de l'air dans la plèvre date véritablement des travaux de Velpeau, de Martin et de Boinet sur l'emploi des injections iodées dans le traitement des collections purulentes. Nous avons vu que les injections d'iode furent d'abord associées, soit au procédé des ponctions successives, soit au procédé du tube et de la canule métallique à demeure. Bientôt l'application en fut faite à l'opération de l'empyème elle-même. Sans doute, à l'iode on substitua dès le début d'autres substances plus ou moins antiseptiques, telles que l'alcool et l'eau chlorurée; mais le principe même du traitement était désormais bien établi: quelle que soit la solution antiseptique employée, il faut, dès que l'empyème est ouvert, multiplier les lavages de la plèvre.

Depuis 1850, les observations de malades ainsi traités deviennent de plus en plus nombreuses dans la littérature de l'empyème. Les succès se multiplient et l'incision cesse d'inspirer la même répulsion qu'au temps de Dupuytren. Deux médecins français, Béhier et M. Moutard-Martin, ont pris une part active à cette réhabilitation de l'opération de l'empyème. Dans la discussion de 1872, à l'Académie de médecine, Béhier montra l'incontestable supériorité, sur tous les autres procédés, de l'incision large de l'espace intercostal complétée par les lavages répétés de la plèvre. Aux critiques passionnées de Chassaignac et de J. Guérin qui rappelaient les désastreuses statistiques de Dupuytren, de Velpeau et d'A. Cooper, il répondait avec raison que l'incision suivie de lavages répétés constitue une intervention fort différente de la pleurotomie hippocratique. La monographie de M. Moutard-Martin sur la pleurésie purulente et son traitement parut la même année, en 1872. C'est une étude clinique basée sur 17 observations d'empyème traité par l'incision suivie de lavages répétés de la plèvre. Cette publication de M. Moutard-Martin a exercé une influence décisive, du moins en France, sur le traitement de l'empyème. Mieux encore que les discussions académiques, elle a mis en lumière le grand progrès réalisé par l'association des lavages multipliés de la cavité suppurante à l'incision large de l'espace intercostal et de la plèvre. Beaucoup de thèses inaugurales procèdent de la monographie de M. Moutard-Martin. Une des plus remarquables est celle de M. Peyrot (Paris 1876). C'est à ces deux publications que nous empruntons les éléments d'une description de la pleurotomie incomplètement antiseptique.

Procédé opératoire. — L'abcès pleural doit être vidé en un seul temps, et non pas progressivement en cinq ou dix jours, comme le recommandait Hippocrate. Sans doute, la décompression brusque des organes intra-thoraciques n'est pas sans danger. Mais les accidents graves qu'elle peut entraîner, la syncope et l'œdème aigu du poumon, quelquefois observés à la suite de la thoracentèse par aspiration, ne l'ont jamais été après l'opération de l'empyème. M. Peyrot n'en a trouvé aucun exemple et nous n'avons pas eu plus de succès dans nos recherches à travers la littérature de la pleurésie purulente.

Avant d'inciser l'espace intercostal, il est de rigueur d'y faire toujours une dernière ponction exploratrice. C'est le meilleur moyen d'éviter les incisions sèches et de pénétrer à coup sûr dans l'abcès pleural. De plus, dans les cas difficiles, la canule laissée à demeure peut servir à guider le bistouri à travers les parties molles et jusqu'à la plèvre.

L'incision doit être large, car elle doit aisément et dès le premier jour livrer passage même aux parties solides de l'exsudat pleurétique. Elle est faite dans une région déclive de la poche purulente, généralement dans le huitième espace, un peu en arrière de la ligne axillaire postérieure, de façon à faciliter l'écoulement des sécrétions pleurales. En donnant à la plaie de la peau et des parties sous-jacentes un peu plus d'étendue qu'à celle de la plèvre, on évite les infiltrations gazeuses ou purulentes de la paroi thoracique.

L'incision est pratiquée couche par couche. Pour ouvrir la plèvre, le bistouri doit raser le bord supérieur de la côte inférieure; c'est le meilleur moyen d'éviter la blessure, d'ailleurs extrêmement rare, de l'artère intercostale. Nous reviendrons sur ces détails du manuel opératoire en étudiant la pleurotomie antiseptique. — Dès que l'abcès pleural est ouvert, le pus jaillit; chassé par les quintes de toux, il peut être projeté à une notable distance. Un grand lavage à l'eau tiède alcoolisée achève l'évacuation de la plèvre et en expulse les grumeaux purulents, les fausses-membranes et toutes les parties solides de l'exsudat.

Pour empêcher la cicatrisation trop rapide des lèvres de la plaie et maintenir béante l'ouverture faite à la plèvre, M. Moutard-Martin y introduisait autrefois une plaque de caoutchouc, fixée par un bord sur la paroi thoracique à l'aide d'une couche de collodion. Depuis, il emploie des tubes de caoutchouc. M. Peyrot, M. Reynaud, M. Dujardin-Beaumetz donnent également la préférence aux tubes. Deux ou trois tubes, longs de 15 à 20 centimètres et d'un calibre intérieur de 8 millimètres environ, sont adossés les uns aux autres à l'aide d'un fil solide, de façon à figurer une sorte de flûte de Pan, s'ils sont d'inégale longueur. Des tubes ordinaires sont préférables aux drains fenêtrés. Il suffit que l'extrémité destinée à pénétrer dans la cavité soit coupée obliquement et non perpendiculairement à l'axe, ou bien qu'elle porte un ou deux orifices latéraux. Ainsi préparés, les tubes sont poussés dans la plèvre; ils doivent y pénétrer jusqu'à la région la plus déclive. Pour les fixer solidement et empêcher qu'ils ne tombent dans la cavité thoracique, il reste à nouer autour de la poitrine les deux bouts du fil qui les maintient réunis. Ce fil peut encore être attaché à une bande de diachylon collée sur la poitrine ou bien fixé avec quelques couches de collodion. Les tubes dépassent de quelques centimètres la plaie cutanée. Cette extrémité externe est protégée par les pièces du pansement.

A l'époque où M. Moutard-Martin tentait la réhabilitation de la pleurotomie, il n'était pas encore question, du moins en France, de pansements antiseptiques. « Un linge troué légèrement enduit de cérat, un gâteau de charpie trempée dans l'eau alcoolisée, de la charpie sèche en quantité, deux compresses et un bandage de corps (1) », telles étaient les diverses parties du pansement appliqué sur la plaie de l'espace intercostal.

Traitement consécutif. — Pendant et après l'opération, l'air pénètre dans la plèvre. L'altération du pus est donc probable et l'opéré désormais est exposé aux périls de la septicémie pleurale. Ce sont ces périls qu'il faut maintenant écarter à l'aide des injections antiseptiques pratiquées dans le foyer purulent de la plèvre. M. Moutard-Martin a particulièrement insisté sur la haute valeur de cette partie du traitement consécutive à l'ouverture large de l'empyème. « Il arrive toujours un moment où il faut faire des injections désinfectantes et détersives. Il vaut mieux prendre l'avance, et, par des lavages répétés avec de l'eau alcoolisée et phéniquée ou de la teinture d'iode iodurée étendue d'eau, prévenir cette putridité qui n'est pas sans inconvénient grave pour le malade. » Il ne faut donc pas attendre l'apparition des accidents septicémiques pour les combattre; il faut au contraire, en commençant dès le premier jour les lavages de la plèvre, chercher à en prévenir le développement.

Deux lavages par jour sont souvent nécessaires, l'un le matin, l'autre le soir. Souvent aussi ils sont insuffisants. Si la fièvre reparaît ou augmente, si l'état général du patient s'aggrave ou même ne s'améliore pas promptement, si les sécrétions pleurales prennent une odeur fétide, et, à plus

(1) Dupuy, Thèse de Paris 1876. Soins à donner aux opérés d'empyème.

orte raison, si toutes ces conditions fâcheuses se trouvent réunies, la règle est de multiplier les lavages et d'en faire trois, quatre et même davantage en vingt-quatre heures. De plus, ces nombreux lavages doivent être convenablement espacés, de façon à éviter tout à fait la stagnation du pus dans la plèvre. Ainsi, dans les cas où la fièvre résiste et où les accidents septicémiques présentent une certaine gravité, il ne faut pas que le patient passe la nuit sans que sa plèvre ait été lavée une ou deux fois. Dans beaucoup d'observations, celles par exemple de M. Moutard-Martin et celles de M. Peyrot, l'efficacité de ces lavages multipliés est bien prouvée par l'abaissement de la température et la disparition des troubles digestifs, tels que l'anorexie, les vomissements et la diarrhée, symptômes qui relèvent plus directement de l'intoxication septicémique. — La marche de la température est le meilleur guide à suivre pour régler le lavage de la cavité suppurante.

Les injections sont continuées jusqu'à la fin du traitement, c'est à dire jusqu'à l'oblitération complète de l'empyème et même du trajet fistuleux. Par ces lavages prolongés, on aurait plus de chances d'éviter les accidents de rétention purulente et même, d'après M. Peyrot, la persistance d'une fistule pleuro-cutanée. Il est assez commun, en effet, lorsque les tubes sont retirés trop tôt, de voir la fièvre s'allumer de nouveau, puis, au bout de quelques jours, un flot de pus sortir par la fistule, ou même en rompre la cicatrice.

Une des règles les plus précises du traitement consécutif est donc de laisser un tube dans la plaie jusqu'à ce que la suppuration soit complètement tarie. Si deux ou trois tubes ont été introduits dans la plèvre après l'opération, on en supprime un ou deux, dès que la cavité suppurante est débarrassée des parties solides de l'exsudat pleurétique. Plus tard ce tube unique est progressivement raccourci. Les quintes de toux chassent hors de la plaie une certaine longueur du tube ; c'est à peu près de cette longueur qu'il faut à chaque fois le raccourcir. Enfin, lorsque la suppuration est très réduite, au tube de fort calibre on substitue des tubes de plus en plus petits et qui sont cependant suffisants pour assurer l'écoulement des liquides. Le trajet fistuleux doit se fermer de la profondeur à la surface ; c'est le moyen d'éviter les accidents de la rétention purulente.

Il y a plusieurs procédés pour pratiquer les injections pleurales. M. Moutard-Martin et M. Reynaud conseillent le siphon de M. Potain, dont l'une des trois branches est adaptée à l'un des tubes qui plongent dans la plèvre. Plus simplement, l'un de ces tubes pleuraux est mis en communication à l'aide d'un long tube de caoutchouc avec un récipient plein du liquide à injecter et placé à une certaine hauteur au-dessus de la poitrine du malade. Les autres tubes pleuraux servent de voie d'écoulement au liquide sortant de la plèvre. Au lieu d'aboutir à un récipient fixe, le long tube de caoutchouc peut être muni d'un entonnoir de verre qu'on remplit de la solution antiseptique. L'entonnoir étant élevé, la solution pénètre dans la poitrine; l'entonnoir étant abaissé, la solution s'échappe hors de la poitrine, entraînée par le mécanisme du siphon. Si le tube pleural plonge assez profondément, ce procédé permet d'évacuer assez facilement le pus et les débris de fausses membranes accumulés dans les régions les plus déclives de la plèvre. On peut choisir entre ces procédés, mais il ne faut jamais employer ni les irrigateurs ni les seringues. Pour faciliter le contact du liquide injecté avec la plus grande surface possible de la poche purulente, le patient est incliné ou même couché sur le côté sain. Le liquide doit être, dans tous les cas, injecté progressivement, lentement et sous une très faible pression. C'est le meilleur moyen d'éviter les accidents nerveux, les syncopes, les convulsions et l'hémiplégie, quelquefois observés pendant l'irrigation de la plèvre.

Comme liquide de lavage, M. Moutard-Martin s'est servi dans ses premières observations d'eau tiède, d'eau tiède alcoolisée, d'eau additionnée d'un mélange de teinture d'iode et d'iodure de potassium, d'eau chlorée. Dans les observations plus récentes, beaucoup d'autres solutions antiseptiques sont employées, parmi lesquelles les solutions d'acide phénique, d'acide salicylique et d'acide borique. Grâce à la multiplicité des lavages, des solutions faiblement antiseptiques ont souvent suffi pour prévenir ou combattre la septicémie pleurale. Le liquide injecté entraîne mécaniquement le pus et les parties solides de l'exsudat pleurétique; il exerce aussi une action antiseptique et irritante sur les feuillets de la plèvre. En règle générale, chaque lavage doit être continué jusqu'à ce que le liquide ressorte de la cavité purulente aussi clair qu'il y est entré.

Comme tous les procédés qui permettent une évacuation suffisante de l'épanchement purulent, l'opération de l'empyème est immédiatement suivie, dans la majorité des cas, d'une grande amélioration de l'état local et de l'état général. Les troubles de la respiration et de la circulation diminuent ou disparaissent, la fièvre tombe et assez souvent le lendemain de l'opération la température est normale. Cette amélioration peut quelquefois durer et progresser jusqu'à parfaite guérison. Mais il est plus commun de voir, au bout de trois ou quatre jours, la fièvre s'élever de nouveau, les troubles digestifs reparaître, la suppuration augmenter ou même prendre une odeur un peu fétide. Ces accidents annoncent l'imminence de la septicémie pleurale. C'est à ce moment qu'éclate la supériorité de la pleurotomie avec lavages répétés sur la pleurotomie hippocratique et sur tous les autres procédés que nous avons précédemment décrits. Tandis que chez presque tous les malades traités par ces procédés, la septicémie pleurale prend en peu de jours une allure plus alarmante et tôt ou tard finit par aboutir à une terminaison fatale, les lavages antiseptiques, répétés aussi souvent que l'exigent le degré de la fièvre et le caractère des sécrétions pleurales, dissipent fort souvent ces premières menaces d'intoxication septicémique, et assurent la marche régulièrement progressive du travail de réparation. Sans doute il n'est pas rare, dans le cours d'un traitement qui peut atteindre plusieurs mois, de voir reparaître les premiers symptômes de la septicémie pleurale; mais les lavages répétés, complets, méthodiques, finissent presque toujours par en triompher d'une façon définitive. C'est une lutte à poursuivre pendant des semaines et des mois et dans laquelle le médecin, s'il veut réussir, doit faire preuve de patience et de persévérance.

En effet, même dans les cas les plus favorables, il faut s'attendre à voir le traitement durer longtemps. Il est rare que la cicatrisation soit obtenue en moins de deux ou trois mois. Pendant les premiers jours, la cavité diminue promptement. De deux ou trois litres, la capacité peut en descendre à moins d'un demi-litre. Cette diminution rapide et considérable est due à peu près exclusivement au retour à leur position normale de la paroi thoracique, du médiastin et du diaphragme, plus ou moins refoulés par la tension positive de l'épanchement pleural. L'oblitération définitive nécessite la dilatation du poumon comprimé, et cette dilatation s'opère plus lentement. Elle est d'autant plus lente que la compression du poumon a duré plus longtemps. La guérison complète est rarement obtenue sans un affaissement prononcé de la paroi thoracique, souvent accompagné d'une déviation scoliotique de la colonne vertébrale. Il est vrai que ces déformations ne sont pas toujours définitives; elles peuvent ensuite, dans l'espace de quelques mois, diminuer et même complètement disparaître, particulièrement chez les jeunes sujets. Dans d'autres cas moins favorables, vers le quatrième ou cinquième mois, le travail de réparation s'arrête, la dilatation du poumon reste insuffisante, la fistule persiste et aboutit à une cavité réduite mais incomplètement cicatrisée; l'empyème est devenu chronique et ne peut être guéri par la seule pleurotomie. Parfois la réparation s'arrête à une période plus avancée; l'empyème est cicatrisé, mais la fistule ne se ferme pas et reste à l'état d'infirmité permanente. Enfin un traitement consécutif même très régulier ne prévient pas toujours la terminaison fatale. La mort peut être causée, malgré le lavage antiseptique, par la septicémie pleurale. Aux premiers symptômes de la résorption putride succèdent des symptômes plus alarmants, l'anorexie absolue, la diarrhée fétide, la fièvre intense, les frissons, la prostration des forces, les sueurs profuses, le délire. Il est plus fréquent de voir les opérés succomber à la marche progressive de lésions pulmonaires, par exemple de lésions tuberculeuses, qui ont précédé la pleurésie purulente. Quelquefois encore, dans les cas d'empyèmes non compliqués de ces lésions primitives, la mort est due à des lésions viscérales, telles que les dégénérescences amyloïde et graisseuse des reins et du foie, lésions communes des suppurations prolongées et souvent constatées à l'autopsie des empyèmes trop longtemps abandonnés à l'évolution spontanée.

Les médecins les plus convaincus de l'efficacité et de la supériorité de cette opération, la pleurotomie incomplètement antiseptique, n'en ont cependant posé les indications qu'avec une certaine réserve. Ainsi M. Moutard-Martin ne conseille pas de l'appliquer d'emblée au traitement de toute pleurésie purulente. « Il faut que les moyens plus doux, thoracentèses, canules à demeure, siphon, drainage, aient échoué, que l'état des malades aille en s'aggravant et les menace d'une mort assez prochaine pour se décider à pratiquer la large ouverture de la poitrine. » C'est là une concession fort regrettable faite aux partisans de tous ces procédés insuffisants et dangereux par leur insuffisance même, concession peu logique, car, plus qu'aucun de ses contemporains, M. Moutard-Martin a contribué, par sa pratique et par ses publications, à démontrer l'inocuité de la pleurotomie suivie de lavages antiseptiques. Quelques années plus tard, l'application de la méthode de Lister au traitement de l'empyème devait mettre en pleine lumière les avantages considérables de la pleurotomie précoce.

Valeur de l'opération — Statistiques. — Il nous reste à apprécier la valeur de la pleurotomie incomplètement antiseptique. Cette opération a certainement réalisé un grand progrès dans le traitement de la pleurésie purulente. Elle remplit toutes les indications du traitement rationnel de l'empyème. Elle évacue promptement tout l'épanchement purulent et fait ainsi cesser la compression du cœur et du poumon. Elle réussit souvent à supprimer dès les premiers jours le caractère infectieux du foyer pleural. L'incision large permet l'issue facile des masses purulentes, des fausses membranes et des débris gangréneux de la plèvre ou du poumon. Les lavages fréquemment répétés préviennent l'altération des sécrétions pleurales, et, au processus de suppuration, tendent à substituer un processus de réparation. Enfin l'évacuation totale et permanente de l'abcès pleural favorise l'expansion du poumon comprimé. Cependant, en étudiant la pleurotomie antiseptique et précoce, nous verrons que cette opération remplit plus complètement encore ces indications fondamentales et que, de plus, elle a le précieux avantage d'imprimer une marche beaucoup plus rapide aux phénomènes de réparation.

Depuis quinze ou vingt ans, les recueils périodiques renferment un grand nombre d'observations d'empyèmes traités par la pleurotomie incomplètement antiseptique. Il ne faut pas songer à réunir toutes ces observations pour en former une statistique de quelque valeur et propre à nous éclairer sur les mérites de cette opération. Ces observations isolées sont presque toujours des cas de guérison. On a beaucoup moins de tendance à publier les insuccès. Nous ne pouvons utiliser que des séries de cas comprenant indistinctement les succès et les insuccès, appartenant à un même observateur et embrassant un certain nombre d'années. Or les statistiques de ce genre sont encore peu nombreuses.

De 1882 à 1887, nous avons traité 10 pleurésies purulentes par la pleurotomie incomplètement antiseptique. Parmi ces 10 cas, nous avons 6 guérisons et 4 morts. La mortalité serait donc de 40 p. 100. — Les 6 guérisons comprennent : un empyème consécutif à la pneumonie lobaire, deux empyèmes succédant à la pleurésie séro-fibrineuse, un empyème compliquant la gangrène superficielle du poumon, un empyème développé au cours d'une bronchite fétide, une pleurésie aiguë d'emblée purulente. Parmi ces 6 malades guéris, 5 ont obtenu une cicatrisation complète de l'empyème et du trajet fistuleux ; un seul garde depuis quatre ans une fistule profonde de 10 à 12 centimètres qui reste à l'état de simple trajet, suppure à peine et n'apporte aucun trouble à la santé générale. — Les 4 cas terminés par la mort comprennent : un empyème simple opéré à une période avancée de la cachexie suppurative (grands œdèmes, dégénérescence amyloïde des reins), trois empyèmes tuberculeux, dont un compliqué de symphyse du péricarde. — Les 4 insuccès sont donc imputables à des causes étrangères à l'opération elle-même ; ils sont dus à des lésions viscérales, irrémédiables et antérieures à l'intervention chirurgicale. La mort ne fut, dans aucun cas, causée par la septicémie pleurale. — Parmi les 6 malades guéris, 3 étaient dans un état fort grave au moment de l'opération : l'un, atteint d'un empyème consécutif à la pleurésie séro-fibrineuse, avait un pouls extrêmement fréquent, de l'œdème des membres inférieurs, une véritable orthopnée et semblait être sur le point de succomber; les deux autres, atteints d'empyèmes gangréneux et putride, présentaient au plus haut degré les symptômes d'une intoxication septicémique.

La monographie de M. Moutard-Martin, publiée en 1872, réunissait déjà 17 cas d'empyème traités par la pleurotomie incomplètement antiseptique. Il y a sur ces 17 cas, 12 guérisons et 5 morts. La mortalité est donc de 29,4 p. 100. Mais parmi les 12 malades guéris, 5 ont conservé une fistule de l'espace intercostal. Dans 4 cas, la fistule est simple et très probablement n'aboutit pas à une poche purulente; mais, dans un cas au moins, la fistule, qui verse chaque jour une notable quantité de pus, aboutit bien réellement à une cavité suppurante, reste de l'empyème incomplètement cicatrisé.

Pour apprécier la valeur de l'opération, il y a plus d'intérêt à étudier les insuccès. Les 5 insuccès sont, dans la monographie de M. Moutard-Martin, les observations III, XVII, XVIII, XIX et XX. — Dans l'observation III, il s'agit d'une pleurésie cloisonnée, et telle est la disposition des loges purulentes que l'une d'entre elles se vide mal et ne subit que d'une façon très insuffisante l'influence des lavages antiseptiques. Il existe en outre une ulcération du diaphragme entourée d'adhérences péritonéales et causée par le séjour prolongé du tube de caoutchouc. Le malade est mort sans doute épuisé par la longue durée de la suppuration. Lorsque l'empyème est cloisonné, l'indication est de rompre, s'il est possible, les cloisons qui séparent les loges purulentes, ou bien d'ouvrir chaque loge par une incision distincte à la paroi thoracique. Nous citerons plus loin des exemples d'empyèmes cloisonnés traités et guéris par des incisions multiples. Malheureusement toutes les cavités suppurantes ne sont pas toujours accessibles par la paroi thoracique, et il en était probablement ainsi chez le malade de M. Moutard-Martin. — Dans l'observation XVII la mort, survenue 32 jours après l'opération, est due à la persistance et à l'aggravation des accidents septicémiques, malgré les lavages de la plèvre. Pendant les derniers jours de la vie, le malade a de la diarrhée, des sueurs abondantes, des vomissements, et le pus, très abondant, présente une odeur fétide. A l'autopsie, on trouve le poumon très affaissé, entouré d'une coque fibreuse épaisse de 2 millimètres, mais sans traces de lésions tuberculeuses. Comme le fait remarquer M. Moutard-Martin lui-même, ce cas est un exemple fort instructif des périls auxquels expose l'emploi de tous ces procédés de traitement insuffisants et qui font perdre un temps précieux.

La pleurotomie ne fut, en effet, pratiquée que trois mois et demi après le début de la pleurésie. — Dans l'observation XVIII, la mort paraît également imputable à la septicémie pleurale. Peu de jours après l'opération, le pus prend une horrible fétidité, l'opéré s'affaiblit de plus en plus et meurt 47 jours après l'opération. Il s'agit encore d'une pleurotomie tardive. Le patient n'entre à l'hôpital que sept mois après le début d'une pleurésie enkystée de la base gauche et à une période fort avancée de la cachexie suppurative. — Dans l'observation XIX, la pleurotomie est également tardive ; elle est pratiquée plus de six mois après le début probable de la pleurésie. Le patient est très affaibli. Il succombe vingt-quatre jours après l'opération. La septicémie pleurale n'est pas en cause, car le malade fut ensuite à peu près complètement apyrétique. La mort est plutôt due à une dysentérie intercurrente, complication fort grave chez un malade épuisé par une suppuration chronique, et alcoolique depuis de longues années. — Le malade de l'observation XX est un tuberculeux qui mourut un mois et demi après l'opération de l'empyème, emporté par trois hémoptisies successives. Les deux poumons, surtout le droit, étaient farcis de granulations tuberculeuses. — Ainsi, deux fois sur cinq insuccès, la mort est due à des complications étrangères à l'opération elle-même. Dans trois cas seulement, les accidents septicémiques consécutifs à l'ouverture de l'abcès pleural ont eu une influence certaine sur la terminaison fatale. Encore faut-il remarquer que la résistance que pouvaient opposer ces trois malades à la septicémie était fort diminuée par la longue durée de la suppuration pleurale.

Quelques années plus tard, en 1882 (1), M. Moutard-Martin a publié une seconde statistique, laquelle ne comprend pas moins de 84 cas traités par l'opération de l'empyème. Tous ces opérés sont groupés en sept catégories :

1re. — Pleurésie purulente d'emblée suraiguë : 9 cas, 9 guérisons.

2e. — Pleurésie purulente consécutive à la pleurésie séreuse : 37 cas, 28 guérisons, 9 morts.

3e. — Pleurésie purulente consécutive à la pleurésie séreuse sans amélioration après thoracentèse : 5 cas, 2 guérisons, 3 morts.

4e. — Pleurésie purulente avec fistule pleuro-bronchique, mais sans tubercules : 19 cas, 12 guérisons, 7 morts.

5e. — Pleurésie purulente consécutive à l'ouverture de kystes hyda-

(1) *Bulletin de thérapeutique* 1882. T. CII p. 137. Résultat statistique de l'opération de l'empyème.

tiques dans la plèvre, avec ou sans fistules bronchiques : 8 cas, 7 guérisons, 1 mort.

6e. — Pyopneumothorax tuberculeux : 4 cas, 4 morts.

7e. — Pleurésie purulente tuberculeuse : 3 cas, 3 morts.

Cette statistique comprend toutes les opérations de M. Moutard-Martin, depuis ses premiers essais. Elle renferme par conséquent les 17 cas de la première statistique. Sur un total de 84 opérés, il y a 27 morts, soit une mortalité de 32 p. 100, sensiblement égale à celle de la première statistique. Si parmi les morts on retranche les 7 tuberculeux, les résultats sont ainsi modifiés : 77 opérés non tuberculeux, 57 guérisons et 20 morts, soit une mortalité de 26 p. 100. M. Moutard-Martin fait encore remarquer que pour les cas qui appartiennent aux cinq dernières années, 1878-1882, les résultats sont beaucoup plus satisfaisants, puisque la proportion des guérisons est, dans cette période, d'un peu plus de 4 sur 5 opérations. Ces résultats plus satisfaisants, M. Moutard-Martin les attribue à certaines modifications apportées au pansement, et dont le but est de faciliter les lavages et de maintenir la plaie béante. Il ne dit pas qu'il ait jamais employé la pleurotomie antiseptique vraie. Sa statistique se rapporte donc bien à la pleurotomie incomplètement antiseptique et peut servir à apprécier la valeur de cette opération.

M. Moutard-Martin n'indique pas le nombre des cas suivis de fistule permanente de l'espace intercostal. Il est peu probable que les opérés qui ne sont pas morts aient tous guéri sans fistule, d'autant plus que, parmi les 12 guéris de la première statistique, d'ailleurs compris dans la seconde, 5 ont guéri en conservant une fistule permanente. C'est une lacune regrettable, mais que d'autres statistiques nous permettront de combler.

L'étude des catégories, établies par M. Moutard-Martin parmi ses 84 opérés, est fort instructive, au point de vue du pronostic de l'empyème. — La pleurésie purulente suraiguë a donné 9 guérisons sur 9 opérés. L'auteur rapporte même 4 cas de cette pleurésie suraiguë guéris après une seule thoracentèse. Dans les cas opérés, la guérison est remarquablement rapide; trois fois elle fut obtenue en 23, 27 et 28 jours. La violence des symptômes du début permet d'établir plus promptement le diagnostic de la nature purulente de l'épanchement; la pleurotomie est donc précoce, et c'est là probablement une des causes de la fréquence et de la promptitude de la guérison. — M. Moutard-Martin, dans les empyèmes consécutifs à la pleurésie séreuse, conseille encore de commencer le traitement par la méthode des ponctions successives, pour en venir à l'opération de l'empyème, si les ponctions ne paraissent pas réussir. Ces cas sont partagés en deux groupes, un premier où sont réunis les cas traités d'emblée par l'incision, un second qui comprend les cas dans lesquels l'incision a été précédée d'une ou plusieurs ponctions. Or la comparaison des deux groupes ne semble pas légitimer le conseil que donne M. Moutard-Martin. En effet, pour le premier groupe, la mortalité est de 24 p. 100 seulement, et pour le second elle s'élève à 60 p. 100. Partout nous trouvons la preuve que la méthode des ponctions successives, en faisant perdre un temps précieux, diminue les chances de guérison, lorsque décidément il faut en venir à l'incision large de l'espace intercostal. — Remarquez la fréquence des guérisons dans les cas d'empyèmes consécutifs aux kystes hydatiques du foie : 7 guérisons sur 8 opérés. — La tuberculose est une condition d'insuccès à peu près certain : 7 opérés donnent 7 morts. Cependant les 3 tuberculeux atteints de pyopneumothorax ont éprouvé un grand soulagement après l'opération. Un autre tuberculeux a survécu longtemps à l'opération et n'a succombé que huit mois après la cicatrisation de l'empyème. — Nous reviendrons sur ces catégories de la statistique de M. Moutard-Martin en étudiant les indications et les contre-indications de la pleurotomie.

M. Robert (1) a réuni en une statistique générale 9 statistiques particulières; il a ainsi formé un total de 122 cas traités par l'opération de l'empyème. De ces 9 séries de faits, nous devons en retrancher 3 : la première série des 17 cas de M. Moutard-Martin que nous connaissons déjà ; la série des 22 cas de Traube et Fraëntzel, tous traités par la méthode de Fraëntzel, laquelle se rapproche plutôt de la pleurotomie antiseptique ; la série des 6 cas de M. Steiger, lequel n'opère l'empyème qu'à la dernière extrémité. Ces éliminations faites, il reste les 6 séries de M. Martineau (4 cas), de M. Peyrot (5 cas), de M. Nicolich (4 cas) de M. Bull (30 cas), de M. Goodhart (24 cas) et de M. Robert lui même (10 cas), soit un total de 77 cas avec 24 morts et 53 guérisons. La mortalité est de 31 p. 100, très voisine de la mortalité indiquée dans la seconde statistique de M. Moutard-Martin, laquelle est de 32 p. 100. Parmi les 53 malades guéris, 15 ont conservé une fistule de l'espace intercostal. La proportion des guérisons avec fistule, relativement au nombre total des opérés, est donc de 19 p. 100.

M. Carre d'Avignon (2) a publié, en 1874, une série de 4 cas traités par l'opération de l'empyème. Dans les 4 cas, la guérison a été complète.

(1) Thèse de Paris 1881. Indications et contre-indications de la pleurotomie.
(2) *Lyon médical* 1874 n° 16

Une statistique publiée par M. Ewald (1), en 1874, renferme 35 cas d'empyème traités par l'incision et la ponction. Nous ne pouvons utiliser ce document, car la distinction n'est pas faite entre ces 35 cas, suivant qu'ils ont été traités par l'une ou l'autre méthode.

En réunissant les quatre statistiques que nous venons d'exposer, nous obtenons un total général de 175 cas avec 55 morts et 120 guérisons, soit une mortalité de 31 p. 100.

A ce total général, nous pourrions encore réunir les faits rassemblés par M. Homèn (2). Mais il est préférable de faire une étude particulière de cette intéressante statistique. Une première série renferme 91 cas, et une deuxième 50 cas. Nous laisserons de côté cette deuxième série car elle contient beaucoup de faits, ceux par exemple de Fraentzel, qui appartiennent plutôt à la pleurotomie antiseptique. Dans la première série de 91 cas, tous les malades ont été traités par l'incision de l'espace intercostal. Dans tous les cas également, sauf dans 2 de M. Kœnig et 2 de M. Baum, l'incision fut suivie de lavages répétés de la plèvre, en d'autres termes il s'agit de la pleurotomie incomplètement antiseptique. Les 4 cas de M. Kœnig et de M. Baum, traités par la méthode antiseptique vraie, ne peuvent pas modifier beaucoup les résultats. Ajoutons encore que deux des séries qu'a réunies M. Homèn nous sont déjà connues, celle de M. Moutard-Martin et celle de M. Bull. Les autres sont empruntées à M. Kussmaul, M. Quincke, M. Lebert, M. Ribbing; quelques faits enfin sont personnels à l'auteur et ont été recueillis à l'hôpital d'Helsingfors. Parmi ces 91 cas, il y eut :

43 guérisons complètes, soit............ 47,25 p. 100
27 morts — .... 29,67 p. 100
21 fistules permanentes — .... 23,08 p. 100

L'âge de ces opérés varie de 1 an et demi à 52 ans. La plupart ont de 20 à 40 ans. La moyenne de l'âge est de 25,58 ans, pour 79 opérés dont l'âge est indiqué. L'âge moyen est de 22,67 ans pour les opérés guéris, de 30,09 ans pour les morts et de 27,06 ans pour ceux qui gardent une fistule permanente.

Dans 38 cas seulement, l'observation donne l'indication du temps écoulé entre le début de la pleurésie et l'incision, ainsi que l'indication du temps écoulé entre l'incision et la guérison. Pour la première période, la moyenne est de 66,45 jours et pour la seconde, de 139,18 jours —

(1) Ewald. Charité annalen 1874. p. 139.
(2) Homèn. Archiv. fur Klin. Chirurgie. Bd. XXVI heft I. 1881.

Dans un de ces 38 cas, la première période a duré 7 mois ; dans un autre, la guérison ne fut obtenue que plus d'un an après l'opération; enfin dans un cas de Lebert, la fistule ne fut cicatrisée qu'au bout de trois années — Parmi ces 38 cas, 24 furent opérés avant et 14 après le 66e jour. Pour les premiers, la moyenne de la première période (intervalle entre le début et l'opération) est de 33,04 jours et la moyenne de la seconde période (intervalle entre l'opération et la guérison) est de 130,62 jours. Pour les 24 autres cas, opérés après le 66e jour, la première moyenne est de 123,71 jours et la seconde de 155,86 jours

Dans les cas mortels, la mort est survenue en moyenne 72,66 jours après l'opération. Quant à la période qui s'étend du début à l'opération, elle est en moyenne, pour ces cas mortels, de 98,53 jours.

Abordant de plus près l'étude des observations qui composent sa statistique, M. Homén en retranche un certain nombre dans lesquelles les lavages ne furent pas pratiqués d'une façon régulière et d'autres encore dans lesquelles l'oblitération prématurée de la fistule fut suivie des accidents de la rétention purulente. Cette élimination faite, il reste 52 cas sur lesquels on peut asseoir des conclusions plus rigoureuses. Voici les moyennes pour ces 52 cas :

Guérisons complètes	50 p. 100
Fistules permanentes.	17,31 p. 100
Morts	32,69 p. 100

Pour ceux qui, parmi ces 52 opérés, obtinrent une guérison complète, la durée moyenne de la première période (intervalle entre le début et l'opération) est de 67,92 jours, et la durée moyenne de la seconde période (de l'opération à la guérison) de 124,83 jours.

En établissant de nouveau, parmi ces opérés guéris, une distinction entre les opérés avant et les opérés après le 66e jour, on obtient les moyennes suivantes :

1° Opérés avant le 66e jour :

Intervalle entre le début et l'opération . . .	38,47	jours.
» l'opération et la guérison . .	113,13	»

2° Opérés après le 66e jour :

Intervalle entre le début et l'opération . . .	117	jours.
» l'opération et la guérison. .	143,33	»

La comparaison des moyennes pour ces deux groupes d'opérés est fort instructive, et M. Homén y insiste avec raison. Même dans les cas favorables, la durée de la première période exerce une influence incontestable sur la marche du travail de réparation. La guérison est d'autant plus rapidement obtenue que plus courte est la période qui s'étend du début au jour de l'opération. En d'autres termes, la pleurotomie précoce conduit à une guérison plus prompte que la pleurotomie tardive.

Parmi ces 52 malades dont le traitement fut plus régulier, quelques-uns conservèrent une fistule permanente. Voici les moyennes correspondantes dans ces cas terminés par fistule : 77,14 jours pour l'intervalle entre le début et l'opération ; 158,85 jours pour la seconde période, c'est-à-dire pour l'intervalle qui s'étend depuis l'opération jusqu'au moment où, le travail de réparation étant définitivement arrêté, la fistule est constituée à l'état d'infirmité permanente.

Tels sont les documents statistiques dont nous pouvons disposer pour apprécier la valeur de la pleurotomie incomplètement antiseptique. Assurément à des documents de ce genre, il faudrait préférer une longue série d'observations cliniques très complètes et réalisant les conditions dont nous avons parlé. Malheureusement les observations qui composent les meilleures statistiques ne sont pas toujours publiées avec des détails suffisants. Elles peuvent cependant servir à formuler quelques conclusions.

En réunissant dans une statistique générale nos observations, les statistiques de M. Moutard-Martin, de M. Robert et de M. Carre, nous avons trouvé une mortalité de 31 p. 100. M. Homèn indique le chiffre de 29,67 p. 100 pour l'ensemble des 91 cas qu'il a réunis, et le chiffre de 32,69 p. 100 pour 52 cas dans lesquels le traitement consécutif fut plus régulier et plus complet. On peut donc admettre la proportion de 30 p. 100 comme exprimant la mortalité de tous les malades atteints de pleurésie purulente et traités par la pleurotomie incomplètement antiseptique.

Cette moyenne de 30 p. 100 embrasse indistinctement tous les cas. Mais il y a un certain nombre d'empyèmes dont la guérison complète est absolument impossible, même par les moyens de traitement les plus efficaces, et qui tôt ou tard doivent se terminer par la mort. Tels sont la plupart des empyèmes tuberculeux. Or l'élimination de ces empyèmes tuberculeux abaisse sensiblement le taux de la mortalité. Dans la seconde statistique de M. Moutard-Martin, parmi 77 opérés non tuberculeux, la mortalité n'est plus que de 26 p. 100. Ajoutons qu'un certain nombre d'opérés non tuberculeux sont, au moment de l'opération, dans des conditions bien peu favorables au succès ; chez les uns, les forces sont épuisées par la longue durée de la suppuration, et le poumon trop longtemps comprimé, est incapable d'une expansion suffisante pour combler la cavité suppurante ; chez les autres, il existe de graves lésions du poumon, telles que des foyers de gangrène ou de broncho-pneumonie suppurée, ou bien la pleurésie purulente est dominée par une maladie générale grave dont elle n'est qu'une complication et qui suffit, à elle seule, pour entraîner une terminaison fatale. Enfin, dans quelques cas, la mort est causée par une maladie intercurrente, sans aucun rapport avec l'opération elle-même. Il est donc bien probable que, si tous les cas aussi notoirement défavorables pouvaient être éliminés, il en résulterait un nouvel abaissement du taux de la mortalité.

Nous pourrions alors apprécier plus exactement dans quelle proportion les insuccès sont exclusivement dus à l'insuffisance de l'opération. Il serait particulièrement important d'établir dans quelle mesure la pleurotomie incomplètement antiseptique peut prévenir et combattre les accidents septicémiques. Nous avons fait cette recherche dans deux des statistiques précédemment citées, la nôtre et la première statistique de M. Moutard-Martin. Aucun de nos 10 opérés n'a présenté d'accidents septicémiques graves. Parmi les 17 malades de M. Moutard-Martin, 3 fois la mort est en grande partie imputable à la septicémie pleurale. — En procédant ainsi, nous serions renseignés sur la valeur absolue de l'opération. Mais, au point de vue qui nous occupe, il importe davantage d'en connaître la valeur relative Nous comparerons la pleurotomie incomplètement antiseptique à la pleurotomie antiseptique vraie. Or, pour cette dernière opération, les observations et les statistiques se présenteront à nous exactement avec les mêmes conditions d'imperfection.

Un certain nombre d'opérés qui ne meurent pas n'arrivent point cependant à une guérison complète. Il leur reste une fistule de l'espace intercostal. La proportion de ces cas serait de 19 p. 100 d'après la statistique de M. Robert, et de 23,08 p. 100 d'après celle de M. Homén. Pour les cas plus rigoureusement traités et qui sont au nombre de 52 dans sa statistique, M. Homén indique une proportion plus faible de 17,31 p. 100. On peut admettre que, sur 100 malades traités par la pleurotomie incomplètement antiseptique, 18 à 19 opérés gardent une fistule permanente de l'espace intercostal. Toutes les fistules ne sont pas de même nature. Les unes ne dépassent pas l'épaisseur de la paroi thoracique, ou, si elles sont plus profondes, se perdent dans les feuillets adhérents de la plèvre ; les autres sécrètent une notable quantité de pus et aboutissent à une cavité suppurante. Il est bien évident que ces deux espèces de fistules ne comportent pas le même pronostic. Or cette distinction n'est pas faite dans ces deux statistiques. Il n'est pas douteux cependant que la pleurotomie incomplètement antiseptique ne conduit pas toujours l'empyème jusqu'à complète cicatrisation ; elle laisse quelquefois des fistules graves qui s'ouvrent dans une poche purulente, reste de l'empyème incomplétement cicatrisé. Nous en trouverons des exemples dans le chapitre consacré au traitement de ces fistules graves par l'opération de la résection costale.

Lorsque la guérison est complète, le traitement consécutif se prolonge, en général, pendant plusieurs mois. Les cas de guérison rapide, en moins de six semaines, sont des exceptions. Pour nos 5 opérés guéris sans fistule, nous trouvons 3 mois et demi comme durée moyenne de cette période qui s'étend de l'incision à l'oblitération définitive de l'empyème. Cette moyenne est à peu près de 3 mois et demi pour 7 opérés, également guéris sans fistule, et dont M. Moutard-Martin a publié les observations dans sa monographie. M. Homén indique une moyenne plus élevée, 139 jours (4 mois et demi) pour l'ensemble de ses 91 cas, et 124 jours (4 mois) pour les 52 cas plus régulièrement traités. La moyenne générale serait donc de 4 mois environ.

Les résultats de ces statistiques peuvent être ainsi formulés : sur 100 malades atteints de pleurésie purulente non tuberculeuse et traités par la pleurotomie incomplètement antiseptique, 26 meurent, 18 guérissent mais en gardant une fistule permanente, 56 guérissent complètement. Chez ces 56 opérés privilégiés, il faut 4 mois environ pour obtenir cette guérison complète.

Assurément ce sont là de très beaux résultats, surtout si on les compare aux résultats désastreux de la pleurotomie hippocratique et à ceux que donnent les ponctions, les tubes et les canules à demeure. Cependant il est possible de faire mieux encore, et nous allons voir que la pleurotomie antiseptique vraie réalise un nouveau progrès dans le traitement de l'empyème.

§ III. — PLEUROTOMIE ANTISEPTIQUE

Cette pleurotomie n'est pas autre chose que l'application rigoureuse au traitement de l'empyème de la méthode antiseptique de Lister, pendant l'opération elle-même et pendant toute la durée des phénomènes de réparation, jusqu'à complète cicatrisation de la cavité purulente et de la plaie faite à l'espace intercostal. La pleurotomie incomplètement antiseptique que nous venons de décrire admet dans la plèvre l'air atmosphérique et tous les germes infectieux dont il est le véhicule. Aussi la septicémie est elle sans cesse imminente et faut-il en arrêter ou en modérer le développement par des lavages antiseptiques de la plèvre, nombreux et prolongés. La multiplicité des lavages est un élément essentiel de cette méthode de traitement. Il en est tout autrement de la pleurotomie antiseptique. C'est par d'autres moyens qu'elle écarte le péril de la septicémie pleurale. L'air peut sans doute pénétrer dans la cavité purulente; mais il n'y pénètre jamais qu'après avoir été dépouillé des germes infectieux qu'il tient en suspension. A tous ces germes dangereux, la pleurotomie antiseptique oppose constamment une barrière infranchissable: le spray pendant l'opération et les pansements consécutifs, un pansement antiseptique, vaste, épais, très soigneusement appliqué jusqu'à l'achèvement de la cicatrisation. Les lavages sont rares; ils peuvent même être tout à fait supprimés. Or c'est là un sérieux avantage; il en résulte une marche plus rapide des phénomènes de réparation. La pleurotomie incomplètement antiseptique lutte sans cesse contre la septicémie pleurale imminente ou présente; la pleurotomie antiseptique vraie établit d'emblée une prophylaxie sûrement efficace de cette redoutable complication.

Il était naturel que la pleurotomie antiseptique eût le même berceau que la méthode antiseptique elle-même. Les médecins écossais et anglais ont les premiers fait à l'opération de l'empyème cette heureuse application de la découverte de Lister. La plus ancienne pleurotomie antiseptique dont nous ayons trouvé l'indication est due à M. Ewart (1), médecin de la marine anglaise, et fut pratiquée le 24 juillet 1873, à l'hôpital de Calcutta. Le traitement de cette pleurésie purulente fut conduit suivant les règles les plus rigoureuses de la méthode antiseptique: spray pendant l'opération, spray pendant tous les pansements consécutifs, drainage suffisant, vaste pansement antiseptique, absence complète de tout lavage de la plèvre, non seulement pendant tout le cours du traitement, mais aussi au moment même de l'opération. L'état du patient était fort grave et la pleurésie datait déjà de trois mois. Or, onze jours seulement après l'opération, la suppuration était tarie, et, peu de temps après, la cicatrisation était complète. Le journal de médecine d'Edimbourg publia deux ans plus tard, en 1875, deux observations de M. Sinclair, puis, en 1876, une observation de M. A. Marshall. La même année, M. Markham Skeritt fit connaître, dans le British Médical Journal, son premier cas d'empyème traité et guéri par la pleurotomie antiseptique. — En Allemagne, Traube et Fraëntzel ont emprunté à la méthode de Lister le spray et le pansement antiseptique, mais ils ont gardé les lavages fréquents de la plèvre; de

(1) Ewart. A Case of empyema treated antiseptically. The Lancet. 1873 t. II p. 809.

plus, Fraëntzel maintient béante l'incision intercostale par l'application d'une canule d'argent. Parmi les chirurgiens allemands qui furent les premiers à pratiquer et à vulgariser la pleurotomie antiseptique vraie, il faut particulièrement citer M. Baum (1877) M. Kœnig (1878) M. Goeschel (1878) et M. Wagner (1878). Nous donnons plus loin le résumé de leurs remarquables observations. Ils ont bien mis en lumière les avantages d'une antisepsie rigoureuse et ceux de la rareté et même de la suppression complète des lavages de la plèvre. M. Goeschel a montré combien, même chez les jeunes enfants, la pleurotomie antiseptique est préférable à la méthode des ponctions aspiratrices répétées. — En France la première pleurotomie antiseptique est celle de M. D. Mollière (Lyon médical mai 1882). M. Mollière ne fit aucun lavage de la plèvre, et tout le traitement fut conforme aux règles les plus rigoureuses de la méthode antiseptique. Viennent ensuite les observations de M. Meige (1882), de M. Debove (1883), de M. Fernet (1884), de M. Moizard (1885). Depuis, les observations se sont sans doute multipliées ; cependant il s'en faut que, dans tous les cas publiés comme des exemples de pleurotomie antiseptique, on ait, avec une rigueur suffisante, suivi les indications formelles de la méthode de Lister.

Vue sommaire du procédé opératoire. — Avant d'opérer, il est bon de pratiquer une ponction exploratrice, de façon à bien établir le diagnostic de la nature purulente de l'épanchement. Cette ponction peut encore guider pour le choix de l'espace intercostal qui doit être incisé. Le patient est ou n'est pas, suivant certaines indications, soumis à l'anesthésie. La première chose à faire est de pratiquer une désinfection sérieuse de tout le champ opératoire. Les instruments ont séjourné un temps convenable dans la solution forte d'acide phénique. Les mains de l'opérateur et de ses aides sont également désinfectées. Toute l'opération, depuis le premier coup de bistouri jusqu'au pansement, est pratiquée sous le nuage phéniqué. L'usage du spray est de rigueur.

Le lieu le plus favorable pour l'incision se trouve, dans la majorité des cas et à moins d'indications spéciales, dans le septième ou le huitième espace, sur le bord du muscle grand dorsal.

Le bistouri, le meilleur de tous les thoracotomes, divise les parties molles, couche par couche, jusqu'à la plèvre, dans une étendue de 6 à 8 centimètres. Le bord supérieur de la côte inférieure est un point de repère précieux ; le bistouri qui le suit exactement ne blessera jamais l'artère intercostale. Une pince à forcipressure appliquée pendant quelques instants, ou plus simplement une légère torsion, suffit à arrêter l'hémorrhagie qui suit la section des artérioles et des veines cutanées et musculaires. Arrivé sur la plèvre, on peut encore faire une nouvelle ponction exploratrice ; elle donnera la certitude que le bistouri va pénétrer dans une collection purulente (Wagner). Cependant cette ponction n'est pas indispensable comme la première. Le bistouri ponctionne la plèvre et le pus s'échappe aussitôt entre les lèvres de la petite plaie. Pour donner à l'incision une étendue suffisante, on a recommandé de prendre le bistouri boutonné. On peut bien cependant poursuivre avec le bistouri droit l'incision de la plèvre. Cette incision varie de 3 à 5 ou 6 centimètres. Elle doit atteindre à cette dernière dimension si l'exsudat pleurétique renferme de gros paquets de fausses membranes.

Le pus jaillit avec force, chassé par les quintes toux. Deux doigts placés sur la plaie en modèrent l'évacuation trop rapide. L'écoulement touchant à sa fin, un doigt très propre est introduit dans la plèvre, explore la cavité aussi loin que possible, rencontre le plan convexe du diaphragme, quelquefois le poumon, recherche les fausses membranes et en facilite la complète élimination (Wagner).

Si le pus n'a pas d'odeur, s'il est homogène et ne contient point de masses solides, on peut bien ne faire aucune injection dans la plèvre. Un lavage complet de la cavité purulente paraît indiqué si l'épanchement est fétide ou contient des parties solides. Les liquides antiseptiques le plus communément employés sont les solutions d'acide phénique de 1 à 5 p. 100, d'acide borique de 1 à 5 p. 100 et même saturée (Starcke), de chlorure de zinc de 2 à 8 p. 100 (Wagner).

Avant d'aller plus loin, il faut s'assurer que la poche purulente est unique et qu'on n'a pas affaire à un empyème cloisonné et à loges indépendantes. Si la quantité de pus écoulé est hors de proportion avec l'étendue de la matité, l'existence d'un empyème de ce genre est probable ; elle est à peu près certaine si le trocart explorateur, enfoncé dans un espace situé au-dessus de l'incision, donne encore du pus, alors que l'écoulement a cessé par cette première incision. Dans ces conditions, il vaut mieux faire tout de suite une deuxième incision dans l'espace intercostal suspect, pour évacuer et laver la seconde poche purulente. Les empyèmes cloisonnés sont plus communs qu'on ne le croit généralement.

Le drainage est un temps important de l'opération ; il contribue beaucoup à en assurer le succès. Le drain est gros comme le petit doigt, à parois suffisamment épaisses pour ne pas s'affaisser aisément, et long seulement de 5 à 6 centimètres. Il faut le fixer convenablement de crainte qu'il ne tombe dans la plèvre.

Il reste à faire un pansement antiseptique suffisant pour empêcher la pénétration dans la plèvre des germes infectieux. Le pansement classique de Lister est préférable aux modifications qu'on en a proposées. Il doit être plus épais que pour toute autre plaie, et recouvrir, chez l'adulte, au moins la moitié de la poitrine, du sternum à la colonne vertébrale et de l'aisselle à la crête iliaque. Chez l'enfant, le pansement recouvre tout le thorax et même le tronc tout entier. Par dessus la gaze et le mackintosh, on applique encore une couche épaisse de ouate ou de coton antiseptique, surtout au niveau des bords du pansement, et le tout est maintenu à l'aide de bandes de flanelle, de futaine ou de caoutchouc.

Dans son lit, le patient se couche sur le dos, le tronc légèrement incliné sur le côté de l'empyème, le siège soulevé par quelques coussins. Toutes ces précautions ont pour but d'obtenir que l'incision se trouve au point le plus déclive de la cavité purulente et d'assurer ainsi l'écoulement complet et permanent des sécrétions pleurales.

Au début, l'écoulement est abondant, et le pansement doit être renouvelé au moins une fois, dans quelques cas, plusieurs fois par jour. Comme l'opération elle-même, chaque pansement est pratiqué sous la protection des pulvérisations phéniquées. Trois conditions paraissent, dans le cours du traitement, nécessiter le lavage de la plèvre : la fièvre, la fétidité du pus et la persistance du caractère purulent de la sécrétion pleurale. Tous les pansements doivent être appliqués avec le même soin et les mêmes précautions antiseptiques les plus rigoureuses, car il importe au même degré d'éviter jusqu'à la fin la pénétration des germes infectieux dans la plèvre. La fréquence des pansements est réglée d'après l'abondance de la suppuration et la marche de la fièvre. Chaque fois, le drain est retiré, lavé et réintroduit dans la plaie. En général, à partir du huitième jour, les sécrétions pleurales ont beaucoup diminué et le pansement n'est changé que tous les deux ou trois jours ; plus tard, il peut rester en place pendant quatre ou cinq jours et même davantage.

Le drain est retiré lorsque la plèvre ne sécrète plus. Un dernier pansement antiseptique doit encore protéger la plaie jusqu'à ce qu'elle soit complètement cicatrisée et qu'on ait plus à craindre, derrière une cicatrice trop hâtive, les inconvénients de la rétention purulente.

Telle est les description sommaire du traitement de l'empyème par la pleurotomie antiseptique. Nous devons revenir avec plus de détails sur ces différents temps de l'opération et sur les soins consécutifs, non seulement pour les faire plus complètement connaître, mais aussi pour en expliquer le but et en démontrer la nécessité.

Ponctions exploratrices. — Ces ponctions sont pratiquées, soit avec un des trocarts de l'appareil de M. Potain, soit plus simplement avec une bonne seringue de Pravaz. Cette seringue est fort commode, et, quoi qu'on en ait dit, ces ponctions capillaires, même répétés, quand elles sont bien faites, ne présentent aucun danger. Il faut s'assurer que l'aiguille est solide, d'un calibre suffisant, assez longue, bien désinfectée et que le piston fait le vide dans le corps de pompe. Il est encore bon de bien nettoyer tous les points de la paroi thoracique au niveau desquels l'aiguille est enfoncée.

Les premières ponctions sont généralement faites sur la paroi latérale, au niveau de la ligne axillaire. Si contre toute attente le liquide est clair, il ne faut pas en conclure tout de suite que la plèvre ne contient pas de pus. Au début des suppurations de la plèvre, les parties purulentes de l'exsudat s'accumulent dans les régions les plus déclives, tandis que les zones supérieures de l'épanchement sont encore composées d'un liquide séro-fibrineux. Aussi M. Starcke conseille-t-il de ponctionner en arrière, sous l'angle de l'omoplate et même plus bas, tout à fait dans le cul-de-sac inférieur et postérieur de la plèvre, toutes les fois qu'on a quelque raison de penser que l'épanchement est en train de devenir purulent. C'est le meilleur moyen pour reconnaître promptement cette fâcheuse transformation et pour intervenir tout à fait au début, c'est-à-dire en temps vraiment opportun.

La ponction exploratrice est encore d'un grand secours pour établir le diagnostic de l'empyème cloisonné. Si plusieurs ponctions, faites à distance les unes des autres, donnent des liquides de différente nature, sero-purulents, franchement purulents, hémorrhagiques, fétides, et si le même résultat se reproduit à chaque nouvelle série de ponctions faites dans ces mêmes points, il est bien probable que l'empyème est cloisonné et que les poches purulentes ne communiquent pas entre elles. C'est là un renseignement précieux et dont l'opérateur devra tirer parti dans le cours de l'opération. L'indication est précise : il faut, à l'aide d'une sonde introduite par la première incision, chercher à rompre la cloison, et, si ce procédé ne réussit pas, faire une seconde incision de la paroi thoracique au niveau de la loge indépendante.

Alors même qu'une première ponction, exploratrice ou évacuatrice, a donné du pus quelques jours auparavant, il ne faut pas négliger d'en pratiquer une seconde au moment même de l'opération. Si l'on veut éviter à coup sûr les incisions sèches qui ne pénètrent pas dans l'abcès pleural et sont pour le praticien une surprise fort désagréable, toute incision de la paroi thoracique doit être immédiatement précédée d'une ponction exploratrice, faite au point même où l'on se propose de pratiquer cette incision. D'un jour à l'autre, les limites d'un empyème partiel peuvent se modifier et le bistouri peut tomber sur des adhérences de formation récente, costo-diaphragmatiques ou pleuro-pulmonaires. Dans un cas d'empyème enkysté de la base droite, consécutif à une gangrène superficielle du lobe inférieur du poumon, une première ponction nous avait donné du pus fétide sur la ligne axillaire postérieure. Le jour de l'opération, le trocart est enfoncé exactement au même point et l'aspiration la plus énergique n'amène que quelques gouttes de sang. Une seconde ponction faite à quelques centimètres plus en dedans donne immédiatement issue à des liquides et à des gaz extrêmement fétides, et c'est là que nous pratiquons l'incision large de l'espace intercostal. L'opération fut d'ailleurs suivie d'un succès complet; le patient guérit en quelques mois.

Dans certains cas, lorsque la paroi thoracique est le siège d'une infiltration œdémateuse ou purulente, lorsque la plèvre est très épaissie, ou bien encore lorsque les côtes sont très rapprochées et les espaces intercostaux très retrécis, la canule du trocart, laissée en place après l'évacuation d'une certaine quantité de pus, devient un guide précieux que le bistouri peut suivre à travers les parties molles pour atteindre plus sûrement la plèvre et pénétrer dans la collection purulente. M. Moutard-Martin recommande ce procédé. La peau et les muscles sont incisés dans une étendue convenable en avant et en arrière de la ponction, puis le bistouri, glissant sur le côté de la canule, ponctionne la plèvre et ne peut manquer d'entrer dans l'abcès pleural.

Enfin, même après l'incision large de l'espace intercostal, il peut être indiqué de faire encore une ou plusieurs ponctions exploratrices. Les signes physiques étaient ceux d'un vaste épanchement; cependant l'incision n'a livré passage qu'à quelques centaines de grammes de pus, et le doigt introduit dans l'incision constate qu'aucune masse solide n'empêche l'écoulement des parties liquides de l'exsudat. L'empyème est probablement cloisonné. Il convient de pratiquer, pour vérifier immédiatement le diagnostic, une ou plusieurs ponctions exploratrices dans les espaces intercostaux voisins de l'incision. Nous avons vu combien il importe de reconnaître tout de suite cette disposition particulière d'un épanchement purulent.

Antisepsie préalable. — Lavage du champ opératoire. — La paroi thoracique chez les pleurétiques pèche fort souvent par un défaut absolu de propreté. Elle est couverte des produits altérés des sécrétions des glandes de la peau et de l'aisselle. Elle porte encore les traces et les résidus des applications de vésicatoires, de topiques et de pommades ; quelquefois même elle est souillée par la suppuration prolongée de deux ou trois cautères. Un bon nettoyage est vraiment indispensable et doit d'ailleurs s'étendre fort au delà des limites strictes du champ opératoire. Dans l'observation **46**, le patient prit un bain tiède avant l'opération. Aujourd'hui quelques chirurgiens, avant de pratiquer une grande opération, plongent le malade dans un grand bain de sublimé. Pour l'empyème, la précaution est peut-être superflue ; d'ailleurs la plupart des pleurétiques ont de la dyspnée et des palpitations ; ils ne pourraient sans danger supporter le déplacement et les mouvements que nécessite un grand bain. M. Wagner (obs. **40**) conseille de raser l'aisselle. Sans doute les poils sont des réceptacles pour les impuretés de toute nature et c'est une règle de la méthode antiseptique de les faire disparaître du champ opératoire. Mais l'aisselle est à bonne distance du lieu de l'incision, et, au bout de quelques jours, la poussée des poils y cause des sensations fort pénibles. Il est sans doute suffisant de laver convenablement la région axillaire. Dans la grande majorité des cas, on peut se contenter d'un bon lavage de tout le côté malade, d'abord avec de l'eau, du savon et une brosse, ensuite avec une solution d'acide phénique à 2 ou 3 p. 100. Après un pareil lavage, il n'est pas beaucoup à craindre que les impuretés de la peau ne pénètrent dans le milieu pleural.

Tous les instruments, les trocarts, les bistouris droits et courbes, les pinces hémostatiques, les tubes destinés au drainage, les fils à ligature, sont, comme pour toute opération antiseptique, plongés pendant douze ou vingt-quatre heures dans un liquide antiseptique, solution d'acide phénique à 5 p. 100 ou solution de sublimé au millième. Il faut aussi préparer un nombre suffisant d'éponges parfaitement aseptiques. Des vases et des cuvettes sont nécessaires pour recevoir les liquides purulents de la plèvre. La cuvette thoracique de M. Poncet (1), sorte de cuvette échancrée, assez semblable à un plat de barbier, remplit fort bien l'indication ; par son échancrure large, elle s'applique aisément sur la convexité du thorax. Ce ne sont pas là de fastidieux détails. Il importe que le liquide purulent et quelquefois septique qui va jaillir de la plèvre ne souille pas toutes les pièces de la literie, car, une fois l'opération faite, il n'est pas toujours facile de nettoyer convenablement le lit. Pour la même raison, il est utile de glisser une vaste toile cirée sous le patient, au moment même de l'opération.

(1) Lyon médical, 1882.

Un grand lavage de la plèvre sera peut-être nécessaire, et tout doit être prêt pour l'exécuter sans retard. Il faut donc préparer quelques litres d'une solution antiseptique tiède, d'acide phénique à 5 p. 100 ou d'acide borique au même titre ou encore de chlorure de zinc à 8 p. 100. Ces solutions sont des solutions fortes ; il est facile de les atténuer au degré voulu en y ajoutant de l'eau bouillie tiède. Nous examinerons plus loin les avantages et les inconvénients de ces diverses solutions. Le chlorure de zinc est généralement préféré pour le lavage des cavités closes. Un tube de caoutchouc terminé par un entonnoir de verre d'une capacité d'un litre environ, tel est le meilleur appareil pour exécuter le lavage de la plèvre.

Toutes les mains qui toucheront au champ opératoire doivent être d'une propreté rigoureuse et soigneusement désinfectées. Une fois la plèvre largement ouverte, l'opérateur y introduira le doigt pour explorer la cavité purulente et faciliter l'issue des masses solides de l'exsudat. Il importe donc au plus haut degré qu'il pratique une désinfection soigneuse de sa main et particulièrement de ses ongles, à l'aide de la brosse, du savon et de l'acide phénique. Il faut à tout prix éviter la pénétration des germes infectieux dans la plèvre, et il est rare que le doigt le mieux tenu ne garde sous l'extrémité de l'ongle quelques poussières quelquefois dangereuses.

Anesthésie. — Un certain nombre des opérés dont nous donnons plus loin les observations ont été préalablement anesthésiés. Tels sont les malades des observations **25, 46, 35, 34, 40**, auxquels on a fait respirer du chloroforme ; tels sont encore la plupart des opérés de la statistique de M. Eddison, qui presque tous ont été soumis aux inhalations d'éther. Sans doute l'anesthésie doit être particulièrement surveillée, en raison des troubles de la respiration et de la circulation. Cependant, dans aucun de ces cas, il n'est survenu de sérieux accidents, imputables à l'anesthésie elle-même. Il y a parmi ces malades des adultes et des enfants. La pleurotomie n'est donc pas une de ces opérations pour lesquelles il faut absolument renoncer à l'emploi des anesthésiques.

Mais il y a des contre-indications formelles. Il est évident qu'il faut rejeter l'anesthésie générale lorsque l'empyème est compliqué d'une affection du cœur ou du poumon. L'anesthésie est dangereuse encore lorsque le patient présente des troubles graves de la respiration et de la circulation. Si la dyspnée est due seulement à l'abondance de l'épanchement, on pourrait, il est vrai, préparer le patient à l'anesthésie, en pratiquant une ponction aspiratrice quelques heures avant l'opération de l'empyème. Dans un cas douteux, il vaudrait beaucoup mieux s'abstenir. D'ailleurs, s'il n'y a pas de contre-indications, il ne faut donner le chloroforme ou l'éther que sur la demande du patient lui-même. La pleurotomie n'est ni très longue ni très douloureuse, tous nos opérés l'ont fort bien supportée et aucun d'eux ne fut anesthésié.

Quoiqu'il en soit, il n'est pas besoin de pousser l'anesthésie très loin et elle doit être de courte durée. Un seul temps de l'opération est douloureux, l'incision de la peau et des parties molles sous-jacentes. Après cette incision, il faut cesser l'anesthésie, et, avant d'aller plus loin, attendre que le patient soit réveillé. L'anesthésie supprime les efforts d'expiration et les quintes de toux. Or la toux est utile pour compléter l'éva cuation du foyer purulent.

En général, si le patient réclame l'anesthésie, il est préférable de conseiller l'anesthésie locale. L'application d'un mélange réfrigérant ou les pulvérisations d'éther suffisent souvent à diminuer et même à supprimer la douleur d'une incision de la peau. On a conseillé également l'injection sous-cutanée de morphine. On sait d'ailleurs que cette injection favorise l'anesthésie générale et permet d'arriver à l'insensibilité de la peau plus tôt et avec une moindre quantité de chloroforme ou d'éther.

Enfin les injections sous-cutanées de chlorhydrate de cocaïne sont un moyen excellent pour permettre sans grande douleur l'incision du tégument. Par ce procédé, M. Dujardin-Beaumetz (1) a réussi à supprimer à peu près complètement la douleur. Il emploie une solution de chlorhydrate de cocaïne au cinquantième. Cinq à six minutes avant d'opérer, il fait à chaque extrémité de la ligne suivant laquelle doit être incisé l'espace intercostal, une injection d'une pleine seringue de Pravaz, et, par des frictions modérées avec le doigt, favorise la diffusion du liquide injecté dans le tissu cellulaire sous-cutané. Un malade de M. Dujardin-Beaumetz, opéré pendant cette anesthésie locale, n'éprouva quelques sensations douloureuses qu'au moment de l'incision de la plèvre. Dans un cas tout à fait récent, nous avons employé ce procédé d'anesthésie locale. Le résultat fut très remarquable ; le patient ne ressentit qu'une très légère douleur.

Pulvérisation phéniquée. — Spray. — Aujourd'hui la plupart des chirurgiens ont abandonné l'usage des pulvérisations d'acide phénique pendant l'acte opératoire. Le spray est remplacé par des irrigations plus ou moins continues d'une solution antiseptique ou bien encore

(1) *Bulletin de thérapeutique*, 1885, t. CVIII, p. 483.

par l'application sur la plaie, après l'opération, de poudres antiseptiques telles que l'iodoforme. Aucun de ces moyens ne peut être employé quand il s'agit d'ouvrir une vaste cavité comme la plèvre. Si le spray devait disparaître de la chirurgie antiseptique, il faudrait encore le conserver pour l'opération de l'empyème. Il n'y a pas d'autre procédé qui puisse au même degré, soit pendant la pleurotomie elle-même, soit pendant les pansements consécutifs, assurer l'antisepsie de la cavité suppurante. Les premières opérations de pleurotomie antiseptique, pratiquées par les médecins écossais et anglais, l'ont toutes été sous la protection du nuage d'acide phénique. M. Kœnig, M. Goeschel, M. Wagner, M. Cabot et d'autres encore insistent avec raison sur la nécessité de cette précaution antiseptique. L'accord est unanime. Et, quand on réfléchit aux conditions particulières de l'abcès pleural, on peut bien se demander si la pleurotomie dans laquelle est supprimé cet élément de la méthode de Lister, mérite bien le nom de pleurotomie antiseptique. Si nous laissons avec l'air atmosphérique les germes infectieux pénétrer dans la plèvre, d'abord au moment de l'opération et plus tard au moment des pansements, toutes les couches épaisses de gaze et de coton antiseptiques dont nous entourons la poitrine deviennent désormais inutiles ; l'ennemi est dans la place, il est vraiment superflu de si bien en fermer la porte. Nous retombons dans les conditions de la pleurotomie incomplètement antiseptique que nous avons précédemment décrite, et nous voilà dans l'obligation de multiplier les lavages de la plèvre. Or c'est là une condition fâcheuse ; il faut, au contraire, chercher à diminuer le nombre de ces lavages et même à les supprimer.

Sans doute, on ne peut guère soutenir que la pulvérisation d'une solution d'acide phénique suffise à détruire les germes infectieux qui flottent dans l'air atmosphérique. M. Cabot (1) a donné une ingénieuse interprétation de l'action salutaire du spray dans la pleurotomie antiseptique. Il rappelle une expérience célèbre de Tyndall. Un rayon solaire, pénétrant dans une chambre obscure, y dessine une raie lumineuse où flottent les poussières atmosphériques. Sur un point limité de ce rayon lumineux, Tyndall projette un courant d'air pur, absolument dépouillé de toute particule solide par filtration à travers une couche de coton. Aussitôt une zone obscure apparaît au point précis où le courant d'air pur traverse le rayon solaire. Or, à cette action du courant d'air pur, est tout à fait comparable l'action des vapeurs que projette sur la paroi thoracique le pulvérisateur de Lister. Ces vapeurs phéniquées se substituent à l'air atmosphérique lui-

(1) *The New-York medical journal*, août 1880.

même et pénètrent seules dans la cavité suppurante dont elles écartent ainsi les germes infectieux.

Quelle que soit la valeur de l'interprétation, l'efficacité du spray n'est pas contestable. Elle est bien démontrée par la comparaison des observations. C'est seulement dans les cas où l'opération et les pansements sont très rigoureusement pratiqués sous le nuage antiseptique, qu'on voit au bout de huit à dix jours, et quelquefois plus tôt, survenir une modification remarquable des sécrétions pleurales et tout à fait inconnue dans les cas traités par la pleurotomie incomplètement antiseptique : la suppuration diminue promptement, bientôt le pus est plus fluide, puis la plèvre ne sécrète plus qu'un liquide tout à fait séreux; la pleurésie a perdu les caractères d'une inflammation suppurative.

Le spray fait partie intégrante du traitement antiseptique de l'empyème. Il faut y avoir recours, non seulement pendant toute la durée de l'opération elle-même, mais encore à chaque pansement et toutes les fois que la plaie est découverte. Pour défendre réellement l'entrée de la cavité pleurale, le pulvérisateur doit être, d'après M. Cabot, placé à deux pieds seulement de la paroi thoracique.

Incision de la paroi thoracique et de la plèvre. — Cette incision constitue certainement le principal temps de l'opération. Il importe de lui donner une étendue, une direction et surtout une situation convenables.

On a imaginé des instruments spéciaux, désignés sous le nom de thoracotomes, pour inciser l'espace intercostal et ouvrir la plèvre. Tels sont les thoracotomes de M. Vergely (1) et de M. Leyden (2). — L'instrument de Vergely est une sorte de couteau à tranchant oblique et dont le dos porte une canule fendue dans toute sa longueur, par conséquent élastique et capable de recevoir des trocarts de différents calibres. Un trocart est enfoncé dans la poitrine et le poinçon reste en place. Sur ce poinçon on adapte la canule du couteau, lequel est poussé vers la plèvre, divise ainsi les parties molles et pénètre dans la cavité purulente. Le poinçon du trocart sert de conducteur à la lame coupante. — Le thoracotome de M. Leyden est un trocart muni de lames latérales. Les lames sont cachées et l'instrument figure tout à fait un trocart. On fait saillir les lames en pressant sur deux tiges qui se trouvent de chaque côté du

(1) *Bulletin de la Société médicale des Hôpitaux de Paris*, 1877, p. 205.
(2) *Berliner klin. Wochenschrift*, 1878, n° 31.

manche de l'instrument. L'opérateur ponctionne, et en retirant le trocart appuie sur les deux tiges. La section de la plèvre et des parties molles s'opère de dedans en dehors. — Pour guider le bistouri dans l'espace intercostal, M. Cabot (1) se sert d'une aiguille creuse, assez semblable aux aiguilles de l'aspirateur de M. Dieulafoy, et qui présente une fente dans presque toute sa longueur. La fente est fort étroite, de crainte que la rétraction des parties molles n'oblitère la cavité de l'aiguille, mais assez large cependant pour admettre et laisser glisser aisément la pointe d'un bistouri. L'aiguille est d'abord enfoncée dans l'espace intercostal ; l'écoulement du pus indique qu'elle a pénétré dans la cavité purulente. Le bistouri est aussitôt glissé dans la fente de l'aiguille ; il pénètre dans la plèvre sûrement et par le même orifice de ponction que l'aiguille elle-même. Il est vrai que, sans le secours de cette sorte de conducteur, il est fort difficile de faire pénétrer le bistouri exactement par l'orifice de la ponction exploratrice, mais ce n'est pas là un bien grand inconvénient.

Ces thoracotomes sont ingénieux, mais ils ne valent pas le plus simple des bistouris. Ils exposent beaucoup plus à la blessure de l'artère intercostale que le bistouri ordinaire, seul instrument avec lequel il soit possible de suivre sans dévier le bord supérieur de la côte inférieure. Ces thoracotomes ont encore un autre inconvénient ; ils font à la plèvre une incision aussi large, et même plus large, que celle de la peau et des muscles. Or, pour éviter les infiltrations purulentes, il importe que l'incision des parties profondes soit notablement moins étendue que celle des parties superficielles. Enfin ces couteaux divisent d'un seul coup tout l'espace intercostal. Il est bien préférable d'inciser les tissus couche par couche jusqu'à la plèvre ; en opérant ainsi, on peut, à l'aide de quelques torsions ou de quelques ligatures, obtenir une hémostase suffisante avant d'ouvrir la plèvre, et le sang ne coule pas, ou coule à peine, dans la cavité suppurante.

Un autre instrument qu'il faut absolument rejeter, c'est le thermocautère. Une observation de M. Féréol (2) met bien en lumière tous les inconvénients que présente cet instrument pour la pleurotomie. Dans le cas de M. Féréol, l'opération fut longue et douloureuse. Il fallut un quart d'heure pour atteindre la plèvre, que d'ailleurs on fut obligé d'ouvrir avec le bistouri. Le troisième jour, toute la plaie était couverte d'une eschare et le périoste était décollé. Au huitième jour, une hémor-

(1) *Boston médical and surgical journal*, 1883, p. 145.

(2) Société de chirurgie 1877, p. 454 et 463.

rhagie secondaire se produisit à l'angle postérieur de la plaie. Le patient finit par succomber, emporté il est vrai par des complications étrangères à l'emploi du thermocautère. Aussi M. Féréol concluait-il que le thermocautère n'est pas applicable à l'opération de l'empyème. Telle fut aussi la conclusion de M. Tillaux, rapporteur, et de M. Verneuil qui trois fois avait ouvert la plèvre avec cet instrument. L'incision de l'espace intercostal et de la plèvre n'expose point à une hémorrhagie sérieuse et il est d'ailleurs très facile avec quelques pinces hemostatiques d'arrêter l'écoulement sanguin que provoque la division de quelques veinules et artérioles cutanées et musculaires. Enfin, au point de vue de l'antisepsie, une plaie nette et franche est bien préférable à la plaie du thermocautère, laquelle se recouvre toujours d'une eschare plus ou moins profonde.

Quelques chirurgiens ont encore conseillé d'abandonner le bistouri pour compléter l'ouverture de l'empyème. La plèvre est ponctionnée avec la pointe du bistouri, et par cette étroite ouverture on introduit une pince à pansement fermée. Cette pince est retirée ouverte, et l'écartement des branches élargit l'orifice de la ponction en dilacérant la plèvre. Si l'empyème est ancien, la paroi épaisse et sclérosée ne se laissera pas aisément déchirer par ce procédé. Si l'empyème est récent, la déchirure peut être étendue, irrégulière et plutôt perpendiculaire que parallèle à l'incision des parties molles. La plèvre est tiraillée, contuse, décollée sur les côtes supérieure et inférieure, et ce sont là des conditions fâcheuses, très propres à engendrer des infiltrations purulentes et profondes de la paroi thoracique. Par cette substitution de la pince à pansement au bistouri, on se propose d'éviter plus sûrement la blessure de l'artère intercostale. Mais cette complication est extrêmement rare, et nous avons des moyens très sûrs de l'éviter sans abandonner le bistouri. Il suffit simplement d'inciser la plèvre en suivant exactement le bord supérieur de la côte inférieure.

Le bistouri est donc le seul instrument qui convienne pour inciser l'espace intercostal et ouvrir la plèvre.

L'opération est si simple qu'il est à peine besoin de décrire un manuel opératoire. M. Moutard-Martin conseille de marquer à l'encre sur la peau la ligne qui doit suivre le bistouri. Cette ligne est tracée dans l'espace intercostal choisi et parallèlement aux côtes, ou plutôt parallèlement au bord supérieur de la côte inférieure. Elle a généralement 7 à 8 centimètres d'étendue. Elle n'est pas transversale, puisqu'elle est parallèle à l'espace intercostal. L'opération étant presque toujours pratiquée en arrière de la ligne axillaire, l'incision est plus ou moins obliquement dirigée de haut en bas et d'arrière en avant. Pendant que la main gauche attire légèrement les téguments en haut, la main droite armée du bistouri incise les parties molles à 3 ou 4 millimètres au-dessous de la ligne tracée sur la peau. — M. Peyrot recommande un autre procédé. On reconnaît d'abord par le palper les deux côtes qui limitent l'espace intercostal, surtout la côte inférieure, puis, sur le milieu de cette côte, comme sur une table fournissant un point d'appui solide, le bistouri sectionne successivement et dans une étendue de 7 à 8 centimètres, la peau, le tissu cellulaire sous cutané et les faisceaux musculaires. — Des pinces hémostatiques sont jetées sur les artérioles et les veinules qui donnent du sang, et quelques coups d'éponge achèvent de déterger toute la surface de la plaie. Un aide continue à retracter légèrement en haut la peau et les parties molles divisées. L'opérateur a maintenant besoin de ses deux mains pour manœuvrer dans la plaie. L'index de la main gauche reconnaît la côte inférieure, et permet au bistouri, tenu de la main droite, de diviser les muscles intercostaux, en suivant exactement le bord supérieur de cette côte. Nous arrivons sur la plèvre. S'il n'y a pas de sang, elle apparaît avec une teinte blanc grisâtre. Le plus souvent, on ne la distingue pas à l'œil, et le doigt est encore le meilleur guide. Si l'on a quelques doutes, on peut, avant d'aller plus loin, faire, comme le conseille M. Wagner, une dernière ponction exploratrice. Il est prudent d'opérer en deux temps l'incision de la plèvre. La pointe du bistouri, posée à plat sur le bord de la côte inférieure et au milieu de la plaie, est enfoncée de quelques millimètres; l'apparition d'un filet de pus sur les côtés de la lame indique l'ouverture de la plèvre. — Avant d'agrandir l'incision pleurale, il faut introduire dans l'orifice de la ponction la pulpe de l'index. Cette exploration peut être quelquefois fort utile, si l'on opère à gauche et au voisinage de la région précordiale. C'est ainsi que, dans le cas du professeur Dolbeau, cette exploration préalable permit à Nélaton de reconnaître la présence du cœur et d'éviter d'en blesser la pointe. — Lorsque l'incision porte sur un des derniers espaces intercostaux, et surtout s'il s'agit d'un vieil empyème, le doigt peut reconnaître la proximité du diaphragme. C'est en pareil cas qu'il convient de remplacer le bistouri droit par le bistouri boutonné pour compléter l'incision de la plèvre. L'extrémité de la lame est introduite par l'orifice de la ponction. Elle est toujours guidée par la pulpe de l'index gauche qui la maintient exactement sur le bord supérieur de la côte inférieure. Par ce procédé, l'incision de la plèvre est agrandie en avant et en arrière de la ponction, et peut atteindre, sans aucun danger de blesser l'artère intercostale, jusqu'à la dimension nécessaire pour assurer l'évacuation facile et complète de toutes les parties de l'exsudat pleurétique.

Par le procédé que nous venons de décrire, le bistouri pénètre jusqu'à la plèvre méthodiquement et en divisant les tissus couche par couche. Quelques opérateurs, parmi lesquels Woillez, ont cependant proposé d'enfoncer d'emblée le bistouri dans la collection purulente et de sectionner d'un seul coup toutes les parties molles de l'espace intercostal. M. Moutard-Martin a fort justement critiqué ce procédé rapide. Il expose davantage à la blessure de l'artère intercostale. Il donne presque toujours une ouverture trop étroite. Il fait à la plèvre et à la peau une incision de même étendue ; or la peau doit être plus largement incisée que la plèvre. Enfin, et c'est là le plus grave inconvénient, il divise aveuglément tous les tissus jusqu'à la plèvre et ne permet pas au doigt d'explorer les parties profondes, ni de guider le bistouri sur le bord supérieur de la côte inférieure.

Une incision pleurale de 3 à 4 centimètres est suffisante si l'épanchement est parfaitement homogène et ne contient aucune partie solide. Des fausses membranes épaisses, des grumeaux purulents, des débris gangréneux de la plèvre ou du poumon, des vésicules hydatiques, bref toutes les masses solides de l'exsudat pleurétique, nécessitent une ouverture plus large et dont la dimension doit être portée au moins à 5 ou 6 centimètres, rarement au delà de cette limite. On commence par faire une incision de moyenne étendue qu'il est facile d'agrandir immédiatement, si des parties solides apparaissent dans le pus qui sort de la plèvre.

Dans la grande majorité des cas, l'incision de l'empyème est une opération fort simple et qui n'est pas beaucoup plus difficile que l'ouverture d'un phlegmon sous-cutané. Certains cas peuvent cependant offrir quelques difficultés. — La paroi thoracique est parfois le siège d'une infiltration considérable, œdémateuse ou même purulente. Il est difficile de sentir les côtes et de bien délimiter l'espace intercostal. Cette complication se rencontre dans les grands empyèmes, ou bien encore lorsque des inflammations phlegmonneuses se sont développées au niveau des trajets de plusieurs ponctions aspiratrices. Ce n'est pas là une bien grosse difficulté. On arrive toujours à retrouver la saillie d'une côte. Après l'incision de la peau et du tissu cellulaire sous-cutané, des crochets rétracteurs écartent les lèvres de la plaie et permettent de mieux découvrir les parties profondes. On peut encore faire une ponction et laisser la canule en place. Cette canule servira de guide au bistouri. L'incision des parties superficielles doit être plus étendue et d'autant plus que l'infiltration purulente est plus vaste. Du même coup on aura traité le phlegmon thoracique. Au bout de quelques jours, ce large débridement fera disparaître la tuméfaction inflammatoire.—Une difficulté plus sérieuse résulte de l'extrême épaississement de la plèvre. Chez un malade opéré par M. Moutard-Martin (1), il fallut pour pénétrer dans l'abcès pleural enfoncer le bistouri à près de deux centimètres au delà des côtes. En pareil cas, une ponction préalable est fort utile ; elle donne à l'opérateur l'assurance qu'il est sur la bonne voie, qu'il finira par entrer dans une collection purulente, et la canule laissée en place guide sûrement le bistouri à travers les parties profondes.

De la résection d'une côte.— Chez les jeunes enfants, l'espace intercostal est fort étroit. Il en est de même dans les vieux empyèmes, surtout lorsque l'épanchement s'est en partie vidé par une fistule pleuro-bronchique ou pleuro-cutanée. La rétraction de la paroi thoracique peut aller jusqu'à produire l'imbrication des côtes, et le retrécissement de l'espace intercostal est assez prononcé pour que le bistouri ne puisse facilement y pénétrer. Du reste il ne suffit pas d'inciser la plèvre, il faut encore y introduire un gros tube qui permette l'écoulement continu des sécrétions pleurales. Un drainage suffisant n'est plus possible si l'espace intercostal est très étroit, ou même si les deux côtes trop rapprochées compriment le tube de caoutchouc. C'est alors que se pose la question de la résection costale. Faut-il compléter l'opération de l'empyème par la résection d'un fragment de quelques centimètres sur l'une des deux côtes qui limitent l'espace intercostal, ou même sur les deux côtes ? Il est certain que cette opération complémentaire lève l'obstacle ; elle permet un accès facile et un drainage suffisant de l'abcès pleural. Roser, Hampeln, Billroth et d'autres encore ont conseillé cette résection d'une côte, bien avant qu'il ait été question de la résection multiple des côtes destinée, dans l'empyème chronique, à mobiliser la paroi thoracique.

Cette résection fut pratiquée chez quelques-uns des malades traités par la pleurotomie antiseptique dont nous rapportons plus loin les observation. Ainsi, dans l'observation **38**, M. Wagner a enlevé d'abord un fragment de 3 centimètres sur la septième côte. Il s'agissait d'un empyème datant de neuf mois, chez un enfant de 5 ans. Il existait une fistule pleuro-cutanée. Deux jours après, la persistance de la matité fait présumer que l'épanchement est cloisonné, et, en effet, une ponction exploratrice faite au dessous de la première incision donne encore du pus. M. Wag-

(1) Obs. 1. in thèse de Dupuy. Paris, 1876. Des soins à donner aux opérés d'empyème.

ner fait alors une nouvelle incision dans le huitième espace et résèque un pareil fragment de la huitième côte. Dans les deux cas de M. Kœnig (obs. 35 et 36), la pleurotomie antiseptique fut également complétée par la résection d'un fragment de 2 centimètres environ sur l'une des deux côtes. L'empyème datait aussi de plusieurs mois.

La résection d'une côte a même été pratiquée dans les empyèmes récents, non compliqués de rétraction thoracique, soit pour faciliter l'évacuation immédiate des parties solides de l'exsudat, soit pour permettre l'introduction dans la plèvre d'un tube à parois résistantes et de gros calibre. Dans l'observation 39, qui est un exemple d'empyème récent, l'incision donne issue, pendant les deux premiers jours, à de nombreux grumeaux purulents et fétides. Pour en rendre l'évacuation plus prompte, M. Wagner enlève un fragment de 3 centimètres sur la dixième côte. Dans l'observation 47 qui appartient à M. Starcke, l'amélioration qui suit la pleurotomie ne dure que trois jours et la fièvre s'élève de nouveau. M. Starcke enlève aussitôt un fragment de 5 centimètres sur la septième côte, au voisinage de la masse sacro-lombaire, et par cette large brèche il réussit à extraire deux volumineux amas de fausses membranes en pleine putréfaction.

Enfin quelques chirurgiens sont encore allés plus loin ; ils regardent la résection d'un fragment de l'une des deux côtes comme devant faire nécessairement partie de toute pleurotomie pratiquée pour évacuer un épanchement purulent de la plèvre. M. Gerhardt et M. Baginski conseillent cette résection dans les cas d'empyème chez les jeunes enfants, et M. Kœnig la recommande dans tous les empyèmes, même chez les adultes.

La question est, en somme, facile à résoudre. Le but de la pleurotomie est de donner issue à toutes les parties, liquides et solides, de l'exsudat pleurétique et d'assurer un bon drainage de l'abcès pleural. Si ce but ne peut être atteint par la seule incision des parties molles, il n'y a pas d'autres moyens, pour remplir l'indication, que la résection d'un fragment de quelques centimètres sur l'une des deux côtes. Par conséquent, cette résection ne peut être évitée lorsque l'espace intercostal est étroit, au point de ne pas permettre le passage du bistouri. Dans ces conditions il est même préférable de couper les deux côtes. Il sera plus facile d'introduire et de maintenir en place un drain d'un calibre suffisant. La résection est encore nécessaire si, après l'incision, on reconnaît que les deux côtes trop rapprochées n'admettront dans l'espace intercostal qu'un drain de petit calibre ou comprimeront les parois d'un tube plus volumineux, au point de rendre très incertain l'écoulement des sécrétions pleurales. Ces indications sont très précises. On peut discuter davantage sur l'opportunité de la résection d'une côte dans l'empyème aigu et quand il s'agit seulement de rendre plus facile et plus prompte l'évacuation des fausses membranes. Il est bien rare qu'une incision large des parties molles ne donne pas une issue suffisante à toutes les masses solides de l'exsudat pleurétique. Cependant il n'y aurait pas grand inconvénient à couper une côte si, comme dans le cas de M. Starcke, la persistance de la fièvre et des accidents de la résorption purulente, permettaient de soupçonner l'existence dans le foyer pleural de masses solides en voie de putréfaction. Quand à la résection d'une côte dans l'empyème infantile, nous y reviendrons en étudiant plus particulièrement le traitement de la pleurésie purulente chez les jeunes enfants.

L'ablation d'un fragment de quelques de centimètres sur l'une des deux côtes, et même sur les deux côtes qui limitent l'espace intercostal, ne complique pas beaucoup l'opération de l'empyème. Elle ne nécessite pas, comme la résection multiple, l'intervention d'un chirurgien. L'opération sera un peu plus longue et douloureuse que la simple pleurotomie ; il est donc à peu près indispensable de donner au patient de l'éther ou du chloroforme, à moins que des troubles graves de la respiration et de la circulation ne constituent une contre-indication de l'anesthésie générale. En pareil cas, la résection pourrait être différée jusqu'à deux ou trois jours après l'incision de l'espace intercostal, et l'amélioration produite par une première évacuation de l'abcès pleural permettrait ensuite de recourir avec moins de danger à l'anesthésie générale.

Si la résection est décidée avant de commencer la pleurotomie, il vaut mieux procéder d'abord à l'excision du fragment costal et ouvrir la plèvre ensuite. L'incision est faite sur la côte elle-même qu'il s'agit de réséquer et doit atteindre 8 à 10 centimètres. La côte étant mise à nu dans une étendue convenable, le périoste est incisé, puis la pointe d'une rugine droite, introduite dans cette incision, décolle à petits coups les deux lambeaux du périoste sur la face externe de la côte. Sur la face profonde, le décollement est poursuivi, soit avec la même rugine droite, soit avec une rugine à bec légèrement recourbé. Avec cet instrument l'opération est facile. Du reste le périoste interne est presque toujours très épaissi, surtout dans les vieux empyèmes, et il se laisse décoller sans aucune difficulté. La section de la côte est pratiquée avec une pince de Liston dont la branche mousse est introduite sous le bord inférieur de cette côte. On fait une première section sur le milieu du segment costal qu'il s'agit d'enlever, puis un davier saisit successivement chaque extrémité de la côte divisée et permet d'enlever très aisément, avec deux coups de pince, deux fragments d'un ou deux centimètres chacun. Le fragment costal étant enlevé, on en distingue très aisément l'empreinte sur la plèvre doublée du périoste. Cette empreinte est un point de repère qu'on peut utiliser pour ouvrir l'empyème. L'incision de la plèvre, pratiquée au milieu de l'empreinte costale et de l'une à l'autre extrémité de la côte divisée, évite sûrement la blessure de l'artère intercostale.

Dans la plupart des cas, c'est après avoir ouvert la plèvre et constaté l'insuffisance de la seule incision des parties molles, que l'opérateur se décide à la résection d'un fragment costal. L'opération s'exécute par le même procédé, mais elle est un peu moins facile et l'écoulement du pus masque le champ opératoire. La résection porte presque toujours sur la côte inférieure, plutôt que sur la côte supérieure, ce qui permet, entre autres avantages, de placer le drain plus près du cul-de-sac inférieur de la plèvre.

Enfin, s'il s'agissait d'ouvrir très largement la poche purulente à travers une paroi thoracique très rétractée, la résection des deux côtes serait encore pratiquée par le même procédé, et ne présenterait pas plus de difficultés que la résection de la seule côte inférieure. L'incision de la peau devrait être nécessairement plus étendue et dirigée suivant le bord supérieur de la côte inférieure, plutôt que placée au milieu de l'espace intercostal. Comme dans le procédé d'Estlander, la rétraction de la lèvre supérieure de la plaie avec un écarteur permettrait d'atteindre et de réséquer aisément un fragment assez long de la côte supérieure. Il est préférable que le plus long des deux fragments soit enlevé sur la côte inférieure, puisque c'est entre les deux extrémités de cette côte sectionnée que sera placé le tube à drainage. Voilà pourquoi l'incision de la peau et des parties molles est mieux placée sur le bord supérieur ou même sur la face externe de cette côte inférieure. Quant à l'incision de la plèvre, elle ne peut être conduite que suivant deux points de repère, pour éviter sûrement la blessure de l'artère intercostale : le bord supérieur de la côte inférieure ou, un peu plus bas, le milieu de l'empreinte qu'a laissée le segment costal enlevé sur la plèvre doublée du périoste interne.

Position de l'incision. — Les développements dans lesquels nous venons d'entrer démontrent la nécessité de donner à l'incision des dimensions convenables ; il faut, même au prix d'une résection costale, évacuer complètement l'épanchement purulent et faire un bon drainage de l'abcès pleural. Mais il n'est pas moins important, pour remplir les mêmes indications, de bien placer l'incision de l'empyème. Le choix du lieu de l'incision ne dépend pas toujours de l'opérateur lui-même ; il y a des incisions de nécessité et des incisions d'élection.

Dans un certain nombre d'empyèmes abandonnés à l'évolution spontanée, le pus tend à s'évacuer par la paroi thoracique. Une tumeur fluctuante apparaît dans un espace intercostal. On désigne sous le nom assez impropre d'empyème de nécessité l'incision pratiquée sur cet abcès extérieur. Or cet abcès est le plus souvent fort mal placé : au devant de la ligne axillaire, dans le troisième, quatrième ou cinquième espace, et quelquefois, à gauche, au voisinage de la région précordiale. Quelle conduite tenir lorsque l'empyème menace de s'ouvrir spontanément? — Dans les cas fort rares où la tumeur est convenablement placée, c'est-à-dire dans un espace déclive et au niveau ou un peu en arrière de la ligne axillaire, il n'y a point d'hésitation possible ; il faut ouvrir largement la tumeur fluctuante, chercher le trajet fistuleux pour inciser dans le même espace, et, si ce trajet ne peut être découvert, ce qui est commun, inciser la plèvre dans le plus inférieur des espaces au devant desquels s'étale la tumeur fluctuante. Il est inutile de s'arrêter longtemps à la recherche du trajet fistuleux ; si l'incision est bien placée et l'antisepsie rigoureuse, le pus ne s'écoulera plus que par l'incision et la fistule spontanée ne tardera guère à se cicatriser. — Si la tumeur fluctuante est mal placée, c'est-à-dire en avant et en haut, dans une situation peu favorable à l'écoulement du pus et à un bon drainage de la plèvre, il n'y a pas non plus beaucoup à hésiter ; l'incision curatrice, celle qui assurera la cicatrisation de l'empyème, sera faite hors de la tumeur fluctuante, dans la région déclive de l'abcès pleural. Quant à la tumeur elle-même, il y a lieu d'établir quelques distinctions. Si la perforation de la plèvre est seulement imminente, s'il est probable que le pus n'a pas encore pénétré dans les parties profondes de l'espace intercostal, on peut bien ne pas intervenir immédiatement et attendre le résultat produit par l'incision faite au lieu d'élection. Il peut arriver que la tuméfaction s'efface en quelques jours sans aucune intervention chirurgicale. Mais il est assez commun de la voir augmenter et former un véritable abcès de l'espace intercostal. Dans ces conditions, il est nécessaire d'y pratiquer une large incision. — Il faut agir de la même façon, et, en même temps que la pleurotomie au lieu d'élection, pratiquer l'incision de nécessité, toutes les fois que des phénomènes inflammatoires très accusés ou une fluctuation très manifeste ne permettent pas d'espérer la disparition spontanée de la tumeur purulente intercostale. — Les empyèmes de nécessité comportent donc le plus souvent deux incisions. On a conseillé de commencer par l'incision de la tumeur, et, dans cette première ouverture de l'empyème, d'introduire une sonde qui, dirigée en bas et en arrière, permettra de reconnaître l'un des espaces correspondant au point le plus déclive de l'abcès pleural. Sur l'extrémité de la sonde, sentie à travers les parties molles, le bistouri fera plus sûrement une seconde ouverture en un lieu d'élection. On a conseillé encore de passer un tube à drainage de l'une à l'autre incision (Obs. **53**). Nous verrons qu'il vaut mieux, en règle très générale, ne pas introduire de longs tubes dans la plèvre. Il est préférable de placer un drain gros et court dans chacune des deux incisions faites à la paroi thoracique.

Deux incisions sont souvent indispensables dans les empyèmes cloisonnés dont les loges ne communiquent pas entre elles. Des ponctions exploratrices pratiquées dans les régions suspectes permettront seules de bien placer ces incisions.

Les empyèmes partiels enkystés commandent aussi des incisions de nécessité. Lorsque la collection purulente n'occupe point la totalité ou la majeure partie de la cavité pleurale, elle peut être exclusivement en rapport avec l'une des trois parois du thorax, antérieure, latérale ou postérieure. Les empyèmes postéro-inférieurs sont les plus communs parmi les empyèmes partiels enkystés. L'auscultation et la percussion méthodiques servent à marquer approximativement les limites de la collection purulente. Une ou plusieurs ponctions exploratrices, faites dans les points déclives de la zone ainsi délimitée, achèvent de préciser ce diagnostic et indiquent dans quel espace et en quel point de cet espace il faut pratiquer l'ouverture de la plèvre. L'incision doit être faite en un point déclive de la poche purulente, de façon à permettre l'écoulement facile et continu des sécrétions pleurales.

Le plus souvent l'empyème n'est pas enkysté et le pus, répandu dans toute l'étendue de la cavité pleurale, s'accumule dans la région postéro-inférieure de cette cavité. L'opérateur a donc, jusqu'à un certain point, le choix du lieu où sera faite l'incision. Cependant toutes les incisions ne sont pas au même degré favorables ; il en est une qui permettra mieux l'écoulement du pus et les lavages de la poche purulente ; c'est à celle-là que convient le nom d'incision au lieu d'élection.

Dans la plupart des observations que nous avons réunies, l'incision est faite au niveau ou en arrière de la ligne axillaire et dans un espace qui varie du cinquième au neuvième. Ainsi l'incision a porté sur le cinquième espace dans les observations **48**, **48** *bis* et **61**, sur le sixième dans les observations **57** et **50**, sur le septième dans l'observation **47**, sur le huitième dans l'observation **30**, sur le neuvième dans les observations **27** et **39**.

Une incision placée trop haut ne remplit pas suffisamment l'indication fondamentale qui est d'assurer le libre écoulement des liquides; le pus s'accumule et séjourne dans ce sinus qui s'étend depuis l'incision jusqu'au cul-de-sac inférieur de la plèvre. Plus l'incision est élevée, plus le relief des masses musculaires oblige à la placer en avant, et c'est encore une situation défavorable au point de vue de l'écoulement des liquides.

Théoriquement, il faudrait ouvrir l'empyéme au point le plus déclive, c'est-à-dire dans le dixième ou le onzième espace. Mais une incision pratiquée très bas a bien quelques inconvénients. Elle expose à la blessure du diaphragme et même des viscères abdominaux, s'il existe, ce qui n'est pas très rare dans les vieux empyèmes, des adhérences costo-diaphragmatiques d'une certaine étendue. Il est vrai que ces adhérences sont plus constantes et plus prononcées en avant qu'en arrière de la ligne axillaire. D'ailleurs, une fois l'empyème ouvert, l'évacuation de l'épanchement ne tarde pas à modifier les limites de la cavité purulente, surtout la limite inférieure. Le diaphragme, qui n'est plus refoulé vers l'abdomen par la tension positive de l'épanchement, remonte dans la cavité thoracique. Pendant les premiers jours qui suivent l'opération de l'empyème, le doigt introduit dans la plèvre constate aisément cette ascension du plan diaphragmatique. Dans ces conditions, un tube à drainage placé très bas, par exemple dans le dixième espace, s'ouvre plutôt dans le sinus costo-diaphragmatique ainsi rétabli que dans la cavité de l'empyème elle-même.

Pour toutes ces raisons, et à moins d'indications tout à fait spéciales, il ne faut pas faire l'incision de la plèvre plus bas que le neuvième ou même le huitième espace intercostal. Le neuvième espace peut être choisi si l'ouverture de l'empyème est placée sur la paroi postérieure du thorax, à peu de distance de la colonne vertébrale. Dans la majorité des cas, elle est faite sur la ligne axillaire postérieure, au niveau du bord antérieur du muscle grand dorsal, et il faut préférer le huitième espace. Chez les enfants, le diamètre vertical du thorax est relativement moins étendu que chez l'adulte; cette disposition peut engager à choisir le septième ou même le sixième espace chez les très jeunes enfants. Enfin, qu'il s'agisse d'un enfant, ou d'un adulte, le diaphragme remonte un peu plus haut du côté droit que du côté gauche. Il faut tenir compte de cette direction du diaphragme. Si l'empyème gauche peut à la rigueur être ouvert dans le neuvième espace en arrière, il est plus prudent pour l'empyème droit de ne pas descendre au-dessous du septième ou du huitième espace intercostal.

L'espace étant choisi, sur quel point de cet espace faut-il faire porter l'incision? Dans toutes nos observations l'empyème fut ouvert sur une zone qui s'étend de la ligne axillaire à la colonne vertébrale. Une fois cependant (obs. **45**) l'incision fut faite en avant de la ligne axillaire, mais la ponction exploratrice avait été négative en arrière de cette ligne, sur la paroi thoracique postérieure. Chez plusieurs opérés, l'incision fut pratiquée à une assez faible distance de la colonne vertébrale. Elle commence à un travers de main du rachis et suit le bord supérieur de la neuvième côte dans l'observation **40**; elle débute au même point et ouvre le neuvième espace dans l'observation **39**; elle part de 3 à 4 centimètres de la colonne vertébrale, suit la neuvième côte et présente 10 centimètres d'étendue dans l'observation **46**.

L'incision pratiquée sur la paroi thoracique postérieure a l'avantage de favoriser autant que possible l'écoulement du pus, car, le malade étant couché sur le dos, elle correspond au point le plus déclive de la cavité suppurante. Mais elle rend plus difficile les lavages complets de cette cavité. Pour que le liquide injecté arrive au contact de toute la membrane pyogénique, il est nécessaire que le patient se couche sur le côté sain et prenne une position telle que l'ouverture de l'empyème occupe la partie la plus élevée de la cavité thoracique. C'est à cette condition seulement que l'abcès pleural peut être à peu près complètement rempli de liquide antiseptique. Si l'incision a été faite tout à fait en arrière, il faudra pour obtenir ce résultat que le patient se couche sur le ventre, et c'est là une attitude impraticable. Sans doute, la pleurotomie antiseptique vraie n'exige pas de nombreux lavages, souvent même elle les supprime; il faut cependant prévoir le développement possible d'accidents septicémiques et placer l'incision de façon à les combattre efficacement par des lavages complets de la plèvre. Il est donc préférable d'ouvrir l'empyème à une certaine distance de la colonne vertébrale. Le point le plus convenable se trouve au niveau ou un peu en arrière de la ligne axillaire postérieure.

En résumé, le lieu d'élection pour l'incision de l'empyème est au voisinage de cette ligne axillaire postérieure, plutôt en arrière qu'en avant, c'est-à-dire à peu près sur le bord antérieur du muscle grand dorsal dont les fibres peuvent être sans inconvénients plus ou moins intéressées, dans le septième ou le huitième espace à droite, dans le huitième ou le neuvième à gauche. Sans doute, lorsque le malade est couché sur le dos, cette incision n'occupe pas la région la plus inférieure de l'empyème;

mais, comme M. Wagner s'en est assuré par quelques expériences sur le cadavre, il suffit d'élever un peu le siége du patient sur un coussin pour que l'ouverture ainsi placée se trouve au point le plus déclive de la cavité purulente. L'écoulement des liquides est encore plus complètement assuré si, dans le decubitus dorsal, le malade s'incline légèrement sur le côté opéré.

Evacuation de l'empyème. — Lorsque la plèvre est largement ouverte, le pus jaillit avec force, chassé d'abord par la tension positive de l'épanchement, puis par les quintes de toux. Il en résulte une décompression rapide des organes intra-thoraciques. Nous n'avons trouvé aucune observation dans laquelle cette brusque décompression ait provoqué des accidents comparables à ceux qui suivent quelquefois la thoracentèse par aspiration, tels que la syncope et l'œdème aigu du poumon, avec ou sans expectoration albumineuse. Il est d'ailleurs facile de modérer l'écoulement du pus et de rendre lente et progressive l'évacuation de l'empyème. Il suffit d'appliquer deux doigts ou une éponge sur l'ouverture de l'espace intercostal.

Si le patient a été soumis à l'anesthésie générale, il doit être réveillé à ce moment de l'opération. De fortes expirations et quelques quintes de toux sont nécessaires pour achever l'évacuation de l'épanchement. Il est préférable, en effet, que la plèvre soit vidée aussi complètement que possible, bien qu'il n'y ait pas de grands inconvénients à y laisser une petite quantité de liquide purulent. On peut encore faire asseoir le patient sur son lit, ou bien incliner le tronc, de façon à ce que l'incision se trouve tout à fait au point le plus déclive de la cavité thoracique. M. Kœnig recommande de faire coucher le malade sur le côté opéré et, à plusieurs reprises, de le soulever par les pieds. C'est un bon moyen pour obtenir l'évacuation des dernières gouttes de l'épanchement.

L'écoulement se ralentit ou s'arrête lorsque des masses solides se présentent à l'ouverture ; il peut être nécessaire d'en faciliter l'élimination avec le doigt ou avec des pinces. Si l'incision est insuffisante pour leur livrer passage, il ne faut pas hésiter à l'augmenter d'un à deux centimètres.

Les liquides qui s'écoulent de la plèvre sont recueillis dans des vases préparés à cet usage ; il faut éviter qu'ils ne se répandent sur le patient lui-même et sur les pièces de la literie. — D'ailleurs il n'est pas indifférent de pouvoir apprécier avec une certaine exactitude la quantité du liquide évacué. Il peut arriver que cette quantité soit faible, alors que les signes physiques sont cependant ceux d'un grand épanchement. Cette considération doit éveiller l'attention de l'opérateur et lui faire soupçonner fortement l'existence d'un empyème cloisonné. Or il importe au plus haut degré d'établir promptement cette partie du diagnostic. Si toutes les poches purulentes ne sont pas ouvertes, le patient a peu de chances de guérir. C'est ainsi que, chez un malade de M. Moutard-Martin (1), l'évacuation insuffisante d'un épanchement cloisonné fut en grande partie la cause de l'insuccès de la pleurotomie. Une autre observation de M. Wagner (obs. **52**) montre combien il est important de tenir compte de la quantité de liquide évacué. Une première incision, faite dans le sixième espace sur la ligne axillaire, donne seulement 150 grammes de pus. Présumant avec raison que l'empyème est cloisonné, M. Wagner fait aussitôt une seconde incision dans le huitième espace, à un travers de main du rachis, et celle-ci donne issue à 1000 grammes de pus. Cette intervention si rationnelle eut le plus heureux résultat ; le malade guérit en moins de deux mois.

Il est certain que les dernières parties de l'épanchement sont évacuées avec une certaine lenteur et ce ralentissement de l'évacuation est dû, soit à la situation elle-même de l'ouverture qui n'occupe pas le point le plus déclive, soit à l'existence de brides, de diverticules et de fausses membranes dans la cavité de l'empyème. Aussi quelques auteurs, parmi lesquels M. Starcke (obs. **47**), conseillent-ils d'attendre la fin de l'évacuation avant d'appliquer un pansement antiseptique. Le malade de M. Starcke resta pendant trois heures assis, et pendant tout ce temps l'ouverture de la plèvre fut protégée par les pulvérisations d'acide phénique. Tous les opérés ne peuvent pas supporter cette sorte de prolongation de l'opération, et il est préférable, en règle générale, de laisser se compléter l'écoulement des liquides pleuraux sous les premiers pansements. D'ailleurs il est plus pratique d'achever, s'il y a lieu, l'évacuation de la plèvre, en y faisant une injection d'un liquide antiseptique.

Exploration de la cavité purulente. — Cette exploration est quelquefois indispensable, et M. Wagner recommande avec raison de ne pas la négliger. Le doigt, soigneusement désinfecté, est introduit dans la plaie et peut explorer la région déclive de la poche purulente. Il peut apprécier la profondeur du sinus costo-diaphragmatique qui s'étend au-dessous de l'incision, y reconnaître et en extraire des fausses membranes ou des grumeaux purulents, sentir la portion verti-

(1) V. même chapitre §, III. Pleurotomie incomplètement antiseptique, p.152

cale du diaphragme et quelquefois la surface du poumon, et même atteindre les brides membraneuses d'un épanchement cloisonné. Tous ces renseignements sont profitables au traitement de l'empyème. Dans l'observation **39**, M. Wagner introduit le doigt dans la cavité et reconnaît qu'elle renferme encore des fausses membranes. Cette exploration l'engage à pratiquer un lavage complet de la plèvre avec une solution d'acide borique à 10 p. 100, et ce lavage, outre son action antiseptique, entraîne mécaniquement les parties solides de l'exsudat pleurétique. C'est par le même procédé que, dans l'observation **47**, M. Starcke put sentir et enlever, après avoir réséqué un fragment costal, deux épaisses fausses membranes en voie de putréfaction.

Injections dans la plèvre aussitôt après l'incision et l'évacuation. — Il semble a priori qu'il soit nécessaire de faire suivre l'incision de l'espace intercostal d'un grand lavage, afin de mieux assurer l'antisepsie de la cavité suppurante. Cependant l'analyse des observations de pleurotomie antiseptique démontre que le succès, et même un succès rapide, peut être obtenu sans qu'aucun lavage ait été pratiqué dans la plèvre, soit au moment de l'opération, soit pendant le traitement consécutif.

Parmi nos 41 observations, il y en a 13 dans lesquelles l'opérateur n'a rien injecté dans la plèvre ; ce sont les observations : **22** (Ewart) ; **23** et **24** (Sinclair) ; **25**. **26** et **27** (M. Skeritt) ; **28** (A. Marshall) ; **29** (D. Mollière) ; **30** (S. Smith) ; **31**, **32**, **33** et **34** (Goeschel). Il est même digne de remarque que la plupart de ces cas sont au nombre de ceux qui ont le plus promptement guéri.

Ces résultats ne prouvent pas assurément que l'injection faite après l'incision retarde la guérison, mais ils prouvent du moins que cette injection n'est pas un élément nécessaire de la pleurotomie antiseptique. En effet, aucun de ces 13 opérés sans injection pleurale n'a présenté d'accidents septicémiques sérieux. Le plus souvent même les suites ont été très régulières, et l'opération a donné à bref délai une notable amélioration de l'état général et de l'état local. Les sécrétions pleurales ont diminué en peu de jours et, dans plusieurs cas, le pus n'a point tardé à faire place à un écoulement de sérosité. La fièvre est tombée le plus souvent dans les quatre premiers jours et, dans l'observation **32**, le soir même de l'opération. Chez un seul malade (obs. **27**), le pus qui sortit de la plèvre était fétide ; chez tous les autres, il était sans odeur. Du reste, nous établirons plus loin une comparaison entre les résultats qu'ont donnés les trois méthodes : sans lavage, avec un seul lavage, avec lavages répétés pendant le traitement consécutif.

Tous les chirurgiens qui ont pratiqué la pleurotomie antiseptique n'ont pas la même opinion sur cette question de l'injection consécutive à l'ouverture de l'empyème. D'après Lister (1), le lavage n'est pas nécessaire pour obtenir l'antisepsie de la cavité, si l'opération elle-même et les pansements consécutifs sont pratiqués suivant toutes les règles de la méthode antiseptique. La plupart des médecins écossais et anglais, M. Ewart, M. Sinclair, M. Skeritt, M. Marshall, qui les premiers ont fait l'application de cette méthode au traitement de l'empyème, n'ont point considéré que l'injection pleurale fît partie intégrante de la pleurotomie antiseptique. M. Goeschel, qui a particulièrement traité des empyèmes infantiles, se prononce également contre cette injection. Elle doit être exclusivement réservée aux cas dans lesquels l'exsudat pleurétique est extrêmement fétide. D'après M. Goeschel, l'intoxication phéniquée, assez souvent observée après l'injection dans la plèvre d'une solution d'acide phénique, est plus dangereuse encore chez de jeunes enfants épuisés par une fièvre intense ou par la longue durée de la suppuration. M. Kœnig, M. Wagner et M. Cabot conseillent toujours au contraire un lavage de la plèvre immédiatement après l'évacuation de l'épanchement purulent. M. Kœnig emploie d'abord une solution d'acide salicylique, puis, après cette première injection et dans les cas d'empyèmes putrides, il en fait une seconde avec une solution à 5 p. 100 d'acide phénique. Il reconnaît cependant que cette seconde injection n'est pas absolument nécessaire et peut même présenter quelques dangers. M. Wagner recommande la solution d'acide phénique à 2 ou 3 p. 100 qu'il considère comme tout à fait inoffensive. M. Cabot se sert en général d'une solution phéniquée à 1 p. 100 et, chez les enfants, d'une solution de sel marin.

Il ne faut pas confondre cette injection qui suit immédiatement la pleurotomie avec les lavages de la plèvre pratiqués pendant le traitement consécutif. S'il y a un réel intérêt à supprimer ces lavages, il n'en est pas tout à fait ainsi pour l'injection faite pendant l'opération. Elle peut être inutile, mais à coup sûr elle ne retarde point la cicatrisation et, si l'on emploie une solution antiseptique convenable, elle ne présente point de sérieux inconvénients.

Au surplus, il nous paraît assez facile de résoudre la question. Lorsque l'incision de la plèvre donne issue à du pus louable, homogène et sans

(1) Cité par M. Cabot. *The New-York medical journal*. Avril 1880.

aucune odeur, on peut bien s'abstenir de toute injection et se contenter d'inciser, d'évacuer et de drainer l'abcès pleural suivant toutes les règles de la méthode antiseptique. L'injection immédiate est au contraire indiquée dans deux conditions : lorsque l'incision donne issue à un épanchement fétide ou gangréneux et lorsque l'exsudat pleurétique renferme des parties solides, grumeaux purulents, fausses membranes ou vésicules hydatiques. — Dans le premier cas, l'injection doit être vraiment une injection antiseptique; aussi les solutions fortes sont-elles préférables, elles permettront d'obtenir plus sûrement l'antisepsie de la cavité et par conséquent de réduire ou de supprimer les lavages pendant le traitement consécutif. On peut employer les solutions d'acide borique de 5 à 10 p. 100, ou de chlorure de zinc de 2 à 8 p. 100. Pour éviter les inconvénients de l'absorption par la plèvre, nous faisons suivre l'injection antiseptique d'un grand lavage avec de l'eau alcoolisée, lequel entraîne les dernières parties de l'injection qui pourraient séjourner dans les régions déclives de la cavité purulente. Il faut laver la plèvre jusqu'à ce que le liquide injecté ressorte parfaitement clair, et il ne faut pas négliger non plus de de donner au patient une attitude convenable et qui permette le contact du liquide antiseptique sur tous les points de la membrane pyogénique. Cette précaution est particulièrement nécessaire dans les cas d'empyèmes putrides ou gangréneux. — S'il s'agit seulement d'un épanchement non fétide, mais contenant des masses solides, nous n'avons besoin que de l'action mécanique du lavage. Des solutions antiseptiques beaucoup plus faibles seront suffisantes. On pourrait même se contenter d'eau bouillie ou d'eau simplement alcoolisée. Le liquide injecté entraîne les parties solides de l'exsudat. — Tous les liquides destinés à la plèvre doivent être portés à la température de 38° à 39°, c'est-à-dire tièdes.

Il faut toujours éviter que l'injection ne pénètre avec une certaine force dans la plèvre. Les irrigateurs et les seringues sont dangereux. Le meilleur appareil à injection pleurale est celui que nous avons indiqué déjà et qui consiste en un tube de caoutchouc terminé par un entonnoir. L'extrémité libre du tube est introduite dans la plèvre, et, pour y faire pénétrer le liquide contenu dans l'entonnoir, il suffit d'élever cet entonnoir à quelques centimètres au dessus de l'ouverture faite à la paroi thoracique. Le liquide injecté s'échappe de la poitrine entre les lèvres béantes de l'incision.

L'empyème peut donc guérir avec un seul lavage et même sans aucun lavage de la plèvre. Grâce à la méthode antiseptique de Lister, l'évacuation de l'épanchement suffit pour obtenir la cicatrisation de l'abcès pleural. De ce résultat inattendu, M. Baëlz a tiré des arguments contre la pleurotomie antiseptique elle-même. A cette opération qui nécessite une large incision, M. Baëlz propose de substituer la méthode des ponctions suivies de lavages antiseptiques. Nous avons vu déjà (1) ce qu'il faut penser, au point de vue pratique, de cette méthode proposée pour le traitement de l'empyème. Il est certain que M. Baëlz interprète mal les résultats de la pleurotomie antiseptique sans lavage ou avec un seul lavage. L'incision large, dans laquelle un gros tube reste à demeure, permet l'écoulement complet et continu des sécrétions pleurales. Or à cet écoulement ne peut être comparée l'évacuation imparfaite et intermittente que donne la méthode de M. Baëlz. Entre cette méthode et la pleurotomie antiseptique il y a cette différence profonde : l'évacuation obtenue par la pleurotomie antiseptique aboutit promptement à la suppression du processus de suppuration, tandis que l'évacuation obtenue par les ponctions suivies de lavages n'empêche point la reproduction de l'épanchement purulent.

Drainage de la cavité suppurante. — Abandonnée à elle-même, l'incision de l'espace intercostal ne tarderait guère à se rétrécir. Elle se transformerait en un trajet fistuleux fort étroit, bien avant l'oblitération complète de l'empyème. Or elle doit rester béante jusqu'à ce que les sécrétions de la plèvre soient définitivement taries. De là la nécessité de s'opposer à la réunion trop hâtive des lèvres de la plèvre. Les anciens chirurgiens y introduisaient des tentes de linge ou de charpie. Il y a quinze ou vingt ans, on se servait beaucoup d'une plaque de caoutchouc. Des tubes sont bien préférables. Non seulement ils permettent les lavages de la plèvre, mais ils assurent encore l'écoulement du pus entre deux pansements. Ces tubes sont des canules métalliques ou des drains de caoutchouc.

Fraentzel (2) place dans l'incision de l'espace intercostal une canule d'argent munie d'une petite plaque de même métal légèrement concave pour s'adapter sur la convexité du thorax. La coupe de la canule est ovalaire, et le grand axe de l'ovale, dirigé dans le sens même de l'incision, est suffisant pour permettre le passage de deux sondes de Nélaton de moyen calibre. Ces sondes servent à pratiquer des lavages de la plèvre. Dans l'intervalle des lavages, un obturateur permet de fermer l'orifice de

(1) V. Chapitre II. Procédé de M. Baëlz, p. 80.
(2) Encyclopédie de Ziemssen, 4me volume, 2e partie.

la canule. Un fil qui fait le tour du thorax fixe à demeure le petit appareil. Mais le procédé que conseille Fraentzel pour le traitement de l'empyème ne consiste pas seulement dans l'emploi d'une canule métallique. Nous y reviendrons à propos des lavages de la plèvre pendant le traitement consécutif. — M. Starcke se sert également d'une canule métallique pour maintenir béante l'ouverture de la plèvre. Cette canule est assez comparable à celle de Fraentzel; elle est en zinc, flexible, longue de 5 centimètres et également munie d'une plaque métallique fixée à l'aide d'un fil sur la paroi thoracique. M. Starcke estime que les canules métalliques ont sur les tubes de caoutchouc l'avantage de n'être point expulsées, comme ces tubes, par les quintes de toux. — C'est là un très faible avantage et qui ne compense par les très graves inconvénients de toutes les canules métalliques. Elles irritent beaucoup plus que les tubes de caoutchouc les tissus qu'elles traversent. Elles exposent à la nécrose des deux côtes et même à l'altération du poumon (obs. **58**) et de la portion verticale du diaphragme. Enfin elles sont beaucoup moins bien tolérées que les tubes de caoutchouc et provoquent fort souvent de très vives douleurs. Il faut donc absolument renoncer aux canules métalliques.

Ce sont des tubes de caoutchouc qu'il faut placer dans l'incision faite à l'espace intercostal. Chez les enfants, M. Goeschel (obs. **31**) draine l'abcès pleural avec trois tubes de caoutchouc juxtaposés, gros comme une plume d'oie et longs de 5 centimètres environ. M. Cabot emploie deux tubes. Si l'un vient à s'oblitérer, l'autre continue à assurer l'écoulement des liquides. M. Kœnig, M. Wagner et la plupart des auteurs dont nous rapportons plus loin les observations, n'emploient qu'un seul tube à drainage.

Un seul tube est suffisant, s'il est de fort calibre, et il peut être plus aisément fixé et maintenu dans la plaie. Il faut que ce tube unique ait à peu près le volume du petit doigt. C'est un tube ordinaire; les trous latéraux sont plus nuisibles qu'utiles; les bourgeons charnus s'y engagent bientôt et compromettent l'écoulement des liquides pleuraux. Les parois doivent être assez épaisses pour ne pas s'affaisser sous l'influence de la rétraction des parties molles. Quant à la longueur, elle ne dépasse pas 5 à 6 centimètres. Il n'est point nécessaire que le tube plonge dans la cavité de la plèvre. Il suffit que les deux extrémités dépassent un peu la peau en dehors et la plèvre en dedans. Les tubes plus longs n'assurent pas mieux l'écoulement continu des sécrétions pleurales et ils peuvent avoir quelques inconvénients. Ils irritent inutilement les parois de l'empyème, entretiennent la suppuration à la manière de tous les corps étrangers, décollent les adhérences des feuillets de la plèvre ou en gênent le développement et peuvent aussi provoquer des ulcérations du diaphragme. Dans un cas de M. Moutard-Martin (1) une ulcération du diaphragme ne put être expliquée autrement que par la pression longtemps prolongé d'un tube de caoutchouc qui pénétrait trop profondément dans la plèvre. — Pour toutes ces raisons, il ne faut pas, lorsqu'un empyème a nécessité deux ouvertures, passer un long tube à drainage de l'une à l'autre incision. Mieux vaut placer un tube gros et court dans chacune des deux plaies. D'ailleurs un long tube unique, tendu dans la plèvre à la manière de la corde des arcs costaux, aurait encore le grave inconvénient de gêner l'expansion du poumon.

Il importe beaucoup de bien fixer le tube dans la plaie. La chute d'un tube dans la plèvre est toujours un accident fâcheux. Les manœuvres nécessaires pour le retirer exposent à rompre des adhérences en voie de développement et ont au moins l'inconvénient de retarder la cicatrisation. Dans beaucoup d'opérations, les chirurgiens fixent directement le drain à l'une des lèvres ou à l'un des angles de la plaie, à l'aide d'un point de suture qui traverse la peau et la paroi de caoutchouc. Ce procédé n'est pas applicable au drainage de l'empyème, car à chaque pansement le tube doit être enlevé, nettoyé et remis en place. Un autre procédé très simple consiste à serrer le bout extérieur du tube dans une anse de fil dont les extrémités sont collées avec du collodion et de la baudruche sur la peau ou fixées sur une bande de diachylon qui fait le tour de la poitrine. Mais le tube, s'il a peu de chance de tomber dans la plèvre, n'est pas suffisamment maintenu dans la plaie. Beaucoup de chirurgiens se servent d'épingles de sûreté ou d'épingles de nourrice. L'épingle traverse le bout extérieur du tube, lequel est retenu par les deux extrémités de l'épingle, garnies d'un peu de coton antiseptique, pour atténuer les effets de la compression sur les lèvres de la plaie. Chez un petit opéré de M. Cabot (obs. **42**), ce procédé n'a pas empêché la chute du drain dans la plèvre. On peut, il est vrai, prévenir plus sûrement cet accident en traversant le tube avec deux épingles disposées en croix, mais deux épingles rétrécissent la lumière du tube et compromettent l'écoulement de l'exsudat. — Le meilleur procédé nous paraît être celui que M. Marshall a mis en usage chez le malade de l'observation **28**. Le bout extérieur du tube est traversé perpendiculairement à l'axe par un fil phéniqué très solide dont

(1) V. Pleurotomie incomplètement antiseptique, p. 142.

les deux extrémités sont nouées autour du thorax. Ainsi fixé, le tube ne peut tomber dans la plèvre et il est maintenu en place aussi solidement que la canule métallique de Fraëntzel. Pour éviter la compression, d'ailleurs très faible, du thorax au moment de l'inspiration, on peut, sur la moitié environ du périmètre thoracique, remplacer le fil inextensible par un morceau de tube à drainage de petit calibre et très élastique. Enfin l'application sur ce fil de quelques courtes bandelettes de diachylon ou de baudruche collodionnée empêche qu'il ne s'élève ou s'abaisse et le maintient dans le même plan horizontal que l'incision faite à la paroi thoracique.

Pansement après l'opération. — Le rôle du pansement qui va recouvrir la plaie n'est pas seulement de recueillir les sécrétions pleurales, il est surtout d'empêcher la pénétration des germes infectieux dans la cavité suppurante. Un pansement bien fait est une condition indispensable pour que la pleurotomie garde jusqu'au bout le caractère d'une opération réellement antiseptique. On peut à la rigueur choisir parmi les diverses matières, gaze, mousseline, lint, ouate et coton, imprégnées de diverses substances antiseptiques, telles que l'acide phénique, l'iodoforme, le sublimé, l'acide borique et l'acide salicylique; le point important est de donner au pansement une épaisseur et une étendue suffisantes et d'en appliquer convenablement les différentes parties. A ce dernier point de vue, il est encore préférable de se conformer aux règles, désormais classiques, de la méthode de Lister.

Pour prévenir les éruptions causées par la gaze phéniquée, il est bon, surtout chez les femmes et les enfants, de faire sur la peau, autour et à distance de la plaie, une onction avec de la vaseline pure ou additionnée de 10 à 20 p. 100 d'acide borique. Les lèvres de l'incision sont protégées par un morceau de protective percé d'un trou pour le passage du tube. On peut se contenter de répandre sur l'incision une poudre antiseptique, telle que l'iodoforme. Il faut éviter que les pièces du pansement ne compriment et n'oblitèrent l'extrémité saillante du tube pleural. Le meilleur moyen consiste à placer autour de la plaie un morceau de gaze disposé en forme d'anneau; l'extrémité du tube est suffisamment protégée par le relief des bords de l'anneau. Par dessus cette première pièce, on applique une couche assez épaisse de mousseline ou de gaze antiseptique chiffonnée, puis quinze à vingt feuilles de gaze phéniquée. Pour le plus grand nombre des pansements antiseptiques, on se contente généralement de huit à dix lames de gaze, mais la plupart des chirurgiens recommandent avec raison de doubler l'épaisseur du pansement de l'empyème.

Non seulement le pansement est très épais, il doit être aussi très étendu. Les feuilles de gaze seront donc assez larges ou assez nombreuses pour recouvrir au moins tout un côté de la poitrine, du sternum à la colonne vertébrale et de l'aisselle à la crête iliaque. Il n'y a point d'inconvénients à faire un très vaste pansement et il peut y en avoir, au contraire, de fort sérieux à faire un pansement qui ne couvre qu'une surface trop restreinte autour de la plaie opératoire. Ces couches larges et épaisses de tissu antiseptique sont destinées à empêcher l'accès de l'air jusqu'à l'orifice de la cavité purulente, ou du moins à le dépouiller par filtration de tous les germes infectieux dont il est le véhicule. Ce résultat est particulièrement désirable quand il s'agit d'une cavité close, sur les parois de laquelle on n'a pas une action directe et à laquelle on ne peut, en somme, pratiquer qu'une petite ouverture. Chez les enfants, M. Gœschel recommande d'envelopper de gaze antiseptique tout le thorax et même tout le tronc.

Sur la gaze est appliqué le mackintosh, pièce d'étoffe mince, souple, revêtue d'une couche légère de caoutchouc et tout à fait imperméable à l'air et aux liquides. Dans les pansements ordinaires, la règle est d'intercaler le mackintosh entre les deux feuilles de gaze les plus superficielles. Cette précaution est ici moins nécessaire, puisque cette pièce ne sera point plissée ni relevée sur les bords, mais simplement étalée sur la surface légèrement convexe du thorax. Le mackintosh est déjà supprimé par bon nombre de chirurgiens. Il doit être conservé dans le pansement de l'empyème, car il contribue certainement à défendre contre les germes infectieux l'entrée de la cavité suppurante. Etant imperméable, il oblige les liquides qui sortent par le tube à se diffuser dans les lames de gaze antiseptique. Ces liquides n'arrivent donc que lentement et par un chemin détourné au contact de l'air atmosphérique qui leur apporte les germes infectieux. Supprimez le mackintosh, les sécrétions pleurales, très abondantes pendant les premiers jours qui suivent l'opération, franchiront par une voie directe toutes les couches de gaze, et, en quelques heures, une large tache apparaîtra sur cette partie du pansement qui correspond à l'ouverture de l'abcès pleural. La diffusion des liquides purulents au milieu du pansement est bien préférable ; ils s'y imprègnent plus complètement des substances antiseptiques.

Le mackintosh est souvent moins étendu que les couches de gaze phéniquée qu'il recouvre. M. Cabot recommande, au contraire, de faire en sorte que les bords du mackintosh dépassent la gaze et viennent s'appliquer exactement sur la peau. Ainsi disposé, ce morceau de toile imperméable fait office de valvule. A chaque expiration violente et à chaque quinte de toux, les gaz de la plèvre sont chassés par le tube, traversen les lames de gaze antiseptique, et, en s'insinuant sous les bords du pansement, s'échappent à l'extérieur. Ils ne peuvent rentrer au moment de l'inspiration, si les bords du mackintosh s'appliquent exactement sur la peau. La plèvre pourrait ainsi expulser progressivement une partie des gaz qu'elle contient; il s'y établirait une pression plus ou moins inférieure à la pression atmosphérique, et ce serait là une condition évidemment très propre à favoriser la dilatation du poumon. M. Cabot rapporte dans son premier mémoire (1) quatre cas d'empyème traités et très rapidement guéris par la pleurotomie antiseptique. Il n'hésite pas à attribuer à cette fonction nouvelle du mackintosh la rapidité de ces quatre guérisons. Quelle que soit la valeur de l'interprétation, cette disposition particulière est trop simple pour n'être point acceptée dans tous les cas; elle contribue d'ailleurs à rendre plus parfaite l'occlusion du pansement. MM. Carlet et Strauss (2) avaient déjà, en s'appuyant sur des recherches expérimentales que nous exposerons plus loin, prouvé les avantages que présenterait l'occlusion de la fistule dans l'intervalle des pansements. Ils proposaient l'occlusion hermétique à l'aide d'un appareil de caoutchouc et non l'occlusion pendant l'acte inspiratoire seulement, telle que M. Cabot essaie de l'obtenir par cette rigoureuse application du mackintosh.

Du reste, il n'est pas impossible de réaliser cette occlusion intermittente plus rigoureusement encore que par le procédé de M. Cabot. Voici le procédé que nous avons employé avec succès. Le tube est maintenu dans la plaie par le fil qui le traverse et s'enroule autour de la poitrine. Il ne dépasse pas ou dépasse à peine le niveau de la peau. On prépare deux ou trois feuilles de baudruche superposées, de la dimension et de la forme de la main. Ce carré de baudruche est appliqué au devant de l'incision et, à l'aide de plusieurs couches de collodion, suffisamment fixé sur la peau par le bord supérieur seulement. Cette pièce a été trempée dans un liquide antiseptique; elle est d'ailleurs bientôt mouillée par les liquides qui coulent de la plèvre. Elle va fonctionner à la manière d'une valvule et remplir ce rôle plus exactement que le mackintosh lui-même. Elle est soulevée par la toux et les efforts d'expiration, ne gêne nullement l'écoulement des gaz et des liquides, et, au moment de l'inspiration, s'oppose à l'entrée de l'air en s'appliquant exactement sur toute la surface et sur les bords de la plaie. L'application de cette sorte de valvule membraneuse ne nuit en

(1) The New-York american journal, août 1880.
(2) Académie des sciences, 1874.

aucune façon à l'antisepsie elle-même. A chaque pansement, le morceau de baudruche est relevé, soigneusement nettoyé ou bien remplacé par un autre. La valvule fonctionne dans l'intervalle de deux pansements, ce qui peut bien suffire pour activer beaucoup la dilatation du poumon. Dans un cas récent, nous avons obtenu par ce procédé un remarquable résultat. La compression du poumon était totale et, trois semaines après l'opération de l'empyème, la dilatation n'avait point encore commencé. Or, trois jours après l'application de notre appareil, on entendait déjà le murmure respiratoire sur une notable étendue de la paroi thoracique antérieure.

Par dessus le mackintosh, on applique des tours de bande en nombre suffisant pour maintenir solidement toutes les pièces du pansement et précisément aussi pour assurer l'adaptation parfaite à la surface de la peau des bords du mackintosh. Les meilleures bandes sont faites de gaze phéniquée. On les trempe dans l'eau avant de s'en servir. En se desséchant elles forment une sorte de cuirasse solide qui contribue beaucoup à bien fixer le pansement. A la rigueur le pansement serait maintenant terminé. Le mackintosh est la dernière pièce du pansement classique de Lister. Mais les sécrétions pleurales sont très abondantes pendant les premiers jours. Aussi la plupart des chirurgiens qui ont le mieux pratiqué la pleurotomie antiseptique, conseillent-ils d'appliquer encore une couche épaisse de ouate salicylée, maintenue à l'aide d'une bande de flanelle ou de futaine. Il importe surtout de bien garnir d'ouate ou de coton antiseptique l'aisselle et les bords du pansement, puisque c'est par là seulement que l'air peut y pénétrer.

Soins consécutifs. — Une fois l'opération et le pansement terminés, il est désirable que le patient garde dans son lit une attitude favorable à l'écoulement des liquides. Il faut lui recommander de s'incliner légèrement sur le côté opéré. En supprimant l'oreiller et en plaçant un coussin sous le siège, on obtient que l'incision occupe à peu près le point le plus déclive de la cavité thoracique. C'est surtout pendant les premiers jours que le patient doit autant que possible garder cette attitude. A ce moment, les sécrétions pleurales sont généralement très abondantes. Dans l'observation **24**, l'opéré resta plusieurs jours couché sur un lit disposé en plan incliné.

La préoccupation constante du médecin doit être désormais de maintenir l'antisepsie rigoureuse de la cavité suppurante. Il faut en défendre l'accès contre les germes infectieux avec non moins de sollicitude qu'au moment même de l'opération. Tous les pansements consécutifs seront donc exécutés exactement comme le premier pansement, avec les mêmes précautions antiseptiques et toujours sous la protection des pulvérisations d'acide phénique. Rappelons que le pulvérisateur doit être placé à une faible distance de la paroi thoracique, de façon à ce que les vapeurs phéniquées pénètrent seules dans la plèvre et en écartent l'air atmosphérique et les germes dangereux qu'il tient en suspension.

Le pansement de l'empyème traité par la méthode antiseptique n'est point un pansement rare. Il doit être renouvelé suivant certaines indications, dont les deux principales sont l'abondance des sécrétions pleurales et la persistance de la fièvre.

En règle générale, le premier pansement ne reste pas plus de vingt-quatre heures en place. Il en fut ainsi dans toutes les observations que nous rapportons plus loin et qui sont bien des observations d'empyèmes traités par la pleurotomie antiseptique. Dans un cas (obs. 53), le pansement fut même changé trois fois le premier jour. — M. Kœnig recommande de renouveler tout pansement dès qu'une tache apparaît à la surface. En effet, l'antisepsie est compromise dès que les liquides purulents arrivent au contact de l'air atmosphérique. Or, comme le fait judicieusement observer M. Cabot, le véritable danger dans ce traitement consécutif de l'empyème, c'est que le pansement cesse d'être antiseptique. — Pendant les premiers jours le pansement est donc renouvelé au moins une fois par jour. Alors même que le pus n'apparaitrait pas à l'extérieur, il serait encore prudent de découvrir la plaie, afin de s'assurer que le tube fonctionne bien et n'est pas oblitéré par des grumeaux purulents. Assez souvent l'écoulement a déjà notablement diminué dès le quatrième ou le cinquième jour, et il suffit de renouveler le pansement tous les deux jours. Il est rare que cette période durant laquelle la plèvre sécrète abondamment s'étende au delà du premier septenaire. A ce moment, non seulement la plèvre sécrète peu, mais dans les cas particulièrement favorables, on observe déjà une remarquable modification des sécrétions pleurales; au liquide purulent succède un liquide de plus en plus exclusivement séreux. Les pansements deviennent de plus en plus rares. Sans être traversés par l'écoulement et sans cesser d'être suffisamment antiseptiques, ils peuvent rester en place pendant deux, trois, quatre et même huit jours. Alors même que la cavité purulente est considérablement réduite, il vaut mieux donner toujours au pansement la même épaisseur et la même étendue. Peu importe la dimension de cette cavité, l'air et les germes infectieux pourront néanmoins y pénétrer, si le pansement ne leur oppose plus la même barrière. La plaie est donc pansée avec le même soin jusqu'à ce qu'elle soit complètement cicatrisée. Il est même prudent, suivant le conseil que donne M. Wagner, d'appliquer un dernier pansement pendant les huit ou dix jours qui suivent l'occlusion de la fistule. Il faut prévoir une accumulation possible de pus derrière la cicatrice. Si cette petite complication se produit, la plaie n'aura pas cessé de rester antiseptique jusqu'au moment où l'abcès sera ouvert avec le bistouri ou s'ouvrira spontanément sous le pansement.

Durant les premiers jours, M. Kœnig recommande de soulever fréquemment le patient par les pieds pendant qu'il repose sur le dos ou sur le côté opéré, de façon à rendre plus complète l'élimination des liquides qui, dans l'intervalle des pansements, s'accumulent au-dessous de l'incision et dans le cul-de-sac inférieur de la plèvre.

La fièvre est une autre indication de renouveler le pansement. Pendant les premiers jours, elle peut être due au fonctionnement imparfait du drain ; il est donc prudent de s'assurer que ce drain reste perméable. Dans les cas réguliers, la fièvre tombe dès les premiers jours ; souvent même le lendemain de l'opération la température est normale. La persistance d'un mouvement fébrile d'un certaine intensité, au dessus de 39° par exemple, au delà des cinq ou six premiers jours, ou bien encore le retour de températures fébriles après une période d'apyrexie, impose la nécessité d'une nouvelle exploration de la cavité purulente. Il faut donc renouveler le pansement, alors même qu'il ne serait pas traversé par l'écoulement des liquides. Cette fièvre peut être due à la rétention du pus derrière une incision trop étroite ou mal placée, au défaut d'évacuation de quelques fausses membranes altérées, quelquefois même à l'existence de poches purulentes secondaires qui n'ont pas été reconnues au moment de l'opération. Il peut devenir nécessaire d'augmenter l'incision ou, plus rarement, de faire une contre-ouverture ; de faciliter par un lavage, avec le doigt ou avec des pinces, l'élimination des fausses membranes ; de rompre les cloisons qui séparent des poches purulentes à l'aide d'une sonde rigide introduite par la plaie, ou même de pratiquer une nouvelle incision à la paroi thoracique au niveau de la poche secondaire qui ne communique pas avec la poche principale. Dans quelques observations, les opérateurs n'ont pas hésité, seulement pour rendre plus prompte et plus facile l'élimination des fausses membranes et des grumeaux purulents, à pratiquer une résection de quelques centimètres sur l'une des deux côtes (obs. 29). Souvent aussi la persistance de la fièvre peut nécessiter quelques injections dans la cavité suppurante ; nous y reviendrons à propos de la question des lavages consécutifs.

A chaque pansement, le drain est enlevé, soigneusement lavé dans une solution forte d'acide phénique à 5 p. 100, puis réintroduit dans la plèvre. En peu de jours la plaie bourgeonne activement et bientôt le tube est assez étroitement serré au milieu des parties molles de l'espace intercostal. Il faut donc s'assurer que les parois du drain résistent suffisamment à la rétraction du tissu de cicatrice. Telle est l'activité de cette rétraction que, si le tube est retiré pendant plus de quelques minutes, on peut éprouver quelques difficultés à le remettre en place. Il importe de conserver dans la plaie un tube de gros calibre jusqu'au moment où la plèvre est bien débarrassée des grumeaux purulents et de toutes les parties solides de l'exsudat. On le remplace ensuite par des tubes de calibre de plus en plus petit, qui sont progressivement raccourcis au moment des pansements. Il faut veiller à ce que le trajet fistuleux de l'espace intercostal se ferme de la profondeur à la surface. On évite ainsi la formation d'un abcès derrière une cicatrice trop hâtive.

A quel moment convient-il d'enlever définitivement le tube? Sans doute, supprimer le drain trop tôt expose à cette rétention du pus derrière la cicatrice (obs. **52**) ; mais le laisser trop longtemps en place retarde la cicatrisation définitive et contribue à transformer l'incision de l'espace intercostal en un trajet fistuleux permanent. Il ne faut pas oublier que, dans la majorité des cas d'empyème traités par la pleurotomie antiseptique vraie, la cicatrisation de la poche purulente marche beaucoup plus promptement que dans les cas traités par la pleurotomie incomplètement antiseptique. La réparation est particulièrement prompte lorsque l'opération est tout à la fois antiseptique et précoce. — Nous avons vu que, dans les cas traités par la pleurotomie incomplètement antiseptique, le drain reste en place pendant trois à quatre mois environ. Parmi les observations de pleurotomie antiseptique qu'on trouvera plus loin, il en est 25 dans lesquelles est indiquée la date précise de l'ablation du drain. Or voici pour ces 25 cas le nombre de jours durant esquels le tube est resté en place :

9 jours.......	**Obs. 37**	21 jours	**Obs. 35**
11 —	— **22**	21 —	— **31**
14 —	— **51**	24 —	— **30**
16 —	— **50**	25 —	— **28**
17 —	— **42**	26 —	— **29**
19 —	— **27**	30 —	— **44**
21 —	— **36**	30 —	— **43**

30 jours.......	Obs. 49	40 jours.......	Obs. 53
30 —	— 61	45 —	— 23
30 —	— 55	60 —	— 25
30 —	— 32	80 —	— 41
30 —	— 54	210 —	— 24
34 —	— 39		

Dans plusieurs autres observations, la date de l'ablation du tube n'est pas indiquée, mais elle dut être précoce, car la guérison complète fut obtenue avant la fin du deuxième mois (Obs. 48, 58, 47, 46, 35, 34, 48 bis, 40, 38). — Une fois (obs. 24), le drain resta longtemps en place, 210 jours. Mais dans ce cas l'empyème était d'une nature particulière; il était dû à la rupture dans la plèvre d'un abcès ossifluent venant de la colonne vertébrale. Dans l'observation 56, la date de l'ablation du tube n'est pas indiquée ; il fut certainement maintenu dans la plaie pendant plus d'un an, mais il s'agit d'un empyème traumatique avec pénétration d'une balle dans la poitrine.

Si du précédent tableau nous éliminons l'observation 24, il reste 24 cas, pour lesquels la durée moyenne du séjour du drain dans la plaie est de 28 jours. — Parmi ces 24 cas, il en est 9 dans lesquels le drain a été enlevé avant le 22e jour. — Trois fois, parmi ces 9 derniers cas, le tube tomba spontanément et l'opérateur ne le remit pas en place. Dans deux de ces trois cas, le tube fut chassé de la plaie par l'expansion du poumon le 24e jour (obs. 30) et le 9e jour (obs. 37). Ce dernier malade est un enfant de cinq ans, opéré par M. Wagner. Il est vrai que chez les enfants, comme le fait observer M. Wagner, l'empyème se cicatrise plus promptement que chez l'adulte,

Assurément on ne saurait assigner une date précise pour l'ablation du tube. Le moment opportun est annoncé par la cessation de la sécrétion pleurale, bien constatée depuis deux ou trois jours au moins. La cavité purulente est close, il n'y a plus lieu d'assurer l'écoulement du liquide. Il est donc nécessaire de suivre attentivement la marche des phénomènes de réparation. Dans les cas réguliers, on peut essayer d'enlever le drain du vingtième au trentième jour. Une première tentative ne réussit pas toujours. Le lendemain la fièvre reparaît, et il est probable qu'une certaine quantité de pus est retenue au delà du trajet fistuleux. Il faut s'empresser de remettre le tube en place. Dans l'observation 55, M. Krabbel retira le drain une première fois le douzième jour et fut obligé de le réintroduire; il fit ainsi trois tentatives infructueuses pour supprimer le drainage; à chaque fois la fièvre reparaissait ; le drain ne put être définitivement enlevé que le trentième jour.

Lorsque l'empyème est compliqué d'une fistule pleuro-bronchique, l'ablation prématurée du drain expose à la reproduction de cette fistule. L'expectoration purulente reparaît après avoir cessé dès les premiers jours qui ont suivi l'opération (obs. **27**). C'est là un accident fâcheux et qu'il faut chercher à éviter en maintenant le drainage un peu plus longtemps que dans les cas ordinaires, jusqu'à ce qu'il n'y ait plus aucun doute sur l'effacement complet de la cavité de l'empyème.

Lavages de la plèvre pendant le traitement consécutif. — Nous avons vu qu'il y a quelques dissidences sur l'opportunité d'un premier et unique lavage de la plèvre pendant l'opération; les uns rejettent absolument toute injection dans la cavité suppurante; les autres considèrent au contraire un grand lavage comme faisant partie de l'opération elle-même. Mais sur la question des lavages consécutifs, l'accord est à peu près unanime. Ces lavages doivent être aussi rares que possible; il est même désirable de s'en abstenir complètement.

Au point de vue de cette question des lavages de la plèvre, nos observations se divisent en trois groupes : 13 cas sans un seul lavage, 15 cas avec un seul lavage au moment de l'opération, 12 cas avec lavages plus ou moins fréquents pendant le traitement consécutif.

Nous avons étudié déjà le premier groupe; nous avons vu que l'injection aussitôt après l'ouverture de l'abcès pleural n'est point indispensable pour en assurer l'antisepsie; la plupart des malades ainsi traités ont obtenu une assez prompte guérison. Cependant, chez quelques uns, la durée du traitement s'est prolongée au-delà de plusieurs mois. Voici d'ailleurs la durée respective de la période de cicatrisation pour chacun de ces 13 cas :

11 jours........	Obs. **22**	30 jours........	Obs. **29**
19 —	— **27**	60 —	— **25**
25 —	— **28**	75 —	— **23**
26 —	— **30**	135 —	— **33**
28 —	— **31**	180 —	— **26**
30 —	— **32**	210 —	— **24**
30 —	— **34**		

La durée moyenne est pour les 13 cas de 65 jours. Sans doute cette moyenne serait beaucoup plus faible, elle s'abaisserait à 33 jours, si nous faisions l'élimination des trois derniers cas pour lesquels la période de réparation présente une durée exceptionnellement longue. Cette élimination serait-elle légitime? Dans l'observation **24**, l'empyème est dû à la rupture dans la plèvre d'un abcès par congestion, et c'est là une condition évidemment peu favorable à la guérison. Dans les observations **33** et **26**, la pleurésie purulente datait de quatre mois et demi et de six mois au moment de l'opération; la suppuration était très abondante chez le malade de l'observation **33**, elle était fétide chez celui de l'observation **26**. Ce sont encore là des conditions peu favorables pour obtenir une prompte guérison. Cependant, parmi les opérés des deux autres catégories, il y a des exemples de pleurotomie tardive suivie d'une plus rapide cicatrisation. D'autre part, on peut bien se demander si, dans ces deux empyèmes dont la suppuration était abondante ou fétide, un ou plusieurs lavages n'eussent pas imprimé plus d'activité aux phénomènes de réparation. Nous sommes ainsi ramenés à nos précédentes conclusions : dans certains empyèmes, il faut à la pleurotomie sans lavages préférer la pleurotomie suivie d'un grand lavage de la plèvre.

Le deuxième groupe des observations comprend 15 cas traités par cette pleurotomie antiseptique avec un seul lavage au moment même de l'opération. C'est le procédé que préfèrent M. Kœnig et M. Wagner. Nous avons indiqué déjà dans quelles conditions le lavage immédiat nous paraît un complément utile de l'opération. Les résultats sont, d'une façon générale, plus favorables que dans le premier groupe; la période de cicatrisation a duré :

9 jours dans...	l'**Obs.**	**37**	30 jours dans...	l'**Obs.**	**49**
17 — —...	—	**40**	35 — —...	—	**35**
17 — —...	—	**45**	38 — —...	—	**36**
17 — —...	—	**42**	42 — —...	—	**38**
23 — —...	—	**46**	43 — —...	—	**39**
27 — —...	—	**48**	57 — —...	—	**48** bis
28 — —...	—	**44**	80 — —...	—	**41**
30 — —...	—	**43**			

La durée moyenne pour l'ensemble des 15 cas est de 32 jours; les limites extrêmes sont 9 et 80 jours. On pourrait à la rigueur éliminer de ces calculs l'observation **41**; il s'agit d'un phthisique et la pleurotomie ne fut pratiquée que plusieurs mois après le début de l'empyème. Du reste, dans plusieurs autres cas du même groupe, la pleurotomie fut également tardive; telles sont les observations **35** (plusieurs mois), **43** (plus de 3 mois), **36** (9 mois) et **38** (9 mois). Or nous verrons, et ces observations en sont déjà la preuve, que la précocité de l'opération influe beaucoup sur la durée du processus de réparation. Quoi qu'il en soit, au point de vue de cette durée du processus de réparation, la pleurotomie avec un seul lavage immédiat paraît donner des résultats préférables à ceux de la pleurotomie sans lavage, même si nous éliminons du premier groupe les trois cas dans lesquels la cicatrisation a duré très longtemps.

Dans le troisième groupe, se trouvent 12 cas traités par la pleurotomie antiseptique avec un lavage immédiat et des lavages plus ou moins nombreux pendant le traitement consécutif. La durée de la période de réparation est de :

21 jours dans...	l'**Obs. 59**	53 jours dans..	l'**Obs. 61**
21 — —...	— **50**	53 — —..	— **52**
28 — —...	— **51**	60 — —..	— **58**
30 — —...	— **55**	120 — —..	— **60**
32 — —...	— **54**	120 — —..	— **57**
43 — —...	— **53**	510 — —..	— **56**

La moyenne serait pour l'ensemble des 12 cas de 90 jours. Il est à peine besoin de faire remarquer que ce chiffre donne une estimation fort inexacte. Un seul cas (obs. **56**) exige pour arriver jusqu'à complète cicatrisation 510 jours, c'est-à-dire à peu près autant que tous les autres cas réunis. Il s'agit d'ailleurs, comme nous l'avons fait remarquer déjà, d'un empyème d'une nature particulière; la suppuration de la plèvre est consécutive à la pénétration d'une balle dans la poitrine. Cette observation étant éliminée, la moyenne est pour les 11 autres cas de 52 jours.

Cette moyenne de 52 jours est notablement plus élevée que celle qui appartient aux observations du deuxième groupe, laquelle est de 32 jours seulement. Ce résultat ne peut être expliqué par l'existence de conditions particulièrement défavorables. Les observations des deuxième et troisième groupes sont assez comparables entre elles. Dans le troisième groupe, l'âge du malade n'est pas plus avancé, les causes de l'empyème ne sont pas de celles qui exercent une influence particulièrement fâcheuse sur le travail de réparation et la pleurotomie fut assez souvent une pleurotomie précoce. D'ailleurs en voici la preuve, dans ce tableau où sont réunis les 12 cas du troisième groupe. Les quatre colonnes du tableau donnent : la première, l'indication de l'observation; la seconde, la cause de l'empyème; la troisième, l'âge du patient; la quatrième, la durée de cette période qui s'étend depuis le début de la pleurésie jusqu'au moment de l'opération :

52	Pneumonie.	44 ans.	15 jours.
53	Typhus.	27 —	20 —
54	?	36 —	13 —
61	Traumatisme.	26 —	20 —
55	Pneumonie.	10 —	30 —
51	Empyème primitif.	19 —	14 —
50	Typhus.	20 —	30 —
56	Plaie pénétrante.	19 —	45 —
57	?	17 —	35 —
58	?	24 —	plusieurs mois.
60	Pleurésie séreuse.	31 —	60 jours.
59	Pneumonie.	21 —	25 —

Il est donc bien permis d'attribuer la durée plus longue de la période de réparation, sinon exclusivement, du moins en majeure partie, aux lavages répétés de la plèvre pendant le traitement consécutif. Du reste, c'est avec les empyèmes traités par la pleurotomie incomplètement antiseptique suivie de très nombreux lavages, qu'il faut établir la comparaison pour bien mettre en lumière cette influence fâcheuse de la répétition immodérée des lavages de la plèvre. Or nous avons vu que, pour les empyèmes ainsi traités, la durée de la période de réparation est en moyenne de 4 mois à 4 mois et demi. En effet, dans la plupart des observations de ce troisième groupe, les lavages n'ont pas été très souvent répétés pendant le traitement consécutif. Il y en eut 5 seulement dans l'observation 55 et probablement un seul dans l'observation 61. Les lavages, pratiqués une fois par jour, furent cessés du cinquième au sixième jour dans les observations 51 et 50; le huitième jour dans les trois observations 52, 53 et 54 qui appartiennent à M. Wagner; et le septième jour dans l'observation 58. Dans l'observation 60, il n'y a guère plus de deux ou trois lavages par semaine. Chez trois autres malades, la plèvre est lavée : tous les deux ou trois jours (obs. 57), d'abord tous les jours puis tous les trois jours (obs. 56), une fois tous les jours pendant moins de deux semaines (obs. 59). On peut bien dire que, dans la plupart de ces observations, les lavages ont été rares, et nous sommes loin de ces lavages qui, chez les malades traités par la pleurotomie incomplètement antiseptique, sont répétés jusqu'à trois et quatre fois par jour.

Là pleurotomie antiseptique vraie peut, jusqu'à la fin du processus de réparation, maintenir l'antisepsie de la cavité suppurante, sans qu'il soit nécessaire d'y pratiquer aucun lavage pendant le traitement consécutif, et c'est là, l'observation des faits vient de le démontrer, un des avantages les plus précieux qu'elle présente sur la pleurotomie incomplètement antiseptique, laquelle ne peut assurer cette antisepsie de l'abcès pleural qu'à la condition de lavages réguliers, nombreux et répétés pendant des mois entiers.

Le repos des plaies est un des éléments de la méthode antiseptique de Lister, et l'illustre chirurgien y insista dès ses premières publications. Des interventions directes et fréquentes troublent les phénomènes de réparation. Ce sont autant de petits traumatismes qui compromettent la vitalité et la structure des tissus de nouvelle formation, brisent les capillaires fragiles des bourgeons et peuvent ainsi ouvrir des portes à l'absorption de substances pyrétogènes ou septiques. Or quoi de plus propre à troubler le repos de l'abcès pleural en voie de réparation que ces masses de liquide qui, à chaque lavage, circulent dans la plèvre? A l'action mécanique s'ajoute d'ailleurs une action chimique, car toutes les solutions antiseptiques sont nécessairement plus ou moins irritantes et caustiques.

A chaque lavage, le poumon subit une certaine compression, peu considérable il est vrai, puisque le liquide pénètre dans la plèvre sous une très faible pression, mais qui n'en est pas moins fâcheuse lorsqu'elle est répétée chaque jour pendant un traitement qui peut durer plusieurs mois. Or il importe beaucoup que la dilatation du poumon se complète le plus rapidement possible. Elle est l'agent indispensable de l'oblitération définitive de l'empyème. Est-elle insuffisante, lente, retardée, il est à craindre que l'inflammation scléreuse du feuillet viscéral de la plèvre n'y apporte un nouvel et plus sérieux obstacle. Une fois l'abcès pleural évacué, une mince couche de bourgeons charnus s'organise à la surface et progressivement, des régions profondes vers la fistule thoracique, soude intimement les deux feuillets de la plèvre. On ne peut concevoir autrement l'oblitération de l'empyème. Or il n'est pas douteux que ces adhérences fines et délicates ne soient, surtout dans les régions déclives, fréquemment dissociées et rompues au moment du lavage de la plèvre.

L'action caustique de certaines solutions antiseptiques est bien de nature à retarder également les phénomènes de réparation. Elle expose à la destruction sans cesse répétée de la plus superficielle des couches de ces jeunes cellules qui végètent à la surface de la plèvre. Cette influence fâcheuse des injections répétées nous paraît bien évidente dans l'observation 2; ce malade fut traité par la pleurotomie incomplètement antiseptique ; chaque jour et pendant des semaines, la cavité purulente était lavée avec une solution de chlorure de zinc à 2 ou 3 p. 100. Le liquide qui sortait de la plèvre était rempli de petites masses blanchâtres qui très probablement n'étaient pas autre chose que de très petites eschares produites par la solution caustique. A un moindre degré, des solutions plus faibles, et même l'eau alcoolisée, peuvent bien produire un semblable résultat.

M. Goeschel a remarqué que les sécrétions pleurales sont plus promptement taries lorsque les lavages sont complètement supprimés pendant le traitement consécutif de l'empyème. Or l'abondance de ces sécrétions est évidemment peu favorable à la cicatrisation ; on les voit diminuer dès que le travail de réparation prend une nouvelle activité.

Sans doute, les lavages répétés éliminent de l'abcès pleural des produits dangereux et propres à engendrer la fièvre ; mais il est probable que, par la rupture de quelques capillaires des néomembranes, ils peuvent aussi contribuer à en favoriser l'absorption. Dans deux cas de M. Baum (obs. 50 et 51), chaque lavage était invariablement suivi d'une élévation de la température à 38°, 5. Les lavages furent complètement cessés et, à dater de ce jour, la température resta normale.

Enfin les lavages répétés de la plèvre exposent à de véritables accidents. La plèvre peut absorber une partie des liquides injectés. Les exemples ne sont pas très rares de malades qui, à la suite de lavages antiseptiques, ont eu des urines noires et ont présenté des symptômes de collapsus. Chez d'autres opérés, les injections pleurales ont provoqué la syncope, l'éclampsie et la paralysie. Nous reviendrons sur ces accidents toxiques et nerveux en étudiant les complications du traitement consécutif de l'empyème.

Les lavages ont de réels inconvénients ; ils sont même quelquefois dangereux. Faut-il en conclure qu'ils doivent être écartés systématiquement et dans tous les cas? Assurément non. De même qu'il y a des indications du lavage immédiat pendant l'opération elle-même, il y a aussi des indications du lavage pendant le traitement consécutif.

D'après M. Wagner, le lavage est indiqué et doit être pratiqué à chaque pansement, si les sécrétions pleurales présentent pendant plus de huit jours le caractère purulent. M. Wagner conseille pour ces lavages la solution d'acide phénique à 2 ou 3 p. 100, qui, dans ces conditions, n'exposerait pas à l'intoxication. Pour éviter plus sûrement cet inconvénient il sera bon de terminer le lavage par une injection d'eau acoolisée. Les lavages sont cessés dès que la plèvre cesse de sécréter un liquide franchement purulent. L'apparition d'un écoulement séreux ou même séro-purulent annonce la fin du processus de suppuration et les lavages sont désormais superflus.

M. Kœnig, M. Goeschel, M. Wagner et d'autres encore regardent la fétidité des sécrétions pleurales comme une autre indication très précise des lavages répétés de la plèvre. Cette altération des liquides est constatée déjà au moment même de l'opération, ou bien elle n'apparaît qu'au bout d'un certain temps, pendant le traitement consécutif. C'est une complication et elle doit être traitée par les lavages répétés de la plèvre. Pour arriver plus promptement au résultat, c'est-à-dire à la désinfection parfaite de la cavité purulente, il vaut mieux faire usage de solutions antiseptiques assez fortes, telles les solutions de chlorure de zinc de 2 à 8 p. 100 (Wagner), celles d'acide phénique de 2 à 5 p. 100 (Kœnig), celles d'acide borique concentrée et additionnée de 10 p.100 de sel marin (Starcke). Il importe beaucoup, dans les cas de ce genre, de faire arriver le liquide antiseptique au contact de toute la paroi de l'abcès pleural. Nous avons vu quelle attitude il convient de donner au patient pour obtenir ce résultat. Deux procédés permettent d'éviter assez sûrement les accidents d'intoxication, l'évacuation rapide des liquides injectés et le lavage consécutif avec de l'eau bouillie ou de l'eau alcoolisée. Après quelques jours de ce traitement, les sécrétions ont perdu toute odeur fétide et l'antisepsie de la plèvre est rétablie. Les lavages, désormais inutiles, sont supprimés et les pansements de Lister suffisent à maintenir l'antisepsie.

Laver la plèvre pendant quelques jours est encore un complément utile ou même nécessaire du traitement consécutif, si l'opération elle-même n'a pas complètement évacué toutes les parties solides de l'épanchement. Des solutions antiseptiques très faibles suffisent, car on n'a besoin que de l'action mécanique du lavage. On pourrait même se contenter d'eau bouillie ou d'eau alcoolisée.

Il peut arriver que la fièvre ne tombe pas complètement après l'opération ou reparaisse après une période d'apyrexie. M. Starke considère les températures de 37,8 à 38,2 comme des températures fébriles, et y voit l'indication de laver la plèvre. C'est pousser un peu loin la crainte de la fièvre. La persistance pendant plusieurs jours d'un mouvement fébrile au dessus de 38,5 commence véritablement à donner l'indication des lavages répétés de la plèvre, qu'il faut d'ailleurs cesser dès que la température est devenue normale.

Telles sont les seules indications des lavages répétés de la plèvre pendant le traitement consécutif. Lorsque l'une de ces indications se présente, il faut la remplir sans doute, mais il faut éviter que, par la répétition immodérée et prolongée des lavages, la pleurotomie antiseptique vraie ne dégénère en une pleurotomie incomplètement antiseptique. Nous ne devons pas oublier qu'il s'agit là d'un moyen accessoire, temporaire, surajouté en quelque sorte au traitement régulier, et que le pansement de Lister reste toujours le plus sûr moyen d'assurer l'antisepsie de la cavité suppurante.

Le meilleur appareil pour pratiquer toutes les injections pleurales est encore le tube de caoutchouc long d'un mètre environ et terminé par un entonnoir de verre. M. Starke fait asseoir le patient sur un coussin de caoutchouc élastique, par exemple sur le coussin à air dont on se sert pour éviter les eschares du sacrum, puis, en saisissant les épaules, il imprime au thorax des oscillations dans tous les sens; il espère par ce procédé mêler plus intimément les sécrétions pleurales au liquide antiseptique et obtenir ainsi un lavage plus complet de la plèvre. Le procédé peut être efficace, mais à coup sûr ce n'est pas un procédé de douceur. Il convient mal aux malades affaiblis et qui ont eu des troubles graves de la circulation et de la respiration; il peut être même dangereux car il n'est pas sûr que, à la façon des injections poussées trop vivement dans la plèvre, il ne puisse provoquer quelques accidents nerveux.

La critique que nous avons faite des injections répétées dans la plèvre s'adresse également à la méthode qu'a proposée Fraentzel (1) pour le traitement de l'empyème. Cette méthode est une sorte de combinaison de la pleurotomie antiseptique vraie et de la pleurotomie incomplètement antiseptique. Fraentzel pratique l'opération elle-même suivant toutes les règles de la méthode de Lister. Cependant il place l'incision un peu haut, dans le quatrième ou cinquième espace, et trop en avant, « un peu en dehors de la ligne mamillaire, du côté de la ligne axillaire. » Par l'ouverture faite à la plèvre, deux sondes de Nélaton sont introduites et poussées dans la direction de la colonne vertébrale. L'une des deux sondes sert à injecter lentement, et avec un irrigateur, une certaine quantité d'eau distillée à la température de 38° à 39°. Par l'autre sonde, le liquide est aspiré à l'aide d'une seringue ou d'un appareil aspirateur. La manœuvre est répétée quatre ou cinq fois, jusqu'à ce que le liquide injecté ressorte parfaitement clair. Après le lavage, Fraentzel installe dans la plaie la canule métallique dont nous avons précédemment donné la description. Par dessus la canule est appliqué un pansement composé

(1) Ziemssen's Cyclopédia, 4e vol, 2e partie.

de huit couches de gaze phéniquée maintenu avec quelques tours de bande. Dans certains cas, et probablement pour modérer les phénomènes inflammatoires, le pansement est recouvert d'un sac de caoutchouc rempli de glace pilée. Quant au traitement consécutif, c'est celui de la pleurotomie incomplètement antiseptique. Il est vrai que la plaie n'est jamais découverte que sous la protection du nuage phéniqué. Mais, loin de restreindre le plus possible les lavages de la plèvre, Fraentzel a au contraire une tendance évidente à les multiplier. Le pansement est d'abord changé deux fois par jour et, à chaque fois, la plèvre est lavée. Les deux sondes de Nélaton sont introduites dans la canule et fonctionnent comme au moment de l'opération. Si la fièvre persiste ou bien si l'écoulement devient fétide, il faut faire jusqu'à cinq lavages par jour. Même en l'absence de tout mouvement fébrile, il est bon, après avoir enlevé la glace au deuxième jour, de faire deux lavages quotidiens pendant plusieurs jours avec diverses solutions : sel de cuisine à 0,5 p. 100 ; teinture d'iode à 1 p. 20 ou 1 p. 50, additionnée de 1 p. 100 d'iodure de potassium ; permanganate de potasse à 1 p. 500 ; acide phénique à 1 p. 250. La solution de sel de cuisine suffit le plus souvent pendant toute la durée du traitement. Si le travail de réparation se ralentit, on peut l'activer en changeant de solutions pour les lavages de la plèvre. — Les résultats obtenus par Fraentzel diffèrent peu des résultats que donne la pleurotomie incomplètement antiseptique. Sur 23 opérés, il y a 12 guérisons, 3 fistules permanentes et 8 morts. La mortalité est donc de 34 p. 100. Parmi les 8 morts, il y a 3 cas d'empyème tuberculeux. L'élimination de ces 3 cas abaisse la mortalité à 20 p. 100. Pour les malades traités par la pleurotomie incomplètement antiseptique, nous avons vu que, d'après la statistique de M. Moutard-Martin, la mortalité est de 26 p. 100, en ne tenant compte que des empyèmes non tuberculeux ; elle est de 32 p. 100 pour l'ensemble de tous les cas.

Des liquides injectés dans la plèvre. — Nous avons donné à plusieurs reprises l'indication des liquides les plus usités pour les lavages de la plèvre. Nous y revenons ici avec plus de détails. La liste est longue de toutes les substances qui, à diverses époques, ont servi à évacuer et à laver la plèvre. Nous ne pouvons pas assurément en faire une revue complète, laquelle serait d'ailleurs sans grande utilité. Aujourd'hui, quatre ou cinq seulement de ces substances sont encore employées et suffisent pour obtenir l'antisepsie de la cavité suppurante.

Tous les liquides destinés aux injections pleurales doivent être tièdes, c'est-à-dire portés à une température de 38° à 39° environ. Il faut éviter d'exciter par le froid la paroi de l'abcès pleural; une vive excitation de cette paroi peut être le point de départ d'accidents réflexes graves.

L'*eau pure* tiède n'est rien moins qu'un liquide aseptique; elle expose à l'introduction de germes infectieux dans la plèvre. Elle doit donc être écartée, même quand il s'agit seulement d'évacuer et d'entraîner mécaniquement les parties solides de l'exsudat.

L'eau *bouillie* est au contraire aseptique; l'ébullition en a détruit les germes infectieux. Elle est souvent mise en usage pour le lavage des plaies.

L'eau *alcoolisée* fut beaucoup employée en chirurgie, il y a vingt ou trente ans. A cette époque, Nélaton avait vulgarisé le pansement à l'alcool. On s'en servit naturellement pour les lavages de l'empyème. Dans ses premières observations, M. Moutard-Martin fit souvent le lavage de la plèvre avec de l'eau alcoolisée. Ce liquide est encore fort utile pour compléter l'évacuation de l'épanchement et aussi pour entraîner les dernières parties d'une injection antiseptique forte. Le mélange d'eau et d'alcool est dans les proportions d'un quart ou d'un tiers d'alcool, plus rarement il est à parties égales. L'absorption de l'eau alcoolisée par la plèvre ne présente assurément aucun inconvénient.

L'*iode* fut d'un usage courant pour le traitement de l'empyème, dans les premières années qui suivirent les travaux de Velpeau, de Boinet et d'Aran. Aujourd'hui, il est à peu près complètement abandonné. La teinture d'iode était étendue d'eau dans la proportion de 5 à 50 grammes de teinture pour 100 grammes d'eau, et la dissolution de l'iode était assurée par l'addition de quelques grammes d'iodure de potassium. Les solutions fortes étaient quelquefois abandonnées dans la plèvre (Aran, Trousseau, Hérard); les solutions plus faibles servaient aux grands lavages (Moutard-Martin, Fraentzel). Les solutions iodées sont antiseptiques; elles le sont moins que la plupart des solutions dont nous disposons aujourd'hui. On leur attribuait aussi la propriété d'exciter le bourgeonnement des parois et même de dissoudre les fausses membranes et les grumeaux purulents (Boinet). L'iode est assez facilement absorbé par la plèvre, du moins si le liquide y est abandonné. Nous avons cité précédemment quelques observations de malades chez lesquels l'injection iodée fut suivie de symptômes d'iodisme. — On s'est servi également, vers la même époque, de solutions plus ou moins concentrées d'*iodure de potassium* (1). Ces solutions ne sont plus employées aujourd'hui; elles n'ont que de faibles propriétés antiseptiques.

(1) Bienfait. *Gazette hebdomadaire*, t. VII, p. 198 et p. 241.

Les solutions de *chlorures alcalins*, d'*hyposulfite de soude* (10 à 20 p. 1000), l'*eau de chaux* pure, les mélanges d'eau et de *liqueur de Labarraque* furent très en vogue de 1850 à 1870. Trousseau faisait souvent le lavage de la plèvre avec l'eau chlorurée. Toutes ces solutions plus ou moins désinfectantes sont également abandonnées.

La teinture d'*eucalyptus* fut conseillée par M. Gimbert en 1874. M. Gimbert s'en est servi pour laver la plèvre dans l'observation 9. Cette teinture était mélangée de quinze à vingt parties d'eau.

Le *permanganate de potasse* (de 1 à 2 p. 1000), possède des propriétés antiseptiques non douteuses. Il a en outre l'avantage de faire disparaître assez promptement l'odeur fétide des matières animales en voie de putréfaction. Nous avons vu que Fraentzel recommande une solution de ce sel à 1 p. 500 lorsque les sécrétions pleurales ont une odeur putride. Le permanganate de potasse a été fort peu employé jusqu'à présent dans le traitement consécutif de l'empyème ; peut-être mériterait-il de l'être davantage.

Le *sublimé* est aujourd'hui d'un usage courant dans la chirurgie antiseptique. Dans beaucoup de cas, il tend de plus en plus à se substituer à l'acide phénique. Les sels de mercure sont au rang des antiseptiques les plus puissants. Or le sublimé fut employé par Wells (1) dès 1847 pour les lavages de la plèvre. Wells n'injectait que des solutions très faibles. Les chirurgiens se servent aujourd'hui de solution à 0,50 ou 1 p. 1000, pour nettoyer le champ opératoire, laver les foyers purulents et pratiquer des injections dans les cavités naturelles, telles que la cavité utérine. Bien qu'on ait parlé récemment de l'emploi du sublimé dans le traitement consécutif de l'empyème, nous n'avons trouvé aucune observation d'empyème traité par la pleurotomie antiseptique et dans laquelle les lavages de la plèvre aient été pratiqués avec une solution de sublimé. Quoi qu'il en soit, le sublimé est très toxique, et la plèvre absorbe, même quand elle est enflammée. Le sublimé est particulièrement dangereux et doit être écarté chez les malades dont les reins sont lésés et dont l'urine est albumineuse.

Le *sulfate de zinc* fut recommandé en 1875 par M. Libermann (2), lequel se servait pour laver l'empyème d'une solution de 20 à 25 p. 1000. Ce sel n'est plus guère employé aujourd'hui, et sans doute avec raison, car, chez les opérés de M. Libermann, la suppuration de la plèvre a duré longtemps.

(1) Wells. *Journal des connaissances médico-chirurgicales*, 1847, p. 119.
(2) Société Médicale des Hôpitaux de Paris, 1875.

Le *chloral* a des propriétés antiseptiques incontestables. Il paraît arrêter les phénomènes de la putréfaction et on l'a conseillé pour la conservation des pièces anatomiques. M. Massola (1) a réuni dans sa thèse inaugurale un certain nombre d'observations d'empyème dans lesquelles les lavages de la plèvre ont été pratiqués avec des solutions de chloral. Parmi les observations de pleurotomie antiseptique qu'on trouvera plus loin, il en est deux où le chloral servit à laver la plèvre. M. Meige (Obs. 59) a mis en usage une solution à 2 p. 100, et M. Moizard (obs. 49) une solution à 1 p. 100. Mais, dans ces deux cas, l'épanchement n'était pas putride et la solution de chloral n'eut guère qu'une action mécanique. Pour obtenir une action antiseptique réelle, on emploie plus communément d'autres solutions que nous indiquerons plus loin.

Une solution d'*acide acétique* à 3 p. 100 servit à laver la plèvre dans l'observation 46, au moment même de l'opération. Le lendemain le patient présenta des symptômes d'intoxication : urines noires et collapsus. Ces accidents sont peut-être dûs à l'acide phénique, car l'opération fut pratiquée sous les pulvérisations phéniquées et le pansement était composé de nombreuses couches de gaze phéniquée. Quoi qu'il en soit, la solution d'acide acétique n'a aucun avantage sur beaucoup d'autres liquides antiseptiques.

L'*acide salicylique* fait partie des agents de la chirurgie antiseptique. M. Thiersch a même proposé de le substituer à l'acide phénique. Mais Lister (2) ne lui a point trouvé de sérieux avantages et continue à préférer l'acide phénique. Dans le traitement de l'empyème par le procédé du siphon, M. Potain exécute les lavages avec des solutions de 1 à 2 p. 1000 d'acide salicylique. M. Kœnig, qui en Allemagne recommande la pleurotomie antiseptique avec un seul lavage, se sert pour pratiquer ce lavage, soit d'une solution d'acide phénique, soit d'une solution à 2 ou 3 p. 100 d'acide salicylique (obs. 36). La proportion peut être portée jusqu'à 5 p. 100. L'acide salicylique passe pour un des antiseptiques les moins irritants, et il est certain qu'il expose moins que l'acide phénique aux accidents d'intoxication. Mais il est moins efficace et, s'il peut suffire lorsque le pus est homogène et sans odeur, nous le croyons insuffisant dans les cas d'empyème putride ou gangréneux.

L'*acide thymique* est préféré par M. Baelz dans sa méthode des ponctions simples suivies de lavages antiseptiques. M. Baelz injecte dans la plèvre des solutions de 1 à 3 p. 1000. On ne pourrait guère dépasser

(1) Thèse de Paris, 1877. Injections de chloral dans l'empyème.

(2) V. Lucas-Championnière. Chirurgie antiseptique. Paris 1876.

cette proportion, car cet acide est très irritant. Les observations de M. Baelz ne peuvent servir à en apprécier les propriétés antiseptiques, la méthode de traitement étant elle-même défectueuse, et nous ne connaissons aucune observation de pleurotomie antiseptique suivie de lavages avec des solutions d'acide thymique.

Les liquides dont il nous reste à parler sont, sinon les plus communément employés, du moins ceux qui paraissent le mieux remplir les indications que comporte parfois le traitement consécutif de l'empyème ; ce sont les solutions d'acide phénique, d'acide borique, de chlorure de zinc, de sel marin et de nitrate d'argent.

Les solutions d'*acide phénique* sont plus ou moins fortes ; la proportion varie de 1 à 5 p. 100. Elles ont été employées dans la plupart des observations de pleurotomie antiseptique que nous avons réunies (Obs. de Wagner, Kœnig, Cabot, etc.) Les solutions faibles de 1 à 2 p. 100 ont servi dans les cas d'épanchement simplement purulent et les solutions fortes de 3 à 5 p. 100 dans les cas d'épanchement fétide. — L'acide phénique est sans doute un des agents qui procurent le plus promptement l'antisepsie de l'abcès pleural. Aussi, malgré de très sérieux inconvénients, beaucoup de chirurgiens n'ont pu se résoudre à y renoncer. Les solutions phéniquées, même les solutions faibles, sont au nombre des liquides antiseptiques qui, injectés dans la plèvre, produisent le plus facilement des phénomènes d'intoxication. On reconnaît aux lavages de la plèvre avec l'acide phénique l'avantage de mieux abaisser la température fébrile du malade. Cet abaissement est déjà un signe d'intoxication, et il n'est pas très rare que cet abaissement arrive jusqu'au collapsus hypothermique. Faire un lavage rapide, évacuer complètement le liquide injecté et faire suivre l'injection phéniquée d'un lavage à l'eau alcoolisée, tels sont les seuls moyens d'éviter ces inconvénients de l'acide phénique.— L'intoxication est plus grave chez les enfants. Aussi la plupart des auteurs qui ont écrit sur la pleurotomie dans l'enfance, parmi lesquels M. Cabot, M. Goeschel et M. Moizard (1), conseillent-ils de ne jamais employer l'acide phénique dans le traitement des empyèmes infantiles. M. Cabot préfère une solution de sel marin, dans la proportion d'une partie de sel pour douze ou quinze parties d'eau.

L'*acide borique* est beaucoup plus inoffensif que l'acide phénique. On lui a reproché cependant d'être irritant pour les voies respiratoires ; mais l'inconvénient n'existerait guère que dans les cas d'empyèmes compliqués

(1) *Revue des maladies de l'enfance*, t. II, 1884, p. 456.

de fistules pleuro-bronchiques, et serait alors commun à beaucoup d'autres agents antiseptiques. Les solutions d'acide borique qui ont servi dans nos observations de pleurotomie antiseptique, sont dans la proportion de 4 à 5 p. 100 (obs. 48 *bis* et 58). On emploie même des solutions à 10 p. 100 (Wagner obs. 29) et M. Starke conseille une solution saturée à laquelle il ajoute 10 p. 100 de sel marin. Ce liquide ne présenterait aucun danger.

Le *chlorure de zinc* est généralement préféré à l'acide phénique pour le lavage des cavités purulentes et convient particulièrement pour le lavage des empyèmes. Les solutions sont plus ou moins fortes suivant qu'on veut obtenir une action antiseptique plus ou moins prononcée; elles varient de 1 à 8 p. 100. Les solutions fortes ont même une action caustique certaine et qui peut être utilisée dans les cas d'empyèmes compliqués de gangrène de la plèvre ou de la surface du poumon, ou bien encore dans les vieux empyèmes dont les parois épaisses et scléreuses n'ont plus qu'une faible vitalité et sont incapables du bourgeonnement actif nécessaire à la cicatrisation. M. Wagner a souvent fait usage des solutions de chlorure de zinc. Dans l'observation 39, la cavité de l'empyème elle-même fut lavée avec une solution d'acide borique à 10 p. 100; mais un abcès migrateur s'étant produit dans la fesse, cet abcès fut ouvert et lavé avec une solution à 8 p. 100 de chlorure de zinc. La marche envahissante de la suppuration fut nettement arrêtée et, quarante-trois jours après la pleurotomie, les deux incisions, celle de l'empyème et celle de l'abcès migrateur, étaient complètement cicatrisées. — Il y a des inconvénients à faire avec une solution forte de chlorure de zinc des lavages répétés de la plèvre. L'action caustique détruit incessamment les jeunes cellules des bourgeons charnus et nuit au travail de réparation (obs. 2). Enfin il n'est pas sûr que le liquide irritant absorbé dans la plèvre n'exerce pas une action fâcheuse sur le rein. Dans l'observation 209, le patient fut pris d'une néphrite aiguë, due peut-être à l'absorbtion et à l'élimination par le rein du chlorure de zinc avec lequel on lavait sa plèvre.

L'*eau salée* est aussi un liquide antiseptique. Nous l'avons vue conseillée pour les lavages de l'empyème infantile (Cabot), et M. Starke associe dans la même solution le sel marin et l'acide borique. On a reproché à la solution de chlorure de sodium de produire des coagulations dans les liquides pleuraux. M. Cabot fait observer que la solution qu'il conseille (1 p. 12 ou 15) ne produit que de petites coagulations molles, comme gélatineuses, et qui sont facilement expulsées par les tubes à drainage. —

M. Houzé de l'Aulnoit (1) s'est servi d'une solution concentrée de chlorure de sodium pour obtenir plus complètement l'élimination des masses purulentes accumulées dans les régions déclives de la plèvre. Le sel blanc doit être préféré au sel gris qui contient du sable. La solution saturée a une densité de 1240; celle du pus varie de 1030 à 1040. Le liquide purulent, moins dense, doit donc être déplacé par la solution saline plus dense, et ce déplacement doit évidemment favoriser l'évacuation complète de l'empyème. — La même solution saline très dense peut aussi, comme nous le verrons plus loin, servir à faciliter l'extraction d'un drain tombé dans la plèvre. Le drain, moins dense, est également ramené des parties profondes de l'abcès pleural, il surnage, il est entraîné par le courant qui se précipite hors de la cavité, il vient ainsi se présenter à l'orifice et peut être assez aisément saisi et retiré à l'aide d'une pince.

Les injections de *nitrate d'argent* sont la base de la méthode qu'emploie M. Baccelli (2) dans le traitement de l'empyème. On sait que M. Baccelli réserve le nom d'empyème et applique sa méthode seulement aux collections purulentes de la plèvre enkystées et limitées par une membrane pyogénique. Dans cette cavité, il injecte à travers une canule métallique des solutions de nitrate d'argent de plus en plus fortes et qu'il laisse à demeure. Le titre de la solution varie de 12 grains à une once pour un demi-litre d'eau. Cette solution saturée cautérise fortement la paroi de l'abcès pleural, comme le prouve bien l'abondante élimination de particules solides entraînées par les lavages simples avec une infusion de camomille. — Les injections irritantes et caustiques de M. Baccelli peuvent servir à remplir certaines indications du traitement consécutif de l'empyème. Dans les cas peu favorables, par exemple lorsque la pleurotomie a été pratiquée plus de deux mois après le début de la pleurésie, il arrive souvent que le travail de réparation, après une première période d'activité, se ralentit puis s'arrête, et il est à craindre que l'empyème ne passe définitivement à l'état chronique. L'indication est assez précise; il faut, à l'aide d'injections excitantes ou caustiques, provoquer une inflammation plus vive de la plèvre, en ranimer la vitalité et imprimer ainsi une activité nouvelle au travail de réparation. Comme les solutions fortes de chlorure de zinc, celles de nitrate d'argent peuvent servir à remplir cette importante indication. Ces solutions suffisent encore quelquefois pour obtenir la cicatrisation d'un empyème chronique à très petite cavité ou

(1) *Bulletin de thérapeutique*, t. XCV, p. 243.

(2) Baccelli. Leçons de clinique médicale. Traduction française par L. Jullien. Delahaye, Paris 1872.

bien l'oblitération d'une fistule permanente qui n'aboutit point à une poche purulente.

Traitement médical. — Soins hygiéniques. — Il faut être sobre de médicaments dans le traitement consécutif de l'empyème. L'insomnie et l'agitation des premiers jours peuvent être calmées avec quelques doses de chloral, d'opium ou de poudre de Dower. Quant à la fièvre et aux troubles digestifs, la bonne direction du traitement local et l'antisepsie parfaite de l'abcès pleural sont encore les moyens les plus efficaces pour les combattre. Les phénomènes de résorption venant à cesser, la fièvre tombe et l'appétit reparaît. Il n'est donc généralement pas nécessaire de recourir aux médicaments antipyrétiques. Cependant, si malgré les lavages répétés de la plèvre, la température reste élevée au-delà de plusieurs jours, il n'y a pas d'inconvénients à donner quelques doses modérées de quinine ou d'antipyrine. De même, l'usage des eaux alcalines de Vals ou de Vichy et de quelques boissons amères peut aider à réveiller l'appétit et à faciliter la digestion gastrique.

La diarrhée abondante et fétide cesse le plus souvent deux ou trois jours après l'opération de l'empyème, et cette prompte disparition est bien la preuve que la cause du flux intestinal réside dans l'absorption par la plèvre de matières toxiques, ensuite éliminées par les voies digestives. Si cette diarrhée persiste malgré le traitement local de l'abcès pleural, le meilleur moyen de la combattre consiste à donner chaque jour 6 à 10 grammes de poudre de charbon végétal, additionné, si l'on veut, de 4 à 5 centigrammes d'iodoforme.

Il ne faut pas négliger l'examen de l'urine chez les malades atteints d'empyème; elle est assez souvent albumineuse. L'albuminurie des empyèmes récents est également due très probablement à l'élimination par le rein de ces matières toxiques absorbées par la plèvre. Elle persiste quelquefois plusieurs mois après l'opération de l'empyème. Aux malades qui présentent une albuminurie de ce genre, il est indiqué de donner du lait en notable quantité.

L'alimentation doit être l'objet d'une attention toute particulière. C'est à la condition d'une alimentation suffisante, et même copieuse, que l'opéré d'empyème réparera promptement ses forces et fera les frais de ce travail de réparation qui commence au jour même de l'opération. Fort heureusement le retour précoce de l'appétit permet, dans la très grande majorité des cas, de remplir aisément cette importante indication. Souvent, dès les premiers jours, l'opéré lui-même réclame des aliments. De la viande rôtie et saignante, de la viande crue de mouton, des œufs frais peu cuits, de la volaille, des cervelles frites, des légumes frais et très cuits, tels sont les aliments les plus propres à restaurer les forces du patient. On peut y joindre le lait, le jus de viande, les bouillons américains, les poudres de viande, et c'est même par ces aliments qu'il faut commencer, si les troubles digestifs n'ont pas de bonne heure et complètement disparu.

Si grande est l'importance d'une alimentation précoce et copieuse, et c'est là une condition tellement indispensable au succès de l'opération, que, dans un cas d'anorexie profonde, invincible, il ne faudrait pas hésiter, suivant le conseil qu'en donne M. de Saint-Germain (1), à pratiquer le gavage et à injecter dans l'estomac de la poudre de viande délayée dans du bouillon ou dans du lait. Le gavage est, en effet, préférable à la plupart des lavements alimentaires, à ceux du moins qu'on peut préparer aisément et partout. Chez un malade très épuisé, auquel il avait pratiqué la résection multiple des côtes, M. Bouilly eut pendant plusieurs jours recours au gavage, et il n'est pas douteux que cette alimentation forcée n'ait beaucoup contribué au succès définitif de l'opération.

Il faut aussi donner l'alcool à hautes doses, surtout pendant les premiers jours. L'alcool stimule les forces et permet d'en attendre la restauration préparée par une alimentation convenable; il combat heureusement les accidents septicémiques ; il aide à l'élimination des matières toxiques résorbées dans la plèvre ; il dissipe les effets fâcheux du choc opératoire, et c'est encore un des meilleurs moyens de traiter les accidents de collapsus que provoque quelquefois l'absorption dans la plèvre des solutions d'acide phénique. Tous nos opérés ont bu au moins une bouteille de vin vieux par jour, et à cette dose de vin nous avons souvent ajouté plusieurs verres à liqueur de cognac ou de chartreuse.

Cette alimentation copieuse et ces fortes doses d'alcool sont généralement très bien tolérées, et, dans les cas favorables, c'est merveille de voir ainsi manger et engraisser ces malades qui, avant l'opération, maigrissaient, perdaient leurs forces et ne vivaient que de quelques potages.

L'opéré doit être entouré de soins de propreté rigoureux. Que sa chambre soit vaste, aérée, et reçoive les rayons du soleil à certaines heures de la journée. Même dans une salle d'hôpital, il n'est pas impossible de satisfaire à ces conditions d'une bonne hygiène. Au bout

(1) *Revue des maladies de l'enfance*, t. II, 1884, p. 192.

de peu de jours, il arrive souvent que le patient peut se lever et faire quelques pas dans la chambre. On trouvera, dans les observations réunies à la fin de ce chapitre, des exemples de convalescence rapide, dans lesquels l'opéré a pu quitter le lit au bout d'une ou deux semaines. Pendant la belle saison, il peut être transporté au dehors, en plein air, à l'ombre, installé sur un lit ou sur une chaise longue et y passer les heures chaudes de la journée. Ces prescriptions d'hygiène, faites souvent d'une façon un peu banale et à propos du traitement des maladies les plus diverses, ont ici une importance réelle; elles peuvent singulièrement aider à la restauration des forces et à la marche rapide de la convalescence.

Lorsque l'empyème est définitivement cicatrisé, il reste encore à en traiter les suites : la déformation thoracique, la diminution de la capacité pulmonaire et l'atrophie des muscles thoraciques. Nous exposerons ce traitement complémentaire dans le dernier chapitre, consacré à l'empyème chronique et à la résection multiple des côtes.

Complications pendant l'opération. — Elles sont fort rares, et la pleurotomie, bien conduite, reste une des opérations les plus simples de la chirurgie. D'ailleurs, non seulement les complications opératoires sont rares, mais il est encore facile d'en éviter les plus graves. L'espace intercostal n'est point une région dangereuse; une main novice, sans grande habitude de la chirurgie, peut à coup sûr et sans danger conduire le bistouri jusque dans la plèvre. Les seules complications opératoires dignes d'être mentionnées sont : le défaut d'écoulement du pus, la blessure du péritoine et des organes abdominaux, la blessure de l'artère intercostale, l'hémorrhagie par la paroi elle-même de l'abcès pleural.

Incisions sèches. — Bien que l'incision n'ait pas été pratiquée hors des limites du foyer purulent, il peut arriver qu'elle reste sèche; le bistouri a certainement pénétré dans la poitrine, il a dépassé la face interne des côtes, et cependant aucun liquide purulent ne paraît entre les lèvres de la plaie. C'est là assurément une surprise fort désagréable pour l'opérateur. L'absence de tout écoulement ne peut être dû qu'à deux causes, si l'incision, comme nous l'avons supposé, est bien pratiquée dans les limites de la collection purulente. Du reste, il se peut fort bien encore que la ponction exploratrice ait donné du pus. Dans le premier cas, il existe une bride membraneuse fixant le poumon à la paroi thoracique ou même une cloison divisant l'épanchement en plusieurs loges, et l'incision est tombée précisément sur le point où cette bride et cette cloison viennent se fixer à la paroi thoracique. Dans le second cas, une fausse membrane est appliquée sur l'orifice profond de l'incision et, pressée par la tension de l'épanchement, oblitère cet orifice à la manière d'une valvule. Il en était ainsi dans une observation de M. Douglas Powell (1), car l'introduction d'une mèche de charpie suffit à établir l'évacuation de l'épanchement.

Il faut d'abord bien s'assurer que l'incision est assez profonde et qu'elle dépasse de toute l'épaisseur probable de la plèvre enflammée le niveau de la face interne des côtes. On fait ensuite une ou plusieurs ponctions exploratrices en différents points de l'incision, soit avec un des trocarts de M. Potain, soit avec une seringue de Pravaz. Si l'on obtient du pus, la canule reste en place et sert de conducteur au bistouri. Cette incision profonde doit être faite prudemment, dans une étendue très restreinte au voisinage de la canule. Dès que le pus s'écoule, le doigt est introduit dans la plèvre, explore la cavité au voisinage de l'incision et reconnaît dans quelle direction elle peut être agrandie sans danger. Mais il peut arriver que les ponctions soient négatives, alors même qu'une ponction faite deux ou trois jours auparavant a donné du pus. La disposition des parties s'est modifiée de l'une à l'autre ponction, ou bien le trocart n'a pas, à chaque fois, pénétré suivant la même direction. En pareil cas, il vaut mieux s'abstenir et renoncer à pousser l'incision plus profondément. On risquerait de blesser le poumon maintenu par une bride membraneuse au voisinage de la paroi costale ; on risquerait aussi de ne pas obtenir un meilleur résultat. L'incision est abandonnée et les lèvres en sont réunies par quelques points de suture ; une incision vraiment antiseptique ne présente absolument aucun danger. De nouvelles ponctions exploratrices sont faites dans les espaces intercostaux voisins, ou encore dans le même espace, et une seconde incision est pratiquée sur le point au niveau duquel la ponction a donné une quantité notable de liquide purulent.

Blessure du diaphragme et du péritoine. — Dans les empyèmes qui datent déjà de quelques mois, le sinus costo-diaphragmatique est comblé par des néomembranes et le diaphragme adhère à la paroi thoracique au niveau des derniers espaces intercostaux. Une incision pratiquée dans l'un de ces espaces n'ouvrira pas le foyer purulent, et, si elle est assez profonde, franchira le cul-de-sac costo-diaphragmatique pour pénétrer dans la cavité péritonéale. La blessure du péritoine est évidemment une très grave complication. Elle n'est cependant pas fatale, elle n'expose pas

(1) The Lancet. 1877. juin.

irrévocablement à une péritonite mortelle, si l'incision a été faite suivant toutes les règles de la méthode antiseptique. (Obs. **147**).

Les exemples ne sont pas très rares de ces blessures du péritoine pendant l'opération de l'empyème. Dans un cas cité par M. Peyrot (1) et dont il fut témoin, l'incision faite en arrière arrivait un peu au-dessus du rein gauche. Dans l'observation XXVII de la thèse de Sédillot (2), le péritoine fut largement ouvert et le patient mourut le lendemain.

L'accident est plus fréquent à droite qu'à gauche. A droite, l'incision peut même pénétrer dans la glande hépatique. Si le foie n'est pas malade, cette blessure est plus grave ; cependant la présence de quelques adhérences, dues à une péritonite partielle et subaiguë assez souvent constatée au voisinage des suppurations de la plèvre, peut, comme le fait observer M. Peyrot, prévenir l'épanchement du sang et des liquides dangereux dans la cavité du péritoine. Mais le foie lui-même peut être malade. Une collection purulente ou un kyste hydatique occupe le lobe droit et l'empyème n'est qu'une complication de cette affection primitive du foie. Le plus souvent la collection hépatique communique avec la collection de la plèvre à travers une perforation du diaphragme. Or il peut arriver que le bistouri traversant des adhérences costo-diaphragmatiques pénètre, non dans la collection purulente de la plèvre, mais bien dans l'abcès ou le kyste hépatique. Le diagnostic n'est établi qu'au moment où des vésicules hydatiques sortent par l'incision. Dans le chapitre consacré à la résection multiple des côtes, nous trouverons d'autres exemples de ces blessures du diaphragme et du péritoine compliquant l'opération de l'empyème ou l'opération de la résection costale.

Le diagnostic de cet accident opératoire; la blessure du diaphragme et du péritoine, présente bien quelques difficultés. Dans les cas où aucun liquide purulent ne s'écoule par la plaie, l'opérateur peut croire à l'existence d'une néomembrane ou d'une cloison fixée sur la paroi thoracique au point même de l'incision. Il est rare que, comme dans l'observation **147**, l'apparition entre les lèvres de la plaie d'un bout d'épiploon permette de reconnaître tout de suite l'ouverture de la cavité péritonéale. On peut du moins soupçonner l'accident si l'incision a porté sur l'un des derniers espaces intercostaux. D'ailleurs il faudra bien abandonner cette incision puisqu'elle ne donne point issue à des liquides purulents. On sera donc conduit à imiter la conduite de M. Bouilly (obs. **147**), à faire une

(1) Thèse Paris, 1876, p. 92.
(2) Thèse de concours, Paris, 1841.

rigoureuse antisepsie de la plaie et à la fermer par quelques points de suture. Grâce à la méthode antiseptique sévèrement appliquée, il est possible que la péritonite fasse défaut et que l'accident n'ait point de suites fâcheuses.

Mais il est assurément bien préférable d'éviter une semblable complication opératoire. On l'évite à peu près sûrement en prenant pour règle constante de ne jamais pratiquer l'ouverture de l'empyème sans avoir fait préalablement une ponction exploratrice au point même sur lequel doit porter l'incision. On peut aussi reconnaître, ou du moins présumer, l'existence de ces adhérences costo-diaphragmatiques qui rendent si périlleuse l'incision des derniers espaces intercostaux. Elles sont plus communes lorsque l'empyème est très ancien, lorsque la rétraction de la paroi thoracique est très prononcée et lorsque la collection purulente s'est en partie vidée par une fistule pleuro-bronchique ou pleuro-cutanée. Quant aux signes physiques qui peuvent servir à reconnaître l'adhérence du diaphragme à la paroi thoracique, nous les exposerons dans le chapitre consacré à l'opération de la résection multiple des côtes.

Blessure de l'artère intercostale. — A peu de distance de son origine, l'artère intercostale se divise en deux branches, l'une postérieure et l'autre antérieure. Celle-ci par le volume et la direction représente la continuation du tronc artériel lui-même. Elle occupe d'abord le milieu de l'espace instercostal, puis, à peu près au niveau de l'angle postérieur des côtes, elle vient se placer dans une gouttière creusée sur le bord inférieur de la côte supérieure. A l'union du tiers antérieur avec le tiers moyen du périmètre thoracique, elle abandonne la côte supérieure et, réduite d'ailleurs à un très petit calibre, elle vient de nouveau se placer au milieu de l'espace intercostal pour s'anastomoser avec une branche de l'artère mammaire interne. Chemin faisant, l'intercostale donne quelques rameaux qui descendent dans l'espace intercostal et se distribuent aux muscles intercostaux. — En arrière et jusqu'à l'angle postérieur des côtes, l'artère intercostale n'est pas encore protégée par la côte supérieure ; elle pourrait donc être assez facilement blessée par une incision conduite dans cette partie de l'espace intercostal. Mais il est fort rare que l'opération de l'empyème soit faite dans cette région, et, quand ils ont opéré sur la paroi postérieure du thorax, soit pour ouvrir un empyème enkysté, soit pour pratiquer la résection multiple des côtes, la plupart des chirurgiens ont fait la ligature du vaisseau artériel. Remarquons d'ailleurs qu'en suivant très exactement le bord supérieur de la côte inférieure, on aurait bien des chances, même dans la partie postérieure de l'espace intercostal, d'éviter la blessure de l'artère. — L'opération de l'empyème n'est jamais faite sur la paroi antérieure du thorax, à moins qu'il ne s'agisse d'un de ces cas fort rares d'empyème partiel, occupant la partie antérieure de la plèvre. L'artère intercostale placée au milieu de l'espace pourrait être intéressée, mais elle est en ce point d'un petit calibre, plus facilement accessible, et l'application de quelques pinces hémostatiques aurait facilement raison de cette hémorrhagie.

Dans l'immense majorité des cas, l'espace intercostal est ouvert en avant de l'angle postérieur des côtes, c'est-à-dire en un point où l'artère intercostale est logée dans la gouttière que présente la côte supérieure. Dans cette gouttière, elle est accompagnée par la veine et le nerf intercostal. La veine est en haut, le nerf en bas et l'artère au milieu. M. Dulac(1), qui a fait une étude particulière de cette question d'anatomie topographique, a vu que l'artère correspond exactement au bord inférieur de la côte. Un bistouri rasant le bord inférieur de cette côte respecte toujours la veine, intéresse très souvent le nerf et blesse quelquefois l'artère. Pour éviter la plaie artérielle, il faut donc s'éloigner le plus possible de la côte supérieure. De là ce précepte à chaque instant répété : le bistouri qui ouvre l'empyème doit raser le bord supérieur de la côte inférieure. La division de quelques petits rameaux artériels destinés aux muscles intercostaux est sans aucune importance, et le tronc lui-même de l'artère intercostale est toujours respecté.

Depuis Hippocrate le nombre est grand des empyèmes ouverts par l'incision de l'espace intercostal. Or M. Dulac, qui a fait sur ce point des recherches étendues, n'a pu citer dans sa thèse inaugurale que deux cas seulement de blessure de l'artère intercostale pendant l'opération de l'empyème. Il est probable que tous les cas n'ont pas été publiés, mais à coup sûr on peut bien conclure que c'est là une complication opératoire d'une extrême rareté. Des deux observations rapportées par M. Dulac, l'une fut publiée par Chassaignac, l'autre lui est personnelle. — Chassaignac donne peu de détails : « Un jeune homme, Polonais d'origine, entre dans un hôpital de Paris, atteint d'un empyème purulent du côté gauche, suite d'un coup de crosse de fusil dans la poitrine. La collection purulente pleurale s'ouvre dans un abcès des parois thoraciques déjà ouvert lui-même. Afin d'éviter la putridité, le chirurgien, homme d'une grande habileté pratique, se met en mesure d'agrandir l'ouverture de ce

(1) Dulac. Thèse de Paris, 1874. De la blessure des artères intercostales.

vaste foyer pour y faire pénétrer des injections détersives. Il pratique une incision dans un des espaces intercostaux, et le malade meurt dans une syncope. Autopsie : petite incision d'un centimètre de longueur sur l'artère intercostale dans le point où elle est abritée par la partie inférieure de la côte. » — L'observation de M. Dulac est beaucoup plus complète.

Observation 20. — (Dulac. *Thèse de Paris*, 1874, p. 21. Résumée). — J. B. M..., âgé de 65 ans, est admis le *28 octobre 1873* à la Pitié, dans le service de M. Gallard. Il fut atteint d'une pneumonie en 1870. Depuis, il a toujours éprouvé quelques malaises et un peu de gêne respiratoire. En *août 1873*, il fait une chute qui détermine une forte contusion de l'épaule gauche. Depuis, il a commencé à présenter les symptômes d'une affection thoracique de plus en plus grave. Le *28 octobre*, au moment de l'admission, on constate les signes d'un grand épanchement pleurétique à gauche.

Le *30*, la respiration est fort difficile et les crachats ont une odeur infecte. Le *31*, une ponction aspiratrice donne 500 grammes de pus. Le *4 novembre*. la dyspnée est très vive, le pouls très petit et fréquent ; les signes sont ceux d'un pyopneumothorax. M. Labbé est appelé pour pratiquer l'opération de l'empyème.

« Une large ouverture de 6 centimètres est faite dans le septième espace intercostal, au niveau du tiers moyen de la poitrine. Il en sort aussitôt avec violence et par saccades 1500 grammes de liquide purulent, mêlé de sang et exhalant une odeur fétide. Après l'écoulement du liquide, le pansement ordinaire est appliqué. Quatre à cinq minutes se sont à peine écoulées, que les personnes chargées de surveiller le malade s'aperçoivent qu'il devient très pâle, que la peau se couvre de sueur et que la charpie et les linges de pansement sont imbibés de sang. Le pansement est aussitôt retiré. Sur la lèvre inférieure de la plaie, le sang coule en bavant, mais en quantité fort peu considérable. Le doigt introduit dans la plaie reçoit un jet de sang chaud ; à ce moment le malade a des lipothymies. Un tampon d'amadou reposant en bas sur le bord supérieur de la côte et appliqué en haut contre la gouttière costale fait cesser l'hémorrhagie. On le constate en introduisant le doigt indicateur dans la plaie et en le retirant non souillé de sang. Mais le malade, d'ailleurs faible et cachectique, avait déjà subi une perte sanguine considérable ; il ne tarda pas à succomber dans une nouvelle syncope.

« L'autopsie est faite 24 heures après la mort. En avant, le poumon gauche adhère à la paroi costale depuis le bord inférieur de la troisième côte jusqu'en bas ; en arrière, une fausse membrane très épaisse est surajoutée à la plèvre pariétale et à la plèvre viscérale ; des adhérences existant entre l'une et l'autre circonscrivent deux cavités, l'une supérieure, l'autre inférieure plus spacieuse que la première. Dans la loge inférieure, existe un caillot sanguin volumineux, du poids de 350 grammes. Dans la loge supérieure, on trouve des fausses membranes très épaisses. — A la partie supérieure de la loge inférieure on détache des fausses membranes noirâtres, molles, exhalant une odeur fétide ; celles-ci, enlevées avec précaution laissent à nu la plèvre viscérale noirâtre, ramollie, ulcérée dans une étendue de 4 à 5 cent. carrés. Sur cette surface, réduite en putrilage et atteinte de gangrène, on trouve l'orifice qui fait communiquer la cavité pleurale avec le poumon. Celui-ci, quand on le presse au niveau de l'orifice de communication, laisse couler un liquide sanieux, aéré. Dans tout le reste de son étendue, le tissu pulmonaire ratatiné n'offre aucune trace de tubercules. — Le cœur est mou, un peu graisseux. On trouve un petit caillot noirâtre sur l'orifice mitral. L'épaule gauche, à la dissection, n'offre point de traces d'épanchement sanguin. Les côtes ont dans toute leur longueur le même volume; il n'est donc pas permis de supposer l'existence d'une fracture antérieure au moment de la chute.

« Le septième espace intercostal est détaché de la paroi thoracique; la veine, l'artère et le nerf sont disséqués avec soin, de la région postérieure vers la région antérieure. La veine, appliquée contre le fond de la gouttière costale, est indemne; l'artère, au niveau de l'incision de la paroi thoracique, laisse voir une plaie d'un centimètre de longueur, offrant la disposition d'une éraillure; le nerf est dilacéré, mais non entièrement détruit.

« La plèvre et le poumon droit sont sains. Toutefois, sur le bord antérieur, on constate de l'emphysème pulmonaire. Pas de tubercules. »

L'observation de M. Dulac est accompagnée d'une planche qui représente très clairement la disposition des parties au niveau de la plaie de l'espace intercostal. Or l'incision est à distance de la côte inférieure : elle rase le bord inférieur de la côte supérieure et par conséquent blesse tout à la fois le nerf et l'artère. Il est évident que l'accident n'aurait pas eu lieu, si le bistouri avait suivi le point de repère habituel, le bord supérieur de la côte inférieure. M. Dulac cherche à expliquer comment le bistouri a pu abandonner le point de repère. Assurément le bistouri était tenu par une main fort expérimentée. L'interprétation que propose M. Dulac nous paraît très acceptable. Les mouvements d'élévation et d'abaissement qu'exécutent les côtes pendant l'inspiration et l'expiration sont plus prononcés sur la partie moyenne des arcs costaux, et ces mouvements sont fort troublés chez un malade qui est en proie à une dyspnée très vive au moment de l'opération. De là une certaine difficulté à suivre très exactement la côte inférieure et la possibilité d'une déviation du bistouri vers la côte supérieure. Pour éviter cette déviation fâcheuse, il faut redoubler d'attention, et, avec la pulpe de l'index gauche appuyant sur le bord de la côte inférieure, tracer en quelque sorte la voie que doit suivre le bistouri.

Il est encore une autre condition dans laquelle l'artère intercostale peut avoir quelques chances d'être blessée, nous voulons parler de l'extrême étroitesse de l'espace intercostal. Il est évident que si les deux côtes arrivent presque au contact, laissant à peine passer la lame du bistouri, l'artère devient très voisine de la lèvre supérieure de l'incision. Là encore il faut redoubler d'attention, et suivre plus rigoureusement que jamais la côte inférieure, comme si l'on voulait en détacher le bord supérieur. On pourrait d'ailleurs élargir l'espace intercostal à l'aide d'une petite rugine. L'instrument est poussé à plat dans l'espace rétréci, puis relevé comme pour être placé de champ; ce mouvement produit nécessairement l'écartement des deux côtes. Mais nous avons vu que, dans ces cas d'étroitesse extrême de l'espace intercostal, on ne peut guère se dispenser, pour obtenir une ouverture suffisante et y placer un tube de calibre convenable, de pratiquer la résection d'un fragment de 2 ou 3 centimètres au moins sur l'une des deux côtes. Une fois ce fragment enlevé, la plèvre est ouverte entre les deux extrémités de la côte, au milieu de l'empreinte de la côte sur le périoste; or avec une semblable incision on évite sûrement la blessure de l'artère intercostale.

L'hémorrhagie produite par la plaie de l'intercostale peut être intra ou extra thoracique, ou bien, comme dans l'observation de M. Dulac, tout à la fois intra et extra thoracique. L'hémorrhagie intra-thoracique se manifeste par les symptômes communs à toutes les hémorrhagies internes : la pâleur de la face, les sueurs des extrémités, la petitesse du pouls, les lipothymies et les syncopes. L'auscultation et la percussion démontrent en outre que du liquide s'accumule dans la cavité de la plèvre. Une semblable hémorrhagie sera d'autant plus grave qu'elle ne sera très probablement pas reconnue en temps opportun. Les premiers symptômes, les défaillances et la pâleur du visage, seront plutôt attribués au choc opératoire, ou bien encore aux troubles de la circulation et de la respiration causés par l'épanchement lui-même. Mais, chez un opéré d'empyème, l'incision est assez large pour que le sang s'écoule en partie à l'extérieur. L'épanchement purulent sort mélangé d'une forte proportion de sang. Immédiatement après l'opération, le pansement est taché de sang, et, s'il est enlevé, la toux chasse du sang pur ou mélangé de pus à travers les lèvres de la plaie. Dans l'intervalle des quintes de toux, le sang coule en nappe et non en jet, en raison de la profondeur de l'artère. Le doigt introduit dans la plaie reçoit un jet de sang chaud. Ce doigt peut assez aisément exercer une forte compression sur le bord inférieur de la côte supérieure, et cette compression fait cesser l'hémorrhagie. L'absence de toute hémoptysie prouve que le sang ne provient pas d'une blessure du poumon lui-même. D'ailleurs une blessure du poumon pendant l'opération serait nécessairement superficielle et ne provoquerait pas une semblable perte de sang. A tous ces signes, il est assez facile de reconnaître promptement une hémorrhagie due à une blessure de l'artère intercostale.

L'artère est profonde, et il n'est pas douteux que l'hémostase ne présente de grandes difficultés. M. Dulac a donné l'indication de nombreux procédés conseillés, soit pour comprimer, soit pour lier l'artère intercostale. Dans un cas de péril imminent, la compression digitale peut arrêter immédiatement l'hémorrhagie; mais ce n'est là qu'une hémostase temporaire. — Gérard a imaginé de comprimer le vaisseau blessé avec un bourdonnet de charpie fixé par un fil noué sur la côte supérieure. La plaie est agrandie de façon à découvrir le bord supérieur de cette côte; une aiguille courbe ordinaire armée d'un fil contourne la face interne de la côte supérieure et vient, traversant les parties molles de dedans en dehors, sortir sur le bord supérieur de la même côte. L'aiguille entraîne le fil dont l'anse se trouve ainsi passée autour de la côte. Le fil a été préalablement noué sur le milieu d'un bourdonnet de charpie. Il suffit de tirer sur le bout supérieur pour entraîner le bourdonnet jusqu'au contact de la côte supérieure. Il est facile ensuite de l'appliquer solidement sur la face interne de cette côte, et par conséquent de comprimer l'artère, en tirant sur les deux bouts du fil et en les nouant solidement sur la face externe de la côte. Ce procédé est assez sûr; il a réussi dans l'observation XII de la thèse de M. Dulac. Il s'agissait d'une blessure de l'artère intercostale produite par une balle. Mais le procédé de Gérard a l'inconvénient d'exposer à la blessure du poumon et à la nécrose de la côte. De plus, l'incision est à peu près oblitérée, l'écoulement des liquides est enrayée et il est impossible de pratiquer des lavages de la plèvre. Le patient est donc menacé du danger de la septicémie pleurale. — Le procédé de Desault consiste à introduire dans la plaie le milieu d'une compresse fine mais assez résistante, puis à remplir l'espèce de sac qui proémine dans la poitrine avec des bourdonnets petits et serrés de charpie, d'amadou, de coton ou de gaze antiseptique. La traction des bords de la compresse applique fortement la masse des bourdonnets sur la face interne de la côte; il en résulte une compression de l'artère qui peut suffire pour arrêter l'hémorrhagie. Il est d'ailleurs facile de rendre cette traction permanente, à l'aide de quelques bandes. Les unes, passant sur l'incision et par conséquent sur l'orifice du sac, empêchent l'issue des bourdonnets; les autres, fixées sur les bords de la compresse et nouées autour du thorax, assurent la traction permanente de la compresse. — M. Dulac cite une observation de Larrey (obs. IV de M. Dulac), dans laquelle ce chirurgien a réussi à pratiquer la ligature de l'intercostale, à l'aide d'une aiguille courbe fort heureusement conduite entre l'artère et la côte. Cette ligature est rendue fort difficile par le relief de la côte.

Dans un cas de blessure de l'artère intercostale pendant l'opération de l'empyème, nous croyons que le meilleur moyen d'arriver promptement à une hémostase sûre, sans compromettre le traitement consécutif de l'abcès pleural, consiste à pratiquer immédiatement la résection de la côte supérieure dans une étendue correspondant au moins à la longueur de l'incision faite à la plèvre. Quelques minutes suffisent pour faire une semblable résection. Une fois le segment costal enlevé, il est beaucoup plus facile d'agir sur l'artère blessée. Il ne serait pas impossible de la découvrir pour en pratiquer la ligature directe. On réussirait plus promptement à faire la ligature médiate à l'aide d'une aguille courbe, et il serait prudent de faire une semblable ligature à chacune des deux extrémités de l'incision pleurale. On pourrait encore, pour agir plus vite, commencer par faire aux mêmes points l'application d'une pince hémostatique.

Hémorrhagie pariétale. — L'hémorrhagie par la paroi de l'empyème, au moment même de l'opération, n'est pas un accident commun. Nous en avons cependant observé un exemple, chez un jeune garçon de 18 ans, atteint d'un empyème consécutif à une pleurésie séro-fibrineuse. Pendant le lavage de la plèvre, le liquide sortit d'abord légèrement teinté en rose, puis rouge et bientôt ce fut du sang presque pur. Le liquide antiseptique tiède fut remplacé par de l'eau alcoolisée froide, et ce procédé très simple suffit à arrêter l'hémorrhagie. L'accident n'eut d'ailleurs aucune suite fâcheuse; l'enfant, traité par la pleurotomie incomplètement antiseptique, guérit dans le délai habituel de trois mois et demi à quatre mois. Les hémorrhagies de ce genre proviennent de la rupture des vaisseaux capillaires des bourgeons et des néomembranes qui tapissent la plèvre, et cette rupture est très vraisemblablement due à la décompression brusque que subissent les parois de ces vaisseaux capillaires, au moment de l'évacuation du foyer pleural. Une semblable complication s'observe quelquefois aussitôt après l'ouverture de certains abcès abdominaux, tels que les abcès de la fosse iliaque et les abcès de la pérityphlite.

Phénomènes consécutifs à l'opération. — Un des effets les plus heureux et les plus constants de la pleurotomie antiseptique est la chute rapide de la température fébrile. Il n'est pas très rare de voir la fièvre disparaître complètement dès le premier jour (obs. **22**, **41**, **32**, **42**). Ainsi, dans l'observation **41**, la température, qui avant l'opération oscillait de 38,5 à 39, s'abaisse immédiatement après à 36,6 et désormais reste normale. Il peut arriver cependant que l'opération soit suivie d'une recrudescence fébrile passagère; ainsi, chez le malade de l'observation **50**, on note 40°5 le soir du premier jour; mais le lendemain la fièvre a disparu. On sait que fort souvent la thoracentèse est également suivie d'une certaine élévation thermique. — Dans la majorité des cas, l'apyrexie est un peu plus tardive ; elle ne s'établit d'une façon définitive que du troisième au quatrième jour. La persistance de la fièvre au delà de cette limite, s'il n'existe aucune complication capable de l'expliquer, doit faire craindre une antisepsie insuffisante de la plèvre. Une fois obtenue, l'apyrexie persiste jusqu'à la cicatrisation complète de l'empyème, du moins dans les cas réguliers. — Le retour de la fièvre peut être dû à l'irritation de la fistule thoracique par une canule métallique (obs. **57**), à la répétition des lavages (obs. **60**) ; mais le plus souvent il faut mettre en cause la persistance du processus de suppuration (obs. **60**), et la rétention ou l'évacuation incomplète des sécrétions purulentes de la plèvre (obs. **48** *bis*, **52**). La rétention du pus est particulièrement à craindre lorsque la cicatrisation touche à sa fin ; elle est annoncée par une élévation de la température.

En même temps que la fièvre tombe, les troubles digestifs cessent et l'appétit reparaît. Les observations **59**, **57** et **23** sont des exemples remarquables de ce retour précoce de l'appétit, du premier au troisième jour de l'opération. La diarrhée, si elle existait auparavant, s'atténue puis disparaît tout à fait, le plus souvent avant la fin du premier septénaire. Dès qu'il peut manger, le patient ne tarde pas à engraisser et à reprendre des forces, si bien que, au bout de peu de jours, il est capable de se lever et même de faire quelques pas (obs. **57, 46, 36, 43**). L'engraissement marche quelquefois avec une remarquable rapidité. Ainsi un opéré gagne 3 kilogr. en vingt-sept jours (obs. **48**) ; un deuxième, 9 kilogr. en deux semaines (obs. **60**) ; un troisième 5 kilogr. en vingt jours ; un quatrième 3 kilogr. et demi en six semaines, bien qu'il soit tuberculeux ; un cinquième, enfant de dix ans, 2 kilogr. et demi en un mois.

La respiration est plus calme et plus régulière. A moins de complications, l'évacuation complète de l'épanchement met fin à la dyspnée, du moins lorsque le malade est au repos. La toux ne cesse pas tout à fait ; cette toux pleurétique est d'ailleurs fort utile, elle contribue puissamment à la dilatation du poumon comprimé. Le pouls reste fréquent plusieurs jours encore après la chute complète de la fièvre. Il n'est pas très rare de voir cette fréquence du pouls persister jusqu'à l'occlusion de la fistule et même au-delà.

La suppuration est abondante pendant les trois ou quatre premiers jours. Puis elle diminue rapidement et bientôt elle est, dans beaucoup de cas, remplacée par un écoulement séreux. Cette remarquable modification est tout à fait propre à la pleurotomie antiseptique vraie ; elle n'est guère observée dans les cas d'empyème traités par la pleurotomie incomplètement antiseptique. Elle témoigne assurément d'un changement profond survenu dans la nature même de la pleurésie. La suppuration est supprimée et l'inflammation prend les caractères d'une inflammation simple, adhésive. L'apparition de l'écoulement séreux est donc un signe très favorable ; la cicatrisation de l'empyème a été, en effet, très prompte dans tous les cas où de bonne heure le pus fut remplacé par de la sérosité. Ce liquide séreux n'est point tout à fait clair et fluide comme l'épanchement d'une pleurésie séro-fibrineuse, il est généralement épais, visqueux et la plupart des observateurs l'ont comparé à une solution de gomme. Ce caractère séreux des sécrétions pleurales est quelquefois très précoce. Il a été constaté :

le deuxième jour dans l'observation	....	42
le deuxième	—	37
le troisième	—	43
le quatrième	—	53
le cinquième	—	30
le sixième	—	22

Le plus souvent cette transformation n'a lieu que dans le cours du troisième ou quatrième septénaire (obs. 61). Elle fait d'ailleurs défaut dans bon nombre d'observations où, bien que la cicatrisation marche assez rapidement, les sécrétions pleurales gardent jusqu'au bout ce caractère purulent (obs. 28). — Qu'il soit purulent ou qu'il devienne séreux, l'écoulement est, en règle générale, beaucoup moins abondant que dans les cas d'empyème traités par la pleurotomie incomplètement antiseptique. Il n'est pas rare de ne plus trouver que 20 à 30 grammes de liquide dans les pièces du pansement, dès le second ou le troisième septénaire. La plèvre sécrète moins, elle forme plus vite du tissu de cicatrice ; le grand avantage de la pleurotomie antiseptique est, en effet, la régularité et la rapidité du travail de réparation.

La pleurotomie antiseptique est souvent précoce et conduit rapidement à l'oblitération de la cavité purulente ; grâce à ces deux conditions, la déformation thoracique est généralement peu prononcée (obs. 59, 48, 44, 32), souvent même elle fait complètement défaut (obs. 30, 31, 33, 34). Dans l'observation 22, le périmètre thoracique a un pouce et demi de moins du côté opéré que du côté sain, bien que la période de réparation ait duré moins de deux septénaires ; mais la pleurotomie ne fut point précoce, elle fut pratiquée trois mois au moins après le début de la pleurésie. Du reste, ces déformations ne sont pas irrémédiables, même quand elles sont accompagnées d'une incurvation de la colonne vertébrale; très souvent, surtout chez les jeunes sujets, on voit, au bout de quelques mois ou de quelques années, se rétablir la symétrie des deux côtés du thorax.

Déjà, à propos de la question des lavages consécutifs de la plèvre, nous avons indiqué la durée moyenne de la cicatrisation : 65 jours pour les cas où il n'y eut aucun lavage de la cavité suppurante, 32 jours pour les cas où il y eut un seul lavage au moment de l'opération, 52 jours pour les cas où il y eut plusieurs lavages pendant le traitement consécutif. La moyenne générale serait de 49 jours, environ un mois et demi. Nous avons fait remarquer que ces moyennes sont notablement augmentées, et sans doute exagérées, du fait de la présence d'un certain nombre d'observations dans lesquelles cette durée de la période de réparation a été exceptionnellement longue. En effet, parmi les observations de guérison relatées plus loin, il en est 21, exactement la moitié, dans lesquelles le temps nécessaire pour obtenir l'oblitération complète de l'empyème n'a pas excédé un mois. Ces 21 observations sont réunies dans le tableau suivant :

NUMÉRO de l'Observation	DE L'OPÉRATION A LA CICATRISATION	DU DÉBUT A L'OPÉRATION
37	9 jours	quelques semaines
22	11 »	90 jours
42	17 »	40 »
40	17 »	25 »
27	19 »	4 mois et demi
59	21 »	25 jours
50	21 »	moins d'un mois
46	23 »	7 semaines
28	25 »	7 »
30	26 »	40 jours
48	27 »	30 »
51	28 »	14 »

NUMÉRO de l'Observation	DE L'OPÉRATION A LA CICATRISATION	DU DÉBUT A L'OPÉRATION
31	28 jours.	21 jours.
34	28 »	21 »
43	28 »	plus de 3 mois
29	30 »	15 jours
55	30 »	30 »
32	30 »	4 mois
49	30 »	30 jours
44	30 »	6 semaines
54	30 »	13 jours

Dans la plupart de ces observations, la pleurotomie a été précoce, elle fut pratiquée avant la fin du deuxième mois.

Toutes les observations isolées que nous avons trouvées dans les recueils périodiques sont des exemples de guérison. Elles ne peuvent donc rien nous apprendre sur la marche des phénomènes consécutifs à l'opération dans les cas défavorables, terminés par la mort. Nous rencontrerons des cas de ce genre dans les statistiques de M. Cabot et de M. Eddison que nous citerons plus loin, et nous verrons que la terminaison fatale n'a jamais été causée par la septicémie pleurale ou toute autre complication imputable à l'opération elle-même, mais bien — par l'extrême gravité de l'état général du patient, — par le défaut de dilatation du poumon trop longtemps comprimé, — par le caractère tuberculeux de la pleurésie purulente. Si bien que, dans tous les cas où il n'existe aucune complication de cette nature, on peut dire que la guérison est la règle, si l'empyème est vraiment traité par la pleurotomie antiseptique.

De la cicatrisation du foyer purulent. — L'empyème ne peut guérir que par l'accolement des deux feuillets de la plèvre. On conçoit assez difficilement *à priori* comment l'énorme cavité qui subsiste après l'évacuation de l'épanchement peut finir par être comblée, d'autant plus que, dans bon nombre de cas traités par la pleurotomie antiseptique, cette oblitération marche très rapidement et peut être déjà fort avancée, et même complètement achevée, deux ou trois semaines seulement après l'opération. Or la cavité purulente de la plèvre ne peut être comblée que par la rétraction des parois et la dilatation du poumon.

Lorsque l'évacuation complète de l'épanchement a fait disparaître la tension positive qui régnait dans le milieu pleural, la paroi thoracique, le diaphragme et la cloison médiastine reviennent à leur situation normale et même se rapprochent du centre de la cavité suppurante. Cet affaissement de la paroi thoracique qui peut être constaté, du moins à un certain degré, dès les premiers jours, est dû sans doute à l'éloignement du poumon qui, distendu par l'air et le sang, lui fournit à l'état normal comme une sorte de point d'appui. Le poumon sain subit une dilatation compensatrice dont la cause réside dans une activité plus grande que prennent dans ce poumon la respiration et la circulation. Cette dilatation du poumon sain contribue sans doute dès les premiers jours à produire une certaine déviation de la cloison médiastine vers le côté malade. Quant au diaphragme, il est tout d'abord refoulé dans le même sens par la pression des viscères abdominaux.

Si la cicatrisation de l'empyème dure longtemps, on voit à ces causes toutes mécaniques s'ajouter l'influence de la rétraction de la plèvre. Des adhérences s'organisent dans tous les points où les parois se trouvent au contact. La paroi thoracique subit un nouvel affaissement beaucoup plus prononcé que le premier ; les espaces intercostaux sont rétrécis, les côtes se touchent par leurs bords et la colonne vertébrale présente une scoliose à concavité tournée du côté malade, avec courbures de compensation en sens inverse dans les régions cervicale et lombaire. La cloison médiastine est entraînée fort au delà de la ligne médio-sternale. Quant au diaphragme, il est fixé par des adhérences contre les côtes inférieures et peut ainsi s'élever dans le thorax jusqu'au cinquième et même jusqu'au quatrième espace intercostal. Quelque prononcées que soient les déviations primitives ou secondaires des parois de l'empyème, elles sont cependant, à elles seules, insuffisantes, comme le prouvent bien les observations dans lesquelles nous voyons une fistule permanente aboutir à une vaste cavité, siège d'une interminable suppuration.

La dilatation du poumon est, en effet, un élément indispensable du travail de réparation ; la cavité ne sera jamais comblée si cette dilatation fait absolument défaut. Mais la plèvre est largement ouverte et l'air peut y pénétrer. Comment expliquer, dans de pareilles conditions, la dilatation, et surtout la dilatation rapide, du poumon comprimé?

La cicatrisation des deux feuillets de la plèvre y joue sans doute un certain rôle. Roser (1) attribue même à peu près exclusivement la dilatation

(1) *Berliner Klin. Wochenschrift*, 18 novembre 1878.

du poumon à cet accolement progressif des deux feuillets de la plèvre. Lorsque l'épanchement est évacué, le processus de cicatrisation tend à se substituer au processus de suppuration, et débute dans les régions où les deux feuillets viscéral et pariétal se trouvent d'abord au contact, c'est-à-dire au niveau du hile du poumon. C'est là qu'apparaît ce que Roser appelle l'angle de cicatrisation. Parti du hile, l'angle de cicatrisation progresse jusqu'à l'orifice de la fistule, soudant ainsi les deux feuillets de la plèvre, à mesure qu'ils se couvrent d'un tissu de granulation. Toutes les causes capables de provoquer un certain degré d'expansion du poumon favorisent la marche de l'angle de cicatrisation, en mettant en contact les deux feuillets pariétal et viscéral sur une plus grande étendue. La rétraction consécutive des adhérences déjà formées complète l'expansion du tissu pulmonaire et contribue également à pousser en avant l'angle de cicatrisation. M. Rickman J. Godlee (1) a donné une interprétation analogue des mêmes phénomènes, et les figures schématiques qui accompagnent son mémoire sont très comparables à celle d'après laquelle Roser décrit la formation et la marche progressive de l'angle de cicatrisation.

Cette interprétation peut être acceptée, du moins en partie, pour les cas où les phénomènes de réparation évoluent lentement ; mais, comme le fait observer M. Weissgerber (2), elle ne saurait convenir pour les empyèmes dans lesquels la dilatation du poumon est très rapide et se complète bien avant qu'on puisse mettre en cause la rétraction d'un tissu de cicatrice couvrant la plèvre. C'est à des influences mécaniques et dues aux mouvements respiratoires du thorax qu'il faut attribuer la plus grande part dans ce phénomène de la dilatation du poumon comprimé.

On sait que l'air contenu dans les poumons subit des modifications de pression aux différents temps de la respiration. Cette pression devient négative au moment de l'inspiration, et positive au moment de l'expiration. On sait aussi que les variations négatives de la pression intra-pulmonaire sont moins fortes que les variations positives ; en d'autres termes cette pression peut augmenter beaucoup plus pendant l'expiration qu'elle ne peut diminuer pendant l'inspiration (3).

Ces prémisses de physiologie sont indispensables pour comprendre le mécanisme de la dilatation du poumon. Supposons avec M. Weissgerber que l'air pénètre librement dans la plèvre droite à travers une large ouver-

(1) *The Lancet*, 2 janvier 1886.

(2) *Berliner Klin Wochenscrift*, 24 février 1879.

(3) E. Beaunis. *Nouveaux éléments de physiologie humaine*. J.-B. Baillère. Paris, 1876, p. 436.

ture faite à la paroi thoracique. Le poumon droit s'est complètement affaissé sur son hile et n'est plus en rapport par aucun point de sa surface avec les parties mobiles de l'enceinte thoracique, le diaphragme et la paroi costale. Voyons ce que va devenir ce poumon droit dans les deux temps de la respiration. — Au moment de l'expiration, la pression devient positive dans le poumon gauche. Elle le devient aussi dans le poumon droit, puisque par l'intermédiaire de la trachée la bronche droite communique avec la bronche gauche. La plèvre droite est pleine d'air dont la pression est égale à celle de l'atmosphère, car cette plèvre est largement ouverte. Le poumon droit est donc soumis sur sa face interne à une pression supérieure à celle que supporte sa face externe. Il en résulte que l'expiration a sur le volume des deux poumons un effet précisément inverse. Tandis que le poumon gauche, suivant exactement le retrait des parois mobiles de l'enceinte thoracique, subit une notable diminution de volume, le poumon droit, libre dans la cavité pleurale pleine d'air, subit au contraire un certain degré d'expansion. Si cette pression positive que développe l'expiration devient brusquement très forte, comme par exemple pendant une violente quinte de toux, cette expansion du poumon droit peut être poussée assez loin pour que la plèvre viscérale vienne au contact de la plèvre pariétale et même pour qu'une partie du parenchyme pulmonaire s'engage dans l'ouverture de la paroi thoracique. C'est ainsi d'ailleurs que se produit la hernie du poumon. — Pendant l'inspiration, la pression devient négative dans le poumon gauche. Pour les mêmes raisons que tout à l'heure, elle le deviendra également dans le poumon droit et cette pression négative produira encore dans les deux poumons un effet précisément contraire. Le poumon gauche entraîné par la paroi thoracique et le diaphragme se dilate, augmente de volume. Le poumon droit, qui n'a plus de rapports avec les parois mobiles de l'enceinte thoracique, supporte par sa face externe la pression atmosphérique supérieure à la pression intra-pulmonaire devenue négative ; il est donc comprimé et diminue de volume. — La libre communication de la plèvre droite avec l'extérieur a pour conséquence immédiate d'intervertir le rhythme respiratoire dans les deux poumons ; le gauche est comprimé pendant que le droit est dilaté et réciproquement le droit comprimé pendant que le gauche est dilaté. Nous avons vu que les influences expiratoires l'emportent sur les influences inspiratoires ; en d'autres termes, la pression intra-pulmonaire s'élève plus pendant l'expiration qu'elle ne s'abaisse pendant l'inspiration. Il en résulte que le poumon droit se dilate plus pendant l'expiration qu'il ne s'affaisse pendant l'inspiration. En définitive chaque respiration tend à produire une certaine dilatation du poumon droit. Supposez que toutes ces dilatations intermittentes puissent s'additionner, le poumon droit se trouve alors entraîné dans un mouvement continu d'expansion qui doit aboutir à lui rendre le volume de l'état normal. Si la plèvre pleine de gaz ou de liquide ne communiquait pas avec l'extérieur, il suffirait d'une évacuation rapide ou progressive pour permettre cette sommation des dilatations successives du poumon droit, à la condition bien entendu qu'il n'y eût pas de reproduction de l'épanchement liquide ou gazeux. C'est d'ailleurs ce qui se passe dans les cas de pneumothorax simple sans perforation de la paroi thoracique et sans fistule pleuro-bronchique permanente ; la plèvre résorbe les gaz épanchés, et cette résorption permet aux influences respiratoires dont nous venons de parler de ramener très rapidement la plèvre viscérale au contact de la plèvre pariétale. Mais, dans le cas d'un empyème largement ouvert, de semblables conditions font évidemment défaut. C'est ici qu'il faut faire intervenir le processus de cicatrisation. Si ce processus n'est pas la véritable cause qui préside à l'expansion du poumon, il lui vient en aide, précisément en permettant la sommation de toutes ces dilatations partielles dues aux influences respiratoires. Les adhérences qui s'établissent de bonne heure entre les deux feuillets de la plèvre fixent chaque nouvelle dilatation et assurent en quelque sorte la conservation des positions conquises. Remarquez d'ailleurs que la dilatation mécanique du poumon vient à son tour en aide au processus de cicatrisation, car, pendant la toux et les efforts d'expiration, la dilatation peut être assez énergique pour que la plèvre viscérale vienne prendre contact avec des points même éloignés de la plèvre pariétale.

Nous supposons toujours que nous avons affaire à un empyème droit. Lorsqu'une notable partie du poumon droit est fixée par des adhérences aux parties mobiles de l'enceinte thoracique, le diaphragme et la paroi costale, il se produit une modification nouvelle de la mécanique respiratoire. L'inversion du rhythme, que nous signalions tout à l'heure entre les deux poumons, peut maintenant se produire entre diverses parties de ce même poumon droit. Il en résulte d'ailleurs une activité plus grande imprimée à la dilatation des parties du parenchyme qui sont encore libres de toute adhérence. Supposez un poumon droit dont le lobe supérieur adhère à la paroi costale et la base au diaphragme, la partie moyenne étant encore au contact de l'air atmosphérique. Au moment de l'expiration, les régions supérieure et inférieure suivent les parois mobiles et diminuent de volume. La pression de l'air intra-pulmonaire devient positive dans ces mêmes régions, et cette pression positive se communique nécessairement à l'air contenu dans la région moyenne libre de toute adhérence. Il en résulte dans cette région une influence favorable à la dilatation, laquelle s'ajoute à celle que produit le retrait expiratoire du poumon gauche. Pendant l'inspiration, les portions supérieure et inférieure sont dilatées, tandis que la partie moyenne s'affaisse, car, la pression intra-pulmonaire venant à baisser, cette partie subit la compression de l'air atmosphérique. Le rhythme respiratoire est donc bien réellement interverti entre les diverses parties du poumon droit; la partie moyenne est en expiration pendant que les parties supérieure et inférieure sont en inspiration.

MM. Carlet et Strauss (1) ont appliqué la méthode graphique à l'étude du fonctionnement de l'appareil respiratoire, après l'ouverture de la paroi thoracique. Le sujet de leurs expériences était un malade qui avait subi trois mois auparavant l'opération de l'empyème et qui présentait encore un trajet fistuleux aboutissant à une cavité d'un tiers de litre environ. Les tracés qu'ils ont obtenus sont composés de trois courbes. Ils ont, en effet, enregistré les mouvements respiratoires du côté sain, ceux du côté malade et les variations de la tension de l'air contenu dans la cavité suppurante. Pour obtenir cette dernière notation, ils se sont servi du tube pleural mis en communication avec un des tambours de l'appareil. Voic la conclusion fondamentale de leur travail : « Le poumon malade suit dans une certaine mesure les mouvements de la cage thoracique, se développant pendant l'inspiration, se rétractant pendant l'expiration. Il se comporte donc, à l'amplitude près, comme le poumon sain. » Cette conclusion paraît infirmer l'interprétation que nous avons précédemment développée et que nous avons d'ailleurs acceptée. Mais la contradiction est plus apparente que réelle. MM. Carlet et Strauss ont expérimenté sur un empyème en grande partie cicatrisé et dans lequel la majeure partie du poumon, adhérente à l'enceinte mobile du thorax, devait, en effet, fonctionner à la manière d'un poumon sain. Or nous avons vu qu'il y a lieu, au point de vue de la mécanique respiratoire, de tenir grand compte de l'absence ou de la présence des adhérences. Le poumon dépourvu d'adhérences ne suit pas les mouvements de la cage thoracique et il en est de même des portions non adhérentes d'un poumon incomplètement affaissé sur son hile. En outre, MM. Carlet et Strauss ont mesuré les variations de tension d'un espace clos, le tube pleural entrant à frottement dans le trajet fistuleux, tandis que nous avons supposé libre et permanente la communication de la cavité de l'empyème avec l'air atmosphérique.

(1) *Bulletin de l'Académie des sciences*, 29 septembre 1873.

L'étude que nous venons de faire sur la dilatation du poumon n'est point sans application pratique. Pour favoriser cette dilatation, il importe assurément d'en connaître le mécanisme. Les inspirations fréquentes et profondes sont fâcheuses, et il faut recommander au patient de les éviter. Elles ont pour conséquence la compression par l'air atmosphérique de tout le poumon, si l'affaissement est total, et des parties non encore adhérentes, si déjà le travail de cicatrisation est commencé. Elles exposent par conséquent à la rupture des adhérences fines et délicates en voie de formation entre les deux feuillets de la plèvre. L'expiration est au contraire éminemment utile ; c'est pendant l'expiration que se produit l'expansion du poumon comprimé. Non seulement l'expiration est utile, mais aussi l'effort et la toux pendant lesquels, la glotte étant fermée ou rétrécie, la pression de l'air intra-pulmonaire s'élève, plus encore que pendant l'expiration simple, au dessus de la pression atmosphérique. Il n'y a donc pas lieu de combattre la toux, du moins si elle reste modérée. On peut, dans une certaine mesure, prévenir les effets fâcheux de l'inspiration en plaçant au devant de l'ouverture thoracique une sorte de valvule qui s'oppose à la pénétration de l'air atmosphérique pendant ce temps de la respiration, bien qu'elle permette l'issue facile des gaz et des liquides pleuraux au moment de l'expiration. Nous avons vu comment on peut modifier le pansement antiseptique pour obtenir ce résultat (1). Le décubitus sur le côté opéré est favorable, non seulement parce qu'il assure mieux l'écoulement des liquides, mais aussi parce que, comme le fait remarquer M. Weissgerber, la pesanteur tend à atténuer les effets fâcheux de la compression du poumon au moment de l'inspiration. D'ailleurs ce décubitus latéral est un moyen de diminuer l'amplitude du mouvement inspiratoire, du moins du côté malade. A ces moyens très simples et en quelque sorte naturels, on a proposé d'associer des exercices de gymnastique respiratoire et même des séances de respiration d'air comprimé. Le premier moyen serait plus nuisible qu'utile, puisqu'il exposerait le malade à faire de profondes inspirations et que les inspirations, loin de favoriser la dilatation du poumon, en augmentent au contraire la compression. Il faut réserver la respiration d'air comprimé, qui d'ailleurs nécessite des appareils spéciaux, pour le moment où, l'empyème étant complètement cicatrisé, le poumon adhère partout aux parties mobiles de l'enceinte thoracique, la paroi costale et le diaphragme.

La cicatrisation de l'empyème entraîne nécessairement l'occlusion de la

(1) V. même chapitre, p. 184.

cavité pleurale. Cette occlusion est-elle définitive? Nous avons peu de documents pour résoudre cette question. Il est probable que les néomembranes épaisses, qui au début tapissent la plèvre et en soudent intimément les feuillets pariétal et viscéral, sont susceptibles d'un certain degré de résorption. Nous avons suivi pendant des mois et même pendant des années la plupart de nos opérés guéris. Non seulement nous avons vu la déformation thoracique s'atténuer puis disparaître à peu près complètement, mais nous avons vu également la sonorité thoracique reprendre à peu près la même tonalité et le bruit respiratoire à peu près la même intensité dans les deux côtés de la poitrine. De ces modifications consécutives on peut assez légitimement inférer que les néomembranes se résorbent en partie et que la plèvre tend à reprendre la structure de l'état normal. Il est même permis de penser que les mouvements incessants de la paroi thoracique et du diaphragme peuvent, en certains points, rétablir la cavité pleurale. On ne peut guère donner une autre interp étation à quelques faits, rares il est vrai, mais cependant bien observés, dans lesquels nous voyons, quelque temps après la cicatrisation de l'empyème, se produire du même côté un nouvel épanchement purulent ou même séro-fibrineux. Le malade de l'observation **22** fut, un mois après la guérison de l'empyème qui était à gauche, atteint d'une pleurésie du même côté. L'épanchement fut assez abondant, puisqu'on dut pratiquer deux thoracentèses. Il s'agissait bien d'une nouvelle inflammation de la plèvre, car cette fois le liquide était séreux. Cette pleurésie guérit après la deuxième thoracentèse. Nous avons observé un fait du même genre. Un de nos opérés guéris nous revint, quatre à cinq mois après être sorti de l'hôpital, présentant tous les signes d'un épanchement pleurétique du même côté que l'empyème. Cet épanchement était très probablement de nature séreuse; quelques vésicatoires suffirent à en provoquer la résorption. Enfin l'observation suivante est un exemple d'un second empyème développé, au bout de plusieurs années, du même côté que le premier.

Observation 21 (personnelle). — X... âgé de 16 ans, est admis à l'Hôtel-Dieu, en *août 1882*. Ce jeune garçon avait eu, à l'âge de 5 ans, une pleurésie purulente du côté droit. L'abcès pleural s'ouvrit spontanément, et cette ouverture spontanée suffit à en procurer la guérison. Il existe, en effet, une cicatrice déprimée à droite dans le huitième espace intercostal. La déformation consécutive du côté droit de la poitrine n'a pas complétement disparu, et l'épaule droite est encore sensiblement plus basse que la gauche. La santé de l'enfant s'est complétement rétablie, car, depuis plusieurs années, il apprend le dur métier de tailleur de pierres.

Il y a quinze jours, à la suite d'un refroidissement, dit-il, il fut pris de dyspnée, de toux, de fièvre et d'un point de côté à droite. Au moment de l'admission, nous constatons des signes de bronchite. De plus, sur la paroi latérale droite du thorax, sous le creux axillaire, il existe une zone de matité au niveau de laquelle le bruit respiratoire est très obscur. Il est probable que, dans cette région, s'est formé un nouvel épanchement pleurétique. Cette présomption était fondée. Trois jours après son admission, l'enfant rendit un verre de pus dans une quinte de toux. Ce jour là, nous constatons à droite, sous l'aisselle, des signes cavitaires ; le bruit respiratoire y présente nettement le caractère amphorique. Au bout de huit jours, la fièvre tomba et l'enfant éprouva une réelle amélioration. Depuis, nous l'avons perdu de vue, ayant quitté le service où nous n'étions alors qu'à titre de médecin suppléant.

Cet enfant a bien complètement guéri de sa première pleurésie purulente. Onze ans se sont écoulés entre cette pleurésie et la vomique à laquelle nous avons assisté. Or, pendant cette longue période, il n'y avait certainement ni fistule pleuro-bronchique ni fistule pleuro-cutanée, et on ne peut admettre qu'avec une santé générale parfaite l'enfant ait gardé si longtemps un abcès enkysté de la plèvre. La vomique pleurale est donc bien le résultat d'une seconde pleurésie purulente développée dans une plèvre qui, onze ans auparavant, avait été déjà frappée d'une inflammation purulente.

La symphyse pleurale n'est donc pas toujours définitive. Dans certains cas, le travail de réparation se poursuit même après la cicatrisation complète de l'empyème et de la fistule thoracique. Les néomembranes se résorbent en partie, les mouvements de la paroi thoracique et du diaphragme tendent à rétablir en certains points la cavité pleurale, et dans cette cavité plus ou moins restaurée peuvent se développer de nouvelles inflammations séro-fibrineuses ou purulentes.

Observations cliniques.— A l'époque où M. Hache écrivait son intéressante revue critique sur la pleurotomie antiseptique, en 1883, il n'avait pu réunir que 17 observations, empruntées à M. Wagner, M. Krabbel, M. Cabot, M. Goeschel, et M. Kœnig. Toutes ces opérations avaient été suivies d'une guérison complète. Depuis, les observations se sont multipliées et nous avons pu, en parcourant la littérature récente de l'empyème, rassembler 41 cas traités par la pleurotomie antiseptique vraie. Tous ces malades ont encore obtenu une guérison complète, sans persistance aucune d'un trajet fistuleux. On ne publie guère que les faits heureux. Ces observations isolées ne peuvent, du moins pour la plupart, servir à établir une statistique de quelque valeur et qui permette de porter un jugement sur la pleurotomie antiseptique. Mais nous aurons pour combler cette lacune les deux statistiques de M. Cabot et de M. Eddison. Ces deux séries d'observations satisfont l'une et l'autre aux conditions requises pour une bonne statistique, et il nous sera permis d'en tirer des conclusions.

Il y avait néanmoins un intérêt réel à reproduire, dans les principaux détails, ces 41 observations. Elles ont servi de base à l'étude que nous venons de faire de la pleurotomie antiseptique; elles en sont en quelque sorte les pièces justificatives. Elles nous montrent la pleurotomie antiseptique appliquée au traitement des diverses formes de l'empyème. Il y a, en effet, parmi ces observations, des exemples d'empyèmes aigus ou chroniques, simples ou compliqués, d'empyèmes cloisonnés, d'empyèmes chez l'adulte et chez l'enfant.

Assurément nous aurions pu réunir plus de 41 observations. Mais il s'en faut que tous les faits publiés sous le titre de pleurotomie antiseptique soient bien véritablement des exemples de cette opération. Beaucoup appartiennent à la pleurotomie incomplètement antiseptique. Où finit l'une et où commence l'autre de ces deux opérations ? Nous avons défini la pleurotomie antiseptique l'application à l'opération de l'empyème de toutes les règles de la méthode antiseptique de Lister. Le spray nous paraît rigoureusement indispensable, et les 41 opérations que nous avons réunies ont toutes été pratiquées sous la protection des pulvérisations d'un liquide antiseptique. De plus, les mêmes précautions, prises pendant l'opération elle-même, doivent être continuées pendant toute la durée du traitement consécutif; à ces conditions seulement l'opération de l'empyème mérite vraiment le nom de pleurotomie antiseptique.

Nous avons divisé ces 41 observations en trois groupes, suivant le nombre des lavages de la plèvre. — Dans le premier groupe se trouvent réunis tous les cas, au nombre de 13, dans lesquels la plèvre ne fut jamais lavée, pas même au moment de l'opération, aussitôt après l'évacuation de l'épanchement purulent. — Le second comprend 16 observations avec un lavage immédiat de la cavité purulente; ce lavage fait en quelque sorte partie de l'opération elle-même. — Au troisième groupe appartiennent 12 observations dans lesquelles, depuis l'incision de la plèvre jusqu'à la cicatrisation de la fistule, on a pratiqué un certain nombre de lavages antiseptiques. Remarquons cependant que les lavages consécutifs sont toujours beaucoup moins fréquents que dans les cas traités par la pleurotomie incomplètement antiseptique. Le repos des plaies en voie de réparation est, nous l'avons vu, une des règles de la méthode de Lister.

1er Groupe. — ***Observations de pleurotomie antiseptique sans aucun lavage de la plèvre.***

Observation 22. — (Ewart. *The Lancet*, 1873, t. II, p. 809. A Case of empyema treated antiseptically. Résumée.) — Homme de 30 ans, admis à l'hôpital de Calcutta, le *18 juillet 1873*. Vers la fin d'*avril 1873*, il fut pris de toux, de fièvre et de point de côté. Le *19 juillet*, peu de jours après son arrivée à Calcutta, il est assis sur son lit, respirant difficilement, couvert de sueurs et incapable de parler. Il est très amaigri. Le côté gauche de la poitrine présente une matité complète, et son périmètre a un pouce et demi de plus que celui du côté droit. La respiration est à 48, le pouls à 140 faible et irrégulier, la température à 101, 3 F. Une ponction aspiratrice donne 106 onces de pus épais et sans odeur. La dyspnée diminue, mais le soir la température monte à 103° 5 F ; puis l'orthopnée reparaît, si bien que, le *24 juillet*, le patient se trouve dans les mêmes conditions qu'avant la ponction.

Le *24 juillet (3 mois environ après le début de la pleurésie)*. Pleurotomie antiseptique suivant toutes les règles de la méthode de Lister, spray, etc. Incision au lieu de la première ponction, dans le septième espace. Issue de dix pintes de pus. Drainage avec un tube long de quatre pouces. Vaste pansement antiseptique formé de mousseline et de coton phéniqués.

Après l'opération, le patient est grandement soulagé. Il peut se coucher dans toutes les positions, et le soir même la température tombe à 99, 3 F. Pendant les deux premiers jours, l'écoulement est très abondant, mais il n'est point altéré. Bientôt les sécrétions pleurales diminuent et changent de caractère ; le sixième jour, le liquide est entièrement séreux. Le neuvième jour, le tube qui avait été retiré et lavé tous les jours, n'est plus nécessaire.

Le *4 août (11 jours après la pleurotomie)*, toute sécrétion a cessé, la plaie et la cavité de l'empyème sont cicatrisées.

Le patient avait repris des forces ; le poumon s'était un peu dilaté et le cœur était revenu au bord gauche du sternum. Vers la fin d'août, le patient prit froid et un nouvel épanchement se forma dans la plèvre. Heureusement le liquide était séreux. Après deux ponctions aspiratrices, le *1* et le *9 septembre*, il fut guéri. Le liquide ne se reproduisit plus. Le malade reprit des forces et de l'embonpoint. Le côté gauche mesure maintenant un pouce et demi de moins que le côté droit. Le poumon est encore et restera probablement toujours imparfaitement dilaté. Mais le malade jouit d'une parfaite santé.

Observation 23. — (Sinclair. *Edinburg Medical Journal*, 1875, t. XXI, p. 523. Résumée.) — Jeune fille de constitution délicate, âgée de 11 ans. En *septembre 1873*, elle est atteinte d'une pleurésie gauche, dont elle paraît guérir. Le *11 décembre*, M. Sinclair, rappelé auprès d'elle, la trouve amaigrie ; elle tousse et cette toux est accompagnée d'expectoration. Le pouls est à 120. Matité dans tout le côté gauche. Le lendemain, ponction qui donne trente onces de pus. Cette évacuation procure un certain soulagement. Le *16*, l'épanchement s'est reproduit. Le *19*, à l'aide d'un appareil aspirateur, on retire vingt onces de pus, et on lave la cavité avec une solution d'acide phénique à 1 p. 40. L'enfant fut prise de défaillance pendant l'opération et resta pendant une heure et demie dans un état syncopal. Le *25*, nouvelle reproduction du liquide.

Le *28 décembre* (*1 à 2 mois après le début de la pleurésie*), pleurotomie antiseptique. Pulvérisations phéniquées. L'incision est faite sur un abcès qui s'était développé dans le côté. Drainage avec un tube long de trois pouces. La plaie est recouverte de protective, de plusieurs couches de gaze antiseptique et d'une épaisseur considérable de coton antiseptique. Des bandes roulées autour du thorax maintiennent solidement ce pansement.

Le *31 décembre*. Il est survenu une grande amélioration et, pour la première fois, la malade réclame des aliments. On change le pansement sous le spray antiseptique ; il y a deux onces de pus environ dans la gaze. La semaine suivante, le pansement fut renouvelé deux fois, et à chaque fois on trouva une once de pus. A partir du *21 janvier*, l'écoulement ayant beaucoup diminué, le pansement est changé une seule fois par semaine. — Le 15 février, on retire le tube.

Le *10 mars* (*2 mois et 12 jours après la pleurotomie*), la plaie est complètement guérie. L'état général de l'enfant est excellent.

Observation 24. — (Sinclair. loc. citat. Obs. II de son mémoire : On antiseptic treatment of empyema. Résumée.) — Il s'agit d'un empyème consécutif à l'ouverture dans la plèvre d'un abcès vertébral. Jeune femme d'une constitution délicate. En *mars 1874*, pleurésie gauche dont elle guérit. Pendant son enfance, elle fut atteinte d'une carie des vertèbres qui a laissé une déformation permanente de la colonne vertébrale. Après la guérison de la pleurésie, il reste de l'affaiblissement, de l'amaigrissement et des sueurs nocturnes. On croit au début d'une phthisie et la malade est très fréquemment auscultée. Le *11 juillet*, la malade a senti quelque chose se répandre dans sa poitrine. M. Sinclair constate de la matité depuis le milieu de l'omoplate. La malade avait été auscultée deux jours auparavant et il n'existait alors aucun signe d'épanchement pleurétique. Aussi M. Sinclair conclut que l'épanchement est dû à la rupture d'un abcès vertébral dans la plèvre. Insuccès du traitement par les revulsifs. Apparition d'une tumeur fluctuante au-dessus de la région lombaire. Le *11 juillet*, ponction aspiratrice par laquelle on retire vingt onces de pus gris et épais. Amélioration immédiate. Le *6 août*, l'épanchement s'étant reproduit, nouvelle ponction qui donne la même quantité de liquide. Soulagement temporaire, puis reproduction du liquide.

Quelques jours après (*environ un mois après la rupture probable de l'abcès vertébral*), pleurotomie antiseptique. Spray avec une solution d'acide phénique. Incision au bistouri. Tube à drainage dans la plaie. Pansement antiseptique complet. Issue de douze onces de pus pendant l'opération.

Les jours suivants, les pansements sont changés tous les trois ou quatre jours. A partir du *7 septembre*, la quantité de pus trouvée dans chaque pansement est réduite à une once. A dater de la fin d'octobre, il paraît suffisant de changer le pansement une fois par semaine. Le *24 mars 1875*, on enlève le tube à drainage.

Le *24 mars 1875* (*7 mois environ après la pleurotomie*) ablation du tube. Le *1 avril*, en enlevant son pansement, la malade trouve la plaie complètement cicatrisée. D'ailleurs, depuis la pleurotomie, l'état général s'était rapidement amélioré. La malade est maintenant plus forte et plus grasse qu'elle n'a jamais été. M. Sinclair ajoute que, pendant toute la durée du traitement, il a recommandé à la malade de disposer son lit à la façon d'un plan incliné, afin de favoriser l'écoulement du pus.

Observation 25. — (Markham Skeritt. *The British medical Journal* juillet 1876, p. 109. Résumée). — Enfant de 8 ans, admis à l'hôpital le *1er décembre 1874*. Pendant le mois d'octobre précédent, on avait deux fois retiré du pus par la ponction aspiratrice. Le soulagement n'avait été que momentané. Au moment de l'admission, signes d'un grand épanchement à gauche. Le lendemain, une nouvelle ponction donne 38 onces de pus crémeux, gris-jaunâtre. Deux ou trois jours après, l'épanchement s'est reproduit, et une ponction donne 30 onces de pus. L'épanchement se reproduit encore et la fièvre prend le caractère hectique.

Le *9 janvier 1875 (plus de 3 mois après le début probable de la pleurésie)*. Anesthésie par le chloroforme. En suivant toutes les règles de la méthode antiseptique, on place un tube à drainage dans le sixième espace, sur la ligne axillaire antérieure. Pansement antiseptique ordinaire.

Pendant plusieurs jours, l'écoulement du pus est très abondant et le pansement est changé matin et soir. Mais la suppuration diminue rapidement, et, la semaine suivante, on ne fait qu'un pansement par jour. A partir du seizième jour, le pansement est renouvelé seulement tous les deux jours. Puis, comme la suppuration est très faible, on ne change plus le pansement que tous les trois ou quatre jours, jusqu'au moment où l'on enlève le tube. Le *9 mars*, ablation du tube.

Le *17 mars (2 mois et 8 jours après l'opération)*, la plaie est complètement cicatrisée.

Observation 26. — (Markham Skeritt. *The British medical Journal*, juillet 1878, on Cases of pleuretic effusion. Résumée). — Jeune garçon de 17 ans, sourd-muet, admis à l'hôpital général de Bristol le *12 octobre 1875*. Il se dit malade depuis une semaine, mais il est évident que sa pleurésie date de plus loin. Il a les signes habituels d'un épanchement pleurétique gauche. La fièvre a un caractère hectique très accusé : le soir la température s'élève de 101° F à 103° F et même plus haut encore ; le matin elle est normale ou au-dessous de la normale. Le *10 novembre*, une ponction aspiratrice donne 16 onces de pus louable. Après cette ponction, les symptômes d'hecticité disparaissent graduellement ; la température est normale jusqu'au *10 décembre* et ensuite reste au-dessous de la normale. Cependant les signes physiques ne s'étaient point améliorés, et, si je m'étais fondé sur ces signes, j'aurais conclu que la poitrine contenait encore du pus ; mais la marche de la température me semblait indiquer sûrement que la suppuration ne s'était pas reproduite. Le patient resta encore deux mois à l'hôpital, durant lesquels sa santé s'améliora et sa température resta normale. Il sortit pendant une quinzaine de jours ; puis il fut admis de nouveau le *29 mars 1876*. Il avait alors une expectoration purulente abondante et cependant pas de fièvre. Le *6 avril*, une ponction donna dix onces de pus fétide. Néanmoins, le patient continue à cracher du pus.

Le *16 avril (6 mois et demi après le début de la pleurésie)*, incision et drainage dans le neuvième espace, sur la ligne de l'angle de l'omoplate. Pansements antiseptiques.

La sécrétion purulente diminue rapidement. Au bout d'une semaine, l'expectoration était peu abondante et, au lieu d'être purulente, elle était devenue claire, aqueuse. En même temps l'état général s'était promptement amélioré. Un jour, le tube tomba ; le pus fut retenu dans la poitrine, et l'expectoration purulente reparut. Le trajet fistuleux fut rétabli et ces symptômes fâcheux disparurent. Pendant longtemps, il persiste un léger écoulement purulent.

En *octobre 1876 (6 mois après l'opération)*, la cavité était définitivement close.

L'enfant est maintenant tout à fait bien portant. Il pèse 99 livres ; il en pesait 69 au moment de son admission.

Observation 27. — (Markham Skeritt. *The British medical Journal* juillet 1878. Résumée). — Homme âgé de 25 ans, fermier. Il prend froid en *janvier 1876* et, au moment où il est vu par M. Forty, il paraît mourant. La plèvre droite est pleine de liquide. Une ponction aussitôt pratiquée donne quatre pintes de liquide à moitié purulent. Deux mois après, il présente des symptômes d'hecticité, il crache du pus et une nouvelle ponction donne six pintes de pus. En *mai*, le patient est admis à l'Hôpital général de Bristol. La plèvre droite est remplie de liquide ; la toux est fréquente et pénible ; l'expectoration est abondante, fétide et s'élève à deux pintes de pus par jour. Le soir, la température est à 100° F.

Le *31 mai 1876* (*4 mois et demi environ après le début de la pleurésie*), incision dans le neuvième espace, sur la ligne de l'angle de l'omoplate. Issue de deux pintes environ de pus extrêmement fétide, mêlé de grumeaux. Drainage. Traitement antiseptique rigoureux.

Le soulagement est immédiat et très prononcé. La toux cesse aussitôt. L'expectoration cesse également. La sécrétion purulente, d'abord abondante et fétide, au bout d'une semaine était peu abondante et de bonne nature.

Le *19 juin* (*29 jours après l'opération*), le tube fut enlevé. Depuis l'opération, état général s'était grandement amélioré. Aujourd'hui, près de deux ans après l'opération, le malade jouit d'une excellente santé.

Observation 28. — (A. Marshall. *Edinburg medical Journal* 1876, t. XXI, p. 1008. Résumée). — Homme de 28 ans, admis à l'hôpital le *21 juillet 1873*. Trois jours auparavant, dans une chute, la pointe de son couteau lui avait fait une plaie à la poitrine. Cette blessure avait été suivie d'une hémorrhagie abondante. On constate, en effet, une petite plaie presque guérie, dans le quatrième espace, à un pouce et demi en dedans du mamelon droit. Le *23 juillet*, signes d'un épanchement modéré dans la plèvre droite. — Le *31*, matité dans tout le côté droit, abaissement du foie, orthopnée. Le périmètre thoracique droit mesure un pouce et quart de plus que le gauche. Thoracentèse aspiratrice par laquelle on retire 48 onces de liquide séro-sanguinolent. Amélioration consécutive. Le *10 août*, frisson suivi de la réapparition des précédents symptômes. Le pouls est à 152, la respiration à 52 et la température à 104° F. Le *14*, nouvelle ponction qui donne 61 onces de liquide sanguinolent. Le *23*, reproduction du liquide. Le patient est si faible qu'il peut à peine parler. Ponction qui donne 60 onces de liquide. Le *30*, évacuation de 86 onces de liquide. Le *5 septembre*, ponction qui évacue 70 onces. Le *11*, le patient est sur le point de succomber, et l'on constate que le liquide est devenu purulent.

Le *11 septembre* (*7 semaines environ après le début de l'épanchement*), pleurotomie antiseptique. Spray. Incision large au bistouri, dans un des derniers espaces intercostaux, commençant à deux pouces environ de la colonne vertébrale. Issue de 130 onces de pus. Drainage avec un gros tube, maintenu en place à l'aide d'un fort fil phéniqué passé à travers son extrémité libre et fixé autour du thorax. Toute l'opération est faite sous le spray, avec solution d'acide phénique. Pansement antiseptique de Lister, dont le bord inférieur est garni de coton phéniqué.

A dater de l'opération, l'amélioration fut sans interruption. Le lendemain, l'écoulement fut très abondant et il fallut changer le pansement deux fois. Les jours suivants, le changement n'a lieu qu'une fois par jour. Puis les pansements sont d'autant plus espacés que la suppuration diminue davantage. Pendant toute la durée du traitement le pus reste louable.

Le *5 octobre (25 jours après la pleurotomie)*, le tube est définitivement enlevé. Le lendemain le patient se lève et se promène ; le *1er décembre*, sa santé est parfaite et il a repris toutes ses occupations.

Observation 29. (D. Mollière. *Lyon Médical*. 1882, 14 mai. t. XL, p. 55. Résumée).— Un homme de 28 ans est admis, le *6 décembre 1881*, dans le service de M. D. Molière, pour une fracture de jambe. Antécédents tuberculeux probables. Le *28 décembre*, le patient commence à se plaindre d'un point de côté ; il frissonne, il a de la fièvre. Le *31 décembre;* signes évidents d'une pleuro-pneumonie gauche. Les jours suivants, l'épanchement augmente ; la dyspnée devient très vive. Le *11 janvier 1882*, thoracentèse aspiratrice par laquelle on retire trois quarts de litre de pus environ. Soulagement de quelques heures seulement. Le lendemain l'épanchement s'est reproduit.

Le *12 janvier (15 jours après le début de la pleurésie)*. — Pleurotomie antiseptique. Désinfection du champ opératoire. Pulvérisations phéniquées pendant l'opération et le pansement. Incision de 3 centimètres dans le huitième espace. Issue de plus d'un litre de liquide purulent. Pas de lavage de la cavité. Drainage avec un seul tube. Pansement de Lister enveloppant toute la poitrine.

Soulagement immédiat. La température ne dépasse plus 38°, 5, et l'état général s'améliore promptement. Tous les matins, on renouvelle le pansement sous le nuage phéniqué, mais on ne pratique aucun lavage de la plèvre. — A partir du *1er février*, l'écoulement diminue beaucoup ; le pansement n'est plus renouvelé que tous les deux jours. La fièvre a disparu. Le patient mange avec appétit. — Le *8 février*, la suppuration a cessé. Ablation du drain. La plaie est en partie cicatrisée.

Le *15 février (un mois après la pleurotomie)*, la plaie est entièrement fermée. Le *23 février*, le malade quitte l'hôpital complétement guéri.

Observation 30. (Stanley-Smith. *The Lancet* 1882, p. 603, 15 avril. Résumée). — Enfant de 4 ans. Antécédents héréditaires tuberculeux. En *janvier 1881*, l'enfant est atteint d'une pneumonie de la base gauche. Le *24 janvier*, on constate de ce côté les signes d'un épanchement pleurétique, qui en trois jours remplit toute la cavité pleurale. Le *16 février*, la mensuration du périmètre thoracique donne 11 pouces pour le côté gauche, et 9 pouces 3 quarts pour le côté droit. Le *19*, une ponction exploratrice donne du pus. Le 22, ponction évacuatrice qui donne 40 à 50 onces de pus. Soulagement passager. L'épanchement se reproduit.

Le *5 mars (40 jours environ après le début de la pleurésie.)* Pleurotomie antiseptique, suivant toutes les règles de la méthode de Lister. Incision d'un pouce de long dans le huitième espace, sur la ligne axillaire postérieure. Introduction dans la plaie d'un tube à drainage long de huit pouces et maintenu par une épingle de sûreté. Issue de cinq à six pintes de pus épais. Pansement de Lister pour lequel on emploie le double de la quantité ordinaire de gaze phéniquée. Le tout est recouvert d'une couche épaisse de coton phéniqué.

Quatre heures après, le pansement est traversé par l'écoulement ; il est remplacé par un autre pansement deux fois plus épais. Le troisième jour, très peu de pus dans le pansement ; les jours suivants, la sécrétion est composée de sérosité. Cette sécrétion continué jusqu'au *29 mars*; ce jour là, l'expansion du poumon chasse le tube à drainage qui d'ailleurs avait été déjà raccourci de trois pouces.

Vingt-sept jours après l'opération, la plaie est cicatrisée. Un mois après, toute trace de pleurésie a disparu et il n'y a point de déformation thoracique. L'enfant jouit d'une excellente santé.

Observation 31. (Goeschel. *Berliner Kin. Wochenschrift* 1878, nº 51. Du traitement antiseptique de l'empyème chez les enfants. Obs. I. Résumée). — Petit garçon âgé d'un an. Issu de parents sains. A 6 mois, pneumonie qui se termine bien. Depuis, développement régulier. Le *25 mars 1878*, l'enfant tombe de nouveau malade; il est pris d'une pneumonie du lobe inférieur gauche. La fièvre diminue à la fin de la première semaine; mais, à la fin de la deuxième semaine, la température s'élève de nouveau et on constate l'existence d'un épanchement pleurétique. Puis l'épanchement augmente progressivement; à la fin du troisième septénaire, il remplit toute la plèvre et le côté gauche est énormément dilaté. Une ponction faite avec la seringue de Pravaz donne du pus.

Trois semaines après le début de la pleuréste, pleurotomie suivant toutes les règles de la méthode antiseptique : désinfection du champ opératoire, spray, etc. Incision dans le sixième espace, un peu en arrière de la ligne axillaire. L'enfant qui n'était pas chloroformé, criait, toussait et expulsait avec violence du pus, du sang et des caillots de sang et de fibrine. Lorsque l'écoulement eut à peu près cessé, on introduisit trois drains longs de 5 centimètres et de la grosseur d'une plume d'oie. Pansement de Lister.

Le soir même, l'enfant respirait mieux et son état s'était amélioré. La fièvre diminua jusqu'au quatrième jour, époque à laquelle elle cessa complétement. Le premier pansement reste en place un jour seulement; la deuxième, deux jours; et, à partir du quatorzième jour, le pansement n'est plus renouvelé que toutes les semaines. A la fin du troisième septénaire, le dernier drain, déjà très serré dans la cicatrice, est définitivement retiré.

Quatre semaines après l'opération, la plaie est cicatrisée. Le poumon s'est complétement dilaté. Il n'y a point de déformation du thorax ni de la colonne vertébrale.

Observation 32. (Goeschel. *Berliner Klin. Wochenschrift* 1878, nº 51. Obs. II. Résumée). — Fillette de 3 ans et demi. Elle est née de parents sains et s'est toujours bien portée. En *janvier 1878*, elle est prise d'une pneumonie lobaire. La fièvre tombe au quinzième jour, mais l'enfant ne se rétablit pas complétement; elle maigrit et perd l'appétit. Le *27 février*, M. Stepp constate un épanchement pleurétique gauche. En *mars* et en *avril*, la pleurésie est traitée par des moyens médicaux, sans succès. Une tumeur fluctuante se développe sur la paroi latérale du thorax.

Le *14 mai (4 mois environ après le début de la pleurésie)*, une ponction exploratrice ayant donné du pus, M. Goeschel pratique la pleurotomie antiseptique. Incision de 3 centimètres dans le sixième espace, un peu en arrière de la ligne axillaire, sur la tumeur fluctuante. L'enfant est placée sur le côté pour favoriser l'écoulement du pus. Drainage. Pansement de Lister.

Pendant les quatre premiers jours, le pansement est changé tous les jours, et à chaque pansement on emploie les pulvérisations phéniquées. Immédiatement après l'opération, la température devient normale. Les pansements sont ensuite renouvelés tous les deux, puis tous les quatre jours.

Le *13 juin* (*un mois après la pleurotomie*), ablation des tubes. Deux jours après, la plaie est complétement fermée. Le poumon s'est promptement dilaté; cependant le côté gauche du thorax présente un léger affaissement.

Observation 33. — (Goeschel. *Berliner Klin. Wochenschrift*, 1878, n° 51. Obs. III. Résumée.) — Garçon de 3 ans et demi, issu de parents sains, et jusque-là ayant eu une bonne santé. Le *1 février*, il est pris d'une pneumonie lobaire, bientôt suivie d'un épanchement pleurétique. Cette pleurésie traîne pendant deux mois. A la fin *de mai*, la fièvre augmente et en quelques jours l'épanchement remplit toute la plèvre gauche. Une ponction exploratrice avec la seringue de Pravaz donne du pus.

Le *17 juin* (*4 mois environ après le début de la pleurésie*), pleurotomie antiseptique. Issue d'une grande quantité de pus. Drainage. Pansement de Lister enveloppant tout le thorax.

Les suites furent moins favorables que dans les deux premiers cas. Les sécrétions pleurales étaient très abondantes.

En *octobre* (*4 mois et demi après l'opération*), l'enfant était rétabli et devenu méconnaissable. Il n'y avait aucune déformation ni du thorax ni de la colonne vertébrale.

Observation 34. — (Goeschel. *Berliner Klin. Wochenschrift*, 1878, n° 51. Obs. IV. Résumée.) — Garçon de 4 ans, jusque-là bien portant. En *juillet*, il est atteint d'une pleuro-pneumonie. Le *23 juillet*, M. Goeschel constate que l'exsudat pleurétique est devenu purulent.

Le *23 juillet* (3 *semaines environ après le début de la pleurésie*), pleurotomie antiseptique. Anesthésie par le chloroforme. Opération exécutée comme dans les cas précédents.

Les suites sont très simples.

Quatre semaines après l'opération, la guérison est complète. Pas de déformation thoracique.

2e Groupe. — ***Observations de pleurotomie antiseptique avec un seul lavage au moment de l'opération.***

Observation 35. — (Kœnig. *Berliner Klin. Wochenschrift*, juin 1878. Le traitement antiseptique de l'empyème. Résumée.) — Fillette de 10 ans, issue de parents tuberculeux. L'enfant est atteinte depuis plusieurs mois d'un épanchement pleurétique à gauche. En *février*, elle fut présentée à Kœnig. Elle avait déjà subi deux ponctions. Elle était très amaigrie, mais n'avait pas beaucoup de dyspnée.

Au milieu de mars (*plusieurs mois après le début de la pleurésie*), pleurotomie suivant toutes les règles de la méthode antiseptique. Anesthésie par le chloroforme. Incision sur la huitième côte, en arrière; résection d'un fragment de 1 cent. et demi de cette côte, près de son extrémité vertébrale, afin d'introduire un drain à parois épaisses. Telle est la situation de l'ouverture pleurale, que dans le décubitus sur le dos, elle correspond au point le plus déclive de la collection purulente. Issue d'une grande quantité de pus épais. Lavage de la cavité avec une solution tiède d'acide phénique à 3 p. 100, continué jusqu'à ce que le liquide sorte clair comme de l'eau. Drain du volume du doigt fixé par une épingle de sûreté plantée perpendiculairement à l'axe du tube. Pansement de Lister.

Les premiers jours, le pansement est renouvelé tous les jours. Un peu plus tard, il reste en place pendant trois ou quatre jours consécutivement. Spray à chaque pansement. Chaque fois, le drain est retiré et nettoyé. Mais on ne pratique aucun lavage de la cavité. De temps en temps, l'enfant était soulevée par les pieds de façon à faciliter l'écoulement du pus par le drain.

Cinq semaines après l'opération, la sécrétion pleurale est presque tarie. L'enfant porte encore un drain du volume d'une allumette. Depuis l'opération, la fièvre a disparu, l'appétit a reparu et le poids du corps a beaucoup augmenté.

Observation 36. — (Kœnig. *Berliner Klin. Wochenschrift*, 28 oct. 1878. Résumée.) — Femme de 20 ans, atteinte d'une pleurésie aiguë pendant l'hiver de *1878*. En *juillet*, la fièvre prend le caractère hectique. Œdème de la paroi thoracique à gauche, du côté de l'épanchement. Une ponction exploratrice donne du pus.

Le *17 août (9 mois après le début de la pleurésie)*, pleurotomie. Incision en arrière de la ligne axillaire, sur le bord supérieur de la sixième côte dont on résèque 2 centim. Issue de 2 litres de pus jaune, épais. Lavage avec une solution tiède d'acide salicylique. Drain de la grosseur du petit doigt. A plusieurs reprises, la malade couchée sur le côté gauche est relevée par les pieds, de façon à évacuer les derniers restes de l'épanchement. Pansement de Lister complet.

Le lendemain, la fièvre tombe et ne reparaît plus; les troubles digestifs disparaissent. Deux jours après, on entendait le murmure respiratoire sur une grande étendue du thorax gauche. — Pendant les premiers jours, les pansements sont quotidiens; plus tard, on les renouvelle tous les trois jours seulement. — Le drain tombe dans le courant de la troisième semaine et n'est pas remplacé.

Le *24 septembre (38 jours après la pleurotomie)*, le dernier pansement qui datait de 12 jours est définitivement enlevé. La guérison est complète.

Observation 37.—(Wagner. *Berliner Klin. Wochenschrift*. Décembre 1878. Obs. IV. Résumée. — Enfant de 5 ans. Il a de la fièvre depuis quelques semaines, perd l'appétit et maigrit. Le côté gauche de la poitrine est dilaté. Une ponction exploratrice donne du pus. Le pouls est à 128 et la température à 39,5.

Quelques semaines après le début de la pleurésie, pleurotomie antiseptique. Incision dans le huitième espace, à deux travers du doigt de la colonne vertébrale. Issue de 500 grammes de pus sans odeur. Lavage de la cavité avec la solution d'acide phénique à 2 0/0. Drainage. Pansement antiseptique.

Le lendemain, le pansement n'est pas traversé par l'écoulement. On le renouvelle cependant. La température est à 38°. Les jours suivants la sécrétion diminue encore et le second pansement reste deux jours en place. Quand on l'enlève, on n'y trouve qu'un peu de liquide séreux. Le quatrième pansement est maintenu pendant quatre jours; au bout de ce temps, les couches les plus internes sont seules tachées par l'écoulement et dans une étendue d'un écu. Le drain était tombé spontanément. Déjà l'enfant courait et jouait. Le poumon s'était dilaté ; la sécrétion était nulle. Par mesure de prudence un pansement est encore appliqué jusqu'au treizième jour.

Le neuvième jour après l'opération, l'empyème est complètement guéri. M. Wagner ajoute : « Je fus émerveillé de cette guérison d'un empyème en huit jours. Si le hasard ne l'eût fait tomber dès les premiers jours, je n'eus jamais osé enlever le drain aussi promptement. Il est vrai que chez les enfants la dilatation plus rapide du poumon rend l'effacement de la cavité plus prompt que chez l'adulte. »

Observation 38. — (Wagner. *Berliner, Klin. Wochenschrift.* Décembre 1878. Obs. V. dans l'appendice du mémoire). — Jeune garçon de 5 ans. Depuis 9 mois, cet enfant porte une fistule d'empyème dans le sixième espace, un peu en dehors de la ligne mamelonnaire. Cette fistule s'est produite spontanément.

Neuf mois après le début de la pleurésie, pleurotomie antiseptique. M. Wagner incise d'abord la fistule et résèque 3 centim. de la septième côte. Il ouvre ainsi une cavité qui s'étend en arrière jusqu'à l'angle de l'omoplate. Cependant la matité persiste en arrière. Il fait alors une nouvelle ponction exploratrice dans le huitième espace et retire du pus. Deuxième incision dans le huitième espace et résection d'un fragment de la neuvième côte. Issue de 300 grammes de pus. Les deux abcès ne communiquent pas. Lavage. Pansement antiseptique.

Six semaines après l'opération, les deux incisions sont cicatrisées. Le poumon s'est dilaté. L'enfant est présenté « exubérant de santé » devant une réunion de médecins.

Observation 39. — (Wagner. *Sammlung Klin. Vorträge. Von R. Volkmann.* 1881. Résumée). — Un homme de 44 ans est admis à l'hôpital le *4 septembre 1881*, avec une pneumonie droite datant de quelques jours. Le *20 septembre*, on constate les signes d'un épanchement pleurétique abondant. La ponction exploratrice donne un liquide transparent. L'état général s'altère de plus en plus. Le *19 octobre*, une troisième ponction donne du pus.

Le *19 octobre (1 mois et demi environ après le début de la pleurésie)* pleurotomie antiseptique. Incision dans le neuvième espace, à quatre travers de doigt de la colonne vertébrale. Il sort de la plaie un litre environ de pus mêlé de grumeaux fibrineux. Le doigt est introduit dans la cavité et constate qu'elle renferme encore des fausses membranes. Pour les enlever, la cavité est lavée à fond avec une solution d'acide borique à 10 p. 100. Un gros drain est placé dans la plaie. Pansement de Lister.

Les deux jours suivants, issue de grumeaux purulents fétides. Pour en faciliter l'évacuation, la pleurotomie est complétée par la résection de 3 centim. de la dixième côte. Le doigt nettoie la cavité. Néanmoins la température s'élève et l'état général devient inquiétant. Cet état fébrile annonçait une migration insolite de l'empyème. En effet, huit jours après la pleurotomie, on constate dans la fesse droite l'existence d'une tuméfaction fluctuante. Cet abcès est immédiatement ouvert, et il s'en écoule 1,500 grammes de pus fétide. Lavage avec une solution de chlorure de zinc à 8 p. 100. Pansement de Lister. Le lendemain, apyrexie, sécrétion purulente de bonne nature et de moins en moins abondante. Le *25 novembre* les tubes sont enlevés.

Le *1er décembre (43 jours après la pleurotomie)*, les deux plaies sont cicatrisées; la guérison est complète.

Observation 40. — (W. Wagner *in Sammlung Klinischer Vorträge.... Von R. Volkmann*, mai 1881, Résumée.) — Jeune garçon de 18 ans, admis à l'hôpital le *28 mars 1881*, avec tous les signes d'une pleuro-pneumonie du côté droit. Le douzième jour, la température tombe à 37,5, et cette chute annonce la résolution de la pneumonie. Puis la température s'élève de nouveau et la pleurésie s'étend. L'épanchement augmente rapidement. L'état général est mauvais et la dyspnée fort vive. Une ponction exploratrice donne un pus liquide, inodore.

Le *22 avril (25 jours environ après le début de la pleurésie)* opération de la pleurotomie antiseptique. — Le patient est anesthésié avec le chloroforme. — On pratique d'abord le lavage de la paroi thoracique droite avec du savon et la solution d'acide phénique à 5 p. 100. La région axillaire est rasée. Nouvelle ponction exploratrice dans le neuvième espace intercostal. Elle donne du pus. Incision de 4 centimètres environ sur le bord supérieur de la neuvième côte, à un travers de main de la colonne vertébrale. Nouvelle ponction exploratrice au moment où le bistouri arrive sur la plèvre. Elle donne encore du pus. Alors la plèvre est ouverte. Le pus jaillit, mais on ne le laisse couler qu'avec une certaine lenteur. Un doigt pénètre dans la plaie, touche le diaphragme et explore la cavité. La plèvre est lavée à plusieurs reprises avec une solution phéniquée à 3 p. 100, jusqu'à ce que le liquide ressorte clair. Drainage avec un gros tube. Pansement complet de Lister, dout les bords sont entourés avec de l'ouate salycilée. Pendant les premières heures qui suivent l'opération, le malade reste assis, de façon à faciliter l'écoulement des liquides de la plèvre.

Le lendemain, la température s'élève à 38.5, mais, à partir des jours suivants, la fièvre disparait complètement. Le premier jour, le pansement est traversé par les produits de la sécrétion pleurale ; on fait un nouveau pansement, mais sans lavage, et le pansement reste en place trois jours. On fait encore deux pansements dont l'un est gardé cinq et l'autre six jours. Le tube est enlevé.

Le *9 mai (17 jours après l'opération)* la plaie intercostale s'oblitère dans la profondeur ; deux ou trois jours après, elle est complètement fermée. Six semaines plus tard, le patient a repris toutes ses occupations.

Observation 41. — (Krabbel. *Deutsche médic. Wochenschrift* 1879, n° 22. Obs. II. Résumée). — Homme âgé de 25 ans, phthisique. Les deux sommets présentent des lésions tuberculeuses. Il est admis une première fois *le 13 février*. Au milieu d'avril, il peut reprendre son travail. Il est admis une seconde fois *le 5 juillet*. Il avait alors de la fièvre ; la température s'élevait à 39 le soir et 38°, 3 le matin. L'épanchement atteignait l'épine de l'omoplate.

Le *27 août (plusieurs mois après le début de l'épanchement)* pleurotomie antiseptique. Incision sur la ligne axillaire antérieure. Issue de 3 litres de pus, assez fluide. Lavage de la cavité avec une solution d'acide phénique à 2, 5 p. 100. Pansement antiseptique.

Le soir même de l'opération, la température tombe à 36°,6 et désormais reste normale. L'appétit reparait, la toux et l'expectoration diminuent. En six semaines, le poids augmente de 6 livres et demie. Pas de lavage de la cavité pendant toute la durée du traitement. Le *12 octobre*, on enlève le drain. Mais la plaie presque cicatrisée dut être ouverte de nouveau pour livrer passage à une assez grande quantité de pus.

Le *17 novembre (2 mois et 20 jours après la pleurotomie)*, le drain est définitivement enlevé. Le poumon est presque complètement dilaté. Cependant la toux et l'expectoration persistent, et, malgré l'augmentation de poids, la tuberculose ne permet pas d'espérer une guérison complète.

Observation 42. — (Cabot. *The New-York Medical journal*. Août 1880. t. XXXI, p. 139. Obs. 1 de son mémoire : The antiseptic treatement of empyema. Résumée) — Petite fille de 11 ans, admise à l'hôpital au milieu de *mars 1879*. Sa maladie date du *9 février*. Peu de temps avant l'admission, une ponction donne un peu de pus. Le côté droit présente de la matité dans toute son étendue, sauf tout à fait au sommet.

Le *20 mars (1 mois et 10 jours après le début de la pleurésie)*. Pleurotomie antiseptique. Anesthesie avec l'éther. Incision dans le huitième espace sur la ligne axillaire. Toutes les précautions antiseptiques furent prises pendant l'opération, et le furent aussi dans les pansements ultérieurs. Issue de beaucoup de fausses membranes. Lavage avec une solution d'acide phénique à 1 p. 100. Drainage. Drain fixé avec une épingle. Pansement.

Pendant les premiers jours, le pansement est changé toutes les 24 heures, puis tous les deux ou trois jours seulement. Le lendemain, la température est normale et reste telle jusqu'à la fin. Après le second pansement, la sécrétion pleurale est purement séreuse et elle cesse complètement vers la fin de la première semaine. Dès le troisième pansement, on entend la respiration mélangée de quelques râles jusqu'à la base de la poitrine, dans le dos et au niveau de l'incision faite sur la paroi latérale. Le neuvième jour, M. Cabot enlève le pansement pour retirer le tube, et il constate que ce tube est tombé dans la poitrine. Le lendemain l'enfant est éthérisé, des pinces sont introduites dans la cavité et le tube peut en être retiré. Pendant cette recherche, il s'écoule environ deux onces d'un liquide séreux. Application d'un autre tube. Cet accident n'a aucune suite fâcheuse ; la température ne s'élève pas.

Le *6 avril* (*17 jours après la pleurotomie*), le tube est définitivement enlevé. La plaie se ferme promptement. Il ne reste qu'un peu de matité au-dessous de l'incision.

Observation 43. — (Cabot. *New-York Medic. Journal,* août 1880. Obs. II de son mémoire. Résumée). — Homme de 29 ans, atteint en *septembre 1879* d'une pneumonie droite. Il paraît guérir, reprend ses occupations mais continue à tousser. Au bout de trois mois, M.Knight constate un épanchement pleurétique à droite, et la ponction exploratrice donne du pus.

Le *28 janvier 1880 (plus de 3 mois après le début probable de la pleurésie)*, Pleurotomie antiseptique dans le neuvième espace intercostal. Huit onces de pus fétide s'écoulent par la plaie. Lavage de la cavité avec une solution d'acide phénique à 1 p. 80. Drainage. Pansement de Lister.

Immédiatement après, la température s'élève au dessus de 39°,mais, dès le troisième jour, elle devient normale et reste telle jusqu'à la fin. — Le pansement est changé d'abord tous les jours, puis tous les trois ou quatre jours. Après deux ou trois pansements, la sécrétion pleurale devient séreuse. — Au neuvième jour, le patient se lève et peut reprendre une partie de ses occupations.

Le *27 février (4 semaines après l'opération)*, le drain est enlevé. Cinq jours après, la fistule est fermée et le patient tout à fait guéri. — Le *3 mars*, le patient est examiné par M. Knight. Il ne reste de la matité qu'au dessous de l'incision. Le malade va passer quelques semaines dans la Caroline du Nord, où il engraisse et prend des forces. Depuis sa santé est excellente.

Observation 44. — (Cabot. Obs. III de son mémoire loc. cit. Résumée). — Enfant de 16 mois. A la Noël, il est pris de toux, il maigrit et perd ses forces. Un mois après, les parents remarquent que sa respiration est courte et qu'il ne peut se coucher que sur le côté droit. Le *15 février*, M. Swift trouve le côté gauche de la poitrine rempli par un vaste épanchement. Ce côté gauche mesure 2,5 centimètres de plus que le côté droit. Le cœur bat sous le mamelon droit. Une ponction exploratrice avec la seringue de Pravaz donne du pus. La température marque 101° F. le pouls est à 140 et 150, la respiration à 52.

Le *18 février (1 mois et demi après le début de la pleurésie)* M. Swift pratique la pleurotomie antiseptique. Incision sur la ligne axillaire, dans le huitième espace. Drainage. Issue de 28 onces de pus louable.

Le lendemain, la température tombe à 99,5 F. le pouls à 120 et la respiration à 32. Pendant une semaine, le pansement est changé tous les jours, puis seulement tous les deux ou trois jours. Deux ou trois fois, le liquide écoulé contenant des grumeaux, on fit une injection avec une solution d'acide phénique à 1 p. 80. L'écoulement cessa complètement le trentième jour.

A ce moment le tube est enlevé; l'incision se cicatrise rapidement. Deux mois après les signes d'auscultation et de percussion sont normaux dans tout le côté gauche. Le côté gauche présente 1 centimètre de moins que le côté droit.

Observation 45. — (Cabot, loc. cit. Obs. IV de son mémoire. Résumé.) — Homme de 33 ans. Il commence à se sentir mal à l'aise en *novembre 1879*. En *décembre*, il tousse et respire difficilement. Le *15 décembre*, M. Sullivan constate un grand épanchement dans le côté gauche de la poitrine. Cet épanchement augmente rapidement, au point de remplir toute la plèvre et de refouler la pointe du cœur jusque sous le mamelon droit. L'épanchement diminue et, en *février 1880*, il est à peu près résorbé, sauf à la base où persiste de la matité. Puis, l'épanchement se reproduit et cette fois ne se résorbe pas aussi rapidement. M. Sullivan fait deux ponctions; l'une donne sept onces et demi et l'autre onze onces et demi de liquide séreux qui se coagule. Le *19 mai*, une troisième ponction donne cinq ou six onces de pus louable.

Le 21 mai (2 mois et demi environ après le début du second épanchement). Pleurotomie antiseptique. Incision dans le sixième espace intercostal, à la partie antérieure de la région sous-axillaire. Ce point est choisi parce que c'est là qu'on a retiré le pus par les ponctions, tandis que, en arrière, les ponctions sont restées sans résultats, probablement à cause d'une adhérence du poumon à la paroi thoracque. Issue de huit ou dix onces de pus louable. Drainage. Pansement antiseptique.

Pendant les quatre jours suivants, la température reste autour de 98° F le matin et de 100, 4 F le soir. Puis la température du soir descend à 99°, 6 F. Le douzième jour, l'appétit est plus prononcé.

Le dix-septième jour (l'observation s'arrête à cette date), la suppuration n'est pas encore tarie, comme dans les autres cas; la cavité donne encore une à deux onces de pus en 24 heures. Le fait est dû sans doute à la longue durée de la compression qu'a subie le poumon et aussi à l'adhérence qui le fixe à la paroi costale, conditions qui font obstacle à la dilatation de cet organe. Cependant on entend le murmure vésiculaire sur une étendue de plus en plus considérable. — Dans un second mémoire (*Boston medical and surgical Journal*, 1883, août), M. Cabot donne la fin de l'observation. On ne put obtenir une dilatation complète du poumon, la suppuration continua et le malade mourut pendant l'automne de la même année. M. Cabot regarde cet empyème comme étant de nature tuberculeuse.

Observation 46. — *(Berliner med. Wochenschrift*, 1881, n° 49. Obs. V du 2e groupe de la thèse de M. Kraft, Paris, 1881. Résumé.) — Femme de 47 ans, épileptique. En *mars 1881*, elle est atteinte d'une pneumonie, à laquelle succède une pleurésie. Une ponction pratiquée au dix-septième jour donne un verre de pus. Elle est admise à l'hôpital le *16 juin*, et présente tous les signes d'un grand épanchement à droite.

Le 17 juin *(7 semaines environ après le début de la pleurésie)*, pleurotomie. Avant l'opération, bain tiède et lavage de la paroi thoracique avec une solution phéniquée à 5 p. 100. Anesthésie avec le chloroforme. Incision de 10 centimètres partant de 3 centimètres de la colonne vertébrale, sur la neuvième côte. Résection d'un fragment de 3 centimètres de cette côte, puis incision de la plèvre. Issue de concrétions purulentes et de gros grumeaux. Lavage de la cavité avec une solution à 3 p. 100 d'acide acétique. Drainage avec un tube de la grosseur du petit doigt, long de 7 centimètres, et fixé aux bords de la plaie. Pansement de Lister complet.

La nuit suivante, vomissements, urines noires, phénomènes de collapsus par intoxication. Le lendemain la température est normale. — Le second jour, deuxième pansement sans injection. — Le *22 juin*, troisième pansement. — Le *26*, pansement ; la malade peut descendre au jardin. Le *1 juillet*, pansement, la sécrétion est presque tarie.

Le *10 juillet (23 jours après la pleurotomie)*, le gros drain est remplacé par un très petit drain. L'empyème est oblitéré. Quelques jours après la fistule est cicatrisée, et la malade quitte l'hôpital.

Observation 47. — (Starcke. *Charité-Annalen*, T. V. 1878. Résumée). — Homme de 23 ans, robuste. *Le 16 février*, il est atteint d'une pneumonie bilieuse de presque tout le poumon gauche. Au dixième jour, la pneumonie se complique de pleurésie. Une ponction exploratrice donne du pus.

La date de l'opération n'est pas indiquée. Elle fut très probablement précoce. Incision en arrière, dans le septième espace. Issue de 2,800 grammes d'un liquide verdâtre, séro-purulent. L'incision est agrandie jusqu'à 6 centimètres. Le patient reste pendant trois heures assis, légèrement incliné sur le côté droit, de façon à obtenir une évacuation complète de la plèvre. Pendant tout ce temps, des pulvérisations phéniquées sont dirigées sur la plaie. Pansement antiseptique.

Jusqu'au quatrième jour, amélioration marquée. Ce jour-là, la fièvre s'élève de nouveau. M. Starcke pratique alors la résection d'un fragment de 5 centimètres de la septième côte, dans le voisinage de la masse sacro-lombaire. Par le grattage, il enlève deux fausses membranes larges comme la main, épaisses de 2 centimètres par places et d'une odeur putride. Après cette intervention, la convalescence marche rapidement. Au bout de vingt jours, le patient a augmenté de 5 kilogr.

Six semaines après l'opération, le malade quitte l'hôpital en état de monter des escaliers et de faire des promenades. Cependant le poumon n'est pas encore tout à fait dilaté.

Observation 48. — (Debove. *Société médicale des hôpitaux de Paris*, 27 juillet 1883. Résumée). — C. L..., âgé de 23 ans, jeune homme d'une bonne santé habituelle, sans antécédents personnels ni héréditaires. En *avril 1883*, il est atteint d'ictère à la suite d'une vive émotion. En mai, il commence à tousser. *Le 15 mai*, frissons, fièvre, point de côté. C'est le début d'une pleuro-pneumonie gauche. Un abaissement brusque de la température matinale semble annoncer la résolution de la pneumonie; mais la fièvre reparait promptement et l'épanchement pleurétique augmente.

Le 7 juin, l'épanchement est assez abondant pour nécessiter la thoracentèse. On retire environ 2 litres de liquide purulent, très séreux, sans grumeaux ni sang. L'amélioration de l'état général et de l'état local persiste jusqu'au *14 juin*. Ce jour-là, élévation de la température, anorexie, œdème généralisé.

Le 16 juin (quatre semaines environ après le début de la pleurésie), opération de la pleurotomie antiseptique. Lavage du champ opératoire; instruments plongés dans la solution forte d'acide phénique, pulvérisations phéniquées pendant l'opération. Incision de 6 à 8 centimètres dans le cinquième espace intercostal. Pour faciliter l'écoulement du pus, on place le malade de façon à ce que l'ouverture ait une situation déclive. I s'écoule 3 litres de pus mêlé de quelques grumeaux, mais sans fausses membranes. Lavage de la cavité pleurale avec une solution de chlorure de zinc au centième, préparée avec de l'eau bouillie. Un tube long de 6 centimètres est placé dans la plaie. Pansement de Lister rigoureux.

Le lendemain, la température est normale matin et soir; le patient repose mieux, il a de l'appétit. Persistance de l'œdème. Urines noires, légèrement albumineuses. Pansement sans injection. — Jusqu'à la cicatrisation complète, on ne fait aucune nouvelle injection dans la plèvre, et le pansement n'est renouvelé que huit à dix fois, d'abord tous les jours, puis tous les deux ou quatre jours. — Le patient reste constamment apyretique, sauf le 21 et le 23 juin, où la température monte à 38° 8 et 38°, le soir, tout en restant normale le matin. — La suppuration n'est abondante que pendant les trois premiers jours; dès le *18 juin*, elle diminue notablement, augmente de nouveau le *20* et le *22*, puis diminue progressivement jusqu'à la fin. — L'état général s'améliore promptement; le malade mange avec appétit, engraisse et prend des forces. . . .

Le 14 août (27 jours après la pleurotomie), le patient est complétement guéri. — L'état général est excellent; le poids a augmenté de 3 kilogr. depuis l'opération.— L'état local n'est pas moins satisfaisant. La respiration est facile, non douloureuse. Le bruit respiratoire est à peu près égal des deux côtés. Le thorax est légèrement aplati à gauche et à la base.

Observation 48 ***bis***. — (Moizard. Obs. III de la thèse de M. Le Couédic. Paris 1885.) — Jeune homme de 22 ans. Admis à l'hôpital le 18 *juillet 1884*. Il est malade depuis un mois, mais la pleurésie gauche n'a été bien constatée que depuis quinze jours. Une ponction faite à ce moment a donné un liquide transparent. Le *4 août*, fièvre, épanchement augmenté, œdème de la paroi thoracique. — Le *7 août* ponction qui donne 300 grammes de liquide purulent, sans odeur.

Le *13 août (1 mois et demi après le début)*, pleurotomie antiseptique. Incision dans le cinquième espace, à 8 centimètres de la colonne vertébrale. Issue de 3 à 4 litres de liquide purulent. Lavage avec solution d'acide borique à 4 p. 100. Drainage avec deux tubes. Pansement de Lister. On recommande au patient le décubitus latéral gauche.

Le lendemain, la fièvre est à peu près tombée, la température est à 38°,2. Un peu de diarrhée. Le pansement est renouvelé. Le liquide écoulé de la plaie n'est pas fétide. — Le *15*, pansement ; liquide séro-sanguinolent sans odeur. — Le *18*, expulsion d'un paquet de fausses membranes au moment du pansement. — Le *8 septembre*, le drain est expulsé ; on ne peut le remettre en place. La fièvre s'élève de nouveau. — Le *9*, la plaie s'ouvre et il en sort une grande quantité de pus fétide. Les tubes sont remis en place. Les jours suivants, la fièvre cesse complètement. — Le *21*, apyrexie, état général excellent.

Le *30 septembre (1 mois et 17 jours après la pleurotomie)* la cicatrisation est à peu près complète.

Observation 49. — (Moizard. Obs. 1 de la thèse de M. Le Couédic. Paris. 1885. Résumée.) — Enfant de 6 ans. A la suite d'un état fébrile prolongé pendant quinze jours et qui fut très probablement une scarlatine angineuse, l'enfant est pris d'accidents thoraciques graves. Le *7 mai 1884*, M. Moizard constate les signes d'un grand épanchement pleurétique à droite. Une thoracentès d'urgence donne deux litres de pus bien lié, non fétide. Amélioration qui dure quatre jours. Puis l'épanchement se reproduit en aussi grande quantité.

Le *11 mai (un mois environ après le début de la pleurésie)*. Pleurotomie dans le cinquième espace, avec les précautions antiseptiques les plus rigoureuses. Le liquide n'est pas fétide. Injection dans la plèvre d'une solution de chloral à 1 p. 100. Introduction de deux tubes. Pansement de Lister.

Le jour même, la fièvre tombe, l'appétit reparaît et au bout de quelques jours devient très vif. — Le *19 mai*, réintroduction du tube tombé, mais pas d'injection. — La suppuration diminue tous les jours; elle n'est jamais fétide. D'autre part, l'état général est excellent. Aussi on ne fait ni lavages ni injections dans la plèvre jusqu'à la guérison complète. Chaque jour, pansement antiseptique et lavage du tube qui est ensuite remis en place.

Le 14 juin *(1 mois après la pleurotomie)*, le pansement est à peine souillé de quelques gouttes de pus. Le murmure vésiculaire s'entend jusqu'à la base, sans frottements ni râles. Le tube est enlevé et la plaie se ferme rapidement.

3e Groupe. — ***Observations de pleurotomie antiseptique avec lavages répétés de la plèvre.***

Observation 50. — (Baum. *Berliner Klin. Wochenschrift* 1877. Novembre. Obs. 1 du 1er groupe de la thèse de M. Kraft, Paris 1884. Résumée.) — Jeune homme de 20 ans, atteint d'une pleurésie droite pendant la convalescence d'un typhus, à la *fin de juillet*. Le *13 août*, on constate les signes de l'épanchement. Le *14 août*, une ponction exploratrice avec la seringue de Pravaz donne du pus pur.

Le même jour, *14 août (moins d'un mois après le début probable de la pleurésie)*, pleurotomie. Antisepsie rigoureuse. Incision du dixième espace intercostal sur la ligne axillaire postérieure. Issue de trois litres de pus. Drainage. Pansement antiseptique complet.

Le soir, la température monte à 40,5, mais le lendemain elle est normale. Lavage tous les matins avec une solution d'acide salicylique à 1 p. 300. Chaque lavage est suivi d'une élévation de température vers 38,5. Aussi, à partir du *19 août*, les lavages sont supprimés. Désormais, la fièvre tombe complètement. L'écoulement est cependant abondant, et il faut changer le pansement trois ou quatre fois par jour. Bientôt la suppuration diminue, le poumon se dilate, et *le 31 août*, on peut retirer le drain.

Le *4 septembre (21 jours après la pleurotomie)*, la plaie est cicatrisée et le malade est tout à fait guéri.

Observation 51. — (Baum. *Berliner Klin. Wochenschrift* Novembre 1877. Résumée.) — Jeune homme de 19 ans, jusqu'alors bien portant. Le *25 janvier*, céphalalgie, abattement; le 21, frissons. Le 25, le patient s'alite. Il prétend n'avoir ressenti le point de côté que le jour même de son admission, le *31 janvier*. A ce moment, cyanose légère, dyspnée assez forte, température à 39,5, respiration à 48, pouls à 96. La rate est hypertrophiée. L'épanchement pleurétique est à droite. Traitement : applications de glace, fortes doses de quinine, vin. Rien n'y fit; la température s'élève au dessus de 40°. Le *3 février*, une ponction exploratrice faite avec la seringue Pravaz donne un pus fluide et sans mélange.

Le *4 février (14 jours après le début de la pleurésie)*, pleurotomie suivant toutes les règles de la méthode antiseptique. Incision dans le huitième espace, au niveau de la ligne axillaire postérieure. Issue de 100 grammes de pus seulement. Drainage. Pansement antiseptique.

Après l'opération, la respiration tombe à 30, le pouls à 84, et la cyanose disparaît. Pendant deux jours, la température se maintient au dessus de 39°, puis elle devient et reste normale. Pendant les premiers jours, on pratique chaque matin un lavage de la plèvre avec une solution d'acide phénique à 2 p. 100. On remarque bientôt que chaque lavage élève la température à 38°; ces lavages sont douloureux, ils incommodent le patient et d'autre part le pus coule lentement par le drain. Les lavages sont donc définitivement supprimés le *10 février*. Quant aux pansements, ils furent renouvelés trois ou quatre fois par jour au début. Le drain fut enlevé le *18 février*. Les pansements furent cessés le *25 février*.

Le *2 mars (28 jours après la pleurotomie)* la plaie est tout à fait cicatrisée.

Observation 52. — (Wagner, *Berliner Klin. Wochenschrift*, décembre 1878. Obs. III. Résumée.) — Homme de 44 ans. Le *10 novembre 1877*, cet homme est pris brusquement d'une pleuropneumonie. Le *24*, une ponction exploratice donne du pus.

Le *25 novembre (15 jours après le début de la pleuro-pneumonie)* pleurotomie antiseptique. Spray phéniqué. Une première incision est faite dans le sixième espace, sur la ligne axillaire. Elle donne seulement 150 grammes de pus. Présumant que l'épanchement est cloisonné, M. Wagner fait une deuxième ouverture dans le huitième espace, à un travers de main de la colonne vertébrale. Par cette incision s'écoulent 1000 grammes de pus. Les quintes de toux expulsent une grande quantité de fausses membranes fibrineuses, molles et jaunâtres. Les deux cavités ne communiquent pas. Elles sont lavées successivement avec une solution d'acide phénique à 3 p. 100. Drains à parois épaisses, bien fixés, longs de 6 centimètres. Pansement antiseptique.

La nuit suivante, le malade est pris d'un accès de collapsus inquiétant, évidemment dû à l'acide phénique, car les urines sont noires. Injections sous cutanées de camphre et d'éther. Les jours suivants les lavages de la plèvre sont faits avec une solution à 1 p, 100. La sécrétion est déjà peu abondante et plutôt séro-purulente que purulente. Le huitième jour, les lavages sont cessés. La température est normale; l'état général est bon et le malade a de l'appétit. Le quinzième jour, la plaie antérieure ne sécrète plus, le tube est enlevé et, deux jours après, la cicatrisation est achevée. A cette époque, l'introduction du drain postérieur provoque des accès de collapsus avec perte de connaissance pendant quelques minutes. Comme la sécrétion est purement séreuse, M. Wagner renonce à l'introduction de ce drain postérieur. La plaie se ferme promptement. Mais huit jours après, la cicatrice s'ouvre et laisse couler 100 grammes de pus.

De nouvelles tentatives pour introduire un très petit drain provoquent encore des accès de collapsus. M. Wagner se contente d'appliquer un pansement antiseptique renouvelé de temps à autre.

Le 15 *janvier (53 jours après pleurotomie)* la plaie postérieure est définitivement cicatrisée. Le patient est revu trois mois après. Il est, à cette époque, florissant de santé et peut vaquer à toutes ses affaires.— Dans ce cas, la guérison a été retardée de plusieurs semaines par ces accès de collapsus qui n'ont pas permis de drainer convenablement l'incision postérieure.

Observation 53. — (Wagner. *Berliner Klin. Wochenschrift* 23 déc. 1878. Obs. 1 de son mémoire sur le traitement de l'empyème. Résumée). — Homme de 27 ans, admis à l'hôpital le *22 juin 1877*. Il porte une insuffisance mitrale de date ancienne et il est atteint du typhus. Dix jours après l'admission, frisson violent et point de côté; c'est le début d'une pleuro-pneumonie. Au dix-neuvième jour de cette complication, la ponction exploratrice donne un liquide tout à fait purulent.

Le lendemain (*20 jours après le début de la pleuro-pneumonie*), pleurotomie antiseptique, bien que le patient soit très affaibli. Nettoyage complet du champ opératoire. Spray phéniqué. Incision dans le cinquième espace, sur la ligne axillaire antérieure. Evacuation de l'épanchement purulent. M. Wagner pratique ensuite une contre-ouverture dans le huitième espace, à un travers de main de la colonne vertébrale. Cinq litres de pus environ s'écoulent par les deux orifices. Un drain de la grosseur du petit doigt est fixé à demeure dans la plaie avec des aiguilles de Carlsbad. Lavage de la cavité avec une solution d'acide phénique à 3 p. 100. Pansement antiseptique de Lister.

Le premier jour, le pouls est à 96 et la température à 38°; le pansement est renouvelé trois fois. Les jours suivants, pansement quotidien. Pendant huit jours, chaque pansement est suivi de l'injection dans la plèvre d'un litre d'une solution d'acide phénique à 2 p. 100. Le quatrième jour, la sécrétion pleurale est presque séreuse. Le huitième jour, on cesse les lavages. Le gros drain qui allait de l'une à l'autre ouverture est remplacé par deux petits drains, un dans chaque ouverture. La fièvre est nulle. Les pansements ne sont plus renouvelés que tous les trois ou quatre jours.

40 jours après l'opération, les drains sont enlevés. La sécrétion avait déjà cessé depuis quinze jours. Trois jours plus tard, les plaies sont cicatrisées, et, après une semaine, le malade complètement guéri retourne à son travail. Léger aplatissement du thorax en arrière du côté malade.

Observation 54. (Wagner. *Berliner Klin. Wochenschrift*. Déc. 1878. Obs. II. Résumée.) — Homme de 36 ans, admis le *17 octobre 1877*. Il jouissait auparavant d'une bonne santé. Il est atteint d'une pleurésie gauche qui date de 12 jours. Une ponction exploratrice montre que l'épanchement est purulent.

Le *18 octobre (13 jours après le début de la pleurésie*, pleurotomie suivant toutes les règles de la méthode antiseptique, comme dans l'obs. I du même mémoire. Issue de 1800 grammes de pus sans odeur. Lavage avec la solution phéniquée à 3 p. 100. Pansement antiseptique.

Pendant les premiers jours, le pansement est changé trois ou quatre fois. Le deuxième jour, la température est à 38,2 et le pouls à 94. Les lavages de la plèvre sont répétés pendant les huit premiers jours. Au bout de ce temps, la sécrétion est insignifiante; le gros drain est remplacé par deux petits drains. La température est normale et l'état général satisfaisant.

Le *18 novembre (30 jours après l'opération)*, les deux drains sont enlevés. La sécrétion avait déjà cessé depuis huit jours. Deux jours après, les plaies se ferment. Le *30 novembre*, le malade quitte l'hôpital complètement guéri et depuis continue à se bien porter. Il y a pas de différence entre les deux côtés du thorax.

Observation 55.—(Krabbel. *Deutsche médic. Wochenschrift*, 1879, obs. 1.) — Jeune garçon âgé de 10 ans. Le *22 juin*, il est pris d'une pneumonie lobaire droite. Pendant la convalescence, la fièvre reparaît et un épanchement se développe dans la plèvre droite. Le *1er août*, une ponction exploratrice démontre que l'épanchement est purulent.

Le *1er août (un mois environ après le début de la pleurésie)* pleurotomie suivant toutes les règles de la méthode antiseptique. Incision de 5 centimètres dans le septième espace, en arrière de la ligne axilaire. Le pus jaillit avec une grande force. L'opérateur ralentit l'écoulement en appliquant un doigt ou deux sur l'ouverture faite à la plèvre. Issue de deux litres de pus. Drainage avec deux tubes, dont l'un volumineux et long de 10 centimètres. Par le petit tube on pratique le lavage de la cavité. Injection d'une solution d'acide salicylique à 3 p. 100, jusqu'à ce que le liquide ressorte parfaitement clair. Pansement antiseptique.

Le malade, très affaibli après l'opération, reprend des forces dans l'après-midi. La fièvre qui était à 39,3 tombe à 38,7 le soir même. Au quatrième jour, la température est normale et l'appétit reparaît. Cinq lavages seulement furent pratiqués pendant le traitement consécutif. Les pansements sont d'abord quotidiens, puis de plus en plus espacés. A partir du *12 août*, trois tentatives infructueuses pour enlever les drains. Chaque fois la température s'élève.

Le *1er septembre (un mois après la pleurotomie)*, ablation définitive des drains. La plaie est fermée. Le poumon s'est complétement dilaté. Quatre semaines après l'opération, l'enfant avait augmenté de 5 livres.

Observation 56. (Mügge *Berliner Klin. Wochenschrift*, 1881, obs. VIII du 1er groupe dans la thèse de M. Kraft. Paris, 1884. Résumée). — Jeune homme de 19 ans. *Le 18 novembre 1878*, il tente de se suicider et se tire un coup de revolver dans le côté gauche. La balle se loge à 6 centimètres de la colonne vertébrale. Il ne suit aucun traitement jusqu'à la fin de l'année. *En janvier 1879*, un médecin constate une pleurésie gauche. Il est admis à l'hôpital *le 2 janvier*. La plaie antérieure est guérie. On fait une incision pour retirer la balle. Fièvre, état général fort grave. Une ponction exploratrice donne du pus.

Le 7 janvier 1879 (un mois et demi après l'accident et le début probable de la pleurésie), incision dans le cinquième espace avec résection d'un fragment de la sixième côte. Issue de 800 grammes de pus séro-sanguinolent d'odeur putride. Lavage complet avec une solution d'acide salicylique. Drainage. Pansement de Lister.

La fièvre tombe; mais, huit jours après, elle reparaît. Pansements d'abord quotidiens, puis renouvelés tous les quatre jours. Lavage avec la solution d'acide salicylique. Les sécrétions pleurales gardent une odeur fétide. — On pratique alors une contre-ouverture dans le huitième espace. A la suite, pansements quotidiens pendant quinze jours. La fièvre cesse, et en automne le patient paraît guéri; cependant on laisse en place le drain postérieur. — *En février 1880*, ce drain tombe et cet accident est suivi d'une fièvre violente. On résèque alors un segment de la neuvième côte en arrière. La fièvre cesse définitivement.

En juillet 1880 (*17 mois après la première opération*), la guérison est complète. La santé du malade est satisfaisante. Le poumon se dilate ; cependant il reste une légère déviation de la colonne vertébrale.

Observation 57.—(*Médicinskoïé Obozrénié.*Mai 1881. Obs. X du 1er groupe dans la thèse de M. Kraft. Paris 1884. Résumée.) — Jeune homme de 17 ans, admis le *9 octobre 1880*, au cinquième jour d'une pleurésie droite. Pendant un mois, la température oscille le matin entre 38° et 39,5, le soir entre 39° et 40°. L'état général s'aggrave. Le *13 novembre*, une ponction exploratrice donne du pus.

Le *13 novembre (5 semaines environ après le début de la pleurésie)*, pleurotomie antiseptique. Incision dans le sixième espace, sur la ligne axillaire. Issue de six verres de pus. Lavage avec une solution d'acide borique à 3 p. 100. Introduction dans la plaie d'une canule droite et large. Pansement antiseptique.

Pendant les trois premiers jours, pansements et lavages quotidiens. Ensuite, pansements et lavages tous les deux ou trois jours. De simples déplacements de la canule paraissent provoquer des élévations de la température. — L'amélioration est très prompte. Le lendemain de la pleurotomie, l'appétit reparaît ; le sixième jour le patient peut s'asseoir sur son lit. Au dixième jour, la suppuration a cessé. Du quinzième au dix-neuvième jour, légère élévation de la température due au déplacement de la canule. Pendant deux mois, le patient garde un petit trajet fistuleux profond de 4 centimètres.

Le *11 mars (4 mois après la pleurotomie)* il quitte l'hôpital complètement guéri.

Observation 58.— (*Médicinskoïé Obozrénié*, mai 1881. Obs. II du groupe 1 dans la thèse de M. Kraft. Paris 1884. Résumée.) — Jeune homme de 24 ans, admis à l'hôpital dans un état grave le *22 mars*. Epanchement pleurétique à droite datant de plusieurs mois. Une ponction exploratrice donne du pus.

Le *31 mars (plusieurs mois après le début)*. Pleurotomie antiseptique. Incision dans le septième espace, sur la ligne axillaire postérieure. Issue de 400 grammes de pus. Lavage à l'eau boratée à 5 p. 100. Pansement antiseptique.

Le septième jour, au moment où l'on veut changer la canule qui pressait sur la peau, violent accès de toux accompagné d'expectoration sanglante. L'hémoptysie dure pendant neuf jours. A dater du jour de l'hémoptysie, les pansements sont changés le plus rarement possible, et on ne fait plus de lavage. Le *20 avril*, nouveau pansement et nouveau lavage avec la solution d'acide borique à 5 p. 100. Le lavage entraîne 100 grammes de pus grisâtre. Les jours suivants, la température reste normale.

En *mai (2 mois après la pleurotomie)*, l'état général est bon, il n'y a plus de toux ; la guérison complète est certaine.

Observation 59. — (M. Meige. Obs. VII de la thèse de M. Rome. Paris, 1882, p. 66. Résumée.) — F. R..., âgé de 21 ans, est admis le *25 mai 1882*, à l'hôpital militaire du Gros-Caillou. Il paraît être au cinquième jour d'une pleuro-pneumonie gauche. L'épanchement augmente beaucoup en quelques jours. Le *7 juin*, la dyspnée est intense, le côté gauche très dilaté et il y a de l'œdème de la paroi thoracique. Le patient a une teinte terreuse de mauvais augure. La température se maintient à 40° le soir depuis l'admission, avec des rémissions matinales variables. Une thoracentèse d'urgence donne 1,500 grammes de liquide purulent.

Le *14 juin (25 jours environ après le début de la pleurésie, 7 jours après la constatation de la nature purulente de l'épanchement*) pleurotomie antiseptique: Pulvérisations phéniquées. — Incision de trois travers de doigt dans le huitième espace. Issue de deux litres de pus contenant d'épaisses fausses membranes qui n'auraient pu passer par l'orifice d'un trocart. — Injection dans la plèvre d'une solution d'hydrate de chloral à 2 p. 100, un peu tiède. Pansement avec de la tarlatane trempée dans une solution faible d'acide phénique.

Le soir même de l'opération, la température est à 38,4; le patient se trouve bien et réclame des aliments. On pratique un lavage avec la solution chloralique; le liquide sort tout d'abord légèrement teinté par du pus et du sang. — Les jours suivants, le pansement est renouvelé matin et soir, mais le lavage est fait le soir seulement; le liquide sort limpide. Le tube est progressivement raccourci. — Le 29, le tube n'est pas retrouvé ni dans la plaie ni dans le pansement; on craint qu'il ne soit tombé dans la plèvre. Exploration prudente de la plèvre, sans succès. — L'état général du malade est excellent; il est constamment apyrétique; la cavité ne suppure presque plus et n'admet presque plus de liquide.

Le *5 juillet (21 jours après la pleurotomie)*, le tube est retrouvé dans le pansement, et ce jour-là la plaie est complètement fermée. Le malade est guéri sans fistule. Le thorax présente une rétraction très appréciable en arrière, grâce à la saillie de l'omoplate. On entend le murmure respiratoire un peu voilé et mêlé à des frottements.

Observation 60. — (Fernet. Obs. I de la thèse de M. Guinard. Paris, 1884. Résumée.) — Homme de 31 ans. Admis à l'hôpital le *15 mai 1883*. Trois ans auparavant, pleurésie gauche pour laquelle on pratique cinq ponctions. Après quatre mois de traitement, le malade reprend son travail, mais il garde de la dyspnée et de la toux. Au moment de l'admission, on constate de nouveau les signes d'une pleurésie gauche dont le début remonterait à un mois. Le *8 avril*, une ponction donne un litre de pus mal lié, de couleur grisâtre.

Le 17 avril (*2 mois environ après le début de la pleurésie*). Pleurotomie antiseptique pratiquée par M. Bouilly. Pulvérisations phéniquées. Incision dans le septième espace. Issue de deux litres de pus fétide. Lavage avec une solution de chlorure de zinc à 2,5 p. 100, dont on emploie 4 litres. Drainage avec un tube du volume du petit doigt, long de 7 centimètres. Le tube est retenu extérieurement avec une épingle de nourrice. Protective; gaze phéniquée; mackintosh; huit doubles de gaze humectée avec la solution faible d'acide phénique. Le pansement s'étend depuis le flanc jusqu'à l'aisselle et depuis le sternum jusqu'à la colonne vertébrale. Les bords du pansement sont garnis de ouate salicylée. Le tout est fixé avec des bandes de gaze recouvertes de bandes de flanelle. Après l'opération, le siège du patient est élevé sur un coussin, de façon à ce que la plaie soit au point le plus déclive de la plèvre.

Le soir, la température est à 36°. — Le lendemain, la plèvre a sécrété environ un verre et demi de sérosité louche. Le pansement est renouvelé, avec toutes les précautions antiseptiques usitées pour l'opération elle-même. Il en est d'ailleurs ainsi pour tous les autres pansements. — Le *20*, troisième pansement. Il est sorti de la plèvre environ un demi verre d'un liquide brunâtre inodore, dont la consistance rappelle celle du sirop de gomme. Urines noires. Pour prévenir l'absorption de l'acide phénique contenu dans les pièces du pansement, on recouvre la paroi thoracique d'une couche de vaseline boriquée. — Le *25*, quatrième pansement; la quantité de liquide évacué représente une cuillerée à café. Le *1er mai*, sixième pansement, un demi-verre de liquide évacué. — Le *5 mai*, le malade a de la fièvre. Le drain est oblitéré par des fausses membranes. Liquide jaunâtre, épais, mêlé de fausses membranes qui sortent difficilement. Lavage de la cavité avec une solution de chlorure de zinc à 1,5 p. 100. Issue d'une grande quantité de fausses membranes. — Le *7 mai*, nouveaux signes d'intoxication phéniquée : urines noires, un vomissement. Le 10, la température s'élève à 40°. Dixième pansement. — Jusqu'au *9 juin*, on continue les pansements tous les deux jours et les lavages avec la solution de chlorure de zinc. La plèvre continue à sécréter modérément et le liquide entraîne souvent de petites fausses membranes en notable quantité. Pendant toute cette période, la fièvre persiste encore. — A partir du *9 juin*, la température tombe à 37° et s'y maintient jusqu'à la guérison. Dans la plupart des pansements, on ne trouve que quelques cuillerées de liquide, et les fausses membranes y deviennent de plus en plus rares. — Le *11 juin* le patient pèse 51 kilog. grammes 250. Les lavages au chlorure de zinc sont continués. — Le *20 juin*, le poids du corps est de 58 kilogr. 500. — Le *24 juin*, poids 60 kilogr. Aucun écoulement par la plèvre. — Le *28*, suppression du drain.

Le *15 août (4 mois après la pleurotomie)*, la plaie est complètement cicatrisée. On entend la respiration dans tout le côté gauche.

Observation 61. — (Moizard. Obs. II de la thèse de M. Le Couédic, Paris 1885. Résumée.) — Jeune homme de 26 ans. Le *3 septembre 1883*, à la suite d'un coup sur l'épaule droite et d'un séjour prolongé à la pluie, début d'une pleurésie droite. La fièvre est intense, atteint jusqu'à 40,9 dans l'aisselle et bientot la dyspnée devient très vive. — Le *17 septembre*, une ponction donne 1250 grammes de pus homogène. Deux jours après, le liquide s'est reproduit.

Le *22 septembre (20 jours après le début de la pleurésie)* pleurotomie antiseptique. Pulvérisations phéniquées. Incision dans le cinquième espace droit, au devant du muscle grand dorsal. Issue de 1200 grammes de pus bien lié. Lavage avec un litre de solution d'acide borique 4 p. 100. Introduction d'un tube long de 10 centimètres dans la plèvre. Pansement antiseptique.

La fièvre persiste les jours suivants et ne tombe complètement que vers le milieu d'octobre. Le *15 octobre*, on fait un lavage de la plèvre avec une solution d'acide phénique à 1 p. 100. Quant aux pansements, ils sont renouvelés d'abord tous les jours puis tous les deux ou trois jours. Le *17 octobre*, l'écoulement est séreux et reste tel jusqu'à la fin. Le *23 octobre*, le tube est enlevé.

Le *15 novembre (53 jours après la pleurotomie)*, la plaie est complètement fermée. Le malade est guéri. Le murmure respiratoire est un peu affaibli à la base.

Toutes ces observations méritent d'être lues et méditées. Elles fournissent de précieux renseignements, non seulement sur les résultats que peut donner la pleurotomie antiseptique bien conduite, mais aussi sur la pratique même de l'opération et du traitement consécutif. Nous avons reproduit à peu près textuellement l'histoire des suites immédiates de l'intervention chirurgicale: la chute rapide de la fièvre dans les cas très favorables, les retours fébriles causés par l'élimination imparfaite des parties solides de l'exsudat ou par la rétention purulente, la disparition très prompte des troubles digestifs, et surtout les remarquables modifications que subissent les sécrétions pleurales dès les premiers jours de l'opération.

Dans le premier groupe, nous appelons particulièrement l'attention sur les observations **22, 27, 29, 30, 31, 32, 33, 34**. — Ces quatre dernières observations appartiennent à M. Gœschel. Il s'agit de très jeunes enfants, âgés d'un an, trois ans et demi et quatre ans. Ces quatre faits démontrent bien que la pleurotomie antiseptique est parfaitement applicable au traitement de l'empyème infantile et qu'elle constitue une méthode plus sûre, plus prompte et cependant tout aussi simple que la méthode des ponctions répétées. Nous y reviendrons d'ailleurs en étudiant plus particulièrement le traitement de l'empyème infantile. — L'observation **22**, due à M. Ewart, nous paraît être le premier fait de pleurotomie antiseptique. Onze jours seulement suffisent pour obtenir la cicatrisation d'un vaste épanchement purulent et qui datait de trois mois. C'est un exemple remarquable de la disparition très prompte du processus de suppuration. Moins d'un mois après la guérison de l'empyème, le patient est pris d'une nouvelle pleurésie du même côté. La suppuration est si bien tarie que, cette fois, l'épanchement est séro-fibrineux et que deux thoracentèses suffisent à en procurer la guérison. — Dans l'observation **27**, de M. M. Skeritt, l'empyème est compliqué d'une fistule pleuro-bronchique et le pus, mélangé de grumeaux, présente une extrême fétidité. La vomique pleurale cesse dès les premiers jours de l'opération. Au bout de huit jours, le pus a pris les caractères d'un pus de bonne nature. La guérison est complète 19 jours après l'opération. M. Skeritt ne fit aucun lavage de la plèvre, malgré l'extrême fétidité de l'épanchement purulent. Nous n'oserions pas suivre cet exemple. L'altération putride des sécrétions pleurales est une indication très précise des lavages de la cavité purulente. Il est vrai que la présence d'une fistule pleuro-bronchique pouvait rendre le lavage périlleux. Dans les cas d'empyème compliqué de fistule pleuro-bronchique, la pleurotomie antiseptique est donc une ressource extrêmement précieuse, puisqu'elle permet de supprimer complètement les lavages de la plèvre et par conséquent n'expose pas, comme la pleurotomie incomplètement antiseptique, à la pénétration du liquide de l'injection dans les voies respiratoires. — L'observation **29** de M. D. Mollière est très probablement un exemple de pleuro-pneumonie métastatique, et le point de départ de l'embole se trouve vraisemblablement dans le foyer d'une fracture de jambe. La plèvre n'est point lavée et les pansements sont même peu fréquents. L'écoulement est à peu près nul au dix-huitième jour; il a complètement cessé le vingt-sixième jour, et la guérison est complète un mois après l'opération. — Dans l'observation **30** publiée par M. S. Smith, les sécrétions, très abondantes pendant les deux premiers jours, diminuent notablement dès le troisième et, vers le cinquième, le pus est remplacé par de la sérosité. L'expansion du poumon est remarquablement rapide; dès le vingt-quatrième jour, le poumon arrive au contact de la paroi thoracique et chasse le tube à drainage.

Trois observations du deuxième groupe sont particulièrement instructives; ce sont les observations **37**, **38**, **39**; elles appartiennent à M. Wagner. — L'observation **37** est l'exemple de la plus prompte guérison qui ait jamais été obtenue dans le traitement de l'empyème. La cicatrisation est achevée neuf jours seulement après l'opération. Il est vrai qu'il s'agit d'un enfant. Le drain tomba spontanément dans le cours de la première semaine et ne fut pas remis en place. L'expansion du poumon fut tellement rapide qu'elle a certainement précédé la cicatrisation de la plèvre et qu'elle a été due à peu près exclusivement à l'influence toute mécanique des mouvements respiratoires. — L'observation **38** est un exemple d'intervention chirurgicale nette, précise et d'emblée complète, dans un cas d'empyème cloisonné. Il y a deux poches purulentes qui ne communiquent pas. M. Wagner reconnait, au moment même de l'opération, cette disposition de l'abcès pleural. Il ouvre les deux poches par deux incisions faites à la paroi thoracique. La guérison est obtenue comme dans un cas simple; elle est complète au bout de six semaines. — L'observation **39** nous montre une autre complication fort rare de l'empyème. Le pus perfore le cul de sac postérieur de la plèvre, et exécute une migration tout à fait insolite vers la région fessière, où se développe un très gros abcès. Ce foyer secondaire est également ouvert et traité par la méthode antiseptique; il ne retarde pas beaucoup la guérison, laquelle est achevée 43 jours après l'opération.

Signalons encore dans le troisième groupe, les observations **52**, **53**, **54**, **56**. — L'observation **52** est un nouvel exemple d'empyème cloisonné. M. Wagner a beaucoup insisté sur la fréquence de cette disposition de l'acès pleural. Ici le diagnostic de cette complication est fondé sur ce fait que la première incision ne donne qu'une minime quantité de pus, alors que les signes physiques sont ceux d'un grand épanchement. Les deux poches purulentes sont ouvertes comme dans l'observation **38**. Le traitement consécutif est troublé par divers accidents : au début un accès de collapsus inquiétant, dû à l'absorption de l'acide phénique dans la plèvre, et, vers le second septénaire, des menaces de syncope survenant dès qu'un drain est introduit dans l'incision postérieure. — L'intérêt de l'observation **53** réside dans l'extrême gravité de la situation du patient au moment de l'opération. Il s'agit d'une pleuro-pneumonie compliquant le typhus, chez un homme de 27 ans qui, depuis plusieurs années, est atteint d'une insuffisance mitrale. L'épanchement est considérable et rapidement développé ; l'incision, pratiquée vingt jours après le début de la pleuro-pneumonie, évacue cinq litres de liquide purulent. Toutes ces conditions fâcheuses n'ont pas empêché d'obtenir un résultat favorable ; le malade, opéré à peu près *in extremis*, était guéri quarante jours après l'opération. — L'observation **54** est un exemple de pleurotomie remarquablement précoce ; l'empyème est ouvert treize jours seulement après le début de la pleurésie. Les suites de l'opération sont simples, régulières. La cicatrisation est très prompte ; elle est achevée vers le trentième jour ; la convalescence est très courte, puisque le patient quitte l'hôpital douze jours après l'ablation des drains. La dilatation du poumon a donc été extrêmement rapide ; aussi la guérison est-elle obtenue sans aucune déformation de la paroi thoracique. Cette observation est un exemple très probant des nombreux avantages de la pleurotomie précoce. — Dans l'observation **56**, le traitement consécutif présente une durée exceptionnellement longue ; l'occlusion de l'empyème n'est obtenue qu'au bout de dix-sept mois. Cependant M. Mügge fit une incision large, complétée plus tard par une contre-ouverture ; il pratiqua même la résection de deux côtes. Mais il s'agit d'un empyème traumatique, et la pénétration d'une balle dans la poitrine est sans doute la cause de la longue durée de la suppuration.

Statistiques. — Appréciation des résultats obtenus par la pleurotomie antiseptique. — Les observations que nous venons de rapporter ne peuvent servir de base à une statistique de la pleurotomie antiseptique. Nous avons fait remarquer qu'il s'agit là de faits isolés, disséminés dans un grand nombre de recueils périodiques, et qui n'ont entre eux d'autre lien que le désir, fort naturel d'ailleurs, qu'ont tous les auteurs de faire connaître un résultat heureux. Nous pourrions peut être faire une exception pour deux séries d'observations, la série des 4 cas de M. Goeschel (**31, 32, 33** et **34**) et celle des cas de M. Wagner (**37, 38, 39, 40, 52, 53, 54**). Ces 11 cas ont tous été suivis d'une guérison complète, sans persistance d'une fistule thoracique. Mais nous ne pouvons pas affirmer, n'en ayant pas trouvé la preuve explicite dans les mémoires de M. Goeschel et de M. Wagner, que ces deux séries comprennent bien tous les cas, sans exceptions, que ces deux auteurs ont traités par la pleurotomie antiseptique. Nous préférons ne point faire entrer ces deux séries dans notre statistique.

Dans les nombreuses recherches que nous avons faites à travers la littérature récente de l'empyème, nous n'avons trouvé que deux séries de faits pouvant fournir les éléments d'une statistique de l'empyème traité par la pleurotomie antiseptique ; ce sont la série de M. Cabot et celle de M. Eddison.

M. Cabot a publié ses quatre premières observations dans le journal de médecine de New-York, en 1880. Nous les avons précédemment reproduites. En 1883, il a réuni dans un second mémoire (1), à ces 4 premières observations, 10 nouveaux cas d'empyème également traités par la pleurotomie antiseptique. Cette statistique comprend tous les cas, au nombre de 14, que M. Cabot a, pendant cette période de 1880 à 1883, traités par la pleurotomie antiseptique. Il y a 3 morts et 11 guérisons. La mortalité serait de 27 p. 100. Mais, parmi les 3 morts, il y a 2 empyèmes tuberculeux. L'élimination de ces deux cas ramène la mortalité à la proportion beaucoup plus faible de 8 p 100. Quant au troisième cas terminé par la mort, il s'agit d'un empyème qui date de quatre ans ; le poumon, enveloppé de membranes fibreuses, était sans doute incapable de toute dilatation ; le patient mourut subitement et on ne put déterminer exactement la cause de la mort. — Dans 2 des trois cas mortels, l'empyème, au moment de l'opération, durait depuis 3 mois et depuis 4 ans. Pour l'autre cas, la date du début est incertaine. — Chez les 11 opérés qui ont guéri, la pleurotomie peut être qualifiée de précoce, et la guérison fut rapidement obtenue. M. Cabot indique dans sa statistique le jour l'ablation du tube pour chaque malade, et il fait remarquer que cette dat doit être regardée comme celle de l'oblitération complète de a cavité suppurante, c'est-à-dire comme la date de la guérison qui, dans tous les cas, fut complète, sans persistance d'une fistule thoracique. Le tableau suivant résume les détails des 11 cas de guérison :

(1) *Boston medical and surgical journal* 1883, T. CIX p. 45.

NUMÉRO DE L'OBSERVATION	AGE DU MALADE	DU DÉBUT A L'OPÉRATION	DE L'OPÉRATION A L'ABLATION DU TUBE
I	11 ans.	1 mois	17 jours.
II	29 —	?	28 —
III	16 mois	2 mois.	13 —
V	14 ans.	2 —	23 —
VII	11 —	3 —	38 —
IX	24 —	3 semaines.	12 —
X	29 —	1 mois.	30 —
XI	4 —	1 mois 1/2	49 —
XII	3 ans 1/2	5 semaines.	13 —
XIII	26 ans.	6 —	26 —
XIV	5 ans 1/2	2 mois.	10 —

Chez un seul malade, la pleurotomie fut pratiquée au troisième mois ; chez les autres, elle eut lieu avant la fin du deuxième mois. La durée de la cicatrisation a varié d'un minimum de 10 jours à un maximum de 49 jours. La durée moyenne est de 23 jours. On sait que M. Cabot préfère la pleurotomie antiseptique suivie d'un lavage immédiat. Nous avons vu précédemment que, pour 15 cas ainsi traités, la durée moyenne de la réparation est de 32 jours. Les résultats obtenus par M. Cabot sont plus favorables. Il faut sans doute tenir compte de ce fait que la pleurotomie a été le plus souvent précoce. Mais M. Cabot incline à attribuer la rapidité de ces guérisons à la disposition particulière qu'il donne au mackintosh. Nous avons vu que cette disposition consiste à transformer cette pièce du pansement en une sorte de valvule qui fait obstacle à la pénétration de l'air dans la plèvre et favorise ainsi la prompte dilatation du poumon.

M. Eddison (1), médecin de « The Leeds Infirmary », a publié une statistique très étudiée et qui remplit assez bien toutes les conditions requises pour l'appréciation d'une méthode de traitement. Elle comprend toutes les pleurésies purulentes sans exception qui, d'octobre 1879 à la fin de mai 1883, furent, dans cet hôpital, traitées par l'incision de l'espace intercostal. Ces pleurésies sont au nombre de 40. Il faut tout de suite éliminer 2 cas, les nº 8 et 10, qui n'ont été en aucune façon traités par la méthode antiseptique. — Restent 38 cas, parmi lesquels il y a 27 guérisons, 3 fistules permanentes et 8 morts. Dans ces 38 observations,

(1) *The British medical Journal*, 29 septembre 1883. p. 618.

l'opération elle-même fut toujours pratiquée suivant les règles de la méthode de Lister. Mais, dans 7 cas, ces règles ont été plus ou moins négligées après l'opération ; les pansements consécutifs n'ont point été des pansements rigoureusement antiseptiques. Nous devons donc encore, à notre point de vue, éliminer ces 7 observations qui en réalité n'appartiennent point à la pleurotomie antiseptique. — En définitive, il nous reste 31 empyèmes traités par cette pleurotomie. Or, parmi ces 31 cas, il y a 23 guérisons, 2 fistules permanentes et 6 morts. Ces chiffres donnent les proportions suivantes :

Guérisons complètes	74,19	p. 100
Fistules permanentes	6,45	—
Morts	19,35	—

L'étude des cas terminés par la mort présente plus d'intérêt que celle des guérisons, quand il s'agit d'apprécier la valeur d'une méthode de traitement. Sur ce point, la statistique de M. Eddison nous fournit de précieuses indications. Voici les observations sommaires des 6 opérés qui ont succombé parmi les 31 malades régulièrement traités par la pleurotomie antiseptique.

Observation 62. — (Cas n° 34 de M. Eddison) — Homme de 36 ans, atteint d'un empyème gauche. La date du début de la maladie n'est pas indiquée. Il est opéré le 6 novembre 1882, sans anesthésie. L'incision donne issue à 150 onces de pus. Une demi-heure après l'opération, le malade meurt. Le pansement était à peine terminé. — Au moment de l'admission, cet homme était livide et dans un état de faiblesse extrême. — A l'autopsie on a trouvé : une lésion de la vulvule mitrale, un cœur droit énormément dilaté et des reins atrophiés (Kidneys contracted).

Observation 63. — (Cas n° 15 de M. Eddison). — Homme de 40 ans. L'empyème occupe le côté droit. La maladie datait de 3 semaines au moment de l'opération, le 20 avril 1881. Incision après anesthésie par l'éther. Issue de 40 onces de pus. Le patient meurt 3 jours après l'opération. — Cet homme était profondément alcoolique et avait éprouvé de grandes fatigues. Six jours avant son admission, il avait subi une ponction aspiratrice. L'épanchement était liquide et gazeux; au moment de l'opération, beaucoup de gaz sortirent avec le pus. Le lendemain le patient était en proie à une dyspnée violente. — A l'autopsie, le poumon fut trouvé complètement affaissé.

Observation 64. — (Cas n° 24 de M. Eddison). — Homme de 56 ans, atteint d'un empyème droit. Sa maladie a débuté 6 semaines avant l'opération. Il est opéré le *16 avril 1882*, sans anesthésie. Issue de 60 onces de pus. La mort survient au cinquième jour. Cet homme était mineur et travaillait dans une mine de houille. Au début la pleurésie était séreuse. Deux thoracentèses aspiratrices furent pratiquées, le 6 et le

8 avril. Puis la température s'éleva brusquement, le patient eut des frissons et on dut pratiquer une thoracentèse d'urgence. Trois jours après, on constatait que l'épanchement était purulent, et la poitrine fut incisée. — A l'autopsie on trouva le poumon dense, solide et noir comme un morceau de houille; il était de plus creusé d'une petite caverne.

Observation 65. — (Cas nº 25 de M. Eddison). — Femme de 23 ans, dont l'empyème est à droite et date de 6 semaines au moment où elle est opérée. L'opération a lieu le *25 avril 1882*, sans anesthésie. Issue de 104 onces de pus. Mort 8 jours après. — Au moment de l'admission, cette femme était dans un état très alarmant : cyanose ; respiration à 48, superficielle; dyspnée très vive ; pouls très faible. — On trouve à l'autopsie le poumon gauche très malade ; il renferme au sommet une caverne du volume d'une orange et entourés de noyaux caséeux.

Observation 66. — (Cas nº 19 de M. Eddison). — Homme de 48 ans. L'empyème est à gauche et, au moment de l'opération, date de 12 semaines. Opération le *7 mars 1882*, après anesthésie par l'éther. Issue de 8 onces de pus. Mort deux semaines après. — Avant l'opération de l'empyème, cet homme subit quatre aspirations et deux ponctions. Le liquide était d'abord sero-sanguinolent et devint graduellement purulent. Cet homme était un fort buveur et s'exposait à toutes les intempéries. — Autopsie : les deux poumons contiennent des tubercules et plusieurs cavernes.

Observation 67. — (Cas nº 20 de M. Eddison), — Femme de 23 ans. Empyème à droite. Le début remonte à 10 semaines avant l'opération, laquelle est pratiquée le *8 mars 1882*, avec anesthésie par l'éther. Mort 12 semaines après. — Cette femme avait préalablement subi deux thoracenthèses ; la première avait donné un liquide sero-sanguinolent et la seconde du pus. Après l'opération, la sécrétion purulente resta très abondante et jusqu'à la fin la patiente présenta des symptômes d'hecticité. — On trouva des tubercules dans les deux poumons et dans tous les organes.

Ainsi, parmi les 6 cas terminés par la mort, il y a 3 tuberculeux. Deux de ces phthisiques l'étaient déjà bien avant le début de la pleurésie, car leurs poumons contenaient des cavernes, et ils sont morts l'un 7 semaines et l'autre 3 mois et demi après le début de la pleurésie. Dans le troisième cas, la tuberculose est diffuse et subaiguë ; il est probable que la pleurésie, d'abord hémorrhagique, puis purulente, était déjà une manifestation de cette tuberculose infectieuse.

Quoiqu'il en soit, ces 3 opérés sont morts de tuberculose, et leur mort ne saurait être attribuée en aucune façon à l'insuffisance de l'opération elle-même. C'est pour cette raison que, dans sa seconde statistique formée de 84 cas traités par la pleurotomie incomplètement antiseptique, M. Moutard-Martin a retranché 7 cas d'empyèmes tuberculeux, tous terminés par la mort. Du fait de cette élimination, la mortalité tombe de 32 p. 100 à 26 p. 100. Si, dans la statistique de M. Eddison, diminuée déjà de tous les cas non traités suivant toutes les règles de la méthode de Lister, nous faisons une semblable élimination, il nous reste 28 cas, dont 23 guérisons complètes, 2 fistules permanentes et 3 morts. Les proportions deviennent :

Guérisons complètes	82,13 p. 100
Fistules permanentes	7,14 —
Morts	10,71 —

On pourrait encore aller plus loin dans la voie des éliminations. Parmi les 3 autres cas terminés par la mort, deux sont compliqués de lésions viscérales fort graves et qui furent sans doute la cause véritable de la terminaison fatale. Le malade qui, dans la statistique de M. Eddison, porte le nº 34, était atteint d'une affection du cœur et des reins, et celui de l'observation nº 24 d'une pneumonie anthracosique arrivée à la période d'ulcération. Malheureusement nous ne pouvons pousser aussi loin l'analyse des cas mortels dans les statistiques de la pleurotomie incomplètement antiseptique. Les termes d'une comparaison nous feraient donc défaut et il faut nous en tenir à l'élimination des seuls empyèmes tuberculeux.

La statistique de M. Eddison donne l'indication du temps écoulé entre le début et l'opération, et celle du temps écoulé entre l'opération et la guérison complète. Ces deux indications sont exprimées en semaines. Elles existent l'une et l'autre pour 22 des 23 malades traités et guéris suivant toutes les règles de la méthode antiseptique. Or voici les moyennes qui se rapportent à ces 22 cas :

Du début à l'opération	15 semaines (près de 4 mois)
De l'opération à la guérison	8 semaines (56 jours)

Dans la plupart des cas de M. Eddison, la pleurotomie est plutôt tardive que précoce, ce qui explique suffisamment la durée relativement longue de la période de réparation.

En réunissant les deux statistiques de M. Cabot et de M. Eddison, nous arrivons aux résultats suivants :

Empyèmes tuberculeux et non tuberculeux	45 cas
Morts	9 —
Fistules permanentes	2 —
Guérisons complètes	34 —

La mortalité est de 20 p. 100, et la proportion des fistules permanentes de 4 p. 100. — Nous avons vu précédemment que, pour les empyèmes tuberculeux et non tuberculeux traités par la pleurotomie incomplètement antiseptique, la moyenne de la mortalité est de 30 p. 100 et celle des fistules permanentes de 19 (Robert) à 23,08 (Homèn) p. 100. Avec la pleurotomie antiseptique, la mortalité diminue donc d'un tiers et la proportion des fistules permanentes, de quatre cinquièmes environ.

Les résultats sont encore plus favorables, si, comme nous l'avons fait pour la pleurotomie incomplètement antiseptique, nous éliminons les empyèmes tuberculeux. Cette élimination faite, les deux statistiques réunies de M. Cabot et de M. Eddison nous donnent :

Empyèmes non tuberculeux	40 cas
Morts	4 —
Fistules permanentes	2 —
Guérisons complètes	34 —

La mortalité n'est plus que de 10 p. 100, et la proportion des fistules permanentes est de 5 p. 100. — Pour les empyèmes non tuberculeux, traités par la pleurotomie incomplètement antiseptique, la mortalité est de 26 p. 100 (Moutard-Martin), et la proportion des fistules permanentes à peu près de 18 p. 100. — Avec la pleurotomie antiseptique, la mortalité, pour ce groupe des empyèmes non tuberculeux, diminue de plus de la moitié, et la proportion des fistules permanentes de plus des deux tiers.

Quant à la durée de la période de réparation elle est encore beaucoup plus courte dans les cas traités par la pleurotomie antiseptique. Pour les 11 cas de guérison de M. Cabot, la moyenne est de 23 jours; pour les 22 cas de M. Eddison elle est de 56 jours; pour les 41 observations relatées plus haut, elle est de 49 jours. La moyenne générale de toutes ces observations est de 42 jours. — Or, pour les empyèmes guéris et traités par la pleurotomie incomplètement antiseptique, la durée de la période de réparation est en moyenne de quatre mois, soit 120 jours. — Pour guérir un empyème par la pleurotomie antiseptique, il faut donc le tiers seulement du temps nécessaire pour obtenir la guérison d'un empyème traité par la pleurotomie incomplètement antiseptique.

Au point de vue des résultats définitifs, les avantages de la pleurotomie antiseptique peuvent être ainsi résumés : la guérison est plus sûre, elle est plus rapide et les fistules permanentes sont beaucoup plus rares.

La pleurotomie antiseptique est moins dangereuse. En supprimant, ou du moins en réduisant beaucoup le nombre des lavages, elle diminne les chances d'intoxication due à l'absorption des solutions antiseptiques injectées dans la plèvre. Pour la même raison, elle expose beaucoup moins aux accidents nerveux, la syncope, l'éclampsie et la paralysie.

La guérison étant plus rapide, l'expansion du poumon est plus complète, la capacité pulmonaire moins réduite et la déformation thoracique consécutive moins prononcée, conditions éminemment favorables, car il est permis de penser que la restauration imparfaite du thorax peut, dans l'avenir, prédisposer aux troubles circulatoires et même au développement de l'infection tuberculeuse.

Loin d'être plus difficile, le traitement de l'empyème est au contraire de beaucoup simplifié par l'application très rigoureuse de la méthode antiseptique de Lister. Sans doute, l'opération elle-même et les pansements consécutifs sont un peu compliqués par l'adjonction des précautions antiseptiques ; remarquez cependant que la pleurotomie est une des opérations antiseptiques les plus simples et qu'elle ne nécessite point une connaissance approfondie ni une très grande habitude de la chirurgie antiseptique. Mais, au bout de huit ou dix jours, les sécrétions pleurales ont beaucoup diminué et les pansements deviennent rares. Le pansement n'est plus renouvelé que deux ou trois fois par semaine, à une époque où, dans un cas traité par la pleurotomie incomplètement antiseptique, il faut encore laver la plèvre au moins deux fois par jour.

§ IV. — PLEUROTOMIE PRÉCOCE

Pendant longtemps, et même jusqu'à ces dernières années, l'opération de l'empyème fut considérée comme une opération des plus dangereuses. On ne pouvait oublier les désastreuses statistiques de Dupuytren, de Velpeau et d'A. Cooper. Cette opinion fut modifiée sans doute, lorsque M. Moutard-Martin eut démontré, en 1872, que les lavages répétés de la cavité pleurale diminuent considérablement le taux de la mortalité. Cependant l'opération de l'empyème ne fut pas réhabilitée au point d'être immédiatement appliquée au traitement de toute pleurésie purulente. Elle resta longtemps encore dans une sorte de discrédit, dont témoignent les très nombreuses observations publiées dans les recueils périodiques. Dans presque toutes ces observations, le traitement débute par la méthode des ponctions répétées, celle des tubes ou canules à demeure, celle encore du siphon de M. Potain, et ce n'est qu'après l'insuccès bien constaté de toutes ces méthodes qu'on en vient à l'incision large de l'espace intercostal.

Du reste, M. Moutard-Martin lui-même, tout en plaidant la cause de l'opération de l'empyème, n'allait pas jusqu'à conseiller la pleurotomie d'emblée, dès qu'on a reconnu la nature purulente de l'épanchement. Lui aussi recommandait de débuter dans le traitement de l'empyème par la méthode des ponctions répétées. Jusqu'à ces dernières années, la pleurotomie appliquée au traitement de l'empyème a donc été le plus souvent une pleurotomie tardive. On semblait attendre que l'aggravation de l'état du patient vînt en quelque sorte légitimer une intervention qui passait encore pour une intervention périlleuse. Il est juste d'ajouter cependant que quelques observateurs, parmi lesquels Grisolle et Béhier, avaient déjà fait remarquer que les résultats obtenus par la pleurotomie suivie de lavages répétés de la plèvre seraient sans doute plus favorables, si l'opération était plus souvent pratiquée à une époque très voisine du début de la suppuration.

La méthode antiseptique de Lister devait dissiper ces appréhensions. Elle a complété la démonstration de ce fait que, dans la septicémie pleurale, résident les seuls dangers de l'incision large de l'espace intercostal, et en même temps elle a fourni un moyen très sûr, non pas seulement de combattre, mais aussi d'éviter les accidents septicémiques. Aujourd'hui, ouvrir largement la cavité de l'empyème n'expose point le patient à plus de périls qu'une simple ponction ; c'est un fait désormais placé au dessus de toute contestation. Il n'y a pas lieu par conséquent, pour instituer le traitement rationnel d'une pleurésie purulente, de tenir compte du péril auquel peut exposer l'opération de l'empyème, et la question se pose en ces termes très simples : faut-il ouvrir l'empyème dès que le diagnostic en est établi, ou faut-il attendre? la pleurotomie précoce doit-elle être toujours préférée à la pleurotomie différée ou tardive?

On a voulu faire à l'empyème l'application de la thérapeutique des indications. Parmi les pleurésies purulentes, a-t-on dit, les unes peuvent guérir par la simple méthode des ponctions, les autres par la méthode des tubes à demeure ou du siphon, d'autres enfin nécessitent la pleurotomie. Des distinctions de ce genre n'ont, au point de vue pratique, absolument aucune valeur, et l'on peut bien ajouter qu'elles sont dangereuses. Elles sont faites après coup, c'est-à-dire après l'épreuve du traitement, lorsque le malade est mort ou guéri. Quel médecin, en face d'un empyème au début, se sentira assez bien en possession du pronostic de l'empyème pour dire : cette pleurésie purulente guérira par les ponctions répétées ? C'est cependant au début, dès les premiers jours, qu'il faudrait résoudre la question, c'est-à-dire en temps opportun. Or elle ne peut être ainsi résolue. Il faudra donc attendre les résultats que donneront tous ces procédés de traitement que nous avons appelés des procédés imparfaits et dangereux, les ponctions, les canules, les tubes, le siphon. Or attendre conduit à pratiquer la pleurotomie tardive.

Le seul avantage à différer la pleurotomie est de laisser au patient la chance bien minime d'échapper à une opération. Or cet avantage est très contestable. En premier lieu, la pleurotomie qu'on veut éviter deviendra très probablement nécessaire, car le nombre est prodigieusement restreint des empyèmes qui, du moins chez l'adulte, guérissent sans l'incision large de l'espace intercostal. En second lieu, avec les procédés d'anesthésie locale dont nous disposons aujourd'hui, la pleurotomie n'est pas beaucoup plus douloureuse que la ponction ou l'installation d'une canule. Nous avons vu qu'elle n'est pas plus dangereuse.

Si l'avantage de la temporisation est minime et vraiment négligeable, les inconvénients en sont réels et fort sérieux. — La suppuration n'est point d'emblée supprimée ; elle persiste, plus ou moins abondante, pendant des semaines, quelquefois pendant des mois. Le patient perd ses forces, maigrit, et se trouvera dans des conditions moins favorables à une prompte réparation, le jour où l'opération de l'empyème ne pourra pas être plus longtemps différée. Une suppuration prolongée expose d'ailleurs à la dégénérescence amyloïde des viscères, en particulier du foie et des reins. Une néphrite amyloïde diffuse et profonde ne s'améliore pas, même après la guérison de l'empyème ; elle subsiste à l'état de lésion désormais incurable. Elle expose à des accidents mortels. Nous avons cité plus haut deux exemples de malades qui, guéris de leur empyème, sont morts quelque temps après, emportés par des accès d'urémie éclamptique. — Un autre inconvénient, et non moins grave celui-là, de la temporisation, c'est la compression du poumon, ou du moins la libération très imparfaite du poumon comprimé. Le grand danger et la plus active des causes qui conduisent l'empyème de l'état aigu à l'état chronique, c'est l'épaississement de la plèvre viscérale. Avons-nous un moyen d'être renseigné sur l'état de cette portion de la plèvre? A quel signe certain peut-on reconnaître que bientôt l'expansion du poumon sera compromise et qu'il est temps d'en venir à un procédé de traitement plus efficace que la méthode des ponctions répétées? Nous ne savons qu'une chose, c'est que la transformation fibreuse de la plèvre viscérale est une conséquence inévitable d'une suppuration prolongée, sans qu'il soit possible d'établir sûrement, dans chaque cas particulier, à quel moment précis cette transformation fibreuse va constituer un obstacle insurmontable à l'expansion du poumon. L'incertitude de ce point du diagnostic n'est-elle pas la condamnation de la pleurotomie différée ou tardive? — Si l'empyème guérit, la pleurotomie étant pratiquée à une époque déjà éloignée du début, il est infiniment probable que l'expansion du poumon ne sera pas complète; et, en effet, la plupart des empyèmes tardivement opérés et cependant guéris, ne guérissent qu'au prix d'une déformation thoracique prononcée, d'une rétraction de la paroi costale accompagnée d'une incurvation scoliotique de la colonne vertébrale. Or nous l'avons vu, cette déformation diminue la capacité pulmonaire et elle n'est pas, pour l'avenir, sans de réels et graves inconvénients. — Mais il arrive trop souvent que l'expansion du poumon est définitivement compromise. Le travail de réparation s'arrête, une fistule thoracique permanente s'établit et conduit à une cavité suppurante sans aucune tendance à la cicatrisation. L'empyème est devenu chronique. Il n'a plus quelques chances de guérir qu'au prix d'une opération beaucoup plus sérieuse, la résection multiple des côtes, destinée à compenser, par une mobilisation beaucoup plus complète de la paroi thoracique, l'insuffisance de l'expansion du poumon. — Telles sont les conséquences possibles, et d'ailleurs fréquemment réalisées, de la pleurotomie tardive.

De quelque côté qu'on l'envisage, la pleurotomie précoce ne peut, au contraire, présenter que de réels avantages. Au triple point de vue du malade, de la plèvre et du poumon, il est de beaucoup préférable de pratiquer la pleurotomie dès que le diagnostic de l'empyème est établi. — Le malade n'est point encore débilité par l'abondance et la longue durée de la suppuration; aucune lésion viscérale profonde ne s'est encore développée, et, quelque graves que paraissent les symptômes généraux, ils dépendent exclusivement des phénomènes de résorption dans la cavité purulente, résorption qui prendra fin le jour où la pleurotomie antiseptique supprimera le caractère infectieux du foyer pleural. Ce n'est guère que dans les cas opérés de bonne heure qu'on peut observer ces améliorations rapides et qui ressemblent à de véritables résurrections. Les suites immédiates de l'opération sont beaucoup moins favorables et le résultat définitif est bien plus aléatoire, si l'empyème n'est ouvert qu'à une période éloignée du début, alors que le patient a perdu ses forces et que les dégénérescences graisseuse et amyloïde envahissent déjà les viscères abdominaux. — Si l'empyème est récent, la plèvre se trouve dans des conditions beaucoup plus favorables à une prompte cicatrisation. Les vaisseaux capillaires sont vivement congestionnés; les mailles du tissu conjonctif sont infiltrées de jeunes cellules et la surface est couverte çà et là d'un exsu dat purulent et séro-fibrineux. Après la pleurotomie, complétée, s'il y a lieu, par un lavage de la cavité purulente, la plèvre sera détergée; toutes les parties de l'exsudat seront bientôt éliminées, et, grâce à la méthode antiseptique rigoureusement appliquée, l'inflammation prendra facilement et de bonne heure, dans ces tissus jeunes et vivaces, le caractère d'une inflammation adhésive et de bonne nature. Comment espérer une pareille activité du travail de réparation, si la longue durée de l'empyème a permis le développement sur la plèvre de néomembranes denses, scléreuses et qui n'ont plus qu'une obscure vitalité? — La pleurotomie précoce est le seul moyen de sauvegarder à coup sûr la dilatation du poumon. Nous avons vu que les mouvements respiratoires ont une influence très active sur cette dilatation, lorsque la plèvre est largement ouverte. Il n'est pas douteux que ce procédé tout naturel soit de beaucoup préférable aux procédés artificiels, tels que le siphon ou la ponction aspiratrice, à l'aide desquels on se propose d'exercer une sorte de traction sur la face externe du poumon. Si l'empyème est ouvert de bonne heure, le poumon n'est pas emprisonné dans une néomembrane inextensible ; il obéira promptement à toutes les influences capables d'en provoquer la dilatation. Or, dans ces conditions favorables, l'expansion du tissu pulmonaire peut se compléter avec une extrême rapidité, témoins ces observations dans lesquelles nous avons vu vingt, quinze et même neuf jours suffire à l'oblitération totale de la cavité purulente. Pour obtenir une prompte guérison et surtout pour éviter la transformation de l'empyème aigu ou subaigu en un empyème chronique, il y a donc un intérêt majeur à faire cesser la compression du poumon le plus tôt possible, avant que l'épaississement de la plèvre viscérale n'en compromette l'expansion d'une façon définitive.

Du reste, toutes ces propositions trouvent une éclatante confirmation dans l'étude des observations cliniques. La guérison est d'autant plus rapidement obtenue, que plus courte est la période qui s'étend du début de l'empyème au moment de l'opération. Reprenons les observations que nous avons rapportées plus haut. Nous les divisons, au point de vue de la durée de cette période, en trois groupes. Dans le premier groupe, nous plaçons toutes les observations dans lesquelles la pleurotomie antiseptique a été pratiquée plus de deux mois après le début de la pleurésie purulente; dans le deuxième groupe, celles dans lesquelles l'empyème fut ouvert au cours du second mois; dans le troisième groupe, celles dans lesquelles l'opération eut lieu pendant le premier mois. Ces trois groupes sont représentés dans les trois tableaux suivants :

1ᵉʳ GROUPE. — ***Pleurotomie antiseptique pratiquée plus de deux mois après le début de l'empyème.***

NUMÉRO DE L'OBSERVATION	DU DÉBUT A L'OPERATION :	DE L'OPÉRATION A LA GUÉRISON
22	3 mois.	11 jours.
24	? (plus de 2 mois).	210 —
25	3 mois.	68 —
26	6 mois 1/2.	180 —
27	4 mois 1/2.	19 —
32	4 mois.	30 —
33	4 mois.	135 —
35	plusieurs mois.	35 —
36	9 mois.	38 —
38	9 mois.	42 —
41	plusieurs mois.	80 —
43	plus de 3 mois.	28 —
45	2 mois 1/2.	non guéri.
58	plusieurs mois.	60 jours.

Ce premier groupe renferme 14 observations. Nous éliminons l'observation **45**, car, dans un deuxième mémoire, M. Cabot (1) nous apprend que ce malade, d'abord amélioré, a fini par succomber. Il était tuberculeux. Il nous reste 13 observations. D'une façon générale, la durée de la période de réparation est d'autant plus longue que la pleurotomie est plus tardive. Cependant ce qui frappe le plus, c'est l'irrégularité que présente la durée de la cicatrisation. Ainsi, de deux empyèmes opérés au bout de 4 mois, l'un guérit en 30 jours et l'autre en 135 jours. Un autre, opéré 4 mois et demi après le début, guérit en 19 jours seulement, tandis que la période de réparation ne dure pas moins de 180 jours dans un cas opéré 6 mois et demi après le début. Assurément bien des causes peuvent contribuer à cette irrégularité des résultats. Il est bien permis de penser cependant que l'influence la plus décisive revient à l'état du poumon et de la plèvre. Au delà d'une certaine limite, la plèvre épaissie devient moins apte à la ciatrisation, le poumon trop longtemps comprimé ne peut plus

(1) Voyez page 254 la statistique de M. Cabot.

être que lentement et incomplètement dilaté, et ces deux conditions fâcheuses se produisent à des degrés très divers qu'il est impossible de déterminer dans chaque cas particulier. Quoi qu'il en soit, cette irrégularité des résultats témoigne bien que fort souvent la pleurotomie n'est pas intervenue au moment réellement opportun.

Pour l'ensemble des 13 observations de ce premier groupe, la durée moyenne de la période de réparation a été de 72 jours.

2e Groupe. — ***Pleurotomie antiseptique pratiquée dans le cours du deuxième mois.***

NUMÉRO DE L'OBSERVATION	DU DÉBUT A L'OPÉRATION :	DE L'OPÉRATION A LA GUÉRISON
23	1 à 2 mois.	72 jours.
28	7 semaines.	25 —
30	40 jours.	27 —
39	1 mois 1/2.	43 —
42	1 mois 10 jours.	17 —
44	1 mois 1/2.	60 —
46	7 semaines.	93 —
47	? (probablement dans le second mois.)	42 —
48 (bis).	1 mois 1/2.	47 —
56	1 mois 1/2.	17 mois (cas traumatique).
57	5 semaines.	120 jours.
60	2 mois.	120 —

Parmi les 12 observations de ce deuxième groupe, il faut éliminer l'observation **56**. La longue durée de la période de réparation est imputable à la nature toute particulière de l'empyème ; il s'agit d'un empyème traumatique avec pénétration d'une balle dans la poitrine. — La durée de la période de réparation oscille dans des limites encore fort étendues, d'un minimum de 17 jours à un maximum de 120 jours.

Pour l'ensemble des 11 observations du deuxième groupe, la durée moyenne de la période de réparation est de 54 jours.

3e Groupe. — ***Pleurotomie pratiquée dans le cours du premier mois.***

NUMÉRO DE L'OBSERVATION	DU DÉBUT A L'OPÉRATION	DE L'OPÉRATION A LA GUÉRISON
29	15 jours.	30 jours.
31	3 semaines.	28 —
34	3 semaines.	28 —
44	quelques semaines.	9 —
40	25 jours.	17 —
48	4 semaines.	27 —
49	1 mois.	30 —
50	moins d'un mois.	21 —
51	14 jours.	28 —
52	15 jours.	53 (accident retardant la cicatrisation).
53	20 jours.	40 jours.
54	13 jours.	30 —
55	1 mois.	30 —
59	25 jours.	21 —
61	20 jours.	53 —

Dans ce troisième groupe, les résultats sont plus uniformes; la durée de la période de réparation varie d'un minimum de 9 jours à un maximum de 53 jours. — Dans l'observation **52**, la durée relativement longue de la cicatrisation est due à un incident, d'ailleurs fort rare, du traitement consécutif; M. Wagner fut obligé de renoncer à drainer la plèvre, car chaque tentative pour placer un drain dans la plaie provoquait une menace de syncope. Il est évident que l'écoulement nécessairement imparfait des sécrétions pleurales a contribué à retarder la guérison.

Pour l'ensemble des observations du troisième groupe, la durée moyenne de la cicatrisation est de 29 jours.

La comparaison entre les trois groupes est fort instructive :

Durée de la cicatrisation pour le premier groupe..	72 jours
— — — — le deuxième — ..	54 —
— — — — le troisième — ..	29 —

Comme le raisonnement, l'analyse des faits démontre clairement que la guérison est d'autant plus promptement obtenue que la pleurotomie est pratiquée à une période plus voisine du début de la pleurésie purulente.

Il n'est pas moins évident que les chances de guérison augmentent avec la pleurotomie précoce et diminuent avec la pleurotomie tardive. Après les développements dans lesquels nous venons d'entrer, il est à peine besoin d'insister sur ce point. Il est évident que, si la cicatrisation est d'autant plus lente que l'opération est plus tardive, il y a une limite au delà de laquelle la cicatrisation elle-même n'est plus possible, limite assurément très variable suivant les cas et dont il est fort difficile de fournir une estimation même approximative pour chaque cas en particulier. La grande statistique de M. Homén, que nous avons précédemment citée, nous a montré que, pour les empyèmes traités par la pleurotomie incomplètement antiseptique, la guérison devient très problématique, si la suppuration dure encore lorsque quatre mois se sont écoulés depuis le jour de l'opération. Dans sa thèse inaugurale (1), M. Rôme a dressé deux statistiques d'empyèmes traités par la pleurotomie incomplètement antiseptique; l'une comprend 36 cas suivis de guérison et l'autre 13 cas terminés par la mort. Or la pleurotomie a été pour les cas heureux le plus souvent précoce, et pour les cas mortels le plus souvent tardive. — La statistique de M. Eddison précédemment citée, et qui a trait à des empyèmes traités par la pleurotomie antiseptique, contient 6 cas terminés par la mort. Dans 3 cas, l'empyème est tuberculeux et la tuberculose est évidemment la cause de la terminaison fatale. Dans un autre cas, la date du début de la maladie n'est pas indiquée. Pour les deux autres cas mortels, la pleurotomie est pratiquée dans l'un trois semaines, et dans l'autre six semaines après le début de l'empyème. Mais, chez ces deux malades, le plus ou moins de précocité de l'opération ne pouvait avoir aucune influence sur le résultat définitif : l'un était un homme alcoolique épuisé et dans un état extrêmement grave au moment de la pleurotomie, l'autre était un mineur atteint d'une pneumonie chronique anthracosique arrivée à la période d'ulcération. — Dans la statistique de M. Cabot qui ne comprend également que des empyèmes traités par la pleurotomie antiseptique, il y a 3 cas terminés par la mort, dont 2 sont des cas d'empyème tuberculeux. Le troisième cas, non tuberculeux, datait de quatre ans au moment de l'opération. Il s'agissait donc bien d'une pleurotomie tardive.

(1) Paris 1882.

Il est difficile assurément de tracer une limite précise entre la pleurotomie précoce et la pleurotomie tardive. Nous admettons volontiers que l'opération de l'empyème cesse de mériter la qualification de précoce, lorsque tendent à disparaître les conditions favorables au travail de réparation. Or ces conditions favorables sont, nous l'avons vu, la conservation relative des forces du patient, l'expansion facile du poumon et l'absence sur les feuillets de la plèvre de ces néomembranes épaisses et fibreuses qui sont un obstacle au processus de cicatrisation. Ces conditions peuvent persister plus ou moins longtemps; en général, elles tendent déjà à disparaître dans le cours du second mois. C'est au moins la conclusion qu'on peut tirer de l'étude comparative que nous avons faite précédemment sur la durée de la période de cicatrisation. Cette période est plus longue pour les empyèmes opérés dans le second mois que pour ceux qui l'ont été dans le premier. C'est pendant le premier mois seulement que se trouvent le plus sûrement réunies toutes ces conditions favorables à une guérison certaine et rapide. La pleurotomie précoce est donc celle qui est pratiquée dans le cours du premier mois. Au delà du second mois, l'opération est certainement tardive. Dans le cours même du second mois, il se peut bien que les conditions favorables dont nous parlions tout à l'heure ne fassent point encore défaut, cependant la pleurotomie pratiquée dans cette période donne déjà des résultats un peu moins favorables et par conséquent ne mérite pas la qualification de précoce, au même titre que la pleurotomie pratiquée pendant le premier mois.

Au surplus, la règle est d'opérer dès que le diagnostic de l'empyème est établi. Nous avons surabondamment démontré les inconvénients et les dangers de la temporisation. Encore faut-il que la nature purulente de l'épanchement soit reconnue de bonne heure, c'est-à-dire avant que soit écoulée cette période au-delà de laquelle la pleurotomie n'est plus une opération précoce. Dans tous les cas où il y a quelque raison de soupçonner que l'épanchement pleurétique est purulent, il est de règle de pratiquer tout de suite une ponction exploratrice. Que le liquide soit séreux ou purulent, cette ponction n'est jamais dangereuse, si elle est faite, comme toute opération, suivant les règles de la méthode antiseptique. Une seringue de Pravaz peut suffire pour ce genre d'exploration, à moins que le pus ne soit très épais ou ne contienne des grumeaux et des fausses-membranes. Nous avons ainsi, avec la seringue de Pravaz, pratiqué un très grand nombre de ponctions exploratrices dans la plèvre. L'opération n'est pas plus douloureuse qu'une injection sous-cutanée de morphine, et elle n'a jamais été suivie d'aucun accident. Retirer du pus de la poitrine à l'aide d'une ponction exploratrice, tel est le seul moyen d'établir avec certitude le diagnostic de l'empyème ; tous les autres signes ne sont que des signes de présomption. Dans un prochain chapitre, nous verrons quelles circonstances rendent probable la nature purulente de l'épanchement et par conséquent nécessitent cette ponction exploratrice.

Nous avons exposé toutes les méthodes proposées pour le traitement de l'empyème. Il n'est pas douteux que, de toutes les interventions, celle qui remplit le mieux les quatres indications fondamentales de ce traitement, c'est la pleurotomie précoce et antiseptique. Elle procure une évacuation complète et permanente de l'épanchement purulent. Elle fait cesser de bonne heure la compression du cœur et du poumon. Elle procure à bref délai l'antisepsie de la cavité suppurante et met un terme aux phénomènes de résorption dans cette cavité. Elle place le poumon dans des conditions très propres à en assurer l'expansion rapide et totale. Elle supprime, ou du moins diminue, les lavages de la plèvre ; elle assure par là le repos de l'abcès pleural et favorise à un haut degré le travail de réparation. Elle écarte encore, en supprimant ces lavages, la cause commune des plus redoutables complications du traitement consécutif, les attaques syncopales et éclamptiques. Elle permet souvent d'obtenir une guérison rapide, sans déformation thoracique et sans diminution notable de la capacité pulmonaire, résultat très désirable, car une restauration imparfaite du thorax peut, dans l'avenir, préparer un terrain favorable au développement de la tuberculose pulmonaire.

CHAPITRE IV

DES ACCIDENTS ET DES COMPLICATIONS QUI SURVIENNENT PENDANT LE TRAITEMENT CONSÉCUTIF.

Le travail de réparation qui débute après l'incision de l'empyème n'évolue pas toujours avec une parfaite régularité ; il peut être traversé par un certain nombre d'accidents ou de complications. De ces phénomènes fâcheux qui troublent et compromettent plus ou moins la guérison, les uns sont communs à toutes les plaies chirurgicales, les autres sont particuliers à l'empyème. Il est d'ailleurs digne de remarque que tous sont beaucoup moins fréquents après la pleurotomie antiseptique qu'après la pleurotomie incomplètement antiseptique ou l'opération de l'empyème pratiquée suivant le procédé hippocratique.

Parmi les complications de la première catégorie, nous rangeons l'érysipèle, l'infiltration purulente des lèvres de la plaie, la septicémie, l'abcès du cerveau, les hémorrhagies secondaires, la nécrose d'une ou deux côtes, la chute du drain dans la plèvre et les symptômes d'intoxication que peuvent provoquer les injections dans la plèvre. A la seconde catégorie appartiennent ces accidents nerveux qui parfois éclatent tout à coup pendant le traitement consécutif, les paralysies, les attaques syncopales et les attaques éclamptiques. Nous insisterons plus longuement sur ces accidents nerveux ; ils appartiennent en propre à l'histoire de l'empyème ; l'interprétation en est encore très contestée ; ils sont peut-être moins rares qu'on ne le croit généralement, et, si nous pouvons en éclairer la pathogénie, il sera plus facile d'en prévenir le développement.

§ I. — DES COMPLICATIONS CHIRURGICALES DE L'EMPYÈME OPÉRÉ.

Erysipèle. — Infiltration purulente. — La plaie opératoire peut être exposée à la plupart des complications des plaies, parmi lesquelles les plus communes sont l'érysipèle et l'infiltration purulente.

L'érysipèle n'offre rien de particulier à noter ; il a toute la gravité de l'érysipèle chirurgical. Cependant il n'entraîne pas toujours la mort. Il peut durer longtemps et se terminer par la guérison (obs. **184**). Le travail de réparation est suspendu pendant toute la durée des fluxions érysipélateuses, condition très fâcheuse, puisque la complication peut persister longtemps.

L'infiltration purulente s'étend plus ou moins dans la paroi thoracique, le plus souvent au-dessous de la plaie opératoire. Elle est quelquefois précédée ou accompagnée d'emphysème sous-cutané. Elle est due à l'inoculation des lèvres de la plaie, surtout de la lèvre inférieure, par les sécrétions purulentes qui s'écoulent de la plèvre. Aussi la complication a-t-elle plus de chances de se produire si l'ouverture de l'empyème est petite, étroite, insuffisante, ou bien encore si l'incision de la peau se trouve placée au-dessus de l'incision de la plèvre. Le pus s'insinue dans ce tissu cellulaire sous-cutané et décolle la peau ; ainsi se forment des abcès qui peuvent s'étendre jusqu'à la région lombaire. — Nous avons observé un abcès de ce genre chez un de nos opérés. Il s'agissait d'un empyème partiel, postéro-inférieur, dû à une gangrène superficielle du poumon ; les sécrétions de la plèvre étaient très fétides et l'abcès sous-cutané se développa avec une extrême rapidité. L'abcès fut largement incisé, soigneusement désinfecté, et cette intervention réussit à arrêter la marche envahissante de la suppuration (obs. **111**).

Nous n'avons trouvé aucune observation d'empyème traité par la pleurotomie antiseptique et compliqué de cette suppuration consécutive de la paroi thoracique ; c'est dire que le meilleur moyen d'éviter cette complication est encore de préférer la pleurotomie antiseptique à la pleurotomie incomplètement antiseptique. Non seulement la méthode de Lister prévient la pénétration des germes infectieux dans l'abcès pleural, mais elle assure également l'antisepsie de la plaie faite à la paroi thoracique. Pour prévenir plus sûrement encore l'inoculation purulente des lèvres de la plaie, nous avons l'habitude d'y répandre de la poudre d'iodoforme et d'appliquer une couche de lint boraté au-dessus et au-dessous du tube à drainage. Si l'abcès se développe néanmoins, le traitement consiste à l'ouvrir largement et à faire des lavages complets avec diverses solutions antiseptiques, telles que la solution de sublimé au millième, celle d'acide borique à 5 ou 10 p. 100, ou celle de chlorure de zinc à 5 p. 100. Dans un cas d'abcès migrateur de la fesse d'origine pleurétique, M. Wagner employa avec succès la solution de chlorure de zinc à 8 p. 100 (obs. **39**).

Septicémie pleurale. — La septicémie pleurale est une des complications les plus communes du traitement consécutif de l'empyème. Nous en avons déjà parlé en exposant les suites immédiates de la pleurotomie incomplètement antiseptique. Sans doute, cette complication est bien plus habituelle chez les malades traités par cette pleurotomie incomplètement antiseptique, et l'application rigoureuse de la méthode de Lister est le meilleur moyen d'en prévenir le développement.

Les sécrétions pleurales se modifient d'une façon fâcheuse ; le pus est plus fluide, séreux, grisâtre, quelquefois sanguinolent et prend une odeur fétide plus ou moins marquée. On voit reparaître les phénomènes de résorption constatés avant l'opération de l'empyème : la fièvre, l'abattement, la pâleur de la face, la perte des forces, l'anorexie, la diarrhée abondante et souvent fétide. La plaie extérieure prend mauvais aspect ; elle est terne, grisâtre, et cesse de bourgeonner. L'incision de la plèvre, loin de se rétrécir, semble s'agrandir de jour en jour et laisse voir la face interne de la poche purulente. Cette extension de la plaie pleurale nous a toujours paru d'un facheux augure. Nous l'avons observée dans la plupart des cas mortels, soit lorsque le patient succombe à la septicémie, soit surtout lorsque, les forces étant épuisées par la longue durée de la suppuration, le travail de réparation s'arrête de bonne heure ou même fait entièrement défaut.

Ces complications septicémiques sont regrettables assurément, et il faut s'appliquer à en prévenir le développement en veillant soigneusement à ce que, du début à la fin du traitement consécutif, le pansement ne cesse jamais d'être rigoureusement antiseptique. Mais aujourd'hui la septicémie pleurale est loin d'être une complication irrémédiable ; le plus souvent, elle n'a d'autres inconvénients que de suspendre le travail de réparation et de retarder le moment de la guérison. C'est que nous avons en mains un traitement d'une réelle efficacité. La réapparition des accidents septicémiques est, nous l'avons vu déjà, une indication formelle des lavages de la plèvre. Ces lavages sont pratiqués jusqu'à ce que les symptômes septicémiques aient disparu. Quelques jours suffisent le plus souvent pour rétablir l'antisepsie de la cavité suppurante. A ce moment, les lavages sont cessés et les pansements antiseptiques seuls assurent le résultat obtenu. Nous avons indiqué précédemment les précautions requises pour pratiquer ces lavages consécutifs et le choix qu'il convient de faire parmi les nombreuses solutions antiseptiques.

Abcès du cerveau. — Il y a déjà dans la littérature de l'empyème plusieurs exemples d'abcès du cerveau développés dans le cours du traitement consécutif. Nous avons réuni quelques observations de ce genre. Elles ont été publiées par MM. Haviland (1), S. West (2), Finlay (3), et Bettelheim (4). Les cas deviennent assez nombreux pour qu'il soit permis de penser qu'il n'y a pas seulement une simple coïncidence, mais bien une relation de cause à effet, entre l'empyème et la suppuration du cerveau. Cependant une de ces observations, celle de M. Haviland, peut prêter à la discussion. Il y eut pendant la vie un écoulement purulent abondant par la narine gauche, et, sur le cadavre, on n'a point examiné les os de la base du crâne. Peut-être l'abcès cérébral était-il consécutif à quelque lésion du nez ou de l'oreille.

Dans toutes ces observations, le développement de l'encéphalite fut annoncé par une élévation très marquée de la température fébrile et par des symptômes cérébraux tels que la céphalée, des paralysies, le délire, les convulsions, la somnolence. Les malades sont morts dans le coma. Il n'y a guère qu'une chance de salut, c'est la trépanation ; encore faut-il établir avec assez de probabilités le diagnostic du siège de l'abcès cérébral.

La pyohémie est une complication extrêmement rare, on pourrait dire inconnue, de la pleurésie purulente, nous voulons dire la pyohémie commune avec grands frissons et formation de nombreux abcès métastatique. A l'époque où la mort était la règle après l'opération de l'empyème, les opérés succombaient à la septicémie, non à l'infection purulente. Cependant, si la suppuration du cerveau reconnaît pour cause la

(1) *The Lancet*, 1884, t. I, p. 206.
(2) *The Lancet*, septembre 1885, p. 571.
(3) *The British medical journal*, février 1886, p. 300.
(4) *Archiv. fur Klinische médecin*. 1884, t. XXXV, p. 607.

suppuration de la plèvre, l'abcès cérébral ne peut être qu'un abcès pyohémique, métastatique. Il est probable que les microphytes pathogènes de la suppuration, partis de la plèvre, pénètrent dans la circulation et, à la manière d'une véritable embolie, viennent s'arrêter dans les capillaires du cerveau. Ils y provoquent le développement d'un foyer d'encéphalite suppurée. Cette métastase cérébrale d'origine pleurétique serait comparable à la métastase méningitique d'origine pneumonique. On sait que la pneumonie lobaire se complique parfois de méningite suppurée. Or, dans le pus de cette méningite, on a retrouvé le même microphyte que dans l'exsudat alvéolaire de la pneumonie. Quoiqu'il en soit, l'abcès cérébral est une complication extrêmement rare pendant le traitement consécutif, et il n'y a pas lieu d'en tenir grand compte dans le pronostic de l'empyème.

Hémorrhagie secondaire. — L'hémorrhagie par les parois de l'abcès pleural est un accident fort rare du traitement consécutif. Nous avons cité un exemple de l'hémorrhagie survenant au moment même de l'opération, ou plutôt à la fin du lavage qui suit immédiatement l'ouverture de l'empyème. La perte de sang ne fut pas abondante ; elle s'arrêta spontanément ou sous l'influence de l'injection d'un liquide froid dans la cavité suppurante.

Nous n'avons trouvé que trois observations d'hémorrhagie survenue réellement pendant le travail de réparation (obs. **190, 69, 143**). Encore faut-il remarquer que chez ces trois malades, l'empyème était devenu chronique. — Dans le cas de M. Weiss (obs. **190**), l'hémorrhagie parut un certain temps après l'opération de l'empyème ; elle se répéta plusieurs fois ; elle était due sans doute à la rupture des vaisseaux capillaires des néomembranes ; elle fut facilement arrêtée par quelques injections sous-cutanées d'ergotine et quelques injections de liquide froid dans la plèvre. — Dans le cas de M. Laveran (obs. **69**), l'hémorrhagie se produisit pendant le sommeil ; elle fut tellement abondante qu'on peut bien se demander si elle n'était pas due à l'érosion d'une artère et peut-être même de l'artère intercostale. Cependant elle s'arrêta spontanément et ne se reproduisit plus pendant le traitement consécutif. Mais, en même temps qu'il perdait du sang par sa fistule thoracique, le patient fut pris d'une hémiplégie d'origine embolique. — Dans le cas de Létiévant (obs. **143**) l'hémorrhagie paraît plusieurs mois après l'installation d'un tube à demeure ; elle se répète à plusieurs reprises, résiste à tous les moyens employés et finit par compromettre sérieusement la vie du malade. C'est alors que Létiévant se décide à une intervention hardie et d'ailleurs bien justifiée par le résultat obtenu. Il résèque deux côtes, ouvre ainsi une large « fenêtre » à la paroi thoracique et, ne pouvant découvrir le vaisseau qui donne du sang, il pratique, avec plus de quatre-vingts bourdonnets de charpie, le tamponnement de la cavité suppurante. L'hémorrhagie fut arrêtée, et la résection costale, en facilitant la rétraction de la paroi thoracique, parut exercer l'influence la plus heureuse sur la cicatrisation de l'abcès pleural. Nous reviendrons d'ailleurs sur cette remarquable observation dans le chapitre consacré au traitement de l'empyème chronique par l'opération de la résection multiple des côtes.

Il est difficile de préciser exactement le point de départ de ces hémorrhagies consécutives. Quand elles sont modérées, on peut bien penser qu'elles proviennent de la rupture des vaisseaux fragiles des néomembranes qui tapissent la plèvre. Mais, si la perte de sang est d'emblée très abondante, il est probable qu'elle est due à l'ulcération d'une branche et peut-être du tronc de l'artère intercostale elle-même.

De ces hémorrhagies on peut rapprocher celles qui se produisent par un trajet fistuleux persistant après la cicatrisation de la cavité suppurante. Un de nos opérés a présenté des hémorrhagies de ce genre. Trois ans après la pleurotomie, il porte encore un trajet très oblique dans l'espace intercostal, profond de 8 à 10 centimètres, mais qui suppure à peine et qui n'aboutit point à une cavité suppurante. C'est un trajet fistuleux simple. Le malade, qui a repris toutes ses occupations, n'y fait aucun lavage et n'y maintient à demeure ni mèche de charpie ni tube à drainage. A plusieurs reprises, et sans aucune cause appréciable, ce trajet fistuleux a donné un demi-verre à un verre de sang pur. L'hémorrhagie s'est toujours arrêtée spontanément. S'agit-il de l'érosion de quelques rameaux de l'artère intercostale? Il est plus probable que ces hémorrhagies proviennent de quelques bourgeons charnus, fongueux et très vasculaires, qui tapissent les parois et le fond du trajet fistuleux.

Les observations que nous venons de rappeler donnent l'indication des moyens qu'il convient d'employer pour combattre ces hémorrhagies. On peut, en effet, faire quelques injections sous-cutanées d'ergotine, ou pratiquer quelques injections d'une solution antiseptique froide dans la cavité suppurante. Cependant il sera sans doute prudent de ne pas trop répéter ces injections dans la plèvre, et même de suspendre complètement les lavages pour les remplacer par de simples pansements antiseptiques, car l'injection répétée expose à la rupture des néomembranes vasculaires et par conséquent peut, loin de l'arrêter, entretenir l'hémorrhagie. Si la perte de sang persiste malgré ces moyens très simples, menace la vie du patient, et si la cavité n'est pas trop vaste, il n'y a vraiment plus autre chose à faire qu'à imiter la conduite de Létiévant : ouvrir un accès large et facile dans la plèvre par la résection d'une ou plusieurs côtes et pratiquer le tamponnement de la cavité avec un nombre suffisant de bourdonnets de gaze antiseptique. On ne peut guère espérer de découvrir le vaisseau qui donne du sang. Le tamponnement est d'autant plus indiqué et praticable que, à l'époque reculée où se produit l'hémorrhagie, la cavité est déjà notablement réduite. D'ailleurs le tamponnement de l'empyème n'est plus aujourd'hui une opération très insolite ; quelques chirurgiens l'ont associé à l'opération de la résection costale, dans les cas où la plèvre, très épaisse et fongueuse, présente peu de vitalité et peu de tendance à la rétraction.

Nécrose de la côte. — La présence d'un gros drain dans l'espace intercostal finit assez souvent par entraîner la dénudation de l'une des deux côtes, surtout de la côte inférieure, quelquefois même des deux côtes. Le stylet métallique arrive directement au contact du tissu osseux. Si le point dénudé est très limité, il ne faut point conclure tout de suite qu'il est fatalement frappé de nécrose. Nous avons vu deux fois le point dénudé se couvrir de bourgeons charnus et la fistule se fermer définitivement sans aucune élimination de substance osseuse.

Une dénudation plus étendue conduit à la nécrose, et la parcelle osseuse dénudée doit être éliminée. Il en résulte une suppuration prolongée et une occlusion tardive du trajet fistuleux. Pour hâter la guérison, il peut donc être indiqué d'enlever la partie de la côte nécrosée. Le simple grattage du point osseux malade avec la curette tranchante a quelquefois suffi pour hâter la cicatrisation. Si ce procédé ne réussit pas, il reste encore la ressource de la résection costale. On enlève sur la côte un petit fragment de 2 à 3 centimètres et comprenant le point osseux nécrosé. L'opération est facile, puisque la plèvre est très épaissie, nullement dangereuse, puisque les deux feuillets de la plèvre sont le plus souvent déjà soudés par des adhérences, et au bout de quelques semaines le périoste a reproduit le fragment osseux reséqué.

Cette complication est plus communément observée chez les malades traités par la pleurotomie incomplètement antiseptique, car le traitement consécutif est plus long et les drains restent en place beaucoup plus longtemps que chez les malades traités par la pleurotomie antiseptique. C'est une raison nouvelle pour préférer cette dernière opération. Les canules métalliques dénudent la côte beaucoup plus vite que les tubes de caoutchouc. Les gros tubes ne sont indispensables que pendant les premiers jours. Bientôt les sécrétions pleurales ne renferment plus de parties solides et sont exclusivement composées de liquides purulents ou séro-purulents. A ce moment, il convient de diminuer le calibre du tube, d'autant plus que déjà la rétraction thoracique tend à rapprocher les deux côtes. Un tube plus petit suffira pour assurer l'écoulement des liquides et exposera moins à la dénudation du tissu osseux.

Chute du drain dans la plèvre. — La chute d'un ou de plusieurs drains dans la plèvre n'est pas un accident très rare du traitement consécutif de l'empyème. Nous en avons réuni une dizaine d'observations, dont une nous est personnelle. Dans la plupart des cas, le tube a pénétré dans la plèvre au moment du pansement. Le lien qui fixait le tube autour du thorax est détaché, l'attention du médecin est attirée d'un autre côté, le patient fait quelques mouvements intempestifs, et, au moment ou l'on veut commencer le lavage, le tube a disparu ; on le cherche vainement dans le pansement, dans le lit du patient, un peu partout, on ne le trouve pas ; il est tombé dans la plèvre. Quelquefois cependant l'accident a lieu dans l'intervalle de deux pansements, et, en pareil cas, il doit être attribué à un procédé de fixation défectueux. Si l'extrémité libre du tube n'est pas solidement maintenue à l'extérieur, on conçoit fort bien que les mouvements du malade, de fortes inspirations et la pression même des pièces du pansement puissent pousser le tube dans la cavité purulente. Un fil fixé d'une part au tube et collé d'autre part sur la peau ne met pas à l'abri de l'accident. On peut en dire autant de l'épingle qui traverse l'extrémité libre du tube. Ce procédé, dans une observation de M. Cabot (obs. **42**) n'a pas empêché la chute d'un drain dans la plèvre.

Il est naturel de penser que le drain tombé dans la plèvre est entraîné vers la région la plus déclive de la cavité suppurante, le plus souvent vers le cul-de-sac postérieur et inférieur de la plèvre. Cependant il n'en est pas toujours ainsi. Dans l'observation qui nous est personnelle, toutes les tentatives d'extraction restèrent sans résultat. Le malade, qui était tuberculeux, mourut quelques mois après l'accident. Le poumon s'était dilaté et n'était pas très éloigné de la paroi thoracique, mais il était doublé d'une couche épaisse de néomembranes très denses, et il est probable que l'expansion ne pouvait être poussée plus loin. Or le tube, du volume du petit doigt et long de 18 centimètres, fut trouvé couché le long de la colonne vertébrale, comprimé entre le bord postérieur du poumon et la paroi thoracique. Il n'était d'ailleurs fixé par aucune néomembrane. Après un séjour de plusieurs mois dans la plèvre, il ne présentait aucune altération ; il était encore souple et parfaitement élastique.

Un corps étranger de cette nature est un obstacle au travail de réparation. Nous ne connaissons aucune observation de tube définitivement enkysté dans les néomembranes de la plèvre après oblitération complète de la poche purulente. La plèvre sécrète du pus, aussi longtemps qu'elle n'est pas débarrassée de ce corps étranger. L'accident est donc grave et peut avoir, si l'extraction n'est pas opérée, cette très fâcheuse conséquence de faire passer l'empyème de l'état aigu ou subaigu à l'état chronique. Du reste, ce qui démontre bien que le tube ne s'enkyste pas à la manière d'un corps étranger désormais inoffensif, c'est que, dans quelques observations, on a pu faire l'extraction de tubes qui avaient séjourné plusieurs mois dans la plèvre. Ainsi M. Little a retiré deux tubes qui depuis dix-huit mois étaient tombés dans la cavité suppurante.

Il est bien rare que le tube sorte spontanément, entraîné par les sécrétions pleurales, ou bien encore, comme dans un cas de M. Couette (1), en s'invaginant dans un tube plus volumineux introduit entre les lèvres de l'incision pleurale. Il faut donc le plus tôt possible en pratiquer l'extraction.

Le procédé le plus simple consiste à introduire par la plèvre une longue pince courbe dont on dirige les mors vers la région déclive de la plèvre. En ouvrant et fermant alternativement les branches de la pince, on peut arriver à saisir le corps étranger. Ces tentatives doivent être conduites avec une extrême prudence, car il faut éviter de blesser le poumon ou le diaphragme. Si l'orifice fistuleux est étroit, il est nécessaire de l'agrandir, en incisant en avant et en arrière les parties superficielles et la plèvre. Le procédé est loin de réussir à coup sûr ; il a échoué constamment chez notre malade ; il est vrai que l'étrange position du tube ne permettait guère de l'atteindre.

Il est bien préférable d'associer à l'introduction de la pince l'injection d'un liquide dans la plèvre. Ce procédé a réussi entre les mains de M. Périer (obs. **179**). On commence par remplir la cavité de liquide. Puis l'orifice est oblitéré par un tampon et le patient est retourné sur le côté malade, de façon à ce que la fistule se trouve au point le plus déclive de la cavité. A ce moment, le tampon obturateur est enlevé et une pince de Lister est introduite dans la plaie, mais à une faible profondeur. Il ne

(1) *Lyon Médical* 1882, t. XL p. 53.

s'agit pas d'aller à la recherche du tube, c'est le tube qui va venir à la rencontre de la pince. Il suffit d'ouvrir et de fermer alternativement les branches de l'instrument. Le liquide, en s'écoulant tumultueusement par l'orifice, déplace le tube et l'entraîne vers la région déclive. Il peut arriver qu'il tombe entre les mors de la pince ; à ce moment, l'opérateur sent très bien qu'un corps étranger vient d'être saisi, et il retire tout à la fois la pince et le tube. — Nous avons vu que, pour rendre plus facile encore la mobilisation du tube tombé dans la plèvre, on a proposé de faire l'injection avec un liquide très dense, tel qu'une solution saturée de sel marin ou de sel marin et d'acide borique. Le tube de caoutchouc, plus léger, doit être nécessairement déplacé et ramené des parties profondes de la plèvre vers le voisinage de l'orifice d'écoulement, à travers lequel il peut être saisi à l'aide d'une pince. On évite ainsi de donner au patient une attitude pénible et que parfois il ne peut pas garder assez longtemps.

Le procédé de M. Duboué (1) a l'avantage de ne pas irriter la plèvre. Il peut être utilisé dans les cas où l'introduction d'une pince est douloureuse ou même matériellement impossible. Chez le malade de M. Duboué, l'extrême rétrécissement des espaces intercostaux eut difficilement permis la manœuvre de la pince. M. Duboué se servit d'un cordonnet de caoutchouc, revêtu de soie, long de 50 centimètres et du volume de la sonde n° 5 de la filière de Charrière. Ce cordonnet est replié en anse, et cette anse est poussée dans la cavité de l'empyème. On la fait pénétrer à diverses profondeurs et dans diverses directions. Ces tentatives sont renouvelées plusieurs fois à chaque pansement. Si le hasard amène le drain dans l'anse de caoutchouc, il peut être attiré et engagé jusque dans l'orifice fistuleux, au moment où l'opérateur retire le cordonnet. Mais il faut, en effet, beaucoup compter sur le hasard. C'est à la trentième tentative que M. Duboué réussit par ce procédé à retirer de la plèvre de son malade un tube long de 8 centimètres et gros comme la sonde n° 10 de la filière de Charrière.

Le procédé mis en usage par M. Périer nous paraît préférable à tous les autres. Il a plus de chances de réussir promptement que le procédé du cordonnet. Le tube est déplacé par le liquide injecté, et la pince ne va point s'égarer dans les régions profondes de la plèvre où elle peut blesser le diaphragme et le poumon.

Quoiqu'il en soit, il vaut encore mieux prendre toutes les précautions convenables pour éviter la chute des drains dans la plèvre. Nous avons

(1) *Bulletin de la Société de chirurgie* 1882, p. 579.

indiqué déjà le procédé de fixation qui nous paraît être le plus sûr. Il consiste à traverser l'extrémité libre du tube avec un fil très fort qui fait le tour de la poitrine. On peut encore munir le tube d'un second fil très long et qui constitue une sorte de fil de sûreté. Si le premier fil vient à se rompre et si le tube pénètre dans la cavité de l'empyème, le deuxième fil ne peut s'engager de toute sa longueur dans la plaie ; il pend à l'extérieur et il suffit de tirer sur ce fil pour ramener le tube au niveau de l'orifice profond du trajet fistuleux, où il peut être facilement saisi à l'aide d'une pince à pansement.

Intoxications par la plèvre. — La plupart des substances antiseptiques sont en même temps des substances toxiques. Les solutions antiseptiques employées pour le lavage des plaies peuvent donc, si elles sont absorbées, produire des symptômes d'empoisonnement. L'absorption a lieu à la surface des plaies, par le derme dénudé, dans les cavités purulentes et surtout par les parois des cavités séreuses. De toutes les substances antiseptiques, la plus dangereuse paraît être l'acide phénique. C'est du moins l'acide phénique qui produit le plus souvent des phénomènes d'intoxication. Nous n'avons pas à traiter cette question des empoisonnements chirurgicaux, mais seulement à étudier les accidents dus à l'absorption des liquides qui servent communément aux lavages de l'empyème.

Toutes les membranes séreuses sont disposées pour l'absorption. La plèvre à l'état normal possède cette propriété à un très haut degré. D'après les expériences de Magendie (1), elle absorberait plus rapidement encore que le péritoine. Magendie expérimentait avec la noix vomique, dont il injectait des solutions, chez des lapins, tantôt dans la plèvre, tantôt dans le péritoine. Il a vu les phénomènes toxiques apparaître beaucoup plus tôt lorsque l'injection était pratiquée dans la plèvre. A l'état pathologique, la plèvre n'a point complètement perdu cette propriété d'absorption, témoin la résorption rapide et complète de certains pneumothorax et du plus grand nombre des épanchements séro-fibrineux de la pleurésie aiguë.

Que devient cette propriété dans les cas où la pleurésie est une pleurésie purulente ? Il est probable que, même à ce point de vue, tous les empyèmes ne sont pas comparables. — C'est par les vaisseaux lymphatiques que se produit l'absorption à la surface des séreuses. Lorsque l'in-

(1) Leçons sur les phénomènes physiques de la vie, t. I, p. 29.

flammation suppurative de la plèvre est à l'état aigu ou subaigu, les vaisseaux lymphatiques peuvent être encore plus ou moins oblitérés par des coagulations fibrineuses et des amas de globules blancs. Cependant les altérations de la membrane séreuse ne sont pas assez profondes pour en supprimer la propriété d'absorption. D'ailleurs la plupart des symptômes de cette période, la fièvre, la prostration, l'albuminurie, la diarrhée ne sont pas autre chose que des phénomènes de résorption. Dans les cas de septicémie pleurale suraiguë, l'extrême rapidité avec laquelle se développent les symptômes les plus alarmants prouve, à n'en pas douter, que la plèvre, même atteinte d'inflammation suppurative, absorbe avec une fâcheuse activité les produits septiques retenus dans l'abcès pleural. Si la plèvre peut ainsi résorber les liquides qu'elle sécrète, il est bien probable qu'elle est également capable d'absorber les liquides injectés dans la cavité de l'empyème. — Lorsque l'inflammation suppurative a duré longtemps et que l'empyème tend à devenir ou est déjà devenu chronique, la plèvre est épaissie, couverte de néomembranes et l'inflammation scléreuse a même envahi le tissu conjonctif sous-pleural. Les voies lymphatiques sont plus ou moins oblitérées, et c'est là une condition peu favorable à l'absorption. Aussi la septicémie de l'empyème chronique est-elle une septicémie lente. Enfin dans certains empyèmes, décrits sous le nom assez impropre d'empyème bénin, il semble que la membrane dense, épaisse et scléreuse qui enkyste la collection purulente ait réellement perdu toute propreté d'absorption, car les symptômes septicémiques peuvent, pendant un temps plus ou moins long, faire absolument défaut.

Ces distinctions étaient nécessaires. Elles éclairent l'histoire des intoxications par la plèvre. Chez certains malades, les phénomènes toxiques apparaissent rapidement, même après un seul lavage de la plèvre, tandis que chez d'autres opérés on peut impunément faire circuler dans la cavité suppurante de grandes quantités de solutions antiseptiques. Telle était une malade de M. Dujardin-Beaumetz (1) dans la plèvre de laquelle on injecta par erreur 130 grammes de laudanum, sans que cette injection fut suivie d'aucun symptôme de narcotisme. En général, les phénomènes toxiques à la suite des injections et des lavages de la cavité suppurante sont plus communément observés pendant les premiers jours après l'opération de l'empyème.

Parmi toutes les solutions antiseptiques employées dans le traitement de l'empyème, ce sont les solutions phéniquées qui ont le plus souvent produit des

(1) *Bulletin de la Société médicale des Hôpitaux de Paris*, 1872, p. 205.

phénomènes d'intoxication. Le premier signe de l'intoxication est, comme dans beaucoup d'autres cas d'empoisonnement chirurgical par l'acide phénique, un aspect particulier de l'urine qui prend une teinte verdâtre et même noire. Ce signe a été constaté chez bon nombre de malades dont nous avons donné les observations. Il disparaît au bout de deux ou trois jours, du moins si l'on cesse l'emploi de l'acide phénique. A un degré de plus, surviennent des symptômes de collapsus ; le pouls est faible, la face cyanosée, les extrémités sont froides, la température s'abaisse au-dessous de la normale et il survient quelquefois des vomissements. Le plus souvent ces symptômes disparaissent en quelques heures. Deux malades traités par la pleurotomie antiseptique ont été pris d'un accès de collapsus dû à l'acide phénique (obs. **46** et **52**). Dans les deux cas, les accidents se sont manifestés pendant la nuit qui suivit l'opération. Nous n'avons trouvé aucune observation d'empyème dans laquelle l'intoxication phéniquée soit allée jusqu'à déterminer la mort. Le collapsus est combattu par les frictions énergiques des membres, l'alcool, les stimulants diffusibles, les injections sous-cutanées d'éther. Tous ces moyens ont pour but de relever l'énergie défaillante de la contraction cardiaque. M. Wagner eut recours avec succès aux injections sous-cutanées d'éther camphré. M. Sonnenburg (1) a conseillé l'emploi des sulfates solubles à doses non purgatives, particulièrement du sulfate de magnésie. Les sulfates solubles forment avec l'acide phénique un acide phénol-sulfurique, lequel serait inoffensif. — On a remarqué que les solutions fortes d'acide phénique, à 4 ou 5 p. 100, paraissent moins dangereuses que les solutions faibles à 1 ou 2 p. 100 (Kuester). Les premieres ont une action caustique qui peut, en effet, diminuer la propriété d'absorption de la plèvre. Cependant, chez celui des deux malades de M. Wagner qui présenta un accès de collapsus assez inquiétant, la cavité purulente avait été lavée avec une solution à 3 p. 100. Le lavage de la plèvre est la cause la plus commune des accidents toxiques. Pourtant quelques opérés ont eu des urines noires chez lesquels on n'avait point fait de lavages avec une solution d'acide phénique. L'intoxication, d'ailleurs légère, ne pouvait être attribuée qu'à l'absorption par la plaie, la plèvre ou les voies respiratoires des vapeurs phéniquées que, pendant la pleurotomie et le pansement, le pulvérisateur projetait sur la paroi thoracique, ou bien encore de l'acide phénique dont sont imprégnées les pièces du pansement. — L'intoxication par l'acide phénique est plus dangereuse chez les enfants, chez les gens âgés et aussi chez tous les malades

(1) *Revue des Sciences médicales*, t. XIII, p. 128.

épuisés par la longue durée de la suppuration. Aussi est-il préférable, dans toutes ces conditions, de renoncer à l'emploi de cet agent de la méthode antiseptique. Il est également prudent d'y renoncer si l'empyème est compliqué d'albuminurie. Bon nombre de chirurgiens ont même proscrit l'acide phénique du traitement de l'empyème et en général du traitement des suppurations de toutes les cavités closes. Ils proposent d'employer exclusivement les solutions d'acide salicylique, d'acide borique ou de chlorure de zinc. Cependant, lorsque les sécrétions pleurales sont fétides et les symptômes septicémiques très prononcés, l'acide phénique réussit le plus souvent, mieux que la plupart des autres substances antiseptiques, à combattre et à faire disparaître cette fâcheuse complication. Il y a d'ailleurs un moyen très simple de diminuer les chances d'absorption. Après le lavage, nous faisons circuler dans la plèvre une certaine quantité d'eau bouillie ou d'eau alcoolisée. De cette façon la solution phéniquée ne séjourne pas dans la cavité suppurante, et il est peu probable que, pendant la durée relativement courte du lavage, elle puisse être absorbée en quantité suffisante pour produire des symptômes d'intoxication.

Les solutions d'iode sont facilement absorbées par la plèvre, et les accidents d'iodisme n'étaient point rares à l'époque où la pleurésie purulente était couramment traitée par la ponction suivie d'une injection iodée laissée à demeure dans la cavité suppurante. Nous avons cité quelques observations de ce genre (1). Deux ou trois heures après l'opération, les malades ont éprouvé des maux de tête, de la sécheresse à la gorge, du larmoiement; par les narines s'écoulaient une grande quantité de mucosités fluides, et, dans quelques cas, des quintes de toux violentes provoquaient l'expectoration de crachats muqueux et même sanguinolents. Cette crise s'accompagnait quelquefois d'accélération du pouls et d'une sorte de réaction fébrile. Les accidents ne duraient guère que deux ou trois jours. Ils ont toujours été plus effrayants que réellement graves; nous ne connaissons aucune observation d'empyème traité par les injections iodées et dans lesquelles l'iodisme ait entraîné la mort. Du reste, l'iode n'est plus employé aujourd'hui dans le traitement de l'empyème.

Le chlorure de zinc a paru dans une de nos observations (Obs. 209) produire une néphrite aiguë. L'urine est devenue sanglante et albumineuse pendant que l'empyème était lavé avec une solution de chlorure de zinc. Cette solution fut remplacée par l'eau alcoolisée, mais l'hématurie a néanmoins persisté. De plus, l'usage prolongé des solutions fortes de

(1) V. chapitre II, p. 70.

chlorure de zinc a l'inconvénient de produire la cautérisation de la face interne de la poche purulente, et par conséquent de nuire au travail de réparation. Les solutions fortes de chlorure de zinc conviennent dans les cas d'empyème putride ou gangréneux, mais il faut en cesser l'emploi dès qu'elles ont produit la désinfection des sécrétions pleurales.

Il y a quelques exemples de chloralisme dû à l'absorption par la plèvre d'une solution de chloral. Dans un cas de M. Monier (1), le lavage de la cavité suppurante avec une solution de chloral à 5 p. 100 produisit un état de somnolence profonde et qui dura toute une journée, malgré de nombreuses aspersions d'eau froide. Une partie du liquide était restée dans la cavité. Dix-huit mois après l'opération, la plèvre absorbait encore les solutions de chloral, et le patient utilisait cette voie d'absorption pour combattre son insomnie. Dans un autre cas de M. Lalesque (2) l'absorption d'une solution de chloral fut suivie d'une éruption chloralique à la peau.

Il est bien possible que d'autres substances antiseptiques injectées dans la plèvre puissent y être absorbées et qu'elles provoquent ainsi des phénomènes d'intoxication. Mais nous n'avons trouvé aucune observation suffisamment probante.

Un seul lavage peut suffire à produire des symptômes d'empoisonnement. Cependant il est bien évident que le danger est d'autant plus grand que le traitement consécutif nécessite un plus grand nombre de lavages. Aussi la pleurotomie incomplètement antiseptique expose-t-elle à ces accidents d'intoxication bien plus que la pleurotomie antiseptique, laquelle a précisément pour but de supprimer aussi complètement que possible les injections et les lavages de la plèvre.

§ II. — DES ACCIDENTS NERVEUX QUI SURVIENNENT APRÈS LA PLEUROTOMIE, PENDANT LE TRAITEMENT CONSÉCUTIF DE L'EMPYÈME

Le traitement consécutif de l'empyème peut être traversé par des accidents nerveux, quelquefois fort graves et toujours inquiétants. Jusqu'à présent ces complications n'ont guère été observées que chez des malades traités par la pleurotomie incomplètement antiseptique. L'empyème est

(1) Thèse de Paris, 1881, p. 61.
(2) *Bulletin de la Société clinique*, 1880.

ouvert depuis plusieurs jours ou même depuis plusieurs mois, des lavages sont régulièrement pratiqués dans la plèvre et la cavité purulente paraît même en bonne voie de cicatrisation, lorsque tout à coup le patient est frappé d'une paralysie de forme hémiplégique, ou bien encore au moment d'un lavage, il est non moins brusquement pris d'une syncope grave ou d'une violente attaque de convulsions éclamptiques. Dans quelques cas qui paraissent plus rares, des troubles de la motilité se développent plus lentement du même côté que l'empyème, dans les membres supérieur et inférieur.

L'histoire de ces étranges complications nerveuses de l'empyème date de l'année 1875. A cette époque, M. Raynaud fit à la Société médicale des hôpitaux de Paris une communication sur deux cas de convulsions éclamptiques, dont un terminé par la mort, survenues brusquement pendant le traitement consécutif de l'empyème, au moment d'un lavage de la cavité pleurale. Il ne s'agissait point d'une coïncidence fortuite; et, quelle que fut l'interprétation proposée, on ne pouvait douter qu'il y eut une relation évidente entre l'éclampsie et le lavage de la plèvre. — Des faits analogues existaient déjà dans la littérature de l'empyème et quelques uns même avaient été communiqués à la Société médicale des hôpitaux. Ainsi, en 1864, M. H. Roger publiait dans les Bulletins de cette Société, l'observation d'une petite fille de 8 ans qui, après plusieurs mois de traitement par les ponctions répétées puis par le tube à demeure, avait fini par guérir d'une pleurésie purulente d'une extrême gravité. M. H. Roger insistait particulièrement sur les détails du traitement et sur le résultat obtenu ; il appelait néanmoins l'attention sur une complication tout à fait insolite qu'avait présentée sa petite malade ; un jour, au début du traitement, au moment où le liquide de l'injection est poussé avec une certaine force dans la plèvre, l'enfant perd connaissance, elle est prise de convulsions puis de délire et reste plusieurs heures dans un état syncopal fort inquiétant. En 1869, M. Vallin avait fait connaître, dans les Bulletins de la même Société, une complication nerveuse d'un autre genre, l'hémiplégie embolique. Le malade, atteint d'un vaste épanchement gauche bientôt devenu purulent, est, en dehors de toute cause extérieure appréciable, frappé d'une attaque soudaine d'apoplexie. M. Vallin le trouve paralysé du côté droit et, quinze jours après, il constate à la plante du pied droit une eschare noirâtre, très probablement aussi de nature embolique. Enfin M. Jules Simon avait publié en 1874, dans *la Gazette des hôpitaux*, l'histoire d'un jeune homme de 16 ans, chez lequel, à deux reprises différentes, une injection dans la cavité d'un empyème chronique, avait provoqué l'explosion soudaine d'une attaque convulsive avec perte complète de connaissance. Ces faits étaient restés isolés, ils avaient passé à peu près inaperçus. — La communication de M. Raynaud eut du moins le privilège de solliciter l'attention des observateurs. Les deux observations de M. Raynaud furent, en effet, suivies à bref délai de celles de M. Lépine, de M. Vallin, de M. Brouardel, également communiquées à la Société médicale des hôpitaux. L'année suivante, en 1876, M. Leudet publia, dans les comptes rendus du Congrès pour l'avancement des sciences, la relation d'un cas dans lequel une première attaque éclamptique survint treize mois après le début de l'empyème. Depuis, les observations se sont multipliées en France et à l'étranger. En Angleterre, nous pouvons citer les observations de M. Cayley, de M. J. Goodhart, de M. Thompson, et, en Allemagne, le mémoire de M. Von Dusch, lequel propose une interprétation nouvelle de l'éclampsie pleurétique. Nous reproduirons toutes ces observations. Plusieurs thèses inaugurales de la Faculté de Paris traitent des complications nerveuses de l'empyème et renferment des observations inédites; telles sont les thèses de M. de Valicourt (1875), de M. Aubouin (1878) de M. Bertin du Château (1878) et de M. Martin (1881). Enfin M. Landouzy (1) a, dans son étude sur les paralysies consécutives aux maladies aiguës, consacré quelques pages à l'histoire des paralysies d'origine pleurétique.—En ajoutant à ces observations déjà connues celles que nous avons trouvées dans des publications plus récentes, nous avons réuni un ensemble de 26 faits, qui serviront de base à cette étude des complications nerveuses de l'empyème.

Tous ces faits ne sont pas de tous points comparables, et il y a lieu d'y établir des distinctions. Nous les divisons en quatre groupes. — Dans le premier, nous plaçons les paralysies d'origine embolique; — dans le second, les troubles de la motilité lentement développés dans les membres du même côté que l'empyème ; — dans le troisième, les attaques syncopales ; — dans le quatrième, les attaques où dominent les convulsions éclamptiques et les attaques de paralysie transitoire.

Ces distinctions sont fondées sur l'analyse et la comparaison des observations. Elles nous paraissent nécessaires, non seulement au point de vue de la description des phénomènes cliniques, mais aussi au point de vue des interprétations qu'on peut donner de ces phénomènes. D'ailleurs, la même cause occasionnelle ne peut être invoquée dans tous les cas ; si les

(1) Thèse d'agrégation, Paris 1880.

attaques syncopales et convulsives ont toujours paru au moment d'une injection ou d'une exploration de la cavité suppurante, l'hémiplégie permanente survient inopinément, sans aucune excitation de la plaie ni de la plèvre, et les troubles moteurs du second groupe paraissent être plus en rapport avec l'existence même du foyer purulent de la plèvre qu'avec les manœuvres que nécessite le traitement consécutif de l'empyème.

I. — *Paralysies d'origine embolique.*

Tous les exemples jusqu'à présent connus de cette complication sont réunis dans la thèse de M. de Valicourt (1875). Nous n'avons trouvé aucune observation nouvelle, postérieure à cette publication. Or la thèse de M. de Valicourt contient 5 cas seulement d'empyème compliqué de paralysie d'origine embolique. Nous reproduisons ici les 5 observations de cette thèse. — Cependant l'une de ces observations, celle qui est empruntée à M. Robinson (obs. 72), nous paraît susceptible d'une tout autre interprétation. M. Robinson y voit un exemple d'abcès du cerveau développé au cours de l'empyème, et M. de Valicourt un exemple de ramollissement dû à l'oblitération embolique d'une artère cérébrale. Nous sommes de l'avis de l'auteur lui-même, M. Robinson. Les observations d'abcès du cerveau pendant l'empyème sont aujourd'hui assez nombreuses pour qu'il soit permis de voir dans cet accident autre chose qu'une coïncidence fortuite. Nous avons vu qu'il s'agit là très probablement d'une suppuration métastatique, due à la migration embolique, du foyer pleural dans la circulation cérébrale, des microphytes pathogènes de la suppuration. Du reste, l'observation elle-même est assez concluante ; M. Robinson a trouvé dans l'hémisphère droit un foyer de ramollissement avec collection purulente, et il est peu probable qu'il ait confondu, même en 1859, un foyer de ramollissement blanc avec un véritable foyer purulent. Remarquez d'ailleurs que la lésion cérébrale est à droite et l'hémiplégie à gauche, fait tout à fait insolite dans l'histoire des hémiplégies emboliques qui, dans l'immense majorité des cas, sinon toujours, sont des hémiplégies droites. — Il reste donc 4 observations suffisamment authentiques ; elles sont empruntées à M. Vallin, M. Laveran, M. Potain et M. Durosiez. Dans deux observations, celle de M. Vallin et celle de M. Potain, l'autopsie met en évidence l'oblitération embolique des artères voisines du foyer de ramollissement. Pour les deux autres observations non suivies d'autopsie, le diagnostic n'est cependant pas douteux ; il s'agit de jeunes sujets dont le système artériel n'est pas malade, les accidents débutent brusquement, et l'hémiplégie, qui est à droite, présente tous les caractères de l'hémiplégie d'origine embolique. Dans l'un de ces deux derniers cas, celui de M. Laveran, l'hémiplégie apparaît brusquement, au moment même où le patient vient de perdre une grande quantité de sang par sa fistule thoracique. On sait que l'anémie profonde a suffi, dans quelques cas d'ailleurs fort rares, à provoquer l'oblitération par un thrombus autochthone d'une artère cérébrale (1). Nous ne pensons pas cependant que cette interprétation soit applicable à l'observation de M. Laveran. Le malade a éprouvé des douleurs dans les reins et les urines ont été sanguinolentes pendant quelques jours, ce qui rend très probable l'existence d'un infarctus rénal contemporain du ramollissement embolique du cerveau.

Observation 68. — (Vallin. Société médicale des hôpitaux de Paris, 1869. Résumée). — A. D... âgé de 21 ans, est admis le *10 janvier 1869.* D'une bonne santé habituelle, ce jeune homme a été pris, il y a quelques jours, d'une pleurésie gauche. En peu de jours, l'épanchement devient très abondant et remplit toute la plèvre.

« Le *23 janvier*, au matin, l'état local et général restent les mêmes ; je puis ajouter que l'auscultation du cœur fut pratiquée ce jour là et ne fit rien percevoir d'anormal. A quatre heures de l'après-midi, la religieuse du service échangea quelques paroles avec le malade et le trouva dans l'état habituel. Au moment même où elle venait de le quitter, l'aumônier entre dans la salle, s'approche de lui, le trouve privé de connaissance et sans mouvement. Il ne s'était pas écoulé entre ces deux circonstances un intervalle de plus d'une minute. On accourt, on essaie de le ranimer. Au bout de dix minutes, il commence à reprendre ses sens, ouvre les yeux ; mais on essaie vainement de le faire parler. C'est à ce moment là que j'arrivai à mon tour, appelé par ma visite habituelle du soir.

« Je trouvai le malade étendu, immobile, pâle, avec rougeurs plaquées des pommettes, l'air égaré, les yeux ouverts ; il semble ne pas comprendre ce qu'on lui dit. Aux diverses questions qu'on lui adresse, il ne répond ni par un geste ni par un son. A force d'insistances, il essaie de tirer la langue, et, en écartant les lèvres, il laisse voir une paralysie du côté droit de la face : la commissure labiale gauche est manifestement entraînée vers l'oreille, la joue droite est tombante, la langue ne peut dépasser les arcades dentaires, l'articulation des sons est impossible. Les membres supérieur et inférieur droits sont complétement inertes et retombent lourdement quand on les soulève ; à gauche, les mouvements sont lents, difficiles et incomplets ; la sensibilité semble conservée. »

M. Vallin pratique aussitôt la thoracentèse et retire 1,800 grammes de sérosité limpide. Il pense à une embolie cérébrale, ausculte le cœur, mais ne peut y constater aucun bruit anormal. — Le lendemain, la paralysie persiste. La température se maintient très élevée, entre 39 et 40, et l'épanchement se reproduit. La dyspnée très forte rend bientôt nécessaire une seconde thoracentèse ; elle est pratiquée le *30 janvier*, et

(1) Lucien Bachelet. Thèse de Paris 1868. De l'ischémie cérébrale.

donne 2,100 grammes d'un liquide opalin, trouble, et qui par le repos dépose une couche de pus épaisse d'un centimètre.

« Le soir même de l'opération, en explorant les membres inférieurs où il existe un œdème périmalléolaire, je découvre à la plante du pied droit, au bord interne et au sommet de la voûte, une eschare noirâtre, circulaire, de 4 centimètres de diamètre, intéressant toute l'épaisseur du tégument, et commençant à se détacher par suppuration. Le malade n'a pas quitté son lit depuis vingt jours ; aucune pression n'est possible en ce point, et on ne trouve, soit au voisinage, soit ailleurs, aucune trace de pustule, d'ulcération, d'ecchymose, qui puisse expliquer cette eschare. C'est véritablement une plaque gangréneuse en voie d'élimination, selon toute apparence contemporaine de l'apoplexie, et qui pourrait bien avoir la même origine. »

La deuxième ponction fut suivie d'une période d'amélioration qui dura quinze jours. Puis on vit réparaître la fièvre, l'oppression et la diarrhée. L'opération de l'empyème pratiquée *in extremis* ne donna aucun résultat. Le malade s'éteignit, le *11 avril* dans le marasme.

« Autopsie, 26 heures après la mort.

« La plèvre gauche forme un énorme sac purulent ; le poumon, refoulé contre le rachis et réduit à une lame très mince, ne présente aucune trace de tubercules. On ne trouve sur la plèvre et dans le poumon droits que des granulations grises extrêmement fines, véritable poussière tuberculeuse, en abondance médiocre. — Le cœur est refoulé derrière le sternum et ne fait aucune saillie dans la cavité gauche du thorax. Le péricarde ne contient pas de liquide ; les deux surfaces séreuses sont libres d'adhérences et ont l'aspect normal. Le cœur est de volume moyen, un peu flasque. Les deux ventricules contiennent des caillots noirs, volumineux, très mous, formés évidemment au moment de la mort. On les enlève avec le plus grand soin sous un mince filet d'eau, afin de ne laisser échapper aucun débris de caillot plus ancien. Les valvules sont parfaitement saines, et il est impossible de trouver sur leurs tendons d'insertion, ou entre les colonnes charnues, aucune trace de fibrine coagulée ou ramollie. La même recherche est faite, sans résultat, dans les oreillettes et les auricules, à droite comme à gauche. On ouvre les troncs des veines pulmonaires, à partir de l'oreillette, mais elles ne contiennent que du sang noir, à demi coagulé ; l'état de condensation du poumon gauche rend d'ailleurs cette recherche très difficile. La crosse de l'aorte et les gros troncs artériels sont incisés ; leur membrane interne a la structure et l'apparence normales. Il n'y a pas trace d'athérôme.

« Les méninges sont saines. Le tissu cérébral est ferme dans toutes ses parties, même au voisinage des ventricules, qui contiennent peu de liquide. Une incision verticale pratiquée à gauche, au niveau du sillon qui sépare le corps strié de la couche optique, tombe sur un foyer de ramollissement correspondant au noyau inférieur du corps strié. Ce foyer est dirigé d'arrière en avant, il est de forme conique, à grosse extrémité tournée en arrière ; dans le sens antéro-postérieur, il mesure sur le cerveau frais 3 centimètres et 12 à 15 millimètres dans le sens transversal et vertical. A l'extrémité postérieure, se trouve une excavation contenant un liquide blanchâtre, crémeux, qui s'est écoulé lors de l'incision ; les parois sont irrégulières, légèrement teintées en jaune clair, sans trace de membrane enkystante. La partie extérieure du foyer est formée par une masse pulpeuse, en consistance de bouillie, retenue dans des mailles celluleuses fines et un lacis de capillaires décolorés et vides. La teinte jaune paille des parois du foyer permet d'en fixer très exactement les limites. Cette pulpe portée sous le microscope, montre des anses nombreuses de capillaires peu altérés, des gouttelettes de graisse libre en abondance, des globules granuleux semblables à ceux du colostrum, une petite quantité de poussière jaune, cristalline, d'hématoïdine et çà et là quelques globules sanguins décolorés, à peine reconnaissables.

En présence d'un tel foyer de ramollissement, l'examen complet des artères cérébrales devenait indispensable. Les grosses artères du cercle de Willis sont parfaitement saines, elles ont la transparence et l'épaisseur normales, ne sont athéromateuses en aucun point et ne contiennent qu'un peu de sang liquide. En poursuivant l'artère sylvienne jusqu'au fond de la scissure, on constate aisément que deux rameaux de la branche moyenne sont obstrués par une matière compacte, ayant la consistance et la couleur de la cire, oblitérant complètement ces vaisseaux, dont la paroi, amincie par la distension et demi transparente, est tout à fait saine. Ces rameaux correspondent exactement à la circonvolution de l'insula et s'y distribuent. On peut suivre de nombreuses artérioles qui, parties des tronçons obturés, semblent pénétrer dans le centre du lobule. Un stylet, introduit dans cette direction, tombe au milieu même du foyer. Les autres parties de l'encéphale sont à l'état normal. »

Observation 69. — (Laveran. Obs. I de la thèse de M. de Valicourt. Paris 1875. Résumée). — J. G. F..., âgé de 29 ans, matelot, est admis à l'hôpital de Brest le *13 avril 1871*, pour une pleurésie *droite*. Trois semaines après, une tumeur s'est formée sur la paroi thoracique ; elle est ouverte au bistouri et il s'en écoule 700 grammes de pus. Injection dans la plèvre avec : solution de teinture d'iode, de benjoin, d'aloès, et liqueur de Villate. L'incision reste fistuleuse. Le malade quitte l'hôpital de Brest en novembre 1873. — Parti de Brest, le patient fait un séjour de 7 mois à l'hôpital de Toulon. — Puis il se rend à Paris où il travaille jusqu'au *20 septembre 1874*.

« Ce jour-là, le malade se couche, sans rien remarquer de particulier dans son état. Vers une heure du matin, il se réveille baigné dans son sang. L'orifice de la fistule donne issu à un jet de sang continu qui dure une demi-heure. Un caillot venant oblitérer l'issue, arrête l'hemorrhagie. Très affaibli, le malade garde le lit pendant deux jours, mais il est très agité et éprouve des tremblements dans les membres et du vertige. Pendant ce temps, le sang suinte à travers les lèvres de la plaie. Un médecin appelé par son entourage lui prescrit une potion au chloral. Il en prend à peine quelques cullérées et s'endort pendant deux heures environ. A son réveil, il constate qu'il est paralysé du côté droit. La paralysie est complète au membre supérieur, moins marquée à l'inférieur. Il n'a aucune sensation des objets qu'il prend dans la main, et ne sait s'il marche sur un tapis ou sur le parquet. La sensibilité est affaiblie, mais elle diminue davantage en se rapprochant du pied et de la main. La bouche est déviée et la parole très embarrassée, surtout lorsqu'il veut prononcer la lettre S. En même temps, il constate une grande perte de la mémoire qui l'oblige à chercher les mots dont il veut se servir ; en lisant dans un livre, il oublie ce qu'il a lu précédemment. Sa vue est affaiblie, il a comme un nuage devant les yeux. Ses urines, sanguinolentes pendant quelques jours, laissent déposer un mucus abondant. La miction est fréquente et douloureuse et lui occasionne des tiraillements dans les lombes et à la région hypogastrique. »

Le patient entre à l'hôpital du Val de Grâce le *18 novembre 1874*. Il est d'abord placé dans un service de chirurgie, puis, en *février 1875*, dans le service de M. Laveran, lequel attribue l'hémiplégie à une embolie d'une artère cérébrale.

Etat du malade en *juin 1875*. — La fistule pleurale persiste et continue à donner un peu de pus. Rétraction de la base du thorax à droite. Zone de submatité autour de la fistule. Respiration normale des deux côtés, sauf en arrière et en bas de la fistule, où elle est notablement diminuée. — Rien à noter du côté de l'appareil circulatoire. Pas de souffles cardiaques ni vasculaires. — Intégrité des fonctions digestives. — Urine normale ; elle ne contient ni sucre ni albumine.

« La paralysie du membre inférieur a diminué, pour ce qui concerne le mouvement. Depuis le commencement du mois, le malade peut marcher sans le secours d'une canne, tant qu'il se trouve sur un terrain plat. S'il veut monter un escalier, il est obligé de tenir la rampe; et, s'il s'agit d'un escalier tournant, il éprouve du vertige et se sent comme en état d'ivresse. En le faisant marcher, nous constatons qu'il traîne la jambe droite, et l'occlusion des paupières n'influence en rien ce phénomène. En le laissant couché sur le lit, si nous lui faisons plier les deux membres inférieurs, et si nous cherchons à résister au mouvement d'extension, nous ne pouvons le faire que pour la jambe droite.

« Dans le membre supérieur droit, la force est de beaucoup inférieure à celle du côté gauche; néanmoins les mouvements sont possibles, diminués toutefois pour l'annulaire et le petit doigt. La flexion de ces doigts ne peut se faire, en effet, que dans les articulations métacarpo-phalangiennes, les autres articulations des phalanges restant dans l'extension. En faisant serrer successivement notre main par les deux mains du malade, nous sentons à peine la pression de la main droite.

« La paralysie de la face a persisté toujours avec la même intensité, au dire du malade. Toujours est-il que nous voyons la commissure labiale droite abaissée par rapport à la commissure gauche. En faisant ouvrir la bouche au malade, la langue et la luette ne nous paraissent pas déviées. Du reste, il nous dit qu'il est obligé de ramener constamment les aliments qui sont restés entre la joue et les arcades dentaires du côté droit, de plus que la salive tend à s'écouler par la commissure de ce côté. La difficulté de prononciation seule n'est pas aussi forte.

« La sensibilité générale est diminuée dans tout le côté droit du corps, surtout en approchant des extrémités, à un tel point même que la main et principalement la plante du pied sont insensibles. Nous constatons ce phénomène par les piqûres d'épingle et le chatouillement. La sensibilité réflexe de la face est conservée.

« Le membre supérieur droit est atrophié, ce qui n'a pas lieu pour l'inférieur.

« La température, appréciée par notre main, semble la même pour les deux côtés; mais, prise avec un thermomètre comparativement dans les deux aisselles, nous trouvons 36,2 à droite et 36,8 à gauche.

« Voici les quelques modifications subies par les organes du sens : la sensibilité tactile ne permet pas au malade d'apprécier la forme ou la sensation d'un corps avec la main droite; ce symptôme cependant n'est pas aussi marqué pour le pied droit, car il sent sur quoi il marche. La chaleur et le froid sont parfaitement distingués l'un de l'autre. — L'ouïe est abolie du côté droit, mais cette surdité remonte à l'époque de la naissance. — Les pupilles sont régulièrement dilatées et se contractent également des deux côtés, sous l'action de la lumière. Les mouvements exagérés seuls produisent un trouble de la vue, ce qui peut être considéré comme un des symptômes de l'anémie qui existe chez ce malade. — Le goût et l'odorat n'offre rien de particulier à noter.

« Nous devons ajouter que sa mémoire est revenue à un point tel qu'il ne cherche plus que de temps à autre les mots dont il veut se servir. »

Observation 70. — (Potain. *Bulletin de la Société anatomique de Paris, 1861.* Obs. III de la thèse de M. Valicourt). — A l'autopsie, dit M. Potain, on ne trouve pas d'altération de la substance cérébrale. Mais, en examinant les vaisseaux de l'organe, on constata, au point de division de l'artère cérébrale antérieure gauche, un petit caillot fibrineux tout à fait décoloré présentant à sa partie antérieure seulement un petit prolongement conique. — Dans le cœur gauche, caillots fibrineux anciens. — Il s'agissait d'une vieille femme de 70 ans qui fut prise d'une pleurésie aiguë, puis d'une hémiplégie et succomba au bout de 24 heures.

Observation 71. — (Durosiez. *Gazette des Hopitaux 1870,* p. 151 et 155. Obs. V de M. de Valicourt. Résumée).— Jeune homme de 28 ans, ayant des antécédents tuberculeux. Le *13 août 1869,* il est atteint d'une pleurésie droite. Le *21 septembre,* l'oppression est considérable et le malade crache une énorme quantité de sérosité. Le *2 octobre,* une première thoracentèse donne issue à 2 ou 3 litres de liquide d'abord séreux, puis purulent. Deuxième ponction, le *5 octobre,* suivie d'un lavage à l'eau et d'une injection de teinture d'iode. Le *5 novembre,* troisième thoracentèse avec injection iodée consécutive. Symptôme d'iodisme. Amélioration pendant quatre ou cinq jours. Le *15 novembre,* dyspnée considérable. On pratique une quatrième ponction qui donne un liquide purulent et fétide. Injection iodée. Cette ponction est encore suivie d'amélioration.

« Le 17, le malade est subitement frappé d'hémiplégie droite, avec perte de la parole, conservant seulement quelque lueur d'intelligence.

« Le 18, même état. L'anesthésie au pincement est complète sur toute la partie droite du corps, et est très prononcée sur la partie gauche. A la face seulement, le pincement est mieux senti. Les mouvements sont nuls du côté droit. Le malade ne dit pas un mot, il paraît comprendre encore un peu ce qu'on lui dit, mais d'une façon très vague. La miction est volontaire. Le pouls est toujours très fréquent, à 120...

« Je ne vois plus le malade à partir de ce jour; il meurt quelques jours plus tard. L'autopsie n'est pas faite. »

Observation 72. — (Robinson. *Army medical Report 1859.* Obs. IV de la thèse de M. de Valicourt. Résumée).— Jeune soldat âgé de 22 ans, est admis à l'hôpital le *22 décembre,* pour une pleurésie gauche. Le *10 janvier,* l'épanchement paraissait en voie de résorption, cependant il y avait encore des accès de dyspnée.

« *Le 14 janvier,* à sept heures du matin, sans qu'il fût survenu depuis quelques jours un changement appréciable, le malade fut trouvé dans son lit privé de sentiment. Il revint promptement à lui. Le docteur Robinson qui le vit une heure plus tard, constata une paralysie complète de la moitié gauche du corps, avec distorsion de la face. Il n'y avait pas de stertor ni d'embarras de la respiration. Il répondait aux questions rapidement et avec lucidité; seulement l'articulation des mots était difficile. Un purgatif, un vésicatoire à la nuque ramenèrent bientôt un peu de mouvement dans le bras; au bout de quelques jours le malade pouvait porter la main à sa tête, mais il était très faible et complètement privé de sommeil. — Le *29 janvier,* respiration plus difficile, sueurs nocturnes, diarrhée, parfois selles involontaires. La paralysie reste sans changement, mais la déviation de la face et de la langue diminue. Le patient continue à s'affaiblir. — Le *11 mars,* ponction qui donne issue à 3.800 grammes de pus; pendant la nuit, il s'en écoula encore 3.060 grammes par la fistule restée béante. Le malade s'affaiblit deplus en plus, quoique conservant une connaissance parfaite, et il succombe le *10 mars*, quatre jours après l'opération.

« A l'autopsie, on trouva le cœur situé exactement derrière le sternum, envahissant la région épigastrique. — La cavité gauche de la poitrine contenait plus d'un litre de pus fétide et des fausses membranes épaisses. Le poumon gauche très aminci était refoulé contre le rachis. En un point de la paroi costale, ulcération des parties molles, décollement du périoste. — Poumon droit à l'état sain.

« A l'ouverture du crâne, en incisant la dure-mère, il s'écoula deux onces de sérosité citrine. Les vaisseaux de la surface du cerveau et de la pie-mère étaient turgescents, et il y avait un épanchement séreux abondant sous l'arachnoïde. Le cerveau était un peu congestionné, mais ferme et sain, excepté dans le ventricule droit, où un ramolissement, avec collection purulente, avait désorganisé le corps strié dans toute son étendue. » — M. Robinson considère cette lésion du cerveau comme un abcès métastatique, dû à la résorption du pus dans la plèvre.

Dans l'observation de M. Potain, l'histoire clinique fait à peu près complètement défaut ; du reste la mort survint au bout de vingt-quatre heures. Trois observations seulement peuvent servir à l'étude des caractères cliniques de l'hémiplégie pleurétique, celles de M. Vallin, de M. Laveran et de M. Duroziez. Dans le fait de M. Vallin, la pleurésie ne devint purulente que quelques jours après l'attaque paralytique ; dans les deux autres cas, la plèvre est en pleine suppuration au moment où se produit l'hémiplégie.

Chez le malade de M. Vallin, l'accident est précoce ; il a lieu moins d'un mois après le début de la pleurésie. Il apparaît après le troisième mois chez le malade de M. Durosiez et à la fin de la troisième année chez le malade de M. Laveran.

Aucune cause occasionnelle ne peut être invoquée, à l'inverse de ce qui se passe dans les cas d'attaques syncopales ou éclamptiques que nous étudierons tout à l'heure. Ces trois malades ont été frappés de paralysie, dans l'intervalle des pansements, en dehors de toute excitation portant sur la plaie ou sur la plèvre. Les lavages de la cavité suppurante ne peuvent être incriminés en aucune façon.

Le début est brusque; le malade de M. Laveran se réveille paralysé et celui de M. Vallin est frappé d'une véritable attaque apoplectique.

La paralysie affecte la forme hémiplégique et l'hémiplégie est toujours à droite. Elle intéresse la face, les deux membres et s'accompagne d'aphasie. Elle a bien les caractères de l'hémiplégie d'origine embolique. Du reste, dans deux cas, d'autres accidents témoignent de la nature embolique de cette hémiplégie. Le malade de M. Vallin présente une escharc de la plante du pied droit, et celui de M. Laveran a des douleurs rénales et ses urines sont sanguinolentes. La sensibilité paraît conservée dans un cas (obs. 68), mais il était difficile d'en constater les altérations à cause de l'obscurcissement de l'intelligence. Dans les deux autres cas (obs. 69 et 71) les troubles de la motilité sont accompagnés de troubles très marqués de la sensibilité. Chez le malade de M. Laveran, l'anesthésie persistait encore à un degré très appréciable neuf mois après le début de l'hémiplégie; à cette époque, on constate que le pied et la main du côté paralysé sont tout à fait insensibles. Les recherches récentes de MM. Exner, Petrina et R. Tripier ont prouvé que les lésions des régions corticales motrices du cerveau qui engendrent la paralysie du mouvement s'accompagnent aussi de troubles plus ou moins durables de la sensibilité. Chez le malade de M. Durosiez l'anesthésie paraît même exister du côté gauche non paralysé.

L'hémiplégie est durable, du moins si le malade ne succombe pas de bonne heure, emporté, soit par la complication nerveuse elle-même, soit par la suppuration de la plèvre. Au bout de neuf mois, le malade de M. Laveran était encore paralysé; du côté de la paralysie, le bras présentait un certain degré d'atrophie et la température axillaire était de ce côté un peu plus basse que du côté sain.

L'hémiplégie est donc bien due à une lésion permanente du cerveau, et il n'est pas douteux que cette lésion soit un foyer de ramollissement d'origine embolique. Mais il est difficile de déterminer le point de départ de l'embolie.

Il est naturel de penser que l'embole a quelques rapports avec le foyer purulent intra-thoracique, et d'en chercher la source dans le cœur et la circulation du poumon. Nous avons vu, dans le premier chapitre, que les troubles apportés dans la circulation du cœur et du poumon par la pression positive d'un grand épanchement, y favorisent la production de concrétions sanguines autochthones. Nous avons même cité quelques exemples de thrombus ainsi développés dans les cavités du cœur, dans l'artère pulmonaire et dans les veines pulmonaires. Cependant la fréquence de la pleurésie est extrême et les observations bien authentiques de ces concrétions sanguines sont tout à fait rares. Il est vrai que, dans la plupart des autopsies de pleurétiques, on néglige l'examen du cœur et des vaisseaux du poumon, ou que du moins on n'apporte pas à cet examen tout le soin désirable.

Dans l'observation de M. Potain, on put retrouver tout à la fois l'embole dans l'artère cérébrale antérieure gauche et le thrombus autochthone dont il s'était détaché. En effet, il existait dans le ventricule gauche des caillots fibrineux anciens, et il n'est pas douteux qu'un fragment de ces caillots intra-cardiaques n'ait été lancé dans la circulation cérébrale. — Dans le cas de M. Vallin, l'autopsie fut faite avec le plus grand soin. On retrouva l'embole, cause du foyer de ramollissement. Une matière compacte, ayant la consistance et la couleur de la cire, oblitérait complètement deux rameaux de la branche moyenne de l'artère sylvienne, et ces deux rameaux oblitérés se distribuaient précisément au territoire cérébral ramolli. Mais on ne put retrouver le point de départ de l'embolie. Les valvules et les orifices du cœur étaient sains, ainsi que les gros troncs artériels, et, malgré des recherches minutieuses, on ne put découvrir aucune concrétion sanguine ancienne ni dans le cœur gauche, ni dans les ramifications des veines pulmonaires. Il est vrai que toutes les régions du système veineux n'ont pas été examinées ; mais rien ne pouvait faire présumer qu'aucune veine périphérique ou viscérale fût le siège d'une thrombose autochthone. Il est bien probable que l'embole est parti du cœur ou d'une ramification des veines du poumon gauche.

La compression totale du poumon par un grand épanchement pleurétique y ralentit ou même y suspend la circulation, et c'est là évidemment une condition très favorable à la production de coagulations sanguines autochthones. Des concrétions de ce genre peuvent se produire, non seulement dans les gros troncs artériels ou veineux, mais plus probablement encore dans les dernières ramifications artérielles ou veineuses, en deçà et au delà des réseaux capillaires des lobules. Il faudrait donc faire un examen méthodique et aussi complet que possible des ramifications des veines pulmonaires. Cette question des troubles de la circulation pulmonaire dans la pleurésie à grand épanchement est encore très obscure ; elle demande de nouvelles recherches, qui serviront à éclairer l'histoire de l'hémiplégie pleurétique d'origine embolique

Quoi qu'il en soit, cette hémiplégie est une complication extrêmement rare de l'empyème. Elle n'est pas beaucoup à redouter et par conséquent n'aggrave point le pronostic de la suppuration pleurale. Elle survient inopinément, du moins d'après les observations jusqu'à présent connues. Il est donc difficile d'indiquer le moyen d'éviter cette complication. Cependant, comme il est certain que la compression du poumon favorise la production de thrombus autochthones dans le cœur et dans les vaisseaux pulmonaires, c'est là une nouvelle indication de faire promptement cesser cette compression du poumon, c'est à dire de pratiquer de bonne heure l'opération de l'empyème.

II. — *Troubles de la motilité lentement développés dans les membres du même côté que l'empyème.*

A ce groupe appartiennent deux observations de M. Lépine et une observation de M. Weill. Les faits de ce genre sont donc également fort rares. Il n'y a point d'attaques, point d'ictus apoplectique ou paralytique. Un certain temps après l'opération de l'empyème, le patient s'aperçoit que les membres du côté malade sont plus faibles que ceux du côté sain, ou bien que les mouvements volontaires n'y présentent plus la même régularité qu'à l'état normal. Aux troubles de la motilité peuvent se joindre quelques troubles de la sensibilité et de la nutrition. Ces désordres nerveux sont tout à fait distincts des paralysies emboliques et aussi des attaques syncopales ou éclamptiques, et c'est bien à tort qu'ils ont été souvent confondus dans une description commune. Voici d'abord les observations de M. Lépine et de M. Weill :

Observation 73. — (Lépine. Société médicale des hôpitaux de Paris 1875, *in extenso*). — Ch. J.., âgé de 25 ans, est entré à l'hôpital Beaujon le *3 août 1875*, dans le service de M. Matice, suppléé en ce moment par M. Martineau, et, à partir du 1er décembre, par M. Lépine. Il se plaignait surtout d'un point de côté extrêmement violent sous le mamelon *droit*, et présentait déjà les signes stéthoscopiques d'un léger épanchement pleurétique. Le *11 août*, on pratiqua la thoracentèse qui donna issue à un liquide très louche. Le *23 août*, l'épanchement s'étant reproduit, on pratiqua une seconde thoracenthèse et enfin, le *28 août*, on se décida à faire l'opération de l'empyème. — Nous nous contentons de signaler ces faits, M. Martineau ayant l'intention de publier l'histoire de l'empyème de ce malade. Nous voulons seulement insister sur un accident qui s'est développé dans le cours de la longue convalescence qui a suivi l'opération de l'empyème. Quinze jours ou trois semaines après cette opération, le malade commença à s'apercevoir que son membre supérieur *droit* s'affaiblissait notablement. Ce membre n'était le siège d'aucune douleur, mais il était lourd, engourdi, difficile à remuer. — Plus tard, les masses musculaires de l'épaule et du bras *droits* devinrent plus molles, plus flaccides que celles du côté opposé. Enfin dans le courant de *novembre*, on put constater des troubles fonctionnels et des altérations trophiques, qui méritent d'être décrits en détail.

Mais avant de rapporter les détails de ces accidents, il n'est peut-être pas inutile de faire connaître les renseignements qu'on a pu recueillir sur les antécédents du malade. Son père est mort à 73 ans; sa mère a succombé à l'âge de 72 ans, dans le cours d'une attaque de rhumatisme. Il a une sœur qui jouit d'une très bonne santé et il a perdu un frère, mort phthisique. Pendant sa jeunesse, il a reçu un coup de brique sur l'orbite du côté gauche, et, depuis cette époque, son œil gauche est sensiblement plus faible que le droit. — En 1855, il a eu une fluxion de poitrine, et, quelques jours après la guérison de cette maladie, il a été pris d'une amaurose, pour laquelle il est resté en traitement pendant près d'une année. Jamais il n'a eu d'accidents apoplectiques. En 1865, dans une rixe, il se luxa l'épaule droite; la luxation fut réduite le jour même, et, après une semaine de repos, il put reprendre son travail. Depuis longtemps, il buvait plus que de raison. Jamais il n'a eu de rhumatismes, ni d'accidents syphilitiques. Il bégaie un peu, mais il affirme qu'il a toujours eu ce petit défaut de prononciation. Jamais il n'a remarqué qu'il fût plus faible d'un côté que de l'autre, et, avant l'opération de l'empyème, il n'y avait aucune différence de force entre le bras droit et le bras gauche.

Etat actuel, le *2 novembre 1875*. La peau du membre supérieur *droit* est sèche, rugueuse, écailleuse ; elle n'est le siége d'aucune éruption. Les muscles de ce membre, et en particulier le deltoïde, le grand pectoral et le biceps sont notablement plus grêles et plus flasques que les muscles correspondants du côté opposé. A l'avant-bras et à la main, on ne constate pas de diminution de volume des masses musculaires. Il n'existe pas de contractions fibrillaires des muscles atrophiés. Le bras droit est si faible que le malade peut à peine le tenir étendu, et qu'il éprouve de grandes difficultés à le porter à son front. Quand on lui donne les deux mains à serrer, on constate que, tandis qu'il serre très vigoureusement avec la main gauche, il n'exerce avec la droite qu'une pression insignifiante.— Les mouvements de la main, du poignet, du coude ne sont pas douloureux ; les mouvements spontanés ou provoqués du bras, surtout les mouvements d'abduction, sont au contraire limités par une douleur très vive. L'articulation de l'épaule ne paraît pas cependant malade; la peau qui la recouvre, rugueuse comme celle du reste du membre, ne présente ni rougeur, ni œdème ; profondément, on ne sent aucune tuméfaction peri-articulaire ; les mouvements provoqués ne déterminent pas de crépitation ; la pression sur les jointures ne provoque pas de douleur. — La main droite est légèrement tuméfiée ; sur sa face dorsale, il existe un peu d'œdème, sans rougeur de la peau. Cet œdème ne remonte pas au-dessus du poignet.— Le malade se plaint d'éprouver des douleurs vives, lancinantes, qui paraissent naître dans la plaie de l'empyème et s'étendent vers l'épaule et le bras droit, jusqu'à l'articulation du coude. Jamais la douleur ne s'étend ni à l'avant-bras ni à la main. Les sensations de contact, de température, de douleur (piqûre, pincement), sont perçues avec autant d'intensité sur le bras droit que sur les autres parties du corps. Il n'y a pas d'affaiblissement des membres inférieurs ; ils sont tous deux également forts et également volumineux, et, quand le malade a marché assez longtemps pour éprouver de la fatigue, il ne la ressent pas plus d'un côté que de l'autre.

La face est légèrement asymétrique ; le sillon naso-labial droit est un peu moins profond que le gauche, mais les deux côtés du visage sont également mobiles. Pas de déviation du voile du palais. Quand le malade tire la langue, cet organe est ordinairement un peu dévié du côté droit. Les pupilles sont égales, contractiles. Le malade y voit très peu de l'œil gauche, mais cette faiblesse de la vision à gauche existe depuis l'enfance. Il y voit très bien de l'œil droit. Les sensibilités gustative, olfactive et auditive ne présentent aucun trouble fonctionnel.

Depuis le commencement du mois jusqu'au *25 novembre*, l'état du malade s'est peu modifié. On peut dire que le fond de la situation est resté le même. Toutefois, il y a des alternatives d'amélioration et d'aggravation dont les notes suivantes rappellent la succession :

Le *6 novembre*, les douleurs spontanées au niveau de la plaie sont beaucoup moins vives ; l'œdème de la main a disparu, le malade peut se servir un peu de son bras pour s'habiller.

Le 7, les irradiations douloureuses sont très vives. Rien cependant dans l'aspect extérieur de la plaie n'en donne l'explication. Les lèvres de l'incision ne sont ni rouges ni tuméfiées ; la suppuration n'est pas plus abondante qu'à l'ordinaire. Le bras se ressent de cette exagération des douleurs ; il est plus faible que les jours précédents. La main droite est le siège d'une tuméfaction œdémateuse indolente. Les mouvements des doigts et du poignet ne provoquent aucune sensation douloureuse.

Le 10, au niveau du poignet, on sent un empâtement profond, qui semble siéger dans la gaine des fléchisseurs. La peau de la région n'est pas rouge, et sa pression n'est pas douloureuse. La température de la main droite est sensiblement plus élevée que celle de la main gauche. L'œdème de la face dorsale a presque entièrement disparu.

Le 15, l'empâtement de la gaine du fléchisseur s'est dissipé. En revanche, le dos de la main et la base des doigts sont le siège d'une tuméfaction œdémateuse notable. La main droite est plus chaude que la gauche ; ses mouvements ne sont pas plus douloureux. La peau qui la recouvre est assez colorée, mais ne présente pas la teinte rosée diffuse du rhumatisme articulaire aigu.

Le 17, les douleurs irradiées ont disparu ; l'œdème de la main a beaucoup diminué ; l'impotence motrice, toujours bien marquée, est cependant un peu moins forte que les jours précédents.

Le 23, la main droite est moins chaude ; les téguments ont une coloration normale ; la tuméfaction n'existe plus. Le malade affirme qu'il ne ressent plus aucune douleur ni dans la plaie ni dans l'épaule. L'impotence motrice est toujours aussi marquée. L'atrophie des muscles du bras et de l'épaule est toujours très apparente. Peu de mouvements fibrillaires. La sensibilité au conctact et à la douleur est égale à droite et à gauche.

L'exploration électrique (courants faradiques) donne les résultats suivants : la sensibilité électrique est très affaiblie, dans tout le membre supérieur droit, car un courant, assez fort pour déterminer à gauche une vive douleur, est facilement supporté à droite. Les muscles sus-épineux, deltoïde, grand pectoral et biceps du côté droit se contractent beaucoup plus faiblement que les mêmes muscles du côté opposé. La contractilité électrique est affaiblie, mais à un degré beaucoup moindre, dans les muscles de l'avant-bras, et notamment dans le long supinateur et les radiaux. Les muscles de l'éminence thénar se contractent aussi énergiquement d'un côté que de l'autre.

Le 29, les irradiations douloureuses partant de la plaie ont reparu ; elles s'étendent à l'épaule et au bras jusqu'au coude.

Le *1er décembre*, la main droite est tuméfiée, plus chaude que la gauche.

Le 3, les douleurs sont moins fortes. La tuméfaction et la chaleur de la main se dissipent.

Le 5, la main droite a la même couleur, le même volume et la même température que la gauche.

Depuis lors, jusqu'au *1er mars 1876*, pas de rechute. Progressivement l'impotence motrice et l'atrophie musculaire se sont amendées au point de disparaître presque complètement.

Observation 74. — (Lépine. Société médicale des hôpitaux de Paris. 1875. Résumée). — Homme de 34 ans, atteint d'une pleurésie *droite*, dans les premiers jours de l'année *1873*. Dans l'espace de de x mois, il subit sept thoracentèses. Chaque ponction donnait issue à une grande quantité de pus crémeux. Amélioration notable à la fin de *février*. Peu de jours après, rechute qui le ramène à l'Hôtel-Dieu. On lui fait deux nouvelles ponctions, et la deuxième est suivie de l'injection dans la cavité pleurale d'une certaine quantité de teinture d'iode.

« Au moment même où cette injection pénètre dans la plèvre, le malade ressen une vive douleur et il éprouva un engourdissement des membres, surtout de ceux du *côté droit.*

« Le *8 juin 1873*, opération de l'empyème par M. Cusco. — Trois ou quatre mois après, le malade commença à se lever. Il remarqua alors la faiblesse du membre inférieur. Plus tard, l'état général s'étant amélioré, la faiblesse des membres du côté droit s'amende progressivement, et paraît avoir disparu; car, au moment de sa sortie de l'hôpital, le *29 janvier 1874*, la plaie étant presque cicatrisée, le malade marchait bien et reprit ses travaux. Mais il fut forcé de les interrompre deux mois après.

« Il entra alors à l'hôpital Temporaire, où on lui fit des injections de nitrate d'argent dans sa fistule. A ce moment, et sous l'influence de ces injections, la parole était, au dire du malade, quelquefois embarrassée. Pendant au moins dix minutes, il avait de la difficulté à prononcer les mots, mais pas à les trouver. Il est très explicite sur ce point; il ne se trompait pas de mots; il avait simplement de l'embarras à articuler et un peu de bégayement. Sa mémoire n'a jamais diminué; jamais il n'a eu de troubles intellectuels d'aucune sorte; jamais de perte de connaissance, même momentanée, jamais de convulsions.

« A la fin d'octobre 1875, la plaie de l'empyème ne suppurait presque plus, et le malade quitta l'hôpital Temporaire, se croyant guéri. Mais la parésie du côté droit et la persistance de l'écoulement purulent qui reparut dès qu'il voulut travailler, le forcèrent encore une fois à entrer à l'hôpital. C'est alors qu'il fut admis à Beaujon, dans le service de M. Lépine.

« Etat actuel le *15 novembre 1875.* Le malade n'est pas très amaigri; il reste levé presque toute la journée; son teint n'est pas cachectique. Il a quelquefois des quintes de toux assez fortes, sans expectoration. Un exercice un peu violent le fatigue et l'oppresse assez rapidement. Sur la partie latérale droite du thorax, dans le huitième espace intercostal, existe une cicatrice rouge, percée de deux pertuis bourgeonnants qui donnent constamment passage à une petite quantité de pus. Quand le malade tousse ou fait un effort, il s'échappe par ces fistules du pus et des bulles de gaz. En y introduisant une petite sonde de gomme, on constate que les trajets fistuleux sont très obliquement dirigés en arrière et un peu en haut, et que, dans cette direction, la sonde s'enfonce sans rencontrer d'obstacles à 13 centimètres. L'obliquité des trajets ne permet pas de les explorer dans d'autres directions. Le côté droit de la poitrine est sensiblement déprimé. La mensuration de la base du thorax donne pour le côté gauche 42,5 centimètres et pour le côté droit, 37,5 centimètres.

« L'auscultation et la percussion ne révèlent rien d'anormal à gauche. A droite et en avant, la sonorité est légèrement diminuée, depuis la clavicule jusqu'à deux travers de doigt au dessus du mamelon. A partir de ce point il existe une matité absolue, qu se confond en bas avec la matité hépatique. L'auscultation fait entendre le bruit vésiculaire normal jusqu'au niveau de la ligne de matité, et très affaibli au dessous de cette ligne. En arrière, la sonorité est normale dans la fosse sus épineuse. A partir de l'épine de l'omoplate jusqu'à la base, le son est obscur, mais il n'y a pas de matité absolue. A l'auscultation, on trouve le murmure respiratoire affaibli dans la fosse sus-épineuse, et, au-dessous de l'angle de l'omoplate, on ne le perçoit plus du tout. Le retentissement de la voix est sourd, sans altération de timbre. Pas de succussion hippocratique. Les vibrations thoraciques sont très faibles des deux côtés, mais plus à droite qu'à gauche. Le pouls est rapide (90, 100) assez fort. Les battements du cœur sont normaux quant au rhythme, au timbre et à l'intensité. Ni frissons ni sueurs nocturnes. L'appétit est bon, les digestions sont faciles. Les urines sont limpides et ne renferment ni sucre ni albumine.

Le malade se plaint d'un affaiblissement très marqué des membres du côté droit. Il peut marcher et exécuter avec son bras tous les mouvements possibles; mais, quand il travaille, son bras droit est vite fatigué, et, quand il marche, il ressent bientôt de la lassitude dans le membre inférieur droit. Les muscles pectoraux et le biceps brachial sont un peu plus grêles à droite qu'à gauche; la cuisse droite est également un peu moins volumineuse que la gauche. Les chiffres suivants donnent la mesure de ces différences :

Partie moyenne du bras droit	21	centim.
— — — gauche	21, 5	—
— — de la cuisse droite	38, 5	—
— — — gauche	39, 5	—

« Les avant-bras, les mains, les mollets et les pieds présentent le même volume des deux côtés. Quand, l'avant-bras droit étant fléchi sur le bras, on ordonne au malade de le maintenir dans cette position et qu'on fait un effort pour l'étendre, on constate une diminution notable de la force de résistance des fléchisseurs. La même faiblesse relative s'observe dans le membre inférieur droit qu'on fléchit facilement, malgré la volonté du malade, tandis qu'il faut déployer une grande force pour vaincre sa résistance à gauche. Si on lui donne les deux mains à serrer, il presse beaucoup plus fortement de la main gauche que de la droite. Si on le fait tenir debout sur un seul pied, il garde beaucoup plus facilement son équilibre sur le pied gauche que sur le pied droit.

« Il n'y a pas de différence de température appréciable entre les membres des deux côtés. Cependant le malade dit avoir remarqué qu'il suait plus facilement du côté droit que du côté gauche.

« Les sensibilités au contact, à la température, à la douleur, au chatouillement sont normales et égales des deux côtés. La sensibilité et la contractilité électriques (courants faradiques) sont aussi égales des deux côtés.

« La face ne présente rien de particulier ; elle n'est pas déviée, et ses deux moitiés sont aussi mobiles l'une que l'autre. La langue est tirée en ligne droite ; l'articulation des mots est normale. Les organes du sens ne présentent pas de troubles fonctionnels appréciables. L'intelligence est parfaitement conservée et n'a jamais subi aucune altération. »

Observation 75. — (Weill. Hémichorie pleurétique, *in Revue de Médecine*, 10 juillet 1884). — Cette observation est le complément de l'observation **209** du Chapitre VIII. Il s'agit du même malade. L'observation de M. Weill ne relate d'ailleurs que les détails qui se rapportent à la complication nerveuse survenue pendant le cours du traitement. Ce malade subit plusieurs fois l'opération de la résection costale, qui fut pratiquée par M. Levrat. La première opération eut lieu en *novembre 1882;* M. Levrat ouvrit largement le foyer purulent et pratiqua la résection sur deux côtes d'un fragment de 3 centim. La pleurésie est à *gauche.*

« On établit un drainage, et la plèvre est soumise à des lavages répétés. Les forces reviennent, la fièvre tombe, mais la suppuration persiste. Le malade a remarqué qu'immédiatement après l'opération, le membre supérieur *gauche* était plus faible que le membre droit, sans être paralysé; de plus, il maigrit.

« Une deuxième opération est pratiquée en *novembre 1883*, toujours accompagnée d'injections intra pleurales : nouvelle amélioration de la pleurésie et de l'état général. Le membre supérieur gauche est toujours faible : le malade prétend qu'à ce moment le membre inférieur et la face ne présentaient rien d'anormal.

« Les choses restent en l'état, jusqu'au mois de mai 1884. A ce moment, comme la fistule thoracique persiste et que le thorax ne s'affaisse pas, M. Lépine prie M. Levrat de pratiquer une troisième fois l'opération d'Ellander; 3 centim. des deuxième, troisième, quatrième et cinquième côtes sont réséqués. L'opération est suivie de lavages antiseptiques.

« Deux jours après l'opération, le malade s'aperçoit que le membre supérieur gauche est le siège de mouvements involontaires. Il se lève dix jours après l'opération, et constate un trouble analogue au membre inférieur.

« A l'examen, on voit, lorsque le membre supérieur repose sur le lit, les doigts animés de petites oscillations arythmiques ; elles surviennent irrégulièrement, tantôt dans un doigt, tantôt dans un autre. Les doigts se rapprochent subitement ou s'écartent légèrement, parfois ils subissent un commencement de flexion et d'extension, mouvement toujours très limité. Le pouce présente des secousses plus marquées que les autres doigts. La main toute entière est parfois légèrement déplacée. Le long de l'avant-bras et du bras, on voit des ondulations qui correspondent à la secousse des muscles. Lorsque le membre supérieur est soulevé, les mouvements augmentent d'amplitude, les secousses sont plus fortes, les déplacements sont plus accentués, mais en gardant les caractères ci-dessus mentionnés. Les mouvements d'une grande précision ne peuvent se faire. Le malade mange comme à l'ordinaire; mais, si on lui dit de toucher le bout de son nez avec l'index gauche, il atteint régulièrement la joue.

« Le membre supérieur est d'ailleurs faible et se fatigue très rapidement. Il est amaigri. Les muscles en sont un peu atrophiés.

« Au niveau de la face antérieure du pouce et de l'éminence thénar, on observe des plaques d'hypéresthésie très nettes. Les piqûres ou la pression exercée en ces points sont très douloureuses ; mais le contact est perverti ; le malade sent comme à travers un gant.

« Le membre inférieur au repos ne présente que quelques secousses, rares et limitées aux orteils.

« Le malade se tient difficilement debout ; il oscille de tout son corps et les oscillations augmentent par l'occlusion des yeux ; il se tient sur la jambe droite, mais non sur celle de gauche, et, dans la marche, chaque fois qu'il appuie sur la jambe gauche, il oscille et risque de tomber. Pas de troubles de la sensibilité au membre inférieur.

« Tels sont les phénomènes observés et qui datent de la dernière opération, alors que la parésie du membre supérieur remonte à la première opération. »

Ces trois observations sont très comparables ; elle forment, au point de vue clinique, un groupe très naturel, et sont susceptibles d'ailleurs de la même interprétation physiologique.

Les troubles moteurs dominent la scène. Le début est assez lent, insidieux ; il n'est signalé par aucun phénomène qui attire vivement l'attention. Il y eut cependant chez le second malade de M. Lépine (obs. 74) quelques symptômes précurseurs. Au moment de l'opération et pendant le premier lavage de la plèvre, cet homme éprouva une vive douleur dans la poitrine et il ressentit un engourdissement des membres, surtout de ceux du côté droit, correspondant à l'empyème. Ces symptômes semblaient témoigner déjà d'une irritabilité anormale de la plèvre et d'un retentissement facile des excitations pleurales sur certaines parties des centres nerveux. Cependant l'affaiblissement des membres droits ne devint très manifeste que trois à quatre mois après l'opération de l'empyème. Dans le premier cas de M. Lépine, l'état pratique, limité au membre supérieur du côté droit, c'est-à-dire du côté de l'empyème, débute quinze jours à trois semaines après l'ouverture de la plèvre, et ce n'est qu'à une période encore plus avancée qu'apparaît l'atrophie de certaines masses musculaires. Les troubles moteurs sont plus précoces chez le malade de M. Weill. Cet homme subit plusieurs fois la résection multiple des côtes du côté gauche. La parésie du bras gauche fut manifeste immédiatement après la première opération, et les mouvements choréiformes du bras et de la jambe apparurent deux jours seulement après la seconde opération.

Dans les trois cas, les troubles moteurs sont exactement localisés au côté du corps correspondant à l'empyème, à droite dans les deux cas de M. Lépine, à gauche dans le cas de M. Weill. Ils intéressent le bras seulement (obs. 73) ou bien tout à la fois le bras et la jambe (obs. 74 et 75). Dans un cas (obs. 74) la face paraît avoir été touchée ; à l'époque où la fistule thoracique était traitée par des injections de nitrate d'argent, l'articulation des mots était difficile, embarrassée, et, comme le fait observer M. Lépine, il s'agit là, non pas d'un aphasie d'origine cérébrale, mais bien d'une simple anarthrie, due à un état parétique des muscles de la langue et des lèvres innervés par des nerfs bulbaires.

Ces troubles moteurs sont surtout de nature paralytique, mais la paralysie n'est jamais complète. Le premier malade de M. Lépine présentait un affaiblissement très marqué du bras droit, il pouvait difficilement maintenir ce bras étendu et il éprouvait de grandes difficultés à porter sa main droite jusqu'à son front. Il serrait vigoureusement de la main gauche, tandis que, avec la main droite, il ne pouvait développer qu'une pression insignifiante. Le deuxième malade de M. Lépine a vu l'état parétique débuter dans le membre inférieur ; mais, deux ans et cinq mois après l'opération de l'empyème, l'affaiblissement porte tout à la fois sur le bras et sur la jambe; tous les mouvements sont possibles dans les membres droits, seulement la fatigue y est ressentie beaucoup plus vi'e que dans les membres du côté gauche, et les muscles fléchisseurs n'opposent qu'une très faibles résistance aux tentatives d'extension. L'état parétiqne limité au bras gauche est d'abord le seul trouble de la motilité constaté chez le malade de M. Weill; cet homme a fort bien remarquée que son bras gauche est plus faible que le droit, puis apparaissent de singuliers troubles moteurs, non seulement dans le bras mais aussi dans la jambe, troubles que M. Weill a soigneusement décrits et qui rappellent les troubles moteurs de la chorée et même de l'ataxie locomotrice. Le bras étant au repos, étendu sur le lit, on observe de petites oscillations arythmiques qui surviennent tantôt dans un doigt, tantôt dans un autre, et particulièrement dans le pouce. Les secousses s'étendent parfois à la main elle-même. L'élévation du bras augmente l'ampltiude de ces mouvements involontaires. Des secousses analogues, mais moins prononcées, existent aussi dans quelques orteils. Ce sont bien là les caractères des mouvements choréiformes. Mais il s'y joint des troubles moteurs ataxiques. Avec l'index gauche, le patient ne peut toucher son nez, il atteint régulièrement sa joue. Il se tient difficilement debout, il oscille de tout son corps et ces oscillations augmentent d'amplitude si les yeux sont fermés. La station est possible sur le seul pied droit, mais non sur le seul pied gauche; enfin dans la marche, lorsque le poids du corps porte sur le pied gauche, le patient trébuche et risque de tomber.

Les muscles affaiblis présentent en même temps un certain degré d'atrophie. Les deux malades de M. Lépine sont des ouvriers et l'état parétique porte sur les membres du côté droit. L'observation est donc plus concluante et la diminution de volume des masses musculaires peut être plus légitimement attribuée à une cause pathologique. Chez le premier malade, l'amaigrissement du bras n'est pas général, la main et l'avant-bras sont respectés et l'atrophie porte particulièrement sur le grand pectoral, le deltoïde et le biceps brachial. Les mêmes muscles sont également intéressés chez le second malade, mais l'atrophie porte aussi sur les muscles de la cuisse. La circonférence du bras droit présente un demi-centimètre de moins que celle du bras gauche et la circonférence de la cuisse droite un centimètre de moins que celle de la cuisse gauche. Les autres groupes musculaires ont à peu près le même volume des deux côtés. Enfin M. Weill note que le bras gauche de son malade est amaigri et que les muscles en sont un peu atrophiés.

L'état de la contractilité électrique a été exploré dans les deux cas de

M. Lépine. Dans le second cas, on a constaté que la sensibilité et la contractilité électriques étaient égales des deux côtés. Mais dans le premier cas, la sensibilité et la contractilité électriques, examinées à l'aide des courants faradiques, présentent des modifications très appréciables. La sensibilité au courant d'induction est très affaiblie dans le membre supérieur droit, car le malade y supporte facilement un courant assez énergique pour déterminer à gauche une très vive douleur. La contractilité faradique est très diminuée dans les muscles sus-épineux, deltoïde et biceps; elle l'est beaucoup moins dans les muscles de l'avant-bras; elle ne l'est pas dans les muscles de l'éminence thénar.

Les troubles de la sensibilité cutanée ont fait défaut chez les deux malades de M. Lépine. Celui de M. Weill a présenté, du même côté que les troubles moteurs, quelques plaques d'hyperesthésie sur la face antérieure du pouce et de l'éminence thénar. Il y avait même sur ces plaques un certain degré de dysesthésie; les excitations de la peau y étaient perçues comme à travers un gant.

Dans les deux observations de M. Lépine, aux troubles moteurs s'ajoutent encore quelques troubles de la nutrition et de l'innervation vaso-motrice. Dans la seconde observation, on note seulement que la sécrétion sudorale est, au dire du malade, un peu plus active du côté droit parésié que du côté gauche sain. Mais le malade de la première observation a présenté du même côté que l'affaiblissement musculaire : un œdème variable du dos de la main; un empâtement profond de la gaîne des fléchisseurs de la main; un état rugueux et la sécheresse de la peau du bras; une élévation locale de la température de la main; une certaine hypérhémie de la main, n'allant pas cependant jusqu'à la coloration rosée de la fluxion rhumatismale.

Un seul malade (obs. 73) a ressenti des douleurs spontanées. Cet homme se plaignait de douleurs vives, lancinantes qui paraissaient naître dans la plaie de l'empyème et de là s'irradiaient, à la manière des douleurs de l'angine de poitrine, vers l'épaule et le bras droits et jusqu'à l'articulation du coude. Il éprouvait aussi une douleur dans l'articulation de l'épaule provoquée par les mouvements d'abduction. Il n'existait cependant aucun signe d'une inflammation de cette articulation. Pendant près de deux mois, ces accès douloureux ont subi diverses oscillations, ils ont augmenté ou diminué, et ces oscillations ont exercé une influence fort remarquable sur les troubles de la motilité et même ceux de l'innervation vaso-motrice. Au commencement de novembre, les douleurs spontanées au niveau de la plaie sont beaucoup moins vives : l'état parétique du bras droit est moins prononcé et en même temps disparaît l'œdème de la face dorsale de la main. Le lendemain, les irradiations douloureuses ont reparu et, avec elles, l'impotence motrice et la fluxion œdémateuse.

La marche de cette paralysie incomplète des membres est vraisemblablement en rapport avec la marche de la suppuration pleurale elle-même. Les observations de M. Weill et la seconde de M. Lépine ne donnent pas de renseignements sur ce point; mais, dans le premier cas de M. Lépine, l'impotence motrice et l'atrophie musculaire finissent par disparaître à peu près complètement.

Dans les trois faits cliniques que nous venons d'étudier, il y a une relation non douteuse entre l'empyème et les phénomènes observés dans les membres du côté correspondant. Ces phénomènes restent localisés dans ce côté ; ils apparaissent après l'ouverture de la cavité purulente; ils augmentent d'intensité en même temps que les douleurs spontanées de la plaie, de l'épaule et des bras, et, dans un cas, une injection de teinture d'iode pratiquée dans la plèvre provoque dans les membres une sensation d'engourdissement. Il nous reste à rechercher l'interprétation physiologique de ces phénomènes.

Nous avons vu que, si la suppuration dure longtemps, beaucoup d'empyèmes s'accompagnent d'un certain degré d'atrophie des muscles de l'épaule et du bras du côté correspondant. Mais, dans les trois cas que nous étudions, il existe, outre l'atrophie, un état parétique très prononcé, des troubles trophiques et vaso-moteurs ; de plus, les troubles moteurs se sont étendus au membre inférieur et même à la face ; enfin, dans un cas, la faiblesse musculaire fut compliquée de mouvements choréiformes et ataxiques. Ces phénomènes complexes, et d'ailleurs fort rares, ne peuvent donc pas être de tous points assimilés aux atrophies vulgaires qui, dans un grand nombre d'empyèmes, frappent les muscles de l'épaule et du bras. Il est possible cependant que ces atrophies vulgaires, dont le développement est parfois assez rapide, soient susceptibles d'une semblable interprétation.

L'arthrite scapulo-humérale se complique souvent d'une atrophie musculaire envahissant l'épaule, le bras et même l'avant-bras, surtout l'arthrite scapulo-humérale droite avec tendance à l'ankylose fibreuse. Ces atrophies rentrent dans le groupe des atrophies d'origine articulaire et sont très probablement de nature réflexe. Or deux de ces trois malades n'avaient certainement aucune lésion de l'articulation scapulo-humérale. L'autre (obs. 73) éprouvait une vive douleur de l'épaule au moment de l'abduction du bras ; mais il n'avait aucun signe d'une inflammation de cette articulation; cette épaule avait été luxée dix ans auparavant, et pendant cette longue période le patient avait pu se servir de son bras droit pour des travaux pénibles.

Dans les commentaires dont il faisait suivre ses deux observations, M. Lépine écartait d'emblée l'hypothèse d'une névrite périphérique ou d'une maladie des centres nerveux, telle que l'atrophie musculaire progressive. Les signes positifs de ces affections nerveuses font, en effet, défaut chez les deux malades de M. Lépine, comme d'ailleurs chez le malade de M. Weill. Les oscillations que subissent les phénomènes paralytiques et même les troubles vaso-moteurs démontrent bien que, si la moëlle épinière est intéressée, elle ne peut l'être que d'une façon toute superficielle, par une modification de l'activité fonctionnelle, non par une lésion matérielle et par conséquent durable.

Il faut évidemment ranger ces trois observations dans le groupe des paralysies dites réflexes. Telle est d'ailleurs l'interprétation proposée par M. Lépine. Une incitation partie du foyer pleural est conduite par la voie des nerfs sensitifs jusqu'à la moëlle épinière; elle y provoque, probablement par le mécanisme de l'inhibition, une certaine modification dans l'activité des centres médullaires, moteurs, sensitifs et vaso-moteurs, modifications dont les résultats peuvent être : la parésie motrice, les mouvements choréiformes, l'incoordination motrice, l'atrophie musculaire, la parésie vaso-motrice, des troubles trophiques et même des perturbations de la sensibilité cutanée.

Des faits assez nombreux témoignent aujourd'hui des relations, qui, par le mécanisme de l'acte reflexe et par l'intermédiaire obligé de la moëlle épinière, s'établissent entre le poumon et la paroi thoracique d'une part, la face et le membre supérieur du côté correspondant d'autre part. Tels sont, par exemple, la rougeur de la pommette dans la pneumonie, les élévations de température constatées dans les membres d'un animal auquel on a, du même côté, pratiqué une large plaie de la paroi thoracique(1). Dans l'observation 77 de M. Dumontpallier, pendant plusieurs jours consécutivement, chaque injection dans la plèvre est aussitôt suivie, non seulement d'étourdissement et de céphalalgie, mais aussi de l'apparition sur la face et sur les membres d'une roséole à larges plaques. Dans l'observation 76 de M. Goodhart, une injection pleurale provoque une attaque syncopale, pendant laquelle une tuméfaction œdémateuse se développe sur la face, le bras et la main du côté correspondant. — Dans ces

(1) Lépine. Société médicale des hôpitaux de Paris, 1875.

exemples, ce sont les centres vaso-moteurs médullaires qui reçoivent l'impression de l'incitation centripète partie des organes thoraciques. Il n'est pas inadmissible que cette incitation puisse atteindre également les centres moteurs et même les centres sensitifs de la moëlle épinière.

Sans doute, les troubles de la motilité, l'état parétique et les mouvements choréiformes se sont manifestés, chez deux malades, dans des régions fort éloignées du lieu de l'excitation périphérique, la face et le membre inférieur. Mais l'irradiation de l'incitation centripète dans les centres médullaires est un fait bien connu dans l'histoire physiologique de l'acte réflexe. C'est ainsi qu'une excitation du membre inférieur peut, si elle est assez énergique, provoquer des mouvements réflexes jusque dans les membres supérieurs. Les centres médullaires du bras paraissent plus directement en relation avec la paroi thoracique, mais ces centres eux-mêmes ont des connexions physiologiques avec ceux de la face et du membre inférieur, connexions par lesquelles peut s'opérer la transmission de l'incitation venue de la plèvre et des parois thoraciques.

L'empyème est une affection relativement commune et ces phénomènes de paralysie et d'atrophie, constatés dans les membres du côté correspondant, sont extrêmement rares. Il resterait donc à rechercher quelles influences exagèrent à un tel degré l'irritabilité de la plèvre. Sur ce point, on ne peut également faire que des hypothèses; nous y reviendrons d'ailleurs après avoir étudié les attaques syncopales et éclamptiques.

III. — *Attaques syncopales.*

Ce groupe renferme seulement trois observations. Elles appartiennent à M. Goodhart, M. Dumontpallier et M. Thompson. Nous y avons joint une quatrième observation dans laquelle l'attaque syncopale survint à l'occasion d'une ponction du péricarde. Dans ces trois faits, ce qui domine la scène, c'est une syncope grave qui, deux fois, se termine par la mort. Les mouvements convulsifs, s'ils existent, sont fugaces et très limités, tels qu'on les observe quelquefois dans les syncopes graves. La cause occasionnelle de la syncope est très nette, c'est une injection pratiquée dans la cavité purulente.

Le malade de M. Thompson était épileptique, et l'auteur conclut que la mort reconnaît pour cause une attaque épileptique provoquée par le lavage de la plèvre. Nous ne partageons pas l'opinion de M. Thompson, car la description qu'il donne des accidents qu'a présentés son malade, description que nous avons reproduite, se rapporte bien plus à la syncope grave qu'à une manifestation quelconque de l'épilepsie. Il est extrêmement rare qu'un épileptique meure pendant un accès (1). Les causes extérieures n'ont qu'une influence très douteuse sur la production des manifestations paroxystiques de l'épilepsie (Lasègue). Quand elle a lieu pendant l'attaque épileptique, la mort survient, soit au moment du stade des convulsions tétaniques, soit au moment des convulsions cloniques (Magnan). Or le malade de M. Thompson n'a présenté ni tétanisme ni clonisme. Dès le début des accidents, le pouls disparut à la radiale, ce qui est le fait d'une syncope et non d'une attaque épileptique. Le pouls peut être faible au début d'une attaque épileptique, mais il ne disparaît pas, et bientôt, à mesure que le spasme musculaire se développe, il augmente de fréquence et souvent aussi de force (Gowers). Nous reviendrons d'ailleurs, à propos des attaques éclamptiques, sur cette question de l'influence attribuée à l'épilepsie dans la production des accidents nerveux qui surviennent parfois au cours du traitement consécutif de l'empyème.

Observation 76.— (J. Goodhart. Guy's hospital Reports, 1877. Résumée).— Jeune fille de 16 ans, ayant des antécédents héréditaires tuberculeux, prise d'une pleurésie *droite* dans les premiers jours d'*octobre 1875*. Elle est admise dans le service de M. Haberton. Au douzième jour, l'épanchement remplit tout le côté droit. *Le 22*, ponction qui donne du pus. Aussitôt on introduit dans la plèvre un tube à drainage, à l'aide d'un gros trocart. On pratique des lavages avec une solution d'acide phénique à 1 p. 60. Jusqu'au *26 novembre*, la malade paraît aller mieux.

« Ce jour là (34 jours après l'opération), elle s'assit sur son lit, pour qu'on lui fît un lavage thoracique comme à l'ordinaire ; il était midi et demi environ lorsque, sans phénomène précurseur, elle devint soudainement livide et s'affaissa entre les bras de l'infirmière. Elle n'avait point de convulsions d'aucune sorte. On commença immédiatement à faire de la respiration artificielle, et, dix minutes après, la respiration était rétablie, le pouls se sentait faiblement au poignet. La malade était complétement insensible et ne reprit jamais connaissance, aussi peu que ce fût. Lorsque la respiration fut rétablie, la face se colora ; mais, une heure environ après le commencement de l'attaque, on remarqua que le côté droit de la face, ainsi que le bras et la main *droits*, étaient blancs et tuméfiés. Il n'en était pas de même pour le côté gauche. Un peu plus tard, la différence entre les deux côtés disparut et une sueur abondante se montra aux deux côtés de la tête et du cou. Rien de particulier du côté des membres inférieurs. Respiration 40 ; pouls 120, variant considérablement de force à certains moments. La température était à *une heure et demie* à 97,6 F., à *trois heures et demie* à 96 F., à *neuf heures et demie*, au moment de la mort, la surface du corps semblait froide et la température était à 94,4 F. Emission involontaire d'urine et de matières fécales, aussitôt après le commencement de l'attaque. — Dans les deux ou trois premières heures, les pupilles étaient contractées, mais modérément ; un peu plus tard, elles se dilatèrent, tout en restant toujours égales et répondant à la

(1) Gowers. De l'épilepsie. Traduction française de A. Carrier. Paris, 1883, p. 379.

lumière.— Les deux bras étaient contracturés et froids ; le côté *droit* l'était beaucoup plus que le gauche, qui revint à son état primitif après un certain temps. — Il n'y avait ni paralysie ni raideur dans les jambes. A *une heure*, on observa une paralysie passagère du côté droit de la face. Elle remuait presque complètement ses deux bras l'un après l'autre ; et le gauche plus facilement que le *droit*. Elle ouvrait et fermait les yeux, remuait ses paupières ; il n'y avait pas de strabisme. A *quatre heures*, la respiration était demi-convulsive, s'arrêtant, puis reprenant avec quelques légers mouvements convulsifs de la bouche... La malade continua à rester sans connaissance, devint froide et livide et mourut à *neuf heures et demie du soir*, la respiration cessant graduellement.

« Le poumon droit était carnifié ; la cavité pleurale oblitérée par des adhérences et des tractus fibreux. Le feuillet pariétal était très épaissi. Amas de pus concrété entre le lobe inférieur droit et la face pleurale du diaphragme. A part cette lésion, le poumon était sain, bien qu'il ait été comprimé. — Le cerveau et la moelle épinière étaient tout à fait sains. Les méninges, les vaisseaux et les sinus furent explorés, mais sans qu'on trouvât aucune trace de thrombose ou d'embolie. — Le cœur était d'une dimension normale. Le péricarde était adhérent au poumon, injecté, et quelques flocons fibrineux furent trouvés à la base. Les valvules et les cavités étaient en bon état. Les caillots contenus dans les cavités ne pouvaient nullement expliquer la mort. Mais, en examinant la cloison interventriculaire et surtout la face ventriculaire gauche, on y remarquait une teinte pourpre, qui semblait due à l'infiltration d'une substance de couleur sombre dans les muscles. Des sections de la cloison démontrèrent que la plus grande partie de la base était imbibée ou tachée de sang. Mais plus loin, vers la pointe, l'ecchymose s'arrêtait d'elle-même, aux environs d'une large veine coronaire. Le muscle ainsi affecté n'était pas altéré dans sa consistance, et, s'il y avait une différence à noter, il y avait plutôt augmentation de la consistance. Les veines et les artères coronaires furent explorées avec soin, sans qu'on pût y trouver aucun caillot ou autre cause d'hémorrhagie. »

Observation 77. — (Dumontpallier. In thèse de M. Martin. Paris 1881. Obs. II. Résumée). — Jeune femme de 18 ans, d'une bonne santé habituelle, est admise le *21 février 1880*, pour une pleuro-pneumonie *droite*. Elle est enceinte et accouche à terme le jour même de son admission. *Le 23*, signe d'un épanchement pleurétique à droite. Le *4 mai*, phlegmatia alba dolens dans le membre inférieur droit. Le *11 mars*, une ponction donne un litre et quart de pus verdâtre et homogène. — Le *24 mars*, opération de l'empyème dans le huitième espace. Issue d'un litre de pus non fétide, mais mélangé de fausses membranes. Soulagement immédiat à dater de l'opération ; on pratique des lavages répétés de la plèvre. Des vomissements sont attribués à l'emploi de la solution d'acide phénique qu'on remplace par l'eau alcoolisée. *Le 13 avril*, très grande amélioration ; on ne fait plus qu'un seul lavage par jour, avec la solution d'iode iodurée.

Le *25 avril* (1 mois après l'opération), « une quantité un peu plus considérable d'iode ayant été injectée, la malade a été prise presque aussitôt d'étourdissements et de céphalalgie. En même temps est apparue, sur la face et sur les membres, une roséole à plaques très larges. Ces accidents ont persisté pendant la plus grande partie de la journée. — Le *26*, l'injection a été suivie des mêmes accidents que la veille. — Du *24 avril au 1er juin*, les mêmes phénomènes se reproduisent. M. Dumontpallier, présumant qu'ils dépendent peut-être de la force de projection du iquide, fait l'injection très doucement, interrompant de temps en temps la pression en fermant le robinet de la seringue. Les phénomènes ne se reproduisent ni ce jour là ni les jours suivants, ce qui semble bien démontrer qu'ils sont d'origine réflexe.

« Le *6 juin* (42 jours après l'opération), l'injection est poussée ce matin avec plus de force. Aussitôt les malaises et les étourdissements se produisent. La poitrine, le visage et les membres supérieurs reprennent leur coloration rosée. M. Dumontpallier engage la malade à rester tranquille dans son lit et se propose de terminer le pansement à la fin de la visite. Deux minutes se sont à peine écoulées que la malade pousse un cri et perd connaissance. La pâleur du visage est extrême ; les pupilles sont largement dilatées ; la respiration est arrêtée ; le corps se couvre d'une sueur froide; le pouls cesse de battre, et la malade paraît morte. L'insensibilité est générale ; l'irritation de la muqueuse nasale est sans résultat. Il y a un peu d'écume blanchâtre sur les lèvres ; le trismus est très accusé et c'est à grand peine qu'on parvient à abaisser le maxillaire inférieur. La langue, saisie avec une pince est attirée hors de la bouche, et l'interne du service pratique des pressions rhythmiques sur les parois de la poitrine. Après la troisième pression sur le thorax, on entend une inspiration bruyante, mais de nouveau la respiration s'arrête. Nouvelles pressions. Enfin une nouvelle inspiration est suivie d'une seconde, puis d'une troisième. Le péril paraît conjuré. La malade vit, mais elle n'entend point, ne voit point ; sa figure est immobile, et c'est seulement après une demi-heure de cette scène si cruelle pour les assistants qu'elle recouvre connaissance, toute honteuse d'avoir uriné dans son lit. Interrogée alors, elle n'a aucun souvenir de ce qui s'est passé, et croit qu'il a été procédé au pansement comme à l'ordinaire.

« *Le 7*, la nuit a été bonne. La malade ne sait rien de ce qui s'est passé hier. »

Les jours suivants, la cicatrisation de l'empyème suivit une marche régulière. *Le 25*, le tube était supprimé. Le *30 juin*, la malade guérie quittait l'hôpital ; la fistule était complètement fermée.

Observation 78. — (Thompson. *British médic. Journal*, 12 novembre 1881. Résumée). — M. Thompson voit ce malade pour la première fois le *25 septembre 1875*. Il est en proie à une vive dyspnée. Il a l'apparence d'un phthisique. Il est épileptique et a eu plusieurs attaques d'épilepsie. Dix jours auparavant, s'étant exposé à la pluie, il avait été pris d'une pleurésie. Une ponction faite immédiatement donne 173 onces de pus. En *octobre*, une tumeur purulente, venant de la plèvre à travers les muscles du dos, apparaît au niveau de l'épine iliaque antérieure et supérieure. Cet abcès est ouvert. En outre, la plèvre est largement ouverte au-dessus de la septième côte, et, à partir de ce moment, on pratique des lavages réguliers de la plèvre. Il survient une grande amélioration. Au bout de peu de jours, l'acide phénique dont on s'était servi jusque-là est remplacé par de l'eau tiède additionnée d'un peu de teinture de perchlorure de fer.

« Jusqu'au mois de *janvier 1876*, tout alla bien. Un matin de ce mois, je commençai comme d'habitude à laver la plèvre. L'extrémité de la seringue avait été introduite dans la plèvre, une pinte environ de liquide y avait été injectée et le tube avait été retiré, quand tout à coup le patient pousse un gémissement, sa tête retombe en avant, sa respiration devient pénible, irrégulière et le pouls disparaît à la radiale. Les yeux sont convulsés en dehors et les lèvres se couvrent d'écume. Le patient est aussitôt étendu à terre, et on s'efforce de ranimer la respiration, mais sans succès... Frictions générales, alcool, ammoniaque, électricité, respiration artificielle, tout fut inutile. Après quelques respirations convulsives, la vie s'éteignit. » — L'auteur regarde ces accidents comme étant de nature épileptique. L'autopsie n'est pas pratiquée.

Observation 79. — (Mort subite à la suite de ponction aspiratrice du péricarde. *Union médicale* et *Gazette des hôpitaux civils* 1878). — Un volontaire d'un an entré à l'hôpital du Gros-Caillou, le *20 mai 1877*. Depuis 1869, il a eu quatre attaques de rhumatisme articulaire aigu, avec complications cardiaques. Il se plaint de douleurs articulaires. Puis survient une endopéricadite et bientôt un grand épanchement se produit dans la péricarde. Le malade est en proie à une dyspnée très vive. Les médecins de l'hôpital se décident à pratiquer la ponction du péricarde. Cette ponction est faite avec l'aiguille n° 1 de l'aspirateur de M. Potain. L'aiguille est enfoncée dans le troisième espace intercostal droit, à une profondeur de 4 centimètres. Aucun liquide ne s'échappe, et l'aiguille abandonnée à elle-même décrit des oscillations isochrones au mouvement du cœur, ce qui prouve que, malgré les précautions prises, elle a touché cet organe. — Au même moment, le patient pousse un cri, fait une forte inspiration; sa face bleuit, puis pâlit. On enlève promptement le trocart, mais déjà le malade était mort. Aucun moyen ne put le tirer de cette syncope foudroyante. — L'autopsie démontre que le trocart a pénétré dans le médiastin antérieur, et qu'il est allé se fixer, non dans les parois même du cœur, mais dans le péricarde qui est très épaissi, très induré, comme lardacé et qui a été touché dans un point où il est complètement adhérent au cœur. L'adhérence des deux feuillets péricardiques est intime à peu près dans toute l'étendue du cœur gauche. A droite est une vaste cavité où s'est developpé l'épanchement péricardique, composé de 1200 grammes de liquide citrin mêlé de flocons blanchâtres.

Dans les trois observations qu'on vient de lire, l'accident a paru à une époque avancée du traitement consécutif : 34 jours (Goodhart), 1 mois (Dumontpallier), 3 mois environ (Thompson) après l'opération de l'empyème. Dans les trois cas, l'abcès pleural paraissait être en voie de cicatrisation; chez le malade de M. Goodhart, qui est mort, l'autopsie a montré une plèvre à peu près complètement oblitérée par des adhérences récentes, et la malade de M. Dumontpallier, qui survécut, était complètement guérie un mois environ après l'attaque syncopale qui avait mis ses jours en danger.

Cette malade de M. Dumontpallier a présenté des phénomènes précurseurs fort remarquables et qui pourront nous servir à éclairer la physiologie pathologique de ces attaques syncopales. Pendant sept jours, du 25 avril au 1er juin, chaque injection, poussée avec une certaine force dans la plèvre, est invariablement suivie d'étourdissements, de céphalalgie et de l'apparition soudaine sur la face et sur les membres de larges plaques congestives. Ces accidents cessent le jour où l'on prend le parti de faire pénétrer l'injection dans la plèvre lentement, avec beaucoup de ménagements et en interrompant de temps en temps l'écoulement du liquide injecté. C'est bien là la preuve que, comme le supposait d'ailleurs M. Dumontpallier, ces troubles cérébraux et ces troubles vasomoteurs généralisés sont dûs, non pas à une action toxique du liquide de l'injection, mais bien à un acte réflexe dont le point de départ réside dans l'excitation toute mécanique de la plèvre malade.

La cause occasionnelle de l'attaque syncopale est toujours la même, et il importe d'y insister. L'accident a constamment paru au moment d'une injection dans la cavité purulente, et, dans l'observation **77**, il est expressément noté que, ce jour là, l'injection avait été poussée avec plus de force que d'habitude. Rappelons à ce propos le cas de M. Wagner (obs. **52**), dans lequel la simple introduction d'un tube dans la plaie de la paroi thoracique provoquait des menaces de syncope telles, que l'auteur dut renoncer au drainage de la plèvre.

Le début est absolument subit ; le patient pousse un cri, s'affaisse et perd complètement connaissance. La face devient très pâle, la respiration est suspendue et le pouls disparaît à la radiale. C'est l'image de la mort. Les pupilles se dilatent largement, puis surviennent des évacuations involontaires de l'urine et des matières fécales. La sidération peut être complète, définitive, et le patient succombe après quelques efforts convulsifs de respiration (obs. **78**). Dans d'autres cas, après une période de mort apparente qui peut durer plusieurs minutes, les fonctions de respiration et de circulation paraissent se rétablir. Mais le pouls est faible, fréquent, irrégulier ; les mouvements respiratoires sont incomplets, superficiels, intermittents, et ces symptômes témoignent d'une atteinte profonde des centres nerveux qui président à la respiration et à la circulation. Le patient ne reprend pas connaissance, les extrémités se refroidissent, la température centrale s'abaisse, la paralysie du cœur et de la respiration devient de plus en plus menaçante, et, au bout de quelques heures, la scène se termine par la mort (obs. **76**). Cependant la mort n'est pas inévitable. Après quelques instants de suspension complète, le pouls et les mouvements respiratoires reparaissent et deviennent de plus en plus réguliers, le visage se ranime, le patient reprend connaissance au bout de quelques minutes, mais il a perdu le souvenir de tout ce qui s'est passé (obs. **77**).

Les convulsions éclamptiques font défaut. La paralysie du cœur et du poumon domine la scène. A ce phénomène principal s'ajoutent cependant quelques symptômes secondaires. Dans un cas, on a noté la contracture des deux bras, contracture plus marquée du côté correspondant à l'empyème (obs. 76) et, dans un autre cas, du trismus (obs. 77). Nous remarquons encore dans les observations que nous venons de citer : la convulsion des globes oculaires (obs. 78) ; le resserrement des pupilles en précédant la dilatation (obs. 76) ; une paralysie transitoire de la face du côté de l'empyème (obs. 76) ; l'apparition d'une écume abondante sur les lèvres (obs. 77 et 78) ; l'abaissement de la température centrale à 34°6 (obs. 76) ; l'exagération de la sécrétion sudorale (obs. 76 et 77) ; des troubles paralytiques de l'innervation vaso-motrice limités au bras et à la face du côté de l'empyème (obs. 76), ou généralisés à la face, au tronc et aux membres des deux côtés (obs. 77). La malade de M. Goodhart présenta, une heure après le début des accidents, une sorte d'œdème blanc de la face, du bras et de la main du même côté que l'empyème. Dès le début de l'attaque syncopale, on vit chez la malade de M. Dumontpallier le visage, la poitrine et les deux membres supérieurs se couvrir d'une coloration rosée.

En tenant compte de tous les phénomènes pathologiques observés chez ces malades, il n'est pas impossible de donner une interprétation acceptable de ces attaques syncopales. En premier lieu, on ne saurait admettre que la suspension brusque de la respiration et de la circulation soit le fait d'une action directe de l'injection pleurale sur le cœur et sur le poumon. Les symptômes qui accompagnent et ceux qui précèdent l'état syncopal démontrent jusqu'à l'évidence la participation des centres nerveux. La syncope survient quelquefois spontanément au cours de la pleurésie et cause la mort subite. Cette syncope est attribuée en grande partie à la gêne toute mécanique qu'apporte un grand épanchement à la circulation du cœur et du poumon. Or, dans la plupart des cas de ce genre, il s'agit d'une pleurésie gauche. Remarquez au contraire que, sur les 3 cas d'attaque syncopale consécutive à l'injection dans la plèvre, dans 2 cas l'empyème est à droite, et dans le troisième cas le côté n'est pas indiqué. — Il n'est pas douteux non plus que la région des centres nerveux immédiatement mise en jeu soit le bulbe rachidien. C'est dans le bulbe que se trouvent réunis sur un étroit espace les centres de la respiration et de la circulation, et l'on conçoit fort bien qu'une modification fonctionnelle ou matérielle portant sur ce point puisse brusquement provoquer l'arrêt de la respiration et de la circulation. Une modification analogue, intéressant toute autre région des centres nerveux, ne peut produire un tel résultat que par l'intermédiaire obligé des centres bulbaires de la respiration et de la circulation. Remarquez d'ailleurs, et cet argument nous paraît décisif, que la plupart des symptômes qui précèdent ou accompagnent l'état syncopal sont des symptômes bulbaires ou protubérantiels. Une ou deux minutes avant le début des accidents, on voit brusquement apparaître chez la malade de M. Dumontpallier de larges plaques congestives sur la face, la poitrine et les deux membres supérieurs. Ces plaques congestives sont évidemment dues à une action vaso-motrice, et, comme cette action porte sur une grande étendue du tégument, il faut bien admettre la participation des centres bulbaires qui régissent les actions vaso-motrices générales (1). La même interprétation est applicable à l'œdème aigu qu'a présenté la malade de M. Goodhart, car cet œdème occupe, non seulement le bras et la main, mais aussi la face du côté de l'empyème. Chez deux malades, l'attaque a débuté par un cri (obs. 76 et 77); or, d'après les expériences des physiologistes, le cri paraît être un phénomène protubérantiel (2). Il en est de même du trismus (obs. 77) et des symptômes constatés du côté des yeux : le rétrécissement (obs. 76) et la dilatation des pupilles (obs. 77 et 78), la déviation convulsive des deux globes oculaires (obs. 78). M. Goodhart a observé chez sa malade, pendant cette attaque syncopale qui a duré neuf heures, une paralysie faciale passagère à droite, et ce symptôme implique bien la participation du bulbe rachidien. Enfin l'écume à la bouche et l'hypersécrétion sudorale peuvent être aussi considérées comme des symptômes bulbaires. Tous ces phénomènes secondaires qui accompagnent l'arrêt de la respiration et de la circulation ont, au point de vue de la pathogénie des accidents, une grande importance, car ils témoignent, eux aussi, d'une modification profonde de l'innervation du bulbe rachidien et désignent cette partie des centres nerveux comme étant primitivement et directement intéressée dans l'attaque syncopale.

De quelle nature est cette soudaine modification de l'innervation bulbaire, et par quel mécanisme peut-elle être provoquée au moment de l'injection d'un liquide dans la plèvre? — Nous ne pensons pas qu'on puisse mettre en cause une embolie bulbaire dont le point de départ serait dans le cœur gauche ou les veines pulmonaires. Les cas d'embolie bulbaire parfaitement authentiques sont extrêmement rares. Il y en a deux observations seulement dans la thèse de M. Hallopeau (3). Chez les deux malades, le ramollissement ne reste pas limité aux noyaux bulbaires, il s'étend aux

(1) Vulpian. Leçons sur l'appareil vaso-moteur. Paris, G. Baillière 1875, t. I, page 268 et suivantes.

(2) Vulpian. Leçons sur la physiologie générale et comparée du système nerveux. Paris 1866, p. 540.

(3) Hallopeau. Des paralysies bulbaires. Thèse d'agrégation Paris, 1875.

faisceaux moteurs et sensitifs qui traversent le bulbe, et la paralysie des nerfs bulbaires s'accompagnent de la paralysie des membres. Dans les cas d'oblitération du tronc basilaire, l'oblitération peut occuper seulement l'extrémité inférieure de cette artère ; elle arrête la circulation dans les artères sous-protubérantielles qui se distribuent au noyau du pneumogastrique. La mort survient promptement ; elle est causée par la paralysie des centres de la respiration et de la circulation. Or les cas jusqu'à présent connus de cette oblitération de l'extrémité inférieure du tronc basilaire sont des exemples de thrombose authocthone et non d'embolie ; la paroi vasculaire est le siège d'une altération évidemment antérieure à l'oblitération elle-même (1). Telle est d'ailleurs la situation du tronc basilaire, qu'il est difficile de concevoir comment un embole pourrait y pénétrer sans être arrêté dans les artères afférentes, ou bien, s'il y pénètre, comment il n'est point entraîné jusqu'à l'extrémité supérieure du tronc basilaire et dans les artères cérébrales postérieures. — Les faits observés ne plaident pas en faveur de l'hypothèse d'une embolie bulbaire. Le malade de M. Goodhart mourut et l'autopsie fut faite avec le plus grand soin. On ne trouva aucune lésion des centres nerveux ; les vaisseaux encéphaliques ne présentaient aucune trace de thrombose ou d'embolie. La malade de M. Dumontpallier survécut, et, au bout de quelques heures seulement, tous les accidents avaient disparu ; aucun symptôme ne persistait qui fût l'indice de quelque lésion matérielle et durable des centres nerveux. Cette même malade avait eu, avant la grande attaque syncopale et pendant plusieurs jours consécutivement, une série de petites attaques caractérisées par des étourdissements, de la céphalagie, des rougeurs du tégument, et provoquées d'ailleurs par la même cause, le lavage de la plèvre. La disparition complète de tous les symptômes de l'attaque syncopale elle-même et la mobilité des symptômes précurseurs ne sauraient être, en aucune façon, conciliées avec l'hypothèse d'une embolie bulbaire.

Nous sommes ainsi inévitablement ramenés à l'hypothèse d'une modification purement fonctionnelle, survenue brusquement dans l'innervation du bulbe rachidien. Cette modification rentre probablement aussi en majeure partie dans le groupe des phénomènes d'inhibition. Une incitation périphérique, venue de la plèvre ou du poumon, suspend brusquement l'activité de la plupart des centres bulbaires, et peut aussi produire l'excitation de quelques centres voisins. De là la paralysie soudaine de la respiration et

(1) Hayem. Archives de Physiologie, mars 1868 — Guilhem. Thèse de Paris, 1875. — Etude sur la thrombose du tronc basilaire.

de la circulation, et l'apparition de quelques phénomènes convulsifs comme le cri, le trismus et la déviation des deux globes oculaires. Assurément ce n'est là qu'une hypothèse, mais cette hypothèse se présente assez naturellement comme la conclusion logique de l'analyse des observations cliniques. Il resterait encore à rechercher, et c'est un point que nous examinerons tout à l'heure, comment la plèvre, au moment d'une injection, peut être le point de départ d'une incitation capable de suspendre l'activité des centres bulbaires de la respiration et de la circulation.

VI. — *Attaques éclamptiques. — Attaques de paralysie transitoire.*

Les observations de ce groupe sont plus nombreuses ; nous avons pu en réunir 15, et il est probable que nous n'avons pas eu connaissance de tous les faits publiés depuis la communication de M. Raynaud, en 1875, à la Société médicale des hôpitaux de Paris.

Une de ces observations doit être mise à part, celle de M. Leudet. Dans ce fait curieux, l'attaque consiste essentiellement en une hémiplégie droite transitoire, sans perte de connaissance et sans aucune convulsion.

Dans tous les autres cas, il y a perte de connaissance, la scène est dominée par des mouvements convulsifs plus ou moins violents et qui ressemblent beaucoup aux convulsions de la grande attaque d'épilepsie. A ces attaques convulsives on a donné le nom d'*éclampsie pleurétique*. Le terme est assez heureux et peut être conservé ; il rappelle un fait exact, à savoir que la cause occasionnelle des convulsions réside dans une excitation de la plèvre malade.

Toutes ces observations nous paraissent susceptibles de la même interprétation, sauf peut-être une observation de M. Desplats. Il est possible, dans ce cas, que le malade ait succombé à une attaque d'urémie éclamptique. L'empyème datait de plus de deux ans, l'urine était albumineuse, et, à l'autopsie, on trouva les deux reins atteints de dégénérescence amyloïde. La relation de ce fait est très courte. M. Desplats le cite seulement au cours d'une leçon clinique et ne donne aucun détail qui permette la discussion.

Nous divisons ces 15 observations en trois catégories. Dans la première, nous plaçons 9 cas d'éclampsie pleurétique qui n'ont pas entraîné la mort, et dans la seconde, 5 cas dans lesquels l'attaque éclamptique fut suivie d'une terminaison fatale. De ces 5 observations, 4 sont accompagnées d'une autopsie complète. A la troisième catégorie appartient le fait, unique jusqu'à présent, de M. Leudet.

A. — *Observations d'éclampsie pleurétique non suivie de mort.*

Observation 80. — (M. Raynaud. Société médicale des hôpitaux de Paris, 12 octobre 1875. Résumée). — Homme vigoureux, pris le *10 juillet 1867* d'une pleuro-pneumonie du côté *droit*. *Le 12*, éruption de varioloïde discrète. Depuis plusieurs jours, il existait des signes d'épanchement purulent. *Le 16*, thoracentèse qui donne trois quarts de litre de pus épais. — Le *2 septembre*, drainage suivant la méthode de Chassaignac. Ecoulement d'une quantité considérable de pus par les deux orifices. *Le 24*, l'amélioration est très marquée, on retire la moitié antérieure du drain.

Le 26 (24 jours après le drainage), « J'essaie de retirer avec précaution le drain resté dans la plaie postérieure; mais, à peine en ai-je retiré quelques centimètres, qu'il sort un peu de pus très consistant, dont l'écoulement avait été empêché jusque là par une croûte qui obstruait le tube. Je fais alors un nouveau lavage à l'eau pure pour déterger la cavité pleurale. Pendant la pénétration du liquide, le malade se plaint de gêne de la respiration; j'ai peut-être eu tort de n'y pas faire autrement attention, des injections semblables ayant été faites, un grand nombre de fois auparavant, sans le moindre inconvénient. Et même, comme le liquide ne sort pas complètement clair, je me décide à faire une dernière injection qui ne pénètre qu'avec un léger effort. — Tout à coup, pendant cette petite opération, le malade pâlit et tombe à la renverse. Les pupilles sont largement dilatées, la face est d'une pâleur mortelle, le pouls nul, la respiration complètement suspendue. On ouvre largement les fenêtres et je me mets à pratiquer la respiration artificielle. Au bout d'une minute environ, qui me paraît un siècle, de mort apparente, le malade est pris de convulsions saccadées des membres supérieurs et inférieurs, de trismus et d'un peu d'opisthotonos. En même temps, la face devient livide, s'injecte prodigieusement, toutes les veines sont turgescentes; les lèvres deviennent violettes, puis noires. Une écume sanguinolente sort de la bouche que nous cherchons à grand'peine à tenir ouverte. — Pendant cette période convulsive, deux énormes thrombus se forment sous nos yeux avec une rapidité effrayante aux paupières supérieures. Il y a perte absolue de connaissance et de sensibilité, ainsi qu'une émission involontaire d'urine et de matières fécales. — Cet état ne dure pas moins d'un quart d'heure, après quoi survint une période de stertor et de coma, d'environ trois quarts d'heure. Ce n'est qu'au bout de ce temps que le malade revient à lui peu à peu, tout en conservant un état d'hébétude profonde. Je constate alors une hémiplégie portant sur le membre supérieur *droit*: — Le lendemain matin, *27*, je trouve l'état du malade visiblement amélioré. J'apprends cependant que dans la journée, il a été pris de nouveaux phénomènes comateux extrêmement graves. Ceux-ci ont-ils été précédés de convulsions ? C'est ce qui est plus que probable, mais ce que les renseignements recueillis de la bouche des infirmiers ne me permettent pas d'affirmer. L'hémiplégie constatée la veille persiste, quoique sensiblement diminuée. A l'auscultation, on trouve dans la poitrine des râles ronflants et muqueux, trace de l'énorme congestion pulmonaire qui a dû s'effectuer la veille pendant le stade asphyxique de l'attaque...

« Le *6 novembre*, le malade est tout à fait revenu à l'état qu'il présentait avant l'accident qui a mis sa vie en danger. Toute trace d'hémiplégie a disparu. Il ne sort plus par la canule que quelques gouttes de pus fétide. On a pu, à diverses reprises;

lui faire, avec beaucoup de précautions, quelques injections détersives, dont il ne pénètre plus qu'une minime quantité dans la cavité pleurale.

« *Le 11*, le malade en se remuant dans son lit, a fait sortir la canule. Après quelques tentatives pour la remettre en place, je finis par y renoncer, parce que chaque essai provoque de la douleur et une toux très vive. Je me sens dorénavant d'autant plus porté à agir avec une extrême prudence, que le malade me parle de chandelles qu'il aurait eues devant les yeux. Cependant aucun nouvel accident ne vient plus entraver la guérison.

« *Le 22*, la cicatrisation de la plaie est complète. Le malade part pour Vincennes.»

Dix-huit mois plus tard, M. Raynaud eut des renseignements sur ce malade; l'épanchement s'était reproduit, du pus fétide était de temps en temps expulsé par la bouche et par la fistule thoracique. L'état général était mauvais, et la mort semblait imminente.

Observation 81. — (Roger. Société médicale des hôpitaux de Paris, 28 juin 1864. Résumée). — Enfant de 8 ans et demi, atteinte de pleuropneumonie avec épanchement énorme à droite, et de bronchopneumonie généralisée à gauche. Du 3 décembre 1863 au 9 janvier 1864, l'enfant subit cinq thoracentèses. La première ponction, faite le *5 décembre*, donne issue à 1,500 grammes de pus verdâtre bien lié. Après la cinquième ponction, le *9 janvier*, M. Roger place à demeure une canule métallique, à travers laquelle on pratique dans la plèvre des injections désinfectantes. Cette canule est au bout de deux jours remplacée par une sonde élastique. On ne peut remettre en place la première canule métallique ; ces tentatives permettent de constater un point de nécrose sur l'une des deux côtes. Le *19 janvier*, on réintroduit une nouvelle canule métallique, un peu moins volumineuse que la première.

« Comme les injections étaient douloureuses, parce qu'avec l'extrémité de la seringue introduite dans l'orifice externe de la canule, on était obligé en poussant de presser vers la plaie, j'eus l'idée de remplacer le jeu irrégulier de la seringue par celui d'un irrigateur Eguisier. Je disposai l'instrument rempli de liquide antiseptique, en coiffant sa canule d'une canule de gomme élastique plus petite pour qu'elle pût s'adapter à l'orifice du tube métallique ; puis je tournai le robinet ; mais je ne m'étais pas assez rendu compte de la force de projection du liquide injecté de cette façon, et ce liquide, pénétrant avec force et abondance, alla comprimer soudainement le poumon ; notre petite malade, sous l'influence de cet obstacle à la respiration, perdit connaissance, fut prise de convulsions et de délire, et je craignis d'avoir amené une mort presque subite. Cet état de sidération dura près d'une heure, et, jusque dans l'après-midi, l'enfant fut dans une demi-syncope et ne se remit que lentement. Ce ne fut que le lendemain que toute trace de cette crise, caractérisée par des symptômes nerveux singuliers, avait disparu.

« Il va sans dire que, les jours suivants, on modéra l'écoulement du liquide de l'irrigateur, en tournant plus ou moins le robinet, suivant la force voulue, et dorénavant les injections purent être pratiquées avec une facilité et une régularité remarquables. »

Le *17 mars*, on fait une tentative pour enlever la canule et la plaie se ferme. Mais le pus se reproduit derrière la cicatrice. La canule fut remise en place, et on recommença les lavages de la plèvre. Cette fois le succès fut complet et depuis la guérison ne s'est point démentie.

Observation 82.— (Jules Simon. *Gazette des hôpitaux*, 1874. Résumée).— Jeune garçon de 16 ans, atteint d'un empyème chronique *gauche*. Il est vu par M. J. Simon pour la première fois, le *9 juin 1874*. Six mois auparavant, l'opération de l'empyème avait été proposée et refusée. Dans cet intervalle, deux fistules pleuro-cutanées se produisent spontanément. Un nouvel abcès paraît, au commencement de *juin*, dans le troisième espace intercostal. M. Simon ouvre cet abcès en y appliquant de la pâte de Vienne, introduit une sonde élastique par cette ouverture et fait des lavages réguliers de la plèvre. Il en résulte une grande amélioration. Les lavages sont commencés le *12 juin* et poursuivis sans incident jusqu'au 18 du même mois.

« Ce jour là, vers dix heures du matin, je lui fis moi-même l'injection, et grande fut ma surprise quand, le liquide étant poussé, je vis le malade perdre connaissance, tomber de la chaise sur laquelle il était assis, et s'agiter comme un épileptique, avec cette différence pourtant que les mouvements convulsifs n'avaient point été précédés de contractures. Cette convulsion généralisée à tous les muscles, était néanmoins plus prononcée à *gauche*, du côté malade. Au bout de trois minutes, le jeune homme reprit ses sens et tout fut terminé. On continua le même traitement, et le drain resta toujours dans la fistule. »

L'amélioration continue, les forces reviennent et l'empyème paraît en voie de cicatrisation. M. Simon n'ose pas cependant enlever le tube pleural.

« J'en étais là, le *21 juillet*, quand je voulus me servir d'un autre procédé pour la mensuration de l'abcès pleural. Je fis, à l'aide d'une seringue graduée, une injection d'eau tiède qui me permit de constater que je pouvais encore injecter près de 200 grammes de liquide. Au moment où je terminais cet examen, et où le liquide injecté sortait avec force par l'ouverture du drain, mon malade fut pris des mêmes accidents alarmants que le 18 juin : perte de connaissance, convulsions surtout à gauche, puis résolution, le tout pendant trois minutes environ. Il reprit connaissance comme la première fois ; mais, à partir de cette seconde alarme, il ne voulut plus d'injections. »

Le drain fut progressivement raccourci. La suppuration continua à diminuer tous les jours. Le *7 août*, la plaie était définitivement cicatrisée. Depuis M. Simon revit souvent son malade ; l'empyème ne s'était pas reproduit.

Observation 83. — (Brouardel. Société médicale des hôpitaux de Paris. 12 novembre 1875). — Jeune garçon de 15 ans, atteint d'une pleurésie *gauche* datant probablement des premiers jours de *novembre 1874*. Une ponction, faite *le 14*, donne issue à 100 grammes de pus. Le *16 février*, vomique abondante, se répétant les jours suivants, jusque vers le *20 mars*. Petite tumeur purulente d'empyème au niveau de la pointe du cœur, communiquant avec la cavité pleurale. Le *1er avril*, introduction d'un drain replié et injection d'eau alcoolisée. Ces injections sont répétées deux fois par jour.

« Le *13 avril*, le soir, immédiatement après une injection d'eau tiède alcoolisée, faite avec ménagement, le malade est pris d'une attaque épileptiforme. Il pâlit et tombe tout à coup d'une pièce, la tête sur la table de nuit. Il a les dents serrées, l'écume à la bouche, et, après quelques secondes, il est pris de convulsions cloniques avec prédominance des mouvements dans le *côté gauche*. Sitôt après, il ouvre les yeux, ne reconnaît personne, reste sourd aux questions, et tombe dans un profond sommeil qui dure une heure environ. Le lendemain, le malade interrogé n'a aucun souvenir de l'accident de la veille. »

Du *14* au *16* érysipèle sur le côté gauche du thorax.

« *Le 17*, le soir, à la suite d'une nouvelle injection, survient une nouvelle attaque épileptiforme, exactement semblable à la première, pendant laquelle le malade souille ses draps. Cette attaque est suivie d'un coma qui dure près de deux heures. Pendant deux jours, le malade reste un peu inintelligent et étonné.

« Le *10 juin*, à l'occasion d'un renouvellement du drain, il paraît une éruption d'urticaire généralisée qui dure douze heures. »

Depuis, aucun nouvel incident. Le *2 octobre*, le malade part en convalescence.

« Interrogé, ainsi que les parents, à l'occasion des accidents nerveux survenus dans le service, jamais ni lui ni aucun de ses parents n'ont eu d'accidents nerveux pouvant faire penser à l'épilepsie. »

Observation 84. — (Walcher. *Gazette médicale de Strasbourg*, 1 janvier 1876. Résumée). — Homme de 40 ans, alcoolique, mais d'une bonne constitution et jouissant d'une bonne santé. Le *15 février 1875*, début d'une pleurésie *gauche. Le 23*, l'épanchement est déjà considérable et nécessite une première thoracentèse qui donne 3 litres de liquide louche. Le *14 mars*, l'épanchement s'est reproduit, et une ponction exploratrice donne du pus. Le *16 mars*, incision suivant le procédé de Trousseau, dans le septième espace intercostal. Issue de 2 litres et demi de pus verdâtre mêlé de nombreuses fausses-membranes. L'incision est faite de telle façon qu'une des deux lèvres fait soupape et doit empêcher la pénétration de l'air dans la plèvre. Un tube est cependant placé dans la plaie, mais il est fermé par une ligature dans l'intervalle des pansements.

« Lors des pansements, pendant que, pour empêcher l'entrée de l'air, le malade assis dans son lit faisait un effort, j'enlevais la ligature; le pus s'écoulait alors, et, quand le malade allait reprendre haleine, je la remplaçais par une pince presse-artère. Quand tout le pus s'était écoulé, je faisais des lavages avec une seringue de la contenance de 150 à 180 grammes. Pour cela, j'en introduisais le bout dans un trou extérieur du tube, j'enlevais la pince et je poussais l'injection, je l'aspirais aussitôt après et, avant de retirer la seringue, je remettais la pince en place. Je continuais ainsi jusqu'à ce que le liquide sortît clair et alors je remettais en place la ligature au lieu de la pince, et l'ouverture de la cavité pleurale était fermée à l'air extérieur. »

Le procédé ne réussit guère à prévenir la pénétration de l'air dans la plèvre; il ne permettait que des lavages insuffisants, aussi le pus avait-il une odeur fétide pendant les premiers jours.

« Le liquide de l'injection était d'ordinaire de l'eau phéniquée (une cuillerée à bouche d'une solution à 10 p. 100 pour 600 grammes d'eau tiède); deux ou trois fois, j'ai ajouté à ce liquide un peu de teinture d'iode iodurée. »

Dans les premiers jours d'*avril*, le malade était très amélioré, il se levait, mangeait, n'avait plus de fièvre et la suppuration avait beaucoup diminué.

« Le *10 avril* (26 jours après l'opération), je veux faire l'injection habituelle... Dès le début de l'injection, je m'aperçois du reflux du liquide entre le tube et les bords de la plaie; le liquide ne s'arrêtait pas dans la cavité pleurale et n'y pénétrait pas bien. Remarquant bien ce fait insolite et ne sachant pas à quoi l'attribuer, je demandai au patient ce qu'il éprouvait; il me répondit : « Rien de particulier, sauf une sensation de constriction au niveau de la plaie. » N'ayant aucune idée de ce qui pourrait arriver, je continuai jusqu'au bout de la seringue, en poussant cependant sans trop de force, mais avec persistance. Le liquide reflua jusqu'au bout, et, au moment où je retirai la seringue, avec laquelle j'ai voulu aspirer la portion de l'injection que je croyais être restée dans la plaie, le malade s'affaisse sans avoir proféré la moindre plainte... Je le poussai en arrière, après avoir enlevé les coussins ; alors il se raidit, renverse fortement la tête en arrière ; la face est turgescente, violacée ; les traits sont contracturés, les mâchoires serrées par le trismus ; les yeux ouverts sont convulsés tous les deux en haut et à gauche ; les pupilles sont serrées, les conjonctives congestionnées. Il y a un état tétanique général, absence de respiration et de pouls... Au bout de 30 à 40 secondes, survient une inspiration suspirieuse, puis les mouvements respiratoires deviennent de plus en plus fréquents ; enfin le pouls revient aussi, mais lentement, irrégulièrement, d'une façon intermittente. Au bout de cinq minutes, les deux fonctions allaient bien. Mais les convulsions tétaniques s'étaient changées en convulsions cloniques avec mouvements fibrillaires dans les muscles. Les yeux avaient repris, après quelques mouvements oscillatoires, une direction fixe en avant ; la bouche était animée de mouvements de trépidation, de l'écume apparut, et en même temps des cris d'aboiement se répètent, comme les convulsions de 2 en 2 minutes, et durent de une minute à une minute et demie. Le bras *gauche* seul reste couché ou pend inerte durant tout ce temps. C'étaient de véritables accès d'éclampsie. Ces convulsions et ces cris durèrent un peu plus d'une demi-heure, en diminuant cependant d'intensité et en s'espaçant de plus en plus. Enfin, une heure à peu près après le début des accidents, le malade, sans avoir repris connaissance, tombe dans un sommeil comateux. Mais, comme le pouls et la respiration allaient bien, je me retirai, en le laissant dormir... Pendant l'accès, il a eu des évacuations involontaires d'urine et de matières fécales. »

Le patient passe le reste de la journée et toute la nuit plongé dans un profond sommeil. Une vive excitation le réveille, il prononce quelques paroles, ne paraît pas reconnaître les personnes qui l'entourent et de nouveau s'endort profondément. La respiration est régulière, et le pouls, à 80, normal. Dans la soirée, le cathétérisme est nécessaire pour évacuer la vessie.

Le sommeil continue jusque vers 5 heures du soir, le lendemain. A 5 heures, le patient s'assied sur son lit et demande à boire et à manger. Il dort bien pendant la nuit.

Le *12 avril*, deux jours après le début des accidents, il n'en reste d'autre trace qu'une paralysie du bras gauche « avec engourdissement et insensibilité presque complète. »

On reprend alors le traitement de l'empyème, et de nouveau on pratique des injections dans la plèvre. Le traitement est ainsi continué avec régularité pendant six jours. Sous l'influence des injections, la suppuration diminue de nouveau et perd toute odeur.

« Le *19 avril*, me servant d'une petite seringue en verre de 70 à 80 grammes de contenance et injectant de l'eau alcoolisée, je remarque de nouveau le reflux de l'injection entre le tube et la plaie. Je me rappelle immédiatement mon premier accident et je cesse l'injection ; mais il était trop tard : le malade tombe à la renverse, la figure reste pâle, les yeux tournent dans les orbites, les pupilles sont contractées ; léger trismus, un peu de raideur tétanique ; mais aussitôt et avant que la respiration soit devenue régulière, cette raideur est remplacée par des secousses dans les membres inférieurs et le bras gauche qui avait recouvré en grande partie sa motilité et toute sa sensibilité ; le bras droit reste inerte... Au bout de deux minutes, les convulsions cessent, le malade tourne la tête ; je l'appelle, il me regarde ; je lui demande s'il me reconnaît, par signe, il répond oui ; je lui pose quelques questions, entre autres s'il peut parler, sa mimique est non. Je m'aperçois alors que le bras droit est non seulement paralysé, mais aussi insensible. Au bout de cinq à six minutes, la parole lui revient enfin, d'abord hésitante, embrouillée, pâteuse ; il me dit alors qu'il me voyait, qu'il m'entendait et comprenait mes questions, mais qu'il ne pouvait parler parce qu'il ne pouvait pas remuer sa langue, pas plus qu'il ne peut remuer son bras en ce moment. Cependant, après quelques minutes, il s'écrie : « Ah ! la vie revient dans mon bras. » En effet, il parvient à remuer les doigts, puis à soulever l'avant-bras, et, vingt minutes après la perte de connaissance, il peut exécuter tous les mouvements avec son bras, bien qu'il soit encore plus faible et qu'un certain engourdissement et fourmillement persiste dans les doigts. »

A la suite de cette seconde attaque, M. Walcher supprime définitivement les lavages et se contente de raccourcir progressivement le tube pleural. A la fin d'avril, le patient reste levé presque toute la journée. La plaie se ferme au mois de juin. Elle s'ouvre de nouveau] deux ou trois fois et ne se ferme définitivement que vers la fin de l'année. « Depuis deux mois la plaie est complètement fermée. Les bras sont redevenus assez forts. Le bras gauche est seulement un peu plus faible que le bras droit, mais par contre, le malade n'y ressent pas l'engourdissement et le fourmillement qu'il éprouva dans l'annulaire et le milieu de la main droite. »

Observation 85.—(Bergeron. in thèse d'Aubouin. Paris, 1878. Résumée.) — Enfant de 7 ans, admis le *15 octobre 1877* dans le service de M. Bergeron, pour une pleuro-pneumonie. L'épanchement devient purulent et on pratique successivement neuf ponctions aspiratrices. Après la neuvième, opération de l'empyème et lavages réguliers de la plèvre avec divers liquides : eau tiède, eau phéniquée, solution d'iode. Depuis le *18 février 1878*, la température est normale. Dès les premiers jours de *mars*, on ne fait plus qu'un seul lavage par jour ; ce lavage est suivi d'une injection de teinture d'iode pure. L'enfant a bon aspect et l'empyème paraît être en voie de cicatrisation.

« Le *13 mars* (plusieurs mois après l'opération), l'externe du service fait comme à l'ordinaire un lavage détersif à l'eau chloralée ; au moment même où le liquide pénètre dans la plèvre, l'enfant tombe étendu sur son lit d'assis qu'il était ; il pousse un cri ; la face d'une pâleur cadavérique perd toute expression ; l'enfant reste ainsi dans cette sorte d'état syncopal pendant trois minutes. La commissure gauche des lèvres est tiraillée. Quelques mouvements convulsifs toniques apparaissent avec prédominance du côté gauche. Il y a de l'écume à la bouche... Mais voici qu'à la pâleur succède une teinte d'abord rosée, puis de plus en plus rouge, de la face ; à trois reprises, il y a rejet de matières purement alimentaires. Le petit malade reprend connaissance, et, bien qu'il soit encore ahuri, paraît comprendre les questions qu'on lui fait. — Alors on remarque que son bras gauche ne peut remuer ; il retombe inerte quand on le soulève. Le malade est insensible. Les deux membres inférieurs sont raides, surtout le gauche. Il remue le membre supérieur droit qu'il relève à côté de la tête, l'avant-bras fléchi sur le bras, la main fléchie sur l'avant-bras. Dix minutes après, la sensibilité est revenue, mais est imparfaite encore au membre supérieur gauche. Pupille droite dilatée. Strabisme interne gauche. Les paupières se ferment bien. La vue paraît obtuse. — En le changeant de linge, on le met debout ; il ne se tient pas sur sa jambe gauche et peut à peine faire quelques pas, en traînant sa jambe. Replacé dans son lit, le petit malade est pris de frissons. — A *dix heures et demie* (? après le début des accidents), le bras ne retombe plus aussi flasque, quelques mouvements volontaires à gauche, frisson, pâleur, somnolence, peau violacée. L'enfant se plaint du côté gauche de la poitrine. — A *11 heures*, la température est à 39°, le pouls petit; l'enfant éprouve de la douleur, dès qu'on applique l'oreille sur la poitrine, en avant surtout. — A *midi et demi*, l'enfant remue les deux membres du côté gauche, mais d'une façon incomplète. Pas de strabisme. Peau chaude. Température à 38°,4. — A *4 heures et demie* : même état, 38°,8, face pâle, somnolence, décubitus latéral, pupilles égales; quelques mouvements sont possibles dans le bras gauche.

« Le *14 mars* (lendemain du début des accidents), même état; hémiplégie à gauche, mais pas d'anesthésie, il y aurait plutôt hyperesthésie; rougeur de la face. — Traitement : sangsues appliquées une à une derrièer les oreilles; calomel et poudre de jalap àà 0,30 centigr. en trois prises; lavement avec séné et sulfate de soude àà 8 grammes, miel de mercuriale 30 grammes. — Le matin et le soir, la température est à 38°,8. — M. Bergeron dicte la note suivante : la journée et la nuit (du 13 mars) n'ont guère différé de la matinée, en ce sens que l'enfant a continué à gémir, à crier de temps en temps, se plaignant de la tête, mais en conservant toutefois un certain degré d'intelligence. Le matin, il répond facilement aux questions, il dit moins souffrir de la tête et avoir la vue plus nette. Il localise la céphalalgie à la région sus-orbitaire. Strabisme convergent de l'œil gauche très marqué. Le petit malade distingue les objets, mais le regard est très incertain; les pupilles sont également dilatées. Spontanément l'enfant ne remue que le bras droit. Le bras gauche soulevé retombe inerte, tandis que le bras droit reste en catalepsie; néanmoins, lorsqu'on dit à l'enfant de remuer le bras gauche, il l'agite, mais moins énergiquement que le bras droit. La pression sur la face interne des cuisses détermine une rougeur prompte et vive. La sensibilité paraît un peu plus obtuse et se développe plus tardivement à gauche qu'à droite. La langue est humide; les vomissements ne se sont pas reproduits. La perte de sang, due aux sangsues, qui a été très considérable, a un peu décongestionné la face, mais sans amener la pâleur. Lavement purgatif. Temp. le matin 38°,1; le soir, 38°,4.

Le 16, on trouve le matin l'enfant assis sur son lit. Le regard est aussi intelligent que possible. La parole est libre. Le membre inférieur gauche a toujours un certain degré de parésie. Après la visite d'hier matin, il y a eu des selles assez copieuses. Temp. le matin 38,5; le soir, 38,6.

Le 17, même état.

Le 18, pendant la visite, l'enfant a été repris d'accidents analogues à ceux du 13, c'est-à-dire qu'il a pâli, a perdu connaissance et a été pris de quelques mouvements automatiques, mais sans secousses cloniques. Les pupilles étaient dilatées, et les globes oculaires animés de mouvements latéraux. La commissure labiale gauche était déviée avec abaissement et écoulement de salive du même côté; cette crise a duré quelques minutes. Seulement l'enfant est resté dans un état demi-comateux. Au moment de la visite du soir, il était encore assoupi. Quelques instants après, on l'a trouvé assis sur son lit, et il reste à peine trace de la crise, contrairement à ce qui est arrivé après le premier accès. Temp. 37,6 le matin; 37,2 le soir.

« *Le 19*, l'enfant a vomi hier après la visite. Au dynamomètre la main gauche donne 2 kilogr. et la main droite 3 kilogr.

« *Le 26*, les urines, dont l'examen n'a pas été fait les jours précédents, ne contiennent ni sucre ni albumine, mais une certaine quantité de phosphates. *Il n'y a plus trace d'hémiplégie* ».

Le traitement de l'empyème, momentanément interrompu, fut ensuite repris avec régularité. Les injections furent faites avec les plus grands ménagements. Il n'y eut aucun incident nouveau. L'état général s'améliora de plus en plus, et la cicatrisation après avoir marché avec une certaine lenteur, prit une nouvelle activité. Le *18 juin*, la plaie était complètement fermée et la guérison semblait bien définitive.

Observation 86. — Dumontpallier. In thèse de M. Martin. Paris 1881. Obs. 1. Résumée.)—Homme de 25 ans, d'une bonne santé antérieure, atteint d'une pleurésie *gauche*, dans les premiers jours *de juin 1880*. Le *23 juin*, au moment de l'admission, signe d'un grand épanchement à gauche. Une ponction donne issue à un litre et quart de liquide sanguinolent. On pratique ainsi plusieurs ponctions qui ne produisent qu'un soulagement momentané. — Le *28 juillet*, opération de l'empyème. Incision dans le huitième espace qui donne issue à 3 litres de pus. Lavages consécutifs avec un mélange d'eau tiède, d'acide phénique et d'alcool. Le *29*, la plaie est douloureuse, au point d'empêcher tout mouvement, et le soir le lavage provoque une toux violente. Les lavages sont continués tous les jours. Le *3 août*, le pus étant fétide, on se sert pour laver la plèvre d'une solution iodée: eau un litre, iode 1 gramme, iodure de potassium 1 gramme. Le premier lavage avec cette solution est très douloureux. On reprend la solution phéniquée à 1 p. 50. Les jours suivants, il survient une amélioration réelle ; le malade peut se lever et rester assis dans un fauteuil. A partir du *22 août*, la plèvre est lavée une seule fois par jour. Vers la fin *de septembre*, la sup; uration ayant augmenté, on fait deux lavages par jour, et on emploie la solution iodée qui provoque toujours un peu de douleur, si bien qu'on revient encore à la solution phéniquée.

Le *13 octobre* (deux mois et demi après l'opération de l'empyème), « ce matin, à 10 heures et demie, pendant le lavage de la plèvre, le malade se sent pris d'étourdissement, puis, avant qu'on ait le temps de le retenir, il se laisse tomber sur son it. Il a perdu toute connaissance. La sensibilité générale est abolie. Tout le côté droit du corps est contracté. Les pupilles sont excessivement dilatées, les yeux sont fixes et largement ouverts. La respiration, les battements du cœur et le pouls sont normaux. On flagelle le malade avec des compresses imbibées d'eau fraîche, et, au bout de deux ou trois minutes, la sensibilité générale commence à revenir. La contracture du côté droit disparaît pour faire place à une hémiparésie du côté *gauche*. Le malade reconnaît à peine les personnes qui l'entourent. Un quart d'heure après l'hémiparésie gauche disparaît. — A 11 heures (une demi heure après le début des accidents), la sensibilité est normale sur tout le corps, la vision est trouble, la connaissance est un peu revenue. Le malade se rappelle seulement avoir eu un étourdissement, mais n'a aucun souvenir de ce qui s'est passé ensuite. Les pupilles sont toujours dilatées. Le malade se plaint d'un violent mal de tête ; il boit un peu de vin, mais ne peut manger. — A 5 heures du soir (7 heures et demie après le début), prostration très grande. La peau est froide et la température rectale à 36, 6. — Le *17*, pendant la nuit, épitaxis légère et plusieurs vomissements bilieux. Température rectale 37,6. La céphalalgie persiste. Le malade a encore de la difficulté à reconnaître les personnes qui l'entourent. Les pupilles sont toujours dilatées. L'injection ayant été faite hier un peu brusquement, on ne se sert plus aujourd'hui de l'irrigateur, mais d'une seringue à hydrocèle.

« On interroge soigneusement le malade et on ne trouve rien dans ses antécédents qui puisse faire penser à l'épilepsie.

« Le *18*, amélioration sensible; la céphalalgie est moindre, la vue plus nette et les pupilles ont repris leur dimension normale. Le *20*, mieux persistant, seulement la vue est toujours faible. Le *23*, la vue est redevenue normale. Etat général excellent. »

Il n'y eut pas de nouveaux accidents de ce genre. L'empyème continua à se cicatriser lentement. En *janvier* 1881, les fistules donnaient toujours un peu de pus, mais l'état général était bon et le patient pouvait remplir les fonctions d'infirmier.

Observation 87. — (Desplats. *Semaine Médicale*, 23 septembre 1885.) — « Un jeune homme dont la pleurésie remontait à trois ans et s'était ouverte à plusieurs reprises au dehors, portait, depuis quatre mois, un tube à demeure, lorsqu'il se présenta pour savoir si son tube pouvait être retiré. L'écoulement du pus était presque insignifiant, la santé générale bonne, trop bonne en apparence, puisque l'embonpoint était extrême. Il n'y avait pas d'albumine dans les urines, malgré l'aspect extérieur qui faisait penser à une dégénérescence amyloïde. Le confrère retira d'abord le tube qui était très étroit et serré dans la fistule, puis il l'introduisit de nouveau, pour savoir jusqu'où il pénétrait; cela fait, pour mesurer la capacité de la poche, il injecta avec précaution environ 30 centimètres cubes d'une solution de sublimé au millième, qui ressortit en jet, en entraînant quelques grumeaux. Pour achever le nettoyage, il fit une seconde injection dans les mêmes conditions que la première. Il avait à peine fait pénétrer 25 à 30 centimètres cubes de liquide, qu'il sentait la jambe gauche (l'empyème était à gauche) du malade se raidir. Aussitôt il interrompait l'injection, mais il était trop tard: les muscles contracturés, le sujet serrait convulsivement la chaise sur laquelle il était assis, sa respiration était suspendue, sa face d'abord pâle, se colorait peu à peu et devenait rapidement vultueuse, puis quelques mouvements fugitifs se montraient du côté gauche, en même temps que se produisaient quelques secousses spasmodiques du diaphragme qui gagnaient rapidement tout le côté, puis se généralisaient. Ces secousses convulsives, pendant lesquelles la respiration était presque suspendue, duraient environ deux minutes et se terminaient par la résolution. Etendu sur le dos, la face violacée, la respiration stertoreuse, les lèvres couvertes d'une écume sanglante, le malade était dans un état d'inconscience absolue. C'était une véritable crise d'épilepsie, à laquelle rien ne manquait, pas même l'émission involontaire des urines.

« La période de stertor terminée, tandis qu'on attendait impatiemment le retour de la conscience, une nouvelle attaque se produisait, aussi violente que la première. Elle fut suivie de deux autres, de sorte que pendant plus d'une heure et demie, ce jeune homme fut sans connaissance, au grand émoi des assistants. J'y étais, et je puis vous dire que la scène était des plus inquiétantes et que le soulagement fut grand lorsque ce malheureux put partir en voiture quatre heures après le début des accidents. Je me hâte d'ajouter que le lendemain il se trouvait bien et que, depuis, il n'a eu aucun trouble nerveux. »

Observation 88. — (Berbez. *Revue de médecine*, 10 juin 1886. Résumée). — Homme de 45 ans, sans antécédents héréditaires, non névropathe, mais alcoolique. Le *7 juin*, il est pris d'une pleurésie *gauche*. Le *13*, une saignée de 300 gram. produit une certaine amélioration. Le *23*, une ponction pratiquée sous la pointe de l'omoplate gauche donne un litre de liquide ayant presque la consistance de la purée de pois, mélangé à des bulles d'air et répandant une odeur horriblement fétide. Diarrhée fétide. — Le *25 juin*, opération de l'empyème. Lavage de la plèvre avec de l'eau alcoolisée (2 parties d'alcool pour une partie d'eau) jusqu'à ce que le liquide ressorte très clair

Pansement de Lister. La plèvre est lavée deux fois par jour. Au bout de trois semaines, il semble qu'il n'y a plus qu'un léger suintement dans le trajet-fistuleux, car le liquide injecté sort propre après avoir entraîné seulement une cuillerée de pus. Le *22 juillet*, ablation des tubes.

« *27 juillet* (1 mois après l'opération de l'empyème), voulant savoir quelle était la longueur du trajet fistuleux, nous introduisons dans la plaie une petite sonde de gomme. La sonde avait pénétré d'environ 15 centim. quand tout à coup nous vîmes le malade rougir, ses yeux devenir fixes et tourner à droite. La tête tourna aussi à droite ; en même temps, le malade perdit connaissance et nous vîmes le bras droit agité de secousses convulsives. La jambe ne présenta rien de remarquable à considérer. — Cette attaque épileptiforme dura environ cinq ou six minutes ; après ce court espace de temps, pendant lequel nous retirâmes la sonde de la poitrine, le malade resta hébété, l'œil fixe, ne pouvant parler, avec son côté droit en résolution. La face n'avait pas été prise. La sensibilité n'avait pas été touchée. — Dans les jours qui suivirent, la parole revint en partie, hésitante, bégayée. L'intelligence semblait profondément touchée. Plusieurs fois le bras droit fut agité de secousses, mais le malade ne perdit plus connaissance comme il l'avait fait une première fois.

« L'hémiplégie incomplète durait encore en *septembre*, quand, par suite de réparations urgentes dans la salle, on dut faire passer le malade dans le service de M. Desnos...

« A la rentrée dans nos salles, le malade avait en partie recouvré le mouvement dans son côté droit, mais il délirait continuellement. Ce délire continu, provenant de l'attaque épileptiforne, dura deux mois. C'était un délire doux, qui ne s'accompagna jamais de manifestations bruyantes. Le malade nous reconnaissait pour de vieux amis, nous invitait à dîner, pleurait, s'attendrissait chaque fois qu'on le pansait. Un jour, il ne reconnut plus personne, s'effraya et demanda en grâce qu'on le ramenât chez lui... »

Le *5 octobre*, la plaie est toujours le siège d'un écoulement séro-purulent ; mais le malade va mieux, il se lève, marche dans la salle, a de l'appétit et dort bien. Il éprouve encore une douleur vague dans la poitrine. Il ne tousse plus et ne crache plus. Le *14 octobre*, ce n'est plus que tout à fait à la base qu'on retrouve un peu de souffle et d'égophonie. La sonde en gomme ne pénètre qu'à 10 centim. de profondeur.

« M. Luys veut bien venir étudier notre malade au point de vue nerveux et au point de vue mental, et il remarque : — une amnésie presque absolue ; le malade ne se rappelle ni la date de son admission, ni le mois, ni la semaine, ni le jour où l'on se trouve ; — une légère exaltation des sentiments affectifs ; nous avons vu plus haut que cette exaltation avait été beaucoup plus intense ; — une inégalité pupillaire assez accentuée ; — un embarras de la parole très appréciable ; — une faiblesse considérable de la main droite comparée à la gauche ; — une température élevée de la peau du front et du sommet de la tête.

« Appuyé sur ces signes et sur les antécédents du malade, M. Luys pense qu'il a eu une de ces poussées lentes d'inflammation du côté des méninges qui simulent la paralysie générale et en constituent une des formes larvées.

« Depuis cette époque jusqu'au commencement de *décembre*, où on l'a envoyé à Vincennes, le malade n'a fait que s'améliorer à tous les points de vue. Sa plaie s'est fermée complètement. La submatité, qu'on perçoit encore, semble due à des fausses membranes. »

B. — *Observations d'éclampsie pleurétique suivie de mort.*

Observation 89. — (M. Raynaud, Société médicale des hôpitaux de Paris 1875 Résumée). — Jeune homme de 27 ans pris, le *20 janvier 1873*, d'une pleuro-pneumonie *gauche*. L'épanchement augmente rapidement. Vers le huitième ou dixième jour, une première ponction donne 450 grammes de pus. — Le *10 février*, nouvelle ponction qui donne seulement un demi verre de pus fétide, la canule étant bouchée par une fausse membrane. Le même jour, opération de l'empyème. Issue d'un litre de pus mêlé d'une énorme quantité de fausses membranes. L'opération est suivie d'une véritable détente. Lavages répétés avec de l'eau faiblement alcoolisée.

« Pendant les trois jours qui ont suivi l'ouverture de la cavité pleurale, les liquides détersifs ont été injectés matin et soir avec un irrigateur Eguisier. A partir du *14 février*, voyant les choses prendre une tournure régulière, j'installe le siphon imaginé par M. Potain, de manière que les irrigations puissent être faites plusieurs fois par jour, et même pendant la nuit, sans dérangement pour le malade. Tout va bien jusqu'au *21 février*. L'appareil avait été, en dernier lieu, assujetti par quelques tours de bande en caoutchouc, ainsi que j'ai l'habitude de le faire en pareil cas, pour assurer l'immobilité du siphon.

« Le *21 février*, n'étant pas très content de l'écoulement du pus, et voulant faire un lavage un peu plus complet, j'enlève l'appareil, et je pratique une injection comme précédemment avec un irrigateur. Le liquide ressort un peu sanguinolent, tandis que je renouvelle l'injection. Tout à coup le malade, qui était assis, s'affaisse; son visage est d'une pâleur extrême, il survient un peu de trépidation des lèvres et quelques mouvements convulsifs dans les membres supérieurs; il respire à peine, son pouls est faible et intermittent. On transporte vite le lit auprès d'une fenêtre ouverte, et, après les manœuvres pratiques usitées en pareille occasion, le malade revient à lui lentement. Lorsqu'il peut parler, il ne reconnaît plus les personnes qui l'entourent et demande où il est d'un air effaré. Je le laisse au repos dans le décubitus dorsal et sous la surveillance d'un élève du service. — Une *demi-heure* après cet accident, le malade ayant repris connaissance, s'aperçoit subitement qu'il ne voit plus clair; il ne distingue même pas le jour. Les yeux sont fixes, les pupilles largement dilatées. L'idée me vint alors d'examiner ce qui se passe au fond de l'œil. Je pratique avec mon collègue et ami, le Dr Panas, une exploration ophthalmoscopique attentive, et nous constatons les faits suivants: La papille de l'œil droit est entourée d'un cercle de suffusion séreuse notable. Les veines sont en certains points très volumineuses; dans d'autres, elles paraissent étranglées et vides de sang; elles ne présentent pas de battements; les artères sont très petites. La moitié interne de la papille est exsangue et d'un blanc mat, tandis que la moitié externe est d'une couleur rosée et a des contours diffus. Bref, la circulation de la papille droite paraît suspendue. A gauche, nous trouvons des signes analogues d'ischémie papillaire; deux petites artérioles extrêmement fines contrastent avec le volume exagéré des veines correspondantes.

« La situation se maintient à peu près la même pendant la journée. — A *5 heures du soir*, je reviens voir le malade. Je constate qu'il a bien repris connaissance; il répond nettement aux questions que je lui adresse, tout en conservant un peu d'obnubilation intellectuelle. Mais la vue reste absolument abolie. — Je renouvelle l'examen ophthalmoscopique. Les deux papilles restent d'un blanc mat. Les artérioles, encore très fines, paraissent cependant plus visibles que le matin. J'aperçois très nettement des battements spontanés dans la veine centrale de la rétine du côté droit. Cet examen des yeux avait-il fatigué le malade? Peut-être. Toujours est-il qu'aucun pansement n'ayant été fait depuis la matinée, le moment me semble venu de m'occuper de nouveau de la plaie qui était restée béante et qu'il y avait lieu de déterger. Le malade étant assis, on fait avec précaution, et sans la moindre violence, une petite injection qui ramène un liquide très sale et qui se passe sans incident. Encouragé par ce succès, on remplit l'irrigateur, et on commence une seconde injection. Mais aussitôt, comme le matin, le malade s'affaisse sur lui-même et l'état syncopal est complet. Les battements du cœur sont excessivement faibles et très lents, on n'en compte pas 50 à la minute. L'auscultation révèle un souffle musical au premier temps. Perte totale de la connaissance. Anesthésie absolue de la peau et des conjonctives. — Bientôt se montre un mouvement de trépidation convulsive des lèvres et de toute la face. Les convulsions se généralisent; il y a du trismus, de la déviation conjuguée des yeux vers le côté droit, un rétrécissement extrême des pupilles. Tout le corps se couvre d'une sueur profuse. — Au bout *d'une demi-heure* environ, les convulsions se sont peu à peu éteintes, mais les battements du cœur se sont singulièrement précipités; ils atteignent le chiffre de 150 par minute. Le malade tombe dans un stertor absolument semblable à celui des épileptiques après l'accès; il a, pour compléter la ressemblance, de l'écume à la bouche. — Je dois ajouter tout de suite que tous mes efforts pour le tirer de cet état son restés inutiles. Peu à peu le stertor a cessé pour faire place à toutes les apparences du sommeil paisible qui est en réalité du coma. Aucune excitation ne parvient à ranimer la connaissance. Cet état se prolonge sans modification jusqu'à trois heures du matin. — Alors, sans provocation aucune, éclate une série d'accès épileptiformes bien caractérisés, qui se succèdent presque sans interruption, et enfin le malade succombe à six heures et demie du matin, dans un de ces accès.

« Il s'en faut de beaucoup que l'autopsie ait donné une explication satisfaisante de ces terribles accidents.

« Le cœur, plus volumineux qu'à l'état normal, présente par place, une vascularisation du péricarde dont la cavité contient un peu de liquide citrin. Il est probable que ce sont là les traces d'une péricardite que nous avions soupçonnée vers la fin du premier septénaire, alors que les battements du cœur étaient extrêmement sourds. Les cavités du cœur ne présentent ni altération des orifices, ni végétations.

« Le poumon droit présente des adhérences anciennes de la plèvre dans toute son étendue. Son tissu est sain; c'est à peine s'il offre un peu de congestion à la base. — A gauche, les deux feuillets de la plèvre sont réunis dans leur moitié supérieure, par des adhérences déjà bien organisées. A la base et en arrière, la plèvre forme une cavité à parois brunâtres et tomenteuses, d'une capacité égale au volume du poing. La plaie résultant de l'opération de l'empyème se trouve placée à la partie la plus déclive de cette cavité, dans une situation par conséquent très favorable à l'écoulement des liquides. Le lobe supérieur du poumon gauche est sain; son parenchyme est crépitant. Le lobe inférieur est au contraire complètement atelectasié, comme il arrive toutes les fois qu'un poumon a été longtemps comprimé par un épanchement considérable. — En raison des accidents convulsifs qui avaient terminé la scène, c'était l'encéphale qui devait principalement attirer notre attention. Malgré les recherches les plus minutieuses, il a été impossible d'y découvrir la moindre altération. Le cerveau ne présentait même pas d'hyperhémie digne d'être notée. Le bulbe a été, après durcissement, 'objet d'un examen microscopique, dont les résultats sont restés absolument négatifs.

« Il importe d'ajouter, en terminant, que d'après les renseignements très catégoriques qui nous ont été fournis, jamais cet individu n'avait rien présenté qui ressemblât à des accidents convulsifs. »

Observation 90. — (Vallin. Société médicale des hôpitaux de Paris 1875. Résumée). — Jeune soldat de 23 ans, atteint, le *12 mai 1875*, d'une pleurésie *gauche*. *En juin*, la fièvre prend le caractère hectique et l'épanchement augmente de nouveau. Le *27 juillet*, thoracentèse qui donne un litre de pus de bonne nature. — Le *1er août*, opération de l'empyème. On pratique des lavages avec de l'eau phéniquée, en se servant d'un irrigateur. Il survient une amélioration notable.

« Le *6* (6 jours après l'opération), l'injection cause un peu de souffrance au début et à la fin. Le malade est pris de syncope. On observe de la contracture des membres toutes les deux ou trois minutes ; à chaque contracture des membres un peu violente, la figure se cyanose ; les extrémités sont refroidies, les battements du cœur subsistent, mais ils sont irréguliers, le pouls est petit. Au bout de trois quarts d'heure, opisthotonos. Vers le soir, la respiration s'embarrasse de plus en plus. Le pouls est à 140. Le malade succombe à minuit un quart (7 août) sans avoir repris connaissance.

« *Autopsie*, faite 55 heures après la mort.

« Cerveau : un peu de congestion. Aspect sablé sur les coupes ; pas d'épanchement dans les ventricules, pas de traces d'embolies dans les artères cérébrales.

« La plèvre gauche est notablement épaissie. Le poumon gauche est petit, ratatiné ; on n'y trouve pas de tubercules. — Le poumon droit est volumineux, emphysémateux sur certains points, congestionnés sur d'autres ; on trouve même çà et là de petites taches ecchymotiques sous-pleurales. — Symphyse cardiaque très complète. Le cœur est pâle et paraît être en voie de dégénérescence graisseuse. Le cœur droit renferme un caillot mou et du sang noir coagulé. Dans le ventricule gauche, pas de caillot, sang diffluent. »

Observation 91. — (Cayley. Société clinique de Londres, t. X, p. 16. Résumée) — Homme de 36 ans, atteint, vers *le milieu d'août 1875*, d'une pleurésie *droite*. Le *25 septembre*, une première ponction donne 23 onces de sérosité trouble. On reconnait à la suite de cette ponction que la pleurésie est cloisonnée. Le *29*, deuxième ponction au voisinage de la précédente, qui donne 5 onces de sérosité sanguinolente. Le même jour, troisième ponction en avant, un peu en dehors de la ligne du mamelon ; elle donne la même quantité de liquide. La semaine suivante, l'état du patient s'aggrave. Le *7 octobre*, ponction dans le sixième espace, par laquelle on retire 12 onces de pus. — Le *8*, introduction d'une petite canule d'argent recourbée ; issue de deux drachmes de pus fétide. Lavage de la plèvre avec une solution d'iode. Pendant la nuit, le patient se plaint beaucoup des souffrances que lui cause la canule. Le *9*, sur les instances du malade, la canule est retirée. On revient à la méthode des ponctions successives. « On fit chaque jour une ponction dans la poitrine, tantôt dans un endroit, tantôt dans un autre ; le pus fut retiré et la cavité lavée avec une légère solution d'iode dans de l'eau tiède, une once de teinture d'iode pour une pinte d'eau, jusqu'à ce que le liquide fut sans odeur et ne contint plus de pus. Alors une demi once d'un mélange à parties égales d'eau et de teinture d'iode était injectée et laissée dans la poitrine.

« Une fois, en introduisant le trocart, le malade fut pris d'une forte douleur lancinante qui s'étendait vers la partie supérieure de l'abdomen, et, à la suite de ce fait, il y eut difficulté de la miction. J'attribuai cela à ce que le nerf intercostal avait été piqué. »

Le *13 octobre*, opération de l'empyème, mais on ne peut pénétrer dans la cavité purulente. On revient encore à la méthode des ponctions successives, suivies de lavages. Du *25 octobre* au *4 novembre*, on fait une ponction tous les jours. Le malade paraît aller mieux.

« Le *4 novembre*, je lavais la poitrine comme de coutume, je me servais d'un petit trocart que j'introduisais par la même ouverture. Après avoir retiré le contenu de la cavité, je commençai à y injecter une faible solution d'iode. J'avais l'habitude d'injecter 4 onces de liquide à la fois, de l'aspirer et de continuer ainsi jusqu'à ce que le liquide sortit non mélangé de pus. — Je voulus, cette fois-ci, injecter une plus grande quantité de liquide, de façon à déterminer la capacité de la cavité et à savoir si elle diminuait. Le malade qui prenait toujours le plus grand intérêt à l'opération, me dit : « Vous n'allez pas aussi vite que d'ordinaire. » Immédiatement après, il devint d'une pâleur mortelle, ses bras se raidirent, son pouls devint très lent, sa respiration pénible, et ses pupilles se dilatèrent largement. Je me hâtai de retirer le liquide injecté ; il y en avait environ 6 onces. La cavité, comme on le vit après la mort, aurait pu en admettre deux fois autant. Le malade, profondément inconscient, devint congestionné. Son pouls et sa respiration étaient extrêmement rapides. Il avait des mouvements convulsifs du bras et de la jambe du côté *droit* ; la main était serrée, le bras fléchi et rigide. Les membres gauches étaient aussi rigides, mais dans l'extension. La tête était tournée, tantôt à droite, tantôt à gauche ; les paupières étaient closes. Il y avait des contractions spasmodiques des muscles du côté *droit* de la face. Les pupilles étaient largement dilatées et insensibles à la lumière. Le corps du malade était baigné par une sueur abondante, et la température s'éleva rapidement. A une heure et quart, trois heures après le début des accidents, il y avait 107 F dans l'aisselle ; le pouls était à 142 et la respiration à 72. Il y eut évacuation de l'urine et des matières fécales dans le lit. Par moment, il y avait du hoquet, et le patient faisait de vaines tentatives pour vomir. — A 2 heures 40, comme la température était encore à 107 F, j'ordonnai un bain à 80 F. A 2 heures 55, quand on l'en retira, la température était descendue à 105,2 F, et la contracture avait notablement diminué. Le malade restait inconscient, avec des secousses générales convulsives. Sa respiration devint de plus en plus embarrassée. Il mourut deux heures après minuit, seize heures après le début de l'attaque.

« Dans l'examen cadavérique qui fut fait par M. Coupland, on ne trouva rien qui pût éclairer sur la nature du cas. Du côté droit, la cavité pleurale était partagée par de solides adhérences fibreuses en deux parties, l'une correspondant aux parois antérieure, latérale et postérieure du thorax ; l'autre était comprise entre le diaphragme et la base du poumon. La première contenait quelques onces de liquide purulent teinté par l'iode. Toute la partie inférieure du poumon, excepté au niveau des loges purulentes, était fermement unie aux parois thoraciques par des adhérences fibreuses. Le tissu du poumon était atélectasié. Le lobe supérieur était normal. — Le poumon et la plèvre gauches étaient sains, à l'exception d'un peu de congestion et d'œdème dans les parties déclives. — Le cœur était normal. Toutes les cavités contenaient une petite quantité de caillots post-mortem. — L'artère pulmonaire était remplie par de petits caillots récents colorés ; mais, ni dans ce vaisseau ni dans les veines pulmonaires ou caves, on ne trouva de thrombus adhérent ou décoloré. — Le cerveau et ses membranes semblaient être tout à fait à l'état normal. On ne put trouver dans les artères cérébrales ni thromboses ni embolies. Des portions de la moëlle allongée furent soumises à l'examen microscopique, mais on ne put rien y découvrir d'anormal. »

Observation 92. — (Von Dusch. *Berliner Klinische. Wochenschrift*, 1 septembre 1879. Résumée.) — J. U... âgée de 11 ans, scrofuleuse, est atteinte d'une pleurésie *gauche* au milieu d'*août 1871*. L'épanchement augmente rapidement et l'état général s'aggrave. Au mois de *novembre*, elle est dans l'état suivant : grande maigreur, cyanose des lèvres et du visage. turgescence des veines cervicales, respiration fréquente à 56 à la minute. Le périmètre thoracique droit a 33, 5 centimètres et le gauche 36 centimètres. Tuméfaction dans le sixième espace, à deux travers de doigt de la ligne médiane, et qui augmente pendant la toux. Œdème de la paroi thoracique. — *Le 19 novembre*, ponction sur la tumeur, qui donne 1,700 grammes de pus épais et sans odeur. La plaie est agrandie par une incision de 2, 5 centimètres ; on y place un tube et, par ce tube relié à une pompe, on pratique des lavages de la plèvre avec de l'eau tiède. Les lavages sont ainsi continués pendant six jours, et l'état de la petite malade subit une réelle amélioration.

Le *25 novembre* (6 jours après l'opération), on voulut pratiquer le lavage, comme d'habitude, avec un tube de caoutchouc en relation avec un clysopompe. Au moment de l'introduction du tube dans la plèvre, l'enfant se débattit plus que de coutume, peut-être à cause de la sensibilité plus vive de la plaie qui déjà s'était rétrécie. On remplit deux fois la cavité d'eau tiède. A la troisième fois, au premier coup de pompe, on s'aperçut d'une résistance plus grande dans le maniement de l'appareil. — Au même instant, l'enfant perd connaissance ; les yeux sont convulsés et une rigidité tétanique s'empare du tronc et des membres. La respiration s'arrête, les lèvres et le visage sont fortement et rapidement cyanosés, et les quatre membres sont agités de mouvements convulsifs. Pendant trois ou quatre minutes, on pratique la respiration artificielle. Les mouvements respiratoires reparaissent enfin, irréguliers et accélérés, au nombre de 50 à 60 par minute. Le bruit respiratoire est bruyant et rauque, et, dans le poumon droit, on entend des râles humides. Le pouls d'abord imperceptible s'accélère ensuite, mais il reste petit, presque filiforme. La langue est mordue dès le début de l'accès. La pupille gauche se dilate la première, puis la droite. — La malade est assise sur son lit ; on asperge d'eau froide le dos et la poitrine ; on pratique partou des frictions avec des linges chauds, on couvre ensuite le thorax de sinapismes. — La connaissance ne revient pas. A deux heures, la respiration est à 60 à la minute et elle présente le type de Cheyne-Stokes. La cyanose disparait peu à peu. Evacuation d'urine et de matières fécales. Le soir, la respiration est plus régulière et plus ralentie. A 8 heures et demie, la malade succombe sans avoir repris connaissance. A ce moment, la température est à 40° ; une demi heure auparavant, elle était à 39°.

Autopsie. Le poumon gauche est réduit aux volume du poing. Il est refoulé en haut et en arrière. Il est doublé d'une néomembrane épaisse de 3 millimètres environ. L'air ne pénètre plus le parenchyme qui est rouge brun, coriace comme du cuir. La cavité pleurale gauche contient de l'air et environ 200 grammes de liquide trouble et sanguinolent. — Le poumon droit est adhérent ; il crépite, et, à la section, il s'en écoule du liquide spumeux. Les bronchioles sont congestionnées et laissent sourdre à la pression un liquide spumeux un peu purulent. — Le cœur est de volume normal. Les valvules sont saines. Le cœur gauche est presque vide et le ventricule gauche contracté. — Dans les ramifications de deuxième et de troisième ordres de l'artère pulmonaire droite, on trouve de nombreux thrombus gris-rougeâtres, obstruant totalement en plusieurs endroits la lumière des vaisseaux. Il n'y a pas de thrombus analogues dans les ramifications de la branche gauche de l'artère pulmonaire.

La pie-mère présente une forte hyperhémie veineuse et de nombreuses extravasations sanguines punctiformes, sur sa face inférieure, au point où elle recouvre la circonvolution droite postérieure. On retrouve de semblables hémorrhagies punctiformes dans la substance corticale du cerveau. La substance médullaire est anémiée et paraît très molle. Il n'y a pas de thrombus dans les artères de la base, ni dans les ramifications de l'artère sylvienne.

L'abdomen est distendu par des gaz. — Le foie tuméfié est graisseux. — La rate est également augmentée de volume. — Les reins sont sains. — On explore les veines hypogastriques, iliaques, crurales, saphènes, et on n'y trouve aucun thrombus pouvant être le point de départ des embolies constatées dans l'artère pulmonaire.

Observation 93. — (Desplats. *Semaine médicale,* 23 septembre 1885). — La pleurésie datait de plus de deux ans, et la poche était très réduite. Tous les jours on faisait des injections, de sorte que le malade et les médecins y étaient habitués. Un jour, on voulut remplir la poche pour en mesurer la capacité. La chose se fit avec prudence et avec une pression mesurée, puisqu'on employait un siphon ; néanmoins les convulsions se montrèrent, comme dans le cas précédent, et produisirent la mort environ huit heures après le début. Il est vrai que dans ce cas les urines étaient albumineuses et les reins amyloïdes.

C. *Observation d'attaques de paralysie transitoire.*

Observation 94. — (C. Leudet. Association française pour l'avancement des Sciences. Congrès de 1876. Résumée). — Jeune homme de 21 ans, pris d'une pleurésie *gauche,* le *27 février 1873.* Au bout de dix jours, l'épanchement remplit toute la plèvre. Le *16 mars,* une première thoracentèse donne 2 litres de liquide séreux (procédé de Reybard). Après l'opération, le malade eut une expectoration albumineuse très abondante. Le *19 mars,* M. Leudet constate l'existence d'une fistule pleuro-bronchique ; le patient crache du pus en grande quantité. Le 23, une nouvelle ponction donne un litre de liquide trouble et opaque. — Le *1er août,* on pratique l'opération de l'empyème. La plèvre est très épaissie. A dater de l'opération, la plèvre est régulièrement lavée avec une solution d'iode. La cavité purulente diminua rapidement. On dut à plusieurs reprises dilater le trajet fistuleux avec des cylindres de guimauve. Ces dilatations graduelles eurent lieu sans provoquer d'accidents.

« En *septembre 1874* (13 mois après l'opération), M. X... était à la campagne. Sa mère, dame fort intelligente, pratiquait, comme elle le faisait depuis longtemps, le lavage de la plèvre avec la solution iodée. Elle substituait une nouvelle sonde à une autre qui séjournait depuis quelque temps dans la fistule, quand tout à coup M. X... fut atteint d'un malaise général avec sensation d'engourdissement dans tout le côté *droit* du corps, avec impossibilité absolue de parler. La connaissance ne fut jamais perdue, pas plus pendant cette crise que pendant les deux suivantes. Il m'a raconté lui-même qu'il lui était impossible de remuer un doigt ou la jambe. Dans toutes les crises, l'engourdissement débutait par la main *droite,* la faculté de la parole se perdait, la vue s'obscurcissait dans les deux yeux, sans cécité absolue. On n'a remarqué aucun mouvement convulsif ; il n'y eut pas d'évacuations involontaires, ni d'écume à la bouche.

M. X... demeura couché une partie de la journée, lors du premier accès. Le mouvement revint graduellement dans la jambe et le bras, la parole devint distincte, et on ne remarqua aucun trouble intellectuel consécutif. Le soir du jour de l'accès, M. X... marchait comme d'habitude et n'éprouvait aucun malaise.

« Une deuxième crise, absolument semblable dans sa forme hémuipégique droite, mais à symptômes moins accusés, se produisit environ deux mois après la première.

« La troisième crise eut lieu dans les premiers jours *de 1875*, deux ans après l'opération de l'empyème, en ma présence. La cavité purulente à la base de la poitrine s'était graduellement rétrécie ; elle contenait à peine les deux tiers d'un verre à vin de liquide. Pour mesurer la capacité de cette cavité, j'introduisis graduellement de l'eau par la sonde. J'éprouve une résistance et cesse de pousser le liquide. La sonde est repoussée au dehors par le liquide. A ce moment, le malade assis sur une chaise, se lève et crie : « Arrêtez ! » Sa marche est chancelante, sa parole embarrassée. Je m'empresse de le coucher horizontalement. La face est pâle, sans spasme, la main et la jambe *droites* dans la résolution, la parole impossible. Je n'ai pas recherché l'état des pupilles. Aucun mouvement convulsif. Des frictions sont pratiquées sur les membres. Au bout de quinze minutes, la parole revient et, au bout de quelques minutes, le mouvement des membres du côté droit.

« Depuis un an, les injections ont toujours été pratiquées avec une sonde trouée par places. J'ai essayé plusieurs fois de supprimer la sonde, sans pouvoir y parvenir. Il n'y eut aucun accident nerveux nouveau.

Etiologie. — Il est difficile d'être renseigné sur la fréquence relative de l'éclampsie pleurétique. Il n'en est pas question dans les grandes statistiques de l'empyème. La plupart de ces statistiques manquent de détails ou sont faites à d'autres points de vue, surtout au point de vue des résultats que donnent les diverses méthodes de traitement. Nous avons réuni 15 cas, correspondant à une période de vingt-deux ans (1864-1886); mais il est clair qu'un document de ce genre ne peut servir à résoudre cette question. Il faudrait en conclure que cette complication de l'empyème est extrêmement rare. Or cette conclusion ne serait peut-être pas très exacte. Sur six cas d'empyème, M. Viry (1) a observé chez un malade une attaque syncopale et chez un autre des attaques éclamptiques. M. de Cérenville (2), qui s'est beaucoup occupé de la pleurésie purulente, a rencontré, dans sa seule pratique personnelle, «une demi douzaine de ces accidents rares décrits sous le nom d'épilepsie pleurétique ». Ces observations de MM. Viry et de Cérenville n'ont pas été publiées et nous n'avons pu les reproduire. Si rare que soit cette complication, elle n'est donc pas absolument exceptionnelle, et il y a lieu d'en tenir compte dans le traitement consécutif de l'empyème.

(1) Viry. *Union médicale*, 1878, p. 760.
(2) *Revue médicale de la Suisse Romande*, 1886.

L'*âge* ne paraît pas avoir grande influence sur la production des attaques d'éclampsie pleurétique. Nos observations se répartissent ainsi :

2 cas	de	5 à 10 ans.
2 —	—	11 à 20 —
4 —	—	21 à 30 —
5 —	—	après 30 —

Dans un cas, l'âge du malade n'est pas indiqué. Le malade de M. Leudet était un jeune homme de 21 ans.

L'influence du *sexe* serait peut-être moins contestable ; parmi nos 15 observations, il y a 13 hommes ou jeunes garçons et 2 femme ou petite fille. Il convient de remarquer cependant que l'empyème est plus commun chez l'homme que chez la femme.

Dans 3 cas, le *côté* de la pleurésie purulente n'est pas indiqué. Pour les 12 observations qui donnent cette indication, l'empyème est 4 fois à droite et 8 fois à gauche. Faut-il en conclure que la pleurésie purulente gauche prédispose plus que la droite aux attaques d'éclampsie ou de paralysie transitoire ? Ces chiffres sont sans doute insuffisants. Rappelons d'ailleurs que, dans les 3 cas d'attaque syncopale que nous avons étudiés plus haut, deux fois l'empyème est à droite et une fois le côté malade n'est pas indiqué.

Les accidents apparaissent à une *époque* assez variable après l'opération de l'empyème ou l'installation d'une canule. Nous n'avons rencontré aucune observation dans laquelle le premier lavage de la plèvre, pratiqué au moment même de l'opération, ait provoqué l'explosion des convulsions ou l'apparition de la paralysie transitoire. Dans nos 15 observations, voici à quelle distance de l'opération parut la complication :

Dans la première semaine.	3 cas	(Simon, Vallin, V. Dusch).
— deuxième —	3 —	(Roger, Raynaud, Brouardel).
— quatrième —	3 —	(Walcher, Raynaud, Cayley).
1 mois après —	1 —	(Berbez),
2 à 3 mois —	1 —	(Dumontpallier).
Plusieurs mois —	3 —	(Desplats, Bergeron).
Plus d'un an —	1 —	(Leudet).

Sur 15 cas, 10 fois l'accident s'est produit pendant le premier mois du traitement consécutif, et 5 fois seulement au delà du premier mois. Au moment où il fut frappé de sa première attaque d'hémiplégie transitoire, le malade de M. Leudet avait subi depuis treize mois l'opération de l'empyème. — Mais il importe également de tenir compte de la durée de la pleurésie purulente elle-même. Or le plus souvent l'empyème date déjà de plusieurs mois lorsque paraît la complication nerveuse, et la plèvre a pu subir de profondes modifications dues à la longue durée de la suppuration. Cette durée de la pleurésie excède souvent plusieurs mois pour les 10 observations dans lesquelles les attaques éclamptiques se sont manifestées pendant le premier mois du traitement consécutif. En effet, l'empyème datait de :

6 mois dans le cas de...............	MM. J. Simon.
3 —	Vallin.
3 —	Von Dusch.
2 —	Roger.
1 —	Raynaud.
5 mois et demi.....................	Brouardel.
3 mois.........................	Walcher.
2 mois et demi	Raynaud.
2 mois.........................	Cayley.
50 jours	Berbez.

L'éclampsie pleurétique n'appartient donc pas à l'histoire de l'empyème aigu. C'est plutôt une complication de l'empyème chronique. Cette constatation peut encore servir d'argument en faveur de la pleurotomie précoce ; elle peut contribuer aussi à éclairer la physiologie pathologique de cette complication nerveuse.

Les convulsions se sont souvent développées brusquement, inopinément, au moment d'un lavage de la plèvre qui jusque là avait été très bien toléré ; quelquefois cependant les malades ont présenté des *symptômes précurseurs*, plusieurs jours avant le début des accidents, symptômes qui témoignaient déjà d'une excitabilité anormale de la plaie ou de la plèvre malade. Ainsi, dans l'observation **81**, les injections, pratiquées avec une seringue produisent une vive douleur de la plaie, et on est obligé de renoncer à ce procédé ; dans l'observation **86**, un lavage avec solution très faible d'iode (1 gramme d'iode et 1 gramme d'iodure de potassium pour un litre d'eau) cause une vive souffrance et l'iode est remplacé par l'acide phénique qui paraît mieux toléré par la plèvre ; enfin, dans l'observation **91**, une canule mise à demeure dans la plaie ne peut absolument pas être supportée ; elle est enlevée, et, quelques jours après, une ponction évacuatrice produit une forte douleur lancinante avec des irradiations jusque dans la partie supérieure de l'abdomen ; il est vrai que l'auteur attribue cette douleur à la blessure accidentelle du nerf intercostal. Il est probable que la plupart des observations présentent bien des lacunes sur ce point; les détails ne deviennent nombreux qu'à partir de l'attaque éclamptique elle-même, c'est-à-dire au moment où le cas offre un intérêt particulier. On conçoit cependant combien il importerait, au point de vue pratique, de bien connaître la série de ces symptômes précurseurs, qui peuvent, à quelques jours de distance, faire présumer l'imminence d'une aussi grave complication.

Comme l'attaque syncopale, l'attaque éclamptique et la paralysie transitoire ont toujours été provoquées par un *lavage* de la plèvre, et, dans deux cas au moins, par une simple *exploration* du trajet fistuleux (obs. **88**) ou par le changement de la sonde à demeure (obs. **94**). Le fait est important à retenir, non pas seulement au point de vue pratique, mais aussi au point de vue de l'interprétation théorique des accidents nerveux. Les plus coupables des instruments employés pour le lavage de la plèvre sont l'irrigateur Eguisier, la seringue et le clysopompe. Il est vraiment digne de remarque que, dans la plupart des cas, ce sont ces appareils qui servaient à faire des injections dans la cavité purulente. Une seule fois, l'opérateur avait employé le siphon. Encore faut-il observer que, même avec le siphon, on peut bien faire pénétrer le liquide avec beaucoup de force dans la plèvre, si le réservoir du liquide est placé à une certaine hauteur au dessus de la poitrine. Dans quelques cas, l'injection est faite avec douceur, avec ménagement, et il est probable que la solution antiseptique pénètre sous une faible pression (obs. **83**); mais le plus souvent l'injection est poussée avec une certaine force dans la plèvre, soit pour exécuter un lavage plus complet (obs. **89** et **81**), soit pour mesurer la capacité de la cavité purulente (obs. **82**, **93** et **91**). Dans plusieurs cas même, l'opérateur éprouve une certaine résistance et, pour en triompher, pousse le liquide avec plus de force qu'aux précédentes injections (obs. **92** et **80**).

L'attaque a été quelquefois immédiatement précédée de *sensations* perçues par le malade ou de phénomènes observés par l'opérateur, qui témoignaient d'une *distension* exagérée des parois de la poche purulente et d'un certain degré de *compression* du poumon. Le premier malade de M. Raynaud (obs. **80**) se plaint de gêne de la respiration pendant ce lavage qui devait provoquer la première attaque éclamptique; celui de M. Walcher accuse une sensation de constriction au niveau de la plaie (obs. **84**); celui de M. Dumontpallier a quelques étourdissements au début du lavage (obs. **86**); celui de M. Vallin éprouve des souffrances dans la poitrine, également au début de l'injection (obs. 90); le petit malade de M. Bergeron (obs. 85), immédiatement après l'attaque, éprouvait une vive douleur dès qu'on appliquait l'oreille sur la poitrine; enfin, chez le malade de M. J. Simon (obs. 82), le liquide injecté dans la poitrine sort « avec force » par le tube, ce qui prouve bien qu'il a provoqué la distension des parois de l'abcès pleural. La troisième attaque de paralysie transitoire survint, chez le malade de l'observation 94, au moment où, pour mesurer la capacité de la poche purulente, M. Leudet l'avait remplie d'eau jusqu'à éprouver une certaine résistance; la sonde à demeure avait été chassée hors de la plaie par la brusque évacuation du liquide injecté.

La *nature* du liquide de l'injection paraît tout à fait indifférente. Il s'agit d'une action mécanique exercée sur les parois de la poche purulente, et non de phénomènes d'intoxication dus à l'absorption par la plèvre d'une partie des solutions antiseptiques. Nous avons étudié déjà ces phénomènes d'intoxication; ils apparaissent toujours un certain temps, quelques heures le plus souvent, après le lavage de la plèvre. Ici, le début soudain de l'attaque, au moment même de ce lavage, ne permet pas de mettre en cause l'absorption d'une substance toxique. Les accidents nerveux, éclamptiques ou paralytiques, surviennent à une époque avancée de l'empyème, c'est-à-dire à un moment où la cavité est déjà très réduite et la plèvre très épaissie, deux conditions peu favorables à l'absorption d'une quantité de liquide antiseptique suffisante pour provoquer des phénomènes d'intoxication. Aucune des substances employées pour le lavage de la plèvre ne produit des symptômes comparables à ceux qu'ont présentés les malades dont on vient de lire les observations. Le collapsus que détermine parfois l'acide phénique, et qui est bien la forme la plus commune de ces intoxications par la plèvre, n'a rien de commun avec les attaques éclamptiques ou paralytiques. D'ailleurs la plupart des solutions employées étaient vraiment inoffensives; c'étaient des solutions faibles d'iode, d'acide phénique, de l'eau alcoolisée et même de l'eau tiède. Enfin, dans deux observations, ce n'est pas une injection qui provoque l'explosion des accidents, mais bien l'exploration du trajet fistuleux avec une bougie ou le changement du tube à drainage.

Une première attaque éclamptique ou paralytique peut être suivie d'une ou plusieurs attaques de même nature. La plupart de ces *attaques consécutives* ont été provoquées, comme la première, par une injection de liquide dans la poche purulente. Elles ont été observées 7 fois parmi nos 15 pleurétiques, c'est-à-dire à peu près dans la moitié des cas (obs. 89,

80, 83, 82, 84, 85, 94). C'est bien la preuve d'une étroite relation entre l'éclampsie pleurétique et l'excitation mécanique de la plèvre malade. Ces faits témoignent encore d'une irritabilité toute particulière de la plèvre. Dans deux cas (obs. **80** et **89**), les attaques consécutives sont survenues quelques heures après la première, spontanément, en dehors de toute injection, sans aucune excitation nouvelle de la plaie ou des parois de la cavité suppurante. Il semble qu'une première attaque exalte à ce point l'excitabilité des centres nerveux, qu'une nouvelle crise convulsive puisse apparaître sans une nouvelle provocation. On peut penser aussi qu'une première attaque place momentanément le système nerveux du pleurétique dans une situation comparable à celle où se trouve habituellement le système nerveux de l'épileptique. Les cellules motrices des centres nerveux possèdent la double propriété de produire de la force nerveuse et d'emmagasiner cette force produite pour ne la mettre en liberté que sous l'influence des incitations volontaires. Or, dans l'épilepsie, les cellules motrices paraissent avoir perdu cette seconde propriété; elles laissent, en dehors des incitations de la volonté, s'échapper la force qu'elles ont produite; de là l'explosion soudaine et spontanée des décharges motrices qui caractérisent la grande attaque convulsive de l'épilepsie (1). Eh bien, il est possible qu'une semblable perturbation de l'activité des cellules motrices existe momentanément dans l'éclampsie pleurétique. Ainsi s'expliqueraient ces attaques consécutives qui apparaissent spontanément après la première; ainsi s'expliquerait aussi la facilité avec laquelle une minime excitation de la plaie ou de la plèvre a pu, dans cinq cas au moins, provoquer le retour des accidents convulsifs.

Symptômes. — Nous allons étudier d'abord les caractères cliniques de l'éclampsie pleurétique; nous reviendrons ensuite sur les accès paralytiques qu'a présentés le malade de M. Leudet.

L'attaque éclamptique est caractérisée par deux symptômes principaux; la perte de connaissance et des convulsions qui rappellent les convulsions de l'épilepsie. Cependant la plupart des observateurs ont noté que l'attaque d'éclampsie pleurétique n'est pas de tout point comparable à la grande attaque convulsive de l'épilepsie. Les troubles de la circulation et de la respiration y sont plus marqués et plus durables, et on ne voit pas toujours s'y succéder avec la même régularité les deux périodes des convulsions toniques et cloniques.

(1) Gowers. De l'épilepsie, loc. cit., p. 338

Le début est tout à fait soudain. Avec ou sans symptômes précurseurs, brusquement le patient s'affaisse, retombe sur son lit et perd connaissance. Dans toutes nos observations le cri initial a fait défaut. Nous avons vu que ce cri a, deux fois sur trois cas, marqué le début de l'attaque syncopale. La face est d'une pâleur cadavérique. Il y a un arrêt plus ou moins complet de la respiration et de la circulation. Le plus souvent le pouls disparaît à la radiale. Les pupilles sont, dans la plupart des cas, vivement contractées. Le patient est tout à fait en état de mort apparente. L'attaque débute par une syncope grave, complète, prolongée et très comparable à celle qui caractérise l'attaque syncopale. Cette période initiale dure de une à trois minutes (obs. 80 et 85); mais il est probable que les observateurs en ont exagéré la durée, car, en face d'un malade si brusquement sidéré, l'anxiété des assistants est grande et les minutes paraissent des heures. — Cependant le patient fait quelques efforts d'inspiration, bientôt les mouvements respiratoires se rétablissent et le pouls reparaît à la radiale. Mais la respiration reste irrégulière, incomplète, intermittente et le pouls, petit, faible et inégal. En même temps apparaissent les convulsions toniques. Elles envahissent les yeux qui se dévient du côté opposé à l'empyème, la face qui devient grimaçante, les mâchoires qui sont violemment serrées et le tronc qui s'incurve en arrière en opisthotonos. La contracture peut se généraliser aux quatre membres, ou bien elle reste limitée aux deux membres ou au bras du côté de l'empyème; elle y est d'ailleurs prédominante lorsqu'elle s'étend aux deux côtés du corps. La langue est rarement mordue. Comme dans l'attaque épileptique, une écume, quelquefois sanguinolente, s'échappe par les lèvres entr'ouvertes. Les spasmes des muscles inspirateurs provoquent la tuméfaction des veines cervicales, la turgescence de la face et, dans un cas (obs. 80), on voit se développer en quelques instants une énorme infiltration hémorrhagique des deux paupières. Les pupilles restent serrées ou commencent à se dilater. Cette période de convulsions toniques est de courte durée; le plus souvent elle atteint à peine une minute (obs. 84). — Puis apparaissent les convulsions cloniques. Elles s'étendent aux mêmes groupes musculaires que les convulsions toniques. Elles sont parfois très limitées, occupant seulement les deux membres ou même le bras du côté de l'empyème. Sont-elles plus ou moins généralisées, elles prédominent encore, comme les convulsions toniques, du côté malade. Les pupilles sont maintenant largement dilatées. Dans presque tous les cas, il se produit une évacuation involontaire de l'urine et des matières fécales. Les secousses convulsives procèdent par accès qui durent une à deux minutes. Ces accès se répètent ainsi pendant un temps variable, quelques minutes à une demi-heure ou une heure, puis ils s'espacent davantage, deviennent moins intenses et plus rares; ils cessent enfin et l'attaque éclamptique est terminée. — Mais le patient ne revient pas immédiatement à lui, du moins dans la majorité des cas. Il reste plongé dans un état de somnolence ou de coma, et cet état se prolonge pendant deux ou trois heures, quelquefois pendant une demi-journée et même une journée. Enfin le patient reprend connaissance, il reconnaît les personnes qui l'entourent, parle et répond conformément aux questions qu'on lui adresse; mais il a perdu le souvenir de ce qui s'est passé ou ne se rappelle que les quelques sensations qui ont immédiatement précédé l'attaque. Le plus souvent l'intelligence reste encore obscurcie, la vue n'est pas distincte, et, du côté de l'empyème où la contracture et les spasmes cloniques ont été plus violents, on constate une paralysie plus ou moins complète, de forme hémiplégique ou intéressant seulement le membre supérieur. Cette paralysie n'est pas permanente, au moins dans le plus grand nombre des cas; elle dure quelques heures ou quelques jours, puis elle disparaît complètement. Ces phénomènes qui survivent à l'attaque d'éclampsie pleurétique ont la plus grande analogie avec les phénomènes qui persistent plus ou moins longtemps après la grande attaque d'épilepsie.

Une première attaque peut être immédiatement suivie d'une seconde ou même de plusieurs autres qui se succèdent à bref délai. Cette succession rapide et prolongée des convulsions pleurétiques rappelle ces attaques subintrantes d'épilepsie qu'on a décrites sous le nom d'état de mal épileptique. Ainsi, un malade de M. Desplats (obs. 87) eut, en moins de quatre heures, trois grandes attaques convulsives, et, pendant tout ce temps, il resta plongé dans le coma.

Dans 5 cas, l'attaque d'éclampsie pleurétique s'est terminée par la mort. Dans 4 cas, l'observation relate tous les symptômes observés jusqu'au moment de la terminaison fatale (obs. 89, 90, 91 et 92). Or ces symptômes sont ceux d'une paralysie croissante de la respiration et de la circulation ; ils témoignent d'un épuisement de plus en plus complet de l'innervation des centres bulbaires. Le pouls devient de plus en plus fréquent et dépasse 140 à la minute. Les mouvements respiratoires sont également accélérés, atteignent 50 à 60 à la minute, restent superficiels, irréguliers, et, dans un cas, prennent le rhythme de Cheyne-Stokes. La température périphérique s'abaisse et les extrémités se refroidissent. Quant à la température centrale, elle suit d'abord une marche ascendante et peut atteindre jusqu'à 41,6 (obs. **91**) puis, aux approches de la mort, elle tend à s'abaisser. L'hyperthermie est observée dans les attaques graves d'épilepsie, particulièrement dans les attaques subintrantes. Cette marche de la température centrale est également comparable à celle qu'on observe dans les hémorrhagies cérébrales considérables, lorsque l'apoplexie est profonde et la compression de l'encéphale poussée au point de produire la paralysie irrémédiable des centres bulbaires.

L'attaque convulsive que nous venons de décrire est la forme la plus complète et la plus grave de l'éclampsie pleurétique. Non seulement les convulsions sont violentes et plus ou moins généralisées, mais elles sont précédées, accompagnées et quelquefois suivies de troubles graves de la respiration et de la circulation. C'est une sorte de combinaison d'éclampsie et d'attaque syncopale. A ce type clinique se rapportent particulièrement les deux observations de M. Raynaud (obs. **80** et **89**) et aussi les observations **90**, **91**, **85**, **81** et **92**. Remarquez que les cas mortels appartiennent tous à ce premier type de l'éclampsie pleurétique.

Dans un second groupe de faits, l'état syncopal est beaucoup moins prononcé et l'attaque convulsive dure d'ailleurs moins longtemps. (obs. **86**, **83**, **84**). Ainsi, chez le malade de M. Dumontpallier, le pouls et la respiration sont à peine troublés; au bout de deux ou trois minutes, la sensibilité générale commence à reparaître, et la connaissance est revenue une demi-heure environ après le début des accidents. Le petit malade de M. Brouardel eut également une crise convulsive de courte durée et revint complètement à lui après une heure de somnolence. L'état syncopal est également très passager chez le malade de M. Walcher, surtout dans la seconde attaque, et, au bout de trois ou quatre minutes, le pouls et la respiration cessent d'inspirer aucune inquiétude.

L'attaque convulsive est encore plus atténuée dans le cas de M. Berbez (obs. **88**) et surtout dans celui de M. J. Simon (obs. **82**). Le premier de ces deux malades eut, pendant cinq ou six minutes seulement, une série de secousses convulsives limitées au bras droit; il est vrai que cette courte attaque convulsive fut suivie de troubles prolongés de la motilité et des facultés intellectuelles. Chez le malade de M. J. Simon, les convulsions sont d'emblée cloniques, sans période initiale de syncope et d'état tétanique; elles sont généralisées à tous les muscles avec prédominance marquée du côté de l'empyème; mais, au bout de trois minutes, tout est terminé et la connaissance a reparu. Une seconde attaque est entièrement semblable à la première.

Dans un cas jusqu'à présent unique (obs. **94**), l'attaque est d'une nature toute particulière, elle consiste en une hémiplégie droite qui débute brusquement et disparaît en quelques minutes. Ce malade de M. Leudet eut trois attaques de cette hémiplégie transitoire, et toutes les trois provoquées par une de ces manœuvres que nécessite le traitement consécutif de l'empyème opéré, pansement, lavages, changement du tube à demeure. L'accès paralytique débute par une sensation d'engourdissement dans la main droite, qui n'est pas sans analogie avec l'aura de l'accès épileptique. La face est très pâle, mais il n'y a point perte complète de connaissance, comme dans l'attaque éclamptique. Les mouvements convulsifs font absolument défaut. Au début de la troisième crise, le patient qui était assis, se lève, pousse un cri, et fait quelques pas en chancelant. On le couche aussitôt. Il est paralysé. L'impotence motrice frappe le côté droit, la jambe, le bras et peut-être aussi la face. La parole est impossible. S'agit-il d'une aphasie associée à l'hémiplégie droite ou d'une paralysie des muscles de la langue et des lèvres? L'observation ne le dit pas, mais l'aphasie est probable. La sensibilité n'est pas explorée sur les membres paralysés. La vue est obscurcie dans les deux yeux, cependant la cécité n'est pas complète. Il n'y a point de troubles graves de la respiration ni de la circulation, point d'écume à la bouche, point d'évacuation involontaire de l'urine ou des matières fécales. Le mouvement reparaît bientôt dans les membres paralysés, la vision est plus nette, le malade peut parler. Au bout de quinze à vingt minutes, l'attaque est terminée et ne laisse après elle aucun trouble des facultés intellectuelles. Cette paralysie est-elle de cause cérébrale ou de cause médullaire? Elle nous paraît avoir plutôt les caractères de l'hémiplégie cérébrale; l'état de la face n'est pas indiqué, mais la vue est obscurcie et les troubles de la parole sont probablement de nature aphasique.

Après cette description générale des attaques éclamptique et paralytique, quelques symptômes méritent une étude particulière.

On a donné comme caractère constant de l'éclampsie pleurétique, ce fait que tous les troubles de la motilité, contractures, convulsions cloniques et paralysies consécutives, sont limités ou prédominent dans la moitié du corps correspondant au côté de l'empyème. Ce caractère est fréquent, mais il n'est pas constant. Quatre cas font plus ou moins exception à la règle générale (obs. 88, 84, 86, 94). — Dans le cas de M. Berbez (obs. 88), l'empyème est à gauche, et les convulsions cloniques frappent exclusivement le bras droit; la face est respectée, ainsi que le membre inférieur droit et les deux membres gauches. Aux convulsions succède une paralysi incomplète qui dure plus de deux mois; les membres du côté de l'empyème sont encore indemnes, car cette paralysie revêt la forme d'une hémiplégie droite. — Le malade de M. Walcher (obs. **84**), dont l'empyème est à gauche, a deux attaques convulsives, à neuf jours d'intervalle. Pendant la première, le bras gauche reste inerte et ne participe pas aux convulsions qui agitent les trois autres membres; pendant la seconde attaque, les convulsions frappent les deux membres inférieurs et le bras gauche, tandis que le bras droit reste tout à fait inerte. Après cette seconde attaque, c'est le bras droit qui pendant quelques minutes présente une paralysie complète de la motilité et de la sensibilité. — Le malade de M. Dumontpallier (obs. **86**) est atteint d'un empyème gauche. Pendant l'attaque, la contracture reste fixée sur tout le côté droit du corps, puis cette contracture fait place à une hémiparésie gauche. — Enfin le malade de M. Leudet (obs. **94**), qui portait un empyème chronique à gauche, eut successivement, dans l'espace de quelques mois, trois attaques de paralysie transitoire, et ces trois attaques ont exclusivement frappé le côté droit.

Les troubles moteurs de l'attaque elle-même sont tout à fait comparables à ceux de l'attaque épileptique, et tous les observateurs insistent sur cette très grande analogie. Ce sont des spasmes toniques et des convulsions cloniques. Les périodes de tonisme et de clonisme se succèdent cependant avec moins de régularité que dans l'attaque épileptique. Nous avons vu que le tonisme peut faire défaut. Dans d'autres cas, il existe seul et n'est point suivi de convulsions cloniques. Le malade de M. Walcher (obs. **94**) a présenté un singulier trouble de la motilité. Pendant chaque accès clonique qui durait une minute environ, il poussait des cris d'aboiement; ces cris étaient dus sans doute à des spasmes combinés des muscles expirateurs et des muscles du larynx.

Dans la plupart des observations, on n'a pas exploré l'état de la sensibilité. Cette exploration est d'ailleurs sans résultat lorsque le malade a, pendant l'attaque, perdu connaissance ou reste, après l'attaque, plongé dans le coma. L'insensibilité est alors générale et complète. L'excitation de la conjonctive n'est même pas ressentie et ne provoque pas l'occlusion des paupières. Dans trois cas, la sensibilité des membres fut explorée dès que l'état du patient permit cette exploration. Dans le cas de M. Berbez (obs. **88**), il n'y a pas d'anesthésie cutanée sur le bras droit, siège exclusif des convulsions cloniques et qui devait présenter une paralysie motrice consécutive de longue durée. Le malade de M. Bergeron eut quelques troubles anesthésiques passagers dans les membres gauches (obs. **85**). Chez le malade de M. Walcher, l'anesthésie était complète dans les membres paralysés, mais elle fut de courte durée et disparut aussi rapidement que la paralysie motrice.

Des troubles oculaires sont signalés dans la plupart des observations. Pendant l'attaque, les yeux peuvent être diversement convulsés, comme pendant la crise d'épilepsie vulgaire. — Dans deux cas (obs. **89** et **88**), survient dès le début une déviation de la tête et des yeux, et, dans ces deux cas, la déviation a lieu du côté opposé à l'empyème ; les yeux regardent à droite, l'empyème étant à gauche. — Le plus souvent on a noté une large dilatation des pupilles, qui deviennent insensibles à l'action de la lumière. La dilatation paraît se produire d'emblée dans les cas graves, lorsque la sidération est profonde et que le pouls et la respiration sont tout à fait suspendus. Si l'attaque est moins sévère, la dilatation est très probablement précédée d'une période de resserrement. Dans les deux attaques du malade de M. Walcher, les pupilles sont très étroites au début, et M. von Dusch a vu se produire successivement chez sa malade la dilatation des deux pupilles. Cependant le malade de M. Raynaud, qui a succombé (obs. **89**), a présenté un extrême resserrement des pupilles au début d'une seconde attaque, survenue peu de temps après la première et terminée par la mort au bout de quelques heures. L'état des pupilles ne peut donc pas servir beaucoup à établir le pronostic de l'attaque éclamptique. — Un symptôme oculaire plus digne d'intérêt, c'est l'obscurcissement de la vue, constaté au moment où le malade reprend connaissance. A des degrés divers, ce symptôme a été noté dans 4 observations. Trois fois la vision est simplement un peu confuse et ce trouble disparaît quelques heures ou quelques jours après l'attaque convulsive ou paralytique (obs. **85**, **86** et **94**); mais, dans une des observations de M. Raynaud (obs. **89**), la cécité est complète, absolue. L'accès convulsif a cessé depuis une demi-heure, le malade a repris possession de lui-même, il a parlé, lorsque tout à coup il constate que sa vision est abolie ; il ne distingue même plus la clarté du jour, les yeux sont fixes et les pupilles largement dilatées et immobiles. M. Rayraud, de concert avec M. Panas, pratique aussitôt l'examen ophthalmoscopique. Les deux papilles présentent tous les signes d'une ischémie artérielle intense : suffusion séreuse péripapillaire, décoloration d'une partie du disque, étroitesse des artères, dilatation des veines. Six heures plus tard le malade a repris connaissance, bien qu'il conserve un certain degré d'obnubilation intellectuelle, mais la vision est encore complètement abolie et les papilles ont toujours à peu près le même aspect : les artères sont cependant moins resserrées et, à droite, la veine centrale de la rétine est animée de battements spontanés. L'examen ophthalmoscopique a été quelquefois pratiqué pendant et immédiatement après l'attaque épileptique. On n'a guère observé qu'une congestion veineuse du fond de l'œil, plus prononcée au moment des convulsions toniques (Magnan). Cependant M. Gowers a constaté, chez un épileptique en état de sommeil, une suffusion séreuse de la papille, mais très légère et qui disparut à la fin des attaques subintrantes.

L'éclampsie pleurétique s'accompagne de troubles profonds des facultés intellectuelles, mais qui en général ne sont pas de longue durée. Pendant l'attaque convulsive, la perte de la connaissance est complète. Elle peut reparaître très promptement, dès que les convulsions ont cessé (obs. 84 et 82). Les attaques paralytiques du malade de M. Leudet n'étaient point accompagnées de perte de la conscience. Si les convulsions ont été violentes et répétées, la somnolence et même le coma se prolongent plusieurs heures après la fin de l'attaque. Revenu à lui, le patient accuse de la pesanteur de tête, de la céphalalgie, un besoin de dormir ; il garde pendant quelques heures encore, ou même quelques jours, de l'hébétude et un certain obscurcissement de l'intelligence. Pendant cette période de retour, quelques patients ont déliré. Chez le malade de M. Berbez (obs. 88), bien que les convulsions n'aient été ni généralisées ni de longue durée, les facultés intellectuelles ont éprouvé une perturbation profonde ; le délire est devenu chronique, il a duré deux mois, si bien que M. Luys conclut au développement d'une inflammation lente des méninges, simulant une paralysie générale.

Deux malades ont vomi pendant ou après l'attaque. Ces vomissements n'ont présenté aucun caractère particulier ; ils étaient exclusivement composés de matières alimentaires. L'évacuation involontaire de l'urine et des matières fécales est signalée dans la plupart des observations.

La respiration est soudainement suspendue au moment de l'attaque. Puis elle reparaît, d'abord superficielle, irrégulière et fréquente. Elle se régularise promptement dans les cas favorables. Dans les cas graves au contraire, si l'attaque doit se terminer par la mort, les mouvements respiratoires s'accélèrent encore et deviennent de plus en plus faibles et irréguliers. Chez une petite malade de M. von Dusch, qui mourut, la respiration prit, deux ou trois heures après le début des accidents, le rhythme de Cheyne-Stokes, preuve évidente que cette paralysie rapidement progressive de la respiration est due à un épuisement profond de l'innervation des centres bulbaires. Cette même malade de M. von Dusch présenta, pendant les derniers instants de la vie, les signes d'une congestion pulmonaire intense du côté opposé à l'empyème.

Au début de l'attaque, on observe presque toujours un arrêt plus ou moins complet de la circulation. Les battements du cœur ne sont plus perçus ou sont extrêmement faibles, et le pouls n'est plus ou est à peine senti à la radiale. Dans deux cas, le premier trouble respiratoire constaté fut un ralentissement marqué de la circulation. Chez le malade de M. Cayley, le pouls est d'abord très lent (obs. **91**); chez un malade de M. Raynaud, les battements du cœur, très faibles, ne dépassent pas 50 à la minute (obs. **89**). Puis le pouls reparaît et augmente de fréquence. Dans les cas favorables, il reprend bientôt les caractères de l'état normal, tout en gardant une certaine accélération. Dans les cas graves au contraire, il reste petit, irrégulier et présente une accélération croissante jusqu'à 150 et au delà à la minute (obs. **89**).

Quatre observations seulement contiennent quelques détails sur les modifications de la température centrale (obs. **91**, **92**, **85** et **86**). Dans deux de ces observations, l'attaque éclamptique s'est terminée par la mort, et nous avons vu que la température suivit une marche ascendante ; elle s'est élevée jusqu'à 40°,6 et même jusqu'à 41,6°. Chez le petit malade de M. Bergeron (obs. **85**), la crise convulsive eut lieu dans la matinée ; à onze heures l'enfant est encore somnolent, le pouls est accéléré et le thermomètre marque 39° ; à midi et demi, il descend à 38°,4 et s'élève un peu dans la soirée. Il est vrai qu'il faut tenir compte aussi de l'influence qu'exerce sur la température la pleurésie purulente elle-même. Chez le malade de M. Dumontpallier (obs. **86**), sept heures après les convulsions, la prostration est encore très grande et la température s'est abaissée à 36°,6; l'attaque a été suivie d'une légère hypothermie.

Ces troubles de la respiration et de la circulation, ainsi que la marche de la température centrale, sont les éléments les plus sûrs pour établir le pronostic de l'attaque éclamptique. Lorsque le pouls reparaît promptement à la radiale et reste régulier, tout en gardant une certaine fréquence, lorsque d'autre part la respiration se rétablit et devient également régulière, et que la température centrale ne présente qu'une faible élévation, on peut bien espérer que l'attaque éclamptique n'aura pas de suites fâcheuses. Au contraire, la faiblesse et l'accélération croissante du pouls, l'irrégularité et la fréquence des mouvements respiratoires, l'élévation progressive de la température centrale sont autant de signes qui doivent faire craindre une terminaison fatale.

On a noté quelques troubles des sécrétions et de l'innervation vaso-motrice. Dans presque tous les cas, une écume abondante, quelquefois sanguinolente, s'écoule par la bouche entr'ouverte. Quelques malades ont eu le corps couvert d'une sueur abondante, profuse (obs. 91). Plusieurs semaines après l'attaque éclamptique, le petit malade de M. Brouardel fut pris brusquement, à l'occasion d'un changement du tube, d'une éruption généralisée d'urticaire (obs. 83).

Les membres restent engourdis après l'attaque, et, dans 5 cas, on a observé une paralysie plus ou moins complète et durable du côté des plus violentes convulsions, c'est-à-dire le plus souvent du côté de l'empyème. Lorsque le malade de M. Raynaud revient à lui, il est paralysé du bras droit; la monoplégie persiste encore le lendemain, bien que déjà moins prononcée; elle n'a entièrement disparu que huit à dix jours après l'attaque (obs. 80). Après sa première crise convulsive, le malade de M. Walcher, dont l'empyème est à gauche, présente une monoplégie brachiale gauche avec insensibilité presque complète et qui persiste pendant deux jours ; après la seconde crise, la monoplégie frappe le bras droit, mais elle ne dure que quelques instants (obs. 84). Dans le cas de M. Bergeron, la paralysie consécutive est une hémiplégie gauche, mais avec prédominance marquée de la monoplégie brachiale ; les troubles de la sensibilité sont passagers, ceux de la motilité plus durables, et cette hémiplégie motrice s'accompagne d'un strabisme interne de l'œil gauche. Le côté de l'empyème n'est pas indiqué. La paralysie persiste encore à un certain degré au bout de trois jours, au moment d'une seconde attaque convulsive; elle n'a entièrement disparu que cinq à six jours après cette seconde attaque (obs. 85). Chez le malade de M. Dumontpallier, l'hémiparésie gauche est très fugitive; en moins d'une heure, elle a complètement disparu (obs. 86). — L'exemple le plus remarquable de ces paralysies consécutives est celui du malade de M. Berbez (obs. 88). L'empyème est à gauche ; or, au moment où cet homme revient à lui, c'est le côté droit qui est en résolution complète. La motilité seule est intéressée, la sensibilité est intacte. La face n'est point paralysée, mais la parole est impossible les premiers jours, puis elle reparaît, mais elle reste hésitante, bégayée. Les jours suivants, le bras droit est agité de secousses convulsives, sans que le malade perde connaissance. L'hémiplégie dure longtemps ; elle persiste encore, à l'état de paralysie incomplète, deux mois après l'attaque convulsive. — Ces paralysies consécutives à l'éclampsie pleurétique ont une certaine analogie avec les paralysies qu'on observe quelquefois à la suite de la grande attaque épileptique. Ces paralysies post-épileptiques sont le plus souvent des hémiplégies passagères et qui disparaissent au bout de quelques heures; on les attribue à l'épuisement des centres nerveux, causé par la violence de la décharge motrice pendant la crise convulsive. Elles apparaissent, en effet, le plus souvent du côté des plus violentes convulsions. Il est beaucoup plus rare de voir l'impotence motrice post-épileptique prendre les caractères d'une hémiplégie durable. Il est probable que les hémiplégies de ce genre sont réellement dues à une lésion du cerveau, très probablement une hémorrhagie, provoquée elle-même par l'énorme accroissement de la pression sanguine pendant la période des convulsions.

La durée des accidents est fort variable, et les différences portent particulièrement sur la durée des troubles cérébraux consécutifs à l'attaque elle-même. Le malade de M. J. Simon (obs. 82) reprend ses sens au bout de trois minutes et tout est terminé, tandis que celui de M. Berbez (obs. 88), après une attaque convulsive de cinq à six minutes, garde pendant plusieurs mois une hémiplégie droite et des troubles profonds des facultés intellectuelles. Ce sont là des limites extrêmes. La durée moyenne des diverses périodes est assez bien représentée dans l'observation 80, due à M. Raynaud : une minute environ pour l'état syncopal, un quart-d'heure pour l'accès convulsif, trois-quarts d'heure pour la période comateuse, cinq à six jours pour les troubles cérébraux consécutifs, l'hémiplégie et l'obnubilation intellectuelle. La durée relativement longue de ces troubles cérébraux consécutifs est due sans doute à ce que le malade eut très probablement deux nouvelles attaques convulsives quelques heures après la première. En général, la parésie des membres convulsés, la céphalalgie et l'obscurcissement de l'intelligence ne s'étendent pas au delà d'un ou deux jours. Comme après une attaque épileptique, le coma et les troubles cérébraux consécutifs sont d'autant plus prononcés et durables que les convulsions ont été plus violentes.

En étudiant les causes de l'éclampsie pleurétique nous avons vu que, parmi nos 15 malades frappés d'attaques convulsives ou paralytiques, 7 ont eu, après la première, une ou plusieurs attaques consécutives. Il faut faire deux groupes de ces attaques consécutives. — Dans un premier groupe, qui comprend seulement les deux malades de M. Raynaud (obs. 80 et 89), les attaques nouvelles surviennent inopinément, quelques heures après une précédente attaque, sans excitation de la plaie ou de la plèvre. Dans un de ces deux cas, des accès convulsifs éclatent brusquement pendant la période comateuse qui suit une seconde attaque ; ils se succèdent à bref délai, à la manière des accès subintrants de l'état de mal épileptique, et, au bout de trois heures, finissent par entraîner la mort. Il semble que la première décharge motrice ait momentanément placé le système nerveux dans un état que nous avons comparé à celui dans lequel se trouve habituellement le système nerveux de l'épileptique. — Au second groupe, plus nombreux, appartiennent les observations où nous voyons une attaque éclamptique ou paralytique survenir plusieurs jours après la première et, comme celle-ci, à l'occasion d'un lavage de la cavité purulente. Voici d'ailleurs à quelle distance de la première ont paru ces attaques consécutives :

3 jours	dans l'observation	83
1 mois et demi..................	—	82
5 jours	—	85
9 jours	—	84
2 mois (2e attaque).............	dans l'observation	94
4 mois (3e attaque).............	—	

Le malade de M. Leudet eut, en effet, deux attaques de paralysie transitoire consécutive à la première, l'une pendant qu'on changeait le tube à demeure, l'autre pendant qu'on remplissait la cavité purulente de liquide, pour en mesurer la capacité. Dans ce second groupe, il faudrait encore admettre un des deux malades de M. Reynaud (obs. 80), car, avant le développement des crises convulsives spontanées, cet homme avait eu une seconde attaque éclamptique, provoquée par une tentative d'injection dans la plèvre, et survenue à un moment où toute trace de la première crise avait à peu près complètement disparu.

La fréquence relative de ces crises secondaires est un fait fort important à noter au point de vue pratique. Les centres nerveux moteurs sont désormais plus excitables ; l'abcès pleural est devenu une sorte d'abcès irritable, et nos 15 observations démontrent qu'il y a une chance sur deux pour qu'une excitation de la plèvre provoque une nouvelle décharge motrice, c'est-à-dire une nouvelle attaque d'éclampsie. Du reste, la plèvre elle-même donne parfois de salutaires avertissements. Chez un des malades de M. Reynaud (obs. 80), la canule à demeure s'échappe de la plaie douze jours après l'accident. M. Reynaud fait quelques tentatives pour la remettre en place, mais il y renonce bien vite car ces tentatives sont douloureuses, provoquent de la toux et le malade « parle de chandelles qu'il a devant les yeux ». Il faut donc suspendre les lavages, au moins pendant plusieurs jours et chercher par d'autres moyens à assurer l'antisepsie de la cavité suppurante.

Pronostic. — Lorsque l'attaque éclamptique n'entraîne pas la mort, il ne semble pas, du moins d'après nos observations, qu'elle ait une influence fâcheuse bien évidente sur la marche ultérieure du travail de réparation. Le pus est devenu plus fétide dans deux ou trois cas, mais le fait peut bien être attribué à la suspension obligatoire des lavages de la plèvre. Les 10 malades qui ne sont pas morts étaient tous traités par la pleurotomie incomplètement antiseptique : 6 ont guéri sans fistule ; 1 est resté stationnaire (obs. **94**) ; 1 a guéri incomplètement, en gardant une fistule thoracique (obs. **86**); 1 mourut longtemps après (obs. **80**) ; pour le dernier, l'observation est muette sur la marche ultérieure et la terminaison de l'empyème. Dans les 6 cas qui se sont terminés par la cicatrisation complète de la cavité purulente, l'observation ne dit pas que l'état local se soit aggravé après les phénomènes convulsifs, et la guérison fut achevée au bout d'un temps qui n'est pas excessif pour l'empyème traité par la pleurotomie incomplètement antiseptique. En effet, le travail de réparation a duré, à dater de l'attaque éclamptique :

4 mois (environ)		....	dans l'observation	**81**
17 jours	—	....	—	**82**
5 mois	—	....	—	**83**
2 mois	—	....	—	**85**
5 mois	—	....	—	**88**
9 mois	—	....	—	**84**

M. de Cérenville (1) estime cependant que ces complications nerveuses du traitement consécutif peuvent troubler et retarder l'oblitération de la cavité suppurante. « Dans trois cas (sur six), deux fois à la suite d'accidents hémiplégiques, une fois à la suite d'accident apoplectiforme, j'ai observé une régression bien accentuée des fausses membranes et adhérences qui semblaient garantir à la cavité pleurale les meilleures chances de guérison prochaine. Tout de suite après, le travail de rétraction s'arrêta, la poche pleurale se mit à augmenter de volume, en même temps que l'état général des malades revêtait un état particulier de langueur et d'atonie, avec une teinte hectique, qui remit la guérison en question. Des troubles périphériques, musculaires et nerveux survinrent, indiquant une profonde altération de l'innervation. »

L'attaque éclamptique a 5 fois provoqué la mort, et nous avons vu que, pour ces cinq cas, la cause de la mort réside dans la paralysie de la cir-

(1) *Revue médicale de la Suisse Romande*, 1886

culation et de la respiration. Les cinq malades ont succombé en peu de temps : 8 heures (obs. **93**), 10 heures et demie (obs. **92**), 12 heures (obs. **90**), 15 heures (obs. **91**), 18 heures (obs. **89**), environ après le début des accidents. — Aucune circonstance n'est relatée, du moins dans quatre observations sur cinq, qui puisse expliquer la plus grande gravité de l'attaque éclamptique. L'empyème n'était pas plus ancien, ni le travail de réparation moins régulier, ni l'état général moins satisfaisant que chez les malades qui ont survécu. Le malade de M. Desplats (obs. **93**) était albuminurique, et cette albuminurie était due à une dégénérescence amyloïde des deux reins. Si cet homme est bien mort d'éclampsie pleurétique, plutôt que d'urémie convulsive, il est possible que l'albuminurie, en troublant profondément la nutrition des centres nerveux, ait favorisé l'explosion des accès de l'éclampsie pleurétique.

Lésions. — L'autopsie complète fut pratiquée dans 4 des 5 cas mortels. Elle est tout à fait négative pour les 3 malades de MM. Reynaud, Vallin et Cayley. Les seules lésions constatées sont des congestions viscérales, très comparables à celles qu'on trouve sur le cadavre des épileptiques morts pendant la grande attaque convulsive : congestion des poumons (obs. **89, 90, 91**), taches ecchymotiques sous la plèvre (obs. **90**), état sablé du cerveau (obs. **89**). En outre, M. Cayley a constaté dans l'artère pulmonaire la présence de petits caillots; mais ces thrombus sont colorés, nullement adhérents, et ce sont évidemment des thrombus agoniques ou formés après la mort (obs. **91**). Dans deux cas (obs. **89** et **91**), on fit l'examen histologique du bulbe rachidien, mais il fut impossible d'y découvrir aucune lésion. Il n'y avait aucune trace de thrombose ou d'embolie en aucun point de la circulation encéphalique, dans les 3 cas de MM. Reynaud, Vallin et Cayley. — Outre des lésions congestives analogues à celles qui viennent d'être signalées, M. von Dusch a constaté sur le cadavre de sa petite malade (obs. **92**) : de nombreux thrombus gris-rougeâtres dans les ramifications de deuxième et de troisième ordres de l'artère pulmonaire droite, une hyperhémie veineuse avec hémorrhagies punctiformes de la pie-mère au niveau de la circonvolution droite postérieure (pariétale ascendante) et de semblables hémorrhagies punctiformes dans la substance corticale du cerveau. M. von Dusch attribue une très grande importance à ces lésions, sur lesquelles il base son interprétation physiologique de l'éclampsie pleurétique.

Physiologie pathologique. — Dans sa communication à la Société médicale des hôpitaux de Paris, M. Raynaud établissait une étroite relation entre l'excitation de la plèvre par un lavage et l'explosion soudaine des accidents nerveux. Il supposait que cette excitation partie de la plèvre est conduite par l'un des nerfs centripètes du thorax, probablement le nerf phrénique, jusqu'aux centres bulbaires, et de là provoque par voie réflexe la constriction des vaisseaux encéphaliques. Quelle que soit la valeur de l'hypothèse, le fait qu'elle explique est aujourd'hui généralement accepté. Entre l'excitation de l'abcès pleural et l'attaque éclamptique ou syncopale il y a une relation évidente de cause à effet.

On a cependant contesté cette relation. On a prétendu que certains accès d'éclampsie pleurétique ne sont pas autre chose que des accès d'épilepsie vulgaire, que d'autres accès sont dus à l'urémie, et que l'intoxication par la plèvre peut également expliquer quelques-uns de ces accidents nerveux. Ces objections ne sont pas fondées, du moins ne sont-elles pas applicables aux observations que nous avons reproduites. — Assurément on n'a pas toujours soigneusement exploré les antécédents des malades; dans trois cas seulement, il est expressément noté qu'il n'y a rien dans les antécédents personnels ou héréditaires qui ressemble à l'épilepsie (Obs. 89, 86, 82). Mais nous avons fait remarquer déjà que l'éclampsie pleurétique sur bien des points diffère du mal comitial. Les attaques sont provoquées par une cause extérieure et toujours la même, l'excitation de la plèvre, ce qui n'est pas le fait de l'attaque épileptique, laquelle, dans la très grande majorité des cas, se produit spontanément. Les troubles circulatoires et respiratoires sont beaucoup plus prononcés dans la crise convulsive d'origine pleurétique. Sur 15 cas, l'attaque convulsive a 5 fois entraîné la mort; or il est tout à fait exceptionnel qu'un épileptique meure pendant une crise de convulsions. — Pour ce qui est de l'intoxication par les liquides antiseptiques injectés dans la plèvre, nous avons déjà répondu à cette objection en étudiant les causes occasionnelles de l'éclampsie pleurétique. Le plus souvent les liquides injectés ne contenaient que de faibles doses de principes toxiques. Il y a un certain nombre de cas d'intoxication par la plèvre et les symptômes de cette intoxication diffèrent des symptômes observés chez nos pleurétiques. Enfin, au moment où se produisent les accidents nerveux, l'abcès pleural se trouve dans des conditions peu favorables à l'absorption rapide et dangereuse des solutions antiseptiques. — L'urémie peut être invoquée dans l'observation de M. Desplats (Obs. 93). A coup sûr elle ne peut l'être pour les 10 malades qui ont survécu à l'attaque éclamptique. Une crise urémique peut bien ne pas entraîner la mort, quand il s'agit d'une néphrite aiguë; mais elle cause la mort ou annonce une mort prochaine, quand elle paraît au cours d'une lésion rénale chronique et incurable, comme l'est la dégénérescence amyloïde que peut engendrer la suppuration chronique de la plèvre. Quant aux 5 malades qui ont succombé, si nous écartons le cas de M. Desplats, l'urémie ne peut pas davantage être mise en cause pour expliquer la terminaison fatale. Le malade de M. Raynaud n'était pas albuminurique (1). Celui de M. Cayley présenta pendant son agonie une élévation considérable de la température, et, jusqu'à présent du moins, il est constant que l'attaque urémique s'accompagne plutôt d'un abaissement de la température centrale. Dans le cas de M. von Dusch, on constate à l'autopsie l'intégrité des deux reins. Quant au cas de M. Vallin, il n'y est point fait mention de la présence ou de l'absence de l'albumine, non plus que de l'état des reins; mais, au moment de la mort, l'empyème datait de deux mois et demi environ, et il est peu probable que si peu de temps ait suffi au développement d'une néphrite amyloïde assez étendue pour troubler profondément la sécrétion rénale et provoquer l'explosion d'accidents urémiques si promptement mortels. D'ailleurs il est difficile de concevoir que, chez un malade en imminence d'urémie, une injection dans la plèvre puisse être la cause occasionnelle d'une crise d'urémie convulsive. On comprend mieux qu'une thoracentèse évacuatrice soit parfois cette cause occasionnelle. L'évacuation hors de la plèvre de deux à trois litres de liquide, qui se reproduisent plus ou moins rapidement, agit à la manière d'une sudation copieuse ou d'une forte spoliation séreuse par l'intestin. La sécrétion rénale est diminuée de la majeure partie de l'eau que le sang verse dans la plèvre. Or cette eau n'enlève pas au sang la même quantité de principes excrémentitiels que si elle eut passé par le rein, même par le rein malade. De là une dépuration du sang encore plus imparfaite et le développement possible des accidents de l'empoisonnement urémique.

Il y a donc un rapport direct entre le fait d'une injection dans la plèvre et l'explosion soudaine de l'attaque éclamptique. Ce point est désormais acquis et placé au-dessus de toute contestation. Or une modification quelconque de la plèvre malade ne peut retentir sur les centres nerveux que par deux voies seulement, la circulation et les nerfs centripètes. Aussi n'y a-t-il que deux théories possibles, celle de l'embolie et celle de l'acte réflexe.

Théorie de l'embolie. — L'hypothèse de l'embolie a été soutenue par MM. Vallin, Walcher et plus récemment par M. von Dusch.

(1) Société médicale des hôpitaux de Paris, 1875 Mémoires p. 110.

Dans la discussion qui suivit la communication de M. Raynaud à la Société médicale des hôpitaux, M. Vallin rappelait le fait d'hémiplégie embolique qu'il avait observé chez un pleurétique quelques années auparavant, fait dont nous avons précédemment donné la relation. Il inclinait à penser que le même processus peut expliquer la mort subite et les accidents éclamptiques observés dans des conditions analogues. Les veines du poumon comprimé sont plus ou moins oblitérées par des concrétions sanguines. Au moment où se rétablit la circulation dans le poumon comprimé, des thrombus ou des détritus granuleux peuvent être détachés des veines pulmonaires et lancés dans la circulation du cerveau. Or ces embolies cérébrales provoqueraient l'explosion soudaine des convulsions épileptiformes. L'hémiplégie qui persiste plusieurs jours après l'attaque éclamptique est difficilement conciliable avec une simple excitation réflexe des centres nerveux. On comprend mal qu'une séreuse qui subit impunément depuis plusieurs semaines le contact d'un liquide irritant présente tout à coup un tel degré d'excitabilité. Enfin il se pourrait bien que la cécité complète, observée chez l'un des deux malades de M. Raynaud, reconnaisse pour cause des embolies de l'artère centrale de la rétine. Telle est l'argumentation de M. Vallin contre l'hypothèse de l'acte réflexe et en faveur de la théorie de l'embolie.

M. Walcher donne à peu près la même interprétation des deux attaques éclamptiques qu'a présentées son malade. La compression brusque du poumon par le liquide de l'injection a pu détacher quelques fragments des thrombus qui se sont formés dans les veines pulmonaires, particulièrement dans les ramifications superficielles de ces veines pulmonaires. Ainsi ont été projetés dans la circulation cérébrale un plus ou moins grand nombre de petits fragments emboliques. Les expériences de M. Feltz (1) démontrent que l'oblitération des vaisseaux encéphaliques par des embolies capillaires provoque une ischémie soudaine du cerveau, et cette ischémie se manifeste par la perte de connaissance et des convulsions éclamptiques suivies d'une mort rapide. M. Feltz a même cité dans son travail une observation clinique de mort subite causée par des embolies capillaires de la circulation cérébrale. Des foyers athéromateux des valvules du cœur gauche étaient le point de départ de ces embolies capillaires. En poursuivant les diverses artères qui se rendent dans le cerveau, on y trouva, surtout vers les capillaires, une poussière graisseuse très fine et quelques grains ayant l'apparence de sels de chaux. Dans leurs expériences souvent citées,

(1) Feltz. Etude clinique et expérimentale sur les embolies capillaires. Paris. 1868.

MM. Kussmaul et Tenner (1), ont obtenu l'ischémie soudaine des centres encéphaliques en pratiquant la ligature des gros troncs artériels du cou. Ils ont également vu que cette ischémie produit des convulsions éclamptiques et la mort rapide.

Après l'analyse détaillée que nous avons faite de nos quinze observations d'éclampsie pleurétique, nous ne pensons pas que cette interprétation puisse être acceptée pour aucune de ces observations. Dix malades ont survécu à l'attaque éclamptique; non seulement ils ont survécu, mais, au bout de quelques heures ou de quelques jours, ils ne présentaient plus, sauf le malade de M. Berbez, aucune trace des graves accidents qui avaient mis leur vie en danger. Comment concilier cette restauration complète des fonctions cérébrales avec l'hypothèse de lésions cérébrales nombreuses et profondes, comme le sont nécessairement celles qu'entraînent des embolies capillaires de la circulation cérébrale? Dira-t-on que l'oblitération artérielle est passagère et que bientôt la circulation se rétablit par la voie des anastomoses dans le domaine des artères oblitérées? On sait que ces anastomoses sont étroites et fort rares, ce qui explique d'ailleurs la fréquence des ramollissements emboliques du cerveau. De plus, pour produire les convulsions éclamptiques, l'ischémie cérébrale doit être étendue et profonde, c'est-à-dire qu'un grand nombre d'artères ou d'artérioles cérébrales doivent être oblitérées. Si quelques artères seulement sont devenues imperméables à la circulation, nous n'avons plus sous les yeux que le tableau clinique du vulgaire ramollissement cérébral où les convulsions sont absentes et où figurent exclusivement des troubles intellectuels t des symptômes paralytiques. — Et puis comment expliquer, dans l'hypothèse de l'embolie, l'apparition d'une seconde ou d'une troisième attaque éclamptique consécutive, et toujours à l'occasion d'un lavage de la plèvre? Les veines pulmonaires sont-elles donc une source intarissable d'embolies? Comment expliquer encore ces symptômes précurseurs observés chez quelques malades, les douleurs, les troubles de la vue, les étourdissements, la céphalalgie, qu'ont provoqués parfois les tentatives de lavage de la plèvre, tous symptômes qui témoignent si bien, au contraire, d'une irritabilité anormale de la plèvre malade? — L'hypothèse de l'embolie est encore bien moins applicable aux attaques d'hémiplégie transitoire qu'a présentées le malade de M. Leudet (obs. **94**). L'hémiplégie droite est totale et cependant elle ne dure que quinze à vingt minutes. Pouvons-nous admettre que ce malade ait eu, à deux ou trois mois d'intervalle, trois

(1) Untersuchungen zur Naturlehre.... de Moleschott. Vol. II, 1857.

embolies cérébrales et que, à chaque fois, quelques minutes aient suffi au rétablissement par la voie des anastomoses de la circulation sanguine dans le territoire de l'artère oblitérée?

L'hémiplégie passagère qui, dans presque tous les cas, persiste quelques heures ou quelques jours après l'attaque éclamptique n'est point un argument favorable à la théorie de l'embolie. Une disparition aussi prompte des phénomènes paralytiques est un fait tout à fait insolite dans l'histoire des hémiplégies emboliques. Est-il vraisemblable qu'une exception de ce genre se soit précisément réalisée dans tous les cas d'éclampsie pleurétique? Cette hémiplégie consécutive à la crise convulsive a tout à fait les caractères de l'hémiplégie post-épileptique, et il n'est pas douteux qu'elle soit susceptible de la même interprétation. L'une et l'autre hémiplégies sont évidemment dues à l'épuisement momentané des centres nerveux, qui succède inévitablement à la violente décharge motrice pendant la période des convulsions.

Les résultats des autopsies plaident encore contre l'hypothèse de l'embolie. Nous écartons le cas de M. Desplats; ce malade est peut-être mort d'urémie convulsive. Mais, dans les quatre autres cas, les artères cérébrales ont été soigneusement examinées. On n'y a découvert aucune trace d'embolie. Nous avons vu, au contraire, que dans deux autopsies d'hémiplégie embolique d'origine pleurétique, on a pu, dans les deux cas, trouver un embole dans une artère cérébrale. Rappelons en outre que ces hémiplégies, bien réellement dues à des oblitérations emboliques des artères du cerveau, ont présenté des caractères cliniques fort différents de ceux que nous avons constatés dans l'hémiplégie consécutive à l'attaque éclamptique.

Un des malades de M. Raynaud (obs. 39), quand il revint à lui après la crise convulsive, était frappé d'une amaurose des deux yeux. Il mourut On ne fit pas sur le cadavre l'examen des deux rétines. Le fait est regrettable sans doute, mais on peut bien affirmer, avec M. Raynaud, que cet examen eût été négatif. Il n'y avait point de caillots migrateurs dans les artères du cerveau, et, dans les cas jusqu'à présent connus d'embolie rétinienne, l'oblitération porte sur l'une seulement des deux artères centrales de la rétine. Un spasme prolongé des artères rétiniennes peut bien troubler la vision et même l'abolir momentanément, témoins les accès de scotome scintillant et certains cas de migraine ophthalmique.

M. von Dusch se rattache également à la théorie de l'embolie. Mais, dans la pathogénie des accidents qu'a présentés sa petite malade, il attribue le rôle principal à l'embolie de l'artère pulmonaire du côté sain. Il a, en effet, trouvé dans cette artère un grand nombre de petits caillots gris-rougeâtres, qui lui paraissent des caillots formés pendant la vie. La compression du poumon malade y suspend nécessairement la circulation, et la conséquence à peu près inévitable de cette stase sanguine, c'est la formation de thrombus dans les branches des veines et de l'artère pulmonaires. M. von Dusch présume que, au moment de l'injection dans la plèvre, la compression du poumon gauche a pu détacher quelques fragments des thrombus de l'artère pulmonaire et les projeter jusque dans les branches de la même artère du côté droit. Les hémorrhagies punctiformes constatées dans le cerveau seraient également dues à des embolies, parties celles-là des thrombus des veines pulmonaires. Les embolies cérébrales de ce genre pourraient expliquer les hémiplégies graves et la mort subite. M. von Dusch compare les accidents qu'a présentés sa petite malade à ceux qu'on peut produire expérimentalement par l'arrêt soudain de la circulation pulmonaire, et la comparaison lui paraît décisive. A son observation personnelle, il a joint cinq des observations que nous avons reproduites nous-même; ce sont celles de MM. Walcher, Raynaud, Vallin et Cayley. Les six observations lui paraissent semblables, et, de cette similitude des caractères cliniques, il conclut à une pathogénie commune, c'est-à-dire à des oblitérations vasculaires emboliques provoquant l'arrêt soudain de la circulation pulmonaire.

L'interprétation de M. von Dusch ne nous paraît pas moins contestable que l'hypothèse de l'embolie cérébrale. Il est vraiment difficile de comprendre comment la compression du poumon malade par l'injection d'un liquide dans la plèvre peut suffire à projeter de nombreux thrombus de la branche gauche dans la branche droite de l'artère pulmonaire. Si les caillots qu'a trouvés M. von Dusch dans l'artère pulmonaire droite ont été formés pendant la vie et sont des caillots emboliques, nous admettrions plus volontiers qu'ils proviennent de la thrombose de quelque veine périphérique. On ne saurait d'ailleurs conclure à une identité complète entre les phénomènes que provoque l'arrêt brusque de la circulation pulmonaire et les symptômes de l'éclampsie pleurétique, tels qu'ils se sont manifestés dans les cas auxquels M. von Dusch applique son interprétation. M. Feltz a produit expérimentalement la suspension de la circulation pulmonaire. Il injectait par les veines jugulaires un liquide inoffensif tenant en suspension des poussières inertes. Or les phénomènes observés étaient ceux d'une asphyxie intense et la mort survenait en moins de cinq minutes.

Du reste, il n'est pas nécessaire d'invoquer les faits expérimentaux. Il existe dans la science bon nombre de faits d'embolie de l'artère pulmonaire, observés chez l'homme. Le mémoire de MM. Charcot et Ball, publié en 1858, réunissait déjà quinze observations de ce genre (1). D'après l'analyse de ces observations, ces deux auteurs ont tracé une description, restée classique, des symptômes que provoque l'obturation embolique de l'artère pulmonaire. « Dans les cas où la mort n'est pas extrêmement rapide, les accidents déterminés par l'oblitération de l'artère pulmonaire présentent une physionomie très remarquable : c'est un ensemble de phénomènes dont les uns, suivant la remarque de M. Virchow, se rapprochent des symptômes de la syncope, tandis que les autres rappellent plutôt l'asphyxie. Une agitation, une anxiété inexprimables, bientôt suivies d'une prostration extrême, ouvrent la scène ; il y a de la dyspnée, puis une orthopnée effrayante ; on peut compter jusqu'à 45 ou 50 inspirations à la minute, et tous les muscles qui servent directement ou indirectement à la respiration sont mis en jeu d'une manière convulsive. En même temps l'impulsion du cœur est violente et tumultueuse ; bientôt elle s'affaiblit, devient presque insensible et les mouvements cardiaques augmentent alors de fréquence. Le pouls est faible, filiforme, et il est impossible de compter ses battements. La face est pâle, quelquefois au contraire cyanosée ; les extrémités sont glacées, le corps est recouvert d'une sueur froide et visqueuse. Il y a des vertiges, de la céphalalgie, mais habituellement l'intelligence reste nette. Pas de toux, pas d'expectoration ; la percussion et l'auscultation n'apprennent rien sur l'état de la poitrine ; seulement, dans quelques cas, on a noté l'existence d'un murmure vésiculaire très rude. Quelquefois on observe des mouvements convulsifs qui consistent dans l'extension brusque d'un ou de plusieurs membres, ou dans la contraction spasmodique de quelques-uns des muscles de la face. On a noté, dans certains cas, une protusion des yeux. Le plus souvent, comme nous l'avons dit, la connaissance persiste jusqu'aux derniers moments ; cependant parfois il y a syncope complète, ou encore le malade succombe au milieu d'une torpeur profonde. »

Est-il nécessaire de faire ressortir les différences entre ce tableau clinique et celui de l'éclampsie pleurétique ? Dans les cas d'embolie pulmonaire, l'intelligence reste le plus souvent très nette ; or la perte complète de connaissance est le premier symptôme de l'attaque éclamptique et persiste même au delà de la période des convulsions. La suspension brusque et plus ou moins complète de la circulation pulmonaire s'accompagne d'une violente dyspnée ; le patient fait un appel instinctif à tous les muscles ins-

(1) *Gazette hebdomadaire de médecine et de chirurgie*, 1858.

pirateurs, il semble lutter contre un obstacle à la respiration ; les troubles respiratoires de l'éclampsie pleurétique sont d'une autre nature, la respiration est d'abord suspendue, puis elle devient plus ou moins fréquente et irrégulière, comme dans la crise épileptique. On a noté des convulsions dans quelques cas d'embolie pulmonaire, mais ce sont là des phénomènes accessoires de l'attaque dyspnéïque ; ces convulsions sont partielles, limitées, et ne peuvent être comparées aux convulsions violentes et répétées de l'éclampsie pleurétique. Pour provoquer des accidents dont l'intensité rappelle celle des accidents nerveux d'origine pleurétique, l'oblitération de l'artère pulmonaire doit être nécessairement très étendue et produire une suspension totale ou presque totale de la circulation des deux poumons. Une semblable obturation se termine toujours par la mort. Or, parmi les six malades auxquels M. von Dusch applique son interprétation, deux ont survécu, celui de M. Walcher et celui de M. Raynaud (obs. **84**, **80**).

En limitant la discussion aux observations de M. von Dusch, il y a d'autres caractères de l'éclampsie pleurétique que la théorie de l'embolie pulmonaire n'explique pas mieux que la théorie de l'embolie cérébrale ; tels sont la répétition des attaques convulsives, la disparition plus ou moins rapide des accidents graves chez les malades qui guérissent, la persistance pendant quelques heures ou quelques jours après l'attaque d'un certain obscurcissement de l'intelligence et d'une certaine impotence motrice dans les membres du côté de l'empyème. Il suffit d'ailleurs de lire attentivement les cinq observations que M. von Dusch a rapprochées de la sienne, pour être convaincu qu'il s'agit là de toute autre chose que de l'embolie de l'artère pulmonaire. Il est vrai que, pour expliquer les hémiplégies consécutives, M. von Dusch invoque aussi l'oblitération embolique des artères cérébrales. Il s'appuie sur les résultats de l'autopsie dans laquelle il a trouvé des hémorrhagies punctiformes de la pie-mère et de la substance cérébrale. Mais rien ne prouve que des hémorrhagies de ce genre soient dues à des embolies capillaires. Il est bien plus vraisemblable que ces petits foyers sanguins du cerveau rentrent dans la catégorie des lésions congestives et hémorrhagiques qu'on rencontre assez communément dans les viscères des malades qui ont succombé à de violentes attaques convulsives.

Théorie de l'acte réflexe. — Il ne nous paraît pas douteux que dans l'éclampsie pleurétique, comme dans l'attaque syncopale, il s'agisse de phénomènes purement nerveux. Une seule théorie est acceptable, celle de l'acte réflexe. Une incitation partie de l'abcès pleural est conduite aux centres nerveux par la voie des nerfs centripètes et y provoque une perturbation fonctionnelle dont le résultat, plus complexe que dans l'attaque syncopale, n'est pas seulement la perte de connaissance et l'arrêt plus ou moins complet de la respiration et de la circulation, mais aussi une ou plusieurs attaques de convulsions éclamptiques. Jusque-là l'interprétation n'est que la conclusion naturelle des faits que nous avons étudiés. Où commence l'hypothèse, c'est lorsque nous voulons aller plus loin et chercher par quel mécanisme se produit ce singulier retentissement d'une excitation de la plèvre malade sur les fonctions des centres nerveux. Il est bien évident que ces tentatives de physiologie pathologique ont nécessairement pour base nos connaissances actuelles sur la physiologie du système nerveux. Or, en suivant cette voie, on peut faire plusieurs hypothèses qui toutes ont un certain degré de vraisemblance.

M. Nothnagel a montré que l'excitation galvanique d'une région dont il a tracé les limites dans le bulbe et la protubérance, provoque des convulsions épileptiformes généralisées. A cette région, on a donné le nom assez impropre de centre convulsif. On pourrait admettre que l'excitation partie du thorax, au lieu de limiter son action aux centres de la respiration et de la circulation, comme dans l'attaque syncopale, s'étend jusqu'à cette région de la protubérance, et c'est ainsi que des phénomènes d'excitation motrice viendraient s'ajouter aux troubles de la circulation et de la respiration pour constituer l'attaque d'éclampsie. Mais les convulsions pleurétiques ne sont pas toujours générales, elles restent localisées assez souvent aux membres du côté correspondant à l'empyème et quelquefois même au seul membre supérieur.

Quelques physiologistes admettent un centre vaso-moteur unique et le localisent dans le bulbe (Owsjanikow, Dittmar); d'autres croient à l'existence de centres vaso-moteurs multiples dans la moëlle épinière, mais ils conviennent que les centres vaso-moteurs bulbaires ont une certaine action sur les centres médullaires et président aux actions vaso-motrices d'ensemble (Vulpian). L'excitation des centres bulbaires pourrait provoquer la contraction spasmodique d'un grand nombre d'artères, en particulier des vaisseaux de la face, de l'œil et de l'encéphale. On a donc admis que l'incitation d'origine thoracique retentit sur le centre vaso-moteur, comme sur les centres de la respiration et de la circulation également contenus dans la moëlle allongée. Telle est à peu près l'hypothèse proposée par M. Raynaud. L'excitation de ce centre produit la constriction des vaisseaux de la tête ; de là la pâleur de la face, ainsi que l'anémie subite de la rétine et des centres encéphaliques. L'anémie de la rétine provoque l'amblyopie et même la cécité subite, et ces troubles de la vision ont été observés dans la plupart des attaques violentes d'éclampsie pleurétique. M. Raynaud a même constaté pendant la vie, à l'aide de l'examen ophthalmoscopique, la constriction des artères rétiniennes et la décoloration du disque papillaire. Quant à l'anémie subite et profonde des centres encéphaliques, les expériences de Kussmaul et Tenner démontrent qu'elle est immédiatement suivie de la perte de la conscience et de l'explosion de convulsions généralisées. Comme dans les théories vaso-motrices de l'attaque épileptique, le spasme réflexe des artères encéphaliques jouerait ici le rôle principal dans la pathogénie de l'éclampsie pleurétique. Un spasme vasculaire violent produirait des phénomènes convulsifs et un spasme moins prononcé, seulement des phénomènes paralytiques. Ainsi s'expliqueraient les attaques d'hémiplégie transitoire du malade de M. Leudet. La théorie est assez séduisante. Cependant il faudrait encore admettre l'existence de spasmes vasculaires localisés à certaines régions du cerveau pour expliquer les convulsions et les paralysies de forme hémiplégique ou monoplégique.

La région rolandique de l'écorce cérébrale est motrice et l'excitation électrique de cette région provoque des mouvements plus ou moins étendus et violents, suivant l'étendue de la zone cérébrale excitée et l'intensité de l'excitation. On a donc pensé (1) que l'excitation partie du thorax est transmise jusqu'aux centres moteurs de l'écorce cérébrale dont elle peut de deux façons troubler la fonction : ou bien, par le mécanisme de l'inhibition, elle suspend l'activité de ces centres et produit la paralysie, ou bien elle accroît soudainement cette activité et produit la convulsion. L'excitation peut n'intéresser qu'une seule région corticale motrice, de là l'attaque de forme hémiplégique; elle peut aussi atteindre simultanément les deux régions rolandiques, tout en restant prédominante d'un côté, de là l'attaque de convulsions généralisées, mais plus marquées du côté de l'empyème. Enfin l'extension de cette excitation aux régions corticales voisines expliquerait encore la perte de la conscience qui accompagne l'attaque éclamptique. Cette théorie de l'éclampsie pleurétique nous paraît une application un peu hâtive des plus récents progrès de la physiologie du cerveau. Il est bien probable que les centres corticaux servent aussi à des actes réflexes. Mais cette interprétation laisse de côté un fait capital, à savoir que l'attaque éclamptique débute par l'arrêt subit de la circulation et de la respiration, c'est-à-dire par des symptômes bulbaires.

(1) Bertin du Chateau. Thèse de Paris, 1878.

De ces trois théories, la seconde nous paraît la plus vraisemblable. Elle explique d'une façon assez satisfaisante tous les symptômes de l'attaque éclamptique, les troubles graves de la respiration et de la circulation, la perte de connaissance, la pâleur de la face, les troubles si fréquents de la vue et les convulsions épileptiformes. Elle explique également l'ordre d'apparition et la succession de tous ces phénomènes. D'ailleurs ce n'est là qu'une hypothèse et qui restera telle jusqu'à ce qu'elle ait reçu la consécration de recherches expérimentales qui lui font encore défaut.

On peut fournir une interprétation moins hypothétique des troubles moteurs et cérébraux qui persistent quelques heures ou quelques jours après l'attaque éclamptique, grâce à la comparaison qu'on peut en faire avec les troubles analogues constatés après l'attaque épileptique. Des convulsions violentes, quelle qu'en soit la cause, produisent un épuisement plus ou moins durable des centres moteurs; elles produisent aussi dans les membranes et dans la substance du cerveau des congestions intenses et même de petits foyers hémorrhagiques. Ainsi s'expliquent, en dehors de toute hypothèse touchant la cause des convulsions elles-mêmes, la paralysie de forme hémiplégique et l'obscurcissement momentané des facultés intellectuelles, si communément observés à la suite de l'éclampsie pleurétique. Ces troubles sont le plus souvent passagers, fugitifs, comme la congestion cérébrale et l'épuisement nerveux dont ils procèdent. Cependant ils ont été durables dans l'observation 88 ; l'hémiplégie a persisté pendant des mois, et les troubles intellectuels ont été assez prononcés pour simuler la paralysie générale. Ces symptômes se rattachent sans doute à une lésion plus profonde des centres nerveux. Il est permis de penser que l'hyperhémie provoquée par l'attaque éclamptique elle-même a pu, chez un homme prédisposé par des antécédents alcooliques, devenir le point de départ d'une inflammation lente, subaiguë, des méninges cérébrales.

On a vivement contesté qu'une excitation de la plèvre par un simple lavage puisse, à elle seule, causer de semblables perturbations dans le fonctionnement des centres nerveux, et ce n'est pas là assurément un des points les moins étranges de l'histoire de l'éclampsie pleurétique. Le péritoine recouvre de nombreux plexus du sympathique, les inflammations en sont douloureuses, elles provoquent des troubles réflexes de la circulation ; on accepterait plus volontiers que l'excitation de cette séreuse put, également par voie réflexe, provoquer des troubles graves des centres nerveux. La plèvre paraît être moins excitable. Elle peut cependant le devenir à l'état pathologique, et nous avons bien quelques preuves de ce accroissement d'excitabilité, même dans l'histoire de l'empyème. Tels sont les symptômes précurseurs des attaques syncopales et éclamptiques que nous avons relevés dans certaines observations. Le malade de l'observation **52** est pris de menace de syncope dès qu'on veut introduire un tube dans la plaie. Un autre éprouve, pendant le lavage de la plèvre, des quintes de toux, de la dyspnée, et « il a des chandelles devant les yeux » (obs. **80**). Le petit malade de M. Bergeron ne peut supporter le contact de l'oreille qui ausculte sur le côté de l'empyème. Nous avons cité d'autres exemples encore qui témoignent aussi de cette sensibilité anormale de la plèvre enflammée. Dans tous les cas, l'inflammation n'est pas récente, elle date de plusieurs semaines et même de plusieurs mois. Les accidents nerveux graves, la syncope et la crise de convulsions, se sont toujours manifestés à une période avancée du traitement consécutif, parfois même à un moment où le travail de cicatrisation est bien près de toucher à sa fin (Raynaud). A cette période, la rétraction du thorax est généralement très prononcée, la plèvre épaissie, le diaphragme adhérent aux côtes inférieures, et le poumon déjà très dilaté par la rétraction de la plèvre. De nombreux filets nerveux parcourent les parois de l'abcès pleural : les nerfs intercostaux sous la plèvre pariétale, les ramifications du phrénique sous la plèvre diaphragmatique, et celles des plexus pulmonaires du pneumogastrique qui accompagnent les bronches jusqu'aux lobules superficiels du poumon. Or il peut bien arriver que cette rétraction générale de l'enceinte thoracique exerce des tractions fâcheuses sur les nerfs voisins et même que ces filets nerveux soient enserrés dans l'épaississement du tissu conjonctif sous-pleural. De là une cause permanente d'irritation et capable d'accroître l'excitabilité de quelques-uns de ces filets nerveux. La cicatrice de la plèvre peut ainsi devenir irritable, comme le deviennent certaines cicatrices chirurgicales. Dans ces conditions, on conçoit très bien que la distension brusque des parois par une injection de liquide, ou même une simple exploration de la cavité de l'abcès pleural, puisse produire une très vive excitation, retentir sur les centres nerveux et provoquer ainsi des phénomènes réflexes.

Quelle voie suit l'irritation partie de l'abcès pleural pour atteindre les centres nerveux ? Nous avons vu que la piqûre accidentelle d'un nerf intercostal a produit, dans l'observation **91**, des irradiations douloureuses fort étendues, et, dans l'observation **9**, outre une douleur violente, des vomissements et une extrême prostration. Ce sont là des phénomènes réflexes et qui impliquent la participation des centres nerveux, probablement même des centres bulbaires de la respiration et de la circulation. Cependant il est plus vraisemblable que, du moins dans la plupart des cas, l'irritation suit la voie des nerfs pulmonaires et du nerf pneumogastrique. Les premiers symptômes de l'attaque éclamptique et de l'attaque syncopale sont des troubles subits et graves de la respiration et de la circulation. Or le pneumogastrique est la voie la plus directe par laquelle l'irritation pleurale puisse atteindre les centres bulbaires qui président à ces deux grandes fonctions. De plus, la physiologie expérimentale nous apprend que l'excitation du pneumogastrique produit des effets comparables aux symptômes qui signalent le début de l'attaque éclamptique ; ainsi P. Bert a montré que l'excitation forte des rameaux pulmonaires du pneumogastrique produit l'arrêt des mouvements respiratoires.

Au surplus, ces tentatives d'interprétation physiologique ne sont que des hypothèses qui appellent des recherches expérimentales. Il nous suffit, au point de vue pratique, d'avoir établi qu'il s'agit là de phénomènes nerveux réflexes et dont le point de départ réside dans une excitation de la plèvre malade.

Prophylaxie. — Traitement. — Le meilleur moyen d'éviter sûrement ces redoutables complications nerveuses consiste à préférer toujours à la pleurotomie plus ou moins tardive et incomplètement antiseptique, la pleurotomie précoce et antiseptique. L'opération précoce favorise à un haut degré la dilatation rapide et totale du poumon comprimé; l'empyème se cicatrise sans grande déformation thoracique et sans grand épaississement de la plèvre. On a donc moins à redouter la formation d'une cicatrice pleurale irritable. L'opération de l'empyème, faite suivant toutes les règles de la méthode de Lister, assure l'antisepsie de la cavité suppurante, tout en supprimant les lavages de la plèvre pendant le traitement consécutif, c'est-à-dire pendant cette période où les lavages peuvent devenir dangereux. C'est là encore un des avantages de la pleurotomie antiseptique sur la pleurotomie incomplètement antiseptique. Nous n'avons trouvé aucune observation d'empyème qui, traité par la méthode de Lister, ait été compliqué de véritables attaques syncopales ou éclamptiques.

Il peut arriver cependant que le lavage de la plèvre devienne nécessaire pendant quelques jours du traitement consécutif, par exemple s'il s'agit d'un empyème gangreneux ou putride, si les sécrétions pleurales restent longtemps purulentes, ou bien encore si des accidents septicémiques se développent quelque temps après l'opération. Nous avons d'ailleurs examiné toutes ces indications des lavages de la cavité purulente. Il ne faut pas oublier, lorsque le lavage devient nécessaire, que, dans la plupart des cas d'attaque syncopale ou éclamptique, l'opérateur s'est servi pour injecter le liquide dans la plèvre d'une seringue, d'un irrigateur ou d'un clysopompe. Un entonnoir de verre muni d'un tube de caoutchouc doit être préféré à tout autre appareil. Il importe de prendre soin que le liquide pénètre dans la cavité purulente, lentement et sous une très faible pression. On obtient aisément ce résultat en élevant à peine l'entonnoir au-dessus de la poitrine, pendant que l'extrémité libre du tube de caoutchouc est prudemment introduite dans la plèvre. Ce qu'il faut absolument éviter, c'est la brusque projection du liquide et la distension des parois de la poche purulente. L'attaque éclamptique a souvent éclaté à un moment où, pour en mesurer la capacité, l'opérateur cherchait à obtenir la réplétion complète de la cavité.

Il faut toujours se défier des empyèmes douloureux. Les accidents graves ont été quelquefois précédés de douleurs locales, de quelques troubles respiratoires au moment des injections, d'oppression, de quintes de toux, de menaces de syncope, et même de légers étourdissements, symptômes précurseurs qui sont autant de précieux avertissements et qui témoignent déjà d'une excitabilité exagérée et dangereuse de la plèvre malade. En pareil cas, les lavages de la cavité, s'ils sont encore nécessaires, doivent être pratiqués avec une extrême prudence. Le plus souvent il vaudra mieux les supprimer. Il n'est pas impossible, même si le pus est putride, d'obtenir l'antisepsie de la cavité purulente par la simple application de pansements rigoureusement antiseptiques. Dans l'observation 26, les sécrétions de la plèvre présentaient une odeur fétide ; M. M. Skeritt ne fit aucun lavage, pas même au moment de l'opération, et cependant il put obtenir une cicatrisation assez rapide de l'empyème. Dans l'observation 52, M. Wagner fut obligé de renoncer au drainage de l'abcès pleural, et cette imperfection du traitement consécutif n'eut pas d'autre inconvénient que de retarder de quelques jours le moment de la guérison complète.

Dans la moitié des observations que nous avons réunies, une première attaque fut, à bref délai, suivie d'une ou plusieurs attaques de même nature. Après une première attaque, syncopale ou éclamptique, il est donc absolument indiqué de s'abstenir soigneusement de toute excitation de la plèvre et de la plaie. Il faut enlever le tube pleural, cesser les explorations et les lavages de la poche purulente et se borner à couvrir la poitrine d'un vaste pansement antiseptique. Ce pansement sera d'ailleurs renouvelé le plus rarement possible et avec toutes les précautions requises pour éviter la moindre excitation de la plaie thoracique. Nous avons vu qu'une première attaque éclamptique semble momentanément placer le système nerveux du pleurétique dans un état comparable à celui dans lequel se trouve habituellement le système nerveux de l'épileptique. Il serait donc assez rationnel de soumettre pendant quelques jours le patient à la médication bromurée, et de lui donner des doses quotidiennes de 6 à 8 grammes au moins de bromure de sodium ou de potassium. On pourrait encore, comme dans l'éclampsie puerpérale, recourir au chloral, à la dose de 2 à 4 grammes par jour.

Pendant l'attaque elle-même, le péril réside, moins dans les accidents convulsifs, que dans la paralysie de la respiration et de la circulation. Il faut donc s'efforcer, si elles restent paralysées, de ranimer ces deux fonctions. Dans les observations que nous avons rapportées, on a mis en usage pour remplir cette indication : les frictions vives du tégument, l'aspersion avec de l'eau froide, les excitations de la conjonctive et de la pituitaire, la compression rhythmique du thorax et, à l'intérieur, les stimulants diffusibles. A ces moyens, on peut encore ajouter l'excitation galvanique ou faradique, suivant la méthode de Duchenne, du nerf phrénique et de la région précordiale. Le patient doit être étendu sur le dos, la tête très basse, attitude indispensable dans toutes les syncopes graves, car elle favorise la circulation des centres encéphaliques et particulièrement du bulbe rachidien.

CHAPITRE V

DES INDICATIONS ET DES CONTRE-INDICATIONS DE LA PLEUROTOMIE DANS LE TRAITEMENT DE L'EMPYÈME.

D'une façon générale, l'indication de la pleurotomie réside dans l'existence même de l'épanchement purulent. La guérison spontanée par résorption est extraordinairement rare ; elle est peu commune après évacuation du pus par une fistule pleuro-bronchique ou pleuro-cutanée. Ce sont là des terminaisons sur lesquelles il ne faut guère compter. La règle, c'est que l'empyème non traité se termine toujours par la mort. Il faut donc intervenir, ouvrir l'abcès pleural et le placer dans des conditions favorables à une prompte cicatrisation. L'indication est nette, précise. Il s'agit seulement de savoir si, dans certaines conditions, elle n'est point dominée par quelques contre-indications.

§ I. — INDICATIONS DE LA PLEUROTOMIE. — DIAGNOSTIC DE L'EMPYÈME.

S'il y a du pus dans la plèvre, il faut ouvrir l'espace intercostal, et l'ouvrir le plus promptement possible. Nous avons vu combien la pleurotomie précoce est préférable à la pleurotomie tardive. La question qui se pose est donc celle-ci : à quels signes peut-on reconnaître de bonne heure, en temps opportun, que, dans une pleurésie, l'épanchement est d'emblée ou est devenu purulent ?

Un épanchement liquide dans la plèvre détermine des phénomènes de compression : dilatation de la paroi thoracique, déplacement du cœur, affaissement du poumon, refoulement du diaphragme et abaissement du foie et de la rate dans la cavité abdominale. Tous ces phénomènes sont d'ordre mécanique et par conséquent indépendants de la nature du liquide épanché dans la plèvre. Ils sont plus ou moins prononcés suivant l'abondance ou la disposition de l'épanchement.

Il en est de même des signes sthéthoscopiques, qui ne peuvent pas davantage nous renseigner sur la qualité de l'exsudat pleurétique. M. Baccelli (1) a cru trouver dans l'absence de la pectoriloquie aphone un signe propre à la pleurésie purulente ; le pus, liquide moins homogène que la sérosité, serait plus mauvais conducteur du son et incapable de transmettre les faibles vibrations de la voix basse, depuis l'arbre bronchique jusqu'à la paroi thoracique. Or le signe de M. Baccelli n'a aucune valeur. La pectoriloquie aphone accompagne le souffle pleurétique (2), et elle ne fait pas défaut dans toutes les pleurésies purulentes où l'on peut entendre ce souffle pleurétique. Béhier inclinait à regarder le caractère amphorique du bruit respiratoire comme un autre signe propre à la pleurésie purulente. Le souffle amphorique indique seulement que la compression du poumon est poussée très loin, c'est-à-dire que l'épanchement est très abondant, et, s'il est entendu plus souvent peut-être dans l'empyème que dans la pleurésie simple, c'est que les épanchements purulents sont, plus souvent que les épanchements séro-fibrineux, de très grands épanchements.

Les symptômes généraux et la marche de la maladie présentent sans doute quelques différences de l'une à l'autre des deux pleurésies, purulente et séro-fibrineuse. — L'empyème aigu se signale souvent par l'intensité de la fièvre dès les premiers jours, la violence du point de côté et quelquefois, dans certaines pleurésies purulentes primitives et infectieuses, par l'apparition précoce de symptômes typhiques. La fièvre persiste et l'état général s'aggrave ; on ne voit pas, comme dans la pleurésie séreuse, la fièvre tomber vers le troisième ou quatrième septénaire, ni commencer la résorption de l'exsudat pleurétique. L'épanchement augmente au contraire, et le plus souvent, dans l'empyème aigu, finit par remplir en peu de jours toute la cavité de la plèvre. — Dans les formes subaiguës de l'empyème, les différences des symptômes et de la marche de la maladie sont encore moins accusées, et le tableau clinique ne s'éloigne pas beaucoup

(1) Bacelli. Archiv. di medicina, chirurgia e igiene. 1875.

(2) R. Tripier. Valeur de la pectoriloquie aphone. *Lyon médical*, 1878.

de celui de la pleurésie séreuse. D'ailleurs cet empyème débute le plus souvent par une pleurésie séreuse, et ce n'est qu'à une période plus avancée que l'épanchement devient purulent. La fièvre ne disparaît pas complètement à l'époque probable où devrait commencer la résorption et l'épanchement reste stationnaire. L'état général ne s'améliore pas ; le malade a peu d'appétit et quelquefois la diarrhée contribue déjà à l'épuisement des forces. Si la pleurésie, devenue purulente, est abandonnée à l'évolution spontanée, cet état peut durer plusieurs mois et l'on voit apparaître les symptômes de la cachexie suppurative : la teinte terreuse du visage, quelques petits frissons irréguliers, la fièvre hectique, l'albuminurie, l'œdème des extrémités. Sans doute, à cette époque, on peut bien soupçonner fortement la nature purulente de l'épanchement ; mais nous sommes déjà loin du début, loin du moment opportun pour une intervention réellement efficace. Attendre l'apparition de tous ces signes de la cachexie suppurative expose donc à pratiquer la pleurotomie tardive. — A l'époque où il importe à un si haut degré d'établir le diagnostic de l'empyème, les symptômes généraux ne peuvent fournir que des signes de présomption, et non des signes de certitude.

On attribue plus de valeur à la leucocytose, à l'œdème de la paroi thoracique et à la dilatation partielle du côté malade.

La suppuration s'accompagne toujours d'une leucocytose, c'est-à-dire d'une augmentation du nombre des globules blancs du sang. Cette leucocytose a été constatée dans les suppurations de la plèvre (1). Elle semble même suivre une marche parallèle à celle de l'inflammation suppurative. Ainsi, dans un cas de M. Homolle (2), la rétention du pus derrière une cicatrice trop hâtive, est annoncée par une recrudescence de la leucocytose. Ce signe a peu de valeur au point de vue pratique. Si la leucocytose n'est pas très prononcée, elle laisse dans l'incertitude. D'ailleurs la numération des globules blancs du sang nécessite des appareils spéciaux qui ne sont pas entre les mains de tous les praticiens.

L'œdème de la paroi thoracique ne reconnaît pas toujours la même cause, et n'a point toujours la même valeur dignostique. — Un épanchement même récent, s'il est très abondant et rapidement développé, peut produire l'infiltration œdémateuse de la paroi thoracique du côté malade. L'œdème, d'abord peu prononcé, débute vers les bords antérieur et postérieur de l'aisselle. Il s'agit là d'un trouble de la circulation veineuse, de nature mécanique, et sans relation aucune avec la nature de l'épanche-

(1) Garel. *Lyon médical*, août 1880.
(2) Homolle. *Revue mensuelle de médecine et de chirurgie*. 1879, p. 951.

ment. Nous avons observé des œdèmes de ce genre dans des cas de pleurésie aiguë, séro-fibrineuse, dont l'épanchement rapidement développé occupait toute la cavité de la plèvre. Une masse énorme de liquide accumulé dans cette cavité comprime les veines intercostales et même en haut, vers le cul-de-sac supérieur de la plèvre, la veine sous-clavière et le tronc veineux brachio-céphalique. De là, sans doute, l'œdème de la paroi thoracique. Dans des cas plus rares, la compression des gros tronc veineux peut aller jusqu'à produire des œdèmes généralisés aux quatre membres, et ce qui prouve que telle est bien la pathogénie de ces grands œdèmes, c'est qu'ils disparaissent promptement lorsque la ponction ou l'incision de l'espace intercostal a diminué ou fait cesser la pression positive d'un grand épanchement pleurétique. — Chez les malades débiles, cachectiques, le décubitus prolongé sur le côté malade produit quelquefois un œdème plus ou moins étendu de la paroi thoracique, même si l'épanchement reste purement séreux. Le développement de cet œdème est en outre favorisé par l'altération du sang et la faiblesse de l'impulsion du cœur. — Toute suppuration aiguë provoque une fluxion périphérique qui s'étend plus ou moins au-delà des limites du foyer purulent. De là l'œdème du tissu cellulaire sous-cutané, signe précieux de la formation du pus dans les cas de suppurations profondes. L'abcès pleural peut s'accompagner d'un œdème de ce genre, et cet œdème occupe une région plus ou moins étendue de la paroi thoracique. Il est souvent peu prononcé, du moins au début, et il faut le rechercher attentivement, soit au niveau des derniers espaces intercostaux, soit vers les bords antérieur et postérieur de l'aisselle. — Le pus de l'empyème a une certaine tendance à perforer l'espace intercostal. L'évacuation spontanée se produit le plus souvent au-devant de la ligne axillaire et dans un ou plusieurs des espaces intercostaux moyens. La formation de l'abcès extérieur est précédée d'une inflammation locale. On voit apparaître une tuméfaction plus ou moins étendue, occupant un ou plusieurs espaces intercostaux. La peau est souvent rouge, chaude, tendue, et il y a un œdème plus ou moins marqué du tissu cellulaire sous-cutané. Puis la tumeur se développe, devient proéminente ; la fluctuation s'y manifeste et l'œdème périphérique s'étend de plus en plus sur la paroi thoracique. — Il y a donc au moins quatre espèces d'œdèmes provoqués par les épanchements de la plèvre. Seul, l'œdème qui précède et annonce la perforation de la plèvre présente des caractères assez tranchés pour qu'il soit possible d'en reconnaître exactement la cause et d'en conclure à la nature purulente de l'épanchement. Or tous les empyèmes ne s'ouvrent pas dans l'espace intercostal, et, quand elle a lieu, cette évacuation spontanée est le plus souvent tardive. L'œdème de la paroi thoracique est donc encore un signe d'une valeur très relative et sur lequel il ne faut pas beaucoup compter pour établir le diagnostic de la pleurésie purulente.

La dilatation du thorax, au lieu d'être générale, étendue à toute la paroi costale, est quelquefois partielle, limitée seulement à quelques espaces intercostaux. Cette déformation locale est plus commune dans les empyèmes enkystés de la base. Les côtes inférieures sont projetées en dehors, les espaces intercostaux correspondants plus ou moins dilatés, et cette voussure contraste d'une façon remarquable avec la conformation normale et régulière des parties supérieures de la cage thoracique. Les signes de percussion et d'auscultation indiquent que l'épanchement ne dépasse pas les limites de la voussure. Les pleurésies enkystées sont le plus souvent purulentes, et, de la constatation d'une déformation thoracique de ce genre, on peut induire que l'épanchement est probablement purulent. Mais ce n'est pas non plus un signe de certitude, car il y a des exemples de pleurésies partielles, enkystées, et qui restent longtemps des pleurésies séreuses.

On peut poursuivre plus loin ce parallèle entre la pleurésie séreuse et la pleurésie purulente, au point de vue des symptômes, des signes physiques et de la marche ; on ne trouvera pas seul un caractère sur lequel on puisse se fonder pour établir avec certitude le diagnostic de l'empyème, du moins pour établir ce diagnostic de bonne heure, en temps opportun, avant l'apparition d'un abcès extérieur ou des symptômes de la cachexie suppurative. Si c'est une faute grave que d'attendre l'apparition tardive des signes de certitude, c'en est une autre, et presque aussi grave, que d'affirmer la nature purulente de l'épanchement d'après les seuls signes de probabilité que nous venons d'étudier, et, sur ces seules indications, de pratiquer l'opération de l'empyème. Les plus habiles cliniciens sont tombés dans l'erreur. Deux fois Trousseau ouvrit la plèvre dans des cas de pleurésie simple, croyant avoir affaire à des épanchements purulents. Il ne sortit de la poitrine qu'un liquide séro-fibrineux, et cependant les symptômes généraux, les signes locaux et la marche de la maladie plaidaient en faveur de la nature purulente de l'épanchement. C'est donc une règle de pratique absolue et dont il ne faut jamais s'écarter : seule, la ponction exploratrice permet d'affirmer le diagnostic de l'empyème, et il ne faut jamais pratiquer la pleurotomie sans avoir préalablement fait cette ponction exploratrice.

Nous sommes ainsi ramenés à cette autre question que nous avons déjà posée en terminant l'étude de la pleurotomie précoce : dans quelles conditions l'empyème est-il assez probable pour qu'on soit autorisé, ou plutôt pour qu'il soit nécessaire, de pratiquer la ponction exploratrice de la plèvre? Or voici les conditions dans lesquelles il est le plus commun de voir l'épanchement devenir purulent.

Indications de la ponction exploratrice. — La pleurésie n'est pas, en général, une maladie à hautes températures. Dans beaucoup d'empyèmes, la fièvre n'est même pas plus élevée que dans la pleurésie séreuse. Cependant, au début d'une inflammation de la plèvre, une température élevée, et qui reste plusieurs jours à 40° ou au dessus, doit faire craindre que l'inflammation ne soit d'emblée une inflammation suppurative (Ziemssen). A une période plus avancée de la pleurésie aiguë, vers le troisième ou le quatrième septénaire, la fièvre tombe et la résorption commence. La persistance et la recrudescence de la fièvre à cette époque permettent de soupçonner que l'épanchement, d'abord séro-fibrineux, va devenir purulent.

Un point de côté très violent et qui dure longtemps est sans doute l'indice d'une vive inflammation de la plèvre, et il est possible qu'il s'agisse seulement d'une pleurésie franche, aiguë, primitive et destinée à se terminer par une résorption rapide et complète. Cependant ce signe a été souvent noté dans l'empyème aigu, et, d'après Barth, il indiquerait parfois la gangrène de la plèvre ou la gangrène superficielle du poumon.

Certaines pleurésies, purulentes aiguës débutent avec les allures d'une maladie infectieuse et rappellent les formes graves de la fièvre typhoïde. Les symptômes typhiques y sont, en effet, très prononcés. La température est plus élevée que dans la pleurésie aiguë commune ; il y a de la céphalalgie, de la somnolence, quelquefois des epistaxis; les forces sont prostrées dès les premiers jours, et souvent l'urine est albumineuse. Le point de côté peut être peu prononcé et même faire défaut. L'épanchement, s'il n'est d'emblée purulent, le devient très rapidement. Il est d'autant plus nécessaire de reconnaître de bonne heure ces formes infectieuses de l'empyème aigu, que l'état général devient promptement très alarmant, et que, traitées par la pleurotomie précoce, ces pleurésies si graves peuvent cependant se terminer par la guérison.

La pleurésie qui débute aussitôt après la pneumonie lobaire aiguë est le plus souvent une pleurésie purulente. Woillez l'a désignée sous le nom de pneumo-pleurésie, pour en rappeler l'origine pneumonique. Cet empyème est assez commun ; on en trouvera de nombreux exemples dans les observations que nous avons reproduites.

La gangrène du poumon, si elle est superficielle, s'acccompagne toujours d'un épanchement pleurétique et cette pleurésie est une pleurésie gangréneuse. Le foyer pleural renferme un liquide séro-purulent très fétide, souvent aussi des gaz putrides et des lambeaux sphacélés de la plèvre viscérale ou du poumon. Le diagnostic de cet empyème est facile, si la maladie a débuté par les symptômes de la gangrène pulmonaire. Il est plus obscur si le foyer gangréneux, très superficiel, ne communique pas avec les bronches. L'expectoration n'est pas fétide et les signes sont ceux d'une pleuro-pneumonie ou d'une pleurésie. Deux conditions doivent alors faire présumer la nature purulente de cette pleurésie : la gravité de l'état général et, dans certains cas, l'apparition soudaine des signes du pneumothorax.

Il faut tenir pour suspecte une pleurésie qui se développe dans le cours d'une bronchite fétide. Elle est probablement purulente.

Les broncho-pneumonies, surtout les broncho-pneumonies cachectiques, si communes parmi les jeunes enfants débiles et mal nourris, se compliquent souvent de pleurésie purulente. Il n'est pas nécessaire que l'inflammation du poumon soit très étendue. Qu'un petit abcès se forme dans un lobule superficiel et qu'il vienne à s'ouvrir dans la plèvre, cette sorte d'inoculation de la séreuse suffit à y développer une inflammation rapidement suppurative.

Il y a des pleurésies d'origine traumatique. Elles paraissent plus communes chez les enfants. Les côtes ne sont point fracturées ; on ne trouve même pas sur la paroi thoracique les signes d'une grave contusion. Cependant la plèvre s'enflamme, et, du moins chez les enfants, cette pleurésie paraît avoir une certaine tendance à devenir purulente.

La plupart des maladies infectieuses peuvent présenter des localisations du côté de la plèvre ; telles sont la fièvre typhoïde, la scarlatine, la rougeole, la variole, la fièvre puerpérale et la pyohémie. La plupart de ces pleurésies sont purulentes.

Un épanchement pleurétique est chose rare au début de la fièvre typhoïde. Dans la période d'état, les hypostases, les pneumonies et les bronchopneumonies typhiques peuvent s'accompagner de pleurésie, mais l'épanchement est en général peu abondant, reste séreux et ne constitue qu'un épiphénomène de la complication pulmonaire. Au contraire, la pleurésie du déclin ou de la convalescence de la dothiénentérie est fort souvent un véritable empyème. Il est rare que l'inflammation de la plèvre soit primitive; dans la majorité des cas, elle procède d'un noyau superficiel de bronchopneumonie suppurée, et cette inflammation du poumon provient elle-même d'un processus septicémique dont le point de départ réside dans quelques abcès ou quelques eschares du tégument. Ces pleurésies purulentes secondaires restent souvent latentes, c'est-à-dire qu'elles se développent habituellement sans qu'aucun symptôme nouveau appelle l'attention du côté de la poitrine. Il en est de même, d'ailleurs, de la plupart des pleurésies qui compliquent les maladies générales graves. On ne les découvre qu'à la condition de pratiquer des examens répétés, méthodiques et complets.

La scarlatine frappe souvent es séreuses, particulièrement le péricarde et la plèvre, et c'est un fait bien connu que ces inflammations ont une grande tendance à devenir purulentes. On a même fait remarquer que les empyèmes infantiles sont plus communs pendant les épidémies de scarlatine. Il est bien probable qu'un certain nombre de ces empyèmes qui paraissent primitifs sont en réalité secondaires et procèdent de scarlatines frustes et méconnues.

La pleurésie est une complication peu commune de la rougeole, laquelle porte plutôt ses complications sur les membranes muqueuses. Il y a cependant des exemples de pleurésie purulente dans la rougeole. C'est une complication du déclin ou de la convalescence. Comme dans la fièvre typhoïde, l'empyème a pour origine une inflammation suppurative de quelques lobules superficiels du poumon. Il y a donc lieu de tenir pour suspectes de purulence les pleurésies qui accompagnent ou suivent la bronchopneumonie morbilleuse.

La pleurésie de la variole est le plus souvent, presque toujours, une pleurésie purulente. L'empyème qui survient pendant la période de suppuration des varioles confluentes ou cohérentes est d'une extrême gravité et se termine le plus souvent par la mort, même s'il est traité par la pleurotomie antiseptique et précoce. L'empyème de la période de dessication ou de la convalescence est moins grave; il peut guérir, s'il est convenablement traité. Le plus souvent il reconnaît pour cause un petit abcès bronchopneumonique ouvert dans la plèvre, et cette bronchopneumonie procède très probablement elle-même des lésions suppuratives du tégument.

Une pleurésie qui se développe pendant ou immédiatement après la septicémie puerpérale est très communément une pleurésie purulente. L'épanchement peut être d'emblée purulent et même se produire avec une extrême rapidité, mais il peut aussi devenir purulent après avoir été séro-fibrineux. Il y a des formes, rares il est vrai, de la fièvre puerpérale dans lesquelles, les symptômes et même les lésions de l'abdomen sont à ce point atténués, que la pleurésie paraît être l'unique manifestation locale de l'intoxication septicémique. Ce sont les formes pleurétiques de la fièvre puerpérale (1). Le plus souvent l'inflammation de la plèvre est associée à celle du péritoine, et très probablement le poison septicémique passe de l'une à l'autre séreuse par la voie des lymphatiques du diaphragme (Laroyenne). Beaucoup de ces empyèmes puerpéraux sont latents; les signes locaux de la suppuration pleurale disparaissent devant la gravité et l'intensité des symptômes abdominaux ou des symptômes généraux de l'empoisonnement puerpéral. — Billard, Mignot, Hervieux (2) avaient depuis longtemps signalé une certaine fréquence de l'empyème parmi les nouveaux-nés des maternités où la fièvre puerpérale est endémique. Les belles recherches de Lorain (3) ont montré que le nouveau-né peut participer à l'état pathologique de la mère et que certaines affections graves des premiers jours de la naissance, parmi lesquelles l'érysipèle et la pleurésie purulente, sont aussi des manifestations de la fièvre puerpérale.

L'abcès pleural fait partie des suppurations métastatiques de la pyohémie. Dans les formes communes et immédiatement fatales de l'infection purulente, le pus emplit la plèvre avec une extrême rapidité et sans aucune réaction inflammatoire. Sans doute il est de peu d'intérêt de reconnaître ces suppurations de la plèvre; elles sont incurables et il n'y a même pas lieu de tenter l'opération de l'empyème. Mais il est des formes atténuées de la pyohémie. L'évolution en est beaucoup plus lente, les symptômes généraux en sont moins graves et les manifestations locales plus accessibles au traitement. Or l'empyème peut être l'une et même la seule de ces manifestations locales (obs. 159).

Il y a un moment décisif, au point de vue du pronostic et même du traitement, dans la marche de la pleurésie séreuse. C'est le moment où, la fièvre étant tombée et l'inflammation de la plèvre ayant cessé, la résorption de l'épanchement doit commencer. Nous avons vu que la persistance et la recrudescence de la fièvre peuvent faire craindre que l'épanchement ne devienne purulent. Le défaut de résorption, lorsqu'il est bien constaté, constitue une indication très précise de la thoracentèse. Dans ces conditions, la thoracentèse n'est pas seulement un traitement rationnel et sou-

(1) Derville. Des manifestations pleuro-pulmonaires de la fièvre puerpérale. Thèse de Paris 1874.

(2) *Société médicale des Hôpitaux de Paris*, mars 1857.

(3) Lorain. Thèse de Paris 1855.

vent efficace, c'est aussi un très précieux moyen de diagnostic. Elle nous renseigne sur la nature de cet exsudat pleurétique qui ne se résorbe pas. Or cet exsudat peut être déjà purulent. La transformation d'un épanchement séreux en un épanchement purulent est une des origines les plus communes de l'empyème. Cette transformation ne peut échapper au médecin qui, suivant avec attention la marche d'une pleurésie aiguë, remplit cette importante indication de la thoracentèse. Il reconnaîtra cet empyème en temps opportun, et la pleurotomie, aussitôt pratiquée, sera une pleurotomie précoce. Ce n'est pas là un des moindres bienfaits de la thoracentèse. A l'époque où cette opération n'était point encore couramment appliquée au traitement de la pleurésie, cette indication si précise était cependant méconnue ou contestée ; beaucoup de pleurésies séreuses devenaient ainsi purulentes, dans lesquelles la nature de l'épanchement n'était reconnue qu'à l'autopsie, ou du moins n'était soupçonnée qu'au moment où paraissaient les premiers symptômes de la cachexie suppurative.

Toute pleurésie chronique a une tendance évidente à devenir purulente. Sur 162 cas de pleurésie chronique, Krause (1) a trouvé dans la plèvre du pus 101 fois, de la sérosité jaunâtre 41 fois, de la sérosité rougeâtre 41 fois. Chez un pleurétique dont la maladie date de plusieurs mois, la première chose à faire est donc de pratiquer une ponction exploratrice de la plèvre.

Dans les premières années de la vie, le diagnostic différentiel des affections thoraciques présente plus d'obscurités et d'incertitudes que dans l'âge adulte. On peut très aisément prendre une pleurésie pour une pneumonie, une bronchopneumonie, une tuberculisation des poumons (2). Nous avons vu des praticiens attentifs et expérimentés commettre des erreurs de ce genre. Or l'erreur peut avoir, s'il s'agit d'une pleurésie purulente, des conséquences très fâcheuses au point de vue du traitement. Il faut être prévenu des difficultés de ce diagnostic. Le médecin qui ne les ignore pas ne se laissera point aller à des affirmations précipitées, il restera plutôt dans le doute, et, en pareil cas, le doute peut être salutaire. Il est, en effet, un moyen simple et inoffensif de trancher la question ; c'est de faire avec une seringue de Pravaz une ou plusieurs ponctions exploratrices de la plèvre.

Telles sont les conditions dans lesquelles il est le plus commun de voir l'épanchement pleurétique devenir purulent ; toutes indiquent l'opportu-

(1) Cité par M. Walshe. Traité des maladies de la poitrine. Traduction française de Fonssagrives. Paris, 1870, p. 302.

(2) V. Damaschino. La pleurésie purulente. Thèse d'agrégation. Paris, 1869, p. 90.

nité, la nécessité même, de la ponction exploratrice. Cette petite opération, quand elle est bien faite, avec une aiguille ou un trocart très propre, et suivant toutes les règles de la méthode antiseptique, n'expose absolument à aucun danger. Si l'instrument est aseptique et si l'air ne pénètre pas dans la plèvre, il n'y a pas à craindre qu'un épanchement séreux ne soit, du fait même de la ponction, transformé en un épanchement purulent. Mais, pour être vraiment sûr de l'innocuité de cette ponction, il ne faut négliger aucune précaution. Ainsi, nous avons l'habitude de plonger la seringue de Pravaz ou le trocart de l'aspirateur dans une solution antiseptique et de laver soigneusement, avec l'eau savonneuse puis avec la même solution, le point de la paroi thoracique sur lequel doit porter la ponction. L'aiguille ou le trocart étant de très petit calibre, l'orifice de la piqûre est à peine visible; il ne peut livrer passage ni à l'air extérieur ni aux liquides de la plèvre. Cependant nous en assurons encore l'occlusion en appliquant sur la peau une petite rondelle de toile imbibée de collodion.

Résultats de la ponction exploratrice. — Il peut arriver que la ponction exploratrice soit sèche; aucun liquide n'apparaît dans la seringue de Pravaz ou dans le récipient de l'aspirateur. Si la ponction donne du liquide, ce liquide peut être séreux, séro-purulent, purulent, putride, hémorrhagique.

D'une première *ponction sèche*, il ne faut pas tout de suite conclure à l'absence de tout exsudat liquide dans la plèvre. Un pus très épais et mêlé de grumeaux s'engage difficilement, ou même ne s'engage pas du tout, malgré l'aspiration, à travers une canule de très petit calibre. Le trocart ou l'aiguille a pu s'arrêter dans une néomembrane qui cloisonne l'épanchement, ou même ne pas franchir toute la paroi très épaisse d'un empyème chronique. Avant de conclure, il faut donc renouveler la ponction sur un autre point, pousser le trocart plus profondément ou se servir d'une canule de plus gros calibre.

Si le liquide est *séreux*, il s'agit probablement d'une pleurésie simple, séro-fibrineuse. Nous disons probablement, car il ne faut pas oublier que les empyèmes cloisonnés ne sont pas très rares, que les loges d'un empyème cloisonné sont quelquefois indépendantes et qu'une loge peut être pleine de pus, tandis que la loge voisine ne renferme encore qu'un liquide séreux. Les symptômes généraux sont-ils graves, ou bien les conditions dans lesquelles s'est développée la pleurésie sont-elles de telle nature qu'elles rendent probable la nature purulente de l'épanchement, il est prudent de ne pas s'en tenir au résultat négatif d'une première ponction et de faire de nouvelles ponctions dans la zone de matité, au dessus ou au dessous de l'espace intercostal qui vient d'être exploré.

Le liquide est *séro-purulent*; ce n'est pas encore du pus, mais seulement de la sérosité plus ou moins louche, tenant en suspension un certain nombre de globules de pus. S'il s'agit d'une pleurésie qui a dépassé la période d'acuité et si la ponction a été faite en un point très déclive de la cavité pleurale, il est possible que le résultat de cette exploration ne renseigne pas très exactement sur la composition de toute la masse de l'exsudat pleurétique. Dans certaines pleurésies, à résorption traînante, la transformation purulente de l'épanchement se fait avec une extrême lenteur; les globules de pus s'accumulent dans les régions déclives dont le liquide est louche, séro-purulent, tandis que, au dessus, la majeure partie de l'exsudat reste encore à l'état séreux. Or quelques unes de ces pleurésies peuvent guérir par la seule thoracentèse, ou du moins ne nécessitent pas d'emblée l'opération de l'empyème. Mais les faits de ce genre ne sont pas communs et ne constituent pas la règle. En général, quand a commencé la transformation purulente d'un épanchement séreux, la seule évacuation du liquide ne suffit plus pour obtenir la guérison; le liquide se reproduit et, à chaque thoracentèse, devient de plus en plus louche; bientôt il est franchement purulent. Cette transformation est particulièrement prompte lorsque la pleurésie est encore à l'état aigu et que la plèvre est toujours le siège d'une vive inflammation.

Cependant quelles indications thérapeutiques convient-il d'établir sur ce fait que le liquide est séro-purulent?

Si la pleurésie ne dépasse pas ou dépasse à peine le premier mois, que l'état général soit satisfaisant, la fièvre très modérée et qu'il y ait lieu de penser, d'après l'aspect à peine louche du liquide, que la transformation purulente débute à peine, on peut commencer par pratiquer une, deux ou trois thoracentèses évacuatrices. Elles pourront suffire si le liquide ne se reproduit pas ou se reproduit très lentement et garde toujours le même caractère à peine séro-purulent. L'insuffisance de ce traitement sera démontrée et l'indication de la pleurotomie deviendra très évidente lorsque le liquide se reproduira rapidement et deviendra de plus en plus purulent. Il importe beaucoup d'être promptement fixé et de ne pas perdre un temps précieux à attendre l'apparition d'un liquide absolument purulent. Quelques thoracentèses pratiquées dans l'espace de quinze jours à trois semaines suffiront à établir la valeur de ce traitement. Il ne faut pas perdre de vue que le poumon subit une compression d'autant plus fâcheuse qu'elle dure depuis plus longtemps, et que la pleurotomie n'a plus grande chance de succès si le poumon est incapable d'une dilatation suffisante pour combler la cavité de l'empyème.

Dans la pleurésie purulente aiguë, surtout si le liquide n'est encore que séro-purulent, on a conseillé de différer l'opération de l'empyème. Pratiquée dans la période d'acuité, lorsque la fièvre est forte et l'inflammation de la plèvre en pleine activité, la pleurotomie exposerait à de graves accidents. Même dans les empyèmes les plus aigus, il y aurait un moment de sédation où l'état général subit une certaine amélioration, où la fièvre diminue et où l'inflammation de la plèvre n'a plus la même violence qu'au début (1). Ce moment serait le plus favorable pour l'opération de l'empyème. L'abcès pleural est arrivé à maturité et l'exsudat est franchement purulent. Cette sédation des phénomènes inflammatoires est fort incertaine, elle échappe le plus souvent à l'observation et il est plus commun de voir, dans l'empyème aigu, la situation du patient devenir de plus en plus grave. Il est vrai qu'il est plus dangereux d'ouvrir une plèvre atteinte d'inflammation aiguë, qu'une plèvre doublée des néomembranes d'une inflammation chronique. La septicémie pleurale est plus à redouter dans le premier cas que dans le second. Le péril était réel à l'époque où écrivait M. Marotte, la pleurotomie n'étant encore à cette époque qu'une opération très incomplètement antiseptique. Mais aujourd'hui, le péril n'existe plus, grâce aux procédés de la méthode antiseptique. Peu importe l'acuité des phénomènes inflammatoires et l'intensité de la fièvre, il n'y a pas lieu de différer l'opération de l'empyème. Ouvrir l'abcès chaud pleural et le traiter suivant les règles de l'antisepsie la plus rigoureuse, tel est d'ailleurs le meilleur moyen de faire tomber la fièvre et de mettre promptement un terme à l'inflammation suppurative de la plèvre. On trouvera parmi nos observations de pleurotomie antiseptique, bon nombre d'opérations pratiquées dans ces conditions, en pleine période d'acuité de la pleurésie d'emblée purulente; les suites en ont été simples, favorables, exemptes de toute complication et le travail de réparation n'a point tardé à succéder au processus de suppuration. Peu importe encore que le liquide retiré par la ponction exploratrice soit seulement séro-purulent et non déjà tout à fait purulent; cette transformation est inévitable et rapide dans l'empyème aigu et il n'y a aucun avantage à attendre qu'elle soit définitivement accomplie.

Si le liquide de la ponction exploratrice est du *pus* ou un liquide *séro-purulent fétide*, l'indication n'est pas douteuse, et, à moins qu'il n'existe

(1) Marotte. Société médicale des hôpitaux de Paris, 1857.

quelqu'une des contre-indications que nous étudierons bientôt, il faut sans retard pratiquer l'opération de l'empyème. Dans certains empyèmes putrides, la pleurotomie est presque une opération d'urgence. Les symptômes septicémiques s'aggravent avec une extrême rapidité, le patient est sous le coup d'une intoxication aiguë, et un retard de quelques jours peut absolument compromettre le succès.

Le caractère *hémorrhagique* de l'exsudat appartient à des pleurésies de nature fort différente, et un liquide hémorrhagique ne suffit pas à lui seul, comme un liquide purulent, pour établir une indication thérapeutique. Il faut tenir compte des conditions dans lesquelles s'est produite la pleurésie hémorrhagique (1). L'exsudat pleurétique est souvent sanguinolent dans les cas de cancer pleuro-pulmonaire ; il l'est aussi dans la tuberculose, mais, d'après M. R. Moutard-Martin, seulement dans les formes aiguës, miliaires, non ulcéreuses de la tuberculose pulmonaire. L'inflammation aiguë, simple et primitive de la plèvre peut s'accompagner d'hémorrhagies dues, soit à la violence de la congestion de la plèvre elle-même, soit à la rupture des capillaires fragiles des néomembranes ; une certaine quantité de sang se mêle au liquide séreux de l'exsudat pleurétique. Ces pleurésies hémorrhagiques paraissent plus communes chez les vieillards et chez les alcooliques. Des ruptures vasculaires de ce genre surviennent quelquefois aussi dans les néo-membranes d'une pleurésie chronique qui n'est pas purulente; la plèvre est extrêmement épaissie et le foyer pleurétique transformé en une sorte de kyste hématique. Des altérations profondes du sang suffisent parfois à produire des exsudats hémorrhagiques dans la plèvre ; telles sont par exemple les pleurésies qui accompagnent le scorbut et les formes hémorrhagiques des maladies infectieuses. Enfin, la membrane granuleuse qui couvre les parois de l'empyème opéré peut devenir le siége de congestions intenses qui se terminent par des hémorrhagies. Nous avons signalé déjà cette complication du traitement consécutif de l'empyème. Telles sont les diverses conditions dans lesquelles l'épanchement pleurétique peut être d'emblée ou devenir hémorrhagique.

Dans la pleurésie aiguë simple, y a-t-il quelque rapport entre le caractère plus ou moins hémorrhagique de l'exsudat et la transformation probable de cet exsudat, d'abord séro-hémorrhagique, en un épanchement purulent? M. Dieulafoy (2) qui s'est occupé de cette question distingue, à ce point de vue, deux espèces de pleurésies hémorrhagiques : la pleurésie franche-

(1) V. R. Moutard-Martin. Thèse de Paris 1878. Etude sur les pleurésies hémorrhagiques.

(2) *Gazette hebdomadaire*, 1877, n° 45.

ment hémorrhagique et la pleurésie aiguë histologiquement hémorrhagique. Par ce terme, il entend une pleurésie dans l'exsudat de laquelle la présence du sang ne peut guère, du moins au début, être reconnu que par l'examen microscopique. La proportion des globules rouges varie de 2,000 à 5,000 par millimètre cube. La première pleurésie pourrait persister à l'état hémorrhagique, et même guérir, après une ou plusieurs ponctions, sans passer par la purulence. La pleurésie aiguë, histologiquement hémorrhagique, serait au contraire le plus souvent destinée à devenir purulente. L'apparition d'une certaine quantité de globules rouges dans l'exsudat pleurétique témoigne d'une inflammation très vive de la plèvre, et la violence même de cette inflammation aboutit bientôt à la transformation purulente de l'exsudat pleurétique. Il est probable que la proposition de M. Dieulafoy souffre des exceptions. Nous venons d'observer un cas de pleurésie aiguë, franchement hémorrhagique, qui, en moins de quinze jours, est devenue un empyème putride. S'il est vrai qu'une pleurésie aiguë histologiquement hémorrhagique ait une certaine tendance à devenir purulente, on ne peut pas affirmer que pareille transformation n'aura pas lieu dans le cas d'un épanchement aigu franchement hémorrhagique. — Au point de vue pratique, il n'y a qu'une conclusion à tirer de ces faits, mais elle est d'une réelle importance : il faut surveiller avec une sollicitude particulière les pleurésies aiguës dans lesquelles le caractère hémorrhagique plus ou moins prononcé de l'exsudat paraît exclusivement imputable à la vivacité du processus inflammatoire. Ces pleurésies ont une tendance non douteuse à devenir purulentes, et, dès que la suppuration y devient manifeste, elles réclament l'opération de l'empyème.

Telles sont les circonstances les plus communes dans lesquelles il y a lieu de pratiquer la ponction exploratrice de la plèvre, et tels sont les résultats que peut fournir cette ponction. Il faut que la formation du pus dans la plèvre ne passe point inaperçue, mais qu'elle soit au contraire reconnue le plus tôt possible, car, si la pleurotomie est indiquée, il y a un intérêt majeur à pratiquer cette opération à une époque très rapprochée du début de la suppuration.

§ II. — DES CONTRE-INDICATIONS DE L'OPÉRATION DE L'EMPYÈME.

Lorsque le diagnostic de l'empyème est établi, il reste encore à déterminer si certaines conditions ne constituent pas une contre-indication à toute intervention chirurgicale. Or la pleurotomie n'est ni difficile ni dangereuse ; elle n'aggrave point la situation du patient, et le plus grand inconvénient qu'elle puisse présenter est d'être tout à fait inutile. Après avoir constaté la présence du pus dans la plèvre, il faut donc se demander si l'incision de l'espace intercostal a quelques chances de procurer au malade, soit la guérison complète, soit seulement une réelle amélioration. Il ne faut pas, en effet, renoncer à intervenir lorsque tout espoir d'une guérison complète paraît définitivement perdu. Une opération aussi simple que la pleurotomie est suffisamment légitimée, si elle doit avoir pour résultat de diminuer les souffrances et de prolonger la vie du malade.

Gravité de l'état général. — Sans doute, il faut s'abstenir si la mort est prochaine, inévitable, si le patient est agonisant. Mais, du moins dans l'empyème aigu, un état général même très grave ne suffit pas à constituer une réelle contre-indication. Si, dans l'empyème chronique, la dépression des forces laisse peu de chances de succès, il n'en est pas de même dans l'empyème aigu. Lorsque la suppuration de la plèvre date de quelques semaines seulement, elle n'a point encore produit une altération grave du sang, ni des lésions irrémédiables des viscères. Les symptômes généraux les plus alarmants sont de telle nature qu'ils peuvent disparaître après l'incision et le lavage de la plèvre. Il y a des observations assez nombreuses de pleurétiques opérés *in extremis* ou à peu près, et chez lesquels l'opération, qui ne paraissait avoir aucune chance de succès, fut cependant suivie d'une véritable résurrection.

Parmi nos 10 opérés, deux se trouvaient à peu près dans cette situation, et des praticiens éclairés concluaient à l'abstention. Nous les avons opérés cependant, et tous les deux ont guéri — Le premier était atteint d'un empyème récent consécutif à une pleurésie séro-fibrineuse. L'épanchement remplissait toute la plèvre et s'était toujours très rapidement reproduit après chaque thoracentèse. La dyspnée était très vive ; le pouls, extrêmement faible et fréquent, était à peine senti à la radiale, et telle était la prostration des forces que le patient, immobile dans le decubitus dorsal, n'était plus capable de se soulever sur son lit. Des râles bronchiques entendus à distance semblaient annoncer le début de l'agonie. L'asphyxie était assez prononcée pour que le malade sentit à peine l'incision de l'espace intercostal. Plusieurs litres de pus sortirent de la poitrine. Nous eûmes soin d'évacuer lentement cet énorme épanchement. Quelques heures après l'opération, il y avait déjà une amélioration notable des troubles de la circulation et de la respiration, et, dès le troisième ou quatrième jour, le retour des forces, le réveil de l'appétit et la disparition de la diarrhée annonçaient que le patient allait être capable de faire les frais du travail de réparation. — Le second malade était atteint d'un empyème putride, consécutif à une gangrène superficielle du poumon. L'épanchement contenait tout à la fois un liquide séro-purulent et des gaz d'une horrible fétidité. Mais ce qui dominait chez cet homme, c'était la prostration des forces et l'affaiblissement du cœur, indices d'une profonde intoxication. La face était extrêmement pâle et baignée de sueurs froides; le pouls, faible et fréquent, était à peine sensible. Le collapsus était imminent. On pouvait craindre que le patient ne fut pris d'une syncope mortelle. Or la pleurotomie fut pratiquée sans aucun accident. Il fallut de nombreux lavages pour obtenir l'antisepsie de l'abcès pleural, et, pendant plusieurs semaines le succès resta douteux. Le traitement consécutif fut long et traversé par diverses complications. Cependant cet homme a fini par guérir, et, bien que la suppuration ait duré longtemps, nous avons obtenu une cicatrisation complète, sans persistance d'une fistule thoracique (obs. 111). — M. Homolle (1) cite une observation de M. Heitler qui n'est pas moins remarquable; il s'agit d'une jeune fille de 16 ans, mourante au moment de l'opération, et qui, trois mois après, était complètement guérie. — MM. Heydenreich et Spillmann (2) ont publié l'histoire d'un jeune homme de 15 ans, qui fut également opéré *in extremis*, et chez lequel ils ont cependant obtenu une guérison complète.

L'extrême gravité de la situation, lorsque l'empyème récent n'est pas compliqué, est imputable, soit aux troubles de la respiration et de la circulation, soit à la septicémie pleurale. Nos deux malades sont précisément des exemples de ces deux formes de l'empyème dont l'extrême gravité paraît de prime abord une contre-indication de toute intervention chirurgicale. Or on conçoit fort bien que, même dans ces conditions fâcheuses, la pleurotomie puisse être suivie d'un heureux résultat. — Elle assure l'évacuation complète et permanente de l'épanchement et par conséquent fait immédiatement cesser la compression du cœur et du poumon. De là le relèvement du pouls et la disparition de l'asphyxie. Si la thoracentèse n'a pas le même succès, c'est que cette opération n'empêche pas le liquide reproduit de s'accumuler de nouveau dans la plèvre. Or, dans les empyèmes récents, l'épanchement purulent se reproduit avec une extrême rapidité. Dans ces formes asphyxiques de l'empyème aigu, la pleurotomie agit à la manière de la trachéotomie dans les cas de sténose laryngée. Elle

(1) *Revue des Sciences médicales*, 1880, t. XVI p. 341

(2) Mémoires de la Société médicale de Nancy, 1879-1880, p. 124.

écarte définitivement la cause de l'asphyxie. — L'ouverture large de la plèvre permet d'obtenir promptement l'antisepsie de la cavité purulente. Elle supprime le caractère infectieux du foyer pleural et met un terme aux phénomènes de résorption. De là la disparition possible des symptômes les plus graves de l'intoxication septicémique. — Assurément, il y a bien une limite passé laquelle l'asphyxie, la paralysie du cœur et l'empoisonnement du sang sont désormais irrémédiables. Mais cette limite est difficile à préciser. Aussi, dans les cas douteux, il ne faut pas conclure à l'abstention. L'opération n'aggravera certainement pas l'état du patient et elle offre peut-être quelques chances de le sauver.

Longue durée de l'empyème. — Cachexie suppurative. — Albuminurie. — La gravité de l'état général, si l'empyème dure déjà depuis plusieurs mois, est due à l'épuisement profond des forces, à la septicémie lente, à l'amaigrissement, aux dégénérescences graisseuse et amyloïde des viscères, bref à l'apparition des symptômes de la cachexie suppurative. Le plus souvent l'abcès s'est ouvert spontanément, soit par l'espace intercostal, soit par les bronches. La situation n'est plus de celles qui peuvent être promptement modifiées par l'opération de l'empyème. D'ailleurs le poumon trop longtemps comprimé est souvent incapable d'une dilatation suffisante. Il paraît probable que le patient n'est plus en état de faire les frais du travail de réparation. Faut-il s'abstenir ? L'abstention ne nous paraît justifiée que dans les cas où la mort est vraiment inévitable et prochaine. Encore une fois, il ne s'agit pas de guérir toujours. C'est déjà un résultat désirable que d'obtenir une certaine amélioration. L'ouverture de l'empyème permet le lavage antiseptique de la cavité suppurante. Si la cicatrisation fait défaut, on peut obtenir au moins une atténuation des symptômes généraux qui procèdent de la résorption des produits septiques accumulés dans la plèvre. — Nous avons ainsi opéré deux empyèmes chroniques et l'un des deux malades était tuberculeux. Ils étaient l'un et l'autre très épuisés par la longue durée de la suppuration et présentaient des signes non douteux de cachexie suppurative. Ils moururent deux ou trois mois après l'opération. L'intervention fut-elle absolument inutile ? Non, car, dans les deux cas, la fièvre a diminué et pendant quelques semaines les malades ont éprouvé une certaine amélioration.

Chez les jeunes sujets, il faut encore bien davantage hésiter à se prononcer pour l'abstention. L'extrême prostration des forces, l'œdème des extrémités, l'albuminurie, l'anorexie, la diarrhée persistante et rebelle, tous ces symptômes de la cachexie suppurative peuvent disparaître après l'opération de l'empyème, et il n'est même pas impossible d'obtenir la guérison.

Dans ces empyèmes chroniques, la pleurotomie n'est souvent que le premier temps de l'intervention chirurgicale. L'ouverture large de la plèvre est-elle suivie d'une amélioration de l'état général et d'une reprise évidente du travail de réparation, une autre question se pose, celle de la résection multiple des côtes. Nous étudierons plus loin les indications et les contre-indications de cette opération. Elle est beaucoup plus sérieuse assurément que la simple pleurotomie. Elle a cependant réussi dans des cas qui paraissaient tout à fait désespérés. C'est le seul moyen de remédier aux conditions fâcheuses qui font obstacle à la cicatrisation de l'empyème chronique : l'insuffisance de l'expansion du poumon, la rigidité de la paroi thoracique et le défaut de rétractilité de la plèvre.

L'albuminurie est commune à une période avancée de la pleurésie purulente. Elle fait presque toujours partie du syndrôme de la cachexie suppurative. Elle est due le plus souvent à une dégénérescence amyloïde plus ou moins profonde des deux reins. Nous verrons qu'une albuminurie prononcée peut être une contre-indication de la résection multiple des côtes. Mais elle est loin de constituer au même degré une contre-indication de l'opération de l'empyème. Si la résection d'un certain nombre de côtes, pratiquée sur un mauvais terrain, peut hâter la terminaison fatale, pareille influence fâcheuse ne peut être attribuée à la simple incision de la plèvre. Il n'y a pas de choc opératoire à proprement parler, et une injection préalable de chlorhydrate de cocaïne au lieu de l'incision supprime à peu près complètement la douleur. D'ailleurs l'albuminurie de l'empyème n'est pas toujours incurable. Elle peut disparaître lorsque l'antisepsie de la cavité suppurante y a supprimé les phénomènes de résorption. Il est possible, et telle est d'ailleurs notre opinion, que la néphrite amyloïde commençante s'arrête, suive une marche rétrograde et guérisse, ou bien encore cette albuminurie qui disparaît est imputable, soit à une altération du sang, soit à un certain degré d'irritation rénale causée par l'élimination des matières septiques résorbées dans la plèvre. — Quoiqu'il en soit, nous inclinons à penser que l'albuminurie, même très prononcée, ne doit pas être considérée, à elle seule, comme une contre-indication l'opération de l'empyème.

Maladies du cœur. — Une lésion valvulaire aggrave assurément le pronostic de l'empyème opéré, surtout si le muscle cardiaque est affaibli. Un des opérés de la statistique de M. Eddison (obs. 62) était atteint d'une lésion de la valvule mitrale. Il était en état d'asphyxie au moment de l'opération. L'évacuation de l'épanchement ne produisit aucune amélioration des troubles respiratoires et circulatoires, et la mort survint avant même que le pansement fût terminé. Mais un malade de M. Wagner, qui portait une insuffisance mitrale de date ancienne, fut opéré avec succès; la cicatrisation était complète quarante jours après l'opération (obs. 38). Il n'est pas toujours facile de faire la part exacte des deux causes qui concourent à troubler la respiration et la circulation, à savoir la lésion valvulaire et la compression qu'exerce un grand épanchement sur le cœur et le poumon. Aussi, dans un cas douteux, il est bien préférable de ne pas s'abstenir.

La péricardite est une complication plus commune que les lésions valvulaires. Le plus souvent il ne s'agit pas d'une simple coïncidence. Tantôt la même cause, une maladie infectieuse par exemple, frappe tout à la fois la plèvre et le péricarde ; tantôt la péricardite succède à la pleurésie et l'inflammation se propage de l'une à l'autre séreuse par la voie des lymphatiques (1). Enfin le malade peut être, au moment où débute l'empyème, atteint d'une symphyse du péricarde, reste d'une ancienne péricardite. Il est clair qu'une péricardite, surtout si elle est purulente, aggrave singulièrement le pronostic de l'empyème (2). Le diagnostic en est rendu difficile par le voisinage même de la pleurésie. L'épanchement du péricarde peut être séreux, alors que celui de la plèvre est purulent, et il est plus difficile encore, sans une ponction exploratrice, de reconnaître la nature purulente d'un épanchement du péricarde. Pour toutes ces raisons, la péricardite ne doit pas être envisagée comme une contre-indication absolue de l'opération de l'empyème. D'ailleurs, si la péricardite est reconnue, qu'elle soit purulente et que la gravité de l'état général ne contre-indique pas une semblable intervention, on peut bien tenter le traitement de cette péricardite par la ponction ou même par l'incision. Quant à la symphyse du péricarde, le diagnostic en est toujours obscur et bien plus encore lorsqu'il existe un grand épanchement de la plèvre. Un de nos opérés a présenté cette complication. Il mourut peu de temps après la pleurotomie, et cette mort rapide nous a paru imputable à une symphyse du péricarde que nous avons constatée à l'autopsie. Il n'y a pas lieu de se préoccuper beaucoup d'une semblable contre-indication, d'ailleurs extrêmement rare, puisque le diagnostic en présente de telles obscurités.

(1) Colrat. *Lyon Médical*, 1882. t. XL, p. 4

(2) Letulle. *France médicale*, octobre 1879. Pleurésie et péricardite purulentes chez un enfant. Thoracentèse. Mort.

Tuberculose. — L'étude des statistiques nous a montré que la tuberculose élève singulièrement la mortalité de la pleurotomie. Bon nombre des opérés qui succombent après cette opération sont des tuberculeux. On peut même avancer que la cause la plus commune de la mort après la pleurotomie antiseptique, c'est l'existence de lésions tuberculeuses de la plèvre et des poumons. Aussi quelques observateurs, parmi lesquels Fraëntzel (1), sont-ils d'avis qu'il ne faut point opérer les empyèmes tuberculeux et qu'il faut se contenter, lorsque l'épanchement devient trop abondant, d'y pratiquer de simples ponctions évacuatrices.

Devons-nous considérer la tuberculose comme une contre-indication formelle de la pleurotomie? L'argument tiré de l'étude des statistiques nous paraît de peu de valeur. Sans doute, parmi les morts, on trouve beaucoup de phthisiques. Mais ce fait ne prouve pas que l'opération de l'empyème aggrave nécessairement la situation d'un phthisique atteint de pleurésie purulente. Il ne prouve pas non plus que l'opération ne puisse produire une réelle amélioration ni même la guérison.

D'abord il faut se garder, dans un cas douteux, de conclure trop vite à l'existence de lésions tuberculeuses du poumon. Ce diagnostic, fondé seulement sur les signes physiques, présente parfois de sérieuses difficultés. Il est vrai que nous avons aujourd'hui un signe précieux pour établir ce diagnostic avec certitude, la recherche des bacilles de Koch dans les crachats ou dans les sécrétions purulentes de la plèvre. Toutes les fois que cette exploration est possible, il ne faut point la négliger. L'état général, le faciès, le caractère hectique de la fièvre et même les résultats de l'auscultation et de la percussion peuvent induire en erreur et faire croire à une tuberculose qui n'existe pas. Qu'on en juge par ces paroles de M. Moutard-Martin (2), dont l'expérience et l'autorité sont grandes en matière de pleurésie purulente: « J'appelle l'attention sur certaines pleurésies purulentes à forme chronique, avec fièvre hectique, accompagnées de gros râles humides ou de craquements secs dans le sommet du côté malade, avec pâleur, amaigrissement, sueurs nocturnes et crachats muco-purulents, pleurésies que tous les signes peuvent et doivent faire regarder comme secondaires et liées à une fonte tuberculeuse du poumon. Il m'est arrivé plusieurs fois de ne pas vouloir opérer dans ces conditions, et, à l'autopsie, on ne découvrait pas traces de tubercules. J'ai plusieurs fois

(1) Fraëntzel. Ziemssen's. Cyclopedia, 4e volume, 2e partie.

(2) *Bulletin de thérapeutique* 1882, t. CII, p. 138.

regretté d'avoir été trop prudent ou trop timide. » Woillez (1) insistait aussi sur la réserve qu'il convient d'apporter dans l'appréciation des signes stéthoscopiques constatés au sommet du poumon que comprime l'épanchement pleurétique. Nous avons été témoin de plusieurs de ces erreurs dont parle M. Moutard-Martin. Quelques signes sthétoscopiques obscurs ou mal interprétés font admettre la nature tuberculeuse de l'empyème; le patient n'est pas opéré, il meurt et l'autopsie démontre l'absence de toute lésion tuberculeuse. Les erreurs de ce genre sont plus communes encore chez l'enfant que chez l'adulte.

Au reste, ce qu'il importe d'établir, c'est moins l'existence que le degré de gravité de la tuberculose pulmonaire. Nous ne partageons point l'opinion de Fraentzel. Nous ne proscrivons pas formellement la pleurotomie dans tout empyème tuberculeux, et nous pensons qu'il y a lieu d'établir des distinctions parmi les phthisiques atteints de pleurésie purulente. Toutes les formes de l'empyème peuvent être associées à la tuberculose pulmonaire : les formes aiguës, putrides, subaiguës, chroniques, et même ces formes singulières, décrites sous le nom d'empyème bénin, dans lesquelles un kyste pleural à parois extrêmement épaisses renferme un épanchement purulent transformé en une sorte d'émulsion graisseuse. Mais la forme de l'empyème importe moins que la forme de la tuberculose.

Il est extrêmement rare que l'empyème complique les formes aiguës, granuleuses ou bronchopneumoniques, de la tuberculose du poumon. Assurément de pareilles lésions pulmonaires seraient une contre-indication formelle de la pleurotomie.

Dans la grande majorité des cas où l'empyème accompagne la tuberculose, il s'agit d'une forme commune de la phthisie, et le plus souvent l'empyème succède à un pyopneumothorax. La conduite à tenir doit être réglée sur l'étendue et la marche des lésions tuberculeuses des poumons, et aussi sur l'état général du patient. — Il faut assurément s'abstenir, si le poumon du côté opposé à l'empyème est le siège de lésions étendues, diffuses; si, ces lésions étant plus limitées, l'histoire antérieure du malade démontre que la marche en a été rapide et sans périodes de rémission ; si l'état général est mauvais et le patient arrivé à une période avancée de la cachexie tuberculeuse. C'est à cette catégorie d'empyèmes tuberculeux qu'il faut réserver la méthode des ponctions répétées. Sans doute, la pleurotomie n'aggraverait pas la situation, mais

(1) Traité clinique des maladies aiguës des organes respiratoires. Paris, Delahaye 1872, p. 394.

elle n'aurait aucun avantage réel sur la méthode des ponctions. Elle ne pourrait point produire une amélioration plus durable, car la mort est prochaine et elle est préparée, autant par la gravité des lésions tuberculeuses, que par la complication d'une pleurésie purulente.

Mais l'empyème coïncide souvent avec une phthisie à marche très lente, qui présente plus de tendance aux formations fibreuses qu'aux dégénérescences caséuses, et dont les lésions sont et restent limitées au sommet du poumon. Peu importe d'ailleurs que ces lésions siègent du côté opposé à l'empyème. Le diagnostic de cette forme de la phthisie commune est établi par l'histoire antérieure du malade et par les résultats de l'auscultation et de la percussion. On sait aussi que les crachats renferment moins de bacilles que dans les formes à marche plus rapide. Cette phthisie à marche lente peut être compliquée d'un empyème plus ou moins aigu ou bien d'un empyème chronique.

Si l'empyème est aigu ou subaigu, il n'y a pas lieu d'hésiter beaucoup, et nous croyons la pleurotomie bien préférable à la méthode des ponctions. L'état général est bon, et il n'est pas impossible que le patient puisse, dans une certaine mesure, faire les frais du travail de réparation. D'ailleurs il y a des exemples de tuberculeux qui, opérés dans ces conditions, ont obtenu une amélioration durable et même une guérison presque complète de l'empyème. Parmi les observations de pleurotomie antiseptique relatées dans un précédent chapitre, il y a deux cas d'empyème compliquant la phthisie (obs. **45** et **41**). — Dans le premier cas, dû à M. Cabot (obs. **45**), la pleurotomie est pratiquée deux mois et demi environ après le début de la pleurésie. L'opération est suivie d'un travail de réparation évident, car la suppuration devient de moins en moins abondante et la cavité diminue de capacité. Au moment où l'observation fut publiée, moins d'un mois après la pleurotomie, la suppuration n'était point tarie, mais on pouvait espérer au moins une amélioration durable. Le patient mourut environ six mois plus tard. Les lésions tuberculeuses étaient sans doute peu prononcées au début, car elles ne sont point signalées avant l'opération. — Dans le second cas, qui appartient à M. Krabbe (obs. **41**), le diagnostic de la tuberculose est bien établi ; on constate des lésions tuberculeuses aux deux sommets, et cette coïncidence fâcheuse n'est point regardée comme une contre-indication de la pleurotomie. Or l'opération eut pour résultat immédiat de faire tomber la fièvre qui s'élevait le soir à 39°, de provoquer le retour de l'appétit et de diminuer la toux et l'expectoration. Au bout de six semaines, le patient avait engraissé de six livres et demie. On put enlever le drain deux mois et vingt jours après l'opération, et, à cette époque, le poumon était presque entièrement dilaté. Si la guérison de l'empyème n'était pas complète, l'amélioration était du moins considérable et telle qu'il eût été impossible d'obtenir un semblable résultat par la seule méthode des ponctions.

Lorsque cette forme lente et localisée de la phthisie est compliquée d'un empyème chronique, les conditions sont sans doute moins favorables, et l'on ne peut guère espérer l'oblitération complète ou presque complète de la cavité suppurante. Dans l'empyème chronique, le liquide purulent a moins de tendance à se reproduire rapidement après une évacuation que dans l'empyème aigu, et l'effet utile d'une ponction peut se prolonger pendant plusieurs semaines et même pendant plusieurs mois. Cette reproduction du liquide est particulièrement lente dans ces cas d'empyème bénin où l'épanchement, très ancien, est plus ou moins complétement transformé en une émulsion graisseuse. De ces remarques, d'ailleurs généralement exactes, on a conclu que la méthode des ponctions répétées est préférable à la pleurotomie. Il ne saurait être question que d'un traitement palliatif, et cette méthode semble, en effet, remplir les indications d'un pareil traitement. Lorsque l'abondance de l'épanchement provoque des troubles de la respiration et de la circulation, une ponction évacue une quantité de liquide suffisante pour faire cesser la compression fâcheuse du cœur et du poumon. Délivré de la dyspnée, le patient est souvent capable de reprendre ses occupations jusqu'à ce que la reproduction du liquide nécessite une nouvelle ponction. Il peut survivre pendant des mois, quelquefois pendant des années, suivant la marche plus ou moins rapide des lésions tuberculeuses, à la condition de venir en temps opportun réclamer une ponction évacuatrice.

Mais la question est de savoir si la pleurotomie ne remplirait pas les indications de ce traitement palliatif mieux encore et plus sûrement que la méthode des ponctions répétées. Nous inclinons à partager cette opinion. L'histoire d'un de nos opérés est, à ce point de vue, fort instructive.

Observation 95 (Personnelle). — Cet homme, âgé de 38 ans, vient nous consulter pour la première fois en *novembre 1880*. Il tousse depuis de longues années, et, depuis huit à dix mois, il souffre d'une pleurésie gauche dont le début est d'ailleurs difficile à préciser. Nous constatons à droite, au sommet, les signes d'une tuberculose très limitée et à évolution fibreuse manifeste. La plèvre gauche est pleine de liquide. L'état général est bon ; le patient se plaint seulement d'une très vive oppression. Le lendemain, nous pratiquons une première thoracentèse, et nous retirons de la poitrine 1,200 grammes d'un pus fluide et légèrement visqueux. Ce pus contenait peu de leucocytes bien formés, mais une grande quantité de granulations graisseuses et de fragments de globules blancs infiltrés de semblables granulations. La dyspnée disparut, et cet homme put reprendre ses occupations. Il était marchand ambulant et parcourait les villages environnants. Pendant un an, nous l'avons traité par la méthode des ponctions répétées. Jusqu'au mois de *décembre 1881*, il subit ainsi huit thoracentèses, et, à chaque opération, nous retirions à peu près la même quantité de liquide, qui d'ailleurs présentait toujours le même aspect et la même composition. Pendant les huit premiers mois, les ponctions furent assez espacées, puis il fallut les rapprocher davantage, car la reproduction du liquide se faisait de moins en moins attendre.

Cependant les lésions tuberculeuses restaient stationnaires au sommet du poumon droit, l'état général ne s'était point aggravé et le malade n'avait point maigri. Deux ponctions furent nécessaires pendant le mois de *décembre 1881* ; mais le liquide présentait alors les caractères d'un pus véritable et non d'une sorte d'émulsion graisseuse. De plus, le malade avait de la fièvre et la température s'élevait à 40° après la dernière ponction.

Le *3 janvier 1882*, la dyspnée avait déjà reparu et la situation était tellement grave que, devant l'insuccès bien constaté des dernières ponctions, nous proposons et pratiquons l'opération de l'empyème. Elle fut suivie d'un notable soulagement. La dyspnée diminua et la fièvre tomba en quelques jours. Puis l'appétit reparut et le malade reprit des forces et de l'embonpoint. Au mois d'*avril*, la cavité paraissait avoir diminué de plus de moitié, on entendait le murmure respiratoire sur une certaine étendue de la paroi thoracique, et tout le côté gauche présentait une rétraction manifeste. Bientôt le malade put sortir et rester dehors pendant la plus grande partie de la journée. Cependant il ne reprit point ses pénibles occupations. Il survécut encore pendant huit mois. Il mourut épuisé, autant par les progrès de la tuberculisation, que par la longue durée de la suppuration.

Le poumon droit contenait des lésions anciennes et fibreuses au sommet, des ésions récentes dans la partie moyenne. Le poumon gauche était notablement dilaté et séparé de la paroi thoracique de trois à quatre centimètres seulement. Les deux feuillets de la plèvre présentaient un énorme épaississement.

Chez cet homme, la méthode des ponctions répétées fut insuffisante, même pour remplir les indications d'un traitement purement palliatif, et il fallut, pour remédier à la compression du cœur et du poumon, en venir à l'opération de l'empyème. Pratiquée dans des conditions particulièrement défavorables, cette opération donna cependant un résultat vraiment inespéré et prolongea pendant plusieurs mois la vie du malade. Elle fut même suivie d'un véritable travail de réparation, dont témoignait l'affaissement de la paroi thoracique et la dilatation du poumon. Si bien que nous avons regretté d'avoir débuté par la méthode des ponctions répétées et de n'avoir point, un an plus tôt, pratiqué la pleurotomie. A cette époque, le patient eut été capable de pousser plus loin le travail de réparation et peut-être aurions-nous obtenu une cicatrisation complète de la cavité suppurante.

Il semble que la répétition des ponctions réveille le processus inflammatoire depuis longtemps éteint et provoque la reproduction de plus en plus rapide de l'épanchement. Non seulement le liquide se reproduit, mais il reprend au bout d'un certain temps le caractère d'une véritable sécrétion purulente. Chez notre malade, l'élévation de la température était encore une autre preuve de cette recrudescence de l'inflammation de la plèvre. Or cette inflammation, si la cavité reste close, ne peut avoir d'autre conséquence que l'incessante reproduction du liquide, c'est à dire l'épuisement de plus en plus rapide des forces du malade. Si l'empyème est ouvert et si des injections irritantes ou antiseptiques modifient la vitalité des parois du kyste pleural, l'inflammation de la plèvre peut avoir un résultat utile, c'est à dire la reprise du travail de réparation. On obtiendra pas sans doute une oblitération complète de la cavité de l'empyème, mais on peut, l'histoire de notre malade le démontre, en obtenir une très notable réduction. Le phthisique ainsi traité porte une fistule thoracique aboutissant à une poche purulente de petites dimensions, et c'est là une situation bien préférable à celle du phthisique traité par la méthode des ponctions répétées, chez lequel l'empyème garde indéfiniment la même capacité et se remplit de plus en plus rapidement, après chaque ponction, de la même quantité de liquide purulent.

A un autre point de vue, la pleurotomie l'emporte encore sur la méthode des ponctions. Dans ces formes lentes et localisées de la phthisie commune, on n'est jamais très exactement renseigné sur la résistance probable du malade. Il peut arriver que les résultats immédiats de la pleurotomie dépassent les prévisions permises. Après l'ouverture de l'empyème, l'état général s'améliore et le travail de réparation locale débute avec une remarquable activité. Puis la cicatrisation s'arrête, car il s'agit d'un empyème chronique et le poumon ne peut se dilater au point de remplir toute la cavité suppurante. Eh bien, dans ces conditions, la résection multiple des côtes peut compléter l'œuvre commencée par l'opération de l'empyème. Elle permettra, sinon d'obtenir une cicatrisation complète, du moins de pousser beaucoup plus loin la réduction du kyste purulent de la plèvre. Or une très petite cavité suppure médiocrement, expose beaucoup moins aux périls des suppurations chroniques et peut être compatible avec une sérieuse prolongation de l'existence. Dans le chapitre consacré à la résection multiple des côtes, nous verrons que la tuberculose pulmonaire n'est pas une contre-indication absolue de cette opération, et nous citerons plusieurs observations d'empyème tuberculeux où la résection multiple des côtes a produit une incontestable amélioration. En adoptant pour règle constante de traiter l'empyème des phthisiques par la méthode des ponctions, vous supprimez toutes les conditions favorables qui pourraient se présenter après la pleurotomie, et vous privez le patient des chances d'amélioration, peut être même de guérison, que peut offrir alors le traitement rationnel de l'empyème chronique.

Age du malade. — En général, l'âge n'est pas une contre-indication de l'intervention chirurgicale dans le traitement de l'empyème.

Il est vrai que, chez les très jeunes enfants, la méthode des ponctions donne de bien meilleurs résultats que chez l'adulte, et elle peut, en effet, quelquefois suffire pour obtenir la guérison. Dans le chapitre suivant, nous étudierons l'empyème infantile et nous établirons une comparaison entre la ponction et la pleurotomie. Nous verrons que cette dernière opération a été pratiquée avec succès, même dans les premiers mois de la vie. Le très jeune âge ne doit donc pas être regardé comme une contre-indication de la pleurotomie. Bien plus, il peut être utile et même, dans certains cas, nécessaire de compléter l'incision de la plèvre par la résection d'un fragment de l'une des deux côtes qui limitent l'espace intercostal incisé.

Chez les gens âgés, les conditions sont évidemment beaucoup moins favorables que chez les adultes et les enfants. La moindre vitalité des tissus et la plus grande rigidité de la paroi thoracique ne permettent pas de compter sur une cicatrisation rapide de l'empyème. Mais cette cicatrisation n'est pas impossible, et l'âge avancé du malade ne constitue pas une contre-indication de l'opération de l'empyème. Il y a des exemples de guérison même au delà de cinquante ans. M. Rousseau (1) a publié l'observation d'un homme de soixante-huit ans atteint de pleurésie purulente, traitée sans succès par la thoracentèse, et qui fut guéri par la pleurotomie. L'empyème a moins de tendance à la guérison spontanée et la méthode des ponctions offre encore moins de chances de succès chez les gens âgés que chez les adultes. La pleurotomie reste donc la seule ressource, et mieux vaut y avoir recours que d'abandonner l'abcès pleural à l'évolution spontanée, puisque la mort en est alors la terminaison inévitable.

Empyèmes des maladies infectieuses. — Il est clair qu'il faut s'abstenir si la pleurésie purulente n'est qu'un épiphénomène au milieu des symptômes généraux extrêmement graves ou des localisations multiples d'une maladie infectieuse, comme la variole confluente,

(1) *Union médicale* 1874, p. 75 et 85.

la pyohémie, la septicémie puerpérale et la scarlatine maligne. Mais toutes ces maladies infectieuses n'ont pas toujours la même gravité, et il y a même des formes atténuées de l'infection purulente. Il peut donc arriver qu'une localisation dans la plèvre survive en quelque sorte à l'intoxication générale de l'individu et à la disparition de la plupart des autres manifestations locales. Somme toute, il n'y a pas de règle absolue, et nous ne partageons pas l'opinion de ceux qui proscrivent formellement la pleurotomie dans toute pleurésie purulente qui accompagne la variole, la pyohémie, la fièvre puerpérale. La conduite à tenir doit être basée sur les conditions propres à chaque cas en particulier. Dans un cas douteux, l'intervention est bien préférable à l'abstention.

Pleurésie purulente double. — Il semble à priori que l'existence d'un double épanchement purulent soit une évidente contre-indication de la pleurotomie. Si un seul empyème est incisé, la suppuration de l'autre plèvre persiste et suffit à entraîner la mort. Si les deux empyèmes sont ouverts, l'affaissement des deux poumons supprime la respiration. Ajoutons encore que ces pleurésies purulentes doubles procèdent le plus souvent d'une maladie générale infectieuse, telle que la pyohémie, la septicémie puerpérale, la scarlatine, autre condition fâcheuse et qui aggrave singulièrement le pronostic.

Nous avons cependant trouvé dans la littérature de l'empyème deux observations de pleurésie purulente double, traitée et guérie par l'opération de la pleurotomie. Il est vrai qu'il s'agit de très jeunes enfants. Voici ces deux observations :

Observation 96. — (Brauser, de Ratisbonne. Münchener Œrtzlich. Intelligenzblatt 1883. nº 43. Analyse in *Revue des maladies de l'enfance*, t. II, p. 134).— Petit garçon de 3 ans, fort et vigoureux. Après une scarlatine : néphrite, pneumonie et pleurésie double exsudative. Quatre semaines après le commencement de la maladie, fièvre. — Deux semaines et demie après, la présence du pus est constatée au moyen du trocart explorateur, et, aussitôt, la section pleurale est pratiquée, à droite, entre la sixième et la septième côte, sur la ligne axillaire. Il sort environ un quart de litre de pus, sans odeur. La dyspnée cède en partie, mais la température continue à se maintenir élevée. — Dix jours après la première opération, la pleurotomie est faite aussi du côté gauche. Un peu de pus, mais dans les mêmes conditions, fait issue au dehors. — Guérison définitive environ deux mois après la dernière opération.

Observation 97. — (Sangster. *The Lancet* 16 octobre 1880, p. 617). — George L..., âgé de 2 ans, était atteint d'une broncho-pneumonie depuis deux semaines. A ce moment, les signes physiques de cette maladie avaient disparu, et l'on ne constatait plus que quelques râles fins et un peu de matité à la base du poumon droit, en arrière. Il n'y avait ni frottement ni aucun autre signe de pleurésie. Mais la persistance d'une dyspnée hors de proportion avec les signes physiques et l'élévation de la température à 39,4, firent suspecter la présence du pus dans la plèvre, bien que pendant plusieurs jours un examen attentif ne permit pas d'être affirmatif sur ce point. Cependant la matité parut augmenter et le murmure respiratoire devenait moins distinct. La mensuration de la poitrine restait sans résultat. L'état général du malade devenait mauvais. On résolut de faire une incision de la plèvre; mais auparavant on fit une ponction exploratrice avec une seringue à injections hypodermiques. Cette ponction donna du pus. L'enfant fut chloroformé, et on fit une incision, suivant le procédé habituel, entre la huitième et la neuvième côte, sur la ligne de l'angle de l'omoplate. Il sortit une quantité considérable d'un mélange de pus et de sérosité. Un tube à drainage fut introduit dans la plaie. Aussi longtemps que la plaie resta ouverte, on fit des injections dans la cavité, d'abord avec une solution faible d'acide phénique, ensuite avec une solution iodée.

Le résultat de cette opération ne fut pas satisfaisant. La dyspnée resta aussi vive qu'auparavant, la fièvre diminua très peu, et la toux persista. Au moment de l'opération, le côté gauche avait été soigneusement examiné, mais on n'y avait découvert aucun signe d'épanchement. Cinq jours plus tard, il parut probable que la plèvre gauche contenait du liquide. Une ponction y fut pratiquée et donna du pus. Avec l'aspirateur on retira deux onces de liquide. — Pendant deux ou trois jours, il y eut une certaine amélioration, puis la dyspnée reparut graduellement et devint tellement intense qu'on fit une seconde ponction par laquelle on retira six onces de pus. — Après cette opération, il y eut une amélioration très marquée dans l'état du malade. Il se rétablit progressivement. Sa guérison fut retardée par deux bronchites et par de la diarrhée survenant de temps en temps.

Trois mois environ après la dernière ponction, et six semaines après l'occlusion de l'incision du côté droit, le petit malade, si amaigri avant l'intervention, avait engraissé, pris des couleurs et respirait sans aucun gêne. Cependant nous n'avons pas pu, depuis, faire un nouvel examen de la poitrine, car l'enfant n'est plus soumis à notre observation. — On a publié plusieurs cas d'empyème guéri par la simple ponction, et la question se pose de savoir si on ne doit pas la tenter; et même la répéter, avant d'avoir recours à l'opération de l'empyème.

De ces deux observations nous pouvons tirer quelques indications sur la conduite à tenir dans le traitement de la pleurésie purulente double. — Il est clair qu'une intervention n'est acceptable que dans les cas où la maladie générale, cause de la suppuration des deux plèvres, n'est pas de telle nature qu'elle doive fatalement entraîner la mort. Le petit malade de M. Brauser était atteint d'un double empyème scarlatineux, et la suppuration de la plèvre avait paru pendant la convalescence de la scarlatine. Chez l'enfant traité par M. Sangster, la double pleurésie purulente se développa à la suite d'une broncho-pneumonie.

Si les deux empyèmes occupent toute l'étendue de la plèvre, il est évident qu'il ne faut pas les opérer simultanément. L'intervention ne peut présenter quelques chances de succès qu'à la condition de porter successivement sur les deux plèvres. On incise d'abord l'un des deux empyèmes et de préférence celui du côté gauche. En procédant ainsi, on réussit mieux à faire promptement cesser la compression du cœur, car cette compression est plus prononcée dans les pleurésies gauches que dans les pleurésies droites. Nous inclinons également à penser que l'empyème gauche se cicatrise plus vite que celui du côté droit. La pleurotomie antiseptique est alors de beaucoup préférable à la pleurotomie incomplètement antiseptique, puisque, les statistiques le démontrent, elle permet d'obtenir une cicatrisation plus rapide. Le travail de réparation débute donc dans l'empyème gauche. Lorsque la cavité en est notablement réduite et que la majeure partie du poumon adhère à la paroi costale, la respiration s'est en partie rétablie dans ce poumon, et il est permis de songer à la pleurotomie de l'empyème droit. Si, pendant cette période, la compression du poumon droit entretient une dyspnée très vive, il n'y a pas d'autre moyen d'y porter remède que de pratiquer de fréquentes ponctions de la plèvre droite, jusqu'au moment où une dilatation suffisante du poumon gauche permettra l'ouverture large de l'empyème du côté droit. C'est ainsi que dans le cas de M. Brauser il y eut huit jours d'intervalle entre les deux pleurotomies. Dans le cas de M. Sangster, les ponctions ont même suffi pour guérir l'un des deux empyèmes ; il est vrai qu'il s'agissait d'un très jeune enfant.

L'incision simultanée des deux foyers purulents ne pourrait être tentée que dans les cas où ils sont l'un et l'autre de dimension restreinte et parfaitement enkystés. Or ces conditions sont bien rarement réalisées, puisque ces pleurésies purulentes doubles sont le plus souvent aiguës et procèdent de maladies générales infectieuses. Il semble cependant que, chez le malade de M. Brauser, l'empyème gauche était de petite dimension. Mais il est difficile d'être exactement renseigné sur l'étendue d'une collection purulente de la plèvre, et plus difficile encore de savoir si elle est bien enkystée dans les néomembranes qui l'entourent. Pour toutes ces raisons, il est toujours préférable d'opérer les deux empyèmes successivement et non simultanément.

C'est bien dans le traitement de l'empyème double qu'il importe le plus de ne négliger aucun des moyens propres à favoriser l'expansion du poumon. Nous avons exposé ces moyens dans le chapitre où nous avons décrit l'opération de la pleurotomie antiseptique. M. Cabot conseille d'appliquer soigneusement sur la peau les bords du mackintosh. Cette pièce du pansement est ainsi transformée en une sorte de valvule qui permet l'issue des gaz et du liquide hors de la plèvre, sans y permettre l'entrée de l'air atmosphérique. Nous préférons une large lame de baudruche qui, appliquée sur l'orifice fistuleux et fixée par un bord sur la peau, joue bien plus efficacement encore le rôle d'une véritable valvule.

Fistule pleuro-bronchique. — L'existence de cette fistule a été quelquefois considérée comme une contre-indication, sinon absolue, du moins relative et temporaire, de l'opération de l'empyème. L'air pénètre inévitablement dans la poche purulente, soit par la fistule elle-même, soit par l'ouverture de l'espace intercostal ; il semble donc que l'opération doive nécessairement être suivie de lavages antiseptiques ; or ces lavages peuvent être dangereux, car la pénétration du liquide dans les bronches provoque de violentes quintes de toux et des accès de suffocation. On a conseillé de débuter par la méthode des ponctions répétées et de chercher ainsi à obtenir l'oblitération de la fistule pleuro-bronchique, avant d'en venir à la pleurotomie. Cependant l'observation des faits ne confirme pas ces prévisions. Parmi les exemples d'empyème traités avec succès par la pleurotomie antiseptique que nous avons précédemment cités, il y a plusieurs cas d'empyème compliqué de fistule pleuro-bronchique.

Nous verrons d'ailleurs que cette complication ne doit même pas être regardée comme une contre-indication d'une opération beaucoup plus sérieuse, la résection multiple des côtes.

Les ponctions répétées ne favorisent point la cicatrisation de la fistule bronchique ; cette fistule persiste, dans la majorité des cas, aussi longtemps que le pus séjourne dans la cavité de l'empyème. Au contraire, l'écoulement permanent des sécrétions pleurales, après l'incision de l'espace intercostal, est immédiatement suivi de la reprise du travail de réparation, et l'un des premiers résultats de ce travail de réparation est précisément l'oblitération de la fistule pleuro-bronchique. Les vomiques pleurales diminuent dès les premiers jours, et le plus souvent elles ont définitivement cessé dix à quinze jours après l'opération de l'empyème. Ce résultat n'est point fait pour nous étonner beaucoup, car la première indication du traitement des trajets fistuleux est de tarir ou de détourner les sécrétions pathologiques auxquelles ils livrent passage.

Il est vrai qu'il faut, du moins jusqu'à l'oblitération de la fistule bronchique, supprimer les lavages consécutifs de la plèvre. Cette suppression, qui pourrait avoir quelques inconvénients avec la pleurotomie incomplètement antiseptique, en présente beaucoup moins, si l'empyème est traité par la pleurotomie antiseptique. Nous avons vu que l'application rigoureuse de la méthode de Lister à l'opération de l'empyème permet d'obtenir et de maintenir une antisepsie suffisante de la cavité suppurante, tout en supprimant complètement les lavages pendant le traitement consécutif et même au moment de l'opération. Sans doute, toutes les précautions antiseptiques appliquées à l'incision de l'espace intercostal n'empêchent pas, du moins pendant les premiers jours, l'entrée de l'air atmosphérique dans la plèvre par la fistule pleuro-bronchique. Mais nous avons vu déjà que cette pénétration expose beaucoup moins à la septicémie que la pénétration par une plaie de la paroi thoracique. Enfin, dans certains cas, et particulièrement chez les enfants, la vomique pleurale n'est point accompagnée de pneumothorax ; le pus passe de la plèvre dans la bronche, mais l'air ne peut passer de la bronche dans la plèvre.

CHAPITRE VI

CONDITIONS ÉTIOLOGIQUES DANS LESQUELLES SE DÉVELOPPE L'EMPYÈME. — FORMES CLINIQUES DE L'EMPYÈME — ÉTUDE PARTICULIÈRE DE CES FORMES, AU POINT DE VUE DES CAUSES, DES LÉSIONS, DES SYMPTÔMES, DU DIAGNOSTIC, DU PRONOSTIC ET DU TRAITEMENT.

La pleurésie purulente est primitive ou secondaire; primitive, elle succède immédiatement à l'influence de la cause, sans l'intermédiaire d'un état pathologique antérieur, général ou local; secondaire, elle complique une maladie générale, une affection des organes ou des tissus voisins de la plèvre, une affection de la plèvre elle-même.

L'empyème primitif est peu commun; il ne comprend que trois espèces :

I. — L'empyème d'origine traumatique ;

II. — La pleurésie d'emblée suppurative;

III.— La pleurésie suraiguë de Fraentzel, maladie de nature très probablement infectieuse et dont l'unique ou la principale localisation est une inflammation suraiguë de la plèvre.

L'empyème secondaire est beaucoup plus fréquent. Les espèces en sont fort nombreuses. Dans un premier groupe, nous plaçons les empyèmes qui compliquent les affections des organes et des tissus voisins de la plèvre, ainsi que ceux qui succèdent aux affections de la plèvre elle-même; ce sont :

IV. — Les empyèmes consécutifs aux affections inflammatoires ou organiques de la paroi thoracique ;

V. — Les empyèmes qui surviennent dans les affections de la plèvre et du médiastin ;

VI. — Les empyèmes qui se développent dans le cours des affections du poumon, parmi lesquels il y a lieu de distinguer particulièrement :

VII. — Les empyèmes consécutifs à la gangrène superficielle du poumon, empyèmes qu'il ne faut pas confondre avec les empyèmes putrides ;

VIII. — Les empyèmes d'origine abdominale ; ils succèdent aux péritonites générales ou partielles, — aux inflammations du tissu cellulaire sous-péritonéal, — aux affections de la rate, — aux affections du foie.

Enfin l'empyème secondaire apparaît dans le cours des fièvres éruptives, de la fièvre puerpérale, de la fièvre typhoïde, etc. ; de là une espèce particulière d'empyème :

IX. — Les empyèmes des maladies générales, des maladies infectieuses.

Certaines conditions anatomo-pathologiques impriment une physionomie propre à la pleurésie purulente ; de là trois espèces :

X. — Les empyèmes enkystés et les empyèmes multiloculaires ;

XI. — Les empyèmes pulsatiles ;

XII. — Les empyèmes graisseux.

L'âge du malade exerce une influence non douteuse sur la marche, les symptômes, le pronostic et le traitement de la pleurésie purulente : aussi convient-il de distinguer encore :

XIII. — Les empyèmes infantiles.

Telles sont les diverses espèces de pleurésie purulente dont nous allons entreprendre l'étude. Cette division nous paraît avoir le grand avantage de respecter les formes cliniques de la maladie.

§ I — EMPYÈMES D'ORIGINE TRAUMATIQUE

Les traumatismes de la poitrine provoquent quelquefois l'inflammation suppurative de la plèvre. La pleurésie peut être la conséquence d'une simple contusion. Le plus souvent il existe une plaie de la paroi thoracique, simple ou compliquée de fractures de côtes ou de blessures des organes intra-thoraciques. Enfin dans quelques cas l'empyème succède à l'hémothorax traumatique. De là trois variétés d'empyème d'origine traumatique :

1. — L'empyème par simple contusion de la paroi thoracique ;

2. — L'empyème qui se développe à la suite d'une plaie pénétrante, plus ou moins compliquée, mais sans épanchement de sang dans la plèvre ;

3. — L'empyème précédé d'un hémothorax.

I. — **Empyèmes par contusion du thorax.** — L'empyème par contusion est assurément fort rare. Il y a cependant des observations qui prouvent qu'une simple contusion de la poitrine, sans plaie ni fractures de côtes, est capable de déterminer une inflammation de la plèvre. Cette pleurésie est le plus souvent simple, séreuse, et se termine par résorption (1). Mais elle peut aussi devenir purulente. On trouvera plus loin, dans l'histoire de l'empyème infantile, deux observations d'empyèmes par contusion de la paroi thoracique. De ces deux observations, l'une nous est personnelle (obs. **122**), l'autre est empruntée à M. L. Smith. Les faits connus ne sont pas assez nombreux pour nous permettre de tracer l'histoire clinique de cet empyème. Il est probable que les symptômes, la marche et la terminaison sont telles que dans les formes communes de la pleurésie purulente, le traitement ne comporte pas d'indications particulières. Il faut établir le plus promptement possible le diagnostic de la nature purulente de l'épanchement, et pratiquer la pleurotomie dès qu'on a reconnu la présence du pus dans la poitrine.

II. — **Empyèmes des plaies de poitrine.** — La pleurésie est une complication bien plus commune, lorsque le traumatisme a produit une plaie pénétrante, des fractures de côtes, la blessure du poumon, le pneumothorax, ou la pénétration dans la plèvre de corps étrangers plus ou moins septiques, tels que projectiles et débris de vêtements. L'inflammation peut intéresser la plèvre seulement ; mais elle frappe souvent aussi le poumon et il s'agit plutôt d'une pleuro-pneumonie que d'une pleurésie.

La fièvre, la douleur, les frissons apparaissent très peu de temps après le traumatisme. L'élévation rapide de la température à 40° et au-dessus, les sueurs, la teinte terreuse du visage, la dyspnée très vive et la gravité

(1) *Gazette des hôpitaux* 1881. Leçon de M. Hardy sur un cas de pleurésie traumatique.

de l'état général témoignent de la nature purulente de cette inflammation traumatique de la plèvre. L'épanchement inflammatoire ne se développe que quelques jours après le traumatisme, et ce caractère important le distingue de l'épanchement sanguin, lequel suit immédiatement la plaie de poitrine. Mais l'irritation de la plèvre est très vive et, en peu de jours, cet épanchement inflammatoire et purulent remplit presque toute la cavité pleurale. Il produit promptement des troubles graves de la respiration et de la circulation : une dyspnée croissante, la fréquence et la faiblesse du pouls, des menaces de syncope et d'asphyxie.

L'inflammation du poumon, qui parfois accompagne celle de la plèvre, est toujours une broncho-pneumonie. Si elle se termine par suppuration, elle aggrave beaucoup le pronostic de l'empyème. Cette broncho-pneumonie traumatique se révèle par l'expectoration, au début sanglante ou sanguinolente, puis visqueuse, adhérente au vase, et bientôt muco-purulente.

Le diagnostic de cet empyème ne présente pas de grandes difficultés. L'exploration de la poitrine y révèle la présence d'un grand épanchement. D'autre part, si le blessé a pu être examiné quelques heures après l'accident, nous savons que cet épanchement ne s'est développé que quelques jours après le traumatisme. Il s'agit donc bien d'un épanchement inflammatoire, et non d'un épanchement sanguin. La pleurésie traumatique, même avec plaie pénétrante, reste quelquefois séro-fibrineuse. L'empyème s'en distingue par l'intensité de la fièvre, la gravité de l'état général et le développement plus rapide d'un grand épanchement. D'ailleurs la nature purulente de l'exsudat pleurétique ne peut être longtemps méconnue, soit que des symptômes généraux alarmants invitent à faire une ponction exploratrice, soit que la compression croissante du cœur et du poumon impose la nécessité d'évacuer la plèvre.

Le pronostic dépend, moins peut-être de la suppuration de la plèvre elle-même, que des autres complications de la plaie de poitrine, en particulier de la broncho-pneumonie. La suppuration du poumon est assurément plus grave que celle de la plèvre.

Cette forme de l'empyème traumatique n'est point susceptible de guérison spontanée. Si le foyer purulent n'est point largement ouvert, il peut sans doute s'évacuer spontanément, soit par les bronches, soit plus communément par la plaie ou par un autre point de la paroi thoracique ; mais cette évacuation, généralement insuffisante, ne conduit pas à la guérison. Le plus souvent le patient succombe, épuisé par une interminable suppuration.

Cet empyème traumatique doit être également traité par la pleurotomie. Sans doute certaines complications, et particulièrement la broncho-pneumonie suppurative, compromettent beaucoup le succès de l'intervention. Mais on ne peut être le plus souvent que très imparfaitement renseigné sur l'état du poumon, et, dans le doute, il vaut mieux ne pas s'abstenir. Si la plaie de poitrine n'occupe pas une situation trop défavorable à l'écoulement des liquides, on peut se borner à y faire un large débridement ; dans le cas contraire, il est bien préférable d'inciser la plèvre au lieu d'élection. L'incision doit être de grande dimension, surtout si l'on présume que des corps étrangers, projectiles ou débris de vêtements, ont pénétré dans la plèvre. Il est, en effet, désirable d'obtenir le plus tôt possible l'issue de ces corps étrangers, car, s'ils restent dans la plèvre, ils y prolongent pendant fort longtemps le processus de suppuration (obs. 56).

III. — **Empyèmes consécutifs à l'hémothorax.** — Les plaies de poitrine se compliquent parfois d'un épanchement de sang dans la plèvre, et cet hémothorax peut être le point de départ d'une pleurésie purulente. M. Ch. Nélaton (1) a fait récemment une remarquable étude de l'hémothorax traumatique. Nous empruntons à cette monographie, riche d'observations et d'expériences, la plupart des éléments de l'histoire de l'empyème consécutif aux épanchements de sang dans la plèvre.

Etiologie. — Lésions. — Une plaie de poitrine peut intéresser les artères et les veines de la paroi thoracique, quelquefois même les troncs des intercostales ou des mammaires internes. Telle est l'origine la plus commune du sang épanché dans la plèvre. La blessure des gros vaisseaux du hile du poumon provoque une hémorrhagie rapidement mortelle, comme celle des gros vaisseaux de la base du cœur et du cœur lui-même. Les plaies du poumon donnent peu de sang ; la rétraction de l'organe et l'infiltration sanguine autour de la plaie assurent une rapide hémostase. Cependant l'hémorrhagie est assez abondante pour donner naissance à un hémothorax, si la plaie du poumon intéresse des ramifications bronchiques de deuxième ou de troisième ordre. A ces bronches, pourvues de cartilages, sont accolés des vaisseaux pulmonaires d'un certain calibre, et ce rapport est un obstacle à l'hémostase (Ch. Nélaton). — L'aspiration thoracique qui s'exerce à chaque inspiration favorise l'écoulement du sang. Cette in-

(1) Thèse de Paris, 1880. Des épanchements de sang dans les plèvres, consécutifs aux traumatismes.

fluence est bien mise en lumière par une observation de M. Polaillon (1). Le sang épanché dans la plèvre provenait d'une veine diaphragmatique inférieure. La source en était donc plus voisine du péritoine que de la plèvre. Cependant l'hémorrhagie pénétra dans la poitrine, à travers la plaie du diaphragme, aspirée dans cette direction à chaque mouvement d'inspiration. — L'accumulation elle-même du sang dans la plèvre finit par constituer un moyen d'hémostase, car il en résulte une compression de plus en plus prononcée des vaisseaux ouverts et du poumon blessé.

Les observations cliniques et les expériences de Trousseau et Leblanc ont démontré que le sang épanché dans la plèvre s'y coagule avec une extrême rapidité. Sans doute on a pu, quelques heures ou quelques jours après le développement d'un hémothorax traumatique, retirer de la poitrine par une ponction un liquide rouge et ressemblant à du sang complet ; mais ce liquide n'a du sang que l'apparence, il ne représente que la sérosité du sang colorée par des globules, il est privé de fibrine et ne se coagule plus à l'air libre.

Au point de vue de l'évolution ultérieure, M. Nélaton établit une distinction fondamentale entre les grands et les petits épanchements ; ceux-ci sont susceptibles de développer une inflammation plastique de la plèvre et qui conduit à l'enkystement du caillot, ceux-là provoquent une inflammation générale et qui se termine par suppuration. A cette notion du volume de l'épanchement, il convient d'en ajouter une autre; il faut tenir compte aussi de la pénétration possible par la plaie de poitrine de germes infectieux, c'est-à-dire des microphytes pathogènes de la suppuration ou de la putréfaction. D'autre part, un grand épanchement sanguin ne provoque pas fatalement la suppuration de la plèvre. Certains hémothorax à épanchement considérable n'ont point le caractère infectieux ; ils ne causent que des troubles mécaniques de la respiration et de la circulation ; ils peuvent guérir par la simple évacuation de la plèvre, à l'aide d'une ou de plusieurs ponctions aspiratrices (2).

Symptômes et diagnostic. — Une plaie pénétrante de poitrine est toujours immédiatement suivie d'un ensemble de symptômes graves, qui sont le fait du traumatisme lui-même et qu'il faut soigneusement distinguer des symptômes propres à l'hémothorax, lesquels apparaîtront un peu plus

(1) Société de chirurgie; cité par M. Ch. Nélaton.

(2) G. Lesdos. Thèse de Paris, 1882. Contribution à l'étude de l'hémothorax traumatique. — Schwartz. *Journal de médecine de Paris*, 10 avril 1887. Note sur un cas de plaie de poitrine avec hémothorax guéri par la ponction aspiratrice.

tard. A peine le patient est-il blessé, qu'il éprouve une vive douleur au lieu de la blessure, et cette douleur est exaspérée par la parole et les mouvements de la respiration. L'oppression est de plus en plus vive, la face pâle et anxieuse, la respiration brève et accélérée; souvent le patient tombe en syncope ou présente les symptômes du collapsus : refroidissement et sueurs froides des extrémités, extrême faiblesse et fréquence du pouls. Parfois une toux brève et douloureuse amène l'expulsion de quelques crachats sanglants, indices de la blessure du poumon. M. Ch. Nélaton insiste avec raison sur la nécessité d'explorer la poitrine, à l'aide de l'auscultation et de la percussion, le plus tôt possible, dès les premières heures qui suivent le traumatisme. Le patient garde habituellement le decubitus dorsal, la tête et la partie supérieure du thorax soulevées par des oreillers. On peut sans inconvénient l'asseoir sur son lit, position dans laquelle il respire aussi bien que dans le decubitus dorsal. Cette exploration fournit de précieux renseignements pour le diagnostic. Elle nous apprend qu'un épanchement liquide existe déjà dans la plèvre. Or cet épanchement précoce ne peut être qu'un épanchement de sang, car un exsudat inflammatoire ne se développe point à une période si voisine du début. — Puis les accidents se calment vers le troisième ou quatrième jour; la respiration est moins douloureuse et plus facile; les symptômes du collapsus disparaissent et le patient entre dans une période d'accalmie. C'est alors que se manifestent les symptômes propres à l'épanchement de sang dans la plèvre. Ils diffèrent suivant qu'il s'agit d'un petit ou d'un grand épanchement, plus exactement d'un hémothorax qui va s'enkyster ou d'un hémothorax qui va provoquer une pleurésie générale, séreuse ou purulente.

Dans le premier cas, lorsque la pleurésie reste partielle et plastique, la période de rémission n'est nullement interrompue. S'il n'existe pas d'autres complications du côté de la plaie, l'amélioration se continue plus ou moins régulièrement jusqu'à la guérison. La dyspnée ne reparaît pas. Une fièvre modérée, oscillant de 38 à 39°, persiste cependant jusque vers la troisième ou quatrième semaine; elle est l'indice du travail inflammatoire qui, après la résorption rapide de la partie séreuse du sang épanché, prépare l'enkystement définitif du caillot. Cette pleurésie partielle se révèle encore par quelques signes physiques : une zone de matité plus ou ou moins étendue à la base du thorax, de l'abolition des vibrations vocales, du souffle, de l'égophonie. — Les signes de cet épanchement sanguin, destiné à s'enkyster dans les néomembranes d'une pleurésie partielle, sont entièrement comparables à ceux d'une pleurésie traumatique simple, séro-fibrineuse. Pour établir la distinction, il faut savoir à quel moment a paru l'épanchement. De là la nécessité de cette exploration immédiate dont nous parlions tout à l'heure. Si l'épanchement a suivi de très près la plaie de poitrine, c'est un hémothorax; il s'agit au contraire d'un épanchement séreux, inflammatoire, si l'exsudat pleurétique ne s'est développé que plusieurs jours après le traumatisme. — La résorption se poursuit pendant longtemps au sein du foyer hémorrhagique enkysté, et elle peut amener la disparition à peu près complète de l'épanchement. Mais il n'en est pas toujours ainsi. On voit parfois la fièvre reparaître plusieurs semaines après le traumatisme. Le patient est pris de frissons, la température s'élève à 40° ou au dessus, la dyspnée reparaît, la toux est de nouveau fréquente et quinteuse. Cependant les signes physiques n'indiquent point un nouvel accroissement de l'épanchement. Quelques jours après le retour de ces symptômes alarmants, le patient est pris d'une vomique pleurale et expectore une notable quantité de sérosité sanguinolente et mêlée de liquide purulent. D'autres fois, le pus s'échappe par la plaie ou par un autre point de la paroi thoracique. La pleurésie partielle, après avoir assuré l'enkystement du foyer hémorrhagique, est devenue purulente; mais cette suppuration, secondaire et tardive, n'a plus la même gravité que la suppuration primitive des grands épanchements sanguins. Elle ne dépasse pas les limites de ce foyer hémorrhagique; les néomembranes épaisses forment une barrière à l'absorption et les symptômes graves de la septicémie pleurale font généralement défaut. En effet, après un certain nombre de vomiques pleurales, il peut arriver que la suppuration cesse et que la poche purulente se cicatrise spontanément. L'ouverture par l'espace intercostal est moins favorable, mais la guérison peut être obtenue par l'opération de l'empyème.

Dans le cas d'un grand épanchement, l'inflammation de la plèvre ne reste point partielle; elle est générale et ajoute un exsudat inflammatoire au liquide sanguin épanché dans la plèvre. Mais cette pleurésie générale n'est pas nécessairement purulente. Elle peut rester simple, séreuse, bien que l'épanchement soit très abondant. La suppuration est plus commune; elle reconnaît sans doute pour cause efficiente la pénétration de germes infectieux par la plaie thoracique. Lorsqu'il n'est point enkysté à l'abri de l'air extérieur, le sang épanché dans les séreuses subit facilement la transformation putride. — Comme dans la forme précédente, une période de rémission suit les symptômes alarmants du début, lesquels appartiennent en propre à la plaie pénétrante de poitrine. Mais cette rémission ne dure pas; elle est quelquefois très courte et même elle peut laire entièrement défaut. En général vers le cinquième ou le sixième jour, la fièvre s'allume et les signes physiques indiquent un accroissement plus ou moins rapide de l'épanchement. C'est le début de la pleurésie. — Si l'inflammation de la plèvre reste séro-fibrineuse, la température ne dépasse guère 39°, les symptômes généraux ne sont pas très alarmants, mais le développement rapide d'un grand épanchement produit bientôt des troubles sérieux de la respiration et de la circulation. L'intensité de la dyspnée rend nécessaire une ou plusieurs thoracentèses. Le liquide évacué est une sérosité mêlée de sang, mais elle ne contient pas de pus et ne répand aucune odeur fétide. S'il n'y a pas d'autres complications, cette intervention peut donner un excellent résultat. Dans l'observation de M. Schwartz, une seule ponction aspiratrice suffit à procurer la guérison. — Il en est tout autrement dans les cas où la pleurésie est purulente. Le plus souvent ce n'est qu'à partir du dixième ou douzième jour que l'épanchement devient franchement purulent et fétide. Le début de cette inflammation suppurative de la plèvre s'annonce dès le cinquième ou le sixième jour, quelquefois plus tôt, par des frissons et de la fièvre ; la température s'élève rapidement à 40° et au dessus. Aux troubles mécaniques de la respiration et de la circulation, dûs à la compression qu'exerce un grand épanchement sur le cœur et le poumon, s'ajoutent bientôt des symptômes généraux graves et qui témoignent de la transformation purulente ou putride de ce grand épanchement. La face est pâle, d'une teinte terreuse ; le patient maigrit, perd ses forces en peu de jours ; de temps en temps surviennent des frissons suivis de sueurs copieuses ; puis apparaissent des troubles digestifs graves, indices de la résorption de produits septiques dans la plèvre, les vomissements, l'anorexie et la diarrhée. Les signes physiques sont ceux d'un très grand épanchement ; la matité s'étend à tout le côté malade. Quelquefois on constate les signes du pneumothorax, la respiration amphorique et le bruit de succussion hippocratique. — Si l'art n'intervient pas en temps opportun, les accidents le précipitent vers une terminaison fatale. Le patient succombe promptement à la septicémie pleurale. Dans quelques cas, la plaie s'ouvre et verse à l'extérieur une grande quantité de liquide rougeâtre, purulent et fétide. Cette évacuation est toujours suivie d'une certaine amélioration. Elle peut même, mais le fait est rare, conduire à la guérison. Le plus souvent cette évacuation est insuffisante ; le pus stagne dans la plèvre et le patient succombe avec des symptômes de résorption purulente ou putride. M. Ch. Nélaton rapporte un cas d'évacuation par les bronches d'un grand épanchement purulent, consécutif à l'hémothorax ; le patient mourut très peu de temps après cette insuffisante évacuation.

Il est souvent plus facile de distinguer un grand qu'un petit épanchement de sang dans la plèvre, car les troubles fonctionnels et les symptômes généraux peuvent aider à ce diagnostic. M. Ch. Nélaton place en première ligne l'oppression et la fièvre. Si ces deux phénomènes suivent une marche progressive, depuis le moment du traumatisme et sans rémission bien évidente, il est probable que la plaie pénétrante de poitrine est compliquée d'un grand épanchement de sang dans la plèvre. Il est vrai qu'une pleurésie purulente traumatique, non précédée d'un hémothorax, s'accompagne aussi des mêmes symptômes. Mais l'épanchement de cette pleurésie est plus tardif. Dans le cas d'hémothorax abondant, les signes physiques d'un grand épanchement existent déjà quelques heures après le traumatisme. L'hémoptysie et l'ecchymose lombaire ont moins de valeur. Cependant si l'hémoptysie est abondante, elle indique la blessure de vaisseaux pulmonaires de calibre, et c'est là une des sources des grands épanchements de sang dans la plèvre. — La pleurésie générale qui suit l'hémothorax abondant est-elle séreuse ou purulente? La suppuration est probable si la fièvre est intense, atteint ou dépasse 40°, s'il y a des frissons, des sueurs, des troubles digestifs graves et une perte rapide des forces. Du reste l'abondance de l'épanchement impose bientôt la nécessité d'une thoracentèse, et la nature du liquide évacué donne des indications précises sur le caractère de la pleurésie.

Traitement. — Nous n'avons pas à faire l'exposé complet du traitement des plaies pérétrantes de poitrine. Si la plaie est le siège d'une véritable hémorrhagie, il faut chercher à faire la ligature du vaisseau blessé, du moins s'il s'agit d'un vaisseau de la paroi thoracique. L'hémostase obtenue, la plupart des chirurgiens conseillent de pratiquer l'occlusion permanente de la plaie. Si la source de l'hémorrhagie réside dans une plaie profonde du poumon, cette occlusion permanente devient un moyen d'hémostase. Puis le blessé est laissé au repos absolu, et il n'y a plus qu'à attendre les indications. Si l'épanchement sanguin, de médiocre abondance, provoque une pleurésie partielle, adhésive, et qui aboutit à l'enkystement du caillot, il n'y a pas lieu d'intervenir et l'expectation suffit à procurer la guérison.

Nous avons vu que ces hémotorax enkystés sont quelquefois le siège d'une suppuration secondaire. Le foyer purulent s'ouvre par les bronches ou par la paroi thoracique. Cette évacuation spontanée peut être suivie de guérison, surtout l'évacuation par les bronches. Le patient doit être surveillé avec sollicitude. On peut s'en tenir à l'expectation si l'évacuation spontanée paraît être suivie d'un véritable travail de réparation. Il faut intervenir au contraire, et, comme dans un empyème enkysté de toute autre origine, pratiquer la pleurotomie, si ce travail de réparation fait défaut, ou bien encore si la persistance de la fièvre et de symptômes généraux inquiétants indique la rétention du pus dans le foyer pleural.

L'hémotorax qui ne s'enkyste pas provoque une pleurésie générale, et cette pleurésie s'accompagne d'un grand épanchement, qu'elle soit séro-fibrineuse ou vraiment purulente. Tôt ou tard se présente l'indication d'évacuer la plèvre. Il faut toujours commencer par une simple ponction aspiratrice. Si l'épanchement est composé de sang non altéré et de sérosité inflammatoire, il n'y a pas lieu de recourir à une autre intervention. La ponction est répétée si l'épanchement se reproduit. Des observations prouvent que, dans les cas de ce genre, la thoracentèse par aspiration peut suffire pour conduire à la guérison.

Il en est tout autrement si la première ponction donne un liquide purulent ou fétide. L'indication est précise ; il faut évacuer cet épanchement purulent ou putride et obtenir promptement l'antisepsie de la cavité pleurale. Seule la pleurotomie antiseptique permet de remplir cette indication. La putréfaction du sang épanché dans les séreuses est la source d'accidents septicémiques d'une haute gravité. Aussi la pleurotomie doit-elle être pratiquée sans retard. Des lavages antiseptiques de la plèvre sont nécessaires, du moins pendant les premiers jours du traitement consécutif, pour assurer l'évacuation des caillots en voie de putréfaction et pour supprimer le caractère infectieux que présente l'inflammation de la plèvre.

§ II. — PLEURÉSIE D'EMBLÉE SUPPURATIVE.

On a contesté l'existence d'une pleurésie aiguë d'emblée suppurative. On a dit que l'inflammation de la plèvre commence toujours par produire un exsudat séro-fibrineux, lequel peut ensuite se transformer plus ou moins rapidement en un exsudat purulent. Telle est la conclusion de M. Billroth (1). Il est possible que la réaction initiale d'une séreuse irritée soit toujours une congestion accompagnée de l'exsudation d'un liquide séro-fibrineux. Il y aurait donc deux stades dans l'inflammation des sé-

(1) Cité par M. Moutard-Martin. La pleurésie purulente. Paris, 1872, p. 8.

reuses et de la plèvre en particulier; le premier serait une inflammation simple, le second une inflammation suppurative. Mais il n'en est pas moins vrai que la transition de l'un à l'autre stade peut être extrêmement rapide et que l'exsudat est parfois déjà purulent au moment où paraissent les symptômes de la pleurésie. Il est donc permis, du moins au point de vue clinique, d'affirmer l'existence d'une pleurésie d'emblée suppurative.

Un certain nombre de pleurésies secondaires appartiennent à ce groupe des inflammations de la plèvre caractérisées par une très prompte suppuration. Telles sont les pleurésies qui compliquent l'infection purulente, la scarlatine, la fièvre puerpérale et d'autres maladies infectieuses. Mais à ce groupe appartiennent aussi des pleurésies aiguës, primitives, développées en dehors de tout état pathologique antérieur. C'est de cette pleurésie aiguë, primitive et d'emblée suppurative qu'il est ici question.

Etiologie. — Les causes en sont peu connues. Elle est assez commune dans l'enfance; on l'observe également chez l'adulte. Le patient est frappé en pleine santé. Le plus souvent la maladie est attribuée à l'influence d'un brusque refroidissement. C'est là une étiologie banale et commune à un grand nombre de maladies. On trouve dans l'exsudat purulent les microphytes pathogènes de la suppuration. Il est probable que l'irruption soudaine de ces microphytes dans la plèvre est la vraie cause de la pleurésie d'emblée suppurative. Il resterait à rechercher par quelle voie les micrococques pyogènes pénètrent dans le sang et de la masse sanguine dans l'une des deux plèvres. — Dans l'épanchement purulent de la pleurésie qui accompagne ou suit la pneumonie fibrineuse, on a trouvé un micrococque entièrement comparable à celui de l'exsudat pneumonique. Récemment, M. Netter (1) a constaté l'existence du même pneumocoque dans l'exsudat purulent de pleurésies primitives, indépendantes, de toute inflammation fibrineuse du poumon. Il a rencontré trois faits de ce genre, un chez l'adulte, deux chez l'enfant.

Observations. — Il y a déjà dans la littérature de l'empyème un certain nombre d'exemples de cette pleurésie primitive d'emblée suppurative. Nous en citerons quelques-uns en faisant l'histoire de l'empyème infantile. Les trois observations suivantes se rapportent à un vieillard et à des adultes.

Observation 98 — (Hallopeau. Observation III de la thèse inaugurale de M. Bouyer. Paris 1883. Résumée). — Vieillard de 78 ans, robuste et remarquablement

(1) Société anatomique de Paris, juillet 1887.

bien conservé. En pleine santé, il est pris brusquement d'un violent frisson et d'un point de côté intense à gauche. Le quatrième jour, le facies est anxieux, vultueux, la peau très chaude, le thermomètre marque 40° dans l'aisselle, et la dyspnée est très vive. A gauche, matité en arrière jusqu'à la crête de l'omoplate, bruit skodique en avant sous la clavicule. A l'auscultation, on entend dans la fosse sous-épineuse un bruit de souffle intense et de nombreux râles crépitants qui ressemblent à s'y méprendre à ceux de la pneumonie. Aussi on fait le diagnostic de pneumonie. Le lendemain, la langue est sèche, la dyspnée est extrême et les signes stéthoscopiques ne sont point modifiés. Le patient meurt huit jours après le début. — *Autopsie*. « La plèvre gauche renferme un exsudat blanchâtre, formé d'une partie coagulable, la fibrine, et d'une sorte de bouillie crémeuse qui est du pus. Cet exsudat réunissait les surfaces pariétale et viscérale de la plèvre; il n'y avait plus de cavité pleurale. Les lésions se propageaient dans la scissure interlobaire. Le poumon gauche était tout à fait sain. Rien dans les autres viscères. »

Observation 99.— (Moutard-Martin. Obs. I de sa monographie sur la pleurésie purulente. Paris 1872. Résumée).—Homme adulte, pris en pleine santé, le *5 juin 1872*, d'un violent frisson, d'un point de côté à gauche, de toux fréquente et d'oppression. — *Le 8*, le pouls est à 140; la température s'élève le matin à 39,4. Vive anxiété, oppression extrême, respiration purement diaphragmatique, crachats muqueux, blancs, aérés et transparents, signes d'épanchement à la base gauche; en outre, souffle tubaire et râles crépitants secs dans la fosse sous épineuse du même côté. — *Le 10*, matité dans toute la hauteur de la poitrine en arrière; son de skoda en avant; pas de voussure thoracique. — *Le 11*, même état général. Matité complète en avant et en arrière. Voussure prononcée en avant.

Le 12, même état : Pouls à 120. Matité plus complète. Voussure augmentée. Choc du cœur perçu à droite du sternum. Souffle intense partout. Ce jour-là, *le huitième de la maladie*, une ponction aspiratrice est pratiquée et donne 1800 grammes de liquide séreux, louche, très légèrement opalin et contenant une grande quantité de globules blancs. « Pour nous, ce liquide séreux, mais un peu trouble, est l'indice d'une pleurésie purulente, et la ponction prochaine, qui est presque inévitable, nous donnera probablement du pus en nature. La thoracentèse est parfaitement innocente du pus qui va être sécrété, puisque la plèvre en sécrète déjà. »

A la suite de cette ponction, amélioration qui persiste pendant quelques jours. La fièvre tombe et le pouls descend à 92 pulsations. Le bruit respiratoire reparaît dans les parties inférieures, mais il reste du souffle au sommet, en arrière et en avant. — *Le 17*, il s'est reproduit du liquide en médiocre quantité. Le pouls est remonté à 104. Seconde thoracentèse qui donne 500 grammes de sérosité très purulente. Amélioration consécutive. — Le matin, *27 juin*, troisième thoracentèse évacuant environ 500 grammes de pus fluide contenant encore beaucoup de sérosité.

« Cette observation, dont nous ne connaissons encore que les premiers actes, est remarquable par l'acuité excessive de la maladie et par la rapidité de la production du pus, chez un sujet de bonne santé habituelle et fortement constitué. »

Observation 100. — (Hanot. Archives générales de médecine, 1884, t. I. p. 743. Résumée). — M. B..., âgée de 23 ans, sans antécédents personnels ni héréditaires. Trois semaines avant son admission, qui eut lieu *le 9 février 1884*, cette femme fut subitement prise d'un point de côté et d'une extrême oppression. Le lendemain, elle se rend à la consultation de l'hôpital Lariboisière où l'on ne constate point encore de pleurésie. Elle reste chez elle pendant trois semaines, et, son état s'aggravant, elle est conduite à l'hôpital Tenon.

Etat au moment de l'admission, *9 février 1884*: dyspnée très vive, toux fréquente, expectoration composée de crachats transparents, visqueux et un peu mousseux. A gauche, en arrière, la poitrine est mate dans toute son étendue, les vibrations vocales sont complètement abolies; en saisissant la poitrine à pleines mains, on note une ampliation considérable de la cage thoracique de ce côté; à l'auscultation, suppression complète du murmure vésiculaire, absence de souffle, ni pectoriloquie, ni égophonie. En avant, submatité à tonalité élevée sous la clavicule, absence des vibrations vocales et du mumure vésiculaire; ni souffle, ni égophonie, ni pectoriloquie. A droite, en arrière et en avant, on note à l'auscultation la présence des râles ronflants et sibilants, mélangés à une très grande quantité de râles sous-crépitants fins. Le cœur est déplacé; la pointe bat à droite, dans le cinquième espace, au-dessous et un peu en dedans du mamelon. Inappétence; langue sèche; pommettes congestionnées. Etat typhoïde. T. 40°.

Le *10*; T. 39, 3 le matin, 40° le soir. Ponction avec l'aspirateur Potain; on retire un litre de pus extrêmement fétide. Par le repos, le pus ne se sépare pas en deux couches distinctes, mais continue à former une masse compacte. L'examen du pus par les procédés de coloration habituels révèle l'existence d'un grand nombre de micrococcus pyogènes et l'absence de bacilles. — Après la ponction, le cœur bat derrière le sternum. L'auscultation du poumon révélé à gauche l'existence d'un souffle doux, lointain, voilé, auquel s'ajoutent des râles à grosses bulles. — Traitement 1 gramme de sulfate de quinine; julep avec 80 grammes de rhum et 4 grammes d'extrait de quinquina; Bordeaux, Bagnols. — *Du 11 au 15*, l'état général n'est pas modifié; la température oscille de 38, 2 le matin à 40, 6 le soir; l'épanchement se reproduit peu à peu et de nouveau le cœur est déplacé.

Le *16*, deuxième ponction: on retire un litre de pus d'une extrême fétidité. Ce pus montre d'innombrables microcoques pyogènes. On ne trouve point de bacilles dans les crachats. — Jusqu'au 20, l'épanchement ne paraît pas se reproduire, mais l'état général est toujours mauvais. La fièvre persiste avec de grandes oscillations.

Le *27* (six semaines environ après le début), l'opération de l'empyème est pratiquée par M. Quénu. Issue de 3 litres de pus très fétide, intimément mélangé à une certaine quantité de sang. — Lavages deux fois par jour avec une solution tiède à 1 p. 100 d'acide borique; on les suspend lorsque le liquide ressort clair. Pansement avec de la charpie trempée dans une solution d'acide phénique au cinquantième. La température qui avant l'opération était à 39, 4 tombe à 38, 8 une heure après.

Le *29*, l'état général s'est considérablement amélioré. La malade répond nettement aux questions qu'on lui pose. L'écoulement purulent est moins abondant, mais toujours aussi fétide. — Jusqu'au *9 mars*, l'amélioration continue; mais la température reste fébrile et oscille de 38° à 39°. Le 9, le liquide, moins abondant, est toujours fétide. On fait les lavages avec une solution de chloral additionnée d'huile essentielle d'eucalyptus. — Le *14*, la sécrétion de la plèvre est moins fétide. La température est souvent normale le matin, le soir elle oscille de 39° à 40°. — Diarrhée légère du *19 au 22*. — Le 25, T. 38° le matin, 38° 1, le soir. L'appétit est excellent et la malade réclame des aliments. La suppuration a notablement diminué. Le pus n'est plus fétide. Le gros drain est remplacé par un tube de plus petit calibre. — Le 28: quelques lavages suffisent pour que le liquide injecté ressorte clair. — Le *4 avril*, ou raccourcit le tube; le liquide injecté ressort presque immédiatement. Frottements à la base du poumon gauche. — Le 8, on cesse les lavages; mais le soir la fièvre reparaît et la malade éprouve quelques douleurs au niveau de la plaie. Le tube est remis en place et il s'écoule environ un verre de pus sans odeur. — Le lendemain la fièvre est tombée et la suppuration a cessé. Le *10*, on retire de nouveau le tube à drainage. — Le *25*, nouveaux accidents de rétention, léger mouvement fébrile. Une seconde canule introduite dans la plaie provoque l'écoulement d'un verre de pus de bonne nature. — Le *29*, le tube est enlevé et on cesse les lavages.

Le *3 mai* (deux mois environ après l'opération de l'empyème), l'apyrexie se maintient et le petit orifice fistuleux est complètement fermé. La malade reste levée plusieurs heures dans la journée; elle commence à descendre au jardin. Elle reprend un peu d'embonpoint et les forces reviennent rapidement. — Il existe une dépression notable au-dessous du sein gauche. L'auscultation dans les fosses sus et sous épineuses gauches révèle l'existence d'une respiration à peu près normale avec une inspiration légèrement soufflante; dans les deux tiers inférieurs du poumon correspondant et en arrière, on note quelques frottements superficiels.

« Par son début spontané au milieu d'une santé parfaite, par l'abondance et les caractères de l'épanchement qu'elle a engendré, par les symptômes dont elle s'est accompagnée, aussi bien que par l'évolution rapidement favorable qu'elle a poursuivie après l'empyème, la pleurésie que nous avons eu l'occasion d'observer mérite de fixer l'attention.

« Incontestablement primitive, cette pleurésie était aussi incontestablement, croyons nous, dès le début, suppurée.

« En effet, quand nous avons fait une ponction à la malade, le second jour de son entrée à l'hôpital et peu après le début de la maladie, nous avons retiré un pus extrêmement fétide qui, après plusieurs jours de repos, avait conservé la même homogénéité. Il ne s'était point séparé en deux couches, l'une supérieure séreuse, l'autre inférieure purulente, à la façon des liquides pleurétiques qui, d'abord séro-fibrineux, tournent à la suppuration.

« L'examen attentif, plusieurs fois répété, du pus pleural, ne nous a pas montré l'existence des bactéries qu'on a regardées comme spécifiques de certaines pleurésies infectieuses. Par ces procédés de coloration que nous avons employés, nous n'avons pu mettre en évidence que de nombreux microcoques pyogènes, ou du moins que des microbes qui, morphologiquement, n'en pouvaient être différenciés.

Dans l'observation de M. Hallopeau, la suppuration de la plèvre est extrêmement précoce; le malade meurt au huitième jour et déjà la plèvre renferme un exsudat purulent. Il est vrai que l'épanchement n'est pas abondant, si bien que les deux feuillets de la plèvre sont encore au contact l'un de l'autre. L'exsudat est un mélange de fibrine et de pus, preuve évidente que le stade de la suppuration succède parfois avec une extrême rapidité au stade initial de l'inflammation séro-fibrineuse. — La même démonstration est fournie par l'observation de M. Moutard-Martin. Chez ce malade, l'épanchement est très abondant au huitième jour; il remplit presque toute la plèvre. Une thoracentèse d'urgence donne 1,800 grammes de liquide séro-purulent, riche en globules blancs. Là encore nous surprenons cette succession rapide des deux stades de l'inflammation de la plèvre, succession tellement rapide qu'on peut bien se demander si les premières parties du liquide sécrété n'étaient pas déjà mêlées d'une notable quantité de globules de pus. Lorsque la suppuration s'empare de la plèvre dès les premiers jours d'une pleurésie, elle procède avec une extrême activité, si bien que l'exsudat ne tarde pas à être formé d'un liquide entièrement purulent. C'est à peu près ce qui s'est passé chez le malade de M. Moutard-Martin. Au vingt-deuxième jour, une troisième ponction donne 500 grammes d'une sérosité très purulente. — L'observation de M. Hanot n'est pas moins concluante. Trois semaines après le début, on retire par la ponction un litre de pus extrêmement fétide. Ce pus reste homogène. Par le repos, il ne se sépare pas en deux couches, l'une séreuse, l'autre purulente, comme le font les épanchements séreux en voie de transformation purulente. En tout cas, il faut bien admettre que la formation du pus a été extrêmement rapide et très voisine, sinon tout à fait contemporaine, du début de la pleurésie. Cette observation peut encore servir à établir la distinction entre la pleurésie d'emblée purulente et la pleurésie suraiguë de Fraëntzel dont il sera plus loin question. En effet, des examens répétés de l'exsudat pleurétique n'ont pas permis d'y découvrir d'autres microphytes que les microcoques de la suppuration. Or, d'après les recherches de M. Bouchard (1), les microphytes de la pleurésie infectieuse suraiguë sont des microbes en forme de bâtonnet.

Symptômes. — Le début de la pleurésie aiguë d'emblée suppurative est brusque, soudain, et le patient est frappé en pleine santé. Le frisson, le point de côté, la dyspnée et la fièvre, symptômes communs du début des inflammations pleurales, sont ici beaucoup plus prononcés que dans les formes vulgaires de la pleurésie aiguë. Ce début violent témoigne de l'extrême acuité du processus inflammatoire, et il permet déjà de soupçonner la nature purulente de l'exsudat qui va bientôt remplir la cavité pleurale. En effet, un autre caractère propre à cette pleurésie d'emblée suppurative, c'est la rapidité et l'abondance de l'épanchement. Au huitième jour, il peut être déjà considérable et nécessiter une thoracentèse d'urgence. Non seulement l'exsudat pleurétique est abondant,

(1) Société clinique, 3 décembre 1880. Note sur l'existence d'une pleurésie primitive, aiguë, infectieuse.

mais après chaque ponction il se reproduit et souvent en très peu de jours il remplit de nouveau la plèvre.

La fièvre est d'emblée très forte et, dès les premiers jours, elle atteint ou dépasse 40 degrés. Au début, le mouvement fébrile est continu ; les rémissions matinales sont peu prononcées. Du dixième au quinzième jour, la fièvre paraît céder, sans que d'ailleurs l'état général subisse une réelle amélioration. Ce moment de détente semble indiquer une moindre activité du processus inflammatoire de la plèvre. Puis le rhythme fébrile se modifie ; la température est très élevée le soir, mais le matin elle s'abaisse vers 38°, et ces grandes oscillations thermiques sont un nouvel indice de la formation de l'abcès pleural. Cette allure du mouvement fébrile est très manifeste dans l'observation **100**, où nous voyons, à cette période, le thermomètre monter à 40,6 le soir et baisser jusqu'à 38, 2 le matin. C'est surtout dans l'empyème aigu qu'on rencontre ces grandes oscillations thermiques ; elles sont moins communes dans l'empyème subaigu ou chronique.

Les signes stéthoscopiques ne présentent rien de particulier. Ce sont les signes d'une pleurésie à grand épanchement : matité totale, silence général ou respiration caverneuse vers les régions supérieures du poumon. On a noté cependant la fréquence de ces râles crépitants, signalés par Trousseau au début de la pleurésie et qu'il a nommés râles crépitants de la pleurésie. Ces râles sont parfois assez nombreux pour faire croire à l'existence d'une pleuro-pneumonie ou même d'une pneumonie. Il en était ainsi dans les observations **98** et **99**. On sait que Trousseau attribuait ces râles crépitants à une véritable inflammation de l'écorce du poumon, accompagnant celle de la plèvre viscérale. Si la pleurésie est très intense, cette sorte de pneumonie corticale est sans doute plus étendue et pénètre plus profondément, de là l'apparition de quelques-uns des signes stéthoscopiques de la pneumonie. Du reste, ces râles n'existent qu'au début ; ils disparaissent bientôt lorsque l'épanchement de plus en plus abondant refoule le poumon contre le rachis et le médiastin.

Les troubles de la respiration et de la circulation ont une grande intensité. Au début, la dyspnée est imputable à la violence du point de côté. Bientôt elle est due à l'abondance même de l'épanchement. Le pouls est faible et fréquent. Dans presque tous les cas, une thoracentèse d'urgence est pratiquée du quinzième au vingtième jour, quelquefois plus tôt (obs. **99**).

La face prend de bonne heure une teinte pâle, jaunâtre, plombée, assez caractéristique de la formation rapide des vastes collections purulentes.

L'abattement, la prostration des forces sont bien plus prononcés que dans les formes communes de la pleurésie aiguë. — Les troubles digestifs sont constants; le vomissement s'ajoute quelquefois aux symptômes du début. L'anorexie est complète, la soif vive et, dans la plupart des cas, on voit, au bout de quelques jours, survenir une diarrhée abondante et fétide, très probablement due à la résorption des matières septiques dans le foyer purulent de la plèvre. — Les œdèmes sont précoces : œdème de la paroi thoracique, œdème des membres inférieurs, quelquefois œdème généralisé. Ces œdèmes ne sont point un signe positif de la nature purulente de l'épanchement, mais ils sont à coup sûr bien plus fréquents dans la forme d'emblée suppurative que dans tout autre forme de la pleurésie purulente.

Si l'art n'intervient pas, la mort est inévitable. Elle est due, soit à l'aggravation constante des troubles de la respiration et de la circulation, soit au développement plus ou moins rapide des lésions et des symptômes de la cachexie suppurative. L'ouverture spontanée de l'abcès pleural par les bronches ou par la paroi thoracique ne constitue pas une terminaison favorable ; la mort peut être ainsi reculée de quelques semaines ou de quelques mois ; l'empyème ne se cicatrise pas et le patient succombe, épuisé par l'abondance et la longue durée de la suppuration.

Diagnostic. — Il est relativement facile d'établir de bonne heure le diagnostic de la pleurésie d'emblée suppurative. La violence du début, l'intensité de la fièvre, le développement rapide de l'épanchement, puis, un peu plus tard, les grandes oscillations thermiques, la diarrhée et les œdèmes sont autant de signes qui, s'ils ne permettent point d'affirmer la nature purulente de l'épanchement, engagent au moins à pratiquer une ponction exploratrice de la plèvre. Remarquez d'ailleurs que la gravité croissante des troubles de la respiration et de la circulation nécessite de bonne heure la thoracentèse d'urgence. Un médecin attentif reconnaîtra donc toujours en temps opportun l'abcès chaud de la plèvre.

Traitement. — Il n'y a qu'un seul traitement rationnel, c'est la pleurotomie antiseptique et précoce. Ouvrir l'abcès chaud de la plèvre dès qu'il est reconnu, telle est la règle dont il ne faut point s'écarter. Il est inutile d'essayer la méthode des ponctions successives ; elle est frappée d'impuissance radicale dans cette forme de l'empyème. Il est inutile encore d'attendre, pour opérer, la chute des violents phénomènes inflammatoires du début. Cette rémission est souvent peu prononcée, et il n'y a, grâce aux méthodes antiseptiques, aucun inconvénient à ouvrir la plèvre même au moment du paroxysme de l'inflammation.

Il semble que la vivacité du processus inflammatoire soit une condition favorable au travail de réparation, du moins si l'opération de l'empyème est pratiquée de bonne heure, en temps opportun. Un de nos dix opérés était atteint de cette forme de l'empyème (obs. 2); il a très heureusement guéri. Nous avons déjà cité la dernière statistique de M. Moutard-Martin (1) ; elle comprend 84 cas de pleurésie purulente traités par la pleurotomie incomplètement antiseptique. Parmi ces 84 cas se trouvent 9 cas de pleurésie aiguë, d'emblée suppurative; or ces 9 cas donnent 9 guérisons. Chez les enfants, la cicatrisation est remarquablement prompte; quinze à trente jours suffisent souvent pour obtenir l'oblitération de la cavité purulente.

§ III — PLEURÉSIE SURAIGUE DE FRAENTZEL

Cette forme de la pleurésie aiguë ne doit pas être confondue avec la pleurésie aiguë d'emblée suppurative. Il s'agit vraisemblablement d'une maladie générale, infectieuse, d'une haute gravité, dont l'unique ou du moins la principale localisation est une inflammation de l'une des deux plèvres. Le début est soudain, et la maladie évolue avec une extrême rapidité; la mort survient le plus souvent vers le quinzième jour. Aussi Fraëntzel, qui le premier à décrit cette pleurésie, lui a t-il imposé le nom de pleurésie suraiguë (pleuritis acutissima).

Historique. — Observations. — C'est en 1877, dans l'Encyclopédie de Ziemssen (2), que Fraëntzel a donné la description clinique de cette inflammation suraiguë de la plèvre. Cette description repose sur trois observations qui malheureusement n'ont pas été publiées. Du moins nous n'en avons pas retrouvé l'indication dans la littérature de l'empyème. Mais le tableau clinique qu'a tracé Fraëntzel est très propre à donner une idée fort exacte des symptômes et de la marche de la pleurésie suraiguë. Voici ce passage de Fraëntzel:

« Dans quelques cas très rares qui méritent le nom de *pleuritis acutissima*, la maladie débute par un frisson intense chez un homme jusque-là parfaitement bien portant. A ce début succède un état typhoïde avec forte fièvre. La peau est sèche et brûlante; la température dépasse 40°. La prostration

(1) Voyez chapitre III, p. 143.
(2) Tome IV. 1877, page 369.

est constante et souvent aussi le malade délire violemment. La langue est sèche, fendillée; la soif est ardente et l'anorexie absolue. Dès les premiers jours, on constate une tuméfaction de la rate; la diarrhée paraît également à cette époque. A voir ces malades ainsi frappés, on se figure avoir sous les yeux de véritables fièvres typhoïdes, d'autant plus que les patients sont eux-mêmes incapables de fournir aucun renseignement. Mais l'entourage nous apprend que la maladie a débuté par un frisson intense et que ce début est récent; nous ne trouvons aucune tache rosée lenticulaire; le pouls, d'une fréquence insolite, atteint et même dépasse 120 à la minute; la face est cyanosée; enfin l'examen de la poitrine y révèle un épanchement pleurétique, en sorte qu'il faut bien abandonner l'hypothèse d'une fièvre typhoïde et s'en tenir au diagnostic de pleurésie suraiguë. La marche ultérieure de la maladie est extrêmement prompte; la fièvre est intense et il y a des troubles très graves de la respiration et de la circulation. La température dépasse 41°; le pouls s'élève au-dessus de 140 et la respiration au-dessus de 60 à la minute. La dyspnée est très vive. L'épanchement augmente pendant les huit premiers jours, si bien qu'il y a lieu de pratiquer la thoracentèse d'urgence. On retire ainsi un litre environ d'un liquide purulent. Le lendemain, l'épanchement s'est reproduit. Mais on ne peut pas répéter souvent la ponction. Le patient succombe vers la fin de la seconde semaine. La mort arrive plus vite encore, par suffocation, si l'on n'a point pratiqué la thoracentèse. Dans un cas, la deuxième ponction, faite le dixième jour, étant restée sans résultat, j'eus recours à l'opération de l'empyème; mais, le quatorzième jour, le patient succombait, emporté par la suppuration aiguë du sac pleural. Cette opération date de 1863; peut-être la perfection de nos procédés opératoires permettrait-elle aujourd'hui d'obtenir un meilleur résultat. Cette pleurésie suraiguë est extrêmement rare. Jusqu'à présent je n'en ai observé que trois cas. A l'époque où je rencontrai le premier cas, en 1860, Traube avait déjà attiré mon attention sur cette marche singulière de la pleurésie aiguë. »

Cette forme suraiguë de l'inflammation de la plèvre est, en effet, peu commune. On a cru retrouver un exemple de cette maladie dans l'observation XLIII de l'ouvrage de Woillez (1) sur les maladies aiguës des voies respiratoires. Il s'agit d'un homme jeune, âgé de 38 ans, et qui meurt au quinzième jour d'une pleurésie purulente aiguë du côté droit. Mais les symptômes généraux n'ont pas la même intensité ni les mêmes

(1) Traité des maladies aiguës des organes respiratoires. Paris 1872, p. 382.

caractères que dans les cas de Fraëntzel. De plus, l'épanchement purulent était très fétide, et on a trouvé à la base du poumon droit « un noyau de matière jaune caséeuse. » Nous inclinons à penser que cette observation de Woillez est un exemple d'empyème putride consécutif à une lésion du poumon. Telle est d'ailleurs l'interprétation que propose l'auteur lui-même à l'article apoplexie pulmonaire de son ouvrage..

Une des premières observations de pleurésie suraiguë publiées en France, celle de M. Comby, répond tout à fait à la description de Fraëntzel. Le patient a l'aspect d'un typhique ou d'un malade atteint de pneumonie typhoïde, il délire, sa température est très élevée; la marche de la maladie est extrêmement rapide et la mort survient avant la fin du troisième septénaire. Voici cette observation :

Observation 101.— (Comby. *France médicale*, 22 décembre 1880. Résumée). — Homme de 24 ans, chauffeur, admis à l'hôpital, dans le service de M. Proust, le *25 mars 1880*. Cet homme est robuste, il n'a point d'antécédents pathologiques, mais il s'est livré à un travail très pénible et s'est exposé aux variations de température. Huit jours auparavant, il a été brusquement pris d'un grand frisson et d'un point de côté à droite.

Au moment de l'admission, la dyspnée est extrême, la face vultueuse. La température est à 40,6 et le pouls à 116. Le malade expectore des crachats assez abondants et aérés. La violence des symptômes généraux fait croire à l'existence d'une pneumonie ou d'une fièvre typhoïde. L'exploration de la poitrine fait découvrir une pleurésie droite. En avant, la percussion donne un son skodique, et, en arrière, une matité limité à la base. En ce point, on entend du souffle pleurétique, de l'égophonie et des râles sibilants et ronflants. L'épanchement paraît peu abondant. La paroi abdominale ne présente aucune tache rosée lenticulaire; il n'y a ni diarrhée ni gargouillement de la fosse iliaque. On fait une application de ventouses scarifiées sur le côté droit de la poitrine.

Le lendemain de l'admission, le *26 mars*, il s'est produit une légère amélioration. Dans la matinée, le pouls est à 120 et la température à 39°,8. Mais le soir les troubles respiratoires s'aggravent. P. 120, T. 39,9. — Le *27*, la nuit a été très mauvaise; le malade a violemment déliré. Il a saigné de la narine droite. Le matin, P. 120, T. 40; le soir, P. 140 T. 40,4. — Le *28*, le délire est continuel et la dyspnée plus vive. Le matin, P. 124, T. 39,4. On pratique la thoracentèse qui donne un litre de sérosité louche, sans mélange de pus. Le soir, P. 136, T. 40,4. — *Le 29*, le délire continue. L'épanchement s'est reproduit. Le matin, P. 132, T. 39° 6; le soir, P. 144, T. 40,5. On applique un large vésicatoire à droite et en arrière. — Le *30*, une deuxième ponction donne issue à un litre et quart de sérosité louche. Le patient n'éprouve aucun soulagement. Le soir, la température dépasse 40°. — Le délire ne cesse pas un instant, l'état du patient devient de plus en plus grave, et il succombe le *2 avril*.

Autopsie. La plèvre droite renferme environ un litre de sérosité limpide. Exsudat mou et friable sur la plèvre. Le poumon droit est affaissé, il ne contient ni hépatisation, ni tubercules. « Cependant nous observons, en deux points, un petit foyer purulent, gros comme une tête d'épingle, peut-être d'origine tuberculeuse. » — Congestion assez vive du poumon gauche. — Les reins sont volumineux et un peu rouges. L'examen de l'intestin ne révèle rien d'anormal dans les follicules clos ni dans les plaques de Peyer. Tous les autres organes sont sains.

A l'époque où parut l'observation de M. Comby, M. Bouchard avait déjà rencontré trois faits du même genre. Deux des observations de M. Bouchard sont rapportées dans la thèse inaugurale de M. Laussedat (1). Chez l'un de ces deux malades, l'état général ne paraît pas d'emblée très alarmant et ne donne pas, au même degré que chez le malade de M. Comby, l'idée d'une maladie infectieuse grave et comparable à la fièvre typhoïde; mais, et c'est là un fait nouveau dans l'histoire de la pleurésie suraiguë, M. Bouchard a trouvé dans le sang et dans le liquide pleurétique de ses deux malades, des microbes en forme de bâtonnet qui très probablement jouent le rôle de microphytes pathogènes. Aussi M. Laussedat propose-t-il de nommer pleurésie infectieuse cette inflammation suraiguë de la plèvre. Il faudrait dire pleurésie infectieuse primitive, pour distinguer cette pleurésie de celles qui compliquent les maladies générales infectieuses. Voici deux des observations de M. Bouchard :

Observation 102. — (Bouchard. Observation I de la thèse de M. Laussedat Paris 1881. Résumée). — Homme de 58 ans, atteint quinze mois auparavant d'une hémiplégie droite avec aphasie; aussi répond-il mal et il est difficile d'obtenir des renseignements complets. Depuis trois semaines, il tousse, a de la dyspnée et ne peut se coucher que sur le côté gauche.

Le jour de l'admission, le *24 mars 1879*, on constate une pleurésie gauche dont l'épanchement remonte en arrière jusqu'à la crête de l'omoplate. La température est le matin à 38,6 et le soir à 39,3. Les battements du cœur sont réguliers. — Le *25*, l'urine est examinée; elle contient de l'albumine.— Le 26, l'épanchement a augmenté. Le patient a mauvaise mine. Cependant la dyspnée n'est pas très prononcée. On examine une goutte de sang au microscope et on y trouve des microphytes en bâtonnet, les uns droits, les autres infléchis, longs de 64 μ. et larges de 7 μ. (?). Le soir, la dyspnée a beaucoup augmenté et le patient asphyxie. Une ponction aspiratrice donne 1,500 grammes de liquide jaunâtre. Par le repos, il s'y forme un caillot de fibrine. Comme dans le sang, on trouve dans ce liquide des microphytes en forme de bâtonnet; il renferme en outre de nombreux globules rouges crénelés et quelques globules blancs. L'opération est suivie d'un certain soulagement. — L'amélioration persiste jusqu'au *6 avril*. La température, pendant toute cette période, tombe au-dessous de 38°. Le sang est examiné de nouveau le *2 avril*, et on n'y trouve plus de bactéries.— Le *6 avril* l'épanchement se reproduit. La langue est sèche. La température s'élève à 38,2. Pas de bactéries dans le sang.— Le 9, la matité remonte jusqu'à la clavicule. — Le 14, la dyspnée est très vive.— Le 15, une ponction aspiratrice donne 1.300 grammes de liquide coloré, fibrineux, renfermant plus de globules blancs que la première fois.

(1) Thèse de Paris 1881. Essai sur la pleurésie infectieuse.

Le soir, la température monte à 40°. — Le malade succombe le *25 avril*, sept semaines environ après le début.

Autopsie. Les centres nerveux ne présentent point d'autres lésions qu'un petit foyer de ramollissement dans le noyau extra-ventriculaire du corps strié du côté gauche. — La plèvre gauche renferme environ deux litres d'un liquide purulent, sans flocons ni fausses-membranes. La plèvre pariétale est couverte d'une couche de 2 millimètres de fausses membranes friables et inégales. Le poumon est comprimé contre la colonne vertébrale. — Le poumon droit est œdémateux; on y trouve, à la coupe, de petits foyers purulents du volume d'un pois et quelques nodules de pneumonie lobulaire. — La rate, volumineuse, pèse 370 grammes. Les reins présentent une teinte violacée; la substance corticale en est graisseuse; ils pèsent 160 et 170 grammes. — Aucune lésion appréciable dans les autres viscères.

Observation 103. — (Bouchard. Observ. II de la thèse de M. Laussedat. Résumée). — Femme de 25 ans, issue de parents bien portants, sans antécédents. Elle a beaucoup travaillé pendant l'hiver. Le *31 décembre*, dans la soirée, elle est prise brusquement d'un violent frisson, elle vomit et se met au lit. Le lendemain, elle veut se lever, mais elle tombe à terre et éprouve un point de côté à gauche.

Le *2 janvier*, nouveau vomissement. Ce jour-là, la malade est admise à l'hôpital. La face est congestionnée, couverte de sueurs. Il n'y a ni diarrhée ni epistaxis. Quelques quintes de toux avec crachats peu abondants. A gauche, signes d'épanchement pleurétique et râles de bronchite. — *Le 3*, la dyspnée est vive. Langue sèche. Les râles de bronchite ont disparu. Mêmes signes d'épanchement pleurétique. L'urine ne contient point d'albumine. Le matin, la température est à 40,2 et le soir à 40,6. On donne 3 grammes de quinine et on applique un vésicatoire. — Le *4*, le pouls est très faible, à 112. Matin et soir la température atteint 40°7. Urine albumineuse. — Jusqu'au *16*, l'état de la malade paraît s'améliorer un peu. La fièvre oscille de 39,6 à 38,6. La matité est moins étendue. — *Le 19*, l'épanchement remplit toute la plèvre. T. 39°, R. 40. Pouls très faible à 128. — Le *3 février*, une ponction donne 1,200 grammes de liquide purulent dans lequel on constate la présence de bactéries. Cette ponction n'est point suivie d'une grande amélioration. — Le 9, phlegmatia alba dolens du membre inférieur gauche. — Le *1 mars*, l'état général est très mauvais. Dyspnée; vomissements; pouls fréquent, misérable à 116; température à 39°.

Le *4 mars* (2 mois après le début), opération de l'empyème. Issue de 1,400 grammes d'un liquide de réaction acide et contenant de l'ammoniaque. Lavage avec une solution d'acide phénique. Un quart d'heure après l'opération, la température tombe à 37°6.

L'amélioration continue jusqu'au *12 mars*. — A partir de cette époque, et à diverses reprises, la fièvre reparaît et le pus prend une odeur fétide. Cependant l'état général s'améliore, la malade engraisse, reprend des forces; la cavité se rétrécit beaucoup, bien que la cicatrisation marche lentement.

Le 20 janvier 1881 (11 mois environ après la pleurotomie incomplètement antiseptique), la malade quitte l'hôpital en bon état, mais elle continue à faire des lavages dans sa cavité purulente incomplètement cicatrisée.

La même année, en 1881, M. Quinquaud observait un nouveau cas de pleurésie suraiguë et plus conforme encore à la description de

Fraentzel. Comme dans les deux faits de M. Bouchard, l'urine et l'exsudat pleurétique contenaient des microphytes probablement pathogènes. Cette observation de M. Quinquaud fut publiée dans la thèse inaugurale de M. Goumy(1). L'auteur, frappé de l'aspect typhique de sa malade, donne à cette pleurésie le nom de pleurésie suraiguë à forme typhoïde.

Observation 104. — (Quinquaud. Obs. II de la thèse de M. Goumy. Résumée). — Femme de 49 ans, atteinte dans son enfance et sa jeunesse de rougeole, de fièvre typhoïde et de varioloïde. Elle jouit habituellement d'une bonne santé. Elle est domestique et, depuis un an, elle se fatigue beaucoup. Pendant les quinze jours qui ont précédé son admission, elle était mal à l'aise, se sentait courbaturée, mais continuait néanmoins à vaquer à ses occupations. Le *9 septembre*, après une marche prolongée, elle subit l'impression du froid. Rentrée chez elle, le soir, elle est prise d'un grand frisson qui dure deux heures ; elle se met au lit et toute la nuit elle a de la fièvre et un peu de délire. Le lendemain, le point de côté est extrêmement violent. Il est calmé par une application de sangsues.

Le *12 septembre*, au moment de l'admission, la malade est dans un état de prostation extrême. Elle ne peut s'asseoir sur son lit. Langue très saburrale ; abondante desquamation gingivale ; anorexie absolue ; soif vive ; égère douleur épigastrique ; un peu de diarrhée fétide. L'urine est légèrement albumineuse, peu abondante, d'un rouge foncé et contient 40 grammes d'urée par litre. Le pouls est à 120, dicrote. La peau est chaude et la température s'élève, dans le rectum, à 40,1. On constate à gauche les signes d'un épanchement pleurétique occupant à peu près le tiers inférieur de la plèvre. Agitation pendant la nuit.

Le 13, la dyspnée et la douleur de côté sont moins vives, mais l'état général s'est aggravé. P. 116 ; R. 30; T. 39,8. La malade est dans la stupeur. Fuliginosités sur les lèvres, les dents et dans les narines. Diarrhée séro-muqueuse. Gargouillement dans les deux fosses iliaques. Mais on ne trouve aucune tache rosée lenticulaire, il n'y a point d'épistaxis et la rate ne paraît pas augmentée de volume. L'épanchement a augmenté; il remplit la moitié de la plèvre. Les urines sont fétides, d'un rouge foncé, chargées d'urates, et contiennent des traces d'albumine.— *Le 15*, l'adynamie est encore plus prononcée. P. 114, R. 28, T. 39,7. La matité remonte jusqu'à deux travers de doigt de la crête de l'omoplate. — Le *20*, l'état local et l'état général se sont encore aggravés. Le pouls oscille de 118 à 126, la respiration de 30 à 36, la température de 39,8 à 40,5. La stupeur a augmenté et la diarrhée persiste. Ni épistaxis, ni taches rosées lenticulaires. L'épanchement remonte jusqu'à la crête de l'omoplate. — Le *26*, la température s'élève à 40,4 ; le pouls est à 132 et la respiration à 42. Une thoracentèse donne un litre de liquide légèrement louche, dans lequel on constate la présence de quelques microphytes. On retrouve ces mêmes microphytes dans l'urine, mais non dans le sang. — Le 27, légère amélioration. P. 124 ; T. 39,8 ; R. 26. Mais, le soir, la malade est prise de frissons. — Du *28 au 30*, l'épanchement s'est reproduit rapidement. Le pouls varie de 124 à 130 et la température se maintient à 40°. Une nouvelle ponction donne un demi-litre de liquide très louche. Le soulagement fut de très courte durée. Le soir même, la fièvre et la

(1) Thèse de Paris 1881.

dyspnée étaient encore plus vives. La malade mourut dans la nuit, après une courte agonie, avec une température de 40,8.

Autopsie. La plèvre gauche contient 450 grammes de liquide louche, puriforme. Elle est rouge, tapissée de fausses membranes récentes, au niveau du diaphragme et des fausses-côtes. Le poumon légèrement affaissé ne présente aucune trace de phlegmasie parenchymateuse. Le liquide renferme beaucoup de globules blancs.— A droite, congestion de la base du poumon; intégrité de la plèvre. — Hyperhémie des reins mais sans atrophie ni altérations appréciables à la vue. — Les plaques de Peyer et les follicules clos sont apparents, mais sans tuméfaction pathologique ni ulcération. — Légère congestion du cerveau. — Le péricarde est sain. Le cœur ne présente aucune lésion ; on trouve seulement quelques points jaunâtres sur la valvule mitrale.

Une observation de M. Lannois, publiée en 1882, est peut-être encore un exemple de pleurésie suraiguë, infectieuse. Le début est moins violent que dans les cas sur lesquels Fraëntzel a basé sa description; mais, au huitième jour, l'état général est fort grave et les symptômes typhiques sont très prononcés. Le malade a fort heureusement guéri et ce résultat inespéré est évidemment dû à la précocité de l'intervention chirurgicale. La pleurotomie fut, en effet, pratiquée le vingtième jour.

Observation 105. — (Lannois. *Lyon médical* 1882, t. XL, page 521). — S..., âgé de 22 ans, soldat au 9e cuirassiers, est admis à l'hôpital militaire le *31 mai*. Il est malade depuis une dizaine de jours, mais continuait son service deux jours encore avant son entrée. Il présente les signes évidents d'un épanchement moyen du côté gauche. Ce qui frappe immédiatement chez lui, c'est l'intensité anormale des symptômes qui ont un caractère nettement typhoïde; température se maintenant à 40°, prostration considérable, épistaxis, éruption de sudamina. Il s'agit évidemment d'une pleurésie de mauvaise nature, infectieuse. Les jours suivants, l'épanchement augmente, remplit toute la cavité thoracique gauche, repousse fortement le cœur à droite, et il est bientôt facile d'en reconnaître la nature purulente : grandes oscillations thermiques, affaiblissement, sueurs, œdème généralisé, etc... D'ailleurs une ponction faite, le *8 juillet*, lève tous les doutes. — Opération de l'empyème le *11 juillet*. Incision dans le huitième espace, à la partie postéro-externe. Il s'écoule trois litres de pus. On met trois gros drains parallèles dans l'incision, et on pratique, à dater de ce jour, des lavages bi-quotidiens avec des solutions d'acide phénique, d'acide salicylique, du vin aromatique, etc. — L'amélioration est très rapide. La fièvre tombe immédiatement, et, le *19 août*, on retire le dernier drain. Jusqu'au *1er septembre*, on met encore une mèche dans le trajet fistuleux. Le malade est complètement guéri, cinq semaines après l'opération.

Jusqu'à présent nous n'avons guère d'autre criterium que les caractères cliniques, pour ranger une pleurésie aiguë dans le groupe des pleurésies suraiguës infectieuses. Le patient a l'aspect d'un typhique, la lésion locale de la plèvre disparait en quelque sorte devant l'intensité et la gravité des symptômes généraux, et la mort survient très pomptement, à une période où il est fort rare de voir succomber un pleurétique. Sans doute, la présence de microphytes dans le sang, l'urine et le liquide de la plèvre constitue un caractère plus important, mais il faudrait établir que ces microphytes sont propres à cette forme de la pleurésie aiguë. Le fait est probable; il n'est pas encore démontré. Les microphytes en bâtonnet, décrits dans la première observation de M. Bouchard, sont distincts des microphytes de la suppuration. Mais on ne peut affirmer qu'il en soit ainsi pour les organismes inférieurs dont il est question dans la plupart des autres observations, puisque la description de ces microbes fait entièrement défaut. Il y a lieu de faire de nouvelles recherches, et plus complètes, sur cette question de pathogénie. Aujourd'hui, nous sommes encore obligés de nous en tenir aux caractères cliniques. Or c'est là une base insuffisante, et nous n'oserions pas affirmer que les cinq observations que nous avons rapportées appartiennent bien véritablement à la pleurésie suraiguë, infectieuse. Dans quelques cas, et surtout dans l'observation **105**, le début est moins violent, les symptômes généraux sont moins graves et la marche de la maladie est moins rapide. Cependant il faut remarquer que les maladies aiguës infectieuses n'ont pas toujours la même évolution ni les mêmes caractères cliniques. A côté des formes complètes et à marche rapide, il y a des formes incomplètes, à marche moins aiguë et de moindre gravité.

Assurément il est, à l'heure actuelle, difficile de tracer la limite entre la pleurésie suraiguë de Fraëntzel et la pleurésie aiguë d'emblée suppurative. Nous croyons cependant que ces deux formes de l'empyème aigu sont réellement distinctes et ne procèdent pas de la même cause; elles n'ont pas d'ailleurs la même marche et ne comportent pas le même pronostic. Les troubles graves et précoces du système nerveux, le délire, l'agitation et la prostration, l'hypertrophie de la rate, la diarrhée, l'albuminurie, l'extrême fréquence du pouls, sont autant de symptômes particuliers à la pleurésie de Fraëntzel et qui font défaut, ou du moins sont loin d'exister au même degré, dans la pleurésie d'emblée suppurative. Dans la pleurésie suraiguë, l'épanchement est relativement peu abondant, bien qu'il se reproduise rapidement après la ponction, et l'intensité des troubles de la respiration et de la circulation paraît imputable, bien plus à l'intoxication générale de l'organisme, qu'à la compression du cœur et du poumon. La dyspnée est vraiment une dyspnée toxhémique. Dans l'empyème aigu primitif, la mort survient plus tardivement; elle est causée, soit par l'abondance même de l'épanchement, soit par le développement plus ou moins rapide de la cachexie suppurative. Enfin, et c'est là le caractère différentiel le plus décisif, la pleurésie suraiguë infectieuse n'a point une extrême tendance à la suppuration et le processus inflammatoire de la plèvre ne présente même pas une très grande acuité; l'exsudat pleurétique est plutôt séro-purulent que franchement purulent; il peut rester tel après plusieurs ponctions et même, comme dans l'observation **101**, jusqu'au moment de la terminaison fatale. Au contraire, dans la pleurésie aiguë d'emblée suppurative, si rapide est la suppuration de la plèvre que, dès les premières ponctions, on peut trouver du pus épais, crémeux et tout fait comparable au pus d'un abcès phlegmoneux aigu.

Etiologie.— Les observations sont encore trop peu nombreuses pour qu'il soit possible de déterminer les conditions étiologiques dans lesquelles apparaît la pleurésie suraiguë. Les malades dont nous avons rapporté les observations sont des adultes et quelques-uns étaient surmenés au moment où ils ont été frappés. Le surmenage est, dans l'étiologie des maladies infectieuses, une condition défavorable et très propre à donner à ces maladies le caractère ataxique ou adynamique. — La pleurésie suraiguë est probablement de nature parasitaire, et peut-être le microphyte est-il celui qu'a décrit M. Bouchard. Les organismes en bâtonnet signalés dans ses deux observations sont, en effet, très distincts des microbes de la suppuration. Nous ne savons rien de la voie par laquelle le microbe pathogène pénètre dans l'organisme. Il ne peut arriver jusqu'à la plèvre qu'après avoir fait irruption dans la circulation sanguine. — L'albuminurie précoce, symptôme commun à la plupart des maladies infectieuses, procède sans doute d'une néphrite infectieuse secondaire et reconnaît probablement pour cause l'élimination par les reins des microphytes pathogènes.

Lésions. — Les lésions de la plèvre ne sont pas tout à fait celles d'une inflammation commune. La membrane séreuse, plus ou moins vascularisée, est tapissée d'une couche de fausses membranes épaisse de deux à trois millimètres. Ces fausses-membranes sont molles, friables, et se détachent facilement par le grattage. On ne trouve pas les masses fibrineuses épaisses de la pleurésie aiguë. Il n'y a pas non plus de néomembranes cloisonnant l'épanchement. Il est vrai que l'inflammation est presque toujours récente au moment de l'examen cadavérique. L'exsudat liquide contenu dans la cavité pleurale ne la remplit pas complètement. Ce liquide est rarement du pus véritable ; il est plutôt séro-purulent, quelquefois seulement louche, opalescent, et cet aspect trouble a été attribué autant à la présence des bactéries qu'à l'abondance des globules de pus. L'exsudat garde ces caractères même après plusieurs ponctions, et il a moins de tendance que dans l'empyème primitif aigu à devenir franchement purulent. — Le poumon ne présente aucune lésion de nature à engendrer l'inflammation de la plèvre elle-même, et par là la pleurésie suraiguë se distingue de la pleurésie gangréneuse. La bronchite, l'œdème et la congestion du parenchyme, constatés dans la plupart des autopsies, sont des lésions communes à toutes les maladies infectieuses. — Il en est de même de l'hypertrophie de la rate et des follicules lymphatiques de l'intestin. — Les reins ont été trouvés congestionnés ; il est probable qu'un examen plus complet y fera reconnaître les lésions de la néphrite infectieuse. — M. Bouchard a découvert des bactéries dans le sang, et M. Quinquaud, dans l'urine. Il reste à démontrer la spécificité et le rôle de ces bacteries dans la pathogénie de la pleurésie suraiguë.

Symptômes. — La description de Fraentzel et les observations que nous avons citées suffisent à faire connaître les symptômes et la marche de la maladie. L'invasion est beaucoup plus violente que dans la pleurésie aiguë vulgaire et même que dans la pleurésie aiguë d'emblée suppurative. Elle rappelle plutôt le début des formes graves de la pneumonie lobaire. En pleine santé, le patient est soudainement pris d'un frisson intense, d'un point de côté très douloureux, de dyspnée et d'une forte fièvre. Dès les premiers jours, la température s'élève à 40° et même au-dessus. Quelques malades vomissent pendant le premier jour, et le vomissement signale souvent le début des maladies infectieuses. Puis apparaissent l'agitation nocturne, le délire, la prostration, la soif vive, l'anorexie, la diarrhée, l'hypertrophie splénique, l'albuminurie, si bien que maintenant le patient paraît atteint d'une forme grave de la fièvre typhoïde.

La dyspnée est très vive et le pouls, plus fréquent que dans la pleurésie vulgaire, atteint déjà ou même dépasse 120 à la minute. L'examen de la poitrine y décèle une pleurésie. L'épanchement occupe un seul côté de la poitrine. Il n'est pas très abondant, du moins pendant les premiers jours. Cette lésion locale, la seule qu'il soit possible de constater, ne semble point expliquer d'une façon suffisante la gravité de l'état général, ni même l'intensité des troubles de la respiration et de la circulation. Cependant les taches rosées lenticulaires n'apparaissent point sur la paroi abdominale, et les signes d'une pneumonie lobaire continuent à faire défaut.

Les jours se succèdent et l'on n'observe pas autre chose qu'un état général grave associé à un épanchement pleurétique.

La marche des accidents se précipite avec une rapidité inconnue dans la pleurésie aiguë, même d'emblée suppurative. Le facies prend de plus en plus l'aspect typhique : langue sèche, lèvres tremblantes, cyanose, fuliginosités des gencives et des narines. La température se maintient à 40°. Le pouls est de plus en plus fréquent ; il s'élève à 120, 140 et même plus à la minute. La dyspnée augmente encore. Les forces déclinent tous les jours. Le délire continue, calme ou furieux, puis le patient tombe dans la stupeur.

Vers le dixième jour, l'épanchement paraît plus étendu, les troubles de la respiration et de la circulation rendent nécessaire une thoracentèse d'urgence. On retire un litre environ d'un liquide louche, non franchement purulent. Le soulagement est médiocre et toujours de courte durée. Le lendemain l'épanchement s'est reproduit, le pouls et la respiration sont aussi fréquents et l'état général n'a rien perdu de son extrême gravité. Une nouvelle ponction donne un liquide de même apparence ou un peu plus nettement purulent, et ne produit point un meilleur résultat. Cependant le patient est tombé dans un état d'extrême adynamie. La mort survient le plus souvent du quinzième au vingtième jour de la maladie. Les observations de M. Bouchard semblent démontrer que la marche n'est point toujours aussi rapide, ni la terminaison constamment fatale.

Diagnostic. — C'est pendant les premiers jours seulement que le diagnostic peut présenter de réelles difficultés. Nous ne sommes point habitués à voir l'inflammation aiguë de la plèvre s'accompagner de symptômes généraux d'une telle gravité. Trois maladies peuvent être confondues avec la pleurésie de Fraentzel, la pneumonie, la fièvre typhoïde et la tuberculose miliaire aiguë. — Les formes ataxique et typhoïde de la pneumonie aiguë débutent, comme la pleurésie suraiguë, par un point de côté, de la dyspnée, une forte fièvre et des troubles nerveux. Mais l'examen de la poitrine permet bientôt de distinguer ces deux maladies. Sans doute, une pneumonie peut rester centrale et pendant plusieurs jours les signes physiques font défaut ; mais il n'en est pas ainsi d'un épanchement pleurétique, lequel est manifeste dès les premiers jours. Il s'agit seulement de savoir si la pleurésie existe seule ou bien complique une pneumonie. L'auscultation permet encore de distinguer la pleurésie de la pleuro-pneumonie. De plus, l'expectoration fait défaut si la pleurésie existe seule, sans pneumonie lobaire. — La constatation d'un épanchement pleurétique précoce dans un état typhique grave suffit à écarter l'hypothèse d'une fièvre typhoïde. En effet, la pleurésie à épanchement est une complication tout à fait insolite au début d'une dothiénentérie. — L'examen microscopique des crachats tranche aisément la question du diagnostic différentiel avec la tuberculose miliaire aiguë. Les bacilles de la tuberculose sont toujours fort nombreux, et par conséquent faciles à mettre en évidence, dans les formes aiguës de la phthisie. A défaut d'un examen de ce genre, il faut se rappeler que les pleurésies de la tuberculose miliaire aiguë sont parfois doubles, souvent sèches ou à épanchement médiocre et que cet épanchement, qui fort rarement nécessite la thoracentèse, est souvent aussi de nature hémorrhagique. Même dans les formes aiguës et diffuses de la tuberculose, les râles secs et humides sont plus nombreux aux sommets des poumons.

Traitement. — La gravité de cette pleurésie suraiguë ne doit point exclure toute tentative sérieuse de traitement. Il est vrai que Fraentzel a pratiqué sans aucun succès l'opération de l'empyème, mais cette opération a réussi chez deux des cinq malades dont nous avons rapporté les observations. L'intervention doit être très précoce, puisque la mort survient souvent vers le quinzième jour de la maladie.

La thoracentèse aspiratrice est tout à fait insuffisante pour remplir les indications que comporte le traitement d'une pleurésie d'une si haute gravité. Elle ne réussit même que très imparfaitement à diminuer momentanément les troubles de la respiration et de la circulation, car l'épanchement se reproduit avec une extrême rapidité. C'est donc à la pleurotomie qu'il fau avoir recours.

On ne doit pas attendre pour pratiquer cette opération que l'épanchement soit devenu franchement purulent. Il peut rester séro-purulent jusqu'au moment de la mort. Il y a donc de graves inconvénients à attendre cette transformation purulente qui peut faire défaut.

La pleurotomie antiseptique est toujours préférable à la pleurotomie incomplètement antiseptique. Mais il est indispensable de faire des lavages de la plèvre. Non que le liquide pleurétique soit d'emblée fétide ou plus exposé à le devenir après l'ouverture de la plèvre. Il est remarquable que dans aucune observation le pus n'a présenté de mauvaise odeur. Mais il importe de débarrasser complètement la plèvre d'un exsudat dont la résorption engendre des phénomènes toxiques si promptement funestes.

§ IV EMPYÈMES CONSÉCUTIFS AUX AFFECTIONS DE LA PAROI THORACIQUE

Affections organiques et inflammatoires. — Les affections inflammatoires ou organiques de la paroi thoracique se compliquent quelquefois de pleurésie, et cette pleurésie peut être séreuse ou purulente. Cette complication n'a pas beaucoup attiré l'attention des chirurgiens, mais elle est depuis longtemps connue. Morgagni (1) parle d'un cancer du sein qui avait envahi toute la paroi thoracique et provoqué une inflammation de la plèvre. Velpeau, Cruveilhier, Gerdy ont signalé cette pleurésie secondaire. Broca (2) en a réuni un certain nombre d'observations dans un mémoire qui est une véritable monographie de la pleurésie consécutive aux affections de la paroi thoracique.

C'est très probablement par la voie des lymphatiques que l'inflammation se propage du tissu cellulaire superficiel ou profond jusqu'à la plèvre. Ces pleurésies par propagation peuvent bien rester séreuses et se terminer par résolution, même lorsqu'elles procèdent d'un foyer de suppuration de la paroi thoracique. Dans d'autres cas, le pus perfore l'espace intercostal et fait irruption dans la plèvre. Les pleurésies par perforation ne restent pas longtemps séreuses ; elles deviennent promptement ou même sont d'emblée purulentes.

Il est deux régions de la paroi thoracique dont les affections, inflammatoires ou organiques, engendrent plus communément la pleurésie : la mamelle et l'aisselle.

Parmi les affections du sein qui retentissent sur la plèvre, il faut citer particulièrement les abcès et les cancers. — Ce sont les phlegmons profonds du sein qui présentent surtout cette complication. On sait que, dans cette sorte d'abcès du sein, le pus est étalé entre la face postérieure de la glande mammaire et le muscle grand pectoral. Le pus s'insinue quelquefois entre les fibres de ce muscle et forme une seconde collection, plus profonde, très voisine de la plèvre. Dans une observation de Broca, la pleurésie s'annonça par un point de côté et de la toux. Les signes physiques ne faisaient pas défaut ; il y avait de la matité et de l'obscurité de la respiration à la base du poumon. L'abcès du sein fut largement

(1) De sidibus et causis morborum. Epistola L.
(2) Archives générales de médecine, 1850.

ouvert, et la pleurésie traitée par des moyens purement médicaux. La malade guérit complètement et de l'abcès du sein et de la pleurésie. Il s'agissait donc seulement d'une pleurésie par propagation et l'épanchement était resté séro-fibrineux. Mais Velpeau (1) a cité des exemples d'abcès du sein qui ont perforé la plèvre et développé des pleurésies purulentes. — Dans le cas de cancer du sein, c'est surtout après une opération, que paraît la pleurésie secondaire. Partie du foyer traumatique du sein, l'inflammation se propage jusqu'à la plèvre. Cette pleurésie consécutive à l'ablation des tumeurs du sein n'est pas nécessairement purulente. Velpeau distingue deux formes de cette pleurésie secondaire. Dans une première forme, la complication débute très insidieusement. L'opérée a de la fièvre, un peu de toux et d'oppression. Pendant plusieurs jours, ces symptômes peuvent être attribués à l'inflammation de la plaie opératoire elle-même, et la pleurésie passe inaperçue. De là ce précepte sur lequel insistait Velpeau : il ne faut jamais négliger l'exploration de la poitrine pendant les premiers jours qui suivent une grande opération pratiquée sur la région de la mamelle. Dans la seconde forme, la complication débute à la façon d'une pleurésie aiguë primitive; elle s'annonce par un point de côté, de la fièvre, de la toux et de la dyspnée. L'attention du chirurgien ne peut manquer d'être attirée du côté de la plèvre.

Il y a déjà un certain nombre d'exemples d'abcès de l'aisselle ouverts dans la plèvre, à travers une perforation de l'espace intercostal. Le cas du fils de J.-L. Petit est resté célèbre; ce jeune homme mourut d'un abcès de la région axillaire ouvert dans la plèvre. Nous avons nous-même observé un exemple de cette redoutable complication (2). Une jeune fille, dans le cours d'une fièvre typhoïde fort grave, fut atteinte d'un phlegmon gangréneux de l'aisselle. Ce phlegmon fut largement incisé et drainé. Cependant, le quatorzième jour, une dyspnée subite et l'apparition des signes du pneumothorax annonçaient la perforation de la plèvre. A l'autopsie nous avons, en effet, constaté cette perforation. La mort était survenue deux jours après l'ulcération de la plèvre; l'épanchement était encore séreux. — L'empyème consécutif aux abcès ou aux affections organiques de la région axillaire ne résulte pas toujours d'une perforation; il peut naître par simple propagation de l'inflammation à travers les parties molles de l'espace intercostal. Velpeau (3) a sans doute exagéré

(1) Traité des maladies du sein et article Mamelles du Dictionnaire en 30 volumes.

(2) Tripier et Bouveret. La fièvre typhoïde traitée par les bains froids. Paris, 1886, p. 85.

(3) Article Aisselle du Dictionnaire en 30 vol.

la fréquence de cet empyème par propagation. « A voir le silence que gardent les auteurs sur les terribles effets des abcès de l'aisselle, on serait porté à en nier la fréquence. Rien n'est plus commun cependant. Le peu d'attention qu'on leur accorde généralement tient sans doute à ce que le véritable mécanisme n'en avait pas été saisi... Deux fois j'ai vu les grands abcès de l'aisselle amener un épanchement pleurétique mortel, par simple transmission médiate. »

Peut-être à l'époque où écrivait Velpeau les pleurésies séreuses ou purulentes, consécutives aux affections du sein et de l'aisselle, étaient-elles réellement plus communes qu'elles ne le sont aujourd'hui. Broca rapporte que, pendant une période de quatre années, il a vu, dans 10 cas d'opérations pratiquées sur le sein ou l'aisselle, survenir 5 fois une pleurésie secondaire. La méthode antiseptique prévient ou modère l'inflammation consécutive aux traumatismes chirurgicaux; de là sans doute la fréquence aujourd'hui beaucoup moindre de ces pleurésies secondaires.

Les suppurations et les affections organiques de la paroi thoracique elle-même, sont quelquefois aussi, comme celles de l'aisselle et du sein, compliquées d'inflammation de la plèvre. Les fusées purulentes s'insinuent entre les plans musculaires de la région, pénètrent dans l'espace intercostal et de là, par perforation ou par propagation, provoquent une pleurésie séreuse ou purulente. Dans un cas de Foucher (1), l'ablation d'un enchondrôme de la paroi thoracique fut suivie d'une inflammation suppurative de la plèvre.

Le traitement doit être surtout prophylactique. Ouvrir de bonne heure les abcès; inciser, drainer et laver les fusées purulentes; pratiquer toutes les opérations de la paroi thoracique suivant les règles de la méthode antiseptique, tels sont sans doute les meilleurs moyens d'éviter que l'inflammation ne se propage jusqu'à la plèvre. — Ces pleurésies secondaires ne sont pas toujours purulentes, même quand elles ont pour point de départ un abcès de l'aisselle, du sein ou de la paroi thoracique. On ne peut affirmer l'existence d'un empyème que s'il existe une perforation. Dans les cas de pleurésie par propagation, la gravité des symptômes généraux, le développement rapide de l'épanchement et la ponction exploratrice permettront de reconnaître la suppuration de la plèvre.

Ces empyèmes secondaires ne comportent pas d'indications thérapeutiques spéciales. La pleurotomie antiseptique doit être pratiquée, du

(1) *Union médicale*, 1858.

moins si l'extrême gravité de l'affection primitive ne constitue pas une évidente contre-indication de toute intervention chirurgicale.

Abcès chroniques de la paroi thoracique. — Les abcès chroniques de la paroi thoracique comptent l'empyème et la pleurésie au rang de leurs complications. Mais l'inflammation de la plèvre n'est pas également commune dans toutes les formes de ces abcès chroniques. Dans une leçon de clinique chirurgicale, M. Duplay (1) a fait une étude succincte, mais fort claire et suffisamment complète, de ces suppurations de la paroi thoracique. Au point de vue anatomique, il en distingue trois formes : l'abcès froid ordinaire, l'abcès froid périostique et l'abcès ossifluent.

L'abcès froid ordinaire se développe dans le tissu cellulaire sous-cutané. Il est sans relation avec le squelette et plus fréquent dans la région axillaire. Il y procède souvent de lésions des ganglions. — L'abcès froid périostique est en rapport avec le squelette, mais l'os n'est pas dénudé, au moins au début. La cause de cet abcès réside très probablement dans une périostite superficielle des côtes qui ne décolle pas le périoste et laisse très longtemps intact le tissu osseux sous-jacent. M. Duplay nomme sus costal l'abcès qui se développe sur la face externe et sous-costal celui qui occupe la face profonde des côtes. Celui-ci décolle plus ou moins la plèvre pariétale et proémine dans la poitrine. — L'abcès ossifluent procède d'une lésion osseuse, soit des côtes, soit de la colonne vertébrale. Cette lésion est un point de carie, de nécrose, d'ostéite ; le plus souvent il s'agit d'une tuberculose osseuse locale. La collection purulente peut apparaître au lieu même de la lésion costale. Mais le pus d'un abcès d'origine vertébrale n'apparaît sur la paroi thoracique qu'après avoir fusé dans l'espace intercostal.

Les abcès froids ordinaires donnent rarement naissance à la pleurésie. Le tissu cellulaire sous-cutané est trop éloigné de la plèvre. Cette complication est plus commune quand il s'agit des abcès périostiques et des abcès ossifluents. Tantôt la pleurésie est une inflammation de voisinage, elle reste sèche ou ne produit qu'un épanchement peu abondant et séro-fibrineux, tantôt l'abcès froid perfore la plèvre pariétale et se vide dans la cavité pleurale. Il en résulte une pleurésie purulente à grand épanchement.

Cet empyème peut être avec succès traité par la pleurotomie. Nous

(1) *Progrès médical*, juillet 1876.

avons rapporté une observation de ce genre; l'abcès ossifluent ouvert dans la plèvre provenait de la colonne vertébrale (1). Mais il reste à traiter l'abcès lui-même: L'incision, le drainage, le raclage et les injections peuvent suffire s'il n'y a point de lésions du tissu osseux. Une lésion des côtes nécessite une intervention plus complète, telle que le grattage ou la résection du point osseux malade.

Péripleurite. — Wunderlich a désigné sous le nom de péripleurite l'inflammation primitive du tissu cellulaire sous pleural de la paroi thoracique. C'est, en effet, à Wunderlich (2) qu'on doit la première description de cette singulière affection. Elle ne doit pas être confondue avec les abcès d'origine osseuse ou périostique qui décollent la plèvre pariétale et proéminent dans la poitrine. Si les côtes sont dénudées, cette lésion osseuse est accidentelle et consécutive. D'ailleurs la péripleurite est extrêmement rare. Il en a été publié quelques observations en Allemagne par Billroth (3), Bartels (4) et Riegel (5). Les auteurs français en font à peine mention. Nous en avons cependant trouvé deux observations dans la thèse inaugurale de M. Lachapelle (6).

La péripleurite nous intéresse à deux points de vue : elle se complique quelquefois d'inflammation suppurative de la plèvre ; elle est facilement confondue avec l'empyème.

Etiologie. — L'étiologie est fort obscure. Dans les cas de Billroth, de Bartels et de Riegel la cause reste inconnue. Il est vrai que les malades accusent l'influence du froid, mais c'est là une étiologie banale et qu'on trouve à l'origine de toutes les affections aiguës de poitrine. — Le mémoire de Wunderlich contient deux observations. Dans la deuxième, la maladie eut vraiment les allures d'une maladie générale infectieuse. Le malade parut succomber à une sorte de diathèse purulente subaiguë. Outre un volumineux abcès sous la plèvre pariétale du côté gauche, il existait de nombreux abcès plus petits sous la même plèvre, sous la plèvre pariétale du côté droit, sous l'endocarde, sous le péritoine hépatique et dans les reins. De plus, la rate était très hypertrophiée. Dans les

(1) V. chapitre III p. 231 obs. **24**
(2) Archiv. der Heilkunde, 1861, p. 17.
(3) Archiv. fur Klin. chirurgie. 1861.
(4) Berliner Klin. Wochens. 1873.
(5) Deutsch. archiv. fur Klin. méd. 1877.
(6) Thèse de Strasbourg, 1868.

cas de Bartels, on trouva des lésions de néphrite parenchymateuse. Cette néphrite était peut-être de nature infectieuse. — Chez les deux malades de M. Lachapelle, on put mettre en cause un traumatisme antérieur. Quelques mois avant le début de la péripleurite, ces deux malades avaient reçu un coup violent sur l'un des côtés de la poitrine. L'auteur présume que ce traumatisme a provoqué un épanchement de sang dans le tissu cellulaire sous pleural, et que, sous l'influence d'une cause accidentelle, cet épanchement est devenu le point de départ d'une inflammation suppurative.

Symptômes. — La péripleurite débute à la façon d'une pleurésie aiguë. Le patient est pris de frissons, de fièvre et d'un point de côté. Ces symptômes ne présentent aucun caractère particulier. Dans les deux cas de M. Lachapelle, la toux a été presque nulle, et la dyspnée peu prononcée. Pendant cette première période, l'exploration du côté malade n'y fait guère découvrir autre chose qu'une zone de submatité et d'obscurité de la respiration dans la région douloureuse. Le diagnostic est à peu près impossible et la maladie est constamment prise pour une pleurésie.

Une deuxième période débute avec la formation du pus. Alors apparaît la tuméfaction de la paroi thoracique. Elle devient appréciable trois à quatre semaines après le début, c'est-à-dire beaucoup plus tôt que la tumeur de l'empyème de nécessité. C'est un signe important pour le diagnostic. Le pus refoule et décolle la plèvre. Cette membrane s'épaissit, se couvre de néomembranes; ainsi se forme une barrière qui prévient le plus souvent l'irruption du pus dans la cavité pleurale. Mais le tissu cellulaire et les muscles de l'espace intercostal offrent moins de résistance. Le pus pénètre jusque dans le tissu cellulaire sous-cutané. Il en résulte deux collections purulentes, l'une superficielle et l'autre profonde, qui communiquent par une perforation de l'espace intercostal.

Lorsque l'épanchement sous-pleural s'est formé, on constate une voussure plus ou moins étendue de la paroi thoracique, mais toujours plus limitée que celle des épanchements purulents de la plèvre. La matité occupe une plus large surface que tout à fait au début, et, dans cette zone de matité, on perçoit les signes de la compression du poumon, de l'obscurité de la respiration, du souffle et même de l'égophonie. La dyspnée augmente et la fièvre revêt les allures de la fièvre de suppuration.

Cependant la tumeur sous-cutanée proémine davantage, on y découvre de la fluctuation, la peau rougit, s'enflamme, s'ulcère et l'abcès s'ouvre à l'extérieur. Alors débute une troisième période. Le patient porte une fistule thoracique aboutissant à une collection purulente sous-pleurale. Si l'art n'intervient pas, la suppuration dure longtemps et, comme dans la pleurésie purulente, il est fort rare que cette évacuation constitue un mode de guérison spontanée.

Diagnostic. — A toutes les périodes, et même après l'évacuation spontanée, la péripleurite présente les plus grandes analogies avec l'empyème enkysté, et ce diagnostic différentiel ne peut être établi que par une étude très attentive des signes physiques et de la marche de la maladie. La voussure thoracique est plus limitée, et cependant plus prononcée, dans la péripleurite que dans l'empyème. La perforation de l'espace intercostal est plus précoce ; elle survient le plus souvent avant la fin du premier mois. La tumeur de l'empyème de nécessité ne se montre guère avant le deuxième ou le troisième mois. L'abcès sous-pleural ne produit pas, au même degré que l'abcès pleural, la compression du cœur et du poumon. La fluctuation de l'espace intercostal y est plus communément constatée que dans l'épanchement purulent de la plèvre. Cet épanchement offre souvent une certaine mobilité ; le niveau de la matité se déplace suivant que le malade est assis ou couché. La zone de matité de la péripleurite est beaucoup moins mobile, elle est même tout à fait invariable et ne subit en aucune façon l'influence des diverses attitudes du malade.

Le siège de prédilection de la péripleurite est la paroi latérale du thorax. Elle occupe quelquefois la partie moyenne de cette paroi, de telle façon qu'il existe, au dessous de la matité, une zone sonore où l'on peut entendre un bruit respiratoire à peu près normal. Il est fort rare qu'un empyème enkysté occupe une semblable situation.

Le pus des épanchements de la plèvre est le plus souvent mélangé d'une certaine proportion de sérosité ; il est plus ou moins fluide, séreux, avec des masses fibrineuses ou purulentes. Le pus de l'abcès sous pleural, formé dans le tissu cellulaire, est entièrement comparable au pus des suppurations phlegmoneuses ; il est épais, crémeux, bien lié et plus homogène.

Lorsque l'abcès sous-pleural s'est ouvert à l'extérieur, la compression du poumon cesse à peu près complètement, et l'on peut entendre le bruit respiratoire normal même au niveau de l'orifice fistuleux. Il n'en est pas ainsi dans le cas d'un abcès intra-pleural, car, même après la production d'une fistule pleuro-cutanée, le poumon reste longtemps encore éloigné de la paroi thoracique.

Complications. — Pronostic. — L'abcès sous-pleural a peu de tendance à s'ouvrir dans la plèvre. Il est également rare qu'il se complique d'un épanchement pleurétique par simple propagation. Nous n'avons trouvé que deux cas de cette complication. Dans un cas de Bartels, l'abcès sous-pleural s'ouvrit dans la cavité pleurale, et, dans un cas de Wunderlich, il y eut un épanchement pleurétique, très probablement séreux et développé par propagation, car il disparut par résorption spontanée. Il est sans doute fort difficile de reconnaître la combinaison de la péripleurite et de la pleurésie, du moins si l'on a point préalablement établi le diagnostic de l'abcès sous-pleural.

Le pronostic est très grave, même lorsque la péripleurite existe seule et sans tuberculose du poumon. La gravité de ce pronostic dépend, moins peut-être de l'abcès sous-pleural lui-même, que des caractères infectieux de la maladie, dont témoignent la multiplicité des collections purulentes sous-séreuses (Wunderlich) et la fréquence de la néphrite parenchymateuse (Bartels).

Traitement. — Les observations jusqu'à présent connues démontrent que l'évacuation spontanée ne conduit pas à la guérison. Il faut donc intervenir. Billroth estime qu'il n'est pas nécessaire d'ouvrir largement l'abcès sous-pleural et qu'il vaut mieux s'en tenir à de petites incisions pratiquées sur les points fluctuants et déclives de la tumeur thoracique. Cependant on doit craindre qu'une incision trop étroite ne permette pas une évacuation suffisante et ne facilite l'extension du foyer purulent sous-pleural. L'ouverture large paraît préférable. Elle rendra possible l'exploration de l'abcès. Le doigt introduit dans la plaie pourra reconnaître le décollement de la plèvre et cette exploration complètera le diagnostic. On a même conseillé de faire deux ouvertures et de passer un drain à travers le foyer purulent. Des lavages antiseptiques peuvent assurer l'évacuation de la poche purulente ; ils sont d'ailleurs nécessaires si le pus est fétide.

Dans les cas où l'empyème complique la péripleurite, il y a lieu d'inciser la plèvre elle-même. La pleurotomie sera pratiquée, soit au niveau de l'abcès sous-pleural, soit dans un espace intercostal inférieur, où la la ponction exploratrice aura fait reconnaître l'existence d'une collection purulente intra-pleurale.

Abcès thoraciques post-pleurétiques. — De l'histoire de la péripleurite primitive, il convient de rapprocher celle des abcès de la paroi thoracique consécutifs à la pleurésie. M. Leplat (1) a le premier appelé l'attention sur cette complication des inflammations de la plèvre. La pleurésie précède toujours, et quelquefois de plusieurs mois, l'apparition de la collection purulente. La plèvre pariétale n'est point perforée et le foyer pleural ne communique point avec le foyer de la paroi thoracique. Il peut même arriver que la pleurésie soit guérie et la cavité pleurale fermée par des adhérences, au moment où se développe l'inflammation du tissu cellulaire sous-pleural ou intermusculaire. Il s'agit vraiment d'abcès de voisinage. L'inflammation de la plèvre retentit sur le tissu cellulaire extra-pleural et y provoque la formation d'une collection purulente. L'abcès extérieur reflète le plus souvent les allures de la pleurésie elle-même ; c'est un abcès chaud, s'il procède d'une pleurésie aiguë ; c'est un abcès froid, s'il procède d'une pleurésie chronique.

L'observation I du mémoire de M. Leplat donne une très juste idée de ces abcès de voisinage. Un jeune soldat de 28 ans est atteint d'une pleuro-pneumonie gauche. L'épanchement ne se résorbe pas complètement et la pleurésie persiste à l'état chronique. Dans le cours du sixième mois, le patient, d'ailleurs très amaigri, commence à se plaindre d'une douleur dans la région du sein gauche. On y découvre une tuméfaction diffuse, sans fluctuation et sans rougeur à la peau. Deux mois plus tard, l'abcès est ouvert et il en sort 200 grammes environ de pus épais et crémeux. Malgré une contre-ouverture dans la région axillaire, il est impossible de tarir la suppuration. Le patient s'affaiblit de plus en plus et il succombe cinq mois environ après le début de l'abcès de la paroi thoracique. L'autopsie démontre l'absence de toute communication entre cet abcès et la cavité de la plèvre. A gauche, les deux feuillets de la plèvre sont intimément unis, sauf à la base où ils sont séparés par un espace rempli de sérosité trouble. Dans la gouttière vertébrale, les néomembranes ont jusqu'à 2 centimètres d'épaisseur. Au dessous du grand pectoral et autour des insertions du petit pectoral se trouve le foyer de l'abcès extérieur. Il est limité par une membrane de formation nouvelle, noirâtre, mais ferme et sans ramollissement. Une perforation dans le troisième espace fait communiquer cet abcès extérieur avec un autre abcès situé entre la plèvre pariétale et la paroi costale, et s'étendant de la deuxième à la septième côte, depuis l'extrémité chondrale jusqu'à l'angle des côtes. Cette cavité est irrégulière et anfractueuse, mais, fait remarquable, elle

(1) Archives générales de médecine, 1865. Vol. 1, p. 402. Des abcès de voisinage dans la pleurésie.

ne communique pas avec la cavité pleurale. Il n'y a aucune perforation dans toute l'étendue du feuillet pariétal de la plèvre. Quant aux côtes, elles ne présentent pas d'autre lésion qu'un épaississement du périoste et un certain degré de raréfaction du tissu aréolaire. Les lésions costales de ce genre sont communes dans les vieilles pleurésies.

Le mémoire de M. Leplat contient quatre observations personnelles dont deux sont suivies d'autopsie. De ces quatre observations, M. Leplat a rapproché un certain nombre d'autres faits recueillis dans les mémoires antérieurs et les publications périodiques. C'est ainsi qu'il incline à considérer comme appartenant à ces abcès de voisinage consécutifs à la pleurésie, plusieurs des observations du mémoire de Ménière (1) sur les abcès froids thoraciques. L'abcès de voisinage d'origine pleurétique est bien mis en lumière par les observations de M. Leplat, mais il n'est pas douteux que l'auteur ait trop généralisé son interprétation. Bon nombre d'abcès froids de la paroi thoracique, sans lésion osseuse primitive, ne peuvent être attribués à une pleurésie antérieure, soit que cette pleurésie ait réellement fait défaut, soit que l'abcès ait débuté loin de la plèvre, dans le tissu cellulaire sous-cutané.

Comment une pleurésie antérieure peut elle être le point de départ d'une suppuration du tissu cellulaire sous-pleural ? Il est probable que l'inflammation se propage par continuité de tissu et sans doute par la voie des lymphatiques. On peut admettre aussi que les tiraillements exercés sur ce tissu cellulaire par les adhérences des deux feuillets de la plèvre, y produisent une irritation lente, mais continue, et qui aboutit à une inflammation suppurative.

Ces abcès de voisinage sont, en somme, une complication possible de l'empyème, mais une complication fort rare. Ils comportent les mêmes indications que la péripleurite. Il faut inciser, laver et drainer le foyer purulent.

§ V. — EMPYÈMES CONSÉCUTIFS AUX AFFECTIONS DE LA PLÈVRE ET DU MÉDIASTIN.

La plupart des affections primitives de la plèvre peuvent conduire à l'inflammation suppurative, à l'empyème ; tels sont les traumatismes, les corps étrangers, les tumeurs, les hydatides, les pleurésies séreuses.

(1) Archives générales de médecine, 1829.

Nous avons exposé l'histoire des empyèmes d'origine traumatique. Tantôt la pleurésie purulente se développe après un coup ou une chute qui n'a produit ni fracture ni plaie ; tantôt la plèvre elle-même est intéressée en même temps que la paroi costale et le poumon.

Corps étrangers. — Il y a quelques exemples de corps étrangers fixés dans la plèvre. Ils peuvent y rester fort longtemps enkystés dans des néomembranes fibreuses. Il en était ainsi dans un cas de M. Bleinweiss (1). A l'autopsie d'un jeune détenu mort de tuberculose, M. Bleinweiss trouva une lame de couteau implantée dans la plèvre, entre la troisième et la quatrième côte. Cette lame, solidement enclavée, était comme enkystée entre le poumon induré et la peau du thorax fortement épaissie. Le plus souvent les corps étrangers, projectiles, débris de vêtements, provoquent une inflammation suppurative, et l'empyème peut être général ou partiel. Cet empyème nécessite l'incision. Une fois l'abcès ouvert, les corps étrangers peuvent être entraînés par la sécrétion purulente. Le doigt ou une pince prudemment introduite dans la cavité facilite cette élimination. Larrey a rapporté plusieurs exemples de balles extraite par des incisions pratiquées pour ouvrir des foyers purulents de la plèvre. Dans un cas même, il fit la résection d'une côte pour permettre l'issue d'une balle de gros calibre.

Tumeurs. — Kystes hydatiques. — Les pleurésies qui accompagnent les tumeurs de la plèvre sont rarement purulentes ; le plus souvent elles restent séreuses ou sont hémorrhagiques. Cependant, dans un cas de cancer pleuro-pulmonaire, nous avons trouvé un épanchement purulent dans la plèvre. Il est vrai que les masses cancéreuses du poumon étaient entourées de zones de bronchopneumonie purulente et que cette suppuration du poumon fut le point de départ probable de celle de la plèvre.

Les hydatides de la plèvre et du poumon sont fort rares dans nos climats. La pleurésie en est une complication assez commune, et cette pleurésie devient quelquefois purulente. S'ils occupent la surface de l'organe, les kystes du poumon peuvent par propagation provoquer l'inflammation de la plèvre ; il en résulte une pleurésie sèche ou à épanchement. L'ouverture des kystes pulmonaires dans la plèvre est un accident fort rare ; le plus souvent ils sont évacués par les bronches. La rupture dans la

(1) *Memorabilien*, 1876, p. 5.

plèvre est suivie d'une pleurésie dont l'épanchement devient promptement purulent. Le diagnostic est toujours très obscur. Il est facile de reconnaître l'épanchement, mais la lésion primitive du poumon reste presque constamment méconnue.

Un certain nombre d'observations prouvent que les hydatides peuvent se développer dans la cavité pleurale elle-même, comme elles se développent d'ailleurs dans quelques autres séreuses. Il y a également des exemples d'hydatides logées dans le tissu cellulaire sous-pleural et même dans le médiastin. On trouvera la plupart de ces observations reproduites dans le mémoire de M. Vigla (1) et dans la thèse inaugurale de M. Hearn (2). Les kystes intra-pleuraux prennent un volume considérable ; ils refoulent le poumon, le cœur, le diaphragme, la paroi thoracique, et, à la manière des grands épanchements pleurétiques, ils finissent par causer des troubles fort graves de la respiration et de la circulation.

Aussi l'hydatide de la plèvre est-elle le plus souvent confondue avec un épanchement pleurétique. L'observation de Vigla est un des rares exemples où le diagnostic ait été établi pendant la vie et avant la ponction exploratrice. Ce diagnostic différentiel ne peut être fondé que sur des nuances délicates et dont l'appréciation demande beaucoup d'attention. Voici, d'après Vigla, les principaux éléments de ce diagnostic différentiel. — La douleur de la pleurésie n'existe guère qu'au début, elle finit bientôt par se calmer puis par disparaître ; elle est ordinairement limitée à un point de la paroi thoracique. La douleur que provoque le kyste hydatique de la plèvre est plus constante, plus durable, plus diffuse, et s'irradie dans tout ou presque tout le côté malade. — La dyspnée suit une marche progressive dans le kyste hydatique ; elle est le symptôme dominant et finit par acquérir de telles proportions que, si l'art n'intervient pas, elle cause la mort par asphyxie. C'est ainsi qu'ont succombé presque tous les malades chez lesquels il n'y eut pas d'intervention. La dyspnée du pleurétique est rarement aussi prononcée et ne suit généralement pas cette marche fatalement progressive ; elle se calme, puis diminue après la période d'accroissement de l'épanchement. — La voussure pleurétique est plus uniforme ; elle intéresse toute la paroi thoracique, à moins qu'il ne s'agisse d'une pleurésie partielle, enkystée ; mais alors il y a peu de dyspnée. Le kyste, même volumineux, provoque plutôt une déformation limitée de la paroi thoracique. — La zone de la matité pleurétique affecte

(1) Archives générales de médecine, 1855, vol. II, p. 280.
(2) Thèse de Paris. 1875. Kystes hydatiques du poumon et de la plèvre.

une forme à peu près constante; elle procède des régions inférieures vers les régions supérieures de la poitrine. La matité du kyste hydatique est moins régulière ; elle peut occuper la partie moyenne du poumon. Dans le cas de Vigla, elle s'étendait particulièrement sur la paroi thoracique antérieure. Le niveau de la matité pleurétique peut varier suivant que le patient est assis ou couché ; celui de la matité d'un kyste hydatique ne subit aucune modification de ce genre. — La respiration bronchique et l'égophonie existent fréquemment dans l'épanchement pleurétique ; ces signes ont fait défaut dans la plupart des observations de kyste hydatique de la plèvre. — La pleurésie débute presque toujours avec les allures d'une maladie aiguë ou subaiguë ; même quand elle devient chronique, elle s'accompagne de fièvre ; elle produit bientôt, surtout si elle devient purulente en passant à l'état chronique, l'amaigrissement, la perte des forces et les symptômes de la cachexie suppurative. Le début du kyste est beaucoup plus insidieux ; la marche en est plus lente ; la fièvre manque aussi longtemps que le kyste n'est pas enflammé, et il y a un contraste remarquable entre la gravité croissante des troubles de la respiration et l'intégrité relative de l'état général. Il est vrai que ce contraste cesse si le kyste vient à suppurer. Dans ce cas, le kyste ressemble absolument à l'empyème chronique, général ou partiel, et il est à peu près impossible de l'en distinguer. — La ponction exploratrice est encore le meilleur moyen d'établir le diagnostic. Le liquide de l'hydatide est tout à fait caractéristique ; il est clair et transparent comme de l'eau ; dépourvu d'albumine si l'hydatide est vivante, il peut en contenir si l'hydatide est morte. Lorsque le kyste est enflammé et suppure, la ponction exploratrice n'a plus la même valeur ; cependant on peut encore, dans le liquide séro-purulent retiré par la ponction, trouver des crochets d'échinocoques ou des débris de membranes d'hydatides.

A l'époque où la thoracentèse n'était que très rarement appliquée au traitement de la pleurésie, le kyste hydatique de la plèvre était presque toujours méconnu et la mort en était la constante terminaison. Aujourd'hui le diagnostic sera le plus souvent établi avant la mort, car l'intensité de la dyspnée est une indication précise et généralement acceptée de la thoracentèse.

Du reste le traitement est tout à fait comparable à celui des épanchements pleurétiques : d'abord la ponction aspiratrice une ou plusieurs fois répétée, puis, si le liquide se reproduit et devient purulent, l'opération de l'empyème. Une simple ponction aspiratrice peut suffire pour procurer a guérison, du moins s'il s'agit d'un kyste uniloculaire contenant un liquide limpide et sans hydatides filles. Mais la pleurotomie est nécessaire si des hydatides filles flottent dans le liquide ou bien encore si le kyste est en voie de suppuration.

Pleurésie séreuse. — La pleurésie séreuse est la cause la plus commune de l'empyème. Tout épanchement séreux qui ne se résorbe pas a une grande tendance à devenir purulent. A diverses reprises nous avons indiqué déjà la fréquence, la marche, le diagnostic, le pronostic et le traitement de cet empyème qui succède à la pleurésie séreuse (1).

La transformation purulente d'un épanchement primitivement séreux ne s'opère pas toujours avec la même activité. Cette transformation est parfois très rapide; elle est achevée bien avant la fin du premier mois de la pleurésie. Il en est ainsi dans certaines pleurésies primitives très aiguës et dans bon nombre de pleurésies secondaires.

L'abcès pleural peut se former beaucoup plus lentement s'il reconnaît pour cause exclusive la chronicité même de l'épanchement séreux. C'est dans les cas de ce genre que l'exsudat pleurétique est, pendant un certain temps, plutôt séro-purulent que franchement purulent. Ces pleurésies séro-purulentes guérissent quelquefois après une ou plusieurs thoracentèses. Cependant ce caractère séro-purulent de l'exsudat pleurétique ne peut pas servir à établir une forme particulière de la pleurésie, car, comme le fait observer Woillez (2), si certains épanchements séro-purulents peuvent être guéris par de simples ponctions et se rapprochent ainsi de la pleurésie séreuse, bon nombre d'épanchements séro-purulents sont de véritables empyèmes et réclament l'incision large de la plèvre. Ajoutons que, même dans les épanchements séro-purulents d'apparence bénigne, la méthode des ponctions répétées expose à un traitement de longue durée, condition fâcheuse au double point de vue de la plèvre et du poumon; aussi le plus souvent est-il préférable de recourir de bonne heure à l'opération de l'empyème.

Influence de la thoracentèse sur la transformation purulente de l'épanchement séreux. — La thoracentèse est-elle capable de transformer un épanchement séreux en un épanchement purulent? Ce fut une question très débattue à l'époque où l'on commença à traiter couramment la pleurésie par la méthode aspiratrice. Il y eut, à partir de 1870, de nombreuses discussions sur ce sujet dans

(1) V. chapitre II, p. 40; chapitre V, p. 378 et 380.

(2) Traité clinique des maladies aiguës des voies respiratoires. Paris 1872, p. 363.

les Sociétés médicales, en particulier à la Société médicale des hôpitaux de Paris. On en trouvera le résumé dans la thèse inaugurale de M. Brin (1). La question n'a plus aujourd'hui le même intérêt ou plutôt elle est définitivement résolue. Sans doute, il y a des exemples de pleurésies séreuses qui, traitées par les ponctions aspiratrices, sont devenues purulentes, et à la suppuration desquelles la thoracentèse ne fut pas étrangère. Mais ce qu'il faut mettre en cause, c'est la manière dont l'opération fut pratiquée, non l'opération elle-même.

On ne doit pas attribuer à la thoracentèse une transformation purulente de l'épanchement, laquelle est fort souvent la conséquence inévitable de l'inflammation de la plèvre. La pleurésie est quelquefois d'emblée suppurative, ou du moins l'exsudat purulent succède si promptement à l'exsudat séreux, que la première période d'inflammation séro-fibrineuse passe tout à fait inaperçue et que l'empyème est déjà constitué au moment de la première intervention. Mais le plus souvent la pleurésie purulente résulte de la transformation progressive d'un épanchement primitivement séreux en un épanchement purulent. D'après M. Dieulafoy (2), cette pleurésie séreuse, destinée à devenir purulente, présente dès le début des caractères propres et qui permettent déjà de la distinguer de la pleurésie simple dont l'exsudat restera séro-fibrineux. Un épanchement pleurétique, même parfaitement clair et citrin, contient toujours un certain nombre de globules rouges, dont M. Dieulafoy fixe le minimum à 600 ou 800 par millimètre cube du liquide pleural. Laissant de côté les pleurésies vraiment hémorrhagiques dues au traumatisme, au cancer, à la tuberculose, et ne tenant compte que des pleurésies franches, primitives, M. Dieulafoy arrive à cette conclusion que l'épanchement a d'autant plus de chance de devenir purulent, qu'il renferme un plus grand nombre de globules rouges. La suppuration est probable lorsque l'épanchement, d'apparence séreuse, contient de deux à cinq mille globules par millimètre cube. L'abondance relative de ces globules témoigne de l'intensité du processus inflammatoire de la plèvre ; or une violente inflammation a plus de tendance à devenir purulente. Quoi qu'il en soit, beaucoup de pleurésies aiguës, après avoir été séreuses, deviennent spontanément purulentes. Si ces pleurésies sont traitées par la méthode des ponctions, on voit à chaque nouvelle thoracentèse le liquide évacué apparaître de plus en plus louche et purulent. Mais cette transformation progressive est le

(1) Thèse de Paris, 1878. La thoracentèse peut-elle provoquer la suppuration ?

(2) *Société médicale des hôpitaux de Paris* 1877. p. 236

fait même de la maladie, et ce serait assurément une erreur d'interprétation que d'en rendre responsable le traitement mis en usage.

Il est certain que la thoracentèse bien faite n'expose en aucune façon à la suppuration de la plèvre. Sans doute, il ne faut pas sans nécessité multiplier les ponctions de la plèvre. Mais, lorsque l'indication de la ponction est bien établie, il ne faut point être arrêté par la crainte de contribuer à la transformation purulente d'un épanchement séreux. Les exemples sont nombreux de pleurésies séreuses dans lesquelles on a pu pratiquer impunément un grand nombre de ponctions. — Ainsi, dans un cas de M. Graux (1), une pleurésie, développée chez une jeune femme pendant le dernier mois de la grossesse, fut traitée par quinze thoracentèses dans l'intervalle d'un mois et demi; la reproduction très rapide du liquide causait des troubles graves de la respiration et en rendait l'évacuation nécessaire; après les huitième et neuvième ponctions, le liquide était un peu louche, mais il redevint citrin et la pleurésie guérit sans avoir subi la transformation purulente. — Il y a quatre ans, nous fûmes appelé à donner des soins à un jeune homme atteint de pleurésie chronique. L'épanchement avait été déjà reconnu cinq mois auparavant, et, graduellement, il avait rempli tout le côté gauche de la poitrine. Dans l'intervalle de deux mois environ, nous avons fait sept à huit thoracentèses, et, à chaque fois, nous avons eu la précaution de ne pas retirer plus d'un litre de liquide. Nous arrêtions l'évacuation de la plèvre, dès que le patient commençait à tousser ou à ressentir quelques douleurs à la base du thorax. Il nous fut impossible d'obtenir l'expansion complète du poumon. Le murmure respiratoire reparut sur les deux tiers supérieurs de la poitrine, la paroi thoracique subit une rétraction prononcée, mais il resta à la base une cavité pleine de liquide. Aujourd'hui, l'état général est excellent, le malade éprouve seulement de la dyspnée pendant l'effort et quelques douleurs à la base du côté gauche. Nous avons fait récemment deux ponctions dans cette pleurésie vieille de quatre ans. Le liquide, toujours séreux, est fortement coloré par du sang; il existe à la base du poumon gauche une sorte de kyste hématique. Les parois en sont fibreuses et extrêmement épaisses, car elles opposent une grande résistance à la pénétration du trocart.

On a dit que l'évacuation du liquide pleurétique, en diminuant la compression que supportent les vaisseaux de la plèvre enflammée, favorise la diapédèse des globules blancs et par conséquent le processus de suppu-

(1) *Union médicale*, 28 octobre 1883.

ration. C'est là une objection toute théorique, et, si cet inconvénient est réel, il est facile de l'éviter en ne retirant jamais, à chaque ponction, qu'une quantité modérée du liquide pleurétique. Mais la diapédèse des globules blancs ne suffit pas à constituer un processus de suppuration, il faut en outre la présence des microphytes pyogènes.

La thoracentèse devient dangereuse et peut aider à la transformation purulente d'un épanchement séreux, si elle favorise l'irruption dans la plèvre des germes de la putréfaction ou des germes de la suppuration. De là le péril des thoracentèses faites avec un instrument sale, incomplètement aseptique, et des thoracentèses par lesquelles un air impur a pénétré dans la plèvre. Sans doute, la pénétration de l'air dans la plèvre n'est pas toujours fatalement suivie d'accidents fâcheux; il peut arriver, en effet, que quelques bulles gazeuzes, introduites pendant la thoracentèse, soient résorbées et que l'épanchement ne cesse pas d'être un épanchement séreux. L'air est dangereux par les germes qu'il tient en suspension. L'air d'une salle d'hôpital provoquera plus facilement la suppuration de la plèvre ou la putréfaction d'un exsudat séro-fibrineux. Deux observations de M. Debove (1) et de M. Laboulbène (2) sont des exemples très probants de la transformation putride d'un exsudat à la suite de la pénétration de l'air dans la plèvre. Dans le cas de M. Debove, une première ponction donne un demi litre de liquide transparent, séro-fibrineux. Le lendemain, le malade a une fièvre intense, des frissons, et l'on constate les signes d'un pneumothorax. Une seconde ponction, faite deux jours après la première, donne un litre de liquide louche, fétide, riche en leucocytes, et contenant d'innombrables microbes. Le malade succombe quatre jours après cette transformation putride de l'exsudat pleurétique.

Pour éviter de semblables accidents, il faut que la thoracentèse soit une opération réellement antiseptique. L'antisepsie doit être plus rigoureuse encore s'il s'agit d'un malade traité dans une salle d'hôpital. Le trocart restera plongé pendant plusieurs heures dans une solution antiseptique; on pourra même le flamber sur la flamme de la lampe à alcool. Le point de la paroi thoracique étant choisi, sur lequel portera la ponction, il est nécessaire d'y faire un lavage complet avec l'eau savonneuse, puis avec une solution de sublimé ou d'acide phénique. La manœuvre du trocart et des robinets de l'appareil aspirateur sera surveillée avec une attention suffisante pour éviter sûrement la pénétration de l'air dans la plèvre. Si

(1) *Société médicale des hôpitaux de Paris* in *Union Médicale*, 20 juin 1872.

(2) *Bulletin de thérapeutique*, février 1872.

toutes ces conditions sont exactement remplies, il n'est pas à craindre que l'épanchement ne devienne, du fait même de l'opération, putride ou purulent. Depuis une dizaine d'années, nous avons pratiqué plusieurs centaines de thoracentèses, et jamais nous n'avons eu à regretter la transformation putride ou purulente d'un épanchement de la plèvre ; il est vrai que nous ne négligeons jamais aucune des précautions antiseptiques que nous venons d'indiquer.

Affections du médiastin. — L'empyème peut reconnaître pour cause une affection primitive du médiastin ou des organes contenus dans le médiastin. L'inflammation suppurative de la plèvre se développe, soit par simple propagation, soit par ulcération de la séreuse.

Les abcès aigus du médiastin sont fort rares. Nous en avons récemment observé un exemple. L'abcès parut dans le déclin d'une pneumonie lobaire terminée cependant par résolution. Au moment de la mort, la suppuration du médiastin commençait à se propager à la plèvre du côté opposé à la pneumonie. — Les abcès chroniques sont le plus souvent d'origine osseuse. Ils succèdent à des lésions, le plus souvent de nature tuberculeuse, du sternum, des côtes et de la colonne vertébrale. Si l'abcès ossifluent s'ouvre dans la plèvre, il y provoque une pleurésie promptement purulente. L'observation **24** est un exemple d'empyème dû à l'ouverture dans la plèvre gauche d'un abcès ossifluent du médiastin postérieur, abcès dont le point de départ est une ostéite tuberculeuse du rachis.

Il y a des observations de rétrécissements de l'œsophage, cicatriciels ou cancéreux, dont l'ulcération a fait communiquer la plèvre et l'œsophage. La perforation a été plus d'une fois causée par l'introduction d'une sonde œsophagienne. — M. Moutard-Martin (1) a rapporté un fait de ce genre. Une jeune fille était atteinte d'un rétrécissement fibreux de l'œsophage, consécutif à une tentative d'empoisonnement par l'acide nitrique. Depuis plusieurs années, elle avait l'habitude de s'introduire une sonde dans l'estomac et d'y injecter des aliments liquides. Un jour, elle éprouve une certaine résistance, pousse la sonde avec plus de force et se fait ainsi une injection d'un demi-litre de lait dans la plèvre. Elle fut soudain prise d'une violente douleur dans la poitrine, et mourut en peu de jours d'une pleurésie suraiguë. A l'autopsie on constata la déchirure de l'œsophage et la présence du lait dans la plèvre. — Nous avons nous-même rapporté une observation semblable (2). Il s'agissait d'un cancer de l'œsophage. La sonde

(1) Monographie de la pleurésie purulente. Paris, 1872, p. 29.

(2) *Bulletin de la Société anatomique*, 1876, p. 52.

pénétra dans la plèvre droite où nous avons retrouvé du lait et du bouillon. — Dans la plupart des faits publiés, c'est la plèvre droite qui est intéressée. La portion thoracique de l'œsophage est plus voisine de la plèvre droite que de la plèvre gauche. — Ces observations comportent un enseignement. Il faut toujours pratiquer avec beaucoup de prudence le cathétérisme de l'œsophage, surtout quand il s'agit d'un rétrécissement fibreux ou cancéreux, car, au dessus du point rétréci, les tuniques de l'œsophage sont enflammées, quelquefois ramollies, et présentent une moindre résistance.

Les anévrysmes de l'aorte thoracique contenus dans le médiastin postérieur s'accompagnent parfois de pleurésie et cette pleurésie peut être purulente. Il en était ainsi dans un cas de M. Wagner (1).

Dans les empyèmes secondaires d'origine médiastine, il est souvent difficile de reconnaître le point de départ de la suppuration de la plèvre, surtout si le diagnostic de l'affection du médiastin n'a point été établi avant le développement de l'épanchement purulent.

L'opération de la pleurotomie n'est contre-indiquée que dans le cas où cette affection primitive est elle-même tout à fait incurable, comme le cancer de l'œsophage. L'observation **24** démontre que les empyèmes consécutifs à l'ouverture d'un abcès ossifluent dans la plèvre peuvent être traités avec succès par la pleurotomie.

§ VI. EMPYÈMES CONSÉCUTIFS AUX AFFECTIONS DU POUMON.

La pleurésie est une complication commune de bon nombre des affections du poumon. On la voit survenir souvent dans la pneumonie, la bronchopneumonie, les diverses formes de la phthisie, et quelquefois à la suite de la pénétration de corps étrangers dans les voies respiratoires.

Corps étrangers du poumon. — Nous avons rencontré deux observations d'empyème dû à cette pénétration d'un corps étranger dans les bronches. Il est probable que l'accident est suivi d'une broncho-pneumonie suppurative, laquelle est le point de départ de la suppuration de la plèvre. La première de ces observations est de Bouvier (2), la seconde de M. Goltdammer (3).

(1) *Berliner Klin. Wochens.* avril 1881.
(2) *Société médicale des hôpitaux*, juillet 1854.
(3) *Berliner Klin. Wochensch.* juin 1880.

Dans le cas de Bouvier il s'agit d'un enfant de huit ans qui avale par mégarde un embout de parapluie. Il est pris d'une violente dyspnée, de toux, de fièvre ; il présente plus tard des signes de pleurésie et la mort survient au trentième jour. On trouva le corps étranger fixé dans la bronche gauche dont il avait ulcéré la paroi. Il y avait des foyers purulents disséminés dans le poumon, et, de ces noyaux de bronchopneumonie, l'inflammation s'était propagée jusqu'à la plèvre. L'empyème était enkysté dans la partie supérieure de la plèvre gauche, au dessus du quatrième espace intercostal ; il exsitait là un foyer pleurétique qui contenait un litre de pus. Une ponction pratiquée pendant la vie n'avait donné qu'un peu de sang ; le trocart avait pénétré au dessous du kyste purulent.

Chez le malade de M. Goltdammer, jeune homme 26 ans, c'est un grain de blé qui pénètre dans les bronches. L'accident est suivi d'une pneumonie (probablement bronchopneumonie) du lobe inférieur du poumon droit, et, au cinquième jour de cette pneumonie, on constate les signes d'un pneumothorax. Quelques jours plus tard, on pratique l'opération de l'empyème avec résection d'un fragment de la neuvième côte. Il s'écoule une grande quantité d'un liquide purulent et fétide. Le doigt introduit dans la cavité en retire un fragment du grain de blé. L'empyème est à peu près cicatrisé au bout de trois mois, mais il reste une fistule qui donne encore beaucoup de pus. Six mois plus tard, le reste du corps étranger fut éliminé et la fistule se ferma définitivement.

Bronchopneumonie. — L'empyème procède souvent de la bronchopneumonie. Quelques lobules superficiels suppurent et provoquent une pleurésie purulente, soit par simple propagation, soit par rupture de l'abcès lobulaire dans la cavité pleurale. C'est ainsi que se développent la plupart des empyèmes consécutifs à des maladies générales et à certaines affections des voies respiratoires. Telle est la pathogénie commune des empyèmes de la rougeole, de la scarlatine, de la fièvre typhoide, de la coqueluche. La bronchopneumonie est un intermédiaire très fréquent entre la maladie primitive et l'inflammation suppurative de la plèvre.

Pneumonie. — La pleurésie est diversement associée à la pneumonie. Dans toute pneumonie fibrineuse, le lobe hépatisé présente quelques exsudats pleurétiques séro-fibrineux. Mais cette pleurésie n'est qu'une complication anatomique ; elle ne modifie en aucune façon la marche et les symptômes de la pneumonie ; elle ne se révèle par aucun signe propre pendant la vie du malade.

Pleuro-pneumonie. — Dans certains cas, l'inflammation de la plèvre est beaucoup plus étendue, et la pneumonie s'accompagne d'une véritable pleurésie. Tantôt cette pleurésie reste sèche et se manifeste par des frottements qui persistent après la résolution de la pneumonie; tantôt elle produit un épanchement dont les signes sont associés aux signes de la pneumonie. Enfin il peut encore arriver qu'une pleurésie, généralement partielle et enkystée, survienne pendant le cours même de la fluxion de poitrine. C'est à ces combinaisons diverses de la pneumonie et de la pleurésie que doit être réservé le nom de pleuro-pneumonie.

Le plus souvent l'épanchement pleurétique reste séreux et se résorbe peu de temps après la résolution de la pneumonie. Cependant, dans quelques cas fort rares, cet épanchement est d'emblée purulent. Le patient meurt du huitième au vingtième jour, et, à l'autopsie, on trouve, avec une pneumonie terminée par suppuration, un épanchement purulent dans la plèvre (1). Cette pleuro-pneumonie suppurative est d'une extrême gravité, la mort en est la terminaison inévitable, et il n'y a pas lieu assurément de poser la question d'une intervention chirurgicale.

Pneumo-pleurésies. — Il est encore une autre association de la pneumonie et de la pleurésie, sur laquelle Woillez a, l'un des premiers, appelé l'attention des cliniciens. La pleurésie apparaît au déclin ou pendant la convalescence de la pneumonie. A cette inflammation consécutive de la plèvre, Woillez (2) a donné le nom de pneumo-pleurésie, pour en rappeler l'origine pneumonique. Or l'épanchement de ces pneumo-pleurésies est très communément un épanchement purulent. Elles appartiennent donc à l'histoire de l'empyème.

En cherchant dans les annales de la science, disait Woillez, on trouverait facilement un assez grand nombre de pleurésies purulentes funestes ayant succédé à des pneumonies. En effet, cette forme de l'empyème est assez commune. On en trouvera de nombreux exemples dans les différents chapitres de cet ouvrage (3). A diverses reprises nous avons signalé la pneumonie lobaire comme une des causes de la pleurésie purulente. Il

(1) V. Woillez. Société médicale d'observation, 1857. — Guillon. Thèse de Paris, 1883. Obs. IV et V.

(2) Traité clinique des maladies aiguës des organes respiratoires. Paris, 1872, p. 565.

(3) V. le chapitre III, qui contient plus de 40 observations d'empyème traité par la pleurotomie antiseptique; plusieurs de ces observationss sont des exemples de pneumo-pleurésie.

est difficile d'apprécier la fréquence relative de cette forme de l'empyème. Cependant nous trouvons quelques renseignements sur ce point dans un travail récent de M. Reisz (1). Sur 15 cas d'empyèmes observés dans son service, M. Reisz compte 5 cas consécutifs à la pneumonie. Parmi 20 cas de pleurésie purulente traités dans le même hôpital de 1870 à 1878, il y a 5 cas développés à la suite de la pleuro-pneumonie. La moyenne serait donc de 20 à 25 p. 100 environ. Cette moyenne ne nous paraît pas exagérée, si nous en jugeons par le grand nombre de pneumo-pleurésies que nous avons rencontrées dans la littérature de l'empyème.

La pathogénie de ces pleurésies purulentes est assez obscure ; il s'en faut de beaucoup qu'on puisse, dans tous les cas, dire comment la pneumonie a provoqué la suppuration de la plèvre. Dans deux cas terminés par la mort, on a trouvé une collection purulente du poumon ouverte dans la plèvre ; l'un de ces deux cas appartient à M. Reisz, l'autre a été publié par Briquet (2). Mais le plus souvent, si le malade succombe, le poumon ne présente pas d'autres lésions que celles d'une compression prolongée, et, si l'empyème opéré aboutit à la guérison, il est difficile d'admettre que la pneumonie se soit terminée par suppuration. Sans doute, le fait d'une maladie récente et grave prédispose à la transformation purulente de l'épanchement pleurétique, mais il y a bon nombre de pleuro-pneumonies dont l'épanchement reste séreux et se résorbe spontanément. — Le pus de ces empyèmes consécutifs à la pneumonie contient des microphytes tout à fait semblables à ceux que renferme le poumon atteint d'inflammation fibrineuse (3). Si la pénétration de ces mycrophytes du poumon dans la plèvre explique la production d'une pleurésie, elle ne suffit pas à expliquer le caractère purulent de l'épanchement, car les lésions pneumoniques elles-mêmes, si riches en pneumocoques, sont loin d'aboutir toujours à la suppuration.

La pleurésie débute à une époque assez variable après la défervescence de la pneumonie. Quelquefois les symptômes pleurétiques empiètent sur ceux de la pneumonie et la défervescence n'est annoncée que par une chute incomplète de la température fébrile. Le plus souvent l'apyrexie dure deux ou trois jours, après lesquels une ascension plus ou moins rapide de la température signale le début de la pleurésie. Enfin, dans quelques cas, la convalescence s'est établie, le malade a pu quitter l'hô-

(1) Analysé dans la *Revue des sciences médicales*, t. XX, p. 546.

(2) *Archives de médecine*, 1840, t. IX, p. 26.

(3) Cornil et Babès. Les Bactéries. Paris, Alcan, 1885. p. 376. — Netter, Société Anatomique. juillet 1887.

pital et ce n'est que dix ou quinze jours après la défervescence de la fluxion de poitrine qu'apparaissent les symptômes propres à l'inflammation de la plèvre.

Woillez n'a décrit que la forme latente de la pneumo-pleurésie. Le début en est assez insidieux, et la maladie, du moins lorsque le patient n'est pas très rigoureusement observé, ne devient manifeste qu'au moment où l'épanchement commence à produire des troubles graves de la respiration. La fièvre est tombée et la résolution de la pneumonie paraît assurée. Il reste bien quelques signes physiques, tels que de la matité, de l'obscurité de la respiration et même de la respiration bronchique, mais ces signes sont attribués à la persistance d'une certaine condensation du parenchyme, et l'on sait que ces signes de condensation pulmonaire peuvent, surtout chez les gens âgés, persister plusieurs jours après la défervescence complète de la pneumonie. Cependant le retour des malaises de l'état fébrile indique que la convalescence n'est pas franche et permet au moins de soupçonner le début de quelque complication. Au bout de peu de jours, l'examen de la poitrine y révèle l'existence d'un grand épanchement. Or cet exsudat pleurétique ne présente aucune tendance à la résorption spontanée. Il augmente de plus en plus et bientôt il remplit tout ou presque tout un côté de la poitrine. Une ponction exploratrice, ou une thoracentèse nécessitée par l'abondance de l'épanchement, démontre que la plèvre contient un exsudat purulent. — Il y a donc un réel intérêt à surveiller les pneumoniques pendant les premiers jours qui suivent la défervescence. C'est le meilleur moyen d'établir promptement le diagnostic de cette forme insidieuse de la pneumo-pleurésie. — Cependant cette pleurésie n'est pas toujours fatalement purulente. Woillez lui-même cite un cas d'épanchement séreux consécutif à la pneumonie. Après avoir rempli la plèvre, cet épanchement finit par se résorber spontanément. Mais il n'est pas douteux que le plus souvent l'exsudat de cette pleurésie secondaire est un exsudat purulent. Cette donnée de l'observation clinique peut déjà servir à établir le diagnostic de la nature de l'épanchement. Si l'état général paraît s'aggraver, une ponction exploratrice complètera ce diagnostic et permettra d'intervenir en temps opportun.

A côté de cette forme insidieuse et latente, de la pneumo-pleurésie, il en est une autre, au moins aussi commune, et qui débute avec les allures d'une maladie aiguë. Quelques jours après la défervescence de la pneumonie, quelquefois dès le lendemain, le patient est pris de frissons, de point de côté, et brusquement la température s'élève à 40° ou au-dessus. Ce début rappelle celui de la pleurésie primitive, aiguë, d'emblée suppurative. L'épanchement se produit avec une grande rapidité ; en cinq ou six jours, il remplit la plèvre et provoque déjà des troubles graves de la respiration et de la circulation. Cette invasion subite, bientôt suivie de symptômes généraux graves, ne permet guère de douter de la nature purulente de l'épanchement.

La pneumonie est résolue au moment où se développe l'empyème; elle n'en aggrave pas sensiblement le pronostic. L'opération de l'empyème peut réussir aussi bien que dans la plupart des autres formes de la pleurésie purulente. Il est même digne de remarque que bon nombre des succès rapides, que nous avons rapportés en traitant de la pleurotomie antiseptique, ont été obtenus dans des cas d'empyème consécutif à la pneumonie.

L'intervention doit être précoce, et d'autant plus qu'une maladie aiguë antérieure a déjà diminué la résistance du malade. Le pus est le plus souvent de bonne nature, non fétide, comparable à celui d'un abcès phlegmoneux. On peut donc ne point faire de lavage dans la plèvre ou ne faire qu'un seul lavage au moment même de l'opération de l'empyème. Mais la pleurotomie antiseptique doit être toujours préférée à la pleurotomie incomplètement antiseptique.

Phthisie pulmonaire. — Avant Bayle, la pleurésie purulente était, même à l'autopsie, communément confondue avec la phthisie pulmonaire. L'abcès de la plèvre était regardé comme un abcès du poumon dans lequel le parenchyme avait plus ou moins entièrement disparu. Bayle (1) démontra que le pus est répandu dans la plèvre et que le poumon, nullement détruit par la suppuration, est seulement refoulé contre le rachis et caché sous les néomembranes de la plèvre. Désormais la distinction était établie entre l'empyème et les affections tuberculeuses du poumon. C'est avec Laënnec que commence l'étude des rapports de la phthisie et de la pleurésie. Etudiant les causes de la pleurésie chronique, l'empyème de pus des chirurgiens, Laënnec (2) conclut « qu'elle n'attaque guère que des sujets cachectiques par une cause quelconque, et particulièrement par suite de l'affection tuberculeuse des poumons. » Telle fut sans doute l'origine de cette opinion, pendant longtemps presque classique, que l'empyème est le plus souvent de nature tuberculeuse. Aran, M. Siredey et M. Moutard-Martin furent des premiers à réagir contre cette erreur.

(1) Recherches sur la phthisie pulmonaire. Paris, 1810, chapitre II, p. 10.
(2) Traité de l'auscultation. Edition de la Faculté. Paris, 1879, p. 568.

Sans doute, un phthisique peut bien être atteint de pleurésie purulente, mais il s'en faut de beaucoup que la tuberculose soit la cause la plus commune de l'inflammation suppurative de la plèvre. La dernière statistique de M. Moutard-Martin (1882) contient 84 cas d'empyème, parmi lesquels 7 seulement ont été observés chez des tuberculeux. M. Leudet (1) a fait une étude particulière des épanchements de la plèvre dans la phthisie. Ces recherches considérables embrassent 2000 cas avec 826 autopsies. Il y a 100 cas compliqués d'épanchements de la plèvre, dont 9 seulement sont des épanchements purulents. De ces 9 empyèmes tuberculeux, 5 sont partiels, et 4 occupent toute la cavité pleurale. La pleurésie des tuberculeux est le plus souvent une pleurésie sèche ou à épanchement séreux.

L'empyème est encore plus rare dans les formes aiguës et subaiguës que dans les formes chroniques de la phthisie pulmonaire. Le fait est important à retenir, au point de vue des indications du traitement de cet empyème. Il y a même des distinctions à établir entre les formes de la phthisie chronique compliquées de pleurésie purulente. Dans quelques cas, la phthisie a une marche très lente et plus de tendance aux formations fibreuses qu'aux dégénérescences caséeuses.

On peut observer toutes les formes de l'empyème chez les tuberculeux et même l'empyème aigu ; cependant les formes subaiguës et chroniques sont les plus communes. La suppuration de la plèvre succède, tantôt à la pleurésie séreuse, tantôt au pneumothorax par perforation.

Une pleurésie séreuse dont l'épanchement ne se résorbe pas et devient chronique a toujours une tendance évidente à devenir purulente. On peut admettre avec Laënnec que la cachexie tuberculeuse favorise cette fâcheuse transformation. Cepandant les pleurésies séreuses de la phthisie se terminent fort souvent par la résorption de l'épanchement.

La rupture dans la plèvre d'une caverne superficielle ne détermine pas nécessairement la formation d'un épanchement purulent. Pendant longtemps l'épanchement peut rester séreux. Il y a des cas cependant où l'empyème succède promptement à la perforation du poumon et en peu de jours remplit la plèvre d'un grand épanchement purulent. La réaction de la séreuse dépend sans doute de l'étendue de la perforation, de la pénétration plus ou moins facile de l'air dans la plèvre et de la nature des produits qu'y verse la caverne ulcérée. Lorsque la pleurésie reste longtemps séreuse, il est probable que la fistule pleuro-bronchique est étroite, sinueuse, et que l'air ne pénètre dans la plèvre qu'après avoir subi, à

(1) Congrès pour l'avancement des sciences. Nantes, 1875.

travers les fines ramifications bronchiques, une filtration qui le dépouille des germes infectieux. Puis cette pleurésie séreuse devient progressivement purulente, comme toute pleurésie dont l'épanchement persiste à l'état chronique; elle se transforme en un pyopneumothorax. Enfin il peut encore arriver que la fistule se ferme, que les gaz se résorbent et que le pyopneumothorax devienne un vulgaire empyème chronique.

Assurément l'empyème est une fort grave complication de la phthisie. On a dit cependant que la compression du poumon par un grand épanchement, séreux ou même purulent, y retarde l'évolution de la tuberculose. On a dit encore que l'évacuation complète de cet épanchement par la pleurotomie, en faisant brusquement cesser la compression du poumon, y favorise la production de nouvelles poussées tuberculeuses, active la marche des lésions préexistantes et accélère la terminaison fatale (1). Sur ce point, il y a lieu d'établir des distinctions. On ne saurait admettre que la pleurotomie aggrave toujours la tuberculose, puisqu'il y a des observations de pleurésies purulentes tuberculeuses améliorées, et même guéries, par l'opération de l'empyème (obs. **41, 45, 95**).

L'empyème chronique s'accompagne d'un ensemble de symptômes et de signes qui rappelle avec une grande analogie la cachexie tuberculeuse. Nous avons vu, d'autre part, que la pleurésie purulente complique assez rarement la phthisie pulmonaire. Il ne faut donc pas trop se hâter d'admettre la nature tuberculeuse d'un épanchement purulent de la plèvre. Nous avons déjà traité cette question de diagnostic (2). Du reste, nous avons aujourd'hui un signe précieux, la recherche du bacille de Koch, soit dans les crachats, soit dans le liquide purulent de la plèvre.

L'empyème tuberculeux, en tant qu'épanchement purulent de la plèvre, comporte assurément les mêmes indications que toute autre pleurésie purulente. Mais on regarde généralement la tuberculose du poumon comme une contre-indication de la pleurotomie. Aussi a-t-on conseillé de traiter l'empyème tuberculeux par la méthode des ponctions répétées, par les ponctions suivies d'injections antiseptiques tièdes dans la plèvre, par le procédé de M. Baëlz, par le procédé de M. Playfair (3). Nous avons étudié déjà cette question du traitement de l'empyème des tuberculeux (4).

(1) Sénator. Goltdammer. Société de médecine de Berlin. *Berliner Klin. Wochenschrift.* 1881, n° 20.

(2) Voyez chapitre V, p. 389.

(3) Hertz. Deutsch. medic. Wochens. 1882, n° 8. Traitement de l'empyème des phthisiques par l'aspiration continue.

(4) Chapitre V, p. 390.

Nous avons conclu, en nous appuyant sur des observations, qu'il faut établir des distinctions parmi les phthisiques atteints de pleurésie purulente. La tuberculose ne doit pas être envisagée comme une contre-indication absolue de l'opération de l'empyème. Dans les cas où, en raison de l'étendue et de la marche rapide des lésions tuberculeuses, la pleurotomie est abandonnée, la méthode des ponctions répétées suffit à remplir les indications d'un traitement purement palliatif.

§ VII. EMPYÈMES GANGRÉNEUX. — EMPYÈMES PUTRIDES.

La pleurésie gangréneuse vraie implique nécessairement l'existence d'une lésion gangréneuse de la plèvre ou du poumon. C'est par ce caractère important qu'elle se distingue de la pleurésie putride, dans laquelle il s'agit seulement d'une putréfaction plus ou moins complète de l'exsudat pleurétique.

Empyèmes gangréneux. — La forme la plus simple de la pleurésie gangréneuse serait assurément celle que provoquerait le sphacèle de la plèvre. Y a-t-il une forme semblable de la pleurésie gangréneuse ; en d'autres termes, y a-t-il une gangrène primitive de la plèvre elle-même ?

Historique. — Cette question fut soulevée, en 1875, par M. Besnier, à la Société médicale des hôpitaux de Paris. M. Besnier conclut à l'existence de cette pleurésie grangréneuse, indépendante de toute lésion antérieure du poumon, et due à la gangrène primitive de la plèvre. Il s'appuyait sur une observation personnelle et sur quelques faits recueillis dans la littérature de l'empyème.

Dans cette observation, il s'agit d'une femme de 43 ans, atteinte d'une pleurésie droite, remarquable par la violence du point de côté et, dès le début, par la prostration des forces et l'extrême gravité de l'état général. Vers le vingtième jour, la thoracentèse devient nécessaire. Elle donne 300 à 400 grammes de pus sanieux, d'une horrible fétidité. Quelques minutes après, la malade meurt de syncope. M. Besnier présente des considérations fort judicieuses sur la pathogénie de cet accident de la thoracentèse. La malade était profondément prostrée, et, dans ces conditions, la simple excitation de la paroi thoracique par la piqûre du trocart a pu suffire pour provoquer l'arrêt du cœur. Quant à la nature de cette pleurésie, M. Besnier ne doute pas qu'elle soit de nature gangréneuse et indépendante d'une lésion du poumon. Il s'agit d'une gangrène primitive de la plèvre, car, pendant la vie, on n'a constaté aucun des signes de la gangrène du poumon. Du reste, M. Besnier résume son opinion en ces termes très explicites : « Nous pensons qu'il y aura lieu de décrire deux variétés principales (de la pleurésie gangréneuse) : l'une, la pleurésie gangréneuse primitive; l'autre, la pleurésie gangréneuse secondaire à la lésion du parenchyme pulmonaire, la première étant moins fréquente et plus grave; mais c'est à l'observation ultérieure seule qu'il appartient de préciser ces différents points ». — Ce fait de M. Besnier est évidemment insuffisant à prouver l'existence d'une gangrène primitive de la plèvre. L'autopsie n'a pas été pratiquée. Quant à l'absence des signes de la gangrène du poumon, c'est un argument de peu de valeur. Le signe vraiment caractéristique de la gangrène pulmonaire est l'expectoration gangréneuse. Or nous verrons que, dans les formes pleuro-pulmonaires de la gangrène du poumon, les crachats gangréneux font quelquefois défaut ou n'apparaissent qu'à une période déjà fort avancée de la maladie.

De toutes les observations antérieures à la sienne et que M. Besnier a rassemblées dans son mémoire, aucune ne démontre péremptoirement l'existence de cette pleurésie gangréneuse primitive, sans lésion du poumon. Les unes ne contiennent que des détails insuffisants, comme le reconnaît M. Besnier lui-même; telles sont celles de M. Monod et de Thorowgood. Les autres sont des exemples de pleurésie gangréneuse accompagnant la gangrène superficielle du poumon; telles sont celles de M. Hayem et de Chavignez. Une seule observation paraît de prime abord plus concluante. M. Besnier la tient de M. Rendu, lequel l'a recueillie dans le service de M. H. Roger. Pendant le déclin d'une fièvre typhoïde grave, un jeune enfant est pris de frissons répétés, et l'on assiste au développement rapide d'un épanchement pleurétique droit. L'enfant succombe au bout de quelques jours. A l'autopsie, on trouve le poumon splénisé, non gangréné, et, sur la plèvre, quelques points grisâtres et mortifiés. Mais cette autopsie est rapportée avec bien peu de détails. Ces points de sphacèle siégeaient-ils sur la plèvre viscérale ou sur la plèvre pariétale ? S'ils occupaient la plèvre viscérale, étaient-ils absolument indépendants de toute lésion gangréneuse du poumon lui-même? D'ailleurs, comme le fait observer M. Bucquoy (1), ce fait est tout au plus un exemple de pleurésie gan-

(1) *Société médicale des hôpitaux de Paris* 1875. Mémoires, p. 44

gréneuse secondaire et non pas un exemple de cette gangrène primitive de la plèvre, dont il s'agit de démontrer l'existence. Les affections gangréneuses sont au nombre des complications de certaines formes graves des maladies infectieuses, et, dans ces conditions, la gangrène secondaire peut à la rigueur frapper la plèvre, comme elle frappe d'autres organes et d'autres tissus.

A la suite de la communication de M. Besnier, M. Potain et M. Moutard-Martin rapportèrent l'un et l'autre deux cas de pleurésie gangréneuse. L'autopsie faisait défaut dans ces quatre observations. Mais, en se fondant sur les symptômes et sur la marche de la maladie, M. Potain et M. Moutard-Martin n'hésitaient pas à considérer la pleurésie comme une complication de l'affection gangréneuse du poumon.

La même année, en 1875, M. Bucquoy publia, dans les Bulletins de la Société médicale des hôpitaux, son mémoire, désormais classique, sur la gangrène du poumon. Ce mémoire renferme trois observations nouvelles et suivies d'autopsies. Dans les trois cas, il s'agit de cette forme de la gangrène du poumon à laquelle M. Bucquoy a donné le nom de gangrène pleuro-pulmonaire, et il est de toute évidence que la pleurésie gangréneuse est secondaire et doit être rattachée à la gangrène superficielle du poumon.

Depuis le mémoire de M. Besnier, nous n'avons rencontré dans la littérature de l'empyème qu'une seule observation qui ait pu servir à établir l'existence de cette gangrène primitive de la plèvre. Elle a été publiée, en 1879, par M. Rendu (1). — Un homme de 44 ans, jusque-là d'une bonne santé, est pris, à la fin de mai, de toux, de malaise, de fièvre, de douleurs vagues dans la poitrine. Au milieu de juin, il cesse son travail et, à la fin du même mois, se fait admettre à l'hôpital. M. Rendu hésite entre une pleurésie très circonscrite et une congestion pulmonaire, de nature probablement tuberculeuse. La fièvre restait très modérée, la température oscillait de 38,5 à 39,5 ; l'état général ne s'était point aggravé et les signes stéthoscopiques n'avaient subi aucune modification appréciable, lorsque, le 5 juillet, l'abattement est plus prononcé, la dyspnée plus vive et l'on constate à la base gauche tous les signes du pyopneumothorax. Au moment même de cet examen, le malade est pris d'une quinte de toux et crache du pus horriblement fétide, d'odeur gangréneuse. A dater de ce moment, la scène change. Le patient, qui jusque là ne semblait pas gravement atteint, tombe dans le collapsus et la mort survient le lendemain matin. L'autopsie démontre l'existence d'une pleu-

(1) *Société médicale des hôpitaux de Paris*. 1879, *Bulletin*. p. 234.

résie enkystée à la base du poumon gauche. « Au voisinage du diaphragme, se voyait une cavité enkystée, doublée d'épaisses néomembranes qui lui formaient comme une coque rigide, d'une capacité d'un litre environ. Cette cavité n'était qu'à moitié remplie par un liquide purulent, fétide, identique à celui rejeté par la vomique. A la partie moyenne du feuillet viscéral de ce kyste, existait une perte de substance en forme d'entonnoir, constituée par une ulcération cupuliforme. A ce niveau la plèvre était noirâtre et manifestement sphacélée. Des détritus grisâtres mêlés au pus témoignaient de la chute de l'eschare, et des filaments tomenteux flottaient encore au niveau de la perte de substance. Sur le poumon correspondant existait un petit foyer gangréneux superficiel, exactement de la grandeur de l'ulcération pleurale. Tout autour, le tissu pulmonaire était condensé, exsangue, d'apparence ardoisée et grisâtre, révélant en un mot l'aspect du poumon carnifié sous l'influence d'une compression ancienne. Toute cette portion, en rapport avec l'épanchement, est recouverte d'épaisses néomembranes et totalement atélectasiée ; le sommet, au contraire, est le siège d'une congestion œdémateuse chronique... » — M. Rendu ne doute pas, et il fonde son opinion sur les lésions et les symptômes de cette pleurésie, qu'il ne s'agisse vraiment d'une gangrène primitive de la plèvre. Il fait remarquer que le foyer de gangrène pulmonaire est exactement circonscrit à la portion de plèvre ulcérée et n'est point entourée d'une zone de pneumonie œdémateuse, lésion constante dans les cas de gangrène primitive du poumon. M. Rendu ajoute encore que les symptômes n'ont présenté aucune analogie avec ceux de la gangrène du poumon à forme pleuro-pneumonique. Enfin l'épaisseur des parois du kyste pleural témoignerait que la pleurésie est ancienne et a de beaucoup précédé le sphacèle du poumon. — Même si nous acceptons l'interprétation de M. Rendu, ce fait ne prouve point l'existence d'une gangrène primitive de la plèvre. Il serait plus exact de le considérer comme un exemple d'empyème enkysté qui s'est ouvert dans les bronches en produisant une perforation gangréneuse du poumon. Mais on peut y voir aussi un exemple d'une forme lente, insidieuse, limitée, de la gangrène du poumon à forme pleurétique. Cette maladie n'a point toujours l'allure bruyante d'une maladie aiguë et d'une haute gravité ; elle peut revêtir pendant longtemps l'apparence d'une simple pleurésie jusqu'au moment où éclatent les symptômes alarmants qui annoncent la chute de l'eschare et la perforation du poumon.

Quoi qu'il en soit, l'existence d'une pleurésie gangréneuse primitive n'est rien moins que démontrée. Il n'existe encore aucune observation probante de cette forme de la pleurésie gangréneuse. D'ailleurs il est *a priori* difficile de concevoir l'existence d'une lésion primitive de ce genre développée sur la plèvre. On n'en connaît aucun exemple pour les autres séreuses de l'économie. Si cette gangrène primitive de la plèvre existe réellement, elle est à coup sûr d'une extrême rareté.

Etiologie. — L'histoire de la pleurésie gangréneuse est intimément liée à celle de la gangrène du poumon. Il en est de la gangrène pulmonaire comme de la plupart des autres affections du poumon ; elle peut, dans certaines conditions, se compliquer d'une inflammation de la plèvre.

Il est remarquable que, lorsqu'elle frappe les voies respiratoires, la gangrène revêt habituellement l'aspect clinique des maladies aiguës de poitrine, la bronchite, la bronchopneumonie, la pneumonie, la pleuro-pneumonie, la pleurésie. — On a décrit une gangrène des extrémités bronchiques. Les signes stéthoscopiques sont ceux de la bronchite. Il est vrai que la nature de cette affection est encore contestée ; les uns y voient une véritable altération gangréneuse de la muqueuse des bronches ou des dilatations bronchiques ; les autres, une simple putréfaction des produits que sécrètent les glandes de la muqueuse enflammée (1). — Boudet (2) a signalé une forme bronchopneumonique de la gangrène du poumon. Il l'a décrite sous le nom de gangrène en noyaux. Les foyers gangréneux sont nombreux, de dimensions restreintes et disséminés dans le parenchyme, à la façon des nodules inflammatoires de la bronchopneumonie. — Le plus souvent, quand elle frappe le parenchyme, la gangrène revêt le type clinique de la pneumonie. C'est la forme profonde de Corbin (3), que M. Bucquoy propose de nommer forme pneumonique. Le sphacèle occupe les régions centrales du poumon, il s'étend à une notable partie d'un lobe ; et, jusqu'à l'apparition, souvent tardive, des crachats gangréneux, la maladie simule la pneumonie lobaire. — Enfin le foyer gangréneux peut être développé à la périphérie du poumon, soit qu'il reste limité, soit qu'il s'étende en surface sous la plèvre. C'est la forme superficielle de Corbin, pleurétique de M. Bucquoy. Le poumon et la plèvre sont conjointement intéressés ; le sphacèle du poumon s'accompagne d'une pleurésie le plus souvent purulente et gangréneuse. Aussi longtemps que l'expectoration caractéristique fait défaut, la maladie peut être prise pour une pleuro-pneumonie ou une pleurésie. C'est de cette forme

(1) V. Pangon. Des gangrènes du poumon. Thèse de Paris 1879.
(2) Archives de médecine 1843.
(3) *Journal hebdomadaire de médecine*, 1830 t. VII, p. 126.

superficielle ou pleurétique que nous allons nous occuper; elle appartient véritablement à l'histoire de l'empyème.

Le fait capital dans cette forme pleurétique de la gangrène du poumon, c'est l'existence même de la pleurésie. L'inflammation de la plèvre est une complication assurément; mais, s'il était permis d'associer ces deux mots, on pourrait dire que c'est une heureuse complication. En effet, s'il s'ouvre dans la plèvre, le foyer gangréneux devient accessible à un traitement réellement efficace. L'incision de la plèvre crée une large voie à l'élimination des eschares, et, grâce aux lavages antiseptiques, on peut obtenir la désinfection et l'antisepsie, non seulement de l'empyème, mais aussi des ulcérations gangréneuses du poumou. La forme pneumonique est à peu près incurable; on cite les très rares exemples de guérison obtenus dans les cas où cette gangrène reste circonscrite aux régions centrales du poumon. La forme pleurétique est moins grave, car, si elle est pratiquée de bonne heure, l'opération de l'empyème y donne de remarquables résultats. On voit par là de quelle importance est, au point de vue pratique, cette distinction établie par Corbin, puis par M.Bucquoy, entre la forme profonde ou pneumonique et la forme superficielle ou pleurétique de la gangrène du poumon.

Les mêmes causes peuvent provoquer l'une ou l'autre forme de cette affection. Quelques maladies du poumon se terminent quelquefois par la gangrène: la tuberculose, l'infarctus et peut-être la pneumonie. Parmi les causes de la gangrène primitive, on cite généralement l'inhalation de vapeurs irritantes, la pénétration de corps étrangers dans les voies respiratoires, l'impression d'un froid intense et prolongé, la contusion violente de la paroi thoracique. Certaines maladies comptent la gangrène pulmonaire au nombre de leurs complications; telles sont la fièvre typhoïde, la rougeole, la variole, le diabète, le scorbut, le choléra, l'alcoolisme, l'aliénation mentale. Toutes ces causes sont seulement prédisposantes, et il est probable que la cause efficiente réside dans la pénétration d'un microphyte pathogène au sein du parenchyme pulmonaire. — Parmi les causes de la gangrène pulmonaire que nous venons de citer, deux se rencontrent avec une fréquence digne de remarque dans la forme pleurétique, l'impression du froid et la contusion de la paroi thoracique.

L'influence du froid est expressément notée dans trois des sept observations que nous rapporterons plus loin (obs. 107, 109 et 112). Il ne s'agit pas d'un refroidissement vulgaire, mais bien de l'impression intense et prolongée du froid. Le malade de l'observation 107 voyage toute une nuit, par une pluie battante, sur l'impériale d'une voiture pu blique; le lendemain, il est encore mouillé, transi de froid, et c'est à ce moment que paraissent les premiers frissons, signal du début d'une affection aiguë de poitrine. Un autre malade est saisi par le froid au moment où il sort d'un atelier dont la température était très élevée (obs. **112**). Enfin le professeur Dolbeau (obs. **109**) reste pendant une heure exposé à un courant d'air, et c'est peu de temps après que débutent les symptômes de la pleurésie gangréneuse. M. Bucquoy insiste particulièrement sur ce point d'étiologie, et il cite encore l'exemple de deux malades de Stokes, frappés de gangrène du poumon, l'un après être resté une heure dans l'eau par le vent et le froid, l'autre après avoir subi longtemps l'action d'un vent froid venant de la mer. — Il est fort difficile de dire comment ce refroidissement intense et prolongé engendre le sphacèle de la surface du poumon. Assurément on ne peut pas invoquer ici la même pathogénie que dans les cas de gelûre des extrémités découvertes. On ne peut admettre non plus que le froid détermine d'abord une inflammation du poumon, bientôt suivie de la gangrène des parties enflammées, car les signes de la pneumonie font généralement défaut. D'autre part, le nombre est grand des gens qui subissent des refroidissements intenses, prolongés, et la gangrène pulmonaire est une affection fort heureusement peu commune. Si la maladie reconnait pour cause efficiente la pénétration dans le poumon d'un microphyte pathogène, il est permis de présumer qu'un refroidissement violent diminue la résistance de l'organisme et de l'organe.

L'influence du traumatisme de la poitrine est assez évidente chez le malade de l'observation **108**. Cet homme, étant en état d'ivresse, tombe dans un escalier, et le coup porte sur le côté droit de la poitrine; il perd connaissance pendant deux heures, et, revenu à lui, il éprouve une vive douleur à droite, premier symptôme de la gangrène pleurétique à laquelle il devait succomber. Le traumatisme peut encore être invoqué dans l'observation **20**, où il s'agit également d'une pleurésie purulente consécutive à la gangrène superficielle du poumon. — Gosselin (1) a démontré qu'un traumatisme du thorax peut léser fort gravement le poumon, sans produire la fracture des côtes. La lésion du poumon est une contusion avec ou sans déchirure de la plèvre. On conçoit très bien que, dans certaines conditions, cette attrition du parenchyme puisse aller jusqu'à en déterminer la mortification. Dans un rapport à la Société anatomique, M. Hanot (2) a réuni quatre observations de gangrène superficielle du

(1) Mémoire de la Société de chirurgie, 1846, t. I, p. 204. — Fourrière. Thèse de Paris 1878.

(2) *Société anatomique*, 1875, p. 719.

poumon, dans lesquelles l'affection peut être attribuée à un traumatisme du thorax. Deux de ces observations nous sont déjà connues; ce sont celles de MM. Hayem et Graux (obs. **108**) et de M. Dulac (obs. **20**). Les deux autres ont été publiées par Firmin (1) et par Jackson (2) de Québec. M. Hanot compare la contusion traumatique du poumon à celle de la glande hépatique. L'un et l'autre organe peuvent être profondément lésés par un corps contondant, qui ne produit cependant aucune grave lésion des parois thoracique et abdominale. Si le poumon ne se dérobe pas au traumatisme aussi facilement qu'on pourrait le supposer *à priori*, c'est que le blessé est toujours surpris pendant un effort. L'air est emprisonné dans les voies respiratoires, les parois alvéolaires sont tendues et la surface externe du poumon est ainsi placée dans de telles conditions, qu'elle ne peut manquer de subir l'action du traumatisme. M. Hanot donne, en outre, une interprétation fort judicieuse de la marche des accidents. A la suite de la contusion pulmonaire, un épanchement de sang se forme dans le tissu interstitiel et sous la plèvre. Cette infiltration sanguine ne produit d'abord que de la douleur, un peu de toux, un peu d'expectoration et quelquefois des hémoptysies. Cette première période est apyrétique et elle peut durer plusieurs semaines. Puis la suspension de la circulation dans les couches corticales du poumon, autour du foyer de contusion, en amène la mortification. Alors débute l'élimination de l'eschare. Cette seconde période s'annonce par de la fièvre et par l'apparition des symptômes propres à la forme pleurétique de la gangrène du poumon.

Certaines observations semblent bien mettre en évidence le rôle prépondérant d'un agent infectieux dans la pathogénie de la gangrène pleuro-pneumonique. Telle est l'observation de M. Hayem (obs. **108**). Dans la salle où ce malade fut traité, il n'y avait aucun cas d'érysipèle. Or le malade lui-même fut atteint d'un érysipèle gangréneux du thorax développé autour de la plaie opératoire et son voisin de lit, d'un érysipèle de la face. La disposition singulière des lésions du poumon et de la plèvre viscérale rappelait celle du phlegmon diffus et gangréneux du tissu cellulaire sous-cutané, affection infectieuse et toujours accompagné de lymphangites de même nature. Aussi M. Hayem, frappé de cette analogie, inclinait-il à penser que son malade avait succombé à un véritable phlegmon diffus sous-pleural. — Dans l'observation **110**, due à M. Wagner, le sphacèle superficiel du poumon est très probablement d'origine embolique.

(1) *Bulletin de la Société anatomique*, XXV p. 28.
(2) *Archives générales de médecine*, 1858.

Le malade est pris, dans la convalescence d'une dysentérie, d'une inflammation broncho-pneumonique du poumon gauche à laquelle succède bientôt un empyème gangréneux. M. Wagner présume, et cette interprétation est très acceptable, que l'affection gangréneuse du poumon et de la plèvre reconnaît pour cause des embolies microbiennes parties de la muqueuse du gros intestin.

La plupart des malades sont robustes et doués d'une bonne constitution. Quelques-uns sont frappés en pleine santé; d'autres sont, depuis quelques temps déjà, épuisés, surmenés, et l'on sait que le surmenage est une condition favorable au développement des maladies infectieuses et des affections gangréneuses.

Lésions. — Le sphacèle superficiel du poumon présente, comme le sphacèle profond, les deux formes anatomiques décrites par Laënnec, circonscrite et diffuse.

Dans la forme circonscrite, le foyer gangréneux est généralement unique; il y a cependant quelques exemples de foyers multiples et distincts les uns des autres. Mais il est probable qu'ils ne sont pas tous contemporains et que la plupart sont la conséquence d'une sorte d'infection secondaire partie du foyer primitif. Le volume de la lésion est assez variable; quelques noyaux gangréneux ne dépassent pas les dimensions d'une noix ou d'un œuf, d'autres s'étendent à la majeure partie d'un lobe du poumon. Le point de départ est dans la couche corticale du parenchyme, et souvent la gangrène pénètre peu en profondeur, elle s'étend plutôt en surface. La plèvre, ulcérée ou non, forme l'une des parois du foyer gangréneux; les autres sont constituées par le tissu du poumon. Autour du foyer gangréneux s'étend une zone inflammatoire, mélange d'œdème et de pneumonie catarrhale. Il est rare que la lésion soit assez ancienne au moment de l'autopsie, pour que les parties mortifiées soient isolées par une véritable barrière de tissu conjonctif. La face interne de la poche est fort irrégulière, tomenteuse, d'une teinte grise ou verdâtre, et couverte de saillies, de filaments, de débris de tissus, restes de l'eschare encore incomplètement séparée du tissu sain. Le contenu est un liquide fluide, séro-purulent, quelquefois sanguinolent, mêlé de détritus gangréneux et qui, comme les parois elles-mêmes, répand l'odeur caractéristique de la gangrène.

L'observation de M. Hayem (obs. **108**) est un exemple remarquable de la forme diffuse. La lésion s'étend à la majeure partie de la surface du poumon. De larges lambeaux de plèvre ont été éliminés, comme si le processus, se diffusant dans l'écorce du parenchyme, avait détruit les connexions vasculaires et provoqué la mortification du feuillet viscéral de la membrane séreuse. Le parenchyme ainsi décortiqué baigne directement dans le liquide purulent de l'épanchement. La surface en est hérissée de saillies, de villosités, de filaments chevelus, très évidents lorsque l'organe est plongé dans l'eau; ce sont les lobules périphériques, en voie de mortification, dissociés, disséqués en quelque sorte par le phlegmon diffus sous-pleural. L'examen histologique d'un lobule, pris à une certaine distance de la couche corticale sphacélée, montre des lésions de pneumonie catarrhale, purulente, et remarquable par l'aspect des vaisseaux artériels, veineux et lymphatiques, tous oblitérés par des amas de globules blancs. Il est difficile de se prononcer sur la question de savoir si ces oblitérations vasculaires sont primitives ou secondaires; primitives, elles expliqueraient assez bien le caractère gangréneux de l'inflammation superficielle du poumon. — Il n'est pas sans intérêt de rapprocher au point de vue anatomique, l'observation de M. Hayem d'une curieuse observation d'empyème publiée par M. Moxon (1). Il s'agit d'un homme de 39 ans, très épuisé par des fatigues et des maladies antérieures, et qui mourut en moins de trois jours d'une pleurésie purulente du côté droit. Les symptômes observés pendant la vie avaient présenté une haute gravité; la dyspnée était très vive et le pouls, extrêmement fréquent, s'élevait jusqu'à 160 pulsations à la minute. A l'autopsie, on trouva trois onces seulement de liquide brunâtre et puriforme dans la plèvre droite. Toute la surface du lobe inférieur du poumon était couverte de traînées blanchâtres qui n'étaient autres que les lymphatiques de la couche corticale du poumon remplis de liquide purulent. M. Moxon attribue cette injection purulente des lymphatiques pulmonaires à l'oblitération des ganglions bronchiques; il est plus vraisemblable qu'il s'agit là d'une lésion de nature infectieuse, comme le prouvent d'ailleurs l'extrême gravité des symptômes et la marche suraiguë de la pleurésie. Ces innombrables traînées d'angioleucite purulente qui sillonnent la couche corticale du parenchyme dans le cas de M. Moxon, et qui rappellent si bien les angioleucites du phlegmon diffus, représentent très probablement la première période d'un processus inflammatoire, infectieux, aboutissant rapidement à la gangrène, et dont le poumon du malade de M. Hayem, avec ses larges eschares de la plèvre et ses lobules périphériques dissociés et frappés de sphacèle, nous montre peut-être, une période plus avancée

(1) Transactions of the pathological Society of London. 1876.

et très comparable à la période de mortification du phlegmon diffus. Il est bien permis de penser que cette lymphangite périphérique joue un rôle essentiel dans la pathogénie de certaines gangrènes pleuropneumoniques, et peut-être même la maladie n'est-elle, au fond, pas autre chose qu'une inflammation septique, infectieuse des vaisseaux lymphatiques de la plèvre viscérale et de la couche corticale du poumon.

Que la lésion soit circonscrite ou diffuse, la plèvre est toujours intéressée, et c'est par là que la forme pleurétique de la gangrène pulmonaire se distingue de la forme pneumonique ou profonde. L'inflammation de la plèvre n'est pas d'emblée, ni toujours, une inflammation suppurative et gangréneuse. — La pleurésie est d'abord une pleurésie sèche, et, comme en témoignent certaines observations, elle peut rester telle pendant une notable partie de la durée de la maladie (obs. **109**). Dans quelques cas, il ne se produit point d'épanchement; des néomembranes de plus en plus épaisses et résistantes soudent les deux feuillets de la plèvre et protègent la grande cavité pleurale. Au moment de la rupture du foyer gangréneux, l'inflammation franchit ces néomembranes et l'abcès gangréneux s'ouvre, soit à l'extérieur, soit dans une cavité voisine de la plèvre. Telle fut la marche de la gangrène dans trois observations de Boudet (1), Bouillaud (2) et Chavignez (3); la paroi thoracique fut perforée et une tumeur d'empyème apparut sous la peau. Dans un cas de Laurence (4), le foyer gangréneux du poumon s'ouvre dans le péricarde. Dans un cas de Duhordel et Richard (5), une gangrène superficielle de la base du poumon droit traverse le diaphragme et communique avec la cavité du péritoine. Une observation de Piet est un exemple d'un abcès gangréneux du poumon communiquant avec un foyer purulent de la rate. La migration de l'abcès gangréneux du poumon fut encore plus singulière chez un malade de Stokes; la plèvre fut perforée au niveau du cul-de-sac postéro-inférieur, et le pus, infiltré entre le péritoine et les muscles abdominaux, se répandit jusque dans le scrotum. — Mais le plus souvent les néomembranes qui soudent les deux feuillets de la plèvre ne constituent qu'une barrière fragile et insuffisante; au moment de la rupture du foyer gangréneux, le liquide septique dissocie les néomembranes et fait irruption dans la cavité pleurale. De là l'appari-

(1) Loc. citat.
(2) *Revue médicale*, 1824, t. IV.
(3) *Société anatomique*, 1837.
(4) Thèse de Paris, 1840.
(5) *Journal des connaissances médico-chirurgicales* 1832, t. X, p. 190.

tion subite d'un pyopneumothorax, d'autant plus grave que la grande cavité de la plèvre, jusque-là restée saine, est mieux disposée pour l'absorption rapide des produits septiques qu'y verse le foyer gangréneux du poumon.

La pleurésie à épanchement est plus commune que la pleurésie sèche, et il est remarquable que, malgré le voisinage d'une lésion gangréneuse, l'exsudat pleurétique peut rester séro-fibrineux pendant plusieurs semaines et même jusqu'à la mort du malade. — Il en était ainsi dans un cas de M. Bucquoy. Le sphacèle occupe la partie postérieure et inférieure du poumon droit, où l'on découvre, sous la plèvre viscérale, quatre ou cinq poches pleines de sanie grisâtre et purulente, dont la plus grande ne dépasse pas le volume d'une noix. Une pleurésie diaphragmatique accompagne la lésion du poumon. Un épanchement séreux, dont la quantité est évaluée à un demi-litre environ, est compris entre la face inférieure du poumon et la face correspondante du diaphragme; il se trouve enkysté dans des néomembranes molles, de récente formation. — Les faits de ce genre constituent des exceptions et le plus souvent, au moment de la mort, l'épanchement est purulent et gangréneux. La transformation de l'exsudat est d'ailleurs inévitable au moment où, l'eschare du poumon venant à se détacher, l'ulcération de la plèvre établit une communication entre le foyer gangréneux et le foyer pleurétique.

Quoi qu'il en soit, l'épanchement peut être séro-fibrineux au début de la maladie, et c'est là une donnée anatomo-pathologique qui éclaire singulièrement les symptômes de la première période. Elle explique comment le patient peut garder pendant plusieurs jours et même plusieurs semaines l'apparence d'un vulgaire pleurétique et comment l'épanchement peut même subir un commencement de résorption. De là ces formes curieuses de la gangrène pleurétique du poumon, et jusqu'à présent mal interprétées, dans lesquelles nous voyons les symptômes du sphacèle apparaître, soit pendant la période d'état, soit pendant le déclin d'une pleurésie. On a dit que, dans les cas de ce genre, la pleurésie précède la gangrène du poumon, au développement de laquelle elle constitue seulement une condition favorable. C'est là une erreur d'interprétation. La gangrène superficielle est bien le phénomène initial. Elle provoque d'abord une inflammation simple de la plèvre. Les symptômes propres à la gangrène elle-même font plus ou moins complètement défaut. Ils n'apparaîtront avec un certain éclat et ne seront nettement reconnus qu'au moment de l'élimination des parties sphacélées et de la rupture du foyer gangréneux dans le foyer pleurétique. La pleurésie peut donc évoluer d'abord à la façon d'une pleurésie simple, et même elle peut rester telle assez longtemps pour que l'épanchement subisse ou paraisse subir un commencement de résorption.

Tôt ou tard l'épanchement devient purulent et gangréneux. C'est à peu près la règle que la gangrène superficielle du poumon s'accompagne d'un empyème gangréneux. D'après M. Bucquoy, la transformation purulente de l'exsudat pleurétique reconnaît toujours pour cause l'ouverture dans la plèvre du foyer gangréneux du poumon. Cependant, dans l'observation II de son mémoire, la plèvre contenait un liquide gangréneux, et M. Bucquoy ne put trouver aucune perforation de la plèvre viscérale. M. Frankel (1), qui a étudié cette question de pathogénie, est d'avis que la rupture de la plèvre n'est pas nécessaire et que l'épanchement peut devenir putride et gangréneux, alors même qu'une mince couche de tissu pulmonaire, ou bien une néomembrane infiltrée de liquide putride, sépare encore les deux foyers pulmonaire et pleurétique. — Quoi qu'il en soit, l'épanchement a des caractères particuliers et qui le distinguent des autres épanchements purulents. Ce n'est pas un pus jaune, crémeux, homogène; c'est un liquide fluide, séro-purulent, gris, brun, quelquefois sanguinolent, mêlé de gaz, et répandant l'odeur caractéristique de la gangrène. Dans ce liquide nagent des fausses membranes putréfiées et des débris de l'eschare pulmonaire sur lesquels on reconnaît encore la structure du poumon. — Les lésions inflammatoires de la plèvre sont généralement peu prononcées. Elles le sont moins que dans la pleurésie simple aiguë et même que dans les formes communes de l'empyème. Sur les deux feuillets pariétal et viscéral, on ne trouve que quelques petites masses de fibrine ou quelques néomembranes minces, molles, grisâtres et qui se détachent facilement par le grattage.

Il est assez rare que la pleurésie soit générale, occupe toute la grande cavité de la plèvre. Il n'en est ainsi que dans les cas, et ce ne sont pas les plus communs, où le foyer gangréneux, situé d'abord à une certaine profondeur, marche rapidement vers la surface et s'ouvre brusquement dans la plèvre. Le plus souvent la pleurésie est partielle, enkystée au voisinage du foyer gangréneux du poumon. Elle occupe généralement les régions postérieures et inférieures de la cavité pleurale. Des adhérences plus ou moins anciennes et résistantes limitent le foyer pleurétique, si bien que, au moment de la rupture du foyer gangréneux, les liquides putrides s'épanchent dans une cavité kystique. Cette tendance à l'enkyste-

(1) *Berliner Klin. Wochens.* Avril et mai 1879. Contribution à l'étude de la pleurésie putride.

ment que présentent les pyopneumothorax d'origine gangréneuse est signalée dans la plupart des observations. Elle est très digne de remarque au point de vue pratique. Avant d'intervenir, il importe de bien délimiter le foyer pleurétique à l'aide de la percussion et de l'auscultation, afin que l'incision pénètre sûrement dans la cavité et occupe une position favorable à l'écoulement des liquides.

Le foyer gangréneux primitif est entouré dans une zone plus ou moins étendue d'une sorte de broncho-pneumonie œdémateuse. A un moindre degré, l'œdème occupe des régions plus éloignées et même le poumon tout entier. Cet œdème est souvent accompagné de noyaux disséminés de bronchopneumonie à diverses périodes d'évolution, les uns hépatisés, les autres en voie de suppuration. Les parties du poumon qui subissent plus directement la compression de l'épanchement sont, comme dans toute pleurésie, affaissées, vides d'air, atélectasiées. L'autre poumon présente souvent aussi des lésions analogues d'œdème et de bronchopneumonie.

Dans quelques observations, on a rencontré, soit dans le poumon primitivement malade, soit même dans l'autre poumon, de petits foyers gangréneux, disséminés au milieu d'une congestion œdémateuse. Chez un malade de M. Bucquoy, la gangrène pleuropneumonique était à droite, où elle avait provoqué le développement d'un empyème putride enkysté ; or on trouva dans le poumon gauche, fortement congestionné et œdématié, deux petites cavernes gangréneuses semblables à celle du poumon droit. Ces foyers gangréneux sont sans doute secondaires ; ils procèdent d'une infection locale, très probablement propagée par la voie des lymphatiques ou des ramifications bronchiques, et dont le point de départ réside dans le foyer gangréneux primitif. Cette dissémination secondaire de l'affection gangréneuse du poumon aggrave singulièrement le pronostic. Lorsque la maladie en est arrivée à cette période, la mort est inévitable, et telle est vraisemblablement l'explication d'un certain nombre d'insuccès de l'opération de l'empyème. Ces faits comportent aussi un enseignement. Il faut se hâter d'établir le diagnostic et d'intervenir par la pleurotomie, avant que se soit opérée cette infection secondaire et rapidement funeste de l'appareil respiratoire.

Dans quelques autopsies, on a trouvé le sang du cœur et des gros vaisseaux fluide, non coagulé, noirâtre. Cette altération du sang témoigne d'une infection générale de l'économie, primitive ou secondaire ; elle est d'ailleurs commune à un certain nombre de maladies infectieuses. L'infection générale se révèle encore par d'autres lésions viscérales, signalées dans un certain nombre d'observations, telles que l'hypertrophie de la rate, la tuméfaction des plaques de Peyer et des follicules clos de l'intestin. Le foie est quelquefois hyperhémié et atteint de dégénérescence graisseuse. L'albuminurie a été souvent constatée pendant la vie. A l'autopsie, on n'a noté jusqu'à présent que de la congestion des reins. Un examen plus complet y fera probablement reconnaître des lésions de néphrite infectieuse.

Formes cliniques. — *Observations.* — La pleurésie, qui au point de vue anatomique n'est qu'une complication, domine toute l'histoire clinique de la gangrène pulmonaire à forme pleurétique. Il est bien vrai que le sphacèle du poumon est le phénomène initial, la lésion fondamentale; mais cette lésion peut rester plus ou moins latente et disparaître momentanément devant les symptômes plus précoces et plus manifestes de la pleurésie. M. Bucquoy a dit fort exactement que, au point de vue clinique, la pleurésie précède, accompagne ou suit la gangrène du poumon. Cependant, après avoir parcouru un certain nombre d'observations, on reconnaît bien vite que, dans la très grande majorité des cas, les symptômes de la pleurésie ouvrent la scène et masquent la véritable nature de la maladie. — Il y a donc trois formes cliniques de la gangrène superficielle du poumon, suivant la combinaison variable des symptômes de la pleurésie et de ceux de la gangrène elle-même, et, de ces trois formes, l'une, la troisième, est plus commune que les deux autres.

I. Dans une première forme, les signes de la gangrène pulmonaire ne sont plus douteux au moment où paraissent ceux de la pleurésie ; quelquefois même la pleurésie reste latente ou ne se développe qu'à une période ultime de la maladie. Les cas de ce genre représentent une sorte de transition entre la gangrène profonde et la gangrène superficielle du poumon. L'observation III du mémoire de M. Bucquoy en est un remarquable exemple.

Observation 106. — (Bucquoy. Obs. III de son mémoire, loc. cit. Résumée.) — Jeune fille, âgée de 22 ans, sérieusement malade depuis un mois environ. Elle prétend tousser depuis son enfance, et elle ajoute qu'elle rendait de temps en temps, surtout le matin, des crachats épais et fétides. Depuis un mois, malaise, perte d'appétit, diminution des forces. Il y a quinze jours, frisson, point de côté à droite, si bien que la malade est obligée de garder le lit.

Au moment de l'admission, le 3 *avril 1872*, dyspnée très vive, face cyanosée et anxieuse, peau couverte de sueurs, P. 124, T. 37,8. Haleine présentant l'odeur de la gangrène du poumon ; crachats peu abondants, gris noirâtres, visqueux, adhérents au vase, d'une odeur repoussante. — Percussion douloureuse sous le mamelon droit. Submatité dans le tiers moyen de ce poumon, où l'auscultation révèle un mélange de râles crépitants et sous crépitants humides. Respiration soufflante aux deux sommets, et, dans toute l'étendue des deux poumons, en arrière, quelques râles humides disséminés. — Urine très albumineuse. — Les jours suivants, aggravation de l'état général et de l'état local : pouls de 140 à 144 ; température ne dépassant pas cependant 38,9 et restant souvent au-dessous ; dyspnée de plus en plus intense ; face légèrement bouffie et cyanosée. Odeur gangréneuse moins accusée ; mais râles sous crépitants plus abondants à la partie postérieure des deux poumons. — Le 5, le soir, P. 156. T. 39,2. — Le 6, le matin, P. 80, T. 37,5 ; le soir, P. 160 ; T. 39,7. Depuis la veille, diarrhée fétide, selles involontaires ; dyspnée intense, sueurs visqueuses, bouffissure de la face, cyanose, intelligence conservée. — L'agonie commence dans la journée *du 7*, et la malade succombe dans la nuit, à deux heures du matin.

Autopsie. — A droite, pleurésie diaphragmatique. Un épanchement séreux, dont la quantité peut être évaluée à un demi-litre environ, était compris entre la face inférieure du poumon droit et la face correspondante du diaphragme, et se trouvait enkysté dans des fausses membranes molles, de formation récente. — A la base du poumon droit, à sa partie postérieure, on aperçoit sous la plèvre viscérale plusieurs poches (quatre à cinq) dont la paroi externe est formée par cette plèvre elle-même, et qui, incisées, laissent échapper une sanie grisâtre, purulente, analogue à l'expectoration de la malade, mais sans odeur. La plus grande de ces excavations ne dépasse pas le volume d'une noix, les autres sont grosses comme un pois. La paroi en est formée par le tissu pulmonaire ulcéré, déchiqueté, et en rapport immédiat avec la matière purulente qui y était contenue. Dans le reste de l'étendue du lobe inférieur, on trouve de nombreux noyaux de pneumonie lobulaire disséminée. — Le poumon gauche est congestionné, crépite peu et présente à la base une infiltration œdémateuse considérable. Le cœur est sain. — Foie énorme et très congestionné. — Rate volumineuse et très friable. — Le sang qui s'écoule des organes est fluide, séreux ; et les viscères, aussitôt qu'ils ont été exposés à l'air, prennent une coloration d'un rouge vif. — Congestion et saillie tout à fait anormale des glandes de Peyer, sans tuméfaction des ganglions mésentériques. — Reins sains, malgré l'albuminurie.

II. La seconde forme clinique de la gangrène pleuro-pulmonaire est caractérisée par l'apparition à peu près simultanée des symptômes de la gangrène et de ceux de la pleurésie. Le patient est pris soudain des symptômes communs au début de la plupart des maladies aiguës de poitrine, le frisson, la fièvre, le point de côté, la toux, la dyspnée. La nature de l'affection peut rester indéterminée pendant quelques jours, mais, avant la fin du premier septénaire, l'expectoration présente déjà l'odeur caractéristique de la gangrène et l'on constate les signes d'un épanchement pleurétique. Un peu plus tard, aux signes physiques de cet épanchement s'ajoutent la respiration et les râles caverneux, indices de la formation d'une caverne gangréneuse sur les confins du foyer pleurétique. C'est encore au mémoire de M. Bucquoy que nous empruntons un exemple de cette forme clinique de la gangrène pleuro-pneumonique.

Observation 107. — (Bucquoy. *Bulletin de la Société médicale des hôpitaux de Paris* 1875, p. 34. Obs. 1 de son mémoire. Résumée). — Homme de 43 ans, marchand de chevaux, dans toute la force de l'âge, d'une robuste constitution, sans aucune maladie antérieure et n'accusant que des habitudes alcooliques si communes dans sa profession. — Le *17 novembre*, il voyage la nuit, par une pluie battante, sur une voiture publique, et il y a très froid; à son arrivée, il a grand peine à se réchauffer. Mouillé encore le lendemain, il éprouve quelques malaises; enfin, le surlendemain, de retour à Paris, il tombe tout à fait malade. Il est pris de frissons qui se répètent plusieurs fois dans la journée, se met à tousser et à cracher. Bientôt un violent point de côté se manifeste sous le mamelon droit, la fièvre s'allume, et le malade est obligé de se mettre au lit. Dès ce jour, affirme-t-il, il s'est aperçu que son haleine était devenue fétide et que ses crachats, suivant son expression, l'empoisonnaient.

Il est admis à l'hôpital, huit jours après ce début. A ce moment : douleur de côté toujours très vive, rendant la respiration pénible et saccadée; toux fréquente avec expectoration peu abondante, mais d'un gris sale et d'une odeur fétide caractéristique; pouls fréquent à 100; température à 38,4; langue couverte d'un enduit blanchâtre; anorexie; pas de diarrhée ni de constipation. — Percussion : matité absolue dans le tiers inférieur du côté droit de la poitrine, en avant et en arrière. Dans la partie correspondante, diminution très notable des vibrations thoraciques, et, à l'auscultation, absence du murmure vésiculaire. En arrière, vers l'angle inférieur de l'omoplate, souffle voilé de la pleurésie et broncho-égophonie. Quelques râles sibilants disséminés dans le poumon gauche. — Ventouses sèches. Potion avec 0,75 d'acide phénique; purgatif salin.

Les jours suivants, persistance des signes de la pleurésie. Expectoration toujours fétide, mais qui devient assez abondante pour remplir le crachoir dans la journée. Toux extrêmement fréquente, provoquée par la parole, un effort pour respirer, le decubitus horizontal, si bien que le patient passe ses nuits assis sur son lit.

Le *30 novembre*, on constate au dessus de la matité, en dehors et au-dessous de l'épine de l'omoplate, un souffle plus étendu et plus rude qu'auparavant, et, en un point circonscrit, du souffle caverneux mélangé de râles humides, auxquels la toux donne le caractère d'un véritable gargouillement. De temps en temps, on note même un souffle amphorique lointain. — Cependant la fièvre n'a pas augmenté; Température de 38° 4 à 37° 2. Mais le facies s'altère et l'état général s'aggrave. — Une potion avec 2 grammes d'alcoolature d'eucalyptus diminue la toux, ainsi que 'odeur fétide de l'haleine et des crachats. — Pendant plusieurs jours, l'état est stationnaire; la température ne s'élève pas au-dessus de 38° 4 et le pouls reste entre 80 et 100.

Le *8 décembre*, nouvelle aggravation, délire calme, carphologie, facies altéré, joues excavées, yeux fixes et hébétés. Mêmes signes stéthoscopiques. Les signes cavitaires se modifient d'un jour à l'autre suivant que la cavité est pleine ou vide. Expectoration moins abondante et moins fétide.

Après une nuit très agitée, le patient succombe le *10 décembre*, dans la matinée.

Autopsie. A l'ouverture du thorax, odeur infecte de gangrène et d'eucalyptus. — Du côté droit, pleurésie purulente répondant à la face antérieure et axillaire du poumon, et n'occupant que la partie correspondant au lobe inférieur. Cette pleurésie est parfaitement enkystée, et la poche, qui contient environ un litre et demi de liquide purulent, est divisée en deux cavités, l'une antérieure et l'autre axillaire, séparées par une cloison laissant un orifice de communication pouvant admettre largement deux doigts. Cette cloison est en partie formée par la plèvre pulmonaire très épaissie et par une languette de poumon dense, sclérosée. — Immédiatement au-dessus de la poche purulente, la plèvre pulmonaire, épaissie et très vascularisée, adhère à la plèvre costale et forme la paroi externe d'une vaste cavité du volume du poing d'un adulte, creusée dans le lobe moyen qu'elle remplit presque en entier. La face inférieure de cette cavité repose sur la plèvre interlobaire épaissie dont elle est séparée par une mince couche de tissu pulmonaire. Le tissu pulmonaire en forme seul la paroi interne, et toute la cavité est tapissée par un détritus grisâtre, ayant l'odeur spéciale de la gangrène, qu'on enlève par le râclage. Au-dessous, on aperçoit des tractus fibreux blanchâtres, très nombreux, indices d'un travail de réparation, et le tissu pulmonaire condensé d'une coloration noir grisâtre. Pas de liquide dans l'excavation gangréneuse ; aucune bronche volumineuse ouverte à son intérieur; pas de vaisseaux ulcérés. — Le lobe inférieur du poumon, comprimé par l'épanchement est dur, carnifié, ne crépite plus; le reste de l'organe, complètement œdématié, laisse échapper à la coupe une grande quantité de sérosité louche. Petite caverne, du volume d'une noisette, à parois résistantes, presque cartilagineuses, remplie d'un liquide louche, sans odeur gangréneuse.

Du côté gauche, adhérences pleurales anciennes et résistantes. Pas de tubercules dans l'un ou l'autre poumon.

Nous noterons seulement pour les autres organes : un foie volumineux, congestionné, commençant à subir la dégénérescence graisseuse; des reins également fortement congestionnés, sans autre altération ; la rate enfin, d'un volume considérable, présentant une capsule très épaisse et comme cartilagineuse en quelques points, et sa substance extrêmement friable.

III. Il est plus commun de voir la pleurésie ouvrir la scène et les signes de la gangrène n'apparaître qu'à une période plus avancée. Non seulement cette forme est la plus commune, mais elle est aussi la plus digne d'intérêt au point de vue clinique. Le diagnostic y présente de très grandes difficultés, du moins aussi longtemps que l'expectoration gangréneuse fait plus ou moins complètement défaut. Il est fort rare que la maladie soit reconnue de bonne heure ; les plus habiles cliniciens s'y trompent, et vraiment il est à peu près impossible de reconnaître la gangrène du poumon chez un malade qui ne présente guère que les signes d'une pleuro-pneumonie ou d'une pleurésie. Il y a d'ailleurs des degrés dans cette sorte de prééminence des symptômes de la pleurésie sur ceux de la gangrène.

Nous rapportons ici cinq observations de gangrène pulmonaire à forme pleurétique. Dans tous les cas, les signes de la pleurésie précèdent ceux de la gangrène, mais la période pleurétique n'a pas, dans tous les cas, la même durée, ni les mêmes allures.

La première observation (obs. **108**) pourrait servir de transition entre la deuxième et la troisième formes cliniques de la gangrène pleuro-pneumonique. Le sphacèle du poumon est très probablement d'origine traumatique. Aussi, pendant près d'un mois, le patient reste debout et ne présente d'autres symptômes qu'une toux continuelle et quelques douleurs vagues dans le côté droit. Puis apparaissent les signes d'une affection aiguë de poitrine. C'est au troisième jour de cet état aigu que le patient est admis à l'hôpital. A ce moment, les signes de la pleurésie ne sont pas douteux. Il y a de la matité avec abolition des vibrations thoraciques à la base et en arrière du poumon droit, et, au niveau de l'angle de l'omoplate, on entend un souffle tubaire et de la broncho-égophonie. Cependant les crachats n'ont encore qu'une odeur fétide, si bien qu'ils sont attribués à une simple bronchite fétide. Cinq jours plus tard, l'odeur est franchement gangréneuse et la succussion hippocratique démontre qu'il existe un épanchement de gaz et de liquide à la base du poumon droit. Le foyer gangréneux du poumon s'est ouvert dans le foyer inflammatoire de la plèvre.

La deuxième observation (obs. **109**) est l'histoire bien connue de la maladie du professeur Dolbeau, publiée par M. Millard dans les mémoires de la Société médicale des hôpitaux de Paris. Toute la première période de cette maladie est caractérisée par des symptômes pleurétiques d'une extrême intensité : point de côté atrocement douloureux et qui dure sans relâche pendant dix jours, quintes de toux pénibles et violentes, dyspnée, fièvre, frottements pleurétiques qui progressivement s'étendent à presque tout le côté gauche. Au treizième jour, Barth reconnaît un grand épanchement pleurétique, et il n'a pas d'autre signe que la violence du point de côté pour présumer la nature gangréneuse de cette pleurésie. C'est au vingt-troisième jour seulement que, pour la première fois, le malade expectore quelques crachats légèrement fétides. Le diagnostic de gangrène pulmonaire à forme pleurétique ne fut bien établi que le vingt-septième jour, lorsqu'une thoracentèse eut évacué plus de deux litres de pus d'une horrible fétidité.

La troisième observation (obs. **110**) est remarquable par l'absence de crachats gangréneux jusqu'au moment de l'opération de l'empyème. Les crachats sont seulement muco-purulents et dus à la broncho-pneumonie qui accompagne le sphacèle du poumon et précède la pleurésie purulente. Celle-ci se développe avec une extrême rapidité et en peu de jours l'épanchement devient purulent. Trois jours après l'opération, il sort de la plèvre un lambeau de poumon sphacélé long de 7 et large de 3 centimètres. Ce vaste ulcère gangréneux du poumon finit cependant par guérir.

La quatrième et la cinquième observations ont un caractère commun fort remarquable ; non seulement la pleurésie ouvre la scène et persiste sans mélange des symptômes de la gangrène, mais l'inflammation de la plèvre semble même entrer en voie de résolution.

Dans la quatrième observation (obs. **111**) la maladie évolue d'abord à la façon d'une pleurésie ou d'une pleuro-pneumonie. Le dixième jour, survient une amélioration telle, que la température tombe à 37°, le pouls à 70 et que le malade paraît entrer en convalescence. L'amélioration ne dure pas, d'ailleurs les signes d'épanchement ont persisté. Bientôt la fièvre reparaît et l'épanchement augmente. Le vingt-cinquième jour, l'apparition soudaine d'une vomique pleurale, suivie à bref délai des signes du pyopneumothorax, annonce qu'un foyer gangréneux du poumon s'est ouvert dans les bronches et dans la plèvre.

Cette tendance à la résolution de la pleurésie initiale est encore bien plus accusée dans la cinquième observation (obs. **112**). Ce malade est admis à l'hôpital avec les signes d'une vulgaire pleurésie droite, contractée à la suite d'un fort refroidissement. Au quatrième jour, la fièvre est très modérée et l'épanchement de médiocre abondance. Au vingtième jour, l'état général est satisfaisant et les signes de la pleurésie ont diminué d'étendue, si bien que le malade quitte l'hôpital et se rend à l'asile des convalescents. Quelques jours après, l'haleine commence à devenir fétide, puis le malade crache du sang, et ce sont là les premiers signes qui permettent de suspecter l'existence d'une gangrène superficielle du poumon. Les crachats prennent de plus en plus l'odeur de la gangrène. Alors apparaissent successivement tous les signes du sphacèle du poumon. Un mois et demi après le début, le foyer gangréneux s'ouvre dans le foyer pleurétique, la pleurésie devient un pyopneumothorax gangréneux, et l'on pratique l'opération de l'empyème.

Ces deux dernières observations méritaient d'être rapprochées. Elles s'éclairent l'une par l'autre. Il est impossible d'y voir des exemples de pleurésie ou de pleuro-pneumonie terminées par gangrène. Le sphacèle du poumon est le phénomène initial. D'emblée il provoque une pleurésie. Développées simultanément, les deux affections semblent évoluer côte à côte, et, jusqu'à la rupture du foyer gangréneux, garder une allure indépendante. La gangrène superficielle reste latente ; les symptômes n'en deviennent très évidents qu'au moment de l'élimination de l'eschare. L'inflammation de la plèvre reste simple, séro-fibrineuse, et, le foyer gangréneux n'étant pas encore ouvert au moment où tombe l'inflammation de la plèvre, on voit débuter la résorption de l'épanchement pleurétique. La scène change au moment de cette rupture du foyer gangréneux. Jusque-là plus ou moins distinctes au point de vue clinique, les deux lésions se réunissent dans une affection commune, le pyopneumothorax gangréneux. Alors l'état général devient alarmant, le patient tombe dans le collapsus ou présente les symptômes d'une septicémie suraiguë, et la maladie précipite sa marche vers une terminaison très promptement fatale.

Observation 108:—(Hayem et Graux, *Bulletin de la Société anatomique* 1874, page 313 et 372. Résumée). — A. P..., âgé de 38 ans, robuste et bien constitué, a toujours joui d'une bonne santé. Cependant quelques excès alcooliques récents ont provoqué des pituites. Un mois avant son admission, étant ivre, il fit une chute dans un escalier et perdit connaissance. Revenu à lui, deux heures après, il éprouve une vive douleur dans le côté droit. A partir de ce moment, il n'a pas cessé de tousser; auparavant il n'avait pas de toux. Cependant pas d'hémoptysie. Il garde le lit pendant trois jours, puis il reprend son travail.

Le *23 février*, le malade est admis à l'hôpital. Il a dû s'aliter de nouveau depuis deux jours. Il tousse et crache beaucoup. Fort point de côté à droite. Fièvre modérée: P.84; T. 39°. L'état général paraît peu grave. Langue humide, saburrale; perte d'appétit; pas de diarrhée; pas de sueurs; très légère excitation due à l'alcoolisme. Sur le thorax, aucune trace de contusion ni de fracture. Pas de douleur à la pression. — Matité à la base du poumon droit où l'on entend un mélange de râles crépitants et sous-crépitants. A l'angle de l'omoplate, souffle tubaire et broncho-égophonie. Vibrations diminuées au niveau de la zone de matité, augmentées plus haut, au niveau de l'angle de l'omoplate. Crachats un peu visqueux, non adhérents, non colorés, mais présentant une odeur fétide.— Diagnostic: bronchite fétide.— Prescription: potion de Todd, large vésicatoire.

Les jours suivants, le patient reste à peu près dans le même état. La fièvre oscille de 38°6 à 40°. — Le *28 février*, le souffle s'entend jusqu'à la base du poumon. Point de côté plus violent. Odeur des crachats plus fétide et plus nettement gangréneuse. — Le *1er mars*, le souffle a pris le timbre amphorique; la succussion hippocratique montre qu'il existe à la partie inférieure du thorax, un mélange de liquide et de gaz. Langue sèche; haleine fétide; pas de frissons. Thoracentèse avec l'appareil de M. Dieulafoy. Deux ponctions sur la ligne axillaire; la première dans le huitième espace ne donne que du sang; la seconde, dans le septième, donne 400 grammes d'un pus mal lié, verdâtre, à odeur infecte, presque stercorale. La ponction est suivie d'une légère amélioration; la température tombe à 38,4; elle était à 39,2 auparavant.

Le *2 mars*, l'état du patient s'aggrave. Langue sèche; température à 39°8; faciès terreux; sueurs profuses. Pendant la nuit, expectoration d'une assez grande quantité de pus très fétide. — Opération de l'empyème dans le septième espace, pratiquée de façon à ce que le milieu de l'incision corresponde à la ponction qui a donné du pus. La plèvre ouverte, il ne s'écoule qu'un peu de sérosité sans odeur. Le doigt introduit dans la plaie sent le poumon et cet organe paraît sain. Cependant, un peu en arrière de l'incision, l'auscultation permet toujours d'entendre les signes du pneumothorax. On laisse les choses en l'état. Pansement simple. — Le soir, T. 40; P. 120.

Le *3 mars*, légère amélioration. Un peu d'appétit. Matité incomplète à la percussion; la respiration s'entend jusqu'en bas, avec quelques râles crépitants fins à l'inspiration. Les bruits de succession hippocratique ont cessé. T. 38,2 le matin ; 39,7 le soir. — Le *4* et le *5*, même état. Rien ne coule par la plaie. Mêmes signes physiques. La fièvre augmente ; la température s'élève jusqu'à 40,4. — Le *6 mars*, la fièvre diminue. Par la plaie s'est écoulée depuis la veille une petite quantité de liquide très fétide et très irritant qui a produit une vive rougeur des téguments. Haleine peu fétide. Peu de crachats. — Les jours suivants, le mieux se continue. La température oscille de 37,5 à 38,5. La plaie laisse toujours suinter quelques gouttes de liquide fétide. On enlève les tubes qu'on avait laissés en place pour maintenir la plaie béante. — Le *14 mars*, nouvelle aggravation. Anorexie. On essaie de pratiquer des lavages en installant un siphon de Potain. T. 38.4 matin et soir. — Le *15 mars*, pendant l'irrigation, violente quinte de toux, accès de suffocation, expectoration abondante de pus fétide. Dans le pus qui coule par la plaie, on trouve, pour la première fois, de petites masses spongieuses, très pigmentées, qui présentent à l'œil nu les caractères du tissu pulmonaire. L'examen microscopique démontre, en effet, que ce sont des morceaux de pneumonie purulente, détachés, disséqués par la suppuration. T. 38,8 le matin ; 38,4 le soir. — Le *16 mars*, l'élimination de ces lambeaux sphacélés produit une certaine amélioration; la température tombe à 36,8. Mais le soir elle remonte à 39,8. et, de nouveau, le pus s'écoule mal.

Le *19 mars*, large débridement de la plaie. Issue d'un fragment de 4 à 5 centimètres de diamètre, plat, lamelliforme, constitué par la plèvre viscérale, à la face profonde de laquelle adhèrent de petits fragments de poumon atteints d'hépatisation grise. On place un gros tube dans la plaie, pour laver la plèvre. Mais les lavages produisent des accès de suffocation dus à la pénétration du liquide dans les bronches. On les espace le plus possible et, dans l'intervalle, on cherche à obtenir l'écoulement continu du pus à l'aide d'un siphon permanent. On obtient ainsi 100 à 200 grammes de pus entre deux irrigations. — Le *21 mars*, nouvelle issue d'un fragment de plèvre. Ce fragment porte au centre un trou rond, comme taillé à l'emporte-pièce. C'est probablement le morceau de plèvre qui correspondait à la fistule pleuro-pulmonaire. — Pendant les *derniers jours de mars*, on fait deux irrigations par jour. Tous les deux ou trois jours, l'écoulement se fait moins bien. Il en résulte des symptômes de rétention purulente, fièvre et aggravation de l'état général. Alors on retire tout l'appareil, on fait tousser le malade et on voit sortir de la plèvre, tantôt des fragments de plèvre et de poumon, tantôt des fragments de poumon sans plèvre. Plusieurs de ces fragments ont le volume d'une noix. Chacune de ces éliminations est suivie d'une période d'amélioration pendant laquelle la fièvre baisse de plusieurs degrés. Sueurs abondantes. Pas de diarrhée. L'urine ne contient pas d'albumine; elle présente les réactions de l'acide phénique.

Le *4 avril*, il sort de la plèvre un liquide sanguinolent. Issue d'un lambeau de poumon verdâtre, ayant tout à fait l'aspect du sphacèle. Pour la première fois, diarrhée assez abondante. Le bruit respiratoire, mélangé de râles abondants, est entendu jusqu'en bas, en arrière. En avant, signes d'excavation. Aggravation de l'état général. La température oscille entre 39° et 40°. — Le doigt introduit dans la plaie sent le poumon de toutes parts; le trajet fistuleux est très oblique. On renonce à agrandir l'incision, de crainte de blesser le poumon.

Les jours suivants, on voit sortir par la plaie des fragments de poumon rouges, présentant les caractères de l'infarctus pulmonaire. Diarrhée continue. Aggravation constante de l'état général. Le patient lutte encore pendant quelques jours. Il meurt, le *15 avril*, avec des phénomènes de septicémie et d'infection putride : face terreuse, sueurs profuses, langue sèche, abaissement graduel de la température qui tombe à 36, 4.

Autopsie. — Tous les organes sont sains. Le foie seul est un peu graisseux. Poumon gauche un peu emphysémateux, mais sain. Pas d'épanchement de ce côté.

A droite, de toutes parts, sauf en avant où le bord antérieur a contracté des adhérences celluleuses avec la paroi thoracique, le poumon laisse, entre sa face externe et les côtes, un espace aplati de l'épaisseur de la main. Cette loge lamelliforme contient du pus et une grande quantité de débris de poumon et de plèvre. Au niveau de l'incision, le poumon adhère aux lèvres de la plaie; cette disposition explique ce qui a été constaté pendant la vie. — La plèvre pariétale est recouverte d'une néo-membrane peu épaisse, infiltrée de pus. — Le poumon est totalement dépourvue de plèvre dans une grande étendue. Il a été comme décortiqué et baigne à nu dans la collection purulente, dont il forme une des parois. Sa surface est gris noirâtre, très irrégulière. Lorsqu'on le plonge sous l'eau, on voit sur la surface ulcérée, se hérisser une grande quantité de villosités, sortes de filaments chevelus. On voit aussi se dessiner des saillies en forme de cônes qui correspondent aux lobules. — Sur une coupe, pratiquée du hile à la surface dénudée, la parenchyme pulmonaire offre en certains points, et particulièrement dans les lobules périphériques, les caractères de la pneumonie lobulaire suppurée; les parties qui sont de plus en plus voisines du hile sont de moins en moins malades. Dans les bronches, exsudation abondante, et, le long du bord antérieur, emphysème peu marqué. La surface malade du poumon représente le bord postérieur tout entier, le sommet et les deux tiers environ de la face externe. Le reste du poumon adhère par des brides celluleuses multiples à la paroi costale. Ces brides limitent des loges remplies d'une petite quantité de sérosité.

Examen histologique. — Cet examen porte sur un morceau de la partie moyenne du poumon. Le plus grand nombre des alvéoles contiennent de la fibrine coagulée par les réactifs et devenue très fibrillaire; cette fibrine retient une petite quantité d'éléments cellulaires et particulièrement des globules blancs. D'autres alvéoles sont remplis de cellules épithéliales granuleuses et de globules de pus. Partout on trouve, mélangé à ces éléments, un détritus granulo-graisseux, analogue à celui de la pneumonie caséeuse. — La lumière des artères est oblitérée par des coagulations, composées presque exclusivement de fibrine; dans quelques-unes, ce sont surtout des amas de globules blancs. La membrane propre de ces vaisseaux a les caractères de l'état normal, et, en aucun point, il n'y a d'endartérite oblitérante proprement dite. — Dans les veines et les veinules, on trouve également, soit de la fibrine, soit des globules blancs. Certains espaces à parois peu épaisses, et contenant aussi une grande quantité de globules blancs, paraissent être des coupes de vaisseaux lymphatiques. Au niveau des vaisseaux, le tissu cellulaire est épaissi et infiltré de pigment; mais on n'y voit pas de prolifération cellulaire. — En somme, ce poumon présente les lésions de la pneumonie catarrhale purulente, avec cette particularité que les vaisseaux sont oblitérés.

« Je ne vois que deux hypothèses, ajoute M. Hayem, pour expliquer la marche des accidents. On peut supposer qu'il a existé une bronchopneumonie disséquante, laquelle étant arrivée à suppuration s'est ouverte dans la plèvre. Ou bien on peut admettre une pneumonie superficielle, un phlegmon diffus sous-pleural, à la suite duquel la plèvre s'est trouvée détachée. Cette dernière hypothèse me semble la plus probable. En effet, si nous examinons le poumon sur une coupe, il est facile de voir que la lésion va en diminuant de la superficie vers la profondeur, de sorte qu'à une petite distance de la surface, on ne trouve plus qu'une altération peu prononcée, altération qui du reste n'est pas franchement inflammatoire, mais paraît plutôt résulter de l'imbibition.

« Il est une autre circonstance que je dois signaler. Dans les derniers jours de la vie de ce malade, son voisin fut pris d'érysipèle de la face, alors qu'il n'y en avait pas d'autre dans la salle. En outre, le pus qui s'écoulait en abondance par la plaie du thorax détermina rapidement sur la peau voisine une inflammation érysipélateuse qui se termina par gangrène.

« Aussi je suis tenté de rapprocher ce fait de l'érysipèle et de le désigner sous le nom d'affection érysipélateuse du poumon. La dénomination de phlegmon diffus sous-pleural me paraît en tout cas parfaitement justifiée. »

Observation 109. — (Millard. *Bulletin de la Société médicale des hôpitaux de Paris*, 1875, p. 81. Résumée). — Le professeur D..., âgé de 40 ans, dyspeptique, sujet à de fréquentes migraines, se sentait, au commencement de l'année 1870, extrêmement fatigué et presque constamment sous le coup d'un mouvement fébrile.

Le *25 mars 1870*, au réveil, légère douleur dans le côté gauche, vers la partie moyenne de la ligne axillaire. Cette douleur augmente dans la journée. — Le 26, M. Millard ne constate rien d'anormal, ni à l'auscultation, ni à la percussion, et croit à une simple pleurodynie. Mais la douleur augmente encore, et, le soir, le malade éprouve un malaise inexprimable. — *Le 27*, M. Millard reconnut les signes d'une pleurésie commençante à la base du côté gauche : un peu de matité, affaiblissement du murmure vésiculaire, léger frottement pleurétique. Ventouses scarifiées (250 gram. de sang), lavement, tisanes diurétiques, repos au lit. La douleur persiste, malgré l'émission sanguine. — *Le 28*, signes de la pleurésie plus accentués. Ni toux, ni expectoration. Fièvre modérée. Vésicatoire. La douleur très forte ne peut être calmée que par deux injections de morphine d'un centigr. très rapprochées. — *Le 29*, extension en haut et en avant des signes de la pleurésie. Frottements plus marqués ; pas d'égophonie manifeste. Béhier est mandé auprès du malade. Il croit à une pneumonie corticale plutôt qu'à une pleurésie. Fièvre modérée ; pouls de 104 à 108. Béhier conseille : potion de Tood avec 60 gram. de cognac et application de 12 sangsues pour le soir. Ecoulement sanguin abondant. — *Le 30*, douleur toujours extrêmement vive ; les signes locaux s'étaient encore étendus, en avant jusque sous la clavicule, en arrière vers la fosse sous épineuse. La pointe du cœur n'est nullement déplacée ; elle ne le fut jamais pendant tout le cours de la maladie. Douleur très violente avec irradiation dans le bras gauche. Léger accès de fièvre pendant la nuit. — *Le 31*, la matité occupe la presque totalité du côté gauche sauf la fosse sus-épineuse et un petit espace sous la clavicule. Là on entendait encore un peu de murmure vésiculaire ; partout ailleurs il était complètement aboli. Ni souffle, ni égophonie, ni bronchophonie. Fièvre plus marquée et plus constante. Pouls de 104 à 120. Dyspnée pour la première fois, exacerbation du point de côté. Deux injections de morphine. Quinine. — Le *1er avril*. Purgation qui produit d'abondantes évacuations. Souffrances insupportables avec toux sèche. Dyspnée très forte. Morphine 4 centigr. pendant la nuit. La fièvre augmente toujours le soir, le pouls s'élève à 116-120 et retombe à 100. — *Le 2*, réapparition de la douleur à plusieurs reprises, qui nécessite plusieurs injections de morphine. Mauvaise journée ; pouls à 108-112 ; grand malaise ; respiration fréquente. Nuit également mauvaise; telle est la violence de la douleur qu'on injecte, en plusieurs fois, jusqu'à 6 centigr. de morphine. — Le *3*, l'état de la poitrine est stationnaire; ce qui domine, c'est la fièvre et la douleur. Nombreuses injections de morphine. La douleur cesse le soir et ne reparait plus. Elle avait duré sans relâche dix jours et dix nuits. A dater de ce moment, la maladie entre dans une nouvelle période.

Le *4 avril*, malaise général provoqué par d'abondantes évacuations. Le soir, respiration fréquente; pendant la nuit, menaces de syncope. — *Le 5*, pas de modifications des signes physiques, mais la fièvre persiste ainsi que la dyspnée; pouls à 104-116. Le malade est fatigué, affaibli, sans appétit. Cinquième vésicatoire. — *Le 6*, Barth est prié de donner son avis. Il conclut sans hésitation à l'existence d'un épanchement qu'il évalue à 3 ou 4 litres; il conseille la thoracentèse, et, se fondant sur la violence du point de côté, présume que la pleurésie doit être de nature gangréneuse. Quelques instants après, M. Dieulafoy pratique la thoracentèse aspiratrice. Deux ponctions ne donnent aucun résultat, bien que l'aiguille ait été enfoncée en un point où la matité était complète. Le malade rejette un crachat aéré, sanguinolent. L'aiguille a donc pénétré dans le poumon. — *Le 8*, septième vésicatoire. — *Le 9*, légère amélioration dans la matinée ; un peu d'appétit ; mais, le soir, le malade a deux violents accès de fièvre, suivis de transpiration abondante. Mauvaise nuit. — *Le 10*, malade triste, abattu. Vomissement dans la soirée. Accès de fièvre pendant la nuit. — *Le 11*, huitième vésicatoire. Trois accès de fièvre successifs dans l'après-midi. La nuit est meilleure que les précédentes. — *Le 12*, accès de fièvre même dans la matinée. La toux est plus fréquente depuis quelques jours.— *Le 13*, petit abcès au niveau d'un vésicatoire, dans le dos. Frissons dans la matinée, suivis d'un accès de fièvre.— *Le 14*, un peu de calme. — Le *15*, violente quinte de toux dans la matinée et qui dure trois heures. L'oppression redouble. Le soir, nouvelle quinte de toux, suivie de l'expectoration de matières désagréables au goût et légèrement fétides. Un foyer purulent venait de s'ouvrir dans les bronches; mais il était impossible d'en déterminer la situation dans la plèvre : cette expectoration, d'ailleurs peu abondante, ne produit aucun soulagement. La fièvre et la dyspnée persistent, et cette fièvre hectique épuise le malade. — *Le 17*, M. Potain est appelé auprès du malade. Il se rattache à l'hypothèse d'une pleurésie enkystée ou interlobaire ouverte dans les bronches. Depuis le matin, expectoration un peu plus abondante. Le soir, frisson suivi d'une fièvre intense; oppression considérable, nuit détestable. — *Le 18*, l'état du malade est alarmant; lui-même croit sa fin prochaine. Faiblesse et oppression très prononcées. — Dans cette seconde période, la douleur a disparu Cette période est surtout caractérisée par l'aggravation constante de l'état général, par des accès fébriles violents et fréquents, enfin par l'apparition d'une expectoration fétide.

Le *19 avril*, consultation à laquelle prennent part Nélaton, Béhier, M. Sappey, Denonvillers, M. Potain et M. Millard. On décide de pratiquer une nouvelle thoracentèse, suivie, s'il y a lieu, de l'installation d'un tube à demeure. Sur les indications de M. Potain, Nélaton ponctionne dans le septième espace, un peu en arrière de la ligne axillaire. Le pus apparaît. L'aiguille de l'aspirateur étant retirée, Nélaton plonge un trocart exactement au même point. Il s'écoule aussitôt 2,450 grammes de pus d'une fétidité repoussante ; la maison tout entière en est infectée. Par la canule, M. Potain introduit un tube de caoutchouc et installe son siphon. Lavages avec de l'eau tiède, additionnée de quelques gouttes d'acide thymique. Deux lavages dans la soirée. Pas de fièvre. Mais le malade est très accablé et n'a point d'appétit. — Le *20*, malgré l'abondante évacuation de pus, les signes physiques ont peu changé. Cependant, amélioration incontestable. — Les lavages sont répétés plusieurs fois par jour, de deux à trois fois. On emploie l'eau chargée d'acide thymique et l'opération est cessée lorsque le liquide sort parfaitement limpide. Le siphon fonctionne assez régulièrement jusqu'au *30*; mais, à partir de ce jour, il se bouche de temps en temps, et, le *4 mai*, il s'oblitère tout à fait. Pendant toute cette période, il n'y a pas d'amélioration réelle ni durable. *Le 22 avril*, on constate de l'œdème aux mains et aux pieds. L'orifice du tube est tuméfié et s'enflamme de plus en plus. L'anorexie persiste, le visage est tiré, jaunâtre. De temps en temps, quintes de toux extrêmement violentes. La fièvre persiste. Dans la journée du *30 avril*, nombreuses intermittences dans le jeu du siphon, comme si quelque obstacle venait boucher par instant l'orifice interne du tube. Le *1 mai*, la toux amène des crachats purulents de mauvaise odeur. — Pendant toute cette période le procédé du siphon ne permet d'obtenir ni une évacuation ni une désinfection complète du foyer purulent, et l'appareil finit par ne plus fonctionner.

Le *4 mai* (*1 mois et 8 jours après le début*) le malade réclame lui-même l'opération de l'empyème. Elle est pratiquée par Nélaton, assisté de Denonvillers, Béhier et M. Sappey. Incision parallèle à l'espace intercostal et dont le milieu correspond à l'orifice de la dernière ponction. Epaisseur considérable des téguments. Ligature de la thoracique externe. Avant d'ouvrir largement la plèvre, Nélaton explore la plaie avec le doigt et reconnaît la pointe du cœur dans l'angle antérieur. Il débride donc en arrière. Issue d'une grande quantité de pus mélangé de lambeaux noirâtres d'odeur infecte. Quelques-uns de ces lambeaux sont examinés par MM. Sappey et Potain ; ce sont des eschares lamelleuses très étendues, détachées de la surface même du poumon. Le malade a bien supporté l'opération, il n'est pas trop épuisé. Le soir, il prend un potage et passe une assez bonne nuit. — Le *6*, Nélaton essaye vainement de placer une canule d'argent dans la plaie ; il la remplace par un tube de caoutchouc du volume du petit doigt. Lavage de la plèvre à travers ce tube. Jusqu'au *13 mai*, pendant les neuf premiers jours qui suivent l'opération, l'amélioration est peu prononcée. Persistance de l'anorexie, de la toux et de la fièvre. Les pansements sont souvent douloureux. Cependant la fièvre paraît diminuer et le malade dort mieux pendant la nuit. *Le 9*, le lavage du matin entraîne un lambeau grisâtre, assez volumineux ; M. Sappey y reconnaît un nouveau morceau de la surface du poumon frappé de gangrène. Le *11 mai*, la fièvre est très intense, le pouls s'élève à 116 et 140. Anorexie profonde. Le lendemain, vomissements que la glace seule peut arrêter. — L'opération de l'empyème ne fut pas suivie d'une amélioration immédiate. On ne put obtenir dès les premiers jours la cessation des phénomènes de résorption ; le fait était dû sans doute à la présence de plaques de sphacèle en voie d'élimination sur la face externe du poumon.

Le *13 mai*, le malade entre dans une nouvelle période ; cette fois l'amélioration est réelle, régulièrement progressive ; elle doit d'ailleurs aboutir à une guérison complète. Ce jour-là on remarque que la plaie bourgeonne activement et semble déjà se rétrécir. — Le *14*, la suppuration diminue sensiblement ; le pansement est mieux supporté. Le malade passe trois heures dans un fauteuil. *Le 15* et le *16*, le malade continue à se lever ; il mange un peu plus. — *Le 17*, l'amélioration fait de sensibles progrès. On peut augmenter graduellement l'alimentation. — *Le 26*, douleurs dans la plaie ; le tube s'échappe fréquemment, chassé par la toux. — Le *27 mai*, le tube est diminué de longueur. On peut annoncer le début de la convalescence. — Le 29, de nouveau le tube est raccourci. La présence du tube paraît provoquer des douleurs, de la toux et des envies de vomir. Le *7 juin*, ablation du tube qu'on remplace par un fragment de corde à boyau. Il en résulte une diminution de la douleur et de la quantité de pus sécrété. — *Le 9*, le côté gauche a recouvré en grande partie sa sonorité en avant et dans les deux tiers inférieurs en arrière ; la respiration s'entend également, quoique faible, dans les mêmes points. — *Le 11*, syncope complète au moment du coucher. Elle fut courte et n'eut aucune suite fâcheuse. — Le *14 juin*, suppression de la corde à boyau dans la plaie. — Le *1 juillet*, la plaie ne fournissait plus que quelques gouttes de pus.

Le *15 juillet* (2 mois et 10 jours après l'opération de l'empyème), la cicatrisation était complète et définitive. Le malade resta faible encore pendant quelques mois. En *décembre 1870*, il put reprendre une partie de son service hospitalier et, en *février 1871*, toutes ses occupations.

Observation 110. (Wagner. *Berliner Klin. Wochens.* 6 sept. 1880. Résumée). — Jeune garçon de 17 ans, mineur, admis à l'hôpital, le *14 octobre 1878*, pour une dysentérie. — Le *6 novembre*, trois semaines après l'admission et au huitième jour de la convalescence, le patient est pris de frisson et de point de côté à gauche. C'est le début d'une pneumonie. Expectoration visqueuse, mêlée de sang rouge. La température s'élève à 41 et le pouls à 120 pulsations. Du huitième au vingt et unième jour, la température oscille autour de 38,5, puis elle devient normale. Pendant cette période, les crachats étaient jaunâtres, purulents, mais peu abondants. Le *24 novembre*, la température s'élève à 39,5 et le malade éprouve un violent point de côté. On diagnostique une pleurésie aiguë. Le cœur est refoulé à droite. Puis une ponction exploratrice donne du pus fétide, contenant en grande quantité des bactéries de la putréfaction. — Le *28 novembre*, pleurotomie antiseptique dans le huitième espace, près de la colonne vertébrale. Issue de 700 gram. de pus. Lavage avec une solution d'acide phénique à 3 p. 100. Drainage avec un gros tube. Pansement de Lister.— Le pansement est d'abord renouvelé deux fois par jour. — Le *2 décembre*, le pus prend une odeur franchement gangréneuse. L'état général s'aggrave et la température s'élève à 41°. Pendant le renouvellement du pansement une masse brunâtre vient s'engager dans la plaie. Elle est extraite avec des pinces. C'est un lambeau de poumon, long de 7 centim. large de 3 cent. Ponfik en fit l'examen et y reconnut du tissu pulmonaire hépatisé. On continue les lavages avec la solution phéniquée. Après une courte amélioration, l'état du patient s'aggrave de nouveau. Il crache du pus en grande quantité. Ecoulement insuffisant du liquide par la plaie; accidents de rétention purulente. On enlève les néomembranes qui obstruent l'incision faite à la plèvre, et on lave la cavité. Aussitôt le patient est pris de nausées, de toux et rejette par la bouche le liquide injecté dans la plèvre. A dater de ce moment, la situation s'améliore de jour en jour, l'expectoration diminue, le pus perd toute odeur. Cependant de temps en temps le liquide des lavages ressort par la bouche. — Le *16 février*, le drain tombe. La fistule se ferme définitivement et le patient quitte l'hôpital. Il crache encore un peu de pus. Le côté gauche est fortement déprimé. — Le *6 juin*, le malade jouit d'une excellente santé et reprend son travail. Le cœur est revenu à sa situation normale.

Observation 111. — (Inédite). M. P. B.., jeune homme de 23 ans, d'un tempérament lymphatique, a cependant toujours joui d'une bonne santé. — Le *6 janvier 1886*, M. le Dr Lassalle, de Villefranche, est appelé auprès de ce jeune homme. Le malade souffre d'un point de côté à droite; il a une fièvre assez intense; pourtant la percussion et l'auscultation ne révèlent rien d'anormal dans le côté droit. Le lendemain, légère amélioration ; le point de côté est moins violent et la fièvre a diminué. — Le *8 janvier*, la douleur et la fièvre ont reparu. M. Lassalle constate à la base et sur la ligne axillaire un souffle pleurétique et une zone de submatité. Le malade expectore quelques crachats muqueux, sanguinolents et parfois légèrement fétides. Cette odeur était très peu prononcée, et ce n'est qu'à une période plus avancée de la maladie que l'entourage, pressé de questions sur ce point, finit par nous donner ce renseignement. La température s'élève à 39,5 dans l'aisselle.— Pendant plusieurs jours, la maladie parut évoluer à la façon d'une pleurésie accompagnée de congestion pulmonaire. Le *15 janvier*, survient une très notable amélioration. Le malade se sent beaucoup mieux. La température tombe à 37° et le pouls à 70. Il semble que la convalescence va commencer. Cependant il existe encore à la base droite et en arrière une zone de matité assez étendue, et, en ce point, le bruit respiratoire reste très obscur.

L'amélioration ne persiste pas. La fièvre s'allume de nouveau, le malade perd l'appétit et les signes stéthoscopiques indiquent un accroissement de l'épanchement pleurétique. C'est à ce moment que M. Lassalle me pria de voir le malade avec lui. Je fis le diagnostic de pleuro-pneumonie. L'amélioration et la chute de la température constatés peu de jours auparavant me parurent correspondre à la résolution de la pneumonie, et le retour de l'état fébrile, à l'extension de la pleurésie. Etant donné les conditions dans lesquelles se développait cette pleurésie, à la suite d'une pneumonie, j'inclinais à penser que l'épanchement deviendrait probablement purulent. Je ne fis pas de ponction exploratrice. — Jusqu'au *2 février*, l'état du malade resta stationnaire. La température oscilla de 39° à 40°. Cependant l'amaigrissement augmentait de jour en jour. Il y avait toujours une matité étendue à la base droite et en arrière.

Le *2 février*, le patient éprouve tout à coup une très vive douleur dans le côté ; il pâlit, ses extrémités sont couvertes de sueurs, il tombe dans un état voisin du collapsus. La dyspnée est très vive et le pouls, faible et fréquent. M. Lassalle aussitôt appelé constate tous les signes du pneumothorax. Pendant la nuit, le malade, toujours très faible, est pris d'une violente quinte de toux et il expectore tout à coup, au milieu d'une crise de suffocation, une énorme quantité, un litre environ, d'un liquide séro-purulent d'une odeur horriblement fétide. L'état général devient de plus en plus alarmant, et la mort paraît inévitable et prochaine.

Dans la journée du *3 février* *(27 jours après le début)*, je suis de nouveau appelé auprès du malade. Son état est extrêmement grave. Il est pâle, anhélant, très abattu. Le pouls est extrêmement faible et très fréquent. Les extrémités sont froides et couvertes de sueurs. A mon tour, je constate tous les signes d'un pyopneumothorax limité à la base droite et en arrière. C'est au-dessous de l'angle de l'omoplate que ces signes sont perçus avec le plus de netteté. Cette complication récente éclaire maintenant le diagnostic. La mère du malade se rappelle alors que, tout à fait au début, quelques crachats avaient une mauvaise odeur. Il s'agit d'une gangrène superficielle du lobe inférieur du poumon droit. La pleurésie s'est développée en même temps que la gangrène. En moins de vingt-quatre heures, le foyer gangréneux s'est ouvert d'abord dans la plèvre, au niveau même de la pleurésie, puis par la voie bronchique. De là la formation d'un pyopneumothorax gangréneux et enkysté à la partie inférieure et postérieure du poumon droit. — Bien que l'état général du patient soit extrêmement grave et qu'il paraisse sur le point de succomber, je suis d'avis de pratiquer sans retard l'opération de l'empyème. L'intervention est acceptée. Je fais une première ponction sur la ligne axillaire postérieure, dans le neuvième espace ; je ne retire que quelques gouttes de sang ; le trocart a pénétré dans le poumon. Mais une deuxième ponction pratiquée à 3 ou 4 centimètres en arrière donne issue à du liquide séro-purulent dont l'écoulement est de temps en temps interrompu par des bulles gazeuses. Le trocart a bien pénétré dans la cavité purulente. Je cesse l'aspiration, et, laissant la canule en place pour me servir de guide, je fais dans le neuvième espace une incision de 8 à 9 centimètres. La plèvre est ouverte dans une étendue de 5 centimètres environ. Il s'écoule aussitôt une grande quantité de liquide séro-purulent et qui répand une odeur gangréneuse absolument insupportable. L'écoulement terminé, je fais un grand lavage de la plèvre avec une solution d'acide phénique, puis avec de l'eau alcoolisée. Deux gros drains sont placés dans la plèvre, et le thorax est couvert d'un vaste pansement antiseptique. — En dépit de nos appréhensions très vives, le patient a bien supporté l'opération. Il n'a point eu de menace de syncope. Le traitement consécutif est réglé de la façon suivante : lavages fréquents de la cavité purulente, jusqu'à ce que l'odeur gangréneuse ait disparu, avec des solutions d'acide phénique, d'acide borique et surtout de chlorure de zinc ; alimentation aussi réparatrice que possible avec lait, jus de viande, thé de bœuf, bouillon américain ; alcool à haute dose, sous forme de vins vieux, de cognac et de chartreuse.

Pendant les premiers jours, l'écoulement est abondant et reste très fétide. L'état du patient ne semble pas sensiblement amélioré ; mais il vit et c'est déjà un résultat. Bientôt les lavages entraînent des lambeaux sphacélés de la plèvre et même du poumon. Les forces se relèvent un peu ; le malade prend quelques aliments, mais sans grand appétit. Il reste dans cet état précaire jusqu'au commencement de *mars*. La fièvre oscille toujours de 39° à 40°, malgré les lavages répétés au moins deux fois et souvent jusqu'à trois et quatre fois en vingt-quatre heures. Nous désespérons de voir débuter le travail de réparation.

Le *25 février*, M. Lassalle découvre de la rougeur et de l'empâtement de la peau s'étendant de l'incision à la crête iliaque. Une ponction pratiquée au milieu de la tuméfaction donne une certaine quantité d'un liquide louche et fétide, très comparable à celui qui est sorti de la plèvre. — Le *3 mars*, M. Lassalle ouvre largement cette collection purulente, y fait des lavages et applique un pansement antiseptique.

Cette intervention eut le plus heureux résultat. A partir de ce moment, l'appétit se réveille, la fièvre diminue puis disparaît complètement, la cavité purulente de la plèvre se rétrécit de jour en jour, le malade engraisse et prend bonne mine, le travail de réparation commence et marche avec une grande activité. — Le 3 *avril*, M. Lassalle enlève le dernier drain.

Le *15 avril* (2 mois et 8 jours après l'opération de l'empyème), la cicatrisation était complète. On entendait le murmure respiratoire, bien qu'affaibli, jusqu'à la base du poumon droit. Il existait alors un léger aplatissement du côté droit du thorax. Le périmètre thoracique total, mesuré à la hauteur de la cicatrice, était de 82, 5 centim. dont 42 pour le côté gauche, et 40, 5 pour le côté droit. — Le *25 mai*, il n'y avait plus aucune différence entre les deux côtés. — Aujourd'hui, *6 septembre 1887*, M. B... jouit d'une santé parfaite ; il a repris de l'embonpoint ; il n'éprouve aucun malaise ; et la respiration est aussi libre qu'autrefois. — Les lavages étaient pratiqués à l'aide d'un tube de caoutchouc auquel était adapté un entonnoir de verre. M. Lassalle a noté que souvent, et surtout vers la fin du traitement, les lavages s'accompagnaient de vertiges, de nausées et de douleurs irradiées jusque dans le cou. Cet état de malaise persistait quelquefois pendant plusieurs heures et ne disparaissait que graduellement. Peut-être, ajoute M. Lassalle, faut-il attribuer ces phénomènes à l'action des liquides injectés sur les terminaisons du pneumogastrique.

Observation 112.—(Bucquoy. Observation II de son mémoire loc. cit. Résumée). — Homme de 43 ans, d'une bonne constitution et sans antécédents morbides. Il est admis *le 30 octobre.* Il est atteint d'une pleurésie droite contractée quatre jours auparavant, à la suite d'un refroidissement éprouvé au sortir de l'atelier dont la température était fort élevée. On ne constate pas autre chose que les signes classiques d'une pleurésie du côté droit avec un épanchement de médiocre étendue. Pas de toux; pas d'expectoration; peu de fièvre; appétit conservé. Le malade reste quinze jours à l'hôpital et, *le 11 novembre*, part pour l'asile des convalescents à Vincennes. A ce moment, les signes de la pleurésie ont notablement diminué d'étendue; cependant, dans le quart inférieur, la toux reste encore voilée et soufflante, et on y entend un peu d'égophonie.

Quelques jours après l'arrivée à Vincennes, bien que l'état général reste toujours excellent, le malade s'aperçoit que son haleine devient fétide, et, *le 17 novembre*, il crache du sang en assez grande quantité. *Le 19*, il veut reprendre son travail; mais de nouveau il tousse et crache du sang dont il évalue la quantité à deux litres.

Il rentre à l'hôpital. Pas de modification sensible de l'état général. Face plus pâle; haleine fétide. Pas de fièvre; appétit conservé. Toux fréquente avec expectoration peu abondante de crachats grisâtres déchiquetés, ayant, comme l'haleine, l'odeur caractéristique de la gangrène pulmonaire. — Les signes de la pleurésie remontent maintenant un peu plus haut, sans dépasser cependant beaucoup l'angle inférieur de l'omoplate. Mais, dans la partie inférieure de la fosse sous-épineuse, on perçoit un souffle profond, caverneux, mêlé de râles sous-crépitants humides, de retentissement de la toux et de bronchophonie.

Le *30 novembre*, le facies s'altère, l'appétit est moins bon, les forces diminuent. Toux continuelle; crachats très fétides. Potion avec 2 grammes d'alcoolature d'eucalyptus. — Les jours suivants, toux moins fréquente, expectoration peu abondante et moins fétide. — *Le 4 décembre*, accès d'oppression, vive anxiété. Nuit mauvaise, dyspnée, agitation, facies très altéré. Mêmes signes stéthoscopiques; on note cependant que la matité remonte jusqu'au mamelon. — Le *6*, nouvelle hémoptysie, mais peu abondante. Cependant l'accablement augmente. Faciès altéré, peau chaude, pouls fréquent, anorexie. Toux pénible. Plus d'expectoration. L'odeur gangréneuse a même complètement disparu.

Le 13 décembre (un mois et demi après le début), on constate tous les signes d'un pyopneumothorax. — Opération de l'empyème. Un flot de liquide purulent, mal lié, d'une horrible fétidité, jaillit à l'instant à travers l'ouverture. L'odeur était telle que la salle tout entière en fut immédiatement infectée. Lavage à grande eau, qui entraîne des fragments déchiquetés de tissu pulmonaire gangrené. — L'opération est bien supportée, et, le soir, l'état du patient paraît assez satisfaisant.

Les jours suivants, lavages trois fois par jour avec de l'eau alcoolisée au tiers. — Mais bientôt la diarrhée s'établit, les extrémités inférieures présentent de l'œdème, la respiration devient haute et pénible, le faciès s'altère de plus en plus, et la mort survient six jours après l'opération de l'empyème.

Autopsie. — Plaie du thorax blafarde, à bords noirâtres et infiltrés. Mortification du périoste de la côte et nécrose superficielle de la côte elle-même.

La pleurésie s'étend plutôt vers l'aisselle que vers la région antérieure. La cavité est divisée en deux poches qui communiquent par une espèce de canal. Cavité tapissée par la plèvre, épaissie, friable, couverte de fausses-membranes grisâtres, peu abondantes et infiltrées de pus. Pas de liquide dans la poche; elle sécrétait peu et avait été lavée peu de temps avant la mort. — Poumon droit fortement adhérent en dehors des limites de la pleurésie. Tissu pulmonaire affaissé, sclérosé en certains points, ailleurs œdématié. A la partie inférieure du lobe inférieur, vers le bord axillaire, immédiatement sous la plèvre, poche fluctuante, grosse comme un œuf de poule, qui se déchire et laisse couler un contenu formé de liquide sanieux, puriforme, d'une odeur fétide. Les parois en sont couvertes d'un putrilage gris noirâtre, et des lambeaux déchiquetés de tissu pulmonaire flottent dans la cavité. On ne trouve ni bronches ni gros vaisseaux ouverts dans la poche ; on ne retrouve pas non plus la trace de la perforation qui a donné lieu à la formation du pneumothorax.

Poumon gauche fortement congestionné et œdématié. En bas et en avant, près de la région précordiale, on trouve deux petites cavernes gangréneuses, semblables à celle du poumon droit et contenant le même liquide sanieux, fétide, et les mêmes lambeaux déchiquetés du tissu pulmonaire sphacélé.

Pas d'autres altérations, soit du côté du cœur, soit du côté des organes abdominaux.

Symptômes. — Il était nécessaire de montrer sous ses trois aspects cliniques la forme pleurétique de la gangrène du poumon. Les observations que nous venons de rapporter en donnent une très fidèle image. Il nous reste à faire une étude plus spéciale des symptômes de la maladie.

Le début est quelquefois traînant, insidieux ou comparable au début d'une simple pleurésie. Mais souvent aussi la maladie éclate brusquement et le début est remarquable par la violence et l'intensité de deux symptômes pleurétiques, le frisson et le point de côté. Du reste, ces symptômes ne sont pas particuliers à la forme pleurétique ; ils existent aussi, souvent avec le même degré de violence, dans la forme pneumonique de la gangrène pulmonaire. Stokes et après lui M. Bucquoy ont fait remarquer que l'intensité du frisson et de la douleur n'est pas nécessairement en rapport avec l'étendue de la lésion du poumon ou de la plèvre. — La douleur est encore plus digne d'attention que le frisson. Non seulement elle est intense, mais elle dure longtemps. Elle persiste pendant dix jours entiers dans l'observation 109, et nécessite l'emploi de doses élevées de morphine. Elle est continue, exaspérée par les mouvements, la toux, la parole, et de temps en temps elle présente des exacerbations d'une extrême violence. Une semblable douleur est peu commune dans la pleurésie séreuse et dans la pneumonie lobaire ; c'est un signe précieux et qui déjà, bien avant l'apparition de l'expectoration caractéristique, permet de suspecter la nature gangréneuse de cette affection aiguë de poitrine.

La fièvre n'est pas d'emblée très forte ; elle ne l'est pas plus que dans la pleurésie séreuse. La température oscille autour de 39° et s'abaisse quelquefois jusqu'à 38°. Le type fébrile est continu, mais avec des rémissions matinales. Il peut arriver que la fièvre tombe et que la courbe thermométrique présente un commencement de défervescence ou même une défervescence complète (obs. 111). Il est probable que cette fièvre initiale relève exclusivement de l'inflammation de la plèvre. — A une période un peu plus avancée, on voit apparaître de fortes exacerbations fébriles. La température s'élève brusquement de 2 à 3 degrés (Frankel). Sur la courbe thermométrique se détachent de temps en temps de grandes oscillations qui peuvent atteindre et même dépasser 40 degrés. Souvent ces accès fébriles sont précédés d'un vrai frisson et suivis d'une abondante transpiration (obs. 109). Ces violentes recrudescences de la fièvre sont très comparables à celles que présentent les fièvres chirurgicales. Elles annoncent la pénétration de matières septiques dans la circulation sanguine ; c'est encore là un signe précieux et qui indique la formation du pus ou l'élimination commençante de l'eschare du poumon. — La rupture soudaine du foyer gangréneux dans la plèvre provoque quelquefois des symptômes de collapsus, et la température tombe au dessous de la normale (obs. 108). — Lorsque la pleurésie initiale est devenue un pyopneumothorax gangréneux, la fièvre a les allures de la fièvre des infections septicémiques; elle est continue avec de violentes exacerbations terminées par des sueurs abondantes. — En général, l'opération de l'empyème n'est pas à bref délai suivie de la chute de la fièvre. L'apyrexie n'est pas aussi promptement obtenue que dans les formes communes, ni même que dans les formes fétides de l'empyème. Les accès fébriles avec frissons et sueurs persistent encore pendant huit, dix et quinze jours après la pleurotomie (obs. 109, 108, 111), malgré des lavages méthodiques et complets de la cavité suppurante. Il ne faut pas se hâter de porter un pronostic grave. La persistance de la fièvre est due à la présence d'eschares qui, lentement et successivement, se détachent de la surface du poumon, tombent dans la plèvre et sont entraînées par les lavages de la cavité suppurante.

Dans quelques cas, l'état général du patient est d'emblée grave, alarmant, et une simple pleurésie séreuse n'explique pas suffisamment la prostration des forces. Le plus souvent l'état général présente de profondes modifications, suivant les périodes de la maladie. Pendant plusieurs jours et même pendant plusieurs semaines, les forces sont conservées, le patient a le faciès et l'habitus d'un vulgaire pleurétique ou d'un malade atteint de pleuropneumonie. La scène change, et parfois très brusquement, lorsque l'eschare pulmonaire est en voie d'élimination et que le foyer gangréneux s'ouvre dans la plèvre et dans les bronches. Le malade est sous le coup d'une rapide et profonde intoxication. La face est pâle avec des plaques de cyanose sur les joues et sur les lèvres, ou bien elle prend une teinte jaune, plombée, de mauvais augure; les traits sont étirés; la langue est sèche, fendillée, comme dans les périodes avancées des fièvres adynamiques. Des sueurs copieuses couvrent la face et les extrémités. En peu de jours, le malade maigrit, perd ses forces et tombe dans une extrême prostration.

Le pouls est, au début, en rapport avec l'élévation modérée et continue de la température; il est assez fort et ne dépasse guère 90 à 100 pulsations. Quand apparaissent les symptômes septicémiques et que la fièvre présente de fortes exacerbations, le pouls devient de plus en plus faible et fréquent. Dans plusieurs observations, il atteint et dépasse 120 à 130 pulsations. Ces caractères du pouls témoignent d'un profond affaiblissement du cœur. Il semble que les matières septiques résorbées dans la plèvre aient une action toxique particulière sur les muscles cardiaques.

Au début, la dyspnée est souvent plus vive que dans la pleurésie séreuse. Elle est sans doute imputable à la violence du point de côté. Plus tard surviennent de véritables accès d'oppression, et ces accès sont dûs, autant à l'intoxication septicémique, qu'à la compression du cœur et du poumon par l'exsudat pleurétique.

La toux peut être modérée pendant toute la période pleurétique de la maladie. Cependant quelques malades sont, dès le début, tourmentés par des quintes de toux violentes et qui, à chaque instant, troublent le sommeil (obs. **109**).

L'expectoration peut faire défaut pendant fort longtemps, et c'est là un fait de grande importance dans l'histoire de la gangrène pulmonaire à forme pleurétique. La toux reste sèche ou bien elle n'amène que quelques mucosités mêlées de bulles d'air. Dans quelques cas, l'haleine et les crachats ont accidentellement, dès les premiers jours, présenté une odeur légèrement fétide. Ce signe est alors si peu prononcé que souvent il échappe à l'attention du malade et de son entourage. On a noté dans quelques observations une expectoration épaisse, grisâtre, visqueuse, adhérente au vase, quelquefois striée de quelques gouttes de sang et très comparable à celle de la congestion pulmonaire (obs. **108**). — A une période plus avancée, il peut arriver que les crachats contiennent du sang en assez forte proportion; quelquefois même, on voit paraître de véritables hémoptysies (obs. **112**). Ces hémorrhagies peuvent encore contribuer à obscurcir le diagnostic et faire croire à l'existence d'une affection tuberculeuse des poumons, dont la pleurésie ne serait que la vulgaire complication. Bien interprétées, elles constituent au contraire un signe diagnostique de grande valeur. Elles annoncent l'élimination de l'eschare et l'imminence de la rupture du foyer gangréneux dans la plèvre ou dans les bronches. — L'expectoration est vraiment caractéristique lorsque les crachats répandent une odeur gangréneuse. Ces crachats sont fluides, grisâtres, plus ou moins abondants et toujours d'une extrême fétidité. — Enfin le patient peut être pris d'une véritable vomique pleurale. Tout d'un coup, dans une violente quinte de toux, il crache une grande quantité d'un liquide plutôt séro-purulent que franchement purulent et qui répand aussi l'odeur de la gangrène.

C'est un fait bien remarquable et très digne d'attention que cette absence prolongée de l'expectoration caractéristique, dans la forme pleurétique de la gangrène du poumon. Corbin l'avait déjà signalée, en 1830, et, dans son mémoire, il cite quatre observations de cette forme du sphacèle pulmonaire sans aucune expectoration fétide. M. Bucquoy y insiste à son tour, et son observation II en est un remarquable exemple. On a vu que, dans le fait qui nous est personnel (Obs. **111**), le malade n'eut au début qu'une expectoration très légèrement fétide, et que le premier signe positif de gangrène pulmonaire fut la vomique pleurale elle-même. Dans l'observation **109**, c'est au dix-septième jour de la maladie que parurent les premiers crachats fétides. M. Frankel cite également, dans son mémoire, plusieurs observations du même genre. Les faits sont maintenant assez nombreux pour qu'il soit permis de conclure que, dans les formes pleurétiques de la gangrène du poumon, la règle, c'est de voir paraître les crachats gangréneux à une période fort avancée de la maladie. L'absence prolongée de ce signe caractéristique explique les incertitudes du diagnostic. Aussi longtemps qu'il fait entièrement défaut, on ne peut guère avoir que des présomptions sur la nature gangréneuse de la pleurésie. Le foyer pulmonaire, étant très superficiel, n'est en rapport qu'avec les plus fines ramifications des bronches. Or ces bronches de très petit calibre sont aisément oblitérées par la fluxion œdémateuse qui s'étend autour de l'eschare. Elles ne redeviennent perméables qu'au moment où débute l'élimination de cette eschare.

Les signes physiques sont surtout, et particulièrement au début, ceux de la pleurésie : matité plus ou moins étendue, abolition des vibrations thoraciques dans la zone de matité, respiration bronchique, égophonie, etc. Le râle crépitant de la pleurésie fut entendu pendant plusieurs jours et sur une vaste surface du poumon dans l'observation **109**, preuve assez évidente que l'inflammation de la plèvre s'accompagnait d'une véritable pneumonie corticale. Le plus souvent les signes de la pleurésie masquent jusqu'au bout les signes propres à la lésion du poumon. Cependant, si le foyer gangréneux s'étend un peu au delà des limites de l'épanchement, on peut entendre dans cette région, d'abord du souffle tubaire entouré de râles crépitants, puis, un peu plus tard, une respiration et des râles caverneux (Obs. **107**). L'ouverture dans la plèvre du foyer gangréneux est annoncée par l'apparition des signes du pyopneumothorax : respiration amphorique, bruit de succussion hippocratique, tintement métallique. Ces signes sont généralement perçus dans la légion postérieure et inférieure du thorax, car la pleurésie et le pyopneumothorax qui lui succède sont presque toujours enkystés et développés au voisinage de la lésion du poumon.

Les troubles digestifs sont, au début, plus prononcés que dans la pleurésie aiguë séreuse. L'anorexie est plus complète, la soif plus vive, la langue plus sèche. Quelques malades ont des vomissements dès les premiers jours. Ces troubles digestifs s'aggravent encore lorsque la pleurésie initiale devient un pyopneumothorax gangréneux, et très souvent on voit alors apparaître une diarrhée abondante, fétide, indice de l'absorption de matières septiques dans le foyer purulent de la plèvre.

Marche. — L'évolution de la maladie comprend deux périodes assez distinctes, du moins s'il s'agit de la troisième forme clinique.

Dans la première, qu'on pourrait appeler période pleurétique, les symptômes et les signes physiques sont ceux de la pleurésie ou de la pleuropneumonie, à quelques nuances près, sur lesquelles on peut cependant s'appuyer pour suspecter l'existence, derrière l'épanchement pleurétique, de la gangrène superficielle du poumon. L'expectoration caractéristique n'a point encore paru. La durée de cette période est assez variable. Elle se prolonge quelquefois pendant plusieurs semaines et même pendant près d'un mois (obs. **112**).

La deuxième période débute avec l'apparition des crachats gangréneux. Elle est remarquable surtout par la modification profonde, et souvent très rapide, qui survient dans l'état général du patient. La fièvre prend l'allure paroxystique des fièvres septicémiques. En quelques jours la situation s'est aggravée au point qu'il n'est plus douteux maintenant qu'on soit en présence d'une affection d'une haute gravité. Le foyer gangréneux ne tarde guère à s'ouvrir, soit dans les bronches, soit dans la plèvre, quelquefois simultanément des deux côtés. Le patient crache du pus fétide et l'on constate les signes physiques du pyopneumothorax. Puis apparaissent les symptômes de la septicémie aiguë ou suraiguë, la fièvre avec de fréquents et violents paroxysmes, l'extrême prostration des forces, les sueurs profuses, l'accélération croissante du pouls, la tendance au collapsus. Cette seconde période est de courte durée. De semblables accidents entraînent rapidement la mort. Il est rare que le patient survive bien longtemps à l'ouverture du foyer gangréneux dans la plèvre, du moins si l'art n'intervient pas pour évacuer l'empyème et mettre fin aux phénomènes de résorption.

Diagnostic. — Le signe diagnostique décisif, c'est l'apparition des crachats franchement gangréneux. Dans les deux premières formes de la gangrène pleuro-pulmonaire que nous avons décrites, l'expectoration caractéristique précède ou accompagne les signes de la pleurésie. Le diagnostic n'y présente donc aucune difficulté.

Il n'en est pas de même dans la troisième forme, remarquable par la durée relativement longue de cette période pleurétique, durant laquelle les crachats gangréneux font défaut. C'est alors qu'il faut se rappeler toutes les nuances qui distinguent déjà, pour un observateur attentif, la pleurésie gangréneuse de la pleurésie aiguë séreuse ou de la pleuropneumonie : l'intensité du frisson, la violence et la longue durée du point de côté, le degré très prononcé de la dyspnée qui n'est pas en rapport avec le degré de l'épanchement, l'intensité et la fréquence des quintes de toux, les accès fébriles irréguliers avec frisson et sueurs abondantes, l'apparition de quelques crachats fétides, sanglants ou même de véritables hémoptysies, l'accélération croissante du pouls qui n'est pas en rapport avec l'élévation relativement peu marquée de la température, enfin la tendance précoce à l'adynamie que ne peut expliquer la pleurésie aiguë séreuse ni même la pleuropneumonie. En tenant compte de ces caractères cliniques, il sera possible, sinon d'affirmer, au moins de soupçonner fortement qu'il ne s'agit pas d'une pleurésie vulgaire et que l'inflammation de la plèvre accompagne très probablement une lésion gangréneuse du poumon.

Il est vrai que la plupart de ces symptômes du début se rencontrent aussi dans la pleurésie d'emblée suppurative. Mais ils y existent généralement à un moindre degré. D'ailleurs, c'est déjà un progrès dans la voie du diagnostic que d'avoir reconnu qu'il s'agit d'une pleurésie grave, de mauvaise nature. Cependant quelques-uns de ces signes précoces appartiennent plutôt à la pleurésie gangréneuse ; tels sont l'adynamie rapide, la prostration des forces très prononcée dès les premiers jours, l'expectoration sanglante et l'hémoptysie.

Lorsque le foyer gangréneux s'est ouvert dans la plèvre, puis dans les bronches, et que le malade crache en abondance du pus fétide, on peut encore se demander si la vomique pleurale ne provient pas d'un empyème simplement fétide, sans aucune lésion gangréneuse du poumon. En général ce point du diagnostic ne présente pas de très grandes difficultés. L'odeur de la gangrène est fort différente de celle de la suppuration fétide ; elle se répand au loin, infecte toute une salle d'hôpital, toute une maison ; elle est absolument intolérable. La vomique de l'empyème gangréneux est suivie d'une aggravation rapide, profonde et durable de l'état général ; parfois même le patient tombe dans le collapsus. Dans le cas d'un simple empyème putride ouvert dans les bronches, on n'observe pas une semblable aggravation des symptômes, mais parfois une certaine amélioration ; il est vrai que, le plus souvent, cette amélioration n'est pas de longue durée.

L'apparition des crachats caractéristiques démontre l'existence d'une lésion gangréneuse du poumon ; la démonstration est encore plus complète si la respiration et les râles caverneux annoncent la fonte du tissu sphacélé et la formation d'une caverne gangréneuse. Il peut arriver cependant que le malade n'ait point encore de vomique pleurale et que les signes du pneumothorax fassent défaut. Une question reste à résoudre : l'épanchement est-il séreux ou déjà purulent et gangréneux ? Nous avons vu que, d'après M. Bucquoy, l'ouverture du foyer pulmonaire dans la plèvre est la condition nécessaire à la transformation purulente et gangréneuse de l'épanchement. Par conséquent on ne serait autorisé à conclure à l'existence d'un véritable empyème gangréneux que s'il existe des signes de pneumothorax, c'est-à-dire de perforation du poumon. D'un autre côté, M. Frankel est d'avis que la pleurésie peut être déjà purulente et gangréneuse bien avant la rupture du foyer gangréneux dans la plèvre. Il y a un moyen bien simple de résoudre cette question, fort importante d'ailleurs au point de vue du traitement, c'est de faire une ponction exploratrice de la plèvre.

Pronostic. — Le pronostic est toujours d'une haute gravité. La mort est inévitable si l'art n'intervient pas en temps opportun, c'est-à-dire dès qu'on a reconnu la nature purulente et gangréneuse de la pleurésie. Et il importe d'établir ce diagnostic le plus tôt possible. La pleurotomie hâtive a sauvé quelques malades.

La pleurésie antérieure à la rupture du foyer pulmonaire joue un rôle en quelque sorte providentiel ; nous voulons dire qu'elle retarde la marche des accidents. Cette pleurésie est le plus souvent enkystée. Les liquides septiques tombent dans une cavité close et tapissée de néomembranes plus ou moins épaisses; l'absorption est moins rapide et la septicémie moins promptement funeste. Il en est tout autrement si la pleurésie fait défaut au moment de la rupture du foyer gangréneux. Le pneumothorax est d'emblée général, occupe toute la cavité de la plèvre, s'annonce par une vive douleur thoracique et s'accompagne de troubles graves de la respiration et de la circulation, tels que suffocation, lypothymies et tendance au collapsus. De plus, la plèvre saine absorbe plus facilement les liquides gangréneux et l'on voit se dérouler rapidement les symptômes d'une septicémie suraiguë.

Traitement. — Le traitement de l'empyème gangréneux doit être hatif et énergique; hâtif, car telle est la gravité des phénomènes de résorption que quelques jours ou même quelques heures de retard peuvent absolument compromettre le résultat ; énergique, car il faut remplir deux indications pressantes, l'évacuation des masses gangréneuses et la désinfection de la cavité suppurante.

Il est inutile et dangereux de débuter par la méthode des ponctions, le siphon, les tubes ou les canules à demeure. Tous ces procédés imparfaits et insuffisants font ici perdre un temps extrêmement précieux. Il est bien certain que les débris sphacélés du poumon ne pourront être éliminés de la plèvre à travers l'orifice étroit d'un tube ou d'une canule. L'observation **109** est à cet égard fort instructive. On a d'abord recours au procédé du siphon. Quinze jours sont ainsi à peu près entièrement perdus. L'état du malade ne s'améliore pas, la fièvre persiste, les forces déclinent, puis le tube pleural s'oblitère et cesse tout à fait de fonctionner. On pratique alors l'opération de l'empyème, et, de la plèvre largement ouverte, s'échappent, avec un pus extrêmement fétide, des lambeaux gangrénés de la plèvre viscérale et du poumon. Cette élimination se continue pendant plusieurs jours. Est-il permis d'espérer qu'un tube, même volumineux, puisse suffire à l'évacuation rapide de toutes ces parties solides et dangereuses de l'exsudat pleurétique ?

L'opération de l'empyème est le seul traitement rationnel de la pleurésie gangréneuse, le seul qui remplisse les indications que comporte cette forme très grave de la pleurésie purulente.

Le foyer gangréneux de la plèvre est le plus souvent enkysté. Il faut donc se préoccuper de bien placer l'incision de la plèvre. Dans l'observation **108**, l'incision occupe une situation défectueuse ; elle se trouve sur la limite antérieure du pyopneumothorax enkysté, en un point où le poumon, retenu par des adhérences, est très voisin de la paroi thoracique ;

il en résulte que l'écoulement des liquides est d'abord impossible, puis irrégulier, intermittent, et que les lavages de la cavité suppurante ne peuvent efficacement combattre les phénomènes de résorption. Il importe donc beaucoup de placer l'incision à distance des adhérences pleuro-pulmonaires qui limitent de toutes parts le pyopneumothorax enkysté. L'auscultation, la percussion et la succussion peuvent aider à déterminer le point sur lequel doit porter l'incision. Mais il ne faut jamais négliger de pratiquer en ce point une ponction exploratrice, au moment même de l'opération. On s'assure alors que l'extrémité du trocart est libre dans une cavité et que gaz et liquides s'écoulent facilement par la canule. Dans l'observation **111**, une première ponction exploratrice fut faite un peu en arrière de la ligne axillaire postérieure et à la base droite, en un point où l'oreille percevait très bien les signes du pneumothorax. Cependant le trocart traversa des adhérences et pénétra dans le poumon. Une seconde ponction, faite plus près de la colonne vertébrale, tomba au centre de la cavité purulente, et c'est en ce point que fut aussitôt pratiquée l'opération de l'empyème. Les limites de l'abcès pleural peuvent même varier d'un jour à l'autre et l'incision peut encore tomber sur des adhérences, alors même que deux ou trois jours auparavant une ponction exploratrice, exactement pratiquée au même point, avait donné une notable quantité de liquide purulent. Nous connaissons un fait de ce genre. Dans un cas de pyopneumothorax enkysté de la base, l'opérateur, confiant dans les résultats qu'avait donnés une thoracentèse faite trois jours auparavant, négligea de pratiquer une nouvelle ponction au moment de l'opération. Or l'incision, placée cependant au même point que la thoracentèse, tomba sur des adhérences probablement récentes et ne put pénétrer jusqu'à la cavité de l'empyème. Il fallut faire une seconde incision.

L'ouverture de la plèvre doit être large, suffisante pour permettre l'évacuation des masses gangréneuses qui flottent dans le liquide purulent et de toutes celles qui vont successivement se détacher du poumon pendant les premiers jours du traitement consécutif.

Une antisepsie rigoureuse est encore plus indispensable que dans les formes communes de l'empyème. Les liquides séro-purulents et gangréneux qui s'écoulent de la plèvre sont extrêmement irritants et facilement inoculables ; ils produisent souvent des inflammations érysipélateuses et gangréneuses de la peau (obs. **108**), des décollements des lèvres de la plaie et des suppurations diffuses de la paroi thoracique (obs. **111**). La plèvre pariétale elle-même est quelquefois perforée, et les liquides septiques exécutent des migration insolites, soit vers les organes voisins, soit dans la paroi abdominale postérieure.

Les lavages antiseptiques sont donc tout à fait nécessaires, au moment même de l'opération et pendant une certaine durée du traitement consécutif, jusqu'à ce qu'on ait obtenu l'antisepsie de la cavité suppurante. La pleurotomie sans lavages n'est pas applicable à l'empyème gangréneux. Les solutions de chlorure de zinc de 2 à 5 p. 100 (dans un cas de M. Wagner à 8 p. 100) nous paraissent préférables, du moins au début, aux solutions d'acide borique et même d'acide phénique. Le chlorure de zinc possède une double action antiseptique et caustique. Or cette action caustique peut imprimer une modification favorable aux ulcérations gangréneuses de la surface du poumon.

Il faut apporter une attention toute particulière aux lavages de la plèvre. On n'obtiendra la désinfection rapide et complète qu'à la condition de faire arriver le liquide antiseptique au contact de toute la surface du foyer purulent et gangréneux. Il suffit d'ailleurs pour obtenir ce résultat de donner au malade, pendant le lavage, une situation telle que l'incision de la plèvre se trouve au point culminant de la cavité, c'est-à-dire que le patient doit se coucher sur le côté sain.

Nous avons vu que la fièvre ne tombe pas après la pleurotomie aussi rapidement que dans les cas d'empyèmes simples ou même d'empyèmes putrides. En général, ce n'est qu'au bout de plusieurs jours et même de plusieurs semaines qu'on voit disparaître entièrement les phénomènes de résorption, la fièvre, l'anorexie, la diarrhée, l'amaigrissement. L'opération de l'empyème étant pratiquée de bonne heure, les eschares du poumon ne sont point toutes détachées au moment de l'ouverture de la plèvre; or l'élimination complète de ces parties mortifiées est nécessaire pour que le travail de réparation marche avec une réelle activité.

Un traitement médical bien dirigé aide au succès du traitement chirurgical. Dans aucune des formes de l'empyème, il n'est indiqué au même degré de soutenir les forces du patient et de combattre, à l'aide de l'alcool à hautes doses, l'adynamie rapide et les symptômes graves de la résorption putride. — Lorsque le malade crache du pus et des liquides gangréneux, M. Bucquoy recommande l'usage à l'intérieur de l'alcoolature d'eucalyptus à dose de 2 grammes par jour. On peut sans doute employer ce médicament, s'il est bien toléré et n'aggrave point les troubles digestifs. Mais le plus souvent il n'est pas indispensable et il n'est pas nécessaire de le prescrire longtemps, car les fistules pleuro-bronchiques s'oblitèrent très promptement après la pleurotomie, même quand il s'agit d'un empyème gangréneux (obs. 109 et 111).

Assurément, dans une forme aussi grave de la pleurésie purulente, on ne peut pas espérer de fréquentes et rapides guérisons. Mais il est bien évident, et il est superflu d'insister sur ce point, que seule la pleurotomie antiseptique et précoce peut offrir quelques chances de salut. Nous avons précédemment donné la relation de 7 cas d'empyème gangréneux. Deux malades n'ont point été opérés et tous les deux sont morts (obs. **106** et **107**). D'ailleurs il est probable que l'opération de l'empyème ne les eut point sauvés. Cinq malades ont été opérés, deux sont morts (obs. **108** et **112**), trois ont été guéris. Dans les trois cas suivis de succès, l'intervention a été très précoce; en effet, elle eut lieu le cinquième (obs. **110**), le vingt-septième (obs. **111**) et le vingt-troisième jour (obs. **109**). Elle a été un peu plus tardive dans les deux cas d'insuccès. De plus, chez l'un de ces deux malades qui ont succombé (obs. **108**), l'incision de la plèvre, mal placée, n'a point permis d'évacuer rapidement ni de laver complètement la cavité purulente. Il est vrai qu'il s'agissait d'une forme diffuse et probablement irrémédiable de la gangrène superficielle du poumon.

Chez les trois malades qui ont guéri, la réparation a été lente; la cicatrisation complète ne fut obtenue que plus de deux mois après l'opération de l'empyème.

L'extrême gravité de l'état général ne doit pas être regardée comme une contre-indication de la pleurotomie. Notre jeune malade de l'observation **111** était dans un état tout à fait désespéré, et on peut bien dire que nous l'avons opéré *in extremis*. Malgré ces conditions défavorables nous avons cependant obtenu une guérison complète.

Le traitement de l'empyème gangréneux peut être ainsi résumé : établir le plus promptement possible le diagnostic; faire une ponction exploratrice de la plèvre, dès que le moindre des signes que nous avons indiqués permet de présumer qu'il ne s'agit pas d'une pleurésie séreuse ; inciser largement la plèvre; évacuer rapidement toutes les masses gangréneuses mêlées au liquide purulent; faire dans la cavité de l'empyème des lavages fréquents et complets, jusqu'à ce qu'on ait obtenu l'antisepsie de cette cavité; soutenir les forces du malade par une alimentation convenable, et, à l'aide de l'alcool à hautes doses, combattre l'adynamie et les symptômes de la septicémie pleurale.

Empyèmes putrides. — Ce qui caractérise cet empyème, c'est la putréfaction plus ou moins complète de l'exsudat purulent de la plèvre ; il n'y a de gangrène ni sur la plèvre ni sur le poumon.

Etiologie. — *Observations.* — La cause la plus commune de la fétidité d'un épanchement purulent, c'est la pénétration de l'air dans la plèvre. L'air apporte des germes infectieux au contact de matières, plasma et globules du pus, qui ne vivent plus, sont isolées de l'organisme et par conséquent n'opposent aucune résistance à la putréfaction. La pénétration de l'air offre moins de danger lorsque l'exsudat pleurétique est simplement séro-fibrineux. Quelques bulles d'air, accidentellement introduites dans la plèvre pendant l'opération de la thoracentèse, peuvent très bien se résorber, sans provoquer la décomposition de l'exsudat d'une pleurésie simple, non purulente. Les produits de la suppuration de la plèvre sont bien plus facilement et plus rapidement envahis par les germes de la putréfaction. Le pus évacué par les vomiques pleurales est très souvent fétide ; il en est de même du pus qui s'élimine d'un abcès pleural à travers une fistule pleuro-cutanée. La fétidité n'apparaît le plus souvent qu'un certain temps après le début de la vomique ou de la fistule pleuro-cutanée, preuve assez évidente que la pénétration de l'air est la cause de la putréfaction de l'exsudat purulent de la plèvre.

Mais il y a des empyèmes fétides dans lesquels l'air atmosphérique n'a point pénétré ; ils n'ont pas été ponctionnés et ils ne se sont point évacués spontanément par une fistule pleuro-bronchique ou pleuro-cutanée. On admet alors que l'air a pénétré par osmose à travers le poumon et la plèvre viscérale ; ces empyèmes fétides sont comparés aux abcès fétides qui se développent au voisinage de l'intestin. La comparaison manque d'exactitude. Les gaz de l'intestin sont fétides, ceux du poumon ne le sont pas. Si l'interprétation était fondée, la fétidité d'un épanchement purulent de la plèvre devrait être la règle ; elle est au contraire l'exception. On admet encore que certaines conditions générales favorisent la décomposition de l'exsudat pleurétique ; les empyèmes fétides seraient plus communément observés chez les malades débilités, surmenés ou épuisés par une maladie antérieure. Certaines pleurésies purulentes secondaires sont le plus souvent des pleurésies fétides ; telles sont celles qui compliquent les maladies infectieuses, particulièrement la septicémie chirurgicale et la fièvre puerpérale.

Il est probable que la véritable cause de cette altération du pus de la plèvre réside dans la pénétration des germes de la putréfaction. Mais il n'est pas toujours possible, lorsque le foyer purulent de la plèvre ne communique pas avec l'air extérieur, de reconnaître comment a lieu cette pénétration. On peut, dans certains cas, mettre en cause l'opération de la thoracentèse, soit que le trocart n'ait pas été complètement aseptique, soit que l'air ait accidentellement pénétré par la canule.

Cette interprétation est peut-être applicable à deux des trois cas publiés par M. Prévost (1). L'auteur intitule ces trois observations pleurésies gangréneuses, il s'agit plutôt de pleurésies simplement putrides. — Dans le premier cas, un homme de 37 ans, est amené presque agonisant à l'hôpital. Il est atteint d'une pleurésie droite qu'on croit être de nature tuberculeuse. Une ponction donne issue à 2100 grammes de pus infect, d'une odeur sulfuro-ammoniacale très prononcée. Le patient meurt cinq jours après son admission. A l'autopsie, on ne trouve pas trace de tubercules dans les poumons. « Les fausses-membranes de la plèvre dissociées nagent dans le liquide et ont subi une vraie décomposition putride, gangréneuse. » Mais l'auteur ne signale aucune lésion gangréneuse ni du poumon ni de la plèvre. — La seconde observation est l'exemple d'une pleurésie qui devient successivement purulente puis fétide. On pratique quatre ponctions. La première et la seconde donnent un liquide un peu trouble, fibrineux, non fétide. Après la troisième qui donne un liquide purulent, apparaissent les signes d'un pneumothorax. Il est probable que l'air a pu pénétrer dans la plèvre pendant l'opération. Sept jours plus tard, une quatrième ponction évacue un liquide purulent de mauvaise odeur. On place un tube à demeure au lieu de la ponction, mais l'écoulement se fait mal, et il faut en venir à l'opération de l'empyème. L'incision large donne issue à du pus fétide contenant des débris de fausses-membranes putréfiées. Les lavages n'ont jamais entraîné d'eschares de la plèvre ni du poumon et il n'y eut jamais d'expectoration fétide, d'odeur gangréneuse. L'opération eut d'ailleurs pour résultat une amélioration immédiate et le malade finit par guérir. — La troisième observation est assez semblable à la deuxième. Un homme de 28 ans est atteint d'une pleurésie gauche. Bientôt l'épanchement augmente, au point de nécessiter une première thoracentèse. Le liquide est citrin, nullement purulent, et sans odeur. Huit jours après, deuxième ponction ; elle ne donne que 500 grammes du même liquide citrin ; une fausse-membrane bouche la canule ; vainement on cherche à la repousser dans la plèvre. A la troisième ponction, le liquide est encore séreux, mais il présente une odeur sulfureuse et ammoniacale prononcée ; on ne retire d'ailleurs que 200 à 300 grammes de liquide. Une quatrième thoracentèse donne 300 grammes de sérosité dont l'odeur ammoniacale et sulfureuse est très forte ; l'auteur fait alors « au moyen d'une seringue adaptée au trocart de Potain, une injection

(1) Note relative à trois cas de pleurésie gangréneuse — *Revue médicale de la Suisse Romande*, 1876.

d'eau distillée additionnée de solution d'iode, dissout par l'iodure de potassium ». Aussitôt après cette injection apparaissent les signes d'un pneumothorax. Une cinquième thoracentèse évacue des gaz et une petite quantité de liquide présentant toujours la même odeur. Une sixième ponction, faite avec un gros trocart donne issue à 50 grammes de pus fétide, mêlé de gaz. Le lendemain, on pratique la pleurotomie ; il sort de la plèvre une grande quantité de pus fétide. Au bout de quelques jours, les lavages entraînent des débris très abondants de fausses-membranes putréfiées. L'opération fut le signal d'une grande amélioration et, au moment de la publication du travail de M. Prévost, le malade était presque complètement guéri. Il n'y a pas eu d'expectoration fétide, les symptômes généraux n'ont pas été ceux de la gangrène pulmonaire et les lavages n'ont jamais entraîné de lambeaux sphacélés de la plèvre ni du poumon. — Dans les deux dernières observations, la putréfaction se produit lentement ; elle apparaît au cours du traitement d'une pleurésie simple par une série de thoracentèses ; les signes du pneumothorax se montrent immédiatement après une ponction, alors que l'épanchement n'est pas encore franchement purulent, et la décomposition putride porte exclusivement sur les parties solides et liquides de l'exsudat pleurétique, non sur les parois elles-mêmes de l'abcès pleural. La pleurésie n'est donc pas une pleurésie gangréneuse, mais seulement une pleurésie putride. Quant à la cause de cette altération de l'exsudat pleurétique, elle peut bien être la pénétration de l'air dans la plèvre.

A côté de ces faits de pleurésie putride dans lesquels il est permis, avec quelque apparence de raison, de suspecter que la thoracentèse a causé l'irruption dans le foyer pleural des germes de la putréfaction, il en est d'autres dans lesquels l'exsudat est déjà fétide au moment de la première ponction, sans qu'il soit possible de trouver aucune voie pour la pénétration des germes de la putréfaction ; nous sommes réduits à présumer qu'ils ont été amenés dans la plèvre par la circulation sanguine. Telle est par exemple l'observation suivante de M. Debove.

Observation 113. — (Debove. In thèse inaugurale de M. Leriche. Paris 1878. Résumée). — Jeune garçon de 20 ans, admis dans le service de M. G. Sée, suppléé par M. Debove. Il est petit, chétif ; il a conservé l'aspect infantile ; il a été très souvent malade pendant son enfance. Le *16 octobre*, il prend froid et rentre chez lui mal à l'aise. Le lendemain, fièvre, douleur modérée dans le côté droit de la poitrine, toux, expectoration de quelques crachats séro-muqueux. Au cinquième jour, il entre à l'hôpital où l'on constate les signes d'une pleurésie droite. La fièvre est d'abord peu élevée ; on note des températures de 38,5, 37,2 ; mais l'état général devient de plus en plus mauvais et l'épanchement augmente.

Le *2 novembre*, la température s'élève le matin à 40,1 ; le pouls est petit et fréquent ; la langue est sèche, et il existe un peu d'œdème sur le côté droit de la poitrine. On fait une ponction aspiratrice, et, sans vider complètement la plèvre, on retire 600 grammes d'un liquide horriblement fétide, granuleux, couleur chocolat clair. Après l'opération le malade est très abattu ; le soir, il est couvert de sueurs et la température s'élève à 39°.

Le *5 novembre*, l'état général est toujours très mauvais. On fait une nouvelle ponction qui donne 500 grammes d'un liquide gris noirâtre, d'une fétidité incroyable. On injecte ensuite, avec l'appareil de Castiaux, 600 grammes d'une solution faible d'acide phénique. Une certaine quantité d'air pénètre dans la plèvre. Signes de pneumothorax. Après l'opération, le malade est très affaissé, le faciès est décomposé, la respiration anxieuse, le pouls petit et misérable ; le corps est couvert d'une sueur abondante ; frisson violent dans la journée.

Les jours suivants, l'état du malade devient de plus en plus grave. La température ne dépasse pas 39,2 ; mais le pouls est faible, dépressible, fréquent, à 120. Respiration haletante à 44. Faiblesse extrême. Vomissements incoercibles. Le malade meurt le *7 novembre*.

Autopsie. — Odeur infecte à l'ouverture du thorax, moins pénible cependant que celle du liquide extrait par les ponctions. Affaissement complet du poumon droit. Le poumon ne présente ni tubercules ni foyers gangréneux ; il disparaît sous une couche épaisse de fausses-membranes grisâtres. Pas de plaques gangréneuses à la surface. L'insufflation et l'examen attentif de l'organe ne font découvrir aucune perforation. — La cavité pleurale est remplie d'un litre et demi environ de liquide brun verdâtre. Dans ce liquide, on trouve une masse brunâtre, rappelant absolument, par la couleur, l'aspect et la contenance, les matières fécales. Le poids de ces détritus est de 200 grammes. Ils contiennent de nombreux leucocytes et un feutrage de fibrilles qui résistent à l'acide acétique. On peut se demander si ces fibrilles ne sont pas de nature végétale. M. Malassez croit plutôt qu'elles sont constituées par de longues aiguilles cristallines. — Poumon gauche sain, ne présentant que de faibles adhérences. — Péricardite récente. — Le cœur est sain. — Foie congestionné, pesant 1200 grammes, recouvert sur la face convexe d'exsudats fibrineux. — Rate pesant 270 grammes, de consistance plus ferme et présentant quelques fausses membranes de périsplénite. — Intégrité de l'estomac et des intestins. — Foyers caséeux et crétacés dans la capsule surrénale droite. — Reins congestionnés. — Injection du larynx. — Hypertrophie des follicules de la langue. — Méninges saines. Congestion légère de la masse encéphalique.

Lésions. — Il y a des degrés dans la putréfaction de l'exsudat pleurétique. Dans les formes communes de la pleurésie putride, le pus est homogène, jaune, épais ; il répand une odeur fade, alliacée, qui n'est pas intolérable et qu'il est facile de distinguer de l'odeur de la gangrène. La fétidité est parfois beaucoup plus prononcée et plus voisine de l'odeur de la gangrène. Il en était ainsi dans l'observation de M. Debove, mais cette observation est probablement unique ; dans toute la littérature de l'empyème, nous n'avons point trouvé un autre fait qui puisse lui être comparé. Il est donc très rare que la fétidité soit poussée aussi loin, sans qu'il existe un point de gangrène de la plèvre ou du poumon. Dans les cas de ce genre, la putréfaction s'est emparée des masses solides de l'exsudat pleurétique. Ces amas de cristaux trouvés dans la plèvre du malade de M. Debove, étaient vraisemblablement des cristaux d'acides gras et provenaient de la décomposition putride des fausses membranes. Mais il n'y a point de foyer gangréneux ni de la plèvre ni du poumon. Il s'agit exclusivement d'une putréfaction en masse de tout l'exsudat pleurétique, non de la mortifications des parois vivantes de l'abcès pleural. Cette putréfaction peut provoquer le développement de gaz dans la plèvre, et le pneumothorax se produit sans fistule pleuro-bronchique ou pleuro-cutanée.

Symptômes. — Le péril réside dans la résorption des produits de la putréfaction. Or ce péril est d'autant plus grand que la putréfaction est plus complète et que la plèvre se trouve dans des conditions plus favorables à l'absorption. Bien des malades atteints de vomiques pleurales crachent du pus fétide pendant des semaines et des mois, sans présenter d'autres symptômes que ceux de la cachexie suppurative. Le pus de ces vomiques n'est pas complètement putride, ou bien les parois de l'abcès pleural, épaisses et sclérosées, n'absorbent que lentement les produits de la putréfaction. Ce qui démontre bien d'ailleurs que l'odeur fétide du pus n'est pas due à la gangrène, c'est que ces vomiques pleurales, même fétides, sont presque toujours suivies d'une certaine amélioration, laquelle dans quelques cas, il est vrai très rares, aboutit à une complète guérison.— Il en est tout autrement, s'il s'agit d'un empyème putride aigu, et si les fausses membranes elles-mêmes qui tapissent la plèvre sont atteintes par la putréfaction. L'absorption est beaucoup plus rapide et il en résulte une intoxication aiguë ou suraiguë, dont le tableau clinique nous est offert par le malade de M. Debove. La fièvre peut être modérée. Ce qui domine c'est l'extrême prostration des forces, l'adynamie rapide. La face est pâle, couverte de sueurs. Le pouls est faible, dépressible, fréquent, comme si le poison résorbé dans la plèvre était vraiment un poison du cœur. Les vomissements et la diarrhée, abondante et fétide, sont encore des signes non douteux de résorption putride. La marche de la maladie est extrêmement rapide, et la mort survient en peu de jours, du moins si cet empyème putride aigu est abandonné à l'évolution spontanée.

Diagnostic. — Dans les formes graves de la pleurésie putride, le diagnostic peut être établi de bonne heure. La ponction est bientôt indiquée, soit par l'abondance même de l'épanchement, soit par l'extrême gravité de l'état général. Or le diagnostic est bien avancé lorsqu'on a retiré de la poitrine un liquide purulent et fétide. On peut, il est vrai, se demander s'il existe une gangrène du poumon ou de la plèvre. Si l'expectoration gangréneuse a fait absolument défaut, il est probable qu'il ne s'agit point d'une pleurésie compliquant la gangrène du poumon ; nous disons probable, car, dans bien des cas de gangrène superficielle du poumon parfaitement avérés, l'expectoration gangréneuse a fait pendant longtemps entièrement défaut. Du reste, la solution de cette question n'importe pas beaucoup au point de vue du traitement. La pleurésie putride doit être traitée comme la pleurésie gangréneuse. L'ouverture large de la plèvre permettra de compléter le diagnostic. Si l'empyème est d'origine gangréneuse, les lavages entraîneront probablement des débris sphacélés de la plèvre ou du poumon.

Traitement. — La pleurotomie est, en effet, le seul traitement de la pleurésie putride. Les observations que nous venons de rapporter montrent bien l'insuffisance des autres méthodes de traitement. Chez un des malades de M. Prévost, le tube à demeure est tout à fait insuffisant, l'écoulement se fait mal, les symptômes généraux graves persistent, et il faut en venir à l'opération de l'empyème. Il est bien préférable de pratiquer tout de suite la pleurotomie, sans passer par des procédés certainement inefficaces. Une incision large est nécessaire pour débarrasser promptement la plèvre des fausses membranes putréfiées, mêlées au liquide purulent. Les lavages de la plèvre sont indispensables, soit pour entraîner les parties solides de l'exsudat, soit pour obtenir rapidement la désinfection de la cavité purulente. Ils doivent être continués, et même répétés plusieurs fois par jour, jusqu'à ce que l'odeur fétide des sécrétions pleurales ait complètement disparu. L'opération est généralement suivie d'une très prompte amélioration ; on voit en peu de jours cesser tous les symptômes de l'intoxication putride.

L'extrême gravité de l'état général ne doit pas être considéré comme une contre-indication. Il est probable que le malade de M. Debove n'eût pas été guéri par l'opération de l'empyème ; cependant il n'y aurait eu aucun inconvénient à l'opérer. Même dans les formes les plus graves de l'empyème, on ne sait jamais jusqu'à quel point la mort est inévitable, et, dans un cas douteux, il vaut mieux ne pas s'abstenir. L'intervention doit être toujours précoce, hâtive ; elle est indiquée dès que la ponction a révélé la nature de l'épanchement. C'est vraiment dans les formes graves de la pleurésie putride et dans l'empyème gangréneux, que la pleurotomie peut être regardée comme une opération d'urgence.

§ VIII. — EMPYÈMES D'ORIGINE ABDOMINALE.

Un certain nombre d'affections abdominales se compliquent parfois d'épanchement purulent de la plèvre. Il est fort rare qu'un processus embolique transporte, par la voie de la circulation sanguine, les germes d'une inflammation suppurative d'un viscère de l'abdomen dans la cavité séreuse de la plèvre. Le plus souvent l'inflammation passe directement de l'abdomen dans le thorax ; tantôt la propagation a lieu par continuité de tissu, généralement par la voie des lymphatiques qui font communiquer la plèvre et le péritoine à travers le diaphragme ; tantôt une perforation du diaphragme permet l'irruption subite dans la plèvre d'une collection purulente sous-diaphragmatique, péritonite circonscrite, abcès ou kyste hydatique du foie. La pleurésie par propagation peut rester séro-fibrineuse, mais celle qui suit la perforation du diaphragme est toujours une pleurésie purulente.

Nous partageons en cinq groupes toutes les affections abdominales qui comptent la pleurésie purulente au rang de leurs complications :

1° — Les péritonites générales ;

2° — Les péritonites sous-diaphragmatiques, circonscrites dans l'étage supérieur de la cavité abdominale ;

3° — Les suppurations du tissu cellulaire sous-péritonéal ;

4° — Les affections de la rate ;

5° — Les affections du foie.

Certaines maladies de l'estomac, telles que le cancer et l'ulcère chronique, provoquent quelquefois des inflammations suppuratives de la plèvre ; mais cet empyème secondaire est toujours précédé d'une péritonite circonscrite ; il est d'ailleurs fort rare ; nous en signalerons quelques exemples à propos des empyèmes consécutifs aux péritonites sous-diaphragmatiques.

I. — **Péritonites générales.** — La pleurésie d'un seul côté ou des deux côtés, séreuse ou purulente, est une complication commune des péritonites généralisées. Mais elle passe le plus souvent inaperçue, soit que la rapidité de la terminaison fatale ne permette pas le développement d'un grand épanchement pleurétique, soit que l'extrême gravité des symptômes de la péritonite masquent les symptômes moins alarmants de la pleurésie elle-même.

D'après M. Laroyenne (1), l'inflammation de la plèvre diaphragmatique accompagne communément les formes graves, diffuses, septiques de la péritonite puerpérale. Des traînées de lymphangite sur le centre phrénique indiquent la voie par laquelle l'inflammation s'est propagée de l'une à l'autre séreuse.

D'autres péritonites se compliquent aussi de pleurésie, et suivant le même mode pathogénique. Dans un cas de M. Peter (2), l'affection primitive est une épididymite blennorrhagique ; l'inflammation s'étend de la vaginale au péritoine et du péritoine à la plèvre. Dans un autre cas de M. Cuffer (3), le point de départ de la péritonite est un rétrécissement fibreux du rectum traité par l'incision. Le péritoine est couvert de fausses membranes, les unes anciennes, les autres récentes. La portion sous-diaphragmatique de la séreuse présente des traînées de fausses membranes récentes, rappelant la disposition des vaisseaux lymphatiques. L'examen histologique du diaphragme fut pratiqué par M. Coyne. « Les vaisseaux lymphatiques qui établissent une communication entre la plèvre et le péritoine sont enflammés ; leurs parois sont épaissies ; ils sont remplis de caillots fibrino-purulents, et ces caillots sont bien l'indice d'une lymphangite purulente diaphragmatique, ce qui permet d'expliquer la propagation de l'inflammation du péritoine sous-diaphragmatique à la plèvre. »

Ces empyèmes consécutifs à la péritonite aiguë généralisée ont plus d'intérêt au point de vue anatomique qu'au point de vue clinique. Telle est la gravité de l'affection primitive, la péritonite aiguë généralisée, que la mort en est la terminaison inévitable et que par conséquent il n'y a pas lieu de traiter la complication.

II. — **Péritonites sous-diaphragmatiques.** — L'inflammation du péritoine, qu'elle soit aiguë, subaiguë ou chronique, reste quelquefois limitée, partielle, circonscrite à une région de la cavité abdominale. Le type le plus commun de cette inflammation partielle du péritoine, c'est la pelvi-péritonite. Or des péritonites du même genre se développent quelquefois dans l'étage supérieur de la cavité abdominale, autour du

(1) *Lyon médical* 1877, p. 1.
(2) *Union médicale* 1856, t. X, p. 562.
(3) *Bulletin de la Société anatomique de Paris* 1874, p. 797.

foie, de la rate, de l'estomac, de l'intestin. Le foyer inflammatoire ne dépasse pas le mésocolon transverse; il est séparé par des néomembranes du reste de la séreuse péritonéale; il a pour limites supérieures la concavité du diaphragme. Il est donc très voisin de la plèvre. Aussi la pleurésie est-elle une complication assez commune de ces péritonites sous-diaphragmatiques, soit que l'inflammation se propage de l'une à l'autre séreuse par la voie des lymphatiques, soit que l'épanchement devenu purulent perfore le diaphragme et se vide dans la cavité de la plèvre. Nous n'avons pas à faire l'histoire complète de ces péritonites; on en trouvera les éléments dans les mémoires de M. Hawkins (1), de M. Hilton-Fagge (2), de M. Leyden (3), de M. Sénator (4) et dans la monographie de M. Foix (5).

Etiologie. — Il est rare que ces péritonites reconnaissent pour cause un traumatisme de l'un ou de l'autre hypochondre. Le plus souvent elles sont consécutives à des affections des viscères voisins; elles succèdent aux congestions, aux inflammations, aux lésions organiques du foie, de la rate, de l'estomac, de l'intestin, du pancréas. Il y a cependant des exemples de péritonites tuberculeuses limitées, développées autour du foie et de la rate, sans lésions tuberculeuses primitives de ces organes.

Lésions. — M. Foix établit deux groupes principaux des péritonites circonscrites à l'étage supérieur de l'abdomen; les unes avoisinent le foie, ce sont les péritonites périhépatiques; les autres confinent à la rate, ce sont les péritonites périspléniques. — Le foyer inflammatoire peut occuper la face convexe ou la face inférieure du foie; de là une distinction entre les péritonites sus et sous-hépatiques. Les premières sont beaucoup plus communes; elles siègent, soit à droite, soit à gauche du ligament suspenseur du foie. Quand elles sont à droite, elles peuvent former de vastes collections, séreuses ou purulentes, qui dépriment le foie vers la cavité abdominale, refoulent le diaphragme dans la cavité thoracique et simulent à un très haut degré les pleurésies enkystées à la base du poumon droit. Si le foyer inflammatoire se développe à gauche du ligament suspenseur,

(1) *London médico-chirurgical Transactions*, 1835, t. XVIII.

(2) *Guy's hospital Reports*, 1873.

(3) *Zeitschrift fur Klin. médic.* I. S. 320.

(4) *Charité-annalen*, 1884.

(5) Thèse de Paris 1875. Des péritonites circonscrites de la partie supérieure de l'abdomen.

la tuméfaction apparaît surtout à l'épigastre. Les péritonites périspléniques proéminent dans l'hypochondre gauche et peuvent aussi repousser le diaphragme vers la cavité thoracique. Du reste, l'inflammation n'est pas toujours aussi rigoureusement circonscrite; elle intéresse quelquefois plusieurs régions de l'étage supérieur de l'abdomen. — Cette péritonite partielle est adhésive, plastique, ou bien elle produit un épanchement enkysté par des néomembranes. L'épanchement peut être séreux, hémorragique ou purulent. Une collection liquide de quelque abondance déplace les organes voisins, les comprime et parfois en provoque l'anémie et l'atrophie partielle. Les collections purement séreuses sont susceptibles de résorption. Les abcès persistent jusqu'à la mort ou bien ils s'ouvrent par la paroi abdominale, par les bronches, dans la plèvre ou dans les organes voisins. Il est remarquable que très rarement ces abcès sous-diaphragmatiques se vident dans la cavité péritonéale.

Symptômes. — *Empyème secondaire*. — Le début est quelquefois aigu ou subaigu et le malade présente, quoique très atténués, les symptômes de la péritonite. La douleur est vive, localisée dans la partie supérieure de l'abdomen, avec des irradiations dans le thorax, le dos et même dans l'épaule. Puis surviennent quelques vomissements et de la fièvre. Du reste cette période de début n'est pas de longue durée. Le plus souvent elle fait défaut et la maladie débute lentement, insidieusement, par quelques douleurs vagues à l'épigastre ou dans les hypochondres, des troubles digestifs peu caractéristiques et quelques accès fébriles. Ces symptômes persistent plus ou moins pendant la période d'état. C'est alors que l'exploration de la région malade révèle quelques signes physiques, des frottements, de la douleur à la pression, de l'empâtement, parfois de véritables tuméfactions dures, rénitentes, mais ne présentant jamais qu'une obscure fluctuation. La tumeur inflammatoire est plus manifeste si elle occupe l'épigastre. Quand elle siège dans l'hypochondre droit ou gauche, elle refoule en bas le foie ou la rate, dilate plus ou moins les derniers espaces intercostaux, et repousse le diaphragme dans la cavité thoracique. L'apparition d'une zone de matité à la base du thorax simule une pleurésie enkystée de la base. Du reste, il n'est pas très rare que l'inflammation se propage du péritoine diaphragmatique à la cavité pleurale et y provoque un épanchement séreux ou purulent. — Ces foyers inflammatoires se terminent parfois par résolution. Les accès fébriles irréguliers, les frissons, les sueurs, l'amaigrissement, la perte des forces annoncent la terminaison par suppuration. L'abcès peut s'ouvrir spontanément dans les bronches à travers des adhérences préalablement établies entre le diaphragme et la base du poumon ; d'autres fois, il perfore la paroi abdominale, ou bien il se vide dans l'estomac, dans le colon, dans la plèvre.

L'empyème par propagation ou par perforation est une complication assez commune de ces abcès sous-diaphragmatiques. — L'observation I du mémoire de M. Sénator est un exemple d'empyème par propagation. La plèvre gauche est remplie d'un exsudat purulent. Au dessous du diaphragme existe une collection purulente, proéminant à l'épigastre et communiquant avec un ulcère de la paroi postérieure de l'estomac. — Dans une observation de M. Chauffard (1) le diaphragme fut perforé. Au milieu de nombreuses néomembranes, fibreuses et résistantes, de l'hypochondre gauche, existait un foyer purulent et caséeux, du volume d'une noix, situé à la partie moyenne du bord postérieur de la moitié gauche du diaphragme. La plèvre gauche contenait trois à quatre litres de pus fétide. La base du poumon adhérait au diaphragme. Au centre de cette adhérence, un petit orifice conduisait dans un trajet fistuleux par lequel le foyer purulent sous-diaphragmatique s'était ouvert dans le foyer pleural. Il s'agissait d'une péritonite périsplénique de nature tuberculeuse.

L'empyème par propagation débute par un frisson, un point de côté et une élévation plus ou moins marquée de la température. Puis l'épanchement augmente graduellement d'étendue. La fièvre intense, les troubles digestifs et l'aggravation de l'état général font présumer la nature purulente de l'exsudat pleurétique. Ces symptômes ne diffèrent pas beaucoup de ceux que présentent les formes communes de l'empyème.

Il en est tout autrement de l'empyème par perforation. Il débute brusquement par une douleur atroce dans l'hypochondre et la base du thorax, bientôt irradiée dans toute la poitrine et parfois jusque dans l'épaule. La dyspnée est extrêmement vive ; toute la moitié correspondante du diaphragme est immobilisée, et la respiration, brève, saccadée, superficielle, ne s'opère plus que par les mouvements des côtes. L'épanchement, d'emblée purulent, se développe avec une extrême rapidité ; en quelques jours, quelquefois en quelques heures, il remplit la plèvre et produit des menaces de suffocation. Dans presque tous les cas, il a fallu pratiquer une thoracentèse d'urgence. La mort est inévitable, et, si la pleurotomie n'est point aussitôt pratiquée, elle survient peu de jours après le début des accidents. Du reste, à propos des abcès et des kystes du foie ouverts dans la plèvre,

(1) *Progrès médical* 1881, p. 759.

nous étudierons avec plus de détails, les symptômes, la marche et la terminaison de l'empyème consécutif à la perforation du diaphragme.

Diagnostic. — Nous avons vu que les vastes collections séreuses ou purulentes, que forment dans les hypochondres les péritonites circonscrites, simulent à un haut degré les épanchements pleurétiques enkystés à la base des poumons et qu'elles se compliquent parfois d'un épanchement dans la plèvre. Le diagnostic présente donc deux problèmes à résoudre : 1° distinguer les collections sous-diaphragmatiques des pleurésies enkystées de la base; 2° reconnaître qu'une pleurésie a pour origine une péritonite circonscrite de l'étage supérieur de l'abdomen.

1. — La distinction est fort difficile à établir entre les collections, séreuses ou purulentes, sus et sous-diaphragmatiques, surtout quand elles occupent le côté droit. La péritonite sus-hépatique avec épanchement présente à peu près les mêmes signes que la pleurésie enkystée à la base du poumon droit : matité plus ou moins étendue à la base du thorax, obscurité de la respiration dans cette région, dilatation des derniers espaces intercostaux, abaissement du foie au dessous du rebord des fausses-côtes. Aussi les observations ne sont-elles pas très rares dans lesquelles un abcès sous-diaphragmatique, ayant été pris pour un empyème enkysté de la base, fut traité comme un empyème par l'incision de l'espace intercostal. Le sinus costo-diaphragmatique est souvent comblé par des adhérences qui élèvent le diaphragme, et l'incision, traversant la portion verticale de ce muscle, pénètre dans la collection sus-hépatique. L'erreur peut être reconnue au moment même de l'opération, si le pus, d'une teinte lie de vin ou mêlé de débris d'hydatides, présente quelques caractères propres aux suppurations d'origine hépatique. Mais il peut bien arriver, comme dans une observation récente de M. Gaehde (1) que l'erreur ne soit reconnue qu'au moment de l'autopsie.

Les douleurs de la péritonite circonscrite n'ont pas tout à fait les mêmes caractères que celles de la pleurésie, même de la pleurésie diaphragmatique. Elles se font sentir non-seulement à la base du thorax, mais aussi dans l'un ou l'autre des deux hypochondres et à l'épigastre. La pression est douloureuse dans ces régions. Souvent la douleur a des irradiations jusque dans les reins, à la base du thorax, ou dans le dos, entre les deux épaules. — M. Sénator indique, comme signes propres aux péritonites circonscrites : une certaine raideur du tronc, comparable

(1) *Berliner Klin. Wochens.* mars 1880.

à celle du mal de Pott et plus manifeste lorsque le patient veut se lever ou s'asseoir; le hoquet, dû sans doute à l'irritation des nerfs du diaphragme; le décubitus dorsal habituel, les pleurétiques préférant généralement le décubitus latéral; l'œdème du tissu cellulaire sous-cutané sur la paroi latérale du thorax, se propageant en bas et en arrière vers la région lombaire. M. Sénator fait d'ailleurs observer qu'aucun de ces signes, pris isolément, n'a de réelle valeur; l'ensemble seul permet de soupçonner fortement l'existence d'un abcès sous-diaphragmatique. — Dans la péritonite sus-hépatique à épanchement, le foie est refoulé en bas, vers l'abdomen, plus qu'il ne devrait l'être s'il s'agissait d'un empyème enkysté à la base du poumon droit. Le cœur est plutôt déplacé directement de bas en haut, et non pas latéralement comme il l'est par les épanchements pleurétiques (Stokes). — L'abcès sous-diaphragmatique produit une moindre compression de la base du poumon, ou plutôt les signes de cette compression ne sont pas entièrement comparables à ceux qui appartiennent à l'épanchement sus-diaphragmatique. La respiration est obscure à la base du thorax et en arrière, mais il n'y a ni souffle ni égophonie, et, quand le malade respire fortement, on constate que le murmure respiratoire, bien que plus faible qu'à l'état normal, peut être entendu plus bas que s'il y existait du liquide dans la plèvre. La voussure thoracique est plus générale quand il s'agit d'un empyème; elle est plus exactement limitée aux derniers espaces intercostaux s'il s'agit d'une collection liquide sous-diaphragmatique. — D'après M. Leyden, l'exploration manométrique fournit un signe très précieux pour le diagnostic. Une ponction est faite dans l'épanchement sus ou sous-diaphragmatique, et la canule est, par l'intermédiaire d'un tube de caoutchouc, mise en communication avec l'une des deux branches d'un manomètre. Il s'agit d'observer les oscillations du liquide dans la branche libre de ce manomètre, aux deux temps de la respiration. Si la colonne de liquide s'abaisse au moment de l'inspiration, l'épanchement est intra-thoracique et placé au dessus du diaphragme; si le niveau du liquide s'élève, il s'agit au contraire d'une collection sous-diaphragmatique. Il est vrai que le procédé cesse de donner des renseignements précis, si le liquide purulent est épais et mélangé de parties solides qui oblitèrent la canule.

2e. — La question est plus complexe lorsqu'il existe simultanément deux collections liquides, l'une au-dessus et l'autre au-dessous du diaphragme, c'est-à-dire lorsque la péritonite circonscrite est compliquée d'un épanchement pleurétique. Aux signes que nous venons d'indiquer et qui sont propres à l'abcès sous-diaphragmatique, s'ajoutent ceux d'un épanchement dans la plèvre. La pleurésie est assez aisément reconnue si l'épanchement est vraiment considérable et remplit tout ou presque tout un côté de la poitrine, ou bien encore s'il s'accompagne de souffle et d'égophonie. Le diagnostic est beaucoup plus incertain si ces deux signes stéthoscopiques font défaut, ou bien si la pleurésie est limitée à la base du poumon.

Les troubles fonctionnels sont de peu de valeur ; la dyspnée et la toux appartiennent aussi bien à la péritonite sous-diaphragmatique qu'à l'inflammation de la plèvre. Dans ces conditions, ce sont les ponctions qui donnent les meilleurs renseignements. Supposons qu'une première ponction faite au-dessous des côtes, dans l'hypochondre, ait évacué un liquide purulent ; si une seconde ponction, faite en arrière dans l'un des derniers espaces, donne au contraire un liquide séreux, il est clair qu'il existe deux collections, l'une purulente sous diaphragmatique, l'autre séreuse au dessus du diaphragme. Dans le cas où les deux ponctions fournissent un liquide purulent, il n'y a guère d'autre moyen pour établir la distinction, que de joindre à chaque ponction l'exploration manométrique. Si pour chaque ponction le liquide s'élève dans la branche libre du manomètre au moment de l'inspiration, il est démontré qu'il n'existe qu'une seule collection sous-diaphragmatique, et que cette collection repousse fortement le diaphragme dans la cavité thoracique. Lorsque l'inspiration produit au contraire, pour la ponction faite dans l'espace intercostal, l'abaissement de la colonne liquide dans cette branche libre du manomètre, il y a lieu de conclure que la canule a pénétré dans un épanchement de la plèvre, et que par conséquent il existe deux collections, l'une au dessous et l'autre au dessus du diaphragme.

La pleurésie étant reconnue, il reste à résoudre cette question : s'agit-il d'une pleurésie par propagation ou par perforation du diaphragme. La dernière exploration manométrique dont nous venons de parler indique évidemment que les deux épanchements ne communiquent pas et qu'il s'agit d'une pleurésie par propagation. La perforation fait encore défaut, si l'un des deux épanchements est séreux et l'autre purulent. Le diagnostic de la pleurésie par perforation ne peut être fondé que sur les signes de l'ulcération du diaphragme : la douleur atroce et soudaine dans l'hypochondre et à la base du thorax, l'immobilisation de l'une des moitiés du diaphragme, la dyspnée excessive aboutissant promptement à l'asphyxie. L'épanchement pleurétique qui suit la perforation du diaphragme est le plus souvent un très grand épanchement ; par conséquent, la perforation est moins probable s'il s'agit d'un empyème enkysté à la base de la poitrine.

Un diagnostic incertain peut être complété après l'incision et l'évacuation de l'une des deux collections purulentes. L'empyème est ouvert par l'espace intercostal, et cependant l'hypochondre reste volumineux, douloureux, il présente une zone de matité plus ou moins étendue ; à droite, le foie est encore fortement refoulé dans la cavité abdominale. Il est probable qu'il existe une collection purulente sous-diaphragmatique, et une ponction exploratrice dans la région suspecte permet assez sûrement de compléter le diagnostic. De même si, après l'ouverture d'un abcès sous-diaphragmatique, on voit persister les signes de la compression du poumon, l'existence d'un épanchement pleurétique est vraisemblable ; elle sera rendue certaine par une ponction exploratrice faite dans la poitrine et qui donnera un liquide séreux ou purulent.

Le pronostic et le traitement des empyèmes qui compliquent ces péritonites circonscrites sont entièrement comparables au pronostic et au traitement des empyèmes d'origine hépatique dont il sera question plus loin.

III. — **Phlegmons sous-péritonéaux.** — Les suppurations du tissu cellulaire sous-péritonéal, qui se portent vers la plèvre et y provoquent une inflammation suppurative, sont développées autour du rein ou du cœcum ; ce sont des périnéphrites ou des pérityphlites phlegmoneuses. Or la migration de ces phlegmons dans le thorax en est une très rare complication. Tantôt le pus s'insinue, à travers les fibres du diaphragme, du tissu cellulaire sous-péritonéal dans le tissu cellulaire sous-pleural ; tantôt le diaphragme est réellement perforé et le pus fait brusquement irruption dans la plèvre.

Comme exemple d'empyème compliquant un phlegmon périnéphrétique, nous pouvons citer une observation de M. Dauchez (1). Depuis plusieurs mois, la malade avait un peu de fièvre et souffrait dans le côté droit. Tout à coup, pendant la nuit, elle est prise d'une violente dyspnée avec symptômes de collapsus. Dès le lendemain de l'accident, on constate les signes d'un vaste épanchement pleurétique du côté droit. Deux jours après, M. Moutard-Martin pratique l'opération de l'empyème. La mort survient un mois environ après la pleurotomie. Outre les lésions communes de l'empyème, on trouve dans l'abdomen un vaste foyer purulent entre le bord postérieur du foie et la face antérieure du rein, mais il est impossible de découvrir une perforation du diaphragme. Il est probable

(1) *Progrès médical* 1881, p. 525.

que la propagation de l'inflammation eut lieu par continuité de tissu. — M. Lancereaux (1) cite un cas dans lequel le pus pénétra dans la plèvre à travers une véritable perforation du diaphragme. — Rayer (2) rapporte, à l'article fistules rénales pulmonaires de son ouvrage sur les maladies des reins, un certain nombre d'observations de pyélites purulentes ouvertes dans le poumon ou dans la plèvre, à travers une perforation du diaphragme.

Si l'empyème complique très exceptionnellement le phlegmon périnéphrétique, il n'est pas très rare de constater, au-dessus du foyer inflammatoire, les signes d'une pleurésie sèche ou d'une pleurésie à épanchement séreux, généralement limitée au cul-de-sac postéro-inférieur de la plèvre. Cette pleurésie disparaît après la résolution du phlegmon ou l'évacuation du foyer purulent; mais elle développe parfois, et de bonne heure, une symphyse costo-diaphragmatique, et d'autant plus facilement que la tumeur périnéphrétique refoule contre la paroi thoracique la portion verticale du diaphragme.

Le foyer inflammatoire de la périnéphrite a quelquefois plus de tendance à se porter en haut que vers les régions déclives; il refoule le diaphragme vers la cavité thoracique, à la façon des abcès ou des kystes du foie. Un semblable phlegmon périnéphrétique peut être pris pour un empyème enkysté de la base, même après une ponction exploratrice, faite en arrière et dans les derniers espaces intercostaux. Nous connaissons un exemple de cette erreur; l'opération de l'empyème fut pratiquée dans un des derniers espaces, en arrière, et le bistouri, franchissant les adhérences costo-diaphragmatiques dont nous parlions tout à l'heure, pénétra dans un vaste abcès développé autour du rein. Même dans les cas où la collection purulente occupe cette situation tout à fait insolite, un examen méthodique et complet permettra sans doute d'éviter une semblable erreur. Rappelons encore que les signes de la compression du poumon diffèrent, suivant que la collection liquide qui cause cette compression est intrathoracique ou placée sous le diaphragme.

Dans les deux cas de M. Dauchez et de M. Lancereaux, l'empyème se développa avec une extrême rapidité. Cet empyème suraigu est entièrement comparable à celui que provoque la rupture dans la plèvre des abcès ou des kystes du foie. Il faut intervenir hâtivement, dès qu'une ponction exploratrice a démontré la nature purulente de l'épanchement.

(1) Dict. encycl. des Soc. méd., 3e série, t. III, p. 318.

(2) Traité des maladies des reins, 1841, t. III, p. 312.

Si les deux collections purulentes, pleurale et périnéphrétique, communiquent largement à travers une perforation du diaphragme, peut-être la seule incision de l'espace intercostal, suivie de lavages antiseptiques, suffira-t-elle, comme dans quelques empyèmes d'origine hépatique, à cicatriser les deux cavités purulentes. Mais il est bien probable qu'il sera nécessaire d'intervenir également sur le foyer périnéphrétique lui-même et d'y pratiquer une large incision. Dans le cas de M. Dauchez, on n'ouvrit que la collection purulente de la plèvre, et la malade mourut. Il est vrai que le foyer périnéphrétique n'avait pas été exactement reconnu, que ce foyer ne communiquait pas largement avec la plèvre et qu'il eût été d'ailleurs impossible d'atteindre un abcès aussi profondément situé entre le foie et la face antérieure du rein.

Les auteurs (1) qui ont écrit sur la pérityphlite signalent la migration de cet abcès dans la paroi abdominale postérieure, la perforation du diaphragme et l'irruption soudaine du pus dans la plèvre. Cette migration doit être extrêmement rare, car nous n'en avons rencontré aucun exemple dans la littérature de l'empyème.

IV. — **Affections de la rate.** — L'empyème d'origine splénique est d'une extrême rareté. Si les affections de la rate et les péritonites périspléniques s'accompagnent quelquefois de pleurésie gauche (2), il est tout à fait exceptionnel qu'un abcès ou un kyste de la rate perfore le diaphragme et fasse irruption dans la plèvre (3).

Voici cependant, à titre d'exemple d'empyème d'origine splénique, une observation de M. Rey (4) dans laquelle un kyste hydatique suppuré de la rate s'est ouvert dans la plèvre gauche, à travers une perforation du diaphragme. Une femme de 32 ans est admise à l'hôpital avec les signes d'une pleurésie purulente gauche dont le début remonte à quinze jours. Une première ponction donne un litre et demi de pus. On fait ensuite une série de ponctions. Une de ces ponctions, faite dans le neuvième espace, donne un liquide citrin, non coagulable par la chaleur, mais ne renfermant pas de crochets d'échinocoques. D'autre part, on constate que la rate est très grosse ; elle descend jusqu'à la crête de l'os iliaque. L'opération de l'empyème devient nécessaire, et, par la plaie thoracique, s'échappe avec le pus un grand nombre d'hydatides. La malade meurt de septicémie. Le

(1) V. Paulier. Thèse de Paris 1875, p. 60.
(2) Merklen. *France médicale*, 22 août 882.
(3) Lefèvre. Thèse de Paris, 1875. Des kystes hydatiques de la rate.
(4) *Bulletin de la Société anatomique de Paris*, 1874, p. 911.

diaphragme est perforé, et cette perforation fait communiquer le kyste purulent de la plèvre avec un kyste hydatique suppuré occupant le lobe gauche du foie et l'extrémité supéro-interne de la rate. Un autre kyste volumineux existe dans la partie inférieure et plusieurs autres plus petits sont disséminés dans le reste de cet organe. Le péritoine et les viscères abdominaux contiennent un grand nombre de kystes hydatiques.

Le diagnostic de l'empyème d'origine splénique est assurément très obscur, précisément à cause de l'extrême rareté de cette variété de l'empyème d'origine abdominale. On peut cependant présumer la rupture dans la plèvre d'un foyer purulent de la rate, si la rate est notablement augmentée de volume, si elle présente des tuméfactions plus ou moins distinctes, surtout si des ponctions dans ces tuméfactions donnent du pus ou du liquide de kyste hydatique.

Le traitement est entièrement comparable à celui de l'empyème d'origine hépatique dont il nous reste à faire l'histoire.

V. — **Affections du foie.** — Les migrations vers la cavité pleurale des abcès et des kystes du foie présentent la plus grande analogie. Ce sont les mêmes lésions et les mêmes symptômes. D'ailleurs les kystes suppurés sont les seuls qui ulcèrent le diaphragme et se vident dans la plèvre. C'est donc, dans les deux cas, une collection purulente d'origine hépatique qui pénètre dans la cavité thoracique à travers une perforation du diaphragme. Aussi l'histoire de ces migrations thoraciques des abcès et des kystes du foie peut-elle être embrassée dans une description commune.

On a diversement expliqué la tendance très manifeste de ces deux affections à se porter vers la poitrine (1). Elles occupent le plus souvent la convexité du foie. Le thorax exerce une certaine aspiration sur les organes contenus dans les deux hypochondres. La pression abdominale refoule ces organes vers la cavité thoracique. C'est du côté du diaphragme et de la base du poumon droit que les suppurations hépatiques rencontrent la moindre résistance. Enfin des réseaux lymphatiques font communiquer, à travers le diaphragme, la plèvre et le péritoine ; or les processus inflammatoires suivent communément la voie des lymphatiques.

Lésions. — Très souvent des adhérences intimes unissent la convexité

(1) E. Cadet de Gassicourt. Thèse de Paris, 1856. — Dolbeau. Thèse de Paris, 1856. — Bucquoy. *Journal de médecine et de chirurgie pratiques*, 1876. — Duvernoy. Thèse de Paris, 1879.

du foie à la face inférieure du diaphragme, et la péritonite adhésive est le premier temps de cette évolution qui doit aboutir à la perforation du diaphragme, puis à l'irruption du pus hépatique dans la plèvre. Cependant il peut arriver que ces adhérences fassent entièrement défaut. La rupture de l'abcès provoque une périhépatite suppurative enkystée ; une collection purulente s'étend entre le foie et le diaphragme, et c'est le pus de cette collection secondaire qui plus tard ulcère et perfore le diaphragme (1).

Dans la très grande majorité des cas, c'est la plèvre droite qui est intéressée. Dans un cas de M. Russell (2), le foie contenait deux kystes hydatiques ; l'un communiquait avec la plèvre droite, l'autre s'ouvrait dans l'estomac et dans le poumon gauche.

La perforation du diaphragme présente les traces d'une inflammation ulcérative. Elle est fort différente d'une rupture traumatique. Elle est plus ou moins irrégulière, à bords déchiquetés, infiltrés de pus, large de 1 à 3 centimètres, rarement davantage.

Du côté du thorax, il y a ou il n'y a pas d'adhérence. Dans le premier cas, la cavité pleurale est respectée ; le pus pénètre d'emblée dans la base du poumon droit où il provoque une inflammation suppurative, quelquefois gangréneuse ; de là la formation d'une caverne, laquelle finit par s'ouvrir dans les bronches. C'est ainsi que les collections purulentes hépatiques peuvent être évacuées par les voies respiratoires. Si les adhérences font défaut entre le diaphragme et la base du poumon droit, le pus fait irruption dans la cavité pleurale elle-même ; de là le developpement rapide d'une pleurésie purulente, générale si la plèvre est libre, partielle si une pleurésie simple a précédé la perforation du diaphragme.

Qu'il s'agisse des kystes ou des abcès, l'ouverture dans la plèvre est moins commune que celle dans le poumon et les bronches. D'après M. Rendu (3), la proportion des abcès qui s'ouvrent dans la plèvre est de 5,5 p. 100, celle des abcès qui s'ouvrent dans le poumon, de 10,5 p. 100. M. Duvernoy (4) a réuni 45 cas de kystes hydatiques du foie, ayant perforé le diaphragme ; 30 ont pénétré d'emblée dans le poumon, 15 seulement se sont vidés dans la plèvre.

La pleurésie qui succède à la perforation du diaphragme est toujours une pleurésie purulente. La pleurésie qui précède cette perforation reste quelquefois séro-fibrineuse. L'empyème est général ou partiel, enkysté à

(1) V. Rosapelly. Société anatomique de Paris, 1872, p. 24.
(2) *Medical Times and Gazette*, 26 août 1873.
(3) Dictionnaire encyclopédique des sciences médicales, 4e série, t. III, p. 63.
(4) Thèse de Paris, 1879.

la base du poumon droit. La plèvre est recouverte de quelques fausses membranes infiltrées de pus et récentes, car le plus souvent la mort succède promptement à la perforation du diaphragme, du moins lorsque l'empyème est général. La cavité pleurale est pleine de pus, épais ou plus ou moins fluide, souvent fétide, quelquefois mêlé de gaz, soit que l'exsudat pleurétique soit devenu putride, soit que l'air ait pénétré dans la cavité purulente à travers une fistule pleuro-bronchique. Dans un cas de M. Peter (obs. **114**), les liquides épanchés dans la plèvre répandent une odeur stercorale ; il s'agissait d'un kyste hydatique, lequel communiquait, non seulement avec la plèvre, mais encore avec le canal cholédoque. Le pus est quelquefois coloré en jaune par la bile. Il contient des débris d'hydatides, si c'est un kyste qui s'est ouvert dans la plèvre. — Le poumon est plus ou moins comprimé par l'épanchement. La compression est totale et à développement rapide si la plèvre était saine au moment de la perforation du diaphragme. Lorsque l'empyème s'est ensuite vidé par les bronches, on retrouve une ou plusieurs fistules faisant communiquer la plèvre et les bronches. Au niveau de ces orifices fistuleux, le parenchyme pulmonaire est beaucoup moins altéré que dans les cas où le pus hépatique pénètre directement dans le poumon à travers des adhérences pneumo-diaphragmatiques.

Symptômes. — La perforation du diaphragme et l'irruption du pus dans la plèvre s'annoncent toujours par des accidents soudains ; c'est un épisode aigu, suraigu même, apparaissant tout à coup dans le cours d'une maladie subaiguë ou chronique. En effet, on retrouve presque toujours dans les antécédents immédiats du malade un ensemble de symptômes plus ou moins précis et qui appartiennent en propre à l'affection primitive du foie, abcès ou kyste hydatique. Cependant il n'est pas très rare que le kyste hydatique reste latent et que la première manifestation évidente en soit la rupture dans la plèvre. On conçoit combien il est important, au point de vue du diagnostic, de faire, dans chaque cas en particulier, un examen rétrospectif de cette première période de la maladie. On y retrouve des douleurs vagues, des sensations de tension et de plénitude dans l'hypochondre, des troubles digestifs, de l'anorexie, des vomissements, quelquefois des accès de coliques hépatiques, de l'ictère ; et, s'il s'agit d'un abcès, on peut apprendre que le malade a séjourné peu de temps auparavant dans les pays chauds, ou bien qu'il a présenté des symptômes de dysentérie.

Parfois la perforation du diaphragme est précédée des symptômes de pleurésie de la base droite, avec ou sans épanchement (obs. **116**). Mais les symptômes de la perforation elle-même éclatent toujours subitement. Tout à coup le patient est pris de douleur dans le côté droit, de frisson, de dyspnée, de toux et d'une asphyxie à marche rapide. — La douleur est atroce, beaucoup plus violente que celle d'une simple pleurésie, même d'une pleurésie diaphragmatique. Elle est exaspérée par les mouvements respiratoires, la toux, la parole ; elle immobilise tout le côté droit du thorax. Elle occupe d'abord la base de la poitrine et l'hypochondre droit ; mais bientôt elle s'irradie dans les espaces intercostaux et même jusque dans l'épaule. La localisation initiale et les irradiations consécutives rappellent tout à fait la douleur de la pleurésie diaphragmatique. D'ailleurs ces phénomènes douloureux sont évidemment dûs à la perforation même du diaphragme. — Le frisson fait rarement défaut. On a remarqué qu'il suit l'apparition de la douleur et ne la précède point comme dans la pleurésie vulgaire ; ce signe n'est pas sans importance au point de vue du diagnostic entre une simple pleurésie diaphragmatique et la pleurésie par perforation. — La dyspnée est extrême et devient bientôt de l'orthopnée. La respiration est brève, fréquente, superficielle. L'hypochondre droit n'est plus soulevé au moment de l'inspiration ; toute la portion droite du diaphragme est entièrement immobilisée et la respiration est exclusivement costale. Cette sorte de paralysie soudaine d'une moitié du diaphragme est encore un signe important pour le diagnostic ; elle est signalée dans la plupart des observations de perforation du diaphragme, que la perforation ait lieu du thorax vers l'abdomen ou du péritoine vers la plèvre. L'attitude du patient est assez caractéristique ; le plus souvent il est assis sur son lit, le tronc légèrement incliné du côté droit ; il ne peut se coucher, ni sur le côté droit à cause de la violence de la douleur, ni sur le côté gauche à cause de la violence de la dyspnée. — La toux est fréquente, brève, contenue, sèche. Dans la plupart des observations, on n'insiste pas sur ce symptôme, de bien moindre importance que la douleur et la dyspnée. — La face est pâle, anxieuse, avec des plaques de cyanose sur les lèvres et sur les joues. On observe souvent les symptômes généraux du collapsus, le refroidissement des extrémités, la petitesse et l'extrême fréquence du pouls, la tendance à la syncope.

Cependant la violence des accidents du début s'est apaisée et l'on voit se dérouler les symptômes d'un empyème infectieux à marche rapide. La fièvre s'allume, les accès fébriles sont précédés de frissons, le facies s'altère de plus en plus, le patient maigrit et perd ses forces. La diarrhée est précoce et abondante, comme dans les formes graves de l'empyème. En peu de jours le patient tombe dans un état de profonde adynamie.

Les signes physiques sont ceux d'un grand épanchement à développement rapide. Si parfois on peut entendre du souffle et de l'égophonie, le plus souvent, en peu de jours, la matité est totale et le silence respiratoire général. Le cœur est refoulé à gauche, et des troubles de plus en plus graves de la respiration et de la circulation témoignent d'une énorme compression du cœur et des poumons (obs. **114, 115**). Parfois on constate de bonne heure les signes du pneumothorax, soit que l'épanchement devienne rapidement putride, soit que le pus de l'empyème perfore le poumon et se vide dans les bronches.

C'est un fait digne de remarque que la rapidité avec laquelle se développent ces grands épanchements pleurétiques. Sans doute l'inflammation suraiguë de la plèvre provoque une abondante sécrétion de sérosité purulente ; mais la collection purulente hépatique verse elle-même une grande quantité de liquide dans la plèvre, et cette évacuation rapide et considérable est évidemment due à l'excès de la tension abdominale sur la tension du milieu pleural.

La marche des accidents consécutifs à la perforation du diaphragme n'est point toujours aussi rapidement funeste. On pourrait décrire une forme moins immédiatement grave, à côté de cette forme suraiguë aboutissant promptement à l'asphyxie par la compression du cœur et des poumons. Les symptômes de l'empyème auront une évolution très rapide si la collection hépatique est considérable, la perforation du diaphragme très large, et surtout si le pus fait irruption dans une plèvre jusque-là exempte de toute inflammation. Les troubles de la respiration et de la circulation seront d'emblée moins graves, si la perforation a été précédée d'une pleurésie avec ou sans épanchement. Des adhérences plus ou moins étendues unissent les deux feuillets de la plèvre et empêchent la compression totale du poumon au moment de l'irruption du pus hépathique dans la plèvre. Le malade résiste plus longtemps. C'est dans les cas de ce genre qu'on peut voir survenir des vomiques pleurales. L'empyème d'origine hépatique s'ouvre dans les bronches. Ces vomiques sont composées de pus plus ou moins fétide, quelquefois coloré par la bile ; mais elles ne contiennent jamais de débris d'hydatides. On sait au contraire que le pus expectoré entraîne parfois des débris de membranes d'hydatides, lorsqu'un kyste suppuré s'est directement ouvert dans le poumon à travers des adhérences pneumo-diaphragmatiques.

Du reste les observations suivantes donneront une idée assez exacte de la marche variable des accidents :

Observation 114. — (Peter. Société médicale des hôpitaux de Paris. Septembre 1863. Résumée). — Femme de 25 ans, d'une bonne santé habituelle. Admise dans le service de Trousseau, le *11 septembre 1863*, avec un ictère des plus foncés. — Trois ans auparavant, accès de coliques hépatiques de 12 heures de durée, suivi d'ictère. Trois semaines avant l'admission, nouvel accès qui dure deux jours et qui est également suivi d'ictère. Depuis, retour des douleurs tous les deux jours. — Au moment de l'admission : ictère foncé ; foie très volumineux, envahissant tout l'épigastre et présentant 15 centim. de diamètre vertical sur la ligne mamelonnaire ; douleurs à la pression au niveau des fausses côtes droites. On n'y constate ni fluctuation ni bosselures. Pas de fièvre. Diagnostic : coliques hépatiques ; congestion consécutive et considérable du foie.

Le lendemain, la fièvre se développe, en même temps que la malade ressent une vive douleur dans le côté droit. Epistaxis. Le foie est devenu beaucoup plus douloureux. Diagnostic : hépatite. Application de vingt sangsues à l'anus. Cette émission sanguine produit un certain soulagement.

Trois jours après, douleur atroce, survenue tout à coup à la base de la poitrine ; elle envahit bientôt tout le côté droit et s'irradie jusqu'à l'épaule correspondante. Résultat négatif de l'auscultation. Diagnostic : pleurésie diaphragmatique. — Trois jours plus tard seulement, on entend du souffle et de l'égophonie au tiers moyen de la région dorsale droite. Son skodique sous la clavicule. Matité en avant, à partir de la quatrième côte. Le lendemain, la matité a envahi tout le côté droit.

Le *19 septembre*, cinq jours après le début de ces accidents du côté de la plèvre, la respiration était très anxieuse et l'épanchement très considérable. Thoracentèse qui ne donne que quelques cuillerées de pus très fétide. Ponction avec un plus gros trocart. Issue d'un quart de litre de pus très fétide et de débris d'hydatides. A chaque instant la canule est oblitérée. — Mort le lendemain.

Autopsie. Dans le lobe droit du foie, au niveau du bord postérieur, en contact immédiat avec la face inférieure du diaphragme, on trouve un kyste du volume du poing. Kyste à paroi calcaire contenant du pus et des hydatides flétries. La paroi en est perforée en trois points. La première perforation s'ouvre au dessous du diaphragme ; il en est résulté une cavité circonscrite par des adhérences entre le foie et le diaphragme ; la deuxième débouche dans le canal cholédoque très dilaté et contenant quatre petites hydatides ; la troisième s'ouvre dans la cavité pleurale, à travers le diaphragme. — La cavité de la plèvre contient un vaste épanchement purulent, au milieu duquel nagent quelques hydatides. Fausses membranes épaisses de formation évidemment récente sur la plèvre.

Observation 115. — (Moutard-Martin. *Union médicale* 1873. Obs. II de la thèse de M. Duvernoy, Paris 1873. Résumée). — Un homme de 34 ans est admis dans les premiers jours d'*août*, dans le service de M. Moutard-Martin. — Depuis longtemps déjà il ressent une douleur dans le côté droit de la poitrine, il tousse et il est oppressé. — L'examen direct montre une dilatation très prononcée de la moitié inférieure du côté droit du thorax, dilatation brusque formant un ressaut très accusé. A la percussion, résonnance normale de toute la partie supérieure, cessant brusquement au niveau de la dilatation, remplacée par une matité complète jusqu'à la base de la poitrine. A l'auscultation, respiration normale dans la moitié supérieure, nulle dans la moitié inférieure, cessant brusquement au niveau de la dilatation. Pas d'égophonie ni de retentissement de la voix. Le foie déborde les fausses côtes seulement de deux travers de doigt et n'est pas sensible à la pression. Le malade accuse une oppression habituelle et un grand essoufflement au moindre mouvement. Il n'a pas de fièvre. On diagnostique une pleurésie enkystée de la base du côté droit. Une thoracentèse est pratiquée avec l'appareil de M. Potain. Issue de deux litres de liquide lactescent, beaucoup plus fluide que le pus, très riche en chlorure de sodium, beaucoup moins riche au contraire en albumine que la sérosité ordinaire des épanchements pleuraux. L'examen microscopique du liquide n'y fait découvrir aucun crochet d'échinocoque. Cependant la déformation du thorax et la constitution du liquide extrait ne permettent pas de douter de la présence d'un kyste hydatique développé à la face supérieure du foie et ayant fortement refoulé le diaphragme en haut et dilaté la base du côté droit du thorax. L'évacuation du liquide a produit une réelle amélioration. A la fin du mois d'*août*, le liquide s'est lentement reproduit. Une nouvelle ponction est proposée, mais refusée.

Le *20 octobre*, le malade revient à l'hôpital dans un état alarmant; suffocation effrayante, cyanose des lèvres et des mains, œdème des extrémités inférieures et de la partie inférieure du tronc, œdème du côté droit du thorax qui présente un énorme développement. Orthopnée. Fréquence extrême du pouls. Matité absolue de tout le côté droit du thorax, en avant et en arrière. Refoulement du médiastin à gauche. La pointe du cœur bat sous l'aisselle. Absence complète de bruit respiratoire dans tout le côté droit. Diagnostic : pleurésie purulente par ouverture d'un kyste hydatique dans la plèvre à travers le diaphragme. Une ponction aspiratrice donne un litre de pus, puis l'écoulement s'arrête brusquement. Le lendemain, on pratique l'opération de l'empyème. Issue de cinq litres de pus. L'écoulement est plusieurs fois arrêté par des membranes d'hydatides. Convalescence rapide.

Observation 116. (Moutard-Martin. *Union médicale*. Décembre 1873. Résumée). — M. R.., docteur en médecine. Début en *décembre 1870*, par une hémoptysie suivie d'une petite toux et d'une fièvre légère. Pendant les premiers mois de 1871, petits accès fébriles, perte de l'appétit, douleurs intercostales vagues, toux opiniâtre, expectoration muqueuse, perte des forces.

Au mois d'*octobre 1871*, douleur subite à la base du côté droit. Deux jours après, M. Duboué de Pau constate un frottement pleurétique à la base droite et très peu de matité. Le *9 novembre*, pesanteur subite dans l'hypochondre droit. Le foie est très tuméfié. Dans le tiers inférieur du poumon droit, affaiblissement du murmure respiratoire, frottements pleuraux; égophonie à l'angle de l'omoplate. Jusqu'au *29*, la respiration est pénible; cependant les signes de l'épanchement diminuent. Du *30 janvier* au *15 février 1872*, quelques accès de fièvre le soir.

Dans la nuit du *16 au 17 février*, le malade est réveillé en sursaut par une vive douleur et une dyspnée extrême. La face est vultueuse, le corps couvert de sueurs. Les jours suivants, on constate le bruit de flot et un léger tintement métallique. Matité absolue. Absence de vibrations thoraciques. Absence de bruit respiratoire. Diagnostic : pleurésie enkystée de la base droite avec pneumothorax. — Le *7 avril*, M. Moutard-Martin pratique trois ponctions avec l'appareil de Dieulafoy. Issue de quelques gouttes de sang seulement. Soulagement notable. — Jusqu'au mois de *janvier 1873*, l'état du malade paraît s'améliorer; les forces reviennent progressivement, la fièvre est rare et peu prononcée; cependant les signes du pneumothorax persistent.

A partir du *20 janvier 1873*, accès de fièvre quotidiens, précédés d'un frisson. Vive oppression. Sommeil difficile. Toux fréquente. Expectoration qui paraît renfermer du pus. — Le *3 février*, toux convulsive, horriblement fatigante; le malade crache un demi-litre de pus, d'abord épais, puis liquide. Le lendemain, nouvelle vomique, aussi copieuse que la première. A partir du sixième jour de l'expectoration purulente, les vomiques sont moins abondantes. — Le *5 mars*, toux très violente, suivie d'une vomique plus forte que jamais; expectoration d'un litre de pus filant, de saveur désagréable, d'odeur fétide. Cette vomique copieuse se répète tous les jours.

Le *30 mars*, M. Moutard-Martin pratique l'opération de l'empyème. Il faut inciser profondément avant d'arriver sur la collection purulente. Issue d'une grande quantité de pus et d'hydatides. Injections d'eau alcoolisée dans la plèvre. — L'état général s'améliora lentement. Cependant, vers la fin d'août 1873 (cinq mois après la pleurotomie), le malade pouvait être considéré comme définitivement guéri.

Les deux observations **114** et **115** sont des exemples de la forme suraiguë de l'empyème consécutif à la perforation du diaphragme. Dans les deux cas, il s'agit d'un kyste hydatique suppuré du foie. — Chez la malade de M. Peter (obs. **114**), nous assistons à toute la série des accidents, car la perforation éclate peu de jours après l'admission de la malade à l'hôpital. Le début est soudain, annoncé par une vive douleur à la base droite du thorax, bientôt irradiée jusque dans l'épaule. Le premier jour, les signes stéthoscopiques font encore défaut, et l'on croit à une pleurésie diaphragmatique. Le troisième jour, les signes d'un épanchement ne sont pas douteux; on entend du souffle pleurétique et de l'égophonie. Le cinquième jour, l'épanchement remplit toute la plèvre et l'intensité de la dyspnée nécessite une thoracentèse d'urgence. La ponction donne du pus mêlé de débris d'hydatides. La malade meurt le lendemain, six jours seulement après le début des accidents. — Dans l'observation **115**, le début des accidents nous échappe. Mais le malade revient à l'hôpital avec les signes d'un énorme épanchement du côté droit. Le cœur est refoulé dans l'aisselle gauche. L'opération de l'empyème pratiquée dès le lendemain donne cinq litres de pus. — La rapidité avec laquelle se développent ces grands épanchements est un fait très digne de remarque au point de vue du diagnostic. Si la violence de la douleur initiale rappelle le début d'une pleurésie diaphragmatique, l'apparition très prompte des signes d'un très grand épanchement doit écarter cette hypothèse. Dans certaines formes aiguës de l'empyème primitif, il peut arriver que l'épanchement remplisse la plèvre en quelques jours, mais la douleur est moins violente et surtout n'éclate point avec la même soudaineté. Si bien que ces deux signes, douleur atroce et subite dans le côté droit, épanchement pleurétique à développement rapide, s'ils ne sont pas absolument caractéristiques, doivent du moins faire soupçonner fortement l'existence d'un empyème par perforation du diaphragme.

L'observation **116** est un très remarquable exemple d'un empyème par perforation précédé d'une pleurésie simple. La marche des accidents est moins rapide. La perforation produit, non pas comme précédemment une pleurésie purulente générale, mais un empyème enkysté à la base du poumon droit. L'observation très complète nous permet d'assister à toutes les périodes de la maladie. — Une première période s'étend du mois de décembre 1870 au mois d'octobre 1871 ; elle est caractérisée par des symptômes obscurs, propres à l'affection primitive du foie. Le diagnostic n'est point établi. Il ne le sera d'ailleurs que beaucoup plus tard. Déjà de petits accès fébriles annoncent sans doute la suppuration du kyste hydatique. — Une deuxième période dure quatre mois environ, d'octobre 1871 à février 1872, pendant laquelle le patient présente des signes non douteux d'une pleurésie à épanchement de la base droite : point de côté, frottements pleurétiques, égophonie, matité, obscurité de la respiration. La cause de cette pleurésie reste méconnue. Bien plus, l'épanchement paraît entrer en voie de résolution. — La perforation du diaphragme éclate tout à coup dans la nuit du 16 au 17 février 1872. C'est le début d'une troisième période. La pleurésie initiale joue ici un rôle providentiel ; la pleurésie purulente qui suit immédiatement la perforation n'est pas générale ; au bout de quelques jours, on reconnaît les signes d'un pyopneumothorax enkysté de la base droite. Le patient échappe aux redoutables accidents de l'empyème général et suraigu ; sans autre intervention que des ponctions qui ne donnent que du sang, il paraît même, pendant plusieurs mois, éprouver une certaine amélioration. Il porte un empyème enkysté de la base du poumon droit. — Puis cet empyème s'ouvre dans les bronches. C'est la quatrième période ; elle s'étend de janvier à mars 1873. Pendant trois mois, le patient crache du pus ; quelques-unes de ces vomiques sont fort abondantes et atteignent jusqu'à un litre de pus. — Une cinquième période débute le 30 mars, le jour où M. Moutard-Martin ouvre largement l'espace intercostal. Alors commence un travail de réparation qui, lentement mais sûrement, doit aboutir à une complète guérison.

Pronostic. — L'ouverture dans la plèvre d'une collection purulente hépatique est beaucoup plus grave que l'ouverture dans les bronches. La proposition est également vraie, qu'il s'agisse d'un abcès véritable ou d'un kyste hydatique suppuré. L'irruption du pus hépatique dans les bronches est un mode de guérison spontanée. L'empyème consécutif à la perforation du diaphragme ne guérit jamais spontanément ; la guérison n'a jamais été obtenue qu'à la suite d'une intervention chirurgicale. Parmi les 45 cas réunis dans la thèse de M. Duvernoy, il y a 30 observations de kyste ouvert dans les bronches et 15 observations de kyste ouvert dans la plèvre. L'évacuation par les bronches a donné 13 guérisons et 17 morts, tandis que la rupture dans la plèvre a donné 3 guérisons seulement et 12 morts. Les trois malades guéris ont tous les trois subi l'opération de l'empyème. On peut donc dire que la mort est la terminaison constante de l'empyème par perforation du diaphragme, du moins dans les cas où l'on n'a point eu recours à une prompte et énergique intervention. Tantôt la mort survient très rapidement, en quelques jours ou même en quelques heures, par exemple lorsqu'une vaste collection purulente hépatique s'est brusquement ouverte dans une plèvre saine; la mort est provoquée par des accidents de collapsus ou par la compression rapide et considérable du cœur et des poumons. Tantôt la terminaison fatale survient plus lentement, dans les cas où la plèvre est déjà plus ou moins cloisonnée par les néomembranes d'une pleurésie simple, antérieure à la perforation; le patient succombe, soit à la septicémie pleurale, soit à la cachexie suppurative.

Diagnostic. — Si l'affection primitive du foie est déjà connue au moment où éclatent ces accidents soudains de la perforation, le diagnostic ne présente pas de réelles difficultés. Ainsi, dans l'observation **115**, une ponction antérieure avait permis de reconnaître la présence d'un grand kyste hydatique en voie de suppuration, occupant la face convexe du foie et refoulant fortement le diaphragme vers la cavité thoracique. Dans l'observation suivante de M. Legroux, le patient avait été déjà traité et guéri d'un premier kyste du foie.

Observation 117. — (Legroux, *Bulletin de la Société anatomique de Paris*, 1867, p. 17. Résumée). — Un jeune homme, âgé de 16 ans, avait présenté tous les signes d'un kyste hydatique du foie ; aussi l'avait-on traité par l'ouverture au trocart, après application de potasse caustique. Il semblait guéri, quand, six mois après, il fut pris d'une vive douleur dans le côté droit et d'un épanchement thoracique, qui fit croire à la rupture d'un kyste dans la plèvre. Une ponction fut faite, et il sortit de la poitrine du pus et des poches d'hydatides. Le malade fut pris ensuite d'une expectoration biliaire et mourut en pleine fièvre hectique.— *Autopsie.* On trouve un premier kyste guéri avec parois revenues sur elles-mêmes. Une autre poche était placée entre le foie et le poumon ; la rupture de cette poche avait provoqué la pleurésie purulente.

L'existence d'un kyste ou d'un abcès étant connue, l'apparition d'une pleurésie droite est nécessairement attribuée à l'affection primitive du foie. Il reste à résoudre cette question : s'agit-il d'une pleurésie développée par continuité de tissu, ou bien d'une pleurésie purulente consécutive à la perforation du diaphragme? Or le diagnostic est relativement facile. La pleurésie par propagation n'a ni le début soudain et violent, ni la marche rapidement progressive de la pleurésie par perforation. La première peut rester séro-fibrineuse, la seconde est d'emblée suppurative, de telle sorte qu'une ponction peut aider au diagnostic ; si le liquide de la plèvre est séreux, il faut écarter l'hypothèse d'une perforation. L'observation 116 nous permet de saisir le contraste entre les deux pleurésies, puisque chez ce malade le pyopneumothorax par perforation fut précédé d'une pleurésie simple par propagation.

Dans les cas où l'affection primitive du foie n'a point été préalablement reconnue, le diagnostic de la cause de l'empyème est extrêmement difficile, et le plus souvent, comme en témoignent les observations qu'a rassemblées M. Duvernoy, c'est à l'autopsie seulement qu'on a constaté l'existence d'une collection purulente hépatique et d'une perforation du diaphragme. Nous avons vu déjà, à propos des péritonites de l'étage supérieur de l'abdomen, combien est obscure la distinction entre les collections liquides sous-diaphragmatiques et les collections sus-diaphragmatiques, enkystées à la base des poumons. La distinction est plus difficile encore lorsque la collection sous-diaphragmatique reste enfermée dans un organe, par exemple dans le parenchyme hépatique, comme il arrive le plus souvent dans les cas de kyste ou d'abcès du foie ouverts dans la plèvre.

Toute cette question du diagnostic de l'empyème d'origine hépatique est dominée par les symptômes de la perforation du diaphragme. Une douleur subite, atroce, rappelant, mais avec une intensité plus grande, la douleur de la pleurésie diaphragmatique, et suivie d'une extrême dyspnée, doit éveiller l'attention et faire au moins soupçonner l'existence de cette perforation. C'est un premier pas dans la voie du diagnostic. Si l'épanchement prend un développement rapide et remplit la plèvre en cinq ou six jours seulement, l'hypothèse d'une pleurésie purulente par perforation du diaphragme devient de plus en plus vraisemblable, car l'épanchement d'une pleurésie diaphragmatique simple est bien plus limité et pendant plus longtemps échappe aux procédés d'exploration de la poitrine.

C'est alors qu'il convient de faire l'examen rétrospectif de cette période qui a précédé le début soudain des accidents thoraciques. Les commémoratifs peuvent fournir de précieux renseignements. S'agit-il d'un abcès hépatique, le patient souffrait déjà de l'hypochondre droit, peut-être y avait-il lui-même constaté l'existence d'une certaine tuméfaction, peut-être porte-t-il encore dans cette région les traces d'un traitement local (obs. de M. Rosapelly) ; ou bien on retrouve dans les antécédents immédiats l'existence d'une affection du gros intestin, le plus souvent d'une dysentérie. Les signes commémoratifs d'un kyste hydatique du foie sont généralement plus obscurs, quelquefois même ils font entièrement défaut. Ce sont des douleurs vagues, des sensations de tension et de plénitude dans l'hypochondre droit, des accès de coliques hépatiques dûs à l'ouverture du kyste dans les voies biliaires (obs. **114**), de petits accès fébriles indiquant la suppuration probable du kyste hydatique.

L'incertitude persiste le plus souvent jusqu'au moment de l'évacuation spontanée de l'empyème par les bronches ou de l'incision de l'espace intercostal. Si le pus de la vomique pleurale est coloré par la bile, il indique clairement l'origine hépatique de la pleurésie purulente. Il ne faut pas compter sur la présence de débris d'hydatides dans les matières purulentes de cette vomique pleurale. Il y a sans doute des hydatides dans la plèvre, mais il est extrêmement rare que les débris de ces hydatides s'engagent à travers l'orifice d'une fistule pleuro-bronchique. Une simple ponction aspiratrice dans l'épanchement pleurétique permet quelquefois d'établir le diagnostic : des lambeaux d'hydatides pénètrent dans la canule, l'oblitèrent, obligent à suspendre l'évacuation du liquide et peuvent être assez facilement reconnus, si l'on ne néglige pas d'examiner soigneusement ces parties solides de l'exsudat pleurétique qui ont oblitéré la canule. L'opération de l'empyème éclaire mieux encore le diagnostic : de nombreux lambeaux d'hydatides sont entraînés par les flots de pus qui jaillissent de la poitrine.

On peut encore rester dans l'incertitude, même après l'apparition de la vomique pleurale (obs. **116**) ou l'opération de l'empyème, si le pus qui s'échappe par les bronches ou par la plaie thoracique ne présente aucun caractère particulier. Cependant il y a bien quelques signes qui permettent de présumer, et même de reconnaître assez sûrement, que l'empyème communique avec une collection purulente développée sous le diaphragme. L'abaissement du foie au dessous du rebord costal est plus prononcé qu'il ne devait l'être après l'évacuation du foyer purulent de la plèvre. Cet abaissement subit des variations en rapport avec l'abondance de l'expectoration purulente. Si pendant plusieurs jours la fistule pleuro-bronchique cesse de livrer passage au pus, le foie est augmenté de volume et descend dans la cavité abdominale. Après une vomique abondante, il paraît moins volumineux et le bord antérieur se rapproche des dernières côtes (1). L'auscultation et la percussion donnent parfois de plus précieux renseignements. On perçoit très bas dans l'hypochondre droit et même jusqu'à la crête iliaque, les signes du pneumothorax, tels que la sonorité tympanique, la respiration amphorique, la résonnance de la voix, le gargouillement. La constatation de ces signes au-dessous des limites du thorax est bien la preuve qu'il existe une vaste cavité dans l'hypochondre droit et que cette cavité communique avec la cavité purulente de la plèvre. — Ces mêmes signes peuvent encore servir à distinguer les kystes hydatiques du foie ouverts dans la plèvre, des kystes hydatiques de la base du poumon ou de la plèvre elle-même. D'ailleurs les kystes intra-thoraciques sont, du moins dans nos contrées, beaucoup plus rares que les kystes du foie. Ces kystes intra-thoraciques se développent bien plus du côté du thorax, où la résistance est moindre, que du côté de l'hypochondre; ils ne produisent qu'un très léger abaissement du foie, et, quand ils occupent primitivement le poumon, ils s'accompagnent souvent d'abondantes hémoptysies.

Lorsque l'empyème consécutif à la perforation du diaphragme reste limité, enkysté dans la partie inférieure du thorax, le diagnostic présente encore de plus grandes difficultés, car nous manquons d'un signe d'une grande valeur, à savoir le développement rapide, après la douleur subite et violente, d'un énorme épanchement pleurétique du côté droit (Obs. **116**). Il existe alors deux collections purulentes, l'une thoracique et l'autre abdominale, séparées par le diaphragme; de plus, ces deux collections purulentes communiquent entre elles. Même lorsque l'empyème doit rester limité, les signes de la perforation du diaphragme ne font pas défaut; on retrouve dans les antécédents immédiats du malade cette douleur atroce et cette dyspnée intense si caractéristique de la perforation du diaphragme, mais ce n'est là qu'un signe de présomption. Seules, les ponctions peuvent donner plus de certitude au diagnostic. La ponction avec examen manométrique ne fournit point de renseignements précis, car les deux collections communiquent par la perforation du diaphragme et subissent par conséquent l'une et l'autre les mêmes influences respiratoires. La ponction évacuatrice a plus de valeur, du moins quand elle est pratiquée au-dessous des côtes, dans la collection purulente sous-diaphragmatique. Si l'évacuation de cette collection peut être poussée assez loin, elle fait disparaître le souffle et l'égophonie constatés dans la région inférieure du thorax. Or le souffle et l'égophonie sont propres à l'épanchement pleuré-

(1) Obs. de M. Mendelson. *American Journal of the medical science.* Juillet 1881.

tique : ces deux signes font défaut lorsque la compression du poumon est due à ces tumeurs solides ou liquides du foie qui refoulent fortement le diaphragme dans la cavité thoracique.

Traitement. — Fort heureusement un diagnostic rigoureusement exact n'est pas indispensable à la bonne direction du traitement. La pleurésie purulente est toujours aisément reconnue, et c'est cette pleurésie qu'il importe tout d'abord de traiter. La situation du patient est toujours assez grave pour commander immédiatement l'opération de l'empyème. Si la pleurotomie a pu être différée de quelques jours dans les cas où l'empyème est enkysté (Obs. **116**), elle est vraiment une opération d'urgence dans les cas de ces empyèmes suffocants qui en quelques jours remplissent toute la cavité de la plèvre (Obs. **115**). Nous avons vu qu'il ne faut jamais compter sur une guérison spontanée et que les seuls malades qui ont guéri ont dû leur salut à une prompte et énergique intervention.

L'existence d'une fistule pleuro-bronchique ne doit pas être envisagée comme une contre-indication. Le malade de l'observation **116** crachait du pus en abondance au moment où il fut opéré, et il a fort bien guéri. Il n'est pas non plus permis d'espérer que l'évacuation du pus par les bronches puisse conduire à l'oblitération de la cavité suppurante ; s'il y a des exemples de cette guérison spontanée, lorsque le pus hépatique a directement pénétré dans les bronches et sans provoquer une inflammation purulente de la plèvre, l'empyème d'origine hépatique se termine toujours par la mort, du moins lorsqu'il n'est pas de bonne heure traité par la pleurotomie.

Une fois la plèvre largement ouverte, le diagnostic sera plus aisément complété, et d'un diagnostic plus complet pourront naître des indications thérapeutiques nouvelles. Cependant il est digne de remarquer que, dans la plupart des cas, la seule incision de l'espace intercostal a suffi pour obtenir la cicatrisation des deux cavités purulentes, celle du foie et celle de la plèvre. Si le travail de réparation se ralentit ou s'arrête, si la persistance de la fièvre et d'une certaine tuméfaction de l'hypochondre droit indiquent la rétention purulente, on peut, le diagnostic étant d'ailleurs bien établi, poser la question d'une contre-ouverture dans la collection hépatique, sur la paroi abdominale, au-dessous des dernières côtes.

Ces empyèmes d'origine hépatique sont assurément d'une haute gravité. La pleurotomie, à la condition d'être précoce, y donne cependant de remarquables résultats. Dans la deuxième statistique de M. Moutard-

Martin (1), nous trouvons 8 pleurésies purulentes consécutives à l'ouverture de kystes hydatiques dans la plèvre. Or, parmi ces 8 cas, il y a 1 mort seulement et 7 guérisons.

§ IX. — EMPYÈMES DES MALADIES INFECTIEUSES & GÉNÉRALES

La pleurésie purulente figure parmi les complications de la plupart des maladies infectieuses; cependant elle est au rang des complications les moins communes. L'inflammation de la plèvre peut être directement provoquée par l'agent infectieux, sans l'intermédiaire d'une lésion du poumon; mais le plus souvent il existe en même temps une complication pulmonaire, pneumonie, bronchopneumonie ou gangrène, et l'empyème procède de cette affection du poumon. C'est ainsi que l'inflammation suppurative de la plèvre apparaît dans le cours ou au déclin de la rougeole, de la scarlatine, de la variole, de la fièvre typhoïde, de la méningite cérébro-spinale épidémique, de la dysenterie, du rhumatisme aigu, de la septicémie puerpérale, de la pyohémie.

Rougeole. — Les auteurs classiques signalent à peine la pleurésie parmi les complications de la rougeole (2). Il y a cependant quelques exemples, fort rares il est vrai, d'empyème développé à la suite de cette fièvre éruptive. L'inflammation de la plèvre, séreuse ou purulente, n'est pas primitive; elle succède toujours à une lésion du poumon, bronchopneumonie ou foyer gangréneux. La bronchopneumonie est une complication commune de la rougeole; quant à la gangrène du poumon, elle est, suivant Rilliet et Barthez, la plus fréquente des gangrènes morbilleuses après celle de la bouche.

Dans un cas de M. Pomarel (3), trois mois après le début de la rougeole, la plèvre gauche était occupée par un grand épanchement purulent. La rougeole avait été compliquée d'une bronchite intense, peut être d'une bronchopneumonie. L'enfant fut traité par la canule métallique à demeure. Il mourut vingt jours après l'opération.

Une observation récente de M. Descroizilles (4) est un très bel exemple

(1) *Bulletin de thérapeutique*, 1882.

(2) Rilliet et Barthez. Traité des maladies des enfants, 2e édit., t. III, p. 274.

(3) *Union médicale* 1865, 26 septembre.

(4) *Gazette des hôpitaux*, décembre 1886.

d'empyème compliquant la gangrène morbilleuse du poumon. L'enfant, âgé de 13 ans, est atteint de rougeole au mois d'avril. Depuis il continue à tousser et la bronchite devient bientôt assez intense pour obliger le petit malade à garder le lit. Il est admis à l'hôpital au commencement de juillet. L'état général est fort grave. On constate tous les signes d'un grand épanchement dans la plèvre droite. Pour la première fois, les crachats sont sanglants; or, avant l'apparition des crachats gangréneux, l'hémoptysie est un signe précieux pour le diagnostic de la gangrène du poumon. Aussi le diagnostic est-il, chez ce petit malade, très exactement établi dès le premier jour de l'admission; il est ainsi formulé : rougeole, bronchite intense, gangrène superficielle du poumon, empyème. Au milieu de juillet, on pratique l'opération de l'empyème. L'incision donne issue à un litre d'un liquide brunâtre et qui répand une odeur horriblement fétide. Mais il était trop tard; l'enfant tomba dans le collapsus et mourut trois jours après l'opération. A l'autopsie, on trouva, en effet, une caverne gangréneuse dans le lobe inférieur du poumon droit. Cette caverne s'ouvrait dans la plèvre, laquelle était remplie de liquide purulent et fétide. Le processus gangréneux avait secondairement atteint la plèvre pariétale elle-même; il existait dans le quatrième espace, au voisinage du sternum, une large ulcération gangréneuse; elle avait détruit les muscles et les parties molles jusqu'au tissu cellulaire sous-cutané. Le poumon droit était hépatisé dans presque toute son étendue.

Ces deux petits malades ont succombé. Mais, chez tous les deux, l'intervention fut trop tardive; plusieurs mois s'étaient écoulés depuis le début probable de la pleurésie purulente. L'intervention doit être d'autant plus prompte que plus grave est l'inflammation suppurative de la plèvre; or la pleurésie purulente qui complique la gangrène superficielle du poumon est au nombre des formes les plus menaçantes de l'empyème.

Scarlatine. — La pleurésie scarlatineuse est bien plus commune que la pleurésie morbilleuse. Parmi 58 pleurésies secondaires observées chez des enfants, M. West (1) en compte 32 développées après la scarlatine. Les complications pleurétiques sont particulièrement fréquentes dans certaines épidémies. Cette influence du génie épidémique a été bien mise en lumière par M. Guillemin (2) et par M. Brotherson (3). Pendant une

(1) Citation de MM. Picot et d'Espine, loc. cit.
(2) Thèse de Paris 1833.
(3) Archiv. générales de médecine 1853. II, p. 331.

même épidémie et dans le même milieu, M. Brotherson a vu, à peu de jours d'intervalle, trois cas d'empyème scarlatineux.

La scarlatine peut atteindre directement la plèvre, sans l'intermédiaire d'une lésion du poumon. On sait que les complications de cette pyrexie ont une prédilection marquée pour les séreuses. La péricardite est aussi observée à la suite de la scarlatine ; mais elle paraît moins commune que la pleurésie. Cependant la pleurésie scarlatineuse succède le plus souvent à la pneumonie ou à la bronchopneumonie. Il est probable que la néphrite infectieuse n'est pas non plus sans influence sur cette complication, car, dans la plupart des cas, l'épanchement de la plèvre accompagne l'anasarque et l'albuminurie.

La pleurésie survient le plus souvent dans le cours du deuxième ou du troisième septénaire de la scarlatine. Trousseau (1) a beaucoup insisté sur la rapidité avec laquelle l'épanchement devient purulent. Il a cité des exemples de pleurésie scarlatineuse déjà franchement purulente au douzième jour de l'épanchement. Cependant la purulence du liquide pleurétique est loin d'être constante, et, quand elle se produit, elle est souvent beaucoup moins précoce. Il faut encore sur ce point tenir compte des influences épidémiques. Sur 13 cas de pleurésie scarlatineuse, M. Sanné (2) a vu une seule fois l'épanchement devenir purulent.

Il est des cas d'empyème secondaire où l'éruption scarlatineuse fait défaut ou bien est assez légère pour passer inaperçue. La scarlatine est fruste. Elle peut néanmoins se compliquer d'une inflammation suppurative de la plèvre. C'est ainsi qu'il faut expliquer la fréquence des pleurésies purulentes en apparence primitives, dans certaines épidémies de scarlatine.

Quelle que soit la gravité de l'empyème scarlatineux, il ne faut pas renoncer à le traiter. Dans un cas de M. Walker (3), la thoracentèse suffit à procurer la guérison. Nous avons précédemment rapporté une observation de pleurésie purulente double développée à la suite de la scarlatine (obs. 96). Les deux épanchements furent successivement évacués par la pleurotomie et le petit malade a très heureusement guéri.

Variole. — La pleurésie est assez rare dans la variole. Quand elle survient pendant ou après la période de suppuration des formes confluentes, elle est toujours purulente ; elle accompagne les suppurations du tissu

(1) *Clinique médicale*, 3e édit. t. I, p. 118.
(2) Dictionnaire encyclopédique des Sciences médicales. Article Scarlatine.
(3) *Lancet* 1875, p. 621.

cellulaire sous-cutané ou profond; elle n'est qu'une localisation sur la plèvre de cette sorte de diathèse purulente qui suit la période de suppuration. Cet empyème secondaire est d'une extrême gravité; il se termine toujours par la mort. Il y a cependant des formes moins sévères de l'empyème de la variole. Elles surviennent à une époque assez avancée de la période de dessication, quelquefois même pendant la convalescence. Un noyau superficiel de bronchopneumonie a déterminé, par propagation ou par perforation, l'inflammation suppurative de la plèvre. Cet empyème est moins grave, et il ne faut pas d'emblée renoncer à le traiter par la pleurotomie.

Fièvre typhoïde. — La dothiénentérie n'intéresse pas volontiers les membranes séreuses, et la pleurésie est une complication rare de cette maladie infectieuse. La fréquence en est cependant assez diversement appréciée; tandis que Magnus Huss (1) n'a rencontré que 2 pleurésies sur 250 autopsies de fièvre typhoïde, Hoffmann (2) sur un même nombre d'autopsies a constaté 20 fois l'inflammation de la plèvre. Il est probable qu'il faut tenir compte du caractère des épidémies.

La pleurésie survient le plus souvent au déclin et pendant la convalescence de la maladie. Quand elle paraît pendant la période d'état, elle accompagne généralement les hypostases et les bronchopneumonies. Le convalescent d'une fièvre grave est plus sensible au froid, à la contagion, aux influences morbigènes de toute nature, et d'autre part bon nombre d'accidents et de complications procèdent, à cette période de la maladie, d'une véritable intoxication septicémique dont le point de départ réside dans les eschares et les suppurations du tégument. Un noyau de bronchopneumonie métastatique peut être l'origine de l'inflammation de la plèvre.

L'affaiblissement qui résulte d'une maladie de longue durée et la fréquence de ces septicémies secondaires expliquent la grande tendance à la purulence que prennent les épanchements de la pleurésie dothiénentérique. Deux observations de M. Lasaigne sont à ce point de vue fort instructives; les deux malades portent un épanchement pleurétique au moment où débute la fièvre typhoïde. Sous l'influence de la maladie générale infectieuse, les deux épanchements deviennent purulents. Parmi les 45 pleurésies dothiénentériques réunies par M. Lasaigne, 23, la moitié, sont des pleurésies purulentes.

(1) Cité par M. Lasaigne. Thèse de Paris, 1879.
(2) Ibid.

Le début de la complication thoracique peut être annoncé par le point de côté, la toux et l'élévation de la température. Le plus souvent le début est obscur, insidieux, comme celui de la plupart des pleurésies secondaires. De là l'obligation de répéter fréquemment l'examen de la poitrine au déclin de la fièvre et pendant les premiers jours de la convalescence, c'est-à-dire au moment où paraît habituellement la pleurésie dothiénentérique.

Cet empyème secondaire aggrave assurément le pronostic de la maladie, moins cependant que beaucoup d'autres complications. L'intervention y donne souvent de remarquables résultats. Parmi les 23 observations d'empyème dothiénentérique qu'a rassemblées M. Lasaigne, il y a 10 cas de mort et 13 cas de guérison. Dans les 10 cas mortels, il n'y eut aucune évacuation, spontanée ou artificielle, de l'épanchement purulent. Quant aux 13 cas terminés par guérison, 7 se sont terminés favorablement à la suite d'une évacuation spontanée par une fistule pleurobronchique ou pleuro-cutanée, et 6 ont été guéris par une intervention chirurgicale. Il est digne de remarque que cette intervention, dans tous les cas où elle fut pratiquée, a été suivie de succès. Il n'est pas prudent de compter sur la guérison par évacuation spontanée, malgré les 7 observations de M. Lasaigne ; il ne faut pas oublier que le patient supportera d'autant moins une suppuration prolongée, qu'il est épuisé déjà par une fièvre de longue durée. La gravité apparente de l'état général n'est pas non plus une contre-indication de la pleurotomie, du moins si la fièvre typhoïde elle-même n'est plus en cause et s'il n'existe point d'autres complications. Nous avons vu la pleurotomie réussir chez un jeune enfant convalescent de fièvre typhoïde, qui fut opéré *in extremis* ou à peu près, et chez lequel l'extrême gravité de l'état général avait paru, pendant plusieurs jours, contre-indiquer formellement toute intervention chirurgicale.

Méningite cérébro-spinale épidémique. — La pleurésie, séreuse ou purulente, est une complication de cette maladie infectieuse. Leyden (1) en cite plusieurs observations. L'épanchement n'est pas toujours unilatéral; il peut exister dans les deux plèvres.

Dysentérie. — Nous avons précédemment (obs. **110**) rapporté un cas de pleurésie purulente et gangréneuse, consécutive à la dysentérie. Ce

(1) Traité clinique des maladies de la moëlle épinière. Traduction française de MM. Richard et Viry. J.-B. Baillière 1879. p. 312.

fait a été publié par M. Wagner. L'auteur présume que des embolies microbiennes, parties de la muqueuse ulcérée du gros intestin, ont déterminé un foyer de gangrène superficielle du poumon, lequel s'est accompagné d'une inflammation suppurative et gangréneuse de la plèvre.

Rhumatisme articulaire aigu. — La pleurésie qui complique le rhumatisme articulaire aigu est presque toujours une pleurésie séreuse. Elle est remarquable par la mobilité de l'épanchement. Cependant cet épanchement est quelquefois très riche en fibrine, au point que le liquide de consistance gélatineuse coule difficilement par les canules. Il est extrêmement rare de voir l'empyème se développer dans le cours d'une attaque de rhumatisme articulaire aigu. On trouve sans doute dans les anciens auteurs des exemples de pleurésies purulentes coïncidant avec des arthrites aiguës, mais ces arthrites sont très improprement qualifiées de rhumatismales ; elles sont de nature infectieuse, quelquefois même pyohémique, et telle est aussi la nature de l'épanchement purulent de la plèvre. Nous n'avons rencontré qu'une observation d'empyème compliquant une attaque de véritable rhumatisme articulaire aigu. Elle est de M. Blachez (1). La pleurésie succède à une bronchite avec forte congestion du poumon ; le début en est annoncé par un violent point de côté à gauche, et la ponction, devenue bientôt nécessaire, donne issue à du liquide séro-purulent.

Septicémie puerpérale. — La pleurésie n'occupe qu'une place très restreinte dans la pathologie de la grossesse. — L'état de gestation ne prédispose point à l'inflammation de la plèvre. Il semble même que la pleurésie n'ait aucune influence fâcheuse sur la marche de la grossesse, du moins s'il n'existe aucune autre complication, si la toux n'est pas trop violente, ni l'épanchement trop abondant. Parmi les 13 observations qu'a réunies M. Baratgin (2), il en est deux seulement dans lesquelles l'intensité de la dyspnée fut la cause probable de l'accouchement prématuré. La pleurésie de la grossesse régulière, non compliquée, n'a pas plus de tendance à devenir purulente que la pleurésie vulgaire. Nous n'avons trouvé aucune observation d'empyème pendant la grossesse. D'après les observations de M. Baratgin, la résorption de l'épanchement séreux se produit quelquefois avec une remarquable rapidité. Les grands épanchements pleurétiques de la grossesse peuvent être, sans inconvénients, traités par la

(1) *Gazette médicale de Paris*, 1880.

(2) Thèse de Paris, 1880. Contribution à l'étude de la pleurésie pendant la grossesse.

thoracentèse. Nous avons rapporté précédemment (1) l'histoire d'une jeune femme qui fut atteinte de pleurésie à grand épanchement vers la fin de la grossesse; elle guérit après avoir subi quinze thoracentèses dans l'intervalle d'un mois et demi. Dans un cas de pleurésie purulente, la grossesse ne devrait pas, à elle seule, être considérée comme une contre-indication de la pleurotomie.

Si la pleurésie est peu fréquente pendant la grossesse, elle est au contraire au rang des manifestations les plus communes de la septicémie puerpérale. De plus, l'épanchement de cette pleurésie puerpérale est le plus souvent séro-purulent ou franchement purulent. Dans certaines épidémies, les lésions de la plèvre et du poumon sont très communes, si bien qu'on a décrit des formes pleurétiques et pleuro-pulmonaires de la fièvre puerpérale (2).

Aujourd'hui, la pathogénie des empyèmes puerpéraux ne prête plus beaucoup à la discussion. Dans les cas de péritonites puerpérales généralisées, l'inflammation septique se propage par la voie des lymphatiques qui, à travers le centre phrénique du diaphragme, unissent les deux séreuses, la plèvre et le péritoine. Lorsque c'est la phlébite qui domine parmi les lésions utérines ou périutérines, il est très probable que l'inflammation suppurative de la plèvre procède de quelques infarctus ou de quelques noyaux superficiels et suppurés de bronchopneumonie métastatique (3).

Une femme dont les suites de couches sont fort régulières peut être atteinte de pleurésie vulgaire, par exemple d'une pleurésie à frigore; il est clair que cette pleurésie, développée en dehors de toute intoxication septicémique, ne mérite pas à proprement parler la qualification de pleurésie puerpérale. Elle n'a pas la même tendance à la suppuration, bien que le pronostic puisse en être aggravé par l'affaiblissement qui résulte de la grossesse et de l'accouchement. Il est probable que bon nombre de faits de ce genre ont servi à créer les formes pleurétiques de la fièvre puerpérale, formes dans lesquelles la pleurésie a paru la première ou l'unique manifestation de la maladie générale.

Les lésions de la plèvre sont limitées à la base du thorax, au diaphragme, ou bien étendues à toute la séreuse. En général, et comme dans la plupart des pleurésies purulentes secondaires d'origine infectieuse, la

(1) V. même chapitre, p. 446

(2) Charrier. Thèse de Paris, 1855. — Derville. Thèse de Paris, 1874.

(3) Siredey. Les maladies puerpérales. Paris, Masson, 1884, p. 405.

réaction inflammatoire de la plèvre est modérée ; il y a peu de néomembranes, peu de fausses membranes fibrineuses et le liquide de l'épanchement est plutôt séro-purulent que franchement purulent. Avec les lésions de la plèvre coïncident des lésions du poumon. Dans les cas où la pleurésie accompagne la péritonite générale, on trouve le plus souvent des hépatisations bronchopneumoniques plus ou moins confluentes, quelquefois pseudo-lobaires. Avec la phlébite puerpérale se rencontrent plutôt des formes discrètes de la bronchopneumonie, des infarctus hémorrhagiques, des lobules suppurés, et toutes ces lésions sont sans doute d'origine métastatique (Siredey).

Les formes cliniques de l'empyème puerpéral sont fort variables, d'autant plus qu'on ne saurait séparer la localisation pleurétique de toutes les autres localisations de la septicémie puerpérale. Dans les cas où dominent les symptômes généraux graves, indices d'une profonde intoxication de l'économie, la pleurésie passe inaperçue ; ce n'est qu'une lésion de peu d'importance et le plus souvent constatée seulement à l'autopsie. La pleurésie reste latente encore, comme beaucoup d'autres pleurésies secondaires, lorsque dominent les symptômes d'une péritonite grave, promptement généralisée à toute la cavité abdominale. A peine le développement de la complication pleurétique est-il annoncé par une certaine aggravation de la dyspnée. Les pleurésies qui accompagnent la phlébite utérine ont souvent aussi un début insidieux ; elles ne sont guère constatées que par une exploration méthodique de la poitrine. Les symptômes propres à l'inflammation de la plèvre, la douleur thoracique, la toux et la dyspnée sont plus manifestes dans les formes moins aiguës et moins graves de la fièvre puerpérale. Quoi qu'il en soit, la fréquence relative des complications pleurétiques et pleuro-pulmonaires est telle qu'il ne faut point, chez une femme en couches et qui a quelques symptômes de fièvre puerpérale, négliger l'examen des organes thoraciques.

Les indications du traitement de l'empyème puerpéral sont subordonnées à l'état général et au degré de gravité des autres localisations de la maladie. Il est clair que la pleurotomie n'a aucune chance de succès dans les cas de septicémie suraiguë, ou bien encore dans les cas de péritonite aiguë, généralisée à toute la cavité abdominale. Mais l'empyème complique parfois des formes beaucoup moins sévères de la fièvre puerpérale. Il faut intervenir et pratiquer l'opération de l'empyème, si les symptômes d'intoxication septicémique et les lésions abdominales ne sont pas de telle nature que la mort soit inévitable, et, dans un cas douteux, l'intervention serait encore préférable à l'abstention.

Pyohémie. — Dans le cours de la pyohémie, deux processus président la formation du pus dans la plèvre. Tantôt l'abcès pleural procède directement de l'infection générale de l'organisme et se développe comme les collections purulentes métastatiques du tissu cellulaire superficiel ou profond ; tantôt la suppuration de la plèvre procède, par propagation ou par perforation, d'un abcès superficiel du poumon. Dans les formes communes de l'infection purulente, le début de la pleurésie est insidieux et quelques jours suffisent au développement d'un grand épanchement qui remplit toute la plèvre. Cet empyème pyohémique se termine toujours par la mort. Mais il est des formes subaiguës et même chroniques de l'infection purulente. Elle sont moins sévères et se terminent quelquefois par la guérison. Si l'empyème est une des manifestations de ces formes atténuées de la pyohémie, il ne faut pas renoncer à toute intervention chirurgicale ; la pleurotomie peut être suivie de succès (obs. **159**).

§ X. — EMPYÈMES ENKYSTÉS ET EMPYÈMES MULTILOCULAIRES.

Ces empyèmes doivent leurs caractères propres à des dispositions particulières de l'épanchement purulent.

Il peut arriver que l'abcès pleural n'occupe pas toute l'étendue de la séreuse, soit que l'inflammation reste d'emblée localisée, soit que des adhérences antérieures forment une barrière qui protège le reste de la cavité pleurale. L'empyème est donc circonscrit, enkysté dans des néomembranes, récentes ou anciennes. Ainsi se développent les empyèmes interlobaire, diaphragmatique, costo-pulmonaire, les empyèmes de la plèvre médiastine et ceux du sommet.

Un grand épanchement de la plèvre est quelquefois cloisonné par des néomembranes fibreuses, généralement anciennes et antérieures à cet épanchement. L'exsudat pleurétique est renfermé dans des loges distinctes, indépendantes. C'est à cette pleurésie qu'on a donné le nom de pleurésie multiloculaire. Elle est souvent purulente.

Empyèmes interlobaires. — Lorsque des adhérences ont soudé les bords de deux lobes du poumon, la plèvre interlobaire se trouve séparée de la grande cavité pleurale. Si l'inflammation se localise dans cette plèvre interlobaire, elle peut y provoquer le développement d'un épanchement séreux ou purulent, le plus souvent purulent, séparé de la paroi thoracique par le poumon lui-même, épanchement dont le diagnostic et le traitement présentent les plus grandes difficultés. D'ailleurs il n'est pas impossible que ces adhérences périphériques de la plèvre interlobaire résultent de la pleurésie purulente elle-même, d'emblée circonscrite entre les deux lobes du poumon. L'empyème interlobaire reste le plus souvent latent, jusqu'au jour où une vomique purulente ne permet plus de mettre en doute la présence d'une collection purulente intrathoracique.

Les anciens ont confondu cet abcès pleural avec l'abcès du poumon. J.-P. Franck (1) a le premier établi la distinction. Après lui, Bayle, Laënnec et Cayol ont montré l'extrême rareté de l'abcès pulmonaire, comparée à la fréquence relative des collections purulentes enkystées entre deux lobes du poumon. Depuis, un certain nombre d'observations de pleurésie interlobaire ont été publiées dans les traités des maladies des voies respiratoires ou dans les recueils périodiques. La plupart de ces observations sont réunies dans les thèses inaugurales de M. Martinez Meza (2) et de M. Martinelli (3) ; c'est d'après l'analyse de ces faits et de quelques autres postérieurs à ces deux publications, que nous avons esquissé l'histoire de l'empyème interlobaire.

Etiologie. — On ne sait rien de bien précis sur l'étiologie de cette pleurésie partielle. A coup sûr elle est fort rare, mais nous manquons de documents statistiques pour en apprécier plus exactement la fréquence relative. Dans la plupart des observations, on trouve notée l'influence du froid. Quelques malades sont tuberculeux. La bronchite accompagne fort souvent cette inflammation de la plèvre. Dans un cas, un empyème interlobaire survint au cours d'une fièvre puerpérale. Mais il est extrêmement rare que les maladies générales infectieuses provoquent des pleurésies limitées à la plèvre interlobaire ; le plus souvent les pleurésies secondaires se développent dans la grande cavité de la plèvre. L'empyème interlobaire n'a été observé que chez des enfants ou des adultes. Il paraît être plus commun du côté droit que du côté gauche. Quant à la cause de cette étroite localisation de l'inflammation entre deux lobes du poumon, il est probable qu'elle réside le plus souvent dans l'existence antérieure d'une pleurésie générale, laquelle a fermé par des adhérences solides toute communications entre la plèvre interlobaire et la grande cavité de la séreuse. On

(1) V. Grisolle. Traité de la pneumonie, 2e édition, 1864, p. 21.
(2) Thèse de Paris, 1879.
(3) Thèse de Paris, 1885.

sait en outre, depuis Laënnec, que les pleurésies enkystées ont beaucoup plus de tendance que les pleurésies générales à se terminer par la suppuration.

Lésions. — L'empyème général s'accompagne quelquefois d'abcès enkystés entre deux lobes du poumon. Dans d'autres cas plus fréquents, la plèvre interlobaire est occupée par un diverticule d'une grande collection purulente intra-pleurale. Les faits de ce genre sont sans grand intérêt dans l'histoire de l'empyème interlobaire.

Nous avons vu que cette forme de l'empyème enkysté est plus commune du côté droit que du côté gauche. L'abcès siège le plus souvent entre les lobes supérieur et moyen, au voisinage du hile du poumon. Les adhérences périphériques sont plus ou moins étendues, suivant le volume de la collection purulente. Lorsque l'abcès est de grande dimension, il comprime fortement le poumon et arrive presque au contact de la paroi thoracique. On trouve souvent des néomembranes, anciennes ou récentes, dans la grande cavité pleurale.

Le volume du foyer purulent est assez variable; il est gros comme un œuf, une orange ou une tête d'enfant. Il est aplati, biconvexe, allongé suivant la direction oblique de la scissure interlobaire. La face interne est couverte de fausses membranes ou de pus concrété. Molle et tomenteuse dans les cas récents, la paroi devient dure et fibreuse dans les cas anciens. Le pus a les mêmes caractères que dans les formes communes de l'empyème. S'il existe une fistule bronchique, il est souvent mélangé de mucosités. L'odeur en est fade, alliacée, plutôt que franchement fétide ou gangréneuse.

Le poumon est comprimé au voisinage du foyer purulent. Outre les lésions de la compression, il présente, dans les cas anciens, des indurations scléreuses qui, parties de la paroi fibreuse du kyste purulent, s'étendent plus ou moins au sein du parenchyme. L'emphysème, la bronchite, la dilatation des bronches compliquent souvent les formes chroniques de l'empyème interlobaire.

Il est rare que le foyer de suppuration reste parfaitement enkysté jusqu'à la mort. Il s'ouvre dans les bronches. Nous n'avons rencontré aucune exemple d'ouverture dans la grande cavité de la plèvre. La fistule pleuro bronchique est parfois très large et permet une évacuation facile du liquide purulent; d'autres fois, c'est un trajet étroit et sinueux qui fait communiquer l'abcès interlobaire avec les bronches. De là les caractères variables que présente la vomique pleurale.

Ces foyers purulents interlobaires peuvent-ils se terminer par résorption ? Nous n'avons rencontré aucune observation bien probante d'une semblable terminaison. Cruveilhier a trouvé, enkystées dans des néo-membranes de la plèvre, des masses d'apparence caséeuse, résidu de foyers purulents partiels dont la partie liquide a disparu par résorption. Peut-être des masses caséeuses de ce genre, logées dans la scissure interlobaire, ont-elles été prises pour des noyaux de bronchopneumonie tuberculeuse. Le diagnostic anatomique de l'empyème interlobaire ancien peut, en effet, présenter quelques difficultés. On est exposé à le confondre avec la caverne tuberculeuse ou gangréneuse, la dilatation bronchique, le kyste hydatique et l'abcès du poumon. Nous n'avons pas à rappeler ici les caractères sur lesquels doit être fondé ce diagnostic différentiel. Il importe surtout de bien établir que le foyer purulent siège entre deux lobes du poumon. Il est rare que, sur une coupe verticale de l'organe, on ne puisse retrouver les vestiges de la scissure interlobaire comblée par des adhérences.

Symptômes. — Si le malade ne crache pas de pus, les symptômes sont très obscurs, et la pleurésie interlobaire reste presque toujours méconnue. La vomique est donc un phénomène de premier ordre dans l'histoire clinique de la maladie. Elle fournit un point de repère précieux pour le diagnostic. Aussi doit-on diviser l'évolution de l'empyème interlobaire en deux périodes, avant et après la vomique.

Le début est quelquefois assez aigu, et comparable à celui d'une pleurésie. Le patient est pris de frisson, de fièvre, de toux et de douleurs dans l'un des côtés de la poitrine. D'autres fois, cessy mptômes sont beaucoup moins accusés et le début est plutôt celui d'une vulgaire bronchite. Enfin les premiers symptômes peuvent être encore plus insidieux, si bien que le patient continue à se livrer à ses occupations. — La douleur a fait défaut dans plusieurs observations. Quand elle existe, c'est moins un véritable point de côté pleurétique qu'une sensation de gène, de tension dans la poitrine. Elle est souvent prise par une douleur rhumatismale. Elle se fait sentir au niveau des espaces intercostaux moyens et quelquefois retentit jusque dans l'épaule. — La toux est constante ; elle est sèche ou bien accompagnée d'une expectoration muqueuse ou muco-purulente, si, fait très commun, la bronchite est associée à l'inflammation de la plèvre. — La dyspnée, assez vive au début, diminue à une période plus avancée. Bien qu'elle n'atteigne jamais à l'orthopnée des grands épanchements, elle contraste avec le peu de signes que fournissent l'auscultation et la percussion. Aux premiers examens, on ne constate guère que quelques râles de bronchite. — La fièvre est modérée, du moins au début. Plus tard, si la suppuration persiste longtemps après la vomique, elle prend les allures de la fièvre hectique. — Les troubles digestifs sont d'abord la perte d'appétit et quelques vomissements provoqués par la toux; à une époque plus avancée et dans les cas de suppuration prolongée, il s'y joint quelquefois une diarrhée abondante et rebelle.

Pendant la première période, l'examen de la poitrine est le plus souvent négatif. Le foyer pleurétique, profondément caché entre deux lobes du poumon, ne se révèle par aucun signe appréciable. Si le foyer est plus étendu et plus voisin de la paroi thoracique, la percussion méthodique permet de mettre en évidence une zone de submatité, soit sur la paroi antérieure, soit sur la paroi postérieure du thorax. Cette zone, haute de quelques centimètres, se trouve à peu près à l'union du tiers supérieur avec les deux tiers inférieurs du poumon. Dans deux cas de M. Hutinel (1), elle occupait, une fois la partie moyenne du poumon droit, et l'autre fois le voisinage de la crête de l'omoplate. Au dessus et au dessous, la sonorité est tympanique dans une certaine étendue, et ce caractère du son de percussion est dû à la compression du poumon. M. Guéneau de Mussy (2) regarde cette modification de la sonorité thoracique comme un signe précieux de pleurésie interlobaire. Il a plusieurs fois reconnu cette pleurésie enkystée d'après ce signe, et le diagnostic fut vérifié par l'autopsie. Au niveau de la zone de matité, on peut percevoir quelques frottements pleurétiques, de la diminution des vibrations vocales, un bruit respiratoire affaibli, une respiration légèrement bronchique que M. Guéneau de Mussy compare au bruit d'un éternuement contenu, et même, d'après Laënnec, de l'égophonie. Les signes de la bronchite font rarement défaut; ce sont des râles ronflants, sibilants ou sous-crépitants.

La plupart des empyèmes interlobaires s'ouvrent dans les bronches. Il n'y a pas d'exemple d'ouverture dans la grande cavité de la plèvre. La vomique est quelquefois précoce; elle survient avant la fin du premier mois. Le plus souvent elle apparaît dans le cours du second ou du troisième mois, quelquefois plus tard. La fistule pleuro-bronchique est généralement plus hâtive dans les empyèmes enkystés que dans les pleurésies purulentes occupant toute la cavité pleurale. Tout d'un coup, à la suite

(1) Obs. V de la thèse de M. Martinez Meza.

(2) *Clinique médicale*, t. I, p. 633. — *Archives générales de médecine*, 1879, vol. II.

d'une quinte de toux, le patient expectore une notable quantité de pus, épais ou fluide, et répandant une odeur alliacée. La vomique interlobaire n'est jamais assez abondante pour provoquer des menaces sérieuses de suffocation. A dater de cette première vomique, le patient crache habituellement un liquide purulent. Tantôt la vomique se répète tous les jours et de préférence dans la matinée, tantôt elle ne paraît qu'à des intervalles de plusieurs jours. Ces allures variables de l'expectoration purulente sont dues, soit aux dimensions de l'abcès interlobaire, soit à des dispositions particulières de la fistule pleuro-bronchique. Le liquide expectoré est d'abord franchement purulent; plus tard il se mélange aux sécrétions bronchiques et devient muco-purulent. Une vomique soudaine et abondante n'échappe point à l'attention du malade. Mais il peut arriver que l'abcès se vide difficilement par les bronches, et de petites quantités de pus, mêlées aux mucosités bronchiques, peuvent être confondues avec l'expectoration muco-purulente d'une simple bronchite ou d'une tuberculose pulmonaire. — La vomique ne modifie pas toujours les signes d'auscultation et de percussion. Même après une notable expectoration purulente, on ne constate encore que des râles de bronchite. Dans d'autres cas, on voit apparaître, au niveau de la zone de matité, des signes de caverne ou de pneumothorax (1) : souffle caverneux ou amphorique, gargouillement, tintement métallique, bruit de succussion hippocratique. — L'évacuation du pus ne manque pas de produire un certain soulagement. La respiration est plus libre, et le malade éprouve à un moindre degré la sensation de gêne et de tension dans la poitrine.

La vomique est, plus souvent encore dans l'empyème interlobaire que dans les autres formes de la pleurésie purulente, un mode de guérison spontanée. Après une première évacuation, le patient continue à cracher du pus, mais les vomiques deviennent moins copieuses et plus rares, la fièvre tombe, les forces reparaissent, l'appétit renaît, et, au bout de quelques semaines, la disparition de tous les symptômes témoigne d'une parfaite guérison. L'abcès est définitivement cicatrisé. Même dans les cas favorables, il est rare qu'on assiste à une marche aussi régulière du travail de réparation. Le plus souvent la rémission qui suit la première vomique n'est pas de longue durée; la fièvre reparaît avec les allures d'une fièvre hectique; elle s'accompagne de frissons, de sueurs, de perte des forces; quelquefois on voit reparaître aussi les douleurs thoraciques,

(1) Obs. de M. Dieulafoy, suivie d'autopsie, in thèse de M. Martinez-Meza. — Obs. de M. Hardy. *Progrès médical* 1882, p. 297.

l'anorexie, les vomissements et la diarrhée. Tous ces phénomènes sont des indices de la rétention du pus dans l'abcès interlobaire. En effet, les évacuations spontanées du pus sont irrégulières et incomplètes; pendant trois ou quatre jours le patient ne crache que quelques mucosités à peine purulentes; c'est alors qu'il souffre, qu'il a de la fièvre et des troubles digestifs graves; puis une évacuation survient, à la suite de laquelle le patient entre dans une nouvelle période de rémission. C'est ainsi qu'aprés bien des alternatives d'aggravation et d'amélioration, la fièvre tombe, l'expectoration cesse, les troubles digestifs disparaissent et le malade finit par guérir (obs. de M. Hardy, de M. Hutinel). — Dans d'autres cas, le travail de réparation fait entièrement défaut. La fièvre persiste, il ne survient aucune amélioration durable, le patient maigrit et perd ses forces; il succombe au bout de quelques semaines ou de quelques mois, lentement épuisé par une interminable suppuration (obs. de M. Dieulafoy).

Diagnostic. — Avant la vomique, le diagnostic est d'une extrême difficulté. Pendant cette première période, l'empyème interlobaire est à peu près constamment méconnu et les symptômes observés sont attribués à diverses affections de poitrine, aiguës ou subaiguës : la bronchite, la pleurodynie, la névralgie intercostale, la phthisie. Si l'état général présente quelque gravité, ce malade qui a de la fièvre, tousse, maigrit, perd ses forces, est généralement regardé comme un phthisique atteint d'une forme subaiguë de la tuberculose pulmonaire. — Dans un cas d'Andral (1), l'erreur dura jusqu'à la mort du patient, car il n'y eut point d'expectoration purulente. Il s'agissait d'un empyème interlobaire du côté gauche. « Des adhérences unissaient les deux lobes du poumon et semblaient avoir fait disparaître la scissure interlobaire; mais celle-ci n'avait réellement cessé d'exister que dans l'étendue de quelques lignes, et, à peine eut-on rompu les adhérences qui existaient dans ce court espace, qu'on découvrit le reste de la scissure, considérablement agrandi et occupé par un liquide purulent en quantité suffisante pour remplir un verre ordinaire. Ce liquide était renfermé dans une poche dont les parois, formées en haut et en bas par le tissu pulmonaire, étaient complétées par des fausses membranes épaisses qui s'étendaient d'un lobe à l'autre; le reste de la plèvre de ce côté était exempt de toute trace d'inflammation »

Certains signes permettent cependant, même avant la vomique, d'écarter l'hypothèse d'une tuberculose du poumon. L'examen des crachats y

(1) *Clinique médicale* 1829, 2e édit., t. II, p. 514.

démontre l'absence des bacilles de Koch. La zone de matité, signalée dans plusieurs observations, n'occupe pas le sommet du poumon, mais bien la partie moyenne, le voisinage de la crête de l'omoplate ou encore la fosse sous-épineuse. Elle est obliquement dirigée du rachis à la ligne axillaire, dans le sens de la scissure interlobaire. Au-dessus et au-dessous de cette zone de matité, le bruit de percussion présente une sonorité tympanique due à la compression du poumon. Ces signes ne se rencontrent pas dans tous les cas; mais, lorsqu'on peut en constater nettement l'existence, ils démontrent bien qu'il ne s'agit ni d'une bronchite ni d'une tuberculose du poumon. Ils indiquent la présence d'une tumeur liquide ou solide au sein du parenchyme pulmonaire. Or les tumeurs solides du poumon sont plus rares encore que la pleurésie interlobaire. Les kystes hydatiques sont vraiment exceptionnels dans nos climats. De plus, la maladie a débuté avec une certaine acuité et le patient a de la fièvre, quelquefois même il présente ces frissons et cette teinte terreuse du visage qui sont l'indice de la formation d'une collection purulente. Ce sont là des motifs suffisants, sinon pour affirmer, du moins pour soupçonner fortement l'existence d'un empyème interlobaire.

Après l'évacuation du pus par les bronches, le diagnostic est plus facile; mais il s'en faut cependant que toutes les causes d'erreur soient écartées. — D'abord la vomique elle-même peut être méconnue. Elle le sera souvent si, au lieu d'être soudaine et abondante, elle consiste seulement dans l'expectoration de liquide muco-purulent dont la quantité augmente progressivement de jour en jour. Une expectoration de ce genre peut être attribuée à la bronchite chronique, à la dilatation des bronches, à la phthisie arrivée à la période des cavernes. Ces crachats muco-purulents ne sont pas sans analogie avec les crachats nummulaires de la tuberculose ulcéreuse du poumon. Dans ces conditions, le diagnostic différentiel ne peut être établi que sur des nuances fort délicates, du moins en ce qui concerne la bronchite chronique et la dilatation des bronches. Pour ce qui est de la phthisie ulcéreuse, nous avons un signe précieux dans la recherche du bacille de Koch.

Si la vomique est exactement reconnue, les chances d'erreur sont moindres, mais le diagnostic n'est pas encore établi d'une façon définitive. Il faut compter avec l'abcès, la gangrène, le kyste hydatique du poumon et les empyèmes enkystés hors de la plèvre interlobaire. Toutes ces affections ont avec l'empyème interlobaire ce caractère commun : l'expectoration subite de matières purulentes, suivie de l'apparition de phénomènes cavitaires dans une région du poumon. — L'abcès du poumon est extrêmement rare. Grisolle n'en a vu qu'un exemple pendant une pratique hospitalière de trente années. Cet abcès est précédé d'une pneumonie dont les symptômes aigus et violents n'ont point échappé au souvenir du malade. La vomique est plus précoce : elle survient le plus souvent avant le vingtième jour. Le pus présente une teinte rougeâtre, rouge-brun, due au mélange d'une certaine quantité de sang, et qui fait défaut quand il s'agit d'une suppuration d'origine pleurale. — L'expectoration de la gangrène pulmonaire n'est pas franchement purulente ; c'est un liquide séro-purulent, sanieux, d'odeur franchement gangréneuse. Les symptômes qui précèdent cette espèce de vomique sont beaucoup plus graves ; le patient, frappé de gangrène du poumon, est dans un état d'adynamie prononcée et qui ne se rencontre pas au même degré dans les cas de suppuration enkystée de la plèvre. L'hémoptysie précède, accompagne et suit fort souvent l'élimination de l'eschare pulmonaire ; elle est vraiment exceptionnelle dans les cas de vomiques pleurales. — Un kyste hydatique suppuré du poumon qui s'ouvre dans les bronches simule à un haut degré l'empyème interlobaire. Il n'y a guère qu'un signe sur lequel on puisse compter, la présence dans le pus expectoré de débris de membranes hydatiques ou de crochets d'échinocoques. — Une collection purulente enkystée entre le diaphragme et la base du poumon peut être méconnue, si les signes physiques font absolument défaut ; s'ils existent, ils ont une localisation fort différente de celle que présentent les signes physiques de l'empyème interlobaire. — Les abcès de la grande cavité de la plèvre sont reconnus sans grande difficulté, puisqu'ils sont en rapport avec la paroi thoracique.

Pronostic. — Le pronostic de l'empyème interlobaire est assurément moins grave que celui de l'empyème général. La surface de suppuration est de bien moindre étendue. On n'a jamais constaté l'irruption du pus dans la grande cavité pleurale. La règle, c'est l'évacuation par les bronches. Le foyer n'étant pas très volumineux, la vomique ne produit jamais de graves accidents de suffocation. Bien plus souvent que dans les cas d'empyème général, l'évacuation du pus par les bronches est suivie d'un travail de réparation. Voilà les conditions relativement favorables. Elles ne suffisent pas toujours pour conduire à la guérison. Il peut arriver que le patient succombe, soit à la septicémie pleurale, soit à la longue durée de la suppuration.

Traitement. — Pendant toute la première période, la pleurésie interlobaire est traitée comme une bronchite ou toute autre des affections aiguës de poitrine. Les révulsifs et l'opium forment la base de ce traitement. Il ne peut guère en être autrement, puisque le diagnostic reste longtemps incertain.

Quelle conduite faut-il tenir lorsque l'apparition d'une vomique permet enfin de reconnaître l'empyème interlobaire? Il convient assurément d'avoir recours à la médication tonique. Le vin, l'alcool, le quinquina, une alimentation convenable soutiendront les forces du patient et lui permettront de résister à l'épuisement qu'entraîne nécessairement la suppuration du foyer pleural. On a conseillé pour tarir cette suppuration l'emploi du tannin, de la térébenthine, de la teinture d'eucalyptus. Ces médicaments peuvent être de quelque utilité quand il s'agit d'une suppuration des bronches ou du poumon. Ils n'ont qu'une action bien problématique lorsque c'est la plèvre elle-même qui sécrète du pus.

Sans doute il est souvent permis de compter sur la guérison spontanée. Les exemples ne sont pas très rares de cicatrisation consécutive à l'évacuation du pus par les bronches. D'autre part, nous ne sommes plus dans les conditions d'un foyer purulent, général ou enkysté, de la grande cavité pleurale. Il s'en faut que l'abcès interlobaire soit d'un accès aussi facile. Si cependant le travail de réparation fait défaut et que le patient soit sérieusement menacé de succomber aux phénomènes de résorption, faut-il s'abstenir absolument de toute intervention chirurgicale? Les simples ponctions sont au moins inutiles; elles ne rempliront pas mieux l'indication que la fistule bronchique elle-même. Mais il existe aujourd'hui une chirurgie du poumon. Après avoir réséqué quelques côtes, on a pénétré à travers l'écorce du poumon pour ouvrir des foyers purulents intra-pulmonaires. Nous rapporterons plus loin (1) quelques exemples de ces opérations de pneumotomie. C'est ainsi que M. Ollier a incisé et drainé une caverne gangréneuse, et que M. Bouilly a pénétré dans un kyste hydatique suppuré. Or, s'il n'est pas trop profondément situé, l'empyème interlobaire ne diffère pas, au point de vue de l'intervention, de ces collections intra-pulmonaires auxquelles on a déjà, non sans succès, appliqué la pneumotomie. C'est affaire d'auscultation et de percussion. Une ponction exploratrice peut aider beaucoup à ce diagnostic topographique. On sait à quelle profondeur il faut enfoncer le trocart pour retirer du pus. On en déduit l'épaisseur du tissu pulmonaire qu'il faudra traverser pour atteindre la collection purulente interlobaire. Nous n'avons trouvé aucune obser-

(1) V. Chapitre VIII.

vation dans laquelle la pneumotomie ait été appliquée au traitement de l'empyème enkysté entre deux lobes du poumon. Mais il n'y a pas de raisons pour repousser *à priori* une semblable intervention.

Empyème diaphragmatique. — Nous ne ferons pas l'histoire complète de la pleurésie diaphragmatique; nous en étudierons surtout la terminaison par suppuration, et nous aurons particulièrement en vue l'empyème étroitement enkysté entre la convexité du diaphragme et la face inférieure du poumon.

Les recherches de M. Guéneau de Mussy, de M. Peter et de M. Bucquoy ont appelé l'attention sur une forme assez fréquente, légère et curable, de la pleurésie diaphragmatique (1). La forme intense ou grave est beaucoup moins commune. Il est difficile d'apprécier la fréquence relative de ces deux formes. La thèse de M. Hermil renferme 62 cas dont 29 sont terminés par la mort. Mais l'auteur fait remarquer avec raison qu'on a beaucoup plus de tendance à publier les observations des formes graves que celles des formes légères. Il est encore plus difficile d'estimer la fréquence de l'empyème diaphragmatique comparée à celle des autres formes de la pleurésie purulente. Il est certain cependant que, comme l'empyème interlobaire, l'empyème diaphragmatique est rare.

Etiologie. — La pleurésie diaphragmatique est primitive ou secondaire. Parmi les causes de la pleurésie primitive, on ne cite guère que le froid et les traumatismes du thorax ou de l'hypochondre. Les causes de la forme secondaire sont : la tuberculose; le rhumatisme articulaire aigu; les maladies générales à localisations pleurétiques, parmi lesquelles la fièvre typhoïde et la septicémie puerpérale sont les plus communes; les péritonites générales ou partielles, surtout les péritonites enkystées de l'étage supérieur de l'abdomen; les affections des organes contenus dans les hypochondres, et particulièrement les affections du foie. Nous avons signalé l'influence de ces dernières causes en faisant l'histoire de l'empyème d'origine abdominale.

Lésions. — Laënnec avait déjà remarqué combien sont fréquentes les adhérences du diaphragme et de la base du poumon, restes d'une pleurésie guérie. Il en avait conclu, contre l'autorité des anciens, au peu de gra-

(1) V. la monographie de M. Hermil sur la pleurésie diaphragmatique. Thèse de Paris 1879.

vité de la pleurésie diaphragmatique. Les autopsies d'empyème diaphragmatique sont fort rares. La collection purulente s'étend entre la convexité du diaphragme, refoulé vers la cavité abdominale, et la base du poumon, refoulé vers la cavité thoracique. Elle est limitée par des néomembranes, quelquefois fort épaisses, et qui soudent la base du poumon, soit au diaphragme, soit à la paroi costale. Le poumon présente des lésions de voisinage dont les plus communes sont l'atélectasie, la congestion et l'œdème. Le diaphragme est moins souvent intéressé que ne le croyaient les anciens, surtout dans les formes primitives. Dans les cas où l'empyème enkysté succède à une péritonite ou à une affection des organes de l'hypochondre, on a trouvé dans le diaphragme une ou plusieurs perforations et des inflammations purulentes des lymphatiques qui font communiquer la plèvre et le péritoine.

Symptômes. — Le début est variable, suivant la forme et la cause de la pleurésie diaphragmatique. Nous avons vu par quels symptômes violents et soudains s'annonce la perforation du diaphragme dans certains empyèmes d'origine abdominale. — Lorsque cette perforation fait défaut, la maladie débute avec les symptômes communs aux inflammations aiguës de la plèvre; mais les symptômes pleurétiques ont ici des caractères particuliers et qui permettent fort souvent, en l'absence de signes physiques, d'établir de bonne heure le diagnostic de la pleurésie diaphragmatique.

On doit à M. Guéneau de Mussy (1) une étude très complète des symptômes et des signes propres à cette forme de la pleurésie. — La douleur est plus violente et surtout plus étendue que dans la pleurésie vulgaire. La pression réveille des points douloureux : sur tout le pourtour de la base du thorax, au niveau des insertions du diaphragme; à la partie inférieure du cou sur le trajet du nerf phrénique, entre les deux faisceaux du muscle scalène; enfin en un point que M. Guéneau de Mussy a nommé bouton diaphragmatique et qui se trouve à l'intersection de deux lignes, dont l'une verticale est parallèle au bord externe du sternum, et dont l'autre suit et prolonge le rebord des fausses côtes. Il y a parfois des irradiations douloureuses sur le trajet des nerfs intercostaux et même des branches du plexus cervical. Tous ces caractères de la douleur ne permettent pas de douter qu'elle soit imputable à une irritation du nerf diaphragmatique. — L'hypochondre et la base du thorax du côté

(1) *Archives générales de médecine* 1853 et 1879. — *Clinique médicale*, t. II.

malade sont immobilisés et d'autant plus que plus vive est la douleur. Ce signe était déjà connu des anciens. Seule, la moitié saine du diaphragme se contracte au moment de l'inspiration et produit le soulèvement de l'hypochondre. Cette modification du rhythme respiratoire a pour conséquence une sorte de diduction de la ligne blanche et de l'ombilic, entraînés du côté malade au moment de l'inspiration. — M. Guéneau de Mussy a signalé l'abaissement de la dernière et même des deux dernières côtes. Quand le malade est assis, on constate que la direction de ces côtes est plus oblique et que l'extrémité externe, surtout celle de la douzième, descend plus bas qu'à l'état normal. Ce signe a moins de valeur ; il est d'une constatation difficile et d'ailleurs l'attitude du tronc influe beaucoup sur la direction des dernières côtes. — Le foie est abaissé, plus ou moins refoulé dans la cavité abdominale. La palpation profonde de l'hypochondre y révèle une résistance, une plénitude qui n'existe pas à l'état normal. L'échancrure légère qui s'étend du rebord costal à la crête iliaque est remplacée par une ligne droite. A gauche, M. Peter a signalé une extension du tympanisme de l'estomac, due à un certain degré de dilatation de cet organe. — La percussion de la base du thorax y révèle une zone de tympanisme, haute de quelques travers de doigt, et qui correspond au lobe inférieur du poumon comprimé par l'épanchement. — Les résultats de l'auscultation sont à peu près négatifs; on n'entend ni souffle ni égophonie; ces signes n'apparaissent que dans les cas où la pleurésie, d'abord diaphragmatique, finit par s'étendre à la grande cavité de la plèvre. Aussi longtemps que l'épanchement reste enkysté entre le diaphragme et la base du poumon, les seuls signes stéthoscopiques sont la faiblesse du murmure respiratoire et quelques râles crépitants ou sous-crépitants, indices de la congestion et de l'œdème du lobe inférieur du poumon.

Tels sont les signes qui appartiennent en propre à la pleurésie diaphragmatique aiguë et sur lesquels doit être fondé le diagnostic. Nous n'insistons pas sur les symptômes moins caractéristiques et qui complètent le tableau clinique de la maladie, la fièvre, la toux, la dyspnée, le hoquet, le vomissement et les troubles cérébraux dont les anciens ont beaucoup exagéré la fréquence.

Dans les cas légers ou de moyenne gravité et qui se terminent favorablement, il semble, d'après les observations rassemblées par M. Hermil, que la résolution soit plus prompte que dans les formes communes de la pleurésie aiguë. Il y a des exemples de mort assez rapide, en quinze ou vingt jours; cette terminaison n'appartient guère qu'aux formes secondaires et qui compliquent quelque maladie grave, générale ou locale.

Après une période aiguë, il peut arriver que l'épanchement ne se résorbe pas et persiste à l'état chronique. Cet épanchement chronique subit tôt au tard la transformation purulente. On sait que cette transformation est encore plus commune, et surtout chez les enfants, dans les pleurésies partielles que dans les pleurésies générales. Nous n'avons trouvé aucune observation bien authentique d'empyème primitif aigu de la région diaphragmatique de la plèvre. Mais nous savons que la pleurésie qui succède à la perforation du diaphragme est d'emblée suppurative.

Diagnostic. — Lorsque l'empyème suit la pleurésie séreuse, le diagnostic de la nature purulente de l'épanchement reste le plus souvent très obscur, parfois même jusqu'au moment de la vomique pleurale. Si la période aiguë du début est déjà fort éloignée, et que le patient n'en ait pas gardé un souvenir bien précis, la toux, la dyspnée, quelques signes de bronchite, la fièvre, l'amaigrissement et la perte des forces font aisément naître l'idée d'une tuberculose pulmonaire. La formation du pus n'est annoncée que par les symptômes généraux communs aux suppurations profondes, les frissons, les troubles digestifs, la fièvre hectique. Cependant, dans quelques cas, on a noté une déformation partielle du thorax, limitée aux derniers espaces intercostaux : ces espaces sont plus dilatés, plus saillants que du côté sain, et la déformation de la partie inférieure contraste avec la conformation normale de la partie supérieure de la poitrine. Enfin on a signalé également l'œdème de la paroi thoracique, limité aux derniers espaces intercostaux. Lorsque ces signes appellent l'attention sur la base du thorax et l'hypochondre, la ponction exploratrice est le seul moyen de reconnaître sûrement la nature purulente de l'épanchement. Il reste encore à distinguer l'abcès pleural, enkysté à la base du poumon, d'une collection purulente sous-diaphragmatique. Nous avons exposé les éléments de ce diagnostic différentiel en faisant l'histoire de l'empyème d'origine abdominale.

Terminaisons. — Pronostic. — Les empyèmes partiels sont susceptibles d'une sorte de résorption spontanée. Mais cette terminaison est fort rare. Les parties liquides de l'exsudat se résorbent, et il reste un amas de pus concrété enfermé dans d'épaisses néomembranes. M. Guéneau de Mussy a cité deux cas de cette terminaison de l'empyème diaphragmatique. Le plus souvent le pus est évacué à travers une ulcération des parois de la poche purulente. Il y a quelques exemples fort rares de la migration d'une collection purulente sus-diaphragmatique dans l'hypochondre ou dans la paroi abdominale postérieure. On en trouvera plusieurs observations dans l'histoire des migrations insolites de l'empyème (1). L'évacuation par un espace intercostal est peu commune. Il n'y en a aucun exemple parmi les 62 observations de la monographie de M. Hermil. Nous en avons cependant rencontré 2 cas; l'un a été récemment publié par M. Jacubasch (2), l'autre est cité par M. Guéneau de Mussy (3) qui le tient de M. Potain.

En règle générale, l'évacuation spontanée de l'empyème diaphragmatique se produit par une fistule pleuro-bronchique. La pénétration de l'air dans le foyer purulent y fait apparaître les signes du pneumothorax. Mais il peut arriver cependant, et surtout chez les enfants, que le pneumothorax fasse défaut. Dans ces cas, telle est la disposition de l'orifice de la fistule pleuro-bronchique, que le pus peut bien pénétrer dans les bronches, mais non l'air dans la plèvre. Chez l'adulte et dans un cas d'empyème général, la vomique pleurale n'est que très exceptionnellement suivie de guérison. Il n'en est pas tout à fait ainsi dans les cas d'empyèmes enkystés et surtout chez les enfants. L'évacuation du pus par les bronches peut conduire à la cicatrisation de l'empyème enkysté. Les vomiques sont suivies d'une certaine amélioration. La dyspnée et la douleur diminuent, la fièvre cesse, et, après diverses alternatives d'amélioration et d'aggravation, le patient finit par guérir. Il y a même des exemples d'une assez prompte guérison. Malheureusement il n'en est pas toujours ainsi; dans bon nombre de cas, le patient continue indéfiniment à cracher du pus; il a des frissons, de la fièvre, des sueurs abondantes; il pâlit, maigrit, perd ses forces et finit par succomber, lentement épuisé par une interminable suppuration. La mort est souvent plus rapide encore, si l'empyème diaphragmatique est aigu, secondaire, et complique une maladie générale ou locale.

Traitement. — Au point de vue des indications que comporte ce traitement, il y a lieu de distinguer deux cas : l'empyème s'est ouvert dans les bronches; l'empyème est encore complètement enkysté entre le diaphragme et la base du poumon.

Dans le premier cas, il n'y a pas lieu d'intervenir immédiatement, surtout s'il s'agit d'un enfant, puisque cette évacuation spontanée de la

(1) V. chapitre VII.
(2) *Berliner Klin. Wochens*, 1883 octobre.
(3) *Archives générales de médecine* 1879, t. II, p. 15.

collection purulente peut être suivie de guérison. Il est permis d'attendre et d'espérer cette guérison, du moins si l'état général reste satisfaisant, si les symptômes d'une septicémie pleurale grave font défaut, et si des vomiques de plus en plus rares et la diminution de la fièvre témoignent d'une marche régulière du travail de réparation. L'intervention ne peut plus être différée, si elle est possible, le jour où ces conditions favorables cessent d'exister et où le patient commence à présenter les premiers symptômes de la cachexie suppurative. Du reste, en cas de doute, une intervention précoce est bien préférable à une expectation prolongée.

Lorsque l'empyème ne s'est point encore ouvert spontanément, le diagnostic a pu néanmoins être établi avec certitude par une ponction exploratrice. Faut-il alors attendre l'évacuation spontanée? La fistule pleuro-bronchique est commune, mais elle n'est pas la règle, et le patient peut bien succomber avant l'apparition d'une vomique pleurale. L'expectation ne doit pas être prolongée au delà de cette limite, passé laquelle l'amaigrissement et la perte des forces compromettent le succès d'une intervention.

Assurément l'ouverture d'un abcès pleural, enkysté entre le diaphragme et le poumon, présente plus de difficultés que l'incision d'un vulgaire empyème, du moins si la collection purulente ne s'est point étendue à la grande cavité de la plèvre. M. Guéneau de Mussy parle de cette opération comme d'une opération fort rationnelle mais qui n'aurait pas encore été tentée: « L'épanchement est séparé de la paroi thoracique par la base du poumon dont le bord adhère à la gouttière costo-diaphragmatique. Ne serait-il pas possible de chercher à détruire ces adhérences ? En faisant une large incision dans le septième ou huitième espace intercostal et dans l'axe de l'aisselle, ne pourrait-on pas introduire entre les côtes, dont l'abaissement du diaphragme augmente l'écartement, le doigt ou un instrument mousse, comme une sonde aplatie, pour tenter de décoller et de soulever le bord du poumon ? » Cependant il y a bien quelques observations d'empyème diaphragmatique ouvert par l'espace intercostal. — Cruveilhier (1) en a rapporté un exemple, en 1849. L'opération de l'empyème fut pratiquée par Velpeau dans le neuvième espace. Le patient mourut de septicémie quelques jours après ; à l'autopsie, Cruveilhier trouva un empyème diaphragmatique enkysté ; il existait aussi une collection purulente sous-diaphragmatique, et l'inflammation s'était étendue au diaphragme. — Dans l'observation XXII de la

(1) *Bulletin de la Société anatomique de Paris*, 1849, p. 35.

thèse de M. Hermil, la pleurotomie fut pratiquée avec succès. Il est vrai que tels étaient les signes de la pleurésie que très probablement l'épanchement purulent s'était étendu à la grande cavité de la plèvre. — L'observation **116** est un exemple d'empyème enkysté entre le diaphragme et la base du poumon droit, consécutif à la migration d'un kyste hydatique du foie vers la cavité thoracique. L'opération fut laborieuse ; il fallut pénétrer fort au delà des côtes pour atteindre la collection purulente, et il est bien probable que le bistouri a traversé des adhérences du poumon à la paroi costale et au diaphragme, peut être le bord inférieur du poumon lui-même.

La difficulté de l'opération n'est donc pas de telle nature qu'elle doive faire préférer l'expectation. D'ailleurs il peut bien arriver que l'inflammation suppurative se soit, au moment où l'intervention est jugée nécessaire, étendue jusqu'à la plèvre costale. Dans ces conditions, la collection purulente devient plus facilement accessible.

L'incision est toujours précédée d'une ponction exploratrice, et cette ponction, bien faite, peut renseigner sur l'épaisseur des tissus qu'il faudra traverser pour atteindre le foyer purulent. A l'exemple de M. Moutard-Martin, il est prudent de laisser en place la canule du trocart explorateur. Cette canule servira de guide au bistouri et lui permettra de pénétrer plus sûrement à travers les parties profondes jusqu'à la poche purulente. Faut-il chercher à décoller les adhérences du poumon ? Nous ne le pensons pas. Détruire ces adhérences expose à transformer un empyème enkysté en un empyème général. L'incision du bord inférieur du poumon serait même sans grand inconvénient ; elle n'intéresserait qu'une très faible épaisseur du parenchyme, et l'on sait que les plaies superficielles du poumon ne donnent point lieu à des hémorrhagies inquiétantes.

Empyème de la plèvre médiastine. — C'est encore une forme rare de l'empyème enkysté. La collection purulente s'étend entre la plèvre médiastine et la face interne du poumon, soit en arrière, soit en avant, et de la face profonde du sternum vers le hile du poumon. — Nous avons observé un fait de ce genre. Un homme âgé toussait depuis longtemps, il maigrissait, perdait ses forces et présentait les signes apparents de l'hecticité tuberculeuse. On le crut, en effet, atteint d'une tuberculose chronique du poumon. A l'autopsie, nous avons constaté l'absence de toute lésion tuberculeuse ; le poumon ne présentait d'autres lésions que celles d'un catarrhe bronchique intense compliqué d'emphysème. Il existait une pleurésie purulente enkystée, au devant du hile du poumon, et l'abcès pleural, limité par d'épaisses néomembranes fibreuses, contenait environ 300 à 400 grammes de pus.

Cet empyème enkysté n'a pas grand intérêt au point de vue clinique ; c'est toujours une trouvaille d'autopsie. Les signes en sont tellement obscurs qu'ils restent latents, méconnus pendant la vie. Le patient ne peut guère manquer d'être pris pour un tuberculeux. Il est atteint de bronchite, il tousse, il dépérit, il a de la fièvre et cette fièvre rappelle la fièvre hectique de la phthisie; d'autre part, la collection purulente occupe une situation telle, que les signes physiques font ou semblent faire entièrement défaut ; l'erreur de diagnostic est donc à peu près inévitable.

L'abcès de la plèvre médiastine peut être la conséquence d'une lésion des côtes ou du sternum. Dans ces cas, le diagnostic est moins obscur. Il existe souvent une tumeur purulente extérieure, et cette tumeur est parfois animée de battements isochrones aux pulsations de l'aorte et du cœur. De ces pulsations on peut conclure à l'existence d'une collection purulente intra-thoracique, voisine du cœur et des gros vaisseaux. — L'empyème enkysté de la plèvre médiastine peut être aussi le résultat de la transformation purulente de l'épanchement séreux d'une pleurésie partielle. Ces pleurésies partielles sont le plus souvent secondaires ; elles succèdent aux affections du poumon, la bronchite, la congestion et la bronchopneumonie.

Peut-être serait-il possible aujourd'hui d'établir plus rigoureusement le diagnostic. L'absence des bacilles dans les crachats doit faire naître l'idée de quelque collection purulente, profonde, intra-thoracique, chez un malade qui tousse, dépérit et présente les apparences de l'hecticité tuberculeuse. Une exploration très attentive de la paroi thoracique antérieure peut y faire découvrir vers le bord du sternum une zone de matité ou bien une zone de tympanisme, indice de la compression du poumon. Une ponction exploratrice compléterait le diagnostic.

L'existence de l'empyème enkysté étant ainsi reconnue, toute intervention ne serait peut-être pas impossible. La résection de l'extrémité antérieure d'une ou deux côtes permettrait d'atteindre, d'ouvrir, d'évacuer et de drainer la collection purulente. Une opération analogue a été récemment pratiquée par M. Ledentu (1), dans un cas d'abcès tuberculeux du médiastin antérieur. M. Ledentu a réséqué une partie du sternum et les portions voisines des deuxième, troisième et quatrième côtes. Cette opération fut suivie de succès.

(1) *Bulletin de l'Académie de médecine*, 2 août 1887.

Empyème costo-pulmonaire. — De toutes les pleurésies purulentes enkystées, les plus communes sont celles de la région latérale et postérieure du thorax. Elles occupent une plus ou moins grande étendue de la cavité pleurale. Des adhérences des deux feuillets de la plèvre limitent la collection purulente. Andral (1) avait déjà réuni un certain nombre d'observations de cette pleurésie partielle. Elle est le plus souvent subaiguë ou chronique. Le diagnostic en est possible et même facile pendant la vie. Une exploration méthodique révèle une zone de matité sur la paroi thoracique. Sur toute l'étendue de cette zone mate, le murmure respiratoire est affaibli ou même a disparu. Il existe parfois une voussure limitée à quelques espaces intercostaux. Ces signes suffisent à faire reconnaître l'existence d'un épanchement enkysté, dont une ponction exploratrice démontre la nature purulente. L'abcès pleural est très accessible, puisqu'il est en rapport avec la paroi costale. Comme l'empyème général, il doit être traité par la pleurotomie.

Empyème du sommet. — Il y a quelques exemples de pleurésies purulentes enkystées dans les régions supérieures de la poitrine et qui simulent à un haut degré, même à l'autopsie, la tuberculose chronique du poumon. Ces faits ont peu d'intérêt au point de vue clinique, car ils sont fort rares; ce sont plutôt des curiosités d'anatomie pathologique. Nous en avons trouvé quelques exemples dans les bulletins de la Société anatomique de Paris. — Voici le plus remarquable; il a été publié par M. Voisin (2). Un jeune garçon de 18 ans est atteint de bronchite, laquelle s'accompagne de douleur au dos et à l'épaule gauche. Cinq ou six mois après, une tumeur apparaît au côté gauche du cou. Une ponction pratiquée dans cette tumeur évacue une notable quantité de pus. Un trajet fistuleux persiste et s'ouvre dans le triangle sus-claviculaire. Quand le malade tousse, du pus, mélangé de bulles d'air, s'échappe par cet orifice fistuleux. Un stylet pénètre à cinq ou six pouces de profondeur dans la poitrine. Les signes physiques sont ceux d'une vaste caverne du sommet du poumon gauche. Il n'y a jamais eu de vomique purulente, et, au moment où le patient est examiné, il ne crache pas de pus. Il meurt d'épuisement, comme un phthisique, dix-huit mois environ après le début de sa maladie. A l'autopsie, on trouve une vaste caverne, pleine de pus jaune, épais, bien lié et très fétide. Cette cavité est tapissée par une membrane grisâtre

(1) *Clinique médicale*, t. II.
(2) *Bulletins de la Société anatomique de Paris*, 1831, p. 66.

et molle, siége de la sécrétion purulente. Quelques bronches s'ouvrent à la surface de cette membrane pyogénique. Les deux poumons contiennent des granulations tuberculeuses récentes. Plusieurs membres de la Société concluent, à l'examen de cette pièce anatomique, qu'il s'agit, non d'une caverne tuberculeuse, mais bien d'une pleurésie purulente circonscrite du sommet, ouverte au dessus de la clavicule.

Assurément le diagnostic de ces pleurésies purulentes enkystées du sommet présente de très grandes difficultés. Dans cette région du thorax, la pleurésie à épanchement est si rare et la tuberculose du poumon si commune, qu'il faut une attention très soutenue pour y suspecter l'existence d'une collection purulente dans la plèvre. Cependant ce diagnostic n'est pas absolument impossible, et d'un diagnostic précis découle parfois l'indication d'une intervention chirurgicale. La pneumonie tuberculeuse chronique du sommet, avec ou sans cavernes, détermine une zone de matité sous-claviculaire, limitée aux premiers espaces intercostaux. Il en est de même de l'empyème enkysté du sommet. La matité de l'empyème est plus complète que celle de la pneumonie tuberculeuse. De plus, la déformation thoracique peut être, dans les deux cas, fort différente : la collection purulente de la plèvre provoque une voussure plus ou moins marquée des premiers espaces, tandis que la pneumonie tuberculeuse, surtout si elle est arrivée à la période d'excavation, s'accompagne plutôt d'une dépression marquée de la région sous-claviculaire. L'œdème de la paroi thoracique est un autre signe qui plaide dans le sens de l'abcès pleural. Tous ces signes acquièrent plus de valeur encore, si l'examen des crachats y démontre l'absence du bacille de la tuberculose. Enfin une ponction exploratrice, faite au centre de la zone de matité, peut, s'il s'agit d'un abcès pleural, donner du pus lorsque l'aiguille est enfoncé à une faible profondeur et n'a point pénétré dans le poumon lui-même.

Voici une observation de M. de Cérenville, dans laquelle le diagnostic d'empyème enkysté du sommet parut assez vraisemblable, pour que l'auteur ait pratiqué l'incision du deuxième espace et la résection d'un fragment de la deuxième côte :

Observation 118. — (De Cérenville. Obs. X de son mémoire sur la résection des côtes, in *Revue médicale de la Suisse Romande* 1886. — Vomique du sommet. Pyopneumothorax enkysté. Diagnostic douteux. Opérations exploratrices. Résection costale et incision du foyer. Guérison relative. — Résumée.) — N.., âgé de 52 ans, admis à l'hôpital en *octobre 1881,* et malade depuis deux mois et demi. Toux, expectoration muco-purulente, quelquefois sanguinolente. Déclin des forces, amaigrissement. Signes physiques d'une collection purulente occupant la partie supérieure du côté droit, peut-être compliquée d'infiltration du poumon. *Voussure sous- claviculaire et œdème*.

Le *10 octobre*, ponction dans le deuxième espace. Pus épais à 3 centim. de profondeur. — Le 14, incision dans le même espace. Recherche de l'abcès au moyen de ponctions pratiquées dans la plaie, sans résultat. Drain.

Les jours suivants, la voussure s'affaisse après un rejet abondant de matières muco-purulentes.

Le 19, phénomènes cavitaires sous l'épine de l'omoplate et sous la clavicule. — Le *29*, une injection par le drain provoque de l'étouffement avec suspension de la respiration. — En *décembre*, l'état général s'altère et l'amaigrissement augmente. Abondante expectoration muqueuse et muco-purulente. Le souffle amphorique devient plus net au niveau de la crête de l'omoplate. — Je crus à un ramollissement limité du parenchyme pulmonaire, compliquant l'empyème enkysté communiquant avec les bronches...

Nouvelle intervention. Après résection d'un fragment de 3 centim. de la deuxième côte, et pénétration au travers de la plèvre épaissie, je trouvai un foyer contenant du pus mêlé à des gaz, et s'étendant en arrière et en haut, en coiffant le sommet du poumon. Le poumon était refoulé contre la gouttière vertébrale. Pansement avec des tampons salicylés bourrés dans la cavité.

Les jours suivants, la suppuration est franche, la plèvre bourgeonne, l'expectoration est nulle ou à peu près. Le *5 janvier*, la cavité se rétrécit et le poumon se dilate. — L'examen directe de l'excavation, au moyen d'un miroir et d'une vive lumière solaire, permet de voir, à la hauteur de la deuxième côte, deux fistules pulmonaires, soufflant à la toux et émettant du muco-pus. La surface du poumon est rosée, franche et saine.

Le 19, les fistules pleuro-pulmonaires paraissent oblitérées. La plaie se rétrécit. — Le *30*, l'amélioration continue. On peut conclure d'un examen minutieux que l'excavation se rétrécit vigoureusement ; elle occupe encore une petite partie de la région supérieure, postérieure et externe ; en dedans, le poumon est accolé à la paroi thoracique ; le poumon renferme des dilatations bronchiques avec sclérose, consécutives au travail de réparation, et un foyer de pneumonie qui s'est probablement ouvert pendant que le malade crachait des matières brunâtres très suspectes. Il expectore actuellement par jour une douzaine de crachats nummulaires. L'état général est excellent.

Au mois *d'avril*, le patient quitte l'hôpital et se sent assez bien pour reprendre son travail. L'excavation est fermée, cicatrisée, mais les signes de bronchectasie persistent, avec une expectoration rare. Il reste une fistule profonde de 4 à 5 centim.

Le jour de l'opération, le périmètre mesuré sous l'aisselle était de 42,5 centim. ; le *11 janvier*, il n'était plus que de 39,5 centim. ; il a augmenté depuis par le fait de l'engraissement du malade.

Il est bien probable que, chez le malade de M. de Cérenville, l'empyème enkysté du sommet était consécutif à une lésion du poumon de nature tuberculeuse. L'examen des crachats aurait sans doute permis de trancher la question. Le diagnostic de l'abcès pleural fut fondé sur trois signes : l'œdème de la paroi thoracique, la voussure sous claviculaire et la ponction exploratrice qui donna du pus, bien que l'aiguille fut enfoncée à une faible profondeur. Du reste, l'intervention permit de compléter le diagnostic; après l'incision de la plèvre pariétale très épaissie, le chirurgien tomba sur une cavité pleine de gaz et de pus. Il s'agissait probablement d'un empyème enkysté du sommet, consécutif à une lésion du poumon, puisque l'examen direct de la cavité fit reconnaître l'existence de deux orifices fistuleux à la surface de cet organe. La diminution notable du périmètre thoracique, constatée quelques jours après l'opération, semble bien prouver encore que la collection purulente était comprise entre les deux feuillets de la plèvre. Quoiqu'il en soit, le résultat de l'intervention fut relativement très favorable; on obtint la cicatrisation de la cavité purulente, la disparition des phénomènes de résorption, le relèvement de l'état général, si bien que, quatre à cinq mois après l'opération, le patient put reprendre son travail.

Empyèmes multiloculaires. —. Lorsque des adhérences pleuropulmonaires persistent après une première pleurésie, l'épanchement qui se développe pendant une seconde pleurésie prend parfois une forme particulière; il est renfermé dans plusieurs loges circonscrites par les adhérences. Ces loges, en nombre variable, communiquent ou sont tout à fait indépendantes. L'indépendance peut en être telle, que le liquide épanché est resté séreux dans une loge, tandis qu'il est purulent dans la loge voisine.

L'histoire de la pleurésie multiloculaire est encore incomplète; elle n'est cependant pas très rare; nous en avons cité déjà quelques exemples dans le chapitre consacré à l'opération de la pleurotomie Le cloisonnement qui sépare les deux loges d'une pleurésie biloculaire peut être vertical ou transversal. Dans un cas de M. Woillez (1), la cloison était représentée par le poumon lui-même, adhérent, du sommet à la base, à la paroi latérale du thorax et divisant la plèvre en deux cavités pleines de liquides, l'une antérieure et l'autre postérieure. Le plus souvent les deux loges sont superposées et séparées par des brides membraneuses transversalement dirigées entre les deux feuillets de la plèvre. Des adhérences irrégulièrement distribuées dans la cavité pleurale peuvent y limiter trois ou quatre loges et même davantage.

La pleurésie multiloculaire reste quelquefois séreuse, mais elle est assez souvent purulente. Elle passe pour plus grave que la pleurésie vulgaire dont l'épanchement est libre dans la cavité pleurale. Le fait n'est

(1) *Bulletin de l'Académie de médecine* 1879, p. 573.

pas douteux, quand il s'agit d'une pleurésie purulente, car, si l'existence d'une cloison est méconnue, il peut arriver qu'une seule des loges purulentes soit ouverte par la pleurotomie, et l'opération reste insuffisante. Un diagnostic exact ne permet pas toujours une intervention complète. Ajoutons encore que ces adhérences qui cloisonnent l'épanchement sont la trace de maladies antérieures de la plèvre et même du poumon, et l'existence de ces maladies antérieures, parfois de nature tuberculeuse, aggrave assurément le pronostic de la pleurésie purulente.

Il y a donc, et particulièrement au point de vue du traitement, un grand intérêt à reconnaître la forme multiloculaire d'un épanchement purulent. On trouve peu de renseignements sur ce sujet dans les traités des maladies de poitrine et même dans les monographies de l'empyème. Cependant M. Jaccoud (1), dans une récente communication à l'Académie de médecine, a tenté de résoudre cet important problème de diagnostic. M. Jaccoud s'est fondé sur certaines modifications des signes physiques de la pleurésie, modifications qui seraient propres aux épanchements cloisonnés. Il distingue d'ailleurs deux types cliniques de la pleurésie multiloculaire.

Le premier type est ainsi caractérisé: « Sur un côté du thorax présentant au complet l'ensemble des signes ordinaires d'un épanchement total, les vibrations vocales sont conservées suivant une bandelette qui s'étend, à une hauteur variable de la poitrine, de la colonne vertébrale vers le sternum, par un trajet plus ou moins régulièrement demi-circulaire ; dans tous les autres points, les vibrations sont abolies. » La recherche de ces vibrations dans une zone aussi restreinte réclame une certaine attention. Il faut explorer la paroi thoracique, non avec la main tout entière, mais avec l'extrémité des doigts ou le bord cubital de la main. A ce signe fondamental de la persistance de la vibration vocale en un point limité de la paroi thoracique, sont associés les signes d'un grand épanchement : le déplacement du cœur du côté opposé, la matité absolue et totale, l'absence du tympanisme sous-claviculaire, le silence respiratoire, sauf au niveau de la zone vibrante où l'auscutation fait entendre le retentissement bronchique de la voix et du bruit respiratoire. A l'appui de sa proposition, M. Jaccoud rapporte une observation suivie d'autopsie et qui est, en effet, très probante. La plèvre était partagée en deux cavités superposées par « une bande d'adhérence courte et solide qui, partant du cinquième espace intercostal en arrière, divisait, par un

(1) *Bulletin de l'Académie de médecine* 1879, p. 388.

trajet oblique en haut et en avant, la cavité pleurale en deux loges sans communication. » Ce premier type clinique ne fut pas sérieusement contesté dans la discussion qui suivit la communication de M. Jaccoud. On conçoit assez bien, en effet, que les vibrations vocales puissent être transmises à la paroi thoracique par une adhérence qui fixe le poumon à cette paroi. Encore faut-il que cette adhérence présente certaines conditions d'épaisseur, de rigidité, de tension, qui très probablement ne sont pas réalisées dans tous les cas de pleurésie multiloculaire.

Dans le second type de M. Jaccoud, les vibrations vocales sont conservées, plus ou moins affaiblies, dans toute l'étendue de la matité, sauf parfois dans une zone d'un à deux travers de doigt à la partie inférieure du thorax en arrière. A ce signe fondamental s'ajoutent : la matité absolue, l'absence de tympanisme sous-claviculaire, le déplacement des organes voisins et, dans toute la région sus-diaphragmatique, l'existence d'un souffle bronchique éclatant et d'une bronchophonie forte. Ici les bruits intra-pulmonaires se transmettent, malgré l'épanchement, à toute ou presque toute la paroi thoracique, et M. Jaccoud présume que cette transmission a lieu par l'intermédiaire d'un grand nombre d'adhérences entre les deux feuillets de la plèvre, adhérences que la présence d'un grand épanchement place dans des conditions de tension favorables à cette transmission. Ce second type clinique de la pleurésie multiloculaire ne peut être accepté qu'avec beaucoup de réserves. Les observations que M. Jaccoud cite à l'appui ne sont ni assez nombreuses ni assez concluantes. M. Maurice Reynaud fit remarquer que le même ensemble de signes physiques peut appartenir aux condensations du parenchyme pulmonaire, par exemple à la pneumonie chronique, et M. Woillez rapporta quelques observations de pleurésie multiloculaire, constatée à l'autopsie, dans lesquelles le souffle bronchique et la bronchophonie forte avaient fait entièrement défaut. Il est donc bien probable que cet ensemble de signes physiques, attribués au second type de la pleurésie multiloculaire, n'a pas toute la valeur que lui reconnaît M. Jaccoud.

Dans certaines conditions, une voussure limitée de la paroi thoracique permet de soupçonner l'existence d'un épanchement cloisonné. Les signes physiques sont ceux d'un épanchement total, remplissant toute la cavité pleurale, et cependant, sur la dilatation générale de l'un des côtés de la poitrine, se détache assez nettement une voussure plus prononcée et limitée à quelques espaces intercostaux. Dans trois cas de M. Moutard-Martin (1),

(1) *Bulletin de l'Académie de médecine*, 1879.

cette voussure partielle occupait la paroi thoracique antérieure, de la clavicule au mamelon. Le diagnostic ne fut pas vérifié par l'autopsie, mais il parut l'être d'une façon suffisante par les résultats du traitement. Ainsi, dans la première observation, M. Moutard-Martin pratique successivement, à quelques jours d'intervalle, quatre ponctions sur la paroi thoracique postérieure. Au niveau de cette région, la dilatation du thorax diminue et les vibrations vocales reparaissent; mais la voussure antérieure persiste sans aucune modification. C'est alors qu'une cinquième ponction est faite en avant, dans le troisième espace; elle donne encore un litre de liquide séreux.

Si les signes physiques que nous venons d'étudier ne conduisent pas à la certitude, ils servent au moins à faire soupçonner l'existence de la pleurésie cloisonnée. Les ponctions peuvent alors permettre d'achever le diagnostic. Si deux ponctions, faites à distance l'une de l'autre, donnent l'une du pus et l'autre de la sérosité, il est certain que ces liquides sont contenus dans deux loges sans communication. L'existence d'un épanchement cloisonné est encore non douteuse lorsqu'une ponction évacuatrice, pratiquée en arrière, laisse subsister sur la paroi thoracique antérieure, les signes physiques de l'épanchement, la voussure, la matité complète et le silence respiratoire. Enfin le diagnostic peut être complété au moment même de l'opération de l'empyème. Il importe de recueillir le liquide purulent évacué par l'incision de la plèvre. Si la quantité en est peu considérable et tout à fait hors de proportion avec les signes physiques qui sont ceux d'un grand épanchement, il est bien probable que l'incision n'a ouvert qu'une seule des loges d'un empyème cloisonné. Il faut alors pratiquer des ponctions exploratrices dans les espaces intercostaux situés au-dessus et au-dessous de l'incision. Il n'y a plus de doute si ces ponctions donnent encore du pus, bien que tout écoulement purulent ait cessé par la plaie faite à la paroi thoracique

Un diagnostic exact importe beaucoup à la bonne direction du traitement. Si l'existence de plusieurs loges purulentes est méconnue et que la pleurotomie n'ouvre qu'une seule de ces loges, l'évacuation est insuffisante, l'opération ne produit qu'une amélioration passagère et le patient succombe, emporté par les progrès de la cachexie suppurative. L'indication précise est d'obtenir une complète évacuation de toutes les collections purulentes. Il est quelquefois possible de rompre les adhérences qui cloisonnent l'épanchement, soit avec le doigt, soit avec un cathéter rigide, introduit par l'incision de la plèvre. Dans les cas où ce procédé ne réussit pas ou n'est point praticable, il n'y a pas d'autres ressources que d'ouvrir chaque loge par un incision distincte faite à la paroi thoracique. Dans le chapitre consacré à la pleurotomie, nous avons rapporté plusieurs observations d'empyème cloisonné où une intervention de ce genre eut le plus heureux résultat.

§ XI. — EMPYÈMES PULSATILES.

Certains épanchements de la plèvre sont animés de pulsations isochrones aux battements du cœur ; ce sont le plus souvent des épanchements purulents ; on leur a donné le nom d'empyème pulsatile.

Les pulsations des épanchements de la plèvre étaient connues avant la découverte de l'auscultation. Fraentzel (1) cite deux médecins antérieurs à Laënnec, Baillou et Leroy, qui l'un et l'autre ont parlé de l'empyème pulsatile. Leroy est même très explicite : « Lorsque, dit-il, en même temps que les symptômes de l'empyème, il se produit un battement en un point de la poitrine, il ne faut pas en conclure tout de suite qu'il existe une tumeur artérielle pulsatile. » Laënnec n'a point décrit la pulsation de la pleurésie purulente. Les premières publications, postérieures à la découverte de l'auscultation, sont dues à des médecins irlandais. Le mémoire de Macdonnell (2), basé sur deux observations du service de Graves, est la première monographie de l'empyème pulsatile. Stokes (3) donna, dans son ouvrage sur les maladies du cœur et de l'aorte, la relation succinte d'un cas d'empyème pulsatile intra-thoracique. Les observations de Macdonnell étaient des exemples d'empyème de nécessité animés de pulsations. M. Walshe (4) a le premier très nettement formulé la distinction entre ces deux formes de l'empyème pulsatile ; il décrit, en effet, un empyème pulsatile sous-cutané et un empyème pulsatile intra-pleural.

Depuis, un certain nombre d'observations ont paru, soit dans les recueils périodiques, soit dans les ouvrages consacrés aux maladies des voies res-

(1) Encyclopédie de Ziemssen. T IV, 1877.

(2) *The Dublin Journal of medic. science,* mars 1844.

(3) Stokes. Traité des maladies du cœur et de l'aorte. Trad. française. Paris, 1864, p. 620.

(4) Traité clinique des maladies de la poitrine. Trad. française. Paris, 1870, p. 354.

piratoires ; telles sont les observations de Flint (1), d'Heyfelder (2), d'Aran (3), d'Owen-Rees (4), de Fraentzel (5), de Plagge (6), de Muller (7), de J. Topham (8). La plupart de ces observations sont accompagnées de commentaires sur les deux points les plus controversés de l'histoire de l'empyème pulsatile, le diagnostic et la physiologie pathologique.

Les plus récentes publications sont celles de M. Comby et de M. Féréol (9). M. Comby a fait une étude remarquable, dans sa thèse inaugurale (10), de la forme intra-pleurale ; et, dans un second mémoire paru dans les Archives de médecine (11), il a présenté une histoire générale de l'empyème pulsatile basée sur vingt-sept observations, dont quatre personnelles et vingt-trois recueillies dans la littérature de l'empyème.

L'empyème pulsatile est fort rare. M. Comby en a réuni 27 observations seulement, et cependant il est bien probable que le plus grand nombre des faits observés ont été publiés.

Le caractère fondamental de cette forme singulière de l'empyème, c'est la présence de pulsations isochrones aux battements du cœur. Tantôt l'épanchement reste renfermé dans l'enceinte thoracique, il n'y a pas de tumeur extérieure et les pulsations sont perçues sur une étendue variable de la paroi thoracique ; tantôt le pus a perforé l'espace intercostal, il existe un empyème de nécessité et cette collection purulente extérieure est animée de véritables pulsations. De là cette distinction, établie par M. Walshe, puis par M. Comby et par M. Féréol, entre l'empyème pulsatile intra-pleural sans tumeur extérieure et l'empyème pulsatile extra-pleural avec tumeur extérieure. Cette distinction doit être conservée, du moins au point de vue clinique.

Empyème intra-pleural pulsatile. — La forme intra-pleurale est peut-être aussi commune que l'empyème de nécessité pul-

(1) Physical exploration and diagnosis of Diseases affecting the respiratory organs. Philadelphia, 1856.

(2) *Gazette hebdomadaire*, 1859, p. 460.

(3) *Société médicale des hôpitaux de Paris*, 1858.

(4) *British medical Journal*, 1858, 21 août.

(5) Loc. cit.

(6) *Memorabilien*, 1872.

(7) *Berliner Klin. Wochensch.* 1872.

(8) *The Lancet*, 25 mai 1878.

(9) *Bulletin de la Société médicale des hôpitaux de Paris* 1884

(10) Thèse de Paris, 1881.

(11) Archives générales de médecine, décembre 1883.

satile. On en connaît une quinzaine d'observations. M. Walshe en relate cinq cas, dont quatre lui sont personnels ; le cinquième cas lui fut communiqué par M. Kempe d'Exeter. A ces cinq observations s'ajoutent celles de Stokes, de Traube (1), de Fraentzel, de M. Comby et de M. Féréol.

L'épanchement pleurétique est considérable ; il remplit toute ou presque toute la cavité de la plèvre. Le plus souvent il s'agit d'un épanchement purulent. Dans les cas de Traube et de Fraentzel, l'épanchement était séro-fibrineux. M. Comby va donc trop loin lorsque, dans les conclusions générales qui terminent son deuxième mémoire, il écrit que l'épanchement est toujours purulent. Sans doute, la tumeur extérieure pulsatile se rattache toujours à un véritable empyème, car seule la pleurésie purulente peut perforer l'espace intercostal et former une collection liquide sous la peau ; mais, quand il s'agit de la forme intra-pleurale, on conçoit fort bien que les conditions physiques nécessaires à la production des battements puissent être réalisées, quelle que soit la nature du liquide épanché dans la plèvre. Dans tous les cas jusqu'à présent connus, la pleurésie, purulente ou séro-fibrineuse, est une pleurésie gauche. Le cœur est repoussé du côté droit, sous le sternum, vers le bord droit de cet os, quelquefois même jusque sous le mamelon droit. Dans plusieurs observations, on a noté que le cœur est immobilisé dans cette situation anormale ; l'évacuation de l'épanchement ne ramène pas la pointe des ventricules vers le mamelon gauche. Le plus souvent la pleurésie est ancienne, et, s'il s'agit d'un épanchement purulent, le patient, pâle, amaigri, présente déjà les symptômes de la cachexie suppurative. L'épanchement est quelquefois compliqué de pneumothorax ; la présence de gaz n'empêche pas la production des battements sur la paroi thoracique. M. Comby incline à penser que le pneumothorax est constant, et M. Féréol a basé sur la présence constante de gaz mêlés à l'épanchement liquide, une interprétation nouvelle de l'empyème pulsatile intra-pleural.

Les battements occupent une certaine étendue de la paroi thoracique ; il existe sur cette paroi une zone pulsatile plus ou moins large.

Dans l'observation de Stokes, toute la paroi gauche du thorax était animée de battements ; la zone pulsatile occupait tout un côté de la poitrine. « Dernièrement j'ai observé, dit Stokes, dans un vaste empyème qui avait fortement repoussé le cœur à droite, des battements du sac tout entier. La thoracentèse fut pratiquée trois fois, et l'on enleva à chaque opération une grande quantité d'un liquide de plus en plus puru-

(1) Cité dans l'article de M. Fraentzel.

lent. Avant chaque opération, les battements du cœur produisaient une pulsation diastolique des plus étranges, et qui se percevait dans la portion latérale gauche du thorax tout entière. Le lit était agité par chaque contraction du cœur dont la force ne semblait cependant point avoir augmenté ; la violence et l'étendue des pulsations étaient telles, que le sommeil du malade était interrompu. Le liquide n'avait aucune tendance à se porter à l'extérieur, et il est très remarquable que jamais le cœur n'abandonna la partie droite du sternum, après les trois opérations qui donnèrent issue au liquide épanché. » Jusqu'à présent l'observation de Stokes est unique ; il n'y a point d'autres exemples de pulsations aussi étendues, ni même aussi énergiques.

La zone pulsatile est donc le plus souvent limitée. Dans les deux cas de M. Comby et de M. Féréol, les battements étaient perçus en bas et en arrière. M. Comby les localise, chez sa malade, à la moitié postérieure des 8e, 9e, 10e et 11e espaces intercostaux. Dans deux observations de M. Walshe, la zone pulsatile se trouvait sur la paroi thoracique antérieure et s'étendait, au voisinage du sternum, de la clavicule au mamelon. Le malade de M. Kempe présentait des battements dans les deux tiers supérieurs du côté gauche, en arrière, et même au dessus de la clavicule. Dans deux cas de Traube (1), les pulsations occupaient la région précordiale et ces pulsations appartenaient bien à l'empyème, car le cœur était manifestement déjeté à droite du sternum. Au niveau de la zone pulsatile, la voussure thoracique est plus prononcée ; les espaces intercostaux y sont bombés, élargis, fluctuants.

On a vu que, dans l'observation de Stokes, les battements étaient d'une grande énergie. Dans les cas de M. Féréol et de M. Walshe, ils étaient encore assez forts pour soulever la tête appliquée sur la paroi thoracique. En général, les battements sont d'autant plus forts que la zone pulsatile est plus étendue. Mais ils sont toujours nettement perceptibles à la vue et au toucher. — M. Comby a observé avec beaucoup de soin le caractère propre du battement. Ce ne serait point un véritable mouvement d'expansion, comparable à celui d'une poche anévrysmale, mais plutôt un soulèvement de la paroi thoracique, une impulsion plus ou moins forte et saccadée. Ce caractère de la pulsation serait propre à l'empyème pulsatile intra-pleural, car nous verrons que, dans la plupart des observations d'empyème avec tumeur extérieure, il est expressément noté que l'abcès est animé d'un véritable mouvement d'expansion. — Le battement de la

(1) Cité par Fraëntzel, loc. cit.

paroi thoracique est synchrone à la pulsation du cœur. — M. Comby a étudié ce battement et cette pulsation à l'aide de la méthode graphique, et il a vu que le battement de la paroi thoracique présente une force et une amplitude bien supérieures à celles de la pulsation du cœur. — Quelle que soit l'énergie du battement observé sur la zone pulsatile, ce battement est faible si l'on prend en considération l'étendue du sac pleural; en d'autres termes, une poche anévrysmale de la même dimension que l'épanchement pleural présenterait des pulsations bien plus étendues et surtout bien plus énergiques. C'est là un signe précieux, et, comme le fait remarquer M. Comby, il importe d'en tenir compte au point de vue du diagnostic différentiel entre l'anévrysme et l'empyème pulsatile, l'un et l'autre renfermés dans l'enceinte thoracique. Au niveau de la zone pulsatile, on ne sent aucun frémissement et l'auscultation ne fait entendre aucun souffle synchrone à la pulsation thoracique. On ne perçoit dans cette région que les signes propres à l'épanchement pleurétique et, dans quelques cas, le retentissement plus ou moins exagéré des bruits normaux du cœur. — L'évacuation de l'épanchement, spontanée ou opérée par la thoracentèse, diminue l'amplitude des battements et même, si elle est poussée assez loin, les fait complètement disparaître. La reproduction du liquide dans la plèvre provoque le retour des battements sur la zone pulsatile. — La pénétration de l'air dans la plèvre n'empêche pas le battement de la paroi thoracique, que cette pénétration se produise par une fistule pleuro-bronchique, ou bien qu'elle ait lieu, au moment de la thoracentèse, par la canule du trocart. Chez le malade de M. Comby, les signes de pneumothorax sont devenus très évidents après la première ponction. On put entendre le bruit d'airain et même le bruit de succussion hippocratique; néanmoins les battements ont reparu de plus en plus manifestes, à mesure que le liquide se reproduisait dans la plèvre. Dans le cas de M. Féréol, les signes du pneumothorax étaient beaucoup moins nets, ils étaient même variables et intermittents. M. Féréol incline à penser que ce pneumothorax de l'empyème pulsatile intra-pleural est un pneumothorax fermé, c'est-à-dire un pneumothorax dans lequel une disposition particulière de l'orifice de la fistule pleuro-bronchique ne permet pas une communication constante de la plèvre avec les bronches. Du reste, l'épanchement gazeux est toujours beaucoup moins considérable que l'épanchement liquide, et, dans ces conditions, il est nécessaire d'apporter une attention particulière à la recherche des signes du pneumothorax; l'auscultation au repos, pendant la respiration calme et régulière, est insuffisante; il faut secouer le malade, le faire parler et tousser à diverses reprises. Quoi qu'il en soit, M. Comby a constaté que la zone pulsatile correspond toujours à l'épanchement liquide et que les battements ne sont pas perçus dans les régions supérieures, occupées par l'épanchement gazeux.

Les signes physiques de la pleurésie elle-même ne présentent rien de particulier; ce sont ceux d'un grand épanchement. Le cœur est toujours plus ou moins refoulé à droite, mais il ne présente aucune lésion valvulaire ; les bruits sont normaux. Stokes et après lui M. Comby ont insisté sur cette intégrité du cœur. Dans un cas de Traube, la pleurésie était compliquée d'une péricardite, et Traube a fondé sur cette complication une interprétation des battements de l'empyème pulsatile.

La pleurésie est une pleurésie chronique et, le plus souvent, purulente. La marche et la terminaison sont celles des formes communes de l'empyème chronique. Cependant, dans deux cas de M. Walshe, le battement disparut graduellement, le liquide se résorba et le cœur revint battre sous le mamelon gauche. La mort fut due à des causes accidentelles. M. Walshe ne donne point de détails sur l'autopsie. Il est fort douteux que l'épanchement ait été réellement purulent.

Diagnostic. — Un certain nombre d'affections intra-thoraciques s'accompagnent parfois de battements perceptibles à la vue et au toucher; telles sont l'insuffisance aortique, l'aortite, la pneumonie, la tumeur cancéreuse pulsatile, l'anévrysme aortique. Il est facile de distinguer la plupart de ces battements de ceux de l'empyème pulsatile.

Les battements de l'insuffisance aortique et de l'aortite sont plus faibles, localisés à la base du cœur, plutôt du côté droit que du côté gauche du sternum ; ils se propagent dans la direction des vaisseaux du cou et s'accompagnent de bruits de souffle caractéristiques au niveau de l'aorte et de l'orifice aortique.

M. Comby rappelle une singulière observation de pneumonie, rapportée par Graves (1), dans laquelle toute la région antérieure du poumon droit était animée de pulsations comparables à celles d'un anévrysme. Quelle que soit l'interprétation de cet étrange phénomène, les signes de la pneumonie aiguë sont fort différents de ceux de l'empyème chronique, et d'ailleurs, dans l'unique fait de Graves, encore plus insolite que l'empyème pulsatile intra-pleural, la pneumonie occupait le côté droit.

Les tumeurs solides du poumon sont parfois très vasculaires; quand

(1) Leçons de clinique médicale. Traduction de M. Jaccoud, Paris 18 .

elles sont assez volumineuses et superficielles, elles peuvent présenter des battements de la paroi thoracique et l'auscultation y fait quelquefois entendre de véritables bruits de souffle. M. Comby cite un cas de ce genre emprunté à Stokes. Or ces tumeurs vasculaires avec battements et souffles sont plus aisément confondues avec l'anévrysme profond de l'aorte qu'avec l'empyème pulsatile intra-pleural. Dans un cas douteux, une ponction exploratrice avec la fine aiguille de la seringue de Pravaz permettrait aisément de reconnaître l'épanchement pleurétique.

Nous ne faisons allusion ici qu'à l'anévrysme aortique profond, encore renfermé tout entier dans le thorax, sans tumeur pulsatile extérieure. Or il est certain qu'il faut un examen attentif pour distinguer les battements de cet anévrysme de ceux que présente l'empyème pulsatile intra-pleural. La zone pulsatile de l'empyème occupe le plus souvent les derniers espaces sur la paroi postérieure, ou les premiers espaces sur la paroi antérieure de la poitrine, et, dans ces mêmes régions, se développent quelquefois les poches anévrysmales de l'aorte thoracique. Le caractère expansif de la pulsation est peu marqué sur un anévrysme doublé de la paroi costale, et les bruits de souffle y font quelquefois entièrement défaut. Enfin un anévrysme peut être assez volumineux pour simuler un épanchement pleurétique. Il faut rechercher les signes propres à l'anévrysme : le frémissement, le souffle, les modifications du pouls dans les artères qui naissent au dessous de la poche anévrysmale, l'inégalité des deux pouls radiaux, la faiblesse du pouls des artères fémorales, les phénomènes de compression du côté des bronches, de la trachée, de l'œsophage et des gros troncs veineux du médiastin. L'anévrysme est souvent accompagné de douleurs violentes dans le dos ou dans la paroi thoracique, douleurs qui font défaut quand il s'agit d'un empyème pulsatile intra-pleural. Quelque considérable que soit un anévrysme intra-thoracique, il l'est cependant moins qu'un empyème pulsatile intra-pleural, lequel est généralement total, remplit toute la plèvre et refoule le cœur à droite du sternum. L'empyème transmet quelquefois avec une certaine intensité les bruits normaux du cœur et jusque sur la zone pulsatile ; on pourrait croire à un double centre de battements, signe d'une haute valeur dans le diagnostic de l'anévrysme thoracique. Mais il est assez facile de constater que les deux bruits sont entendus avec une intensité croissante depuis la zone pulsatile jusqu'à la région précordiale (Walshe). Eu égard à l'étendue de la matité, les battements de l'anévrysme sont généralement beaucoup plus énergiques que ceux de l'empyème pulsatile (Stokes). C'est sur l'ensemble de tous ces signes que doit être fondé le diagnostic différentiel, car aucun d'eux n'est, à lui seul, assez décisif pour entraîner la conviction. Si le doute persiste, il n'y aurait aucun inconvénient à faire, au niveau de la zone pulsatile, une ponction exploratrice avec une seringue de Pravaz, et c'est là le meilleur moyen de résoudre la question. On n'a pas à craindre qu'une ponction de ce genre ne favorise la rupture d'un sac anévrysmal protégé par toute l'épaisseur de la paroi thoracique.

Empyème de nécessité pulsatile. — La seconde forme de l'empyème pulsatile est caractérisée par la présence d'une tumeur extérieure. Il s'agit d'un empyème de nécessité. Le pus a perforé l'espace intercostal, formé une collection sous-cutanée en un point de la paroi thoracique ou même à distance du thorax, et c'est sur cette collection purulente qu'on observe des battements isochrones aux pulsations du cœur.

L'épanchement est toujours purulent, car seul cet épanchement peut perforer l'espace intercostal et former une tumeur fluctuante sous la peau. Le plus souvent la pleurésie est chronique; elle date déjà de plusieurs mois au moment où paraît la tumeur pulsatile. Cependant il n'en est pas toujours ainsi, et, dans l'observation de M. Plagge, l'abcès extérieur pulsatile parut un mois seulement après le début de l'inflammation de la plèvre. Enfin l'épanchement est considérable, et, comme dans l'empyème pulsatile intra-pleural, le cœur est plus ou moins repoussé du côté droit.

La plupart des empyèmes de nécessité se développent sur la paroi thoracique antérieure, dans une région comprise entre le sternum et la ligne axillaire, généralement au niveau des espaces intercostaux moyens. C'est dans cette même région qu'on a observé le plus grand nombre des empyèmes pulsatiles avec tumeur extérieure. Dans quelques cas, la tumeur pulsatile se trouvait sur la paroi thoracique postérieure, dans les derniers espaces intercostaux. Le plus souvent l'abcès sous-cutané est unique; il y a cependant des exemples d'empyèmes avec deux abcès, l'un et l'autre animés de battements. Tantôt les deux abcès sont juxtaposés, tantôt ils occupent deux points éloignés de la paroi thoracique.

Certains abcès migrateurs, d'origine pleurale, sont parfois pulsatiles. En faisant l'étude des migrations insolites de l'empyème, nous rapporterons 9 observations de migration dans la région lombaire; or, dans 3 cas, l'abcès lombaire, venu de la plèvre à travers une perforation du cul-de-sac postérieur de la plèvre et du diaphragme, est le siége de pulsations comparables à celles d'une poche anévrysmale.

Tous les empyèmes pulsatiles intra-pleuraux sont du côté gauche. L'empyème de nécessité pulsatile a été vu du côté droit. Dans l'observation d'Heyfelder, il s'agissait d'une pleurésie purulente droite. Cependant c'est encore du côté gauche que se rencontre, dans la grande majorité des cas, l'empyème pulsatile avec tumeur extérieure. M. Muller a réuni 11 cas d'empyème de nécessité pulsatile. Dans 10 cas, l'empyème est à gauche; une seule fois il est à droite. Parmi les 10 empyèmes gauches, il y a 7 cas de tumeur unique et 3 cas de tumeur double.

Le volume de l'abcès est variable et le développement en est plus ou moins rapide. La tumeur est grosse comme un œuf, comme le poing; elle peut atteindre le volume d'une orange et même d'une tête d'enfant. Chez le malade de M. Muller, la collection purulente sous-cutanée s'étendait du sternum à la ligne paraxillaire et de la troisième à la sixième côte; elle était haute de 7 et large de 8 centimètres. Elle fut incisée, et le doigt introduit par la plaie put constater une destruction de l'extrémité antérieure de la cinquième côte. C'est en ce point que le pus avait perforé la paroi thoracique. Par cette perforation, le doigt pénétra dans la collection purulente intra-pleurale et put y sentir les battements du cœur. — Il n'y a pas lieu de décrire plus longuement la forme, les dimensions, l'aspect extérieur de l'abcès sous-cutané; ces caractères ne diffèrent point de ceux que présentent les formes communes de l'empyème de nécessité.

La tumeur pulsatile subit quelquefois l'influence des mouvements respiratoires; elle s'affaisse pendant l'inspiration et augmente de volume pendant l'expiration. Ces oscillations, synchrones aux deux temps de la respiration, étaient très manifestes dans les observations d'Aran, d'Heyfelder et de Lesage (1). Ce signe a une grande valeur au point de vue du diagnostic entre l'anévrysme et l'empyème pulsatile, car il démontre clairement que la collection sous-cutanée communique avec une collection intra-thoracique capable de ressentir les modifications de la tension pleurale. La tumeur extérieure d'un anévrysme aortique n'est généralement pas animée de semblables oscillations, synchrones aux mouvements respiratoires.

Le volume de la tumeur pulsatile est quelquefois modifié par les diverses attitudes que peut prendre le malade, et c'est encore là un signe dont le diagnostic doit tirer parti. Dans l'observation I de Macdonnell, la tumeur diminuait de volume lorsque le patient se tournait

(1) Schmidt's Jahrb. Bd. 102, S. 173. Citation de M. Muller.

du côté opposé; elle augmentait au contraire lorsqu'il se couchait sur le côté malade. Dans un cas de M. Monier (1), l'abcès se vide dans la plèvre et s'affaisse tout à fait si le malade est dans le décubitus dorsal; il se remplit au contraire et devient très saillant si le malade est assis et penché en avant. Il est vrai que, chez ce malade, ces modifications de la tumeur extérieure furent constatées après une thoracentèse qui, en évacuant une notable quantité de liquide, avait diminué la tension de l'épanchement pleurétique.

La collection purulente sous-cutanée est animée de battements et les battements sont isochrones aux battements du cœur. Si l'empyème pulsatile intra-pleural ne présente guère qu'un mouvement de soulèvement, le battement de l'empyème de nécessité est un véritable mouvement d'expansion. Il est entièrement comparable à la pulsation d'une poche anévrysmale. A chaque pulsation du cœur, toute la surface de la tumeur pulsatile se dilate brusquement et bat, non seulement dans le sens vertical, mais aussi dans le sens transversal. Ce caractère du battement de l'empyème de nécessité est expressément noté dans la plupart des observations, en particulier dans celles de M. Muller et de M. Plagge. Ils s'élèvent l'un et l'autre contre l'opinion de Bamberger, lequel prétend que le mouvement d'expansion appartient seulement aux poches anévrysmales. — La pulsation de l'empyème est toujours très nettement appréciable à la vue et au toucher. Quand elle occupe la région précordiale, il est facile de la distinguer de la pulsation du cœur, car cette pulsation peut être sentie vers le bord droit du sternum. — Les battements sont quelquefois perceptibles au-delà des limites de la tumeur extérieure, de telle sorte que l'empyème présente tout à la fois l'expansion de l'empyème de nécessité et le soulèvement de l'empyème pulsatile intra-pleural. Il en était ainsi dans l'observation de M. Muller. — La tumeur est généralement molle, dépressible, plus ou moins réductible et très nettement fluctuante, caractères qui sont loin d'exister au même degré sur la poche extérieure d'un anévrysme perforant. Dans quelques cas, la réduction de la tumeur pulsatile augmente la dyspnée. — Les battements sont plus ou moins énergiques; ils le sont moins cependant que ceux d'une véritable poche anévrysmale, du moins d'une poche anévrysmale superficielle, communiquant facilement avec l'artère, à parois minces, et non doublée d'une couche épaisse de concrétions sanguines. Les observations jusqu'à présent connues ne permettent point d'établir un rapport quelconque

(1) Thèse de Paris, 1881, nº 287. Obs. V.

entre le siége de la tumeur et l'énergie des battements. Dans l'observation de M. Courbon (obs. 137), une collection purulente d'origine pleurale et située à la région lombaire présentait des battements tellement énergiques qu'il parut évident qu'il s'agissait d'un anévrysme de l'aorte abdominale. — L'évacuation de l'épanchement pleurétique, spontanée ou obtenue par la thoracentése, diminue l'amplitude des battements et peut même les faire entièrement disparaître. — La tumeur pulsatile ne présente jamais ni thrill ni frémissement, et l'auscultation n'y fait jamais entendre aucun bruit de souffle.

La marche de l'empyème de nécessité pulsatile est comparable à celle des formes communes de l'empyème de nécessité. Dans le cas de M. Plagge, l'empyème était aigu; la tumeur pulsatile parut au bout d'un mois, persista pendant un mois et demi, puis disparut spontanément, avant que fut pratiquée l'opération de l'empyème. Le plus souvent la pleurésie purulente a les allures d'une pleurésie chronique. La tumeur finit par s'ulcérer. Ainsi s'établit une fistule pleuro-cutanée. Parfois l'empyème se vide par une fistule pleuro-bronchique. Cette évacuation spontanée ne conduit pas à la guérison. Si l'art n'intervient pas en temps opportun, le patient succombe épuisé par la longue durée de la suppuration. — M. Muller a noté chez son malade une diminution notable de la dyspnée, au moment où parut la tumeur extérieure. — En général, les battements sont d'abord peu prononcés; ils ne deviennent très manifestes qu'au moment où l'abcès sous-cutané a pris un certain volume. Les grosses tumeurs battent plus énergiquement que celles de moindre dimension.

Diagnostic. — On rencontre sur la paroi thoracique un certain nombre de tumeurs animées de battements synchrones aux pulsations du cœur et qui peuvent être confondues avec l'empyème de nécessité pulsatile; tels sont les abcès perforants de la paroi thoracique, les abcès perforants du médiastin, les tumeurs solides perforantes du médiastin ou de la paroi thoracique, les anévrysmes avec tumeur extérieure.

Les abcès perforants sont d'origine osseuse ou périostique. Quand ils sont pulsatiles, ils ont toujours la forme en bissac et sont composés de deux poches, l'une intra et l'autre extra-thoracique. La poche interne, si elle est assez fixe et voisine du cœur, reçoit l'impulsion de la pulsation cardiaque et la transmet, si l'orifice de communication est assez large, jusqu'à la poche extérieure. De là les battements dont cette poche est animée. Or ces abcès perforants pulsatiles sont généralement faciles à distinguer de l'empyème de nécessité pulsatile. Les signes d'un grand épanchement pleurétique y font défaut. Le diagnostic présenterait au contraire de réelles difficultés et serait même à peu près impossible, si l'abcès perforant était compliqué d'un véritable épanchement dans la plèvre. Il n'y aurait qu'un moyen d'établir le diagnostic. Il faudrait en premier lieu faire une ponction exploratrice avec la seringue de Pravaz dans la tumeur pulsatile, de façon à y reconnaître la présence d'un liquide purulent. Il conviendrait ensuite de faire une ponction évacuatrice de l'épanchement pleurétique. Si les battements disparaissent après cette ponction, les deux collections purulentes communiquent et il s'agit d'un empyème de nécessité pulsatile. Si les battements persistent, les deux poches sont sans communication et la tumeur pulsatile peut, en effet, appartenir à un abcès perforant de la paroi thoracique. Mais il se pourrait aussi que la pleurésie purulente fut cloisonnée et que la loge dont dépend l'abcès extérieur fut indépendante de celle dans laquelle on a pratiqué la ponction évacuatrice.

Certains abcès du médiastin perforent le sternum, le plus souvent à l'union des deux premières pièces, et forment une tumeur extérieure, sous-cutanée, fluctuante, laquelle peut aussi présenter des battements synchrones aux pulsations du cœur. Cruveilhier (1), N. Guillot (2), M. Vidal (3) ont publié des observations de ces abcès pulsatiles, originaires du médiastin. S'il n'y a point d'épanchement pleurétique, il ne saurait être question d'empyème de nécessité pulsatile. Si l'abcès est compliqué d'un épanchement dans la plèvre, le diagnostic ne peut-être établi qu'à l'aide d'une double ponction, comme dans le cas d'un abcès perforant pulsatile de la paroi thoracique.

Lorsqu'une tumeur solide, cancéreuse ou sarcomateuse, est composée de deux parties, l'une extra et l'autre intra-thoracique, il peut arriver que la masse extérieure soit le siège de battements synchrones aux battements du cœur et de l'aorte. Le plus souvent il ne s'agit pas, comme dans l'empyème pulsatile, d'un véritable mouvement d'expansion, mais d'un simple soulèvement de la masse solide du néoplasme, soulèvement communiqué par l'aorte ou par le cœur lui-même. La tumeur bat dans le sens vertical, non dans le sens transversal. Quelques-unes de ces tumeurs sont très vasculaires; elles présentent alors un certain mouvement d'expansion et quelquefois de véritables bruits de souffle. Il est plus facile

(1) *Bulletin de la Société anatomique de Paris* 1854.
(2) *Société médicale des hôpitaux de Paris* 1856.
(3) *Bulletin de la Société anatomique de Paris* 1854.

de les confondre avec l'anévrysme perforant de l'aorte qu'avec l'empyème de nécessité pulsatile. En effet, la tumeur est solide, non fluctuante comme l'abcès extérieur de l'empyème, et il n'y a pas de signes d'un grand épanchement dans la plèvre.

Tous les auteurs qui ont écrit sur l'empyème de nécessité pulsatile ont insisté sur les difficultés du diagnostic de cet empyème et de l'anévrysme perforant de l'aorte thoracique. Sans doute, l'abcès pulsatile présente tout à fait, à première vue, l'image d'une poche anévrysmale. Mais il est fort rare qu'un examen méthodique et complet ne permette pas d'établir sûrement ce diagnostic différentiel. Macdonnell a résumé sous cinq chefs les signes qui distinguent de l'anévrysme perforant l'empyème pulsatile avec tumeur extérieure : — les commémoratifs ; — l'étendue de la matité ; — l'absence de frémissement ; — l'absence de souffle ; — la fluctuation très manifeste. — Les commémoratifs nous apprennent que la maladie a débuté à la façon d'une pleurésie. Quelques mois avant l'apparition de la tumeur pulsatile, le patient a été assez subitement pris de frisson, de fièvre et d'un point de côté. La marche de la maladie a été plus rapide que ne l'est généralement celle d'un anévrysme aortique. — La matité s'étend fort au delà des limites de la tumeur pulsatile ; le plus souvent elle occupe tout le côté gauche de la poitrine. A cette matité très étendue s'ajoutent d'ailleurs tous les autres signes de la compression du poumon par un grand épanchement de la plèvre. Dans l'anévrysme, la zone de matité est beaucoup plus restreinte, à moins que l'anévrysme ne soit compliqué d'un épanchement pleurétique. — La tumeur pulsatile de l'empyème ne présente jamais ni frémissement ni souffle. La présence de ces deux signes tranche tout de suite la difficulté ; il s'agit d'un anévrysme. Si ces signes font défaut, on ne peut cependant pas conclure à l'existence d'un empyème pulsatile. On sait, en effet, que le souffle peut manquer dans l'anévrysme de l'aorte thoracique. — La poche purulente est dépressible et très nettement fluctuante ; celle de l'anévrysme est presque toujours beaucoup plus résistante et on ne peut y constater qu'une obscure fluctuation. Cependant, dans un cas de M. Wallmann (1), une poche anévrysmale était molle et très fluctuante.

Aux signes indiqués par Macdonnell on peut d'ailleurs ajouter d'autres éléments de diagnostic. L'anévrysme provoque souvent de vives douleurs et s'accompagne de troubles fonctionnels, causés par la compression des organes contenus dans le médiastin ; ces douleurs et ces troubles fonc-

(1) Cité par M. Muller. loc. cit.

tionnels font défaut quand il s'agit d'un empyème pulsatile. L'anévrysme est très peu ou n'est pas du tout réductible ; la réduction de l'empyème de nécessité pulsatile est quelquefois possible et peut même provoquer une aggravation manifeste de la dyspnée. La poche de l'anévrysme ne subit pas ou subit très obscurément les influences respiratoires ; nous avons vu que, dans certains cas, celle de l'empyème se distend pendant l'expiration et s'affaisse pendant l'inspiration. — La faiblesse ou l'inégalité des deux pouls radiaux appartient en propre à l'anévrysme thoracique. — Les deux tumeurs pulsatiles, celle de l'empyème et celle de l'anévrysme, n'occupent pas les mêmes régions de la paroi thoracique. L'anévrysme perforant apparaît le plus souvent à droite du sternum, et, quand il se montre à gauche, il fait saillie en haut, dans les premiers espaces intercostaux. L'empyème pulsatile est presque toujours, on pourrait dire toujours, à gauche du sternum, et il se développe de préférence dans les espaces intercostaux moyens ou inférieurs.

Si tous ces signes ne suffisaient pas à entraîner la conviction, il resterait encore la ressource d'une ponction exploratrice. A moins que la rupture spontanée de l'anévrysme ne soit tout à fait imminente, une ponction avec la seringue de Pravaz armée d'une longue et fine aiguille ne présente vraiment aucun sérieux inconvénient. D'ailleurs on peut encore pratiquer une ponction, celle-la en vue d'une évacuation plus ou moins complète, à distance de la tumeur pulsatile, au centre de la zone de matité. Si cette ponction donne du pus et que l'évacuation soit poussée assez loin, on voit bientôt les battements diminuer d'amplitude puis disparaître, et la preuve est faite de la communication de la tumeur pulsatile avec un épanchement purulent de la plèvre.

Du reste, une ponction exploratrice est toujours nécessaire avant toute intervention chirurgicale. Il ne faut jamais intervenir, intervenir surtout sur la tumeur pulsatile elle-même, avant d'avoir acquis cette absolue certitude que peut seule donner la ponction exploratrice. La combinaison est possible d'un anévrysme thoracique et d'un épanchement purulent de la plèvre. Graves et plus récemment M. Wagner (1) ont rapporté des exemples de cette coïncidence. Si la poche pulsatile n'est point dépourvue de frémissement et de souffle, il s'agit d'une tumeur anévrysmale. Si ces deux signes font défaut, le diagnostic ne peut être éclairé que par une ponction évacuatrice au centre de la zone de matité. La persistance des battements après l'évacuation de l'épanchement indique l'anévrysme, la disparition de ces battements, l'empyème de nécessité pulsatile.

(1) Graves. loc. cit. p. 288. — Wagner. *Berliner Klin. Wochenschrift*. avril 1881

Physiologie pathologique. — Comment expliquer l'apparition de ces étranges battements, soit sur une zone de la paroi thoracique non perforée, soit dans la tumeur extérieure d'un empyème de nécessité? Assurément il s'agit de battements communiqués. L'aorte peut être mise d'emblée hors de cause, car la pulsation en est relativement trop faible et elle n'a d'ailleurs que des rapports trop éloignés avec l'épanchement d'une pleurésie gauche. Il n'est pas douteux que le battement communiqué procède de la pulsation du cœur.

Fraentzel explique ce phénomène par le mouvement de locomotion que le cœur exécute de droite à gauche à chaque révolution, mouvement qui imprime une impulsion, toujours de même sens, à toute la masse du liquide épanché dans la plèvre. — D'après Traube, la complication d'une péricardite augmenterait l'amplitude de ce mouvement de locomotion ; les ventricules se déplacent plus facilement, s'ils plongent de toutes parts dans un liquide, que s'ils sont étroitement renfermés dans le sac membraneux du péricarde. — M. Walshe est d'avis que ces battements « sont dûs simplement à une augmentation du mouvement léger de fluctuation qui se produit dans le liquide, mouvement qui n'est pas très rare dans les cas ordinaires. » — M. Comby fait jouer le rôle principal au poumon. C'est le poumon qui renforce et transmet à toute la masse du liquide l'impulsion qu'il a reçue des ventricules. Or pour constituer « cette caisse de renforcement d'un nouveau genre », le poumon doit remplir certaines conditions; il faut que la compression en soit totale, qu'il soit réduit à l'état d'une mince lame de tissu sclérosé, surtout qu'il soit refoulé contre le médiastin et contracte des rapports intimes avec la masse ventriculaire. — M. Féréol attribue plus d'importance à la constitution même de l'épanchement pleurétique. Cet épanchement serait composé d'une grande quantité de liquide et d'une petite quantité de gaz ; de plus, ce pneumothorax serait un pneumothorax fermé. Les liquides sont incompressibles, et la présence d'une certaine masse gazeuse serait nécessaire pour transmettre à la paroi thoracique, ou à la tumeur extérieure, l'impulsion communiquée par la contraction des ventricules. L'oblitération de la fistule pleuro-bronchique serait non moins indispensable que la présence de gaz dans la plèvre ; en effet, si la fistule reste ouverte, elle constitue une sorte de voie d'échappement par laquelle s'épuise entièrement l'impulsion qu'a reçue la masse de l'épanchement pleurétique.

Aucune de ces interprétations ne nous paraît à l'abri de toute objection. Que l'impulsion imprimée à la masse du liquide soit due à la locomotion du cœur ou au durcissement des parois ventriculaires, peu importe; ce n'est pas là une explication suffisante du phénomène, car une impulsion de ce genre existe dans tous les épanchements pleurétiques qui compriment et refoulent le cœur, et cependant l'apparition des battements sur la paroi thoracique elle-même, ou sur la tumeur purulente extérieure, est un fait extrêmement rare dans l'histoire de l'empyème. — La péricardite avec épanchement a fait défaut dans la plupart des empyèmes pulsatiles; d'ailleurs la compression directe du cœur par un épanchement du péricarde diminue la force de contraction des ventricules. — Que le poumon comprimé, sclérosé, anéanti d'une manière irrémédiable, transmette et amplifie l'impulsion cardiaque, c'est là une hypothèse que M. Comby appuie seulement sur la comparaison de ce poumon avec ces tumeurs solides qui, placées au devant des gros vaisseaux artériels, en transmettent et en amplifient les pulsations. Parmi les 27 cas réunis par M. Comby, il y a 3 cas suivis d'autopsie; dans ces 3 cas, le poumon présentait, en effet, les lésions et les rapports avec le cœur que M. Comby considère comme la condition nécessaire et suffisante à la production des battements de l'empyème. Mais, si l'interprétation de M. Comby est exacte, l'empyème pulsatile est absolument incurable, et la cause de cette incurabilité réside précisément dans cet état du poumon complètement affaissé, sclérosé et, suivant l'expression même de M. Comby, anéanti d'une manière irrémédiable. Or il y a des exemples authentiques d'empyèmes pulsatiles qui ont guéri. Chez les deux malades de M. Muller et de M. Plagge, la pleurotomie fut suivie d'une cicatrisation à peu près complète de la cavité purulente. Dans le cas de M. Monier, l'amélioration fut considérable, puisque la cavité était réduite à une capacité de 50 à 60 grammes de liquide. Enfin le malade de M. Féréol, après avoir subi la pleurotomie puis la résection costale, obtint une guérison complète. Comment expliquer ces résultats du traitement, si, comme le veut M. Comby, le poumon est définitivement comprimé, c'est-à-dire incapable d'une expansion suffisante pour combler le vide de la cavité pleurale? — Le pneumothorax fermé est-il, comme le pense M. Féréol, la condition indispensable à la production des battements de l'empyème? La plupart des malades atteints d'empyème pulsatile ont été soigneusement examinés, précisément parce qu'il s'agit d'un cas rare, insolite; or, dans beaucoup d'observations, il n'est point question de pneumothorax, ou bien les signes n'en sont constatés qu'après une ponction ou l'apparition d'une vomique pleurale. La présence de gaz dans la plèvre ne fait point obstacle aux battements de l'empyème, mais il n'est pas prouvé qu'elle en soit la condition indispensable. M. Féréol invoque l'incompressibilité des liquides. Sans doute, les liquides sont incompressibles, mais ils transmettent fort bien les pressions, comme le prouvent d'ailleurs l'exemple de la presse hydraulique et des poches anévrysmales.

L'empyème pulsatile est très rare, comparé au nombre total des pleurésies purulentes. Il faut en conclure, comme l'avaient fait observer déjà M. Kussmaul et M. Guéneau de Mussy, que la production des battements nécessite un concours de circonstances qui ne se trouvent que très rarement réunies chez le même malade.

L'empyème représente une vaste cavité, close de toutes parts et pleine de liquide. Cette masse de liquide possède une certaine tension ; elle comprime et refoule le cœur vers le bord droit du sternum. Le cœur en se contractant réagit contre les compressions qu'il subit. Dans les expériences de vivisection (1), il repousse le doigt qui déprime les ventricules. A l'état normal, il repousse la paroi thoracique et produit ainsi le choc de la région précordiale. Dans le cas d'un vaste empyème qui le refoule du côté droit, le cœur, au moment de la contraction des ventricules, réagit contre la compression du liquide pleurétique ; il repousse et déprime plus ou moins fortement cette partie de la paroi du sac pleural qui correspond à la masse ventriculaire. Le sac pleural d'un épanchement gauche est en rapport avec le ventricule gauche dont la contraction est beaucoup plus énergique que celle du ventricule droit ; le sac pleural d'un épanchement droit est plutôt en rapport avec l'oreillette droite et la base du ventricule droit ; c'est là sans doute une des causes de la plus grande fréquence de l'empyème pulsatile du côté gauche.

Encore faut-il que, même dans un empyème gauche, certaines conditions soient réalisées ; il faut que le cœur ne soit point affaibli par une lésion valvulaire, que sa contraction soit énergique, que le rapport soit suffisamment étendu entre la masse ventriculaire et la paroi du sac pleural, que le liquide épanché dans la plèvre possède une certaine tension et qu'il exerce une réelle compression sur le cœur lui-même. Nous avons vu, en effet, que l'évacuation d'une certaine quantité de liquide, en diminuant la tension de l'épanchement, atténue et même supprime entièrement les battements de la paroi thoracique ou de l'abcès sous-cutané.

Supposons que toutes les conditions favorables soient réunies pour que le ventricule gauche exerce une pression énergique sur la paroi contiguë du sac pleural. A chaque révolution cardiaque, cette pression se transmet, suivant le principe de Pascal, dans toutes les directions, soit

(1) Marey. La circulation du sang. Paris, 1881, p. 140.

dans la masse du liquide, soit contre la paroi du sac pleural. La nature du liquide n'importe pas beaucoup; la transmission aura lieu aussi bien dans un liquide séro-fibrineux que dans un liquide purulent. Et, en effet, dans les cas de Traube et de Fraëntzel, il s'agissait d'un épanchement séreux. On conçoit encore que la présence de gaz dans la plèvre n'empêche pas cette transmission, du moins si l'épanchement gazeux n'est pas très abondant et si la disposition de l'orifice fistuleux pleuro-bronchique ne permet pas l'accès facile de l'air dans la cavité purulente. La pression transmise à toute la surface interne du sac pleural s'exerce de dedans en dehors et tend évidemment à produire le soulèvement de toute cette paroi du sac pleural. Mais elle rencontre un obstacle dans la résistance, d'ailleurs inégale, des différents points de cette paroi.

L'empyème est limité en dehors par la paroi thoracique, en bas par le diaphragme, en dedans par le médiastin et une étendue variable de la surface du poumon. Dans les conditions ordinaires d'une pleurésie récente et à épanchement moyen, la plus grande résistance se trouve au niveau de la paroi thoracique, c'est-à-dire au niveau de cette région du sac pleural seule accessible à la vue et au toucher. L'effet de la pression transmise, en d'autres termes l'impulsion communiquée à la paroi, se fera donc sentir seulement sur les régions de moindre résistance, d'une part sur le diaphragme, d'autre part sur le médiastin et le poumon. Le diaphragme sera légèrement repoussé dans l'abdomen, le médiastin refoulé du côté sain et le poumon subira un certain degré de compression. Même à l'état normal, la systole ventriculaire produit cette compression du poumon. Ce phénomène a été bien mis en lumière par les ingénieuses expériences de M. Regnard (1).

Que faut-il donc pour que l'impulsion communiquée à toute la surface de l'empyème devienne appréciable à l'extérieur? Il faut et il suffit que, dans une partie de cette surface accessible à la vue ou au toucher, existe un point de moindre résistance. Cette condition sera réalisée si la résistance est considérablement augmentée du côté du diaphragme, du médiastin, du poumon, et devient relativement supérieure à celle des parties molles des espaces intercostaux ou encore à celle des tissus souples et élastiques, le tissu cellulaire sous-cutané et la peau, qui constituent la paroi d'un abcès extérieur communiquant avec la plèvre. La résistance du plan diaphragmatique peut être augmentée de deux manières; ou bien l'épanchement pleurétique est énorme et déprime au maximum la con-

(1) *Revue mensuelle de médecine et de chirurgie* 1877, p. 333.

vexité du diaphragme vers la cavité abdominale, ou bien la plèvre diaphragmatique est doublée d'épaisses néomembranes résistantes et inextensibles. Or nous savons que les épanchements pulsatiles sont, ou des pleurésies à très grand épanchement, ou de vieux empyèmes enkystés dans une coque fibreuse. Les mêmes conditions accroissent la résistance de la paroi médiastine. Quant au poumon, la résistance en sera d'autant plus grande que la compression en sera plus complète. Si le poumon est entièrement affaissé et vide d'air, il ne peut plus céder ni s'affaisser davantage sous l'influence d'une brusque augmentation de la pression de l'épanchement pleural. Mais il n'est pas nécessaire qu'il soit sclérosé et qu'il ait perdu toute propriété d'expansion. Le même résultat est obtenu, si les portions non comprimées du poumon sont hépatisées, ou bien si, comme il arrive dans les vieux empyèmes, cette région de la plèvre pulmonaire qui fait partie de la paroi du kyste purulent est doublée de néomembranes épaisses et inextensibles. Sans doute, toutes ces conditions seront difficilement réalisées ensemble, chez le même malade ; mais n'avons-nous pas fait remarquer déjà l'extrême rareté de l'empyème pulsatile. Ainsi se produit l'accroissement de la résistance sur les parties diaphragmatiques, médiastines et pulmonaires du kyste purulent. Ajoutons que la résistance de la paroi thoracique peut être relativement diminuée par le peu de développement des néomembranes sur la plèvre pariétale, par la compression prolongée des parties molles de l'espace intercostal et, comme dans un cas de Traube (1), par le ramollissement purulent de la plèvre pariétale elle-même. Les parois des abcès extérieurs, qu'ils occupent la région thoracique ou la région lombaire, représentent, mieux encore que la paroi thoracique elle-même, des points de moindre résistance, puisque ces parois sont constituées par une faible épaisseur de parties molles, le tissu cellulaire sous-cutané et la peau.

C'est donc désormais sur ces points de moindre résistance que se portera exclusivement l'effort de la pression qui, à chaque révolution cardiaque, est transmise à toute la masse du liquide et à toute la surface interne du sac pleural. De là l'apparition dans ces régions de battements plus ou moins énergiques et synchrones aux pulsations du cœur. Conformément au principe de Pascal et comme dans les poches anévrysmales, la force avec laquelle la paroi pulsatile est soulevée sera d'autant plus grande, que la surface de cette paroi sera plus étendue. Ainsi s'explique la violence des battements dans le cas de Stokes où la zone pulsatile oc-

(1) *Berliner Klin. Wochenschrift*, février 1872.

cupait presque tout le côté gauche de la poitrine. C'est encore pour la même raison que les grosses tumeurs de l'empyème de nécessité pulsatile battent avec plus de force que celles de moindre dimension et donnent si bien l'image de véritables poches anévrysmales.

Pronostic. — Le pronostic est généralement plus grave que celui des formes communes de l'empyème. Il s'agit le plus souvent de pleurésies purulentes chroniques, dont le début remonte à plusieurs mois et même à plusieurs années. La chronicité est toujours un élément de gravité dans le pronostic de l'empyème. Mais la présence de battements n'implique pas nécessairement l'incurabilité, car la compression totale et la sclérose du poumon ne sont pas des conditions indispensables à la production des battements. D'ailleurs nous avons cité des exemples de guérison.

Traitement. — Puisque l'empyème pulsatile peut guérir, il ne faut pas s'en tenir systématiquement à un traitement purement palliatif et se contenter de combattre, par la méthode des ponctions répétées, les fâcheux effets de la compression du cœur et des poumons. Le caractère pulsatile de l'épanchement ne constitue pas une contre-indication de la pleurotomie.

Les abcès extérieurs pulsatiles se rencontrent généralement au voisinage de la région précordiale ; ils occupent une région dangereuse ou du moins peu favorable à l'écoulement des liquides. Le plus souvent il faut se borner à les inciser et pratiquer l'opération de l'empyème en bas et en arrière, sur la partie déclive du kyste purulent.

L'empyème pulsatile étant presque toujours un empyème chronique, il peut arriver que le travail de réparation s'arrête, soit que la plèvre épaisse et sclérosée ne présente qu'une faible vitalité, soit que le poumon trop longtemps comprimé ne puisse se dilater à un degré suffisant pour combler la cavité purulente. Il reste encore la ressource de la résection multiple des côtes. On peut y recourir, s'il n'existe aucune des contre-indications de cette opération.

§ XII. — EMPYÈMES GRAISSEUX

Voici une singulière forme de l'empyème et bien différente de toutes celles que nous venons d'étudier. Il ne s'agit plus ici de cet abcès chaud de la plèvre qui, tôt ou tard, s'ouvre par les bronches ou la paroi thoracique et conduit le patient au dernier terme de la cachexie suppurative. La maladie ne débute pas bruyamment à la façon de l'empyème aigu, mais lentement, insidieusement, à la façon d'une pleurésie vulgaire, plutôt subaiguë que franchement aiguë. Un épanchement se développe dans la plèvre. Pendant longtemps il reste latent; il ne provoque que quelques légers troubles de la respiration et de la circulation, si bien que le patient continue à se livrer à ses occupations. Les symptômes généraux font défaut; il n'y a pas de fièvre, les forces sont assez bien conservées et ce pleurétique peut même garder un certain embonpoint. L'épanchement s'accroît très lentement; il finit cependant par devenir assez abondant pour exercer une compression fâcheuse sur le cœur et le poumon. La dyspnée est bientôt intolérable. On pratique alors une ponction. Au grand étonnement du médecin, le liquide qui s'écoule de la plèvre n'est pas la sérosité fibrineuse d'une pleurésie simple, mais bien un liquide d'aspect purulent. Du pus, cet exsudat de la plèvre n'a guère que l'apparence. Il ne renferme presque pas de leucocytes. On n'y trouve que de fines granulations graisseuses. Il s'agit vraiment d'une sorte d'émulsion graisseuse. L'évacuation de la plèvre a diminué ou fait cesser les troubles mécaniques de la circulation et de la respiration. Délivré de sa dyspnée, le patient peut reprendre ses occupations. Il reste dans un état relativement satisfaisant, jusqu'à ce que l'épanchement remplisse de nouveau la plèvre. Il vient alors réclamer une nouvelle ponction. Le liquide pleural garde longtemps les mêmes caractères. La vie peut ainsi se prolonger pendant plusieurs années, si bien que le patient paraît atteint d'une infirmité plutôt que d'une véritable maladie. — Cette affection de la plèvre a reçu diverses dénominations; on l'a désignée sous les noms de pleurésie graisseuse, d'empyème latent, d'empyème bénin, d'épanchement chyliforme de la plèvre. Nous préférons la dénomination d'empyème graisseux.

Historique. — L'histoire de cet empyème est de date toute récente.

M. Guéneau de Mussy est le premier auteur qui ait appelé l'attention sur la marche de cette curieuse pleurésie et surtout sur la composition toute particulière de l'épanchement. En 1872, il publia deux observations qui peuvent être considérés comme des types achevés de l'empyème graisseux (1). Nous rapportons plus loin l'une de ces observations. En 1881, M. Debove (2) communiqua une observation nouvelle à la Société médicale des hôpitaux de Paris. Il fit une étude très complète de l'épanchement et des lésions de la plèvre. L'interprétation de M. Debove diffère de celle de M. Guéneau de Mussy. Celui-ci ne voyait dans l'émulsion graisseuse que la transformation d'un exsudat inflammatoire de la plèvre. M. Debove incline à regarder cette affection de la plèvre comme étant d'une nature spéciale, encore inconnue, mais distincte de la pleurésie. La même année, en 1881, M. Sainton (3) réunit douze observations et écrivit une très bonne dissertation inaugurale sur « une variété latente et bénigne de l'empyème ». M. Sainton exagère un peu la bénignité de la pleurésie graisseuse et quelques-unes de ses observations ne sont pas à l'abri de toute critique.

Nature de l'épanchement. — La question des épanchements graisseux de la plèvre rentre dans la question plus générale des épanchements chyliformes des séreuses. Il existe dans la science quelques observations dans lesquelles on a trouvé certaines séreuses, le péritoine, la plèvre et la vaginale, remplies d'un liquide blanchâtre, lactescent, comparable au liquide des vaisseaux chylifères. M. Debove a réuni dans son mémoire la plupart de ces observations (4). Les faits anciens ont moins de valeur. Mais dans toutes les observations récentes où le liquide a été examiné, il a présenté à peu près le même aspect et la même composition. La pathogénie est le point le plus intéressant, et d'ailleurs le plus contesté, de l'histoire de ces épanchements chyliformes des séreuses.

On a pensé que l'aspect lactescent du liquide de certaines hydrocèles est dû à la présence de parasites et on a fait observer que la plupart des malades porteurs de ces hydrocèles ont habité les pays chauds. Cette

(1) *Gazette hebdomadaire* 1872, p. 534.

(2) *Bulletin de la Société médicale des hôpitaux* 1881.

(3) Thèse de Paris 1881. Etude sur une variété latente et bénigne d'empyème.

(4) V. Lédentu. Société de chirurgie 1881. Hydrocèle graisseuse. — Perrée. Thèse de Paris 1881. Etude sur les épanchements chyliformes des cavités séreuses. — F. Veil. Etude sur la pathogénie des ascites chyliformes. Thèse de Paris 1882. — Quincke. Deutsch. archiv. für klin. med. 1875, t. XVI, p. 121.

théorie trouva quelque crédit à la Société de chirurgie, dans le cours d'une discussion provoquée par la communication de M. Ledentu sur un cas d'hydrocèle laiteuse. Si l'interprétation est applicable à quelques hydrocèles, à coup sûr elle ne l'est pas aux épanchements chyliformes de la plèvre et du péritoine, car ces liquides ont été le plus souvent examinés au microscope, et jamais on n'y a constaté la présence de parasites.

Dans la plupart des observations anciennes, l'épanchement lactescent est attribué à la rupture d'un vaisseau lymphatique ou chylifère. M. Quincke, dont l'observation est récente, se rattache à cette théorie. Il explique par la rupture du canal thoracique la formation dans la plèvre droite de son malade d'un vaste épanchement d'un liquide blanchâtre, analogue à du lait. Cependant, à l'autopsie, il a vainement cherché cette déchirure du canal thoracique. M. Debove a fait une très vive critique de cette interprétation, et il a montré que dans aucune observation, sauf peut-être dans celles de Bass et de Munson, on n'a pu mettre en évidence cette lésion d'un vaisseau lymphatique. Au surplus, il ne serait pas impossible qu'une rupture du canal thoracique pût être la source d'un véritable épanchement de lymphe dans la plèvre, mais il faut bien reconnaître que cette pathogénie ne peut être acceptée dans la plupart des observations jusqu'à présent connues d'épanchement chyliforme des grandes cavités séreuses.

Après avoir rejeté toutes les théories, et même celle de la dégénérescence graisseuse d'un épanchement purulent d'origine inflammatoire, M. Debove conclut « qu'il peut se produire dans l'économie, notamment dans les cavités séreuses, de la graisse émulsionnée qui ne provient ni d'une transformation des globules du pus, ni d'un épanchement de chyle. » Sur l'origine de cette émulsion graisseuse, M. Debove s'abstient de toute hypothèse.

S'agirait-il donc d'une affection d'une nature toute spéciale et sans aucun rapport avec l'inflammation des membranes séreuses ? Nous ne le croyons pas, et l'observation même de M. Debove peut servir à démontrer l'origine inflammatoire des épanchements graisseux ou chyliformes de la plèvre. Le liquide extrait de la poitrine par la thoracentèse, et qui fut analysé, présentait à peu près la même composition chimique que le véritable pus. Trois mois avant cette ponction, le malade avait eu des frissons, de la toux et de la dyspnée, et ces symptômes sont bien de ceux qui signalent le début d'une pleurésie. Enfin des néomembranes épaisses enkystaient l'épanchement, et ces lésions, constatées à l'autopsie, sont la preuve irrécusable d'un processus inflammatoire de la plèvre. Telle est d'ailleurs l'interprétation généralement acceptée. Comme le pensait M. Guéneau de Mussy, l'émulsion graisseuse résulte simplement de la dégénérescence graisseuse et de la désagrégation des leucocytes dans un épanchement purulent. Qu'il s'agisse de la plèvre ou du péritoine, on trouve toujours la séreuse elle-même malade ; elle présente les lésions d'une inflammation chronique.

Il est bien peu probable que la pleurésie graisseuse soit une pleurésie d'emblée suppurative. L'inflammation de la plèvre est d'abord une inflammation séro-fibrineuse. Elle est même plutôt subaiguë que véritablement aiguë. L'épanchement se développe lentement, persiste longtemps, et, comme le plus grand nombre des épanchements chroniques, il finit par subir la transformation purulente. Mais cette transformation est elle-même très lente, très insidieuse et très comparable à la suppuration des abcès froids du tissu cellulaire sous-cutané. Il n'y a pas de réaction, ni générale, ni locale ; aucun symptôme, aucun signe n'annonce la formation du pus. Non seulement l'inflammation suppurative se développe lentement, mais elle ne dure pas, elle s'éteint spontanément, laissant dans la plèvre un épanchement purulent enkysté dans d'épaisses néomembranes. La plèvre, doublée de ce tissu conjonctif dense et sclérosé, cesse de former du pus ; elle perd également la propriété d'absorber les liquides épanchés. Du reste, ces liquides ne sont plus irritants ; bien différents du pus de l'abcès chaud, ils n'ont plus aucune tendance à perforer les parois du kyste pleural. M. Talamon qui a examiné le pus d'un de ces empyèmes latents (obs. **121**) n'y a plus trouvé trace des microcoques pyogènes. Une goutte fut ensemencée dans un bouillon de culture, et ce bouillon resta tout à fait stérile. Or le pus des empyèmes en activité contient en grand nombre les microphytes de la suppuration. Dépouillé de ces germes vivants, le pus de ces empyèmes latents, qu'on pourrait appeler des empyèmes éteints, cesse d'être inoculable c'est-à-dire dangereux. Il peut donc rester fort longtemps enkysté dans la plèvre. Il y subit la transformation graisseuse. Les globules de pus se remplissent de granulations graisseuses, puis se dissocient, et toutes ces fines granulations se mêlent à la partie liquide de l'épanchement. Ainsi se forme une émulsion graisseuse. Les globules de pus finissent par disparaître complètement ; les globules détruits ne sont plus remplacés par de nouveaux globules, car les microphytes pyogènes ont disparu eux-mêmes et le processus de suppuration est désormais éteint.

Du reste, cette évolution n'est point particulière à ces épanchements purulents de la plèvre. Des transformations du même genre s'opèrent parfois dans les abcès froids, par exemple dans les abcès ossifluents qui proviennent d'une lésion tuberculeuse de la colonne vertébrale. La paroi cesse de sécréter du pus, les parties liquides de l'abcès se résorbent, les globules subissent la dégénérescence graisseuse, et l'on ne trouve plus que ces masses blanchâtres, crayeuses, que sir J. Paget a décrites sous le nom très expressif de « residual abscess ». Il y a une différence cependant; la partie liquide de l'abcès ossifluent disparaît par résorption, celle de l'empyème persiste indéfiniment dans la plèvre. Les parois de l'abcès ossifluent restent toujours mobiles, elles peuvent aisément arriver au contact, dès que la sécrétion purulente a pris fin. Il n'en est pas de même des parois de l'empyème ; l'une est rigide, la paroi costale ; l'autre est représentée par le poumon, et cet organe, longtemps comprimé, n'est plus capable d'une dilatation suffisante pour combler toute la cavité de la plèvre.

Etiologie. — Puisque la pleurésie graisseuse n'est, en somme, qu'une inflammation de la plèvre, ou plutôt débute toujours par cette inflammation, on doit s'attendre à retrouver ici à peu près les mêmes causes que dans l'étiologie de la pleurésie elle-même. On a noté le plus souvent l'influence du froid. La plupart des malades sont des adultes. Remarquons cependant que, du moins dans les observations jusqu'à présent connues, la pleurésie destinée à devenir graisseuse n'est presque jamais une pleurésie secondaire, consécutive à une maladie antérieure, générale ou locale. Il s'agit le plus souvent d'une inflammation primitive de la plèvre. Ce qu'il importerait de connaître, et ce qui constitue vraiment l'étiologie spéciale de cette espèce de l'empyème, ce sont les conditions sous l'influence desquelles l'inflammation suppurative n'a qu'une si faible activité. Sur ce point on ne peut encore faire que des hypothèses. On peut présumer que les microphytes pathogènes de la suppuration ne présentent ici qu'une vitalité très éphémère, ou rencontrent accidentellement dans le milieu pleural des conditions défavorables à leur rapide développement. Quant à ces conditions, elles nous sont inconnues.

Lésions. — L'épanchement est constitué par une émulsion graisseuse. Ce caractère est fort important, et nous n'admettons dans le cadre de la pleurésie graisseuse que les observations dans lesquelles il est expressément noté que les globules de pus eux-mêmes sont absents, ou du moins sont en voie très avancée de transformation graisseuse. Quelques-unes des observations de la monographie de M. Sainton ne remplissent pas ces conditions ; il s'agit seulement d'empyèmes récents, datant de trois ou quatre mois, et guéris ou très améliorés par de simples ponctions de la plèvre. Un autre caractère aurait plus de valeur encore ; nous voulons parler de l'absence des microcoques de la suppuration. C'est une recherche qu'il sera fort important de ne point négliger à l'avenir. Dans la seule observation (obs. **121**)) où le liquide fut examiné à ce point de vue, on a constaté l'absence de tout organisme vivant, car un bouillon de culture convenablement ensemencé resta tout à fait stérile.

Le liquide de l'épanchement ressemble à du pus ; il en diffère cependant, même à l'œil nu, par quelques caractères. Il est jaunâtre, opaque, homogène, sans odeur, sans flocons fibrineux, quelquefois d'aspect huileux, et, dans quelques cas, légèrement visqueux. L'absence de coagulations fibrineuses indique bien que le processus inflammatoire est depuis longtemps éteint dans la plèvre. La viscosité était très prononcée dans un cas qui nous est personnel et que nous avons rapporté à propos des contre-indications de la pleurotomie chez les tuberculeux (1). La réaction est alcaline. M. Debove a constaté une densité de 1025. Le même auteur a noté la présence de paillettes micacées. Par le repos, le liquide ne se sépare pas en deux couches, comme le liquide de la plupart des épanchements purulents, et surtout des épanchements séro-purulents. La tendance à la putréfaction est très faible. Une portion du liquide examiné par M. Debove fut conservé dans un verre à expérience, et, au bout de quinze jours, ne répandait encore aucune odeur.

A l'examen microscopique, on constate d'abord l'absence ou la très grande rareté des globules de pus. Souvent il est impossible de trouver un seul leucocyte (obs. **119**). Les quelques globules qui persistent encore présentent de profondes altérations. Ils sont plus volumineux, fortement granuleux, remplis de fines granulations graisseuses et ressemblent aux corpuscules de Gluge qu'on trouve dans certaines lésions des centres nerveux. L'acide acétique n'y décèle plus la présence d'un ou de plusieurs noyaux. Le liquide est rempli d'innombrables et fines granulations graisseuses. On dirait vraiment d'une émulsion de matière grasse. Ces granulations se dissolvent entièrement dans l'éther. La graisse apparaît quelquefois sous forme de gouttelettes huileuses. Enfin M. Debove a constaté, dans le liquide extrait de la poitrine de son malade, une grande quantité de tablettes de cholestérine.

On trouvera plus loin, dans l'observation de M. Debove (obs. **120**),

(1) V. chapitre V, p. 392.

une analyse chimique de cette émulsion graisseuse. Les résultats sont à peu près semblables à ceux que donne l'analyse du pus phlegmoneux. Les proportions de graisse et de cholestérine y sont cependant un peu plus élevées.

Les autopsies sont rares jusqu'à présent. Dans deux observations seulement, celle qui nous est personnelle (obs. **95**) et celle de M. Debove (obs. **120**), on a pu examiner les lésions de la plèvre. Nous avons trouvé un épaississement énorme de cette membrane. L'épanchement était enkysté dans une coque fibreuse, rigide, en certains points épaisse de plus d'un centimètre, et très adhérente aux deux feuillets de la plèvre. La face interne en était uniforme, lisse, et d'un aspect qui rappelait assez bien celui de la face interne de la plèvre elle-même. Et cependant, à une certaine période, le processus inflammatoire avait repris une réelle activité, et nous avions dû pratiquer l'opération de l'empyème. Dans le cas de M. Debove, l'épanchement chyliforme était également enfermé dans une poche kystique. Les parois de cette poche avaient une épaisseur de plusieurs millimètres et une coloration jaunâtre, rappelant celle des tuniques élastiques des gros troncs artériels. M. Debove comparait un lambeau de ces parois à un lambeau d'aorte légèrement athéromateuse. Des coupes minces examinées au microscope montraient une stratification de couches épaisses de tissu conjonctif, et cette structure était entièrement comparable à celle des plaques fibreuses de la périsplénite. Entre les couches stratifiées se voyaient çà et là des amas de fines granulations graisseuses semblables à celle de l'épanchement. De là la teinte généralement jaune et les plaques jaunes plus ou moins distinctes que présentait cette paroi kystique. Ces amas de granulations graisseuses étaient vraisemblablement dûs, soit à la dégénérescence graisseuse sur place de globules purulents primitivement infiltrés dans la paroi, soit à la résorption et à la migration dans les lacunes du tissu conjonctif des granulations graisseuses de l'épanchement. En somme, ces lésions de la plèvre n'ont rien de bien particulier, sauf cependant la présence des granulations graisseuses; cet énorme épaississement de la séreuse se rencontre fort souvent dans les vieux empyèmes.

Observations. — Il ne faut pas s'attendre à retrouver ici les symptômes généraux graves, le début violent, ni la marche rapide de la pleurésie purulente. On ne constate guère que les signes physiques d'un grand épanchement et ces troubles de la respiration et de la circulation qui résultent de la compression mécanique qu'exerce ce grand épanchement.

Les trois observations suivantes donneront une idée très exacte du tableau clinique que présente la pleurésie graisseuse. — La première observation est fort remarquable par la longue durée de la maladie; la première ponction fut pratiquée, par M. Guéneau de Mussy, quinze ans après le début, et le malade survécut encore pendant plusieurs années. L'épanchement était considérable et troublait gravement la respiration et la circulation. Une série de trois ponctions produisit une très grande amélioration. — La deuxième observation est précisément celle de M. Debove que nous avons souvent citée. Le patient était dans un état extrêmement grave au moment de l'intervention et vraiment en imminence de syncope. Il mourut, en effet, de syncope quelques instants après la ponction. Le fait prouve au moins que cet empyème n'est pas toujours bénin. La thoracentèse était véritablement urgente, et il est probable qu'elle n'a pas beaucoup accéléré la mort que rendait inévitable l'extrême gravité des troubles de la circulation et de la respiration. — Nous empruntons la troisième observation à la monographie de M. Sainton. La maladie date de trois ans, et, durant cette longue période, le patient a subi quatre ou cinq ponctions. C'est dans le liquide graisseux retiré de la poitrine de ce malade que M. Talamon a constaté l'absence complète des microphytes de la suppuration.

Observation 119.— (Guéneau de Mussy. *Clinique médicale*, t. I, p. 658 — et *Gazette hebdomadaire* 1872. p. 534). — Le malade était un général russe, âgé de 50 ans. Il était fort, bien constitué, et son apparence extérieure, quoique altérée par l'âge et la maladie, témoignait de cette vigueur originelle. Il avait longtemps fait la guerre du Caucase, où il s'était signalé par des actions d'éclat... Ce fut à la suite d'une de ces aventures, qu'il fut atteint d'une pleurésie du côté gauche, quinze ans environ avant qu'il vint me consulter. Mal soigné, ou plutôt manquant de tout soin, il traîna pendant plusieurs semaines son mal à travers ces contrées sauvages, se couchant quand la violence de la fièvre l'exigeait, bravant, dès qu'il pouvait se relever, les fatigues et les intempéries du climat. Ce ne fut qu'au bout de plusieurs mois, qu'il lui fut possible de réclamer des conseils éclairés. Alors seulement il apprit la nature de sa maladie qui avait été méconnue jusque là. On le soumet au repos, à l'emploi des révulsifs extérieurs et de différentes médications internes qu'il ne peut indiquer. Ce traitement resta inefficace. Le côté malade avait acquis des dimensions énormes; le malade souffrait d'une dyspnée habituelle qui s'exaspérait par intervalles et le forçait à s'arrêter. — A partir de ce moment, et à part les repos obligatoires que lui imposait la marche de sa maladie, la vie du général devint une odyssée médicale, allant de médecin en médecin, de climat en climat, pour chercher un soulagement que les moyens médicaux ne lui procuraient que très imparfaitement. La question de l'intervention chirurgicale avait été bien souvent posée, mais résolue contradictoirement. Quelques médecins lui avaient parlé de l'opportunité d'une opération, mais le plus grand nombre y avaient vu un danger immédiat et avaient porté sur ses conséquences le plus funeste pronostic. Le malade qui, comme la plupart de ses compatriotes, était polyglotte, avait plusieurs fois entendu les opinions discutées devant lui par des médecins qui ne croyaient pas être compris de lui en parlant leur langue.

Au printemps de 1868, le malade me fut adressé par mon ami le Dr Pupier, qu'il avait consulté en traversant Lyon. Son état s'était aggravé : la dyspnée était devenue continue et s'exaspérait d'une manière inquiétante au moindre mouvement ; il ne pouvait garder la position horizontale. Les lèvres étaient livides et les malléoles œdématiées. Une matité absolue occupait tout le côté gauche de la poitrine et la région sous-sternale ; on entendait près du rachis un bruit inspiratoire sourd et rude ; partout ailleurs, silence complet. Le cœur est déplacé. De plus on constate les signes d'une insuffisance aortique. L'appétit est languissant. Je proposai la thoracentèse.

Je réclamai alors l'appui de mes amis Barth et Trousseau, qui, après quelques objections, adoptèrent tous deux cette proposition. L'opération fut pratiquée le surlendemain, avec l'instrument de Reybard, et je retirai 1,800 à 1,900 grammes d'un liquide puriforme, jaune, opaque, homogène, sans odeur. — Les suites de l'opération furent des plus simples. Je maintins le malade au lit pendant plusieurs jours. Il avait éprouvé presque immédiatement un soulagement considérable. La voussure thoracique faisait un relief moins prononcé en arrière ; près du rachis surtout, la sonorité avait reparu et l'on entendait, dans une assez grande étendue, un bruit respiratoire profond, rude et obscur ; le cœur restait fixé à droite, mais sa pointe était moins en dehors. L'aspect de la physionomie était infiniment meilleur ; le malade avait retrouvé le sommeil et l'appétit...

Le liquide retiré de la cavité pleurale, examiné au microscope, ne renfermait pas un seul leucocyte; c'était une émulsion de matière grasse.

La dyspnée était considérablement diminuée, et le malade pouvait faire quelques promenades. Au bout de quinze jours, quand je crus complètement effacée l'irritation qui avait été produite dans la plèvre par une première ponction, et qui ne s'était révélée d'ailleurs par aucun symptôme, j'en pratiquai une seconde qui fit couler environ 1,700 grammes de liquide identique avec le premier et aussi inodore. J'arrêtai l'écoulement quand je vis qu'il devenait faible, intermittent, et que la tension intrapleurale était considérablement affaiblie. — Les suites de cette opération furent aussi simples que la première fois.

Trois semaines après, j'y revins de nouveau pour tirer à peu près la même quantité de liquide. — L'amélioration fonctionnelle s'accentua davantage, sans que les signes physiques fussent considérablement modifiés, excepté en ce qui concernait la voussure. Celle-ci avait disparu, et le côté gauche, au lieu de présenter une dilatation insolite, s'était un peu affaissé.

Mon intention était de répéter encore cette opération. J'avais fait faire au malade une gymnastique respiratoire à laquelle j'ai toujours recours après les épanchements de longue durée, et qui consiste à faire plusieurs fois par jour une série d'inspirations aussi profondes que possible. Le malade se trouva tellement soulagé, qu'il voulut retourner en Russie, où, quelques mois après, je sus qu'il jouissait d'une santé passable. Depuis lors, j'ai perdu sa trace. — Des renseignements récents m'ont appris qu'il avait vécu pendant plusieurs années après son retour en Russie et qu'il avait uccombé, croyait-on, à une affection aiguë.

Observation 120.— (Debove. *Mémoires de la Société médicale des hôpitaux de Paris* 1881, p. 49.) — Le nommé L..., âgé de 63 ans, nous raconte que, il y a trois mois, il prit froid dans le courant de la journée et que, dans la soirée et la nuit qui suivirent, il eut des frissons. A partir de cette époque, il fut oppressé; la toux devint fréquente; des palpitations survenaient facilement. Ces phénomènes augmentant, le malade entra à l'infirmerie de Bicêtre, le *16 avril*. Nous le voyons pour la première fois, le lundi *18 avril*.

L... est très affaibli, sa voix presque éteinte, son état général mauvais; ses extrémités sont froides et ont une teinte asphyxique. La dyspnée est intense; les palpitations sont pénibles; le pouls est petit, fréquent, régulier, très faible. La pointe du cœur bat dans le cinquième espace gauche, près du sternum. La matité est complète du côté gauche du thorax; il n'y a même pas de bruit skodique. Absence de vibrations thoraciques et de murmure respiratoire. Pas de pectoriloquie aphone. Vers la racine du poumon, en arrière, on entend du souffle. — Le diagnostic ne paraissait présenter aucune difficulté; il s'agissait d'une pleurésie avec épanchement considérable. Il semblait indiqué d'évacuer le liquide; mais telle est la situation du malade que nous hésitons, craignant de faire une opération inutile et d'accélérer la mort par une intervention chirurgicale.

Le lendemain, *19 avril*, le malade est dans une situation analogue. Nous nous décidons néanmoins à pratiquer la thoracentèse, sans nous dissimuler les dangers qu'elle pouvait présenter. Nous ponctionnons avec l'appareil de M. Potain, et nous avions extrait environ trois quarts de litre de liquide jaunâtre, ressemblant à une émulsion, lorsque le malade se plaignit d'oppression, pâlit, et, au bout de quelques instants, fut pris d'une syncope mortelle.

Le liquide extrait par la ponction est jaunâtre, opaque; à un examen superficiel, on le prendrait pour un liquide purulent; mais il ressemble exactement à une émulsion, il contient en outre des paillettes micacées. Son odeur est nulle, sa réaction alcaline, sa densité de 1025. Examiné au microscope, il présente de nombreuses granulations graisseuses, d'une grande finesse, et quelques gouttelettes graisseuses plus volumineuses; les unes et les autres sont entièrement solubles dans l'éther. On y trouve encore une très grande quantité de cristaux de cholestérine qui forment par places de véritables amoncellements. Il ne contient pas de globules sanguins, mais un petit nombre de globules blancs. L'altération graisseuse de ces derniers est peu prononcée, et ils sont si rares qu'il faut faire plusieurs préparations pour en trouver un seul. — Par le repos, il ne s'est pas formé de couche crémeuse à la surface du liquide, et il n'y a pas de coagulum indiquant la présence de la fibrine. — Une portion du liquide, conservée dans un vase à expérience, ne présentait pas encore d'altération manifeste quinze jours après la ponction et ne répandait aucune odeur. Les caractères microscopiques étaient les mêmes : on y rencontrait seulement quelques organismes inférieurs. — Nous avons prié M. Yvon de faire une analyse de ce liquide; en voici les résultats :

Matières organiques : 79, 28.	Albumine coagulable..........	68 00
	Cholestérine..................	3 80
	Matières grasses.............	3 40
	Matières azotées.............	1 50
Matières minérales............		7 10
Eau.............................		13 62
Matières non dosées, pertes......		2 58

Autopsie. Pratiquée 24 heures après la mort. — On ne constata aucune lésion u cerveau, du foie, des reins, de la rate, du cœur, du poumon, sauf que le cœur était déplacé et refoulé vers la ligne médiane, le poumon gauche refoulé vers la partie supérieure du thorax et aplati contre la colonne vertébrale. — *L'épanchement* était de deux litres (ce qui fait trois litres, si nous tenons compte du liquide évacué par la ponction). Il présentait des caractères identiques à ceux que nous avons précédemment indiqués.

Le liquide était contenu dans une poche qui, dans toute son étendue, se confondait avec la plèvre. Cette paroi avait une épaisseur de plusieurs millimètres, était formée de plusieurs couches superposées ; sa couleur était jaunâtre, semblable à celle du tissu jaune élastique. Elle rappelait l'aspect d'une aorte légèrement athéromateuse. — Nous avons pratiqué des coupes minces de cette paroi épaisse, afin d'en connaître la structure. Elle était formée de couches fibreuses et stratifiées, comme il s'en forme fréquemment à la surface de divers viscères et particulièrement de la rate. Ces diverses couches contenaient dans leurs intervalles de fines granulations graisseuses, semblables à celles de l'épanchement, d'où la coloration jaune de la membrane ; en certains points, elles étaient beaucoup plus abondantes et formaient de véritables taches. Ces trois caractères, couches stratifiées, coloration jaune, taches jaunes, expliquent la ressemblance si frappante de notre membrane avec une aorte légèrement athéromateuse.

La cavité pleurale ne contenait ni néomembranes, ni fausses membranes, ni flocons fibrineux en suspension dans le liquide ; sa paroi, absolument lisse, ne présentait aucune trace d'ulcération, et, en raison de son épaisseur, elle a pu être enlevée dans toute son étendue, examinée avec soin, et nous avons spécialement noté l'absence de toute lésion pouvant faire croire qu'il y eut un orifice établissant une communication de la plèvre avec le canal thoracique. Le médiastin était absolument normal.

Observation 121. (Sainton. Thèse inaugurale. Paris, 1881. Obs. 1). — Homme de 40 ans, boucher, admis au mois d'*août 1880* dans le service de M. Hutinel. Il avait été ponctionné *trois ans* auparavant par M. Moutard-Martin, pour une pleurésie purulente. Depuis cette époque, il a été de nouveau ponctionné par M. Hérard.

Au moment de son admission, cet homme se plaint d'une grande gêne de la respiration dès qu'il marche ou qu'il fait un effort. Cependant son état général est bon ; il paraît à peine amaigri ; il a conservé l'appétit et le sommeil ; il n'a jamais de frissons, ni de fièvre, ni de sueurs nocturnes. — L'examen physique de la poitrine donne les résultats suivants : le côté droit présente une voussure considérable ; les côtes sont fortement relevées et donnent à la poitrine une forme globuleuse. La percussion montre une matité absolue à droite dans toute la hauteur ; le foie est notablement abaissé. A l'auscultation, silence complet dans les mêmes régions ; pas d'égophonie, pas de souffle. Les vibrations vocales ont entièrement disparu.

En présence de tous ces signes indiquant un vaste épanchement et des accidents dyspnéiques qui chaque jour augmentent d'intensité, M. Hutinel pratique une première ponction, et s'arrête après l'évacuation de 800 grammes d'un liquide purulent, crémeux, jaunâtre, absolument inodore. — L'opération ne fut suivie d'aucun accident général. La température n'atteignit pas une seule fois le chiffre de 38°. La gêne de la respiration diminua notablement, en même temps qu'on constatait le retour de la sonorité et du murmure vésiculaire à la partie supérieure du côté droit.

Au bout de huit jours, la ponction fut renouvelée et on retira 1500 grammes de pus, semblable à celui de la première ponction. — A la suite de cette seconde thoracentèse, l'état général resta également satisfaisant; mais, pendant quatre ou cinq jours, le malade eut des quintes de toux assez rapprochées, suivies de l'expectoration de quelques mucosités sanguinolentes. D'ailleurs la respiration était devenue beaucoup plus facile; le malade pouvait aller et venir sans être pris de dyspnée, il pouvait se coucher sur le côté droit.

Quand il sortit, quelques jours plus tard, il conservait encore de la matité, de la faiblesse du murmure vésiculaire et quelques râles dans le poumon droit; il restait encore là une quantité de liquide difficile à apprécier, en tout cas peu considérable.

Le liquide de la deuxième ponction a été examiné par M. Talamon qui nous a remis la note suivante : « L'examen microscopique ne montre dans le liquide que de fines granulations graisseuses et pas de globules de pus, ni de globules sanguins. On n'y découvre aucune apparence d'organismes; pas de bactéries, ni de microcoques. — Une goutte de ce pus est ensemencée dans un ballon Pasteur, préparé suivant la méthode et contenant un bouillon fait avec de l'extrait de viande Liebig dilué dans quinze fois son poids d'eau. Le ballon est mis dans l'étuve à 37°. Le lendemain et les jours suivants, le bouillon reste clair. Le pus ensemencé ne contenait donc pas d'organismes vivants.

Symptômes et marche. — Le début est le plus souvent celui d'une pleurésie. Le patient est pris assez subitement de frisson, de fièvre, de toux et d'un point de côté. Mais souvent aussi cette pleurésie se distingue déjà par des caractères particuliers. Le début en est lent, insidieux, et ne s'annonce que par quelques vagues douleurs dans le côté. Plusieurs malades en ont d'ailleurs perdu le souvenir. Si les symptômes du début ont présenté une certaine acuité, ils ont cependant bientôt disparu, la fièvre est tombée, la douleur et la toux ont cessé; le patient s'est cru guéri et il a repris ses occupations. Mais la guérison n'est qu'apparente. Au bout de quelques mois, peu à peu, progressivement, la respiration devient plus difficile. Au repos, la dyspnée est à peine appréciable; elle est manifeste et de plus en plus vive pendant la marche, le travail, l'effort et après l'ingestion des aliments. Bientôt l'oppression est habituelle, continue, de plus en plus prononcée; le patient ne peut se coucher sur l'un des côtés de la poitrine, il est condamné à l'inactivité; c'est à ce moment que, le plus souvent, il vient réclamer les soins d'un médecin.

Un des caractères les plus remarquables de la pleurésie graisseuse, c'est l'intégrité relative de l'état général, alors même qu'un grand épanchement purulent remplit tout un côté de la poitrine. La fièvre intense, les frissons répétés, l'abattement, la prostration des forces, l'amaigrissemen rapide, l'anorexie, la diarrhée, tous ces symptômes graves, cortège habituel des suppurations de la plèvre, font à peu près complètement défaut. S'il survient de l'œdème de la paroi thoracique ou des extrémités, c'est un œdème d'origine purement mécanique, dû à la compression du cœur ou des gros troncs veineux, et qui disparaîtra lorsqu'une ponction aura diminué la grande quantité du liquide épanché dans la plèvre.

L'apyrexie est notée dans toutes les observations qu'a réunies M. Sainton. Chez deux malades, la température s'élève le soir à 38°, et cette élévation thermique à peine appréciable est tout à fait accidentelle.

La conservation des forces était remarquable chez le général russe dont M. Guéneau de Mussy a donné la curieuse observation. Pendant quinze ans, ce malade a promené son épanchement à travers l'Europe, jusqu'au jour où l'extrême aggravation de la dyspnée le retint à Paris et lui fit réclamer les soins de M. Guéneau de Mussy.

Il n'y a pas de troubles digestifs sérieux; l'appétit est conservé, et l'on ne voit point paraître ces diarrhées abondantes, rebelles, quelquefois fétides, si communes dans toutes les autres formes de l'empyème. — Cette intégrité relative des forces, des fonctions digestives et de la nutrition témoigne de l'absence à peu près complète des phénomènes de résorption. L'épanchement, jadis purulent, a perdu ses propriétés nocives, et la plèvre, doublée d'épaisses néomembranes, ne jouit plus que d'un très faible pouvoir d'absorption.

Les troubles fonctionnels résultent, non de la nature, mais de l'abondance de l'épanchement. Le cœur et les deux poumons sont plus ou moins comprimés; de là des palpitations, un peu de cyanose des lèvres et des extrémités, quelquefois de l'œdème, mais surtout de l'oppression habituelle et, de temps en temps, de véritables accès de dyspnée. Ces désordres de la respiration et de la circulation se développent lentement, car la compression des organes thoraciques est lente, progressive, et, dans ces conditions, la tolérance de ces organes peut être poussée très loin et durer fort longtemps. Il y a cependant des limites qu'elle ne peut dépasser; alors la situation devient décidément grave et l'intervention est imposée par l'imminence de la syncope et de l'asphyxie.

Les signes physiques sont ceux que détermine tout épanchement de la plèvre, quelle qu'en soit la nature. Mais ce sont généralement les signes d'un très grand épanchement. Le côté malade offre une très forte dilatation, et cette voussure est surtout manifeste sur la région antéro-latérale du thorax. Les côtes sont relevées, et les espaces intercostaux, élargis, bombés, saillants, ne présentent aucune dépression au moment de l'inspiration. La paroi costale est arrivée au maximum possible de dilatation. La pression excentrique de l'épanchement s'exerce aussi sur les parois diaphragmatique et médiastine; de là l'abaissement du foie, de la rate, et le déplacement, quelquefois considérable, du cœur vers le côté sain. La mensuration du thorax témoigne de cette énorme dilatation du côté malade; la différence peut aller jusqu'à 5 et 6 centimètres entre les deux côtés. La matité est totale; elle s'étend depuis le sommet jusqu'à la base; il n'y a pas de bruit skodique sous la clavicule. Les vibrations vocales sont partout abolies. L'auscultation donne pour résultat un silence respiratoire général; quelquefois cependant on entend un souffle caverneux ou amphorique vers la racine du poumon, contre la colonne vertébrale. Au reste, il n'y a pas lieu d'insister davantage, car tous ces signes physiques ne présentent rien de particulier à la pleurésie graisseuse.

L'empyème commun a une tendance évidente à l'évacuation spontanée, soit par les bronches, soit par la paroi thoracique. Cette tendance est ici bien moins accusée. L'épanchement graisseux peut persister indéfiniment, sans qu'il se forme une fistule bronchique ou pleuro-cutanée. L'absence de tout travail ulcératif du poumon ou de la paroi costale est dû, sans doute, à la disparition des microphytes de la suppuration. On n'a donc pas beaucoup à redouter la putréfaction de l'exsudat ni les accidents septicémiques, conséquences de la pénétration de l'air atmosphérique dans le foyer pleural. C'est là assurément un élément de bénignité.

Mais si l'épanchement n'a point de tendance à l'évacuation, il n'en a pas davantage à la résorption spontanée. Si obscure que soit la vitalité de la plèvre épaissie et sclérosée, cette membrane continue cependant à sécréter quelques liquides et l'épanchement s'accroît lentement. Il arrive toujours un moment où la gravité des troubles de la respiration et de la circulation compromet la vie et rend nécessaire une ponction de la poitrine. La durée de cette période, qui s'étend du début à la première thoracentèse, est fort variable; elle peut être de quelques mois ou de plusieurs années. Cette période fut de quinze ans chez le malade de M. Guéneau de Mussy.

Une première ponction produit toujours une notable amélioration. Elle diminue la compression du cœur et des deux poumons; elle fait disparaître la dyspnée, si bien que le malade peut reprendre ses occupations. Elle provoque cependant, du moins dans quelques cas, une certaine excitation du kyste pleural. Pendant plusieurs jours, le malade présente un léger mouvement fébrile. Les signes physiques indiquent une moindre compression du cœur et du poumon. Le cœur se rapproche de la situation normale, et l'on peut entendre le murmure vésiculaire dans les régions supérieures de la poitrine. Cependant il est bien probable que, le plus souvent, le poumon comprimé depuis longtemps est peu capable de dilatation. La plupart de ces malades sont condamnés à ne plus respirer qu'avec un seul poumon. L'aggravation progressive de la dyspnée est due en majeure partie à la déviation de la cloison médiastine et à la compression de plus en plus prononcée du poumon du côté sain. L'évacuation d'une certaine quantité de l'épanchement peut bien, sans doute, ramener la respiration dans les régions du poumon malade encore susceptibles de quelque dilatation, mais elle a pour principal résultat de faire cesser la déviation du médiastin et de rétablir l'intégrité de la respiration dans tout le poumon du côté opposé à l'épanchement.

Dans les formes communes de l'empyème, la ponction ne produit qu'un soulagement très éphémère ; peu de jours suffisent pour la reproduction complète du liquide évacué. L'amélioration est beaucoup plus durable dans la pleurésie graisseuse. M. Sainton va trop loin lorsqu'il écrit que l'épanchement n'a aucune tendance à se reproduire. La reproduction du liquide est lente, insidieuse, comme la formation elle-même de l'épanchement, mais elle est certaine et d'ailleurs inévitable. Au bout de quelques mois, le patient voit reparaître la dyspnée, les palpitations, quelquefois l'œdème des extrémités, et il vient réclamer une nouvelle ponction. Après cette seconde évacuation, il entre dans une nouvelle période d'amélioration, qui peut aussi durer longtemps, mais à laquelle succède également le retour lent et progressif des troubles de la respiration et de la circulation.

M. Sainton a cité des exemples de guérison obtenue par plusieurs ponctions successives, dans un cas par une seule ponction. Chez ce dernier malade, l'épanchement, dont le début est assez obscur, paraît dater de neuf mois ; on retire quatre litres et demi de liquide, huileux, jaunâtre, mais contenant des leucocytes en très grande quantité ; le patient quitte l'hôpital trois semaines après la ponction, considéré comme guéri, et depuis il est entièrement perdu de vue. Est-ce là un exemple de véritable guérison ? Peut-on affirmer que l'épanchement ne s'est pas reproduit ? D'ailleurs la pleurésie était relativement récente ; dans la plupart des cas, elle date de plus d'un an au moment de la première ponction. M. Sainton regarde encore comme un exemple de guérison, celle-là à la suite d'une série de six thoracentèses, l'observation de M. Barié dont nous avons nous-même donné la relation dans un précédent chapitre (obs. 7). Mais il s'agit encore d'un empyème récent, datant de moins de trois mois, et la première ponction donne issue à un pus crémeux et bien lié. Cette observation nous paraît être un exemple d'un de ces très rares empyèmes subaigus qui peuvent guérir par la méthode des ponctions répétées. —

Il n'en est pas de même de la pleurésie graisseuse. L'empyème est chronique et même fort ancien, le poumon est incapable d'une dilatation suffisante, la plèvre doublée d'épaisses néomembranes a peu de tendance à l'inflammation adhésive ; toutes ces conditions défavorables ne permettent guère d'espérer l'accolement des parois et la cicatrisation définitive du kyste pleural, du moins si le patient n'est pas autrement traité que par la méthode des ponctions répétées.

Les observations jusqu'à présent connues ne nous renseignent pas d'une façon précise sur la terminaison de la pleurésie graisseuse. Le médecin n'assiste qu'à quelques épisodes de cette longue maladie. Les patients sont perdus de vue après les ponctions. Il n'est pas douteux que, grâce aux longues périodes d'accalmie qui suivent les évacuations de la plèvre, la vie ne puisse se prolonger beaucoup plus que dans les autres formes de la pleurésie chronique, sans doute pendant plusieurs années. La mort peut être causée par l'aggravation subite des troubles de la respiration et de la circulation. L'épanchement étant considérable, le patient est en imminence de syncope et d'asphyxie. Le malade de M. Debove mourut de syncope. Le champ respiratoire a beaucoup diminué d'étendue. Les maladies intercurrentes des organes respiratoires, la bronchite, la congestion pulmonaire, la pneumonie présentent donc une bien plus grande gravité et peuvent facilement provoquer la terminaison fatale.

D'ailleurs les ponctions répétées ne sont pas sans aucun inconvénient. Nous avons vu que chaque ponction est parfois suivie d'un peu de fièvre et très probablement d'une légère irritation de la plèvre. Or, au fur et à mesure que les ponctions se répètent, il semble que ces phénomènes consécutifs soient de plus en plus prononcés, et la conséquence, c'est une reproduction de plus en plus prompte de l'épanchement. C'est ainsi que les choses se sont passées dans l'observation qui nous est personnelle (obs. **95**). Au bout d'un an, il fallut multiplier les ponctions ; les excitations répétées de la plèvre y provoquèrent le retour d'un processus de suppuration, et, pour prolonger encore la vie du patient, nous avons dû pratiquer l'opération de l'empyème.

Pronostic. — En somme, le pronostic est grave et cet empyème chronique n'a guère de bénin que le nom. Le patient n'est pas exposé aux phénomènes de résorption ; il résiste fort longtemps, mais il est atteint d'un mal sans aucune tendance à la guérison spontanée. Les évacuations répétées de l'épanchement ne constituent qu'un traitement palliatif, et il faut bien reconnaître que les conditions sont ici moins favorables que dans l'empyème aigu ou subaigu au succès d'une intervention plus radicale.

Diagnostic. — Le diagnostic ne présente pas grande difficulté, du moins après la ponction. Contre toute attente, cette première ponction donne un liquide purulent. La longue durée de la maladie, l'absence des symptômes généraux graves, l'apyrexie, la conservation d'un état général satisfaisant étaient loin de faire présumer la nature purulente de ce vaste épanchement. C'est une raison suffisante pour examiner au microscope le liquide évacué. On y trouve peu ou point de globules de pus, mais une infinité de fines granulations graisseuses.

Traitement. — Le traitement médical est tout à fait illusoire ; ni les vésicatoires, ni les diurétiques ne peuvent provoquer ni même aider la résorption de l'épanchement. Il n'y a que deux moyens de traitement, la méthode des ponctions répétées et la pleurotomie, entre lesquels il faut choisir.

La méthode des ponctions répétées n'est assurément qu'un traitement palliatif. Mais il s'agit de savoir si un traitement curatif, c'est-à-dire l'opération de l'empyème, est applicable à cette pleurésie chronique, vieille souvent de plusieurs années au moment où se pose le problème de l'intervention. Les conditions sont ici fort différentes de ce qu'elles sont dans l'empyème aigu ou subaigu. Nous avons affaire à un poumon depuis longtemps comprimé, probablement fixé contre la colonne vertébrale par des néomembranes inextensibles et, par conséquent, incapable d'une expansion suffisante pour combler la cavité de la plèvre. Ajoutons encore que la plèvre, souvent épaissie et sclérosée, est peu susceptible de ce bourgeonnement rapide et continu, nécessaire au travail de réparation qui doit suivre l'opération de l'empyème. Ouvrir largement la plèvre c'est évidemment rétablir le processus de suppuration, c'est exposer le patient au péril de la cachexie suppurative, car il reste peu de chance d'obtenir la cicatrisation ou même la diminution de la cavité de l'empyème.

Aussi quelques auteurs, parmi lesquels M. Debove (1), ont-ils adopté comme règle de conduite, en présence de ces vieux empyèmes latents, de s'en tenir de propos délibéré à un traitement purement palliatif, c'est-à-dire à la méthode des ponctions répétées. Ils ne reconnaissent et ne rem

(1) *Société médicale des hôpitaux de Paris*, 11 février 1887.

plissent qu'une seule indication : évacuer une partie de l'épanchement, toutes les fois que la trop grande quantité du liquide provoque des troubles inquiétants de la respiration et de la circulation. — La thoracentèse doit être pratiquée avec toutes les précautions requises pour éviter la syncope et la congestion œdémateuse des poumons, car ces accidents sont particulièrement à craindre lorsqu'il s'agit d'une vieille pleurésie et d'un grand épanchement. On ne doit pas retirer plus de 800 grammes, un litre au maximum, de liquide à chaque thoracentèse. Si cette évacuation ne suffit pas à faire disparaître la dyspnée, mieux vaut faire une nouvelle thoracentèse deux ou trois jours après la première. — En somme, ce traitement se réduit à maintenir la compression du cœur et des poumons dans des limites compatibles avec une intégrité relative de la respiration et de la circulation. Les phénomènes de résorption faisant défaut, on peut ainsi obtenir une réelle prolongation de la vie, mais non pas une complète guérison.

Il est certain que l'opération de l'empyème est, à elle seule, le plus souvent insuffisante, étant données les conditions dont nous parlions tout à l'heure et si défavorables au travail de réparation. Il serait sans doute prudent de renoncer à cette opération si elle était le dernier terme de l'intervention chirurgicale. Mais la pleurotomie peut être complétée par d'autres opérations secondaires : la résection multiple des côtes, l'incision, l'excision et le grattage de la plèvre. Le but de cette intervention complémentaire est précisément de permettre, malgré l'insuffisance de l'expansion du poumon, l'accolement des deux feuillets de la plèvre, et aussi de ranimer la vitalité et la rétractilité de cette membrane (1). Il est vrai que M. Debove, après avoir préconisé la méthode des ponctions successives, fait le procès de la résection multiple des côtes, appliquée au traitement de ces empyèmes latents. Il cite deux cas dans lesquels cette opération fut suivie à bref délai d'une terminaison fatale.

Faut-il donc renoncer à tout espoir d'une véritable guérison et doit-on s'en tenir toujours à un traitement purement palliatif ? Nous ne le pensons pas. Il n'y a pas de règles absolues et il faut étudier chaque cas en particulier avant de choisir entre les deux méthodes de traitement.

S'agit-il d'un malade âgé, ou d'un phtisique atteint d'une forme envahissante de la tuberculose pulmonaire, il vaut mieux avoir recours à la méthode des ponctions répétées.

Cette méthode est encore préférable si l'épanchement est absolument

(1) Voyez chapitre VIII.

total, remplit toute la cavité de la plèvre et si le poumon, réduit à l'état de moignon, est définitivement fixé contre le râchis ou le médiastin par des néomembranes inextensibles. Ce point du diagnostic peut être établi dans une certaine mesure. Avant la ponction, les signes physiques, la matité et le silence respiratoire, occupent tout le côté malade de la base au sommet; après la ponction, la voussure thoracique a diminué, le cœur s'est rapproché de sa position normale, mais nulle part on ne peut entendre le murmure vésiculaire. Nous verrons d'ailleurs que l'extrême étendue de la cavité suppurante est une contre-indication formelle de la résection multiple des côtes. Dans ces conditions, jamais la mobilisation de la paroi costale ne peut être poussée assez loin, ni la rétractilité de la plèvre rendue assez énergique, pour combler le vide énorme de la cavité pleurale.

Le malade est-il jeune et la pleurésie est-elle primitive, non compliquée, il est préférable, du moins si la compression du poumon n'est pas totale, de tenter l'opération de l'empyème, suivie ou non de la résection des côtes. Après une ponction évacuatrice, on a pu constater le retour du murmure respiratoire sur une certaine étendue de la paroi thoracique; il est donc permis de compter sur une certaine expansion du poumon. Une fois pratiquée l'opération de l'empyème, la première indication est de modifier la surface de la plèvre et de ranimer un processus inflammatoire dans ces néomembranes épaisses et scléreuses; cette indication est remplie par les injections irritantes de nitrate d'argent ou de chlorure de zinc (1). Si la cavité n'est pas très grande, il peut bien arriver que cette intervention suffise à procurer la guérison.

L'arrêt du travail de réparation annonce que l'expansion du poumon n'ira pas jusqu'à permettre l'accolement complet des deux feuillets de la plèvre. C'est alors qu'il convient de compléter la pleurotomie par la résection multiple des côtes et, s'il y a lieu, par l'excision, l'incision et le grattage des parois du kyste pleural.

§ XIII. — EMPYÈMES INFANTILES

La pleurésie a longtemps passé pour une maladie peu commune dans l'enfance. Des observations plus rigoureuses ont montré que la pleurésie ne paraît pas être plus rare chez l'enfant que chez l'adulte. Elle existe

(1) V. Chapitre III, p. 203 et suiv.

même chez le nouveau-né et pendant les premiers mois de la vie. — Elle semble plus fréquente chez les enfants pauvres, mal nourris, débilités, qui sont admis dans les hôpitaux, que parmi les enfants traités dans la pratique privée. Ainsi, sur 70 cas d'affections des voies respiratoires, observés d'avril à novembre 1879, à l'hôpital des Enfants trouvés de New-York, M. Lewis Smith (1) a constaté 11 cas de pleurésie. — Du reste la pleurésie infantile est souvent secondaire, et très fréquentes sont, dans le jeune âge, les maladies générales ou les affections du poumon qui peuvent se compliquer d'inflammation de la plèvre.

Quant à la pleurésie purulente, elle est certainement plus fréquente chez l'enfant que chez l'adulte. C'est du moins l'opinion unanime de tous les médecins qui s'occupent particulièrement des maladies de l'enfance. Dans une série de 44 cas de pleurésie infantile traités à l'hôpital, pendant une période de cinq années, M. Ed. Mackey (2) compte 13 cas d'empyème, soit une proportion de 40 p. 100. Le même auteur relève seulement 4 empyèmes sur 74 cas de pleurésie chez l'adulte, également traités à l'hôpital, soit une proportion beaucoup plus faible de 5 p. 100. — M. Barlow (3) a réuni 14 cas de pleurésie observés chez des enfants âgés de 11 mois à 2 ans; dans 11 cas, l'épanchement était purulent; dans 2 cas, il était séreux, et, dans un autre cas, l'exsudat était composé en majeure partie d'épaisses fausses membranes. — Baron (4) a rassemblé dans sa thèse 202 cas de pleurésie infantile parmi lesquels il note 10 épanchements purulents et 27 épanchements séro-purulents. La proportion serait de 18 p. 100. — Sur 24 cas, M. Roger (5) compte 3 pleurésies purulentes, et M. West (6) sur 54 cas, 7 épanchements purulents et 9 épanchements séro-purulents. — Enfin M. Israël (7) a trouvé 59 empyèmes sur 206 cas de pleurésie à épanchement observés dans l'enfance, ce qui donne une proportion de 29 p. 100. Il est probable que cette proportion exprime assez exactement la fréquence relative de la pleurésie purulente chez les enfants.

(1) *American Journal of obstetr.* 1880. Vol. XIII, p. 423.

(2) *Medical Times and Gazette* 1875. Vol. II, p. 355.

(3) *The Lancet.* 21 déc. 1878.

(4) Thèse de Paris, 1841.

(5) Cité par M. Damaschino. La pleurésie purulente. Thèse d'agrégation. Paris, 1869, p. 34.

(6) Ibid.

(7) Cité par M. Simmonds. *Deutsch archiv. fur Klin. medicin.* Bd XXXIV. 1884.

L'empyème serait encore plus commun dans la première que dans la seconde enfance. Une statistique de M. Simmonds est à ce point de vue très démonstrative; elle ne comprend pas moins de 250 cas d'empyème pour lesquels l'âge des petits malades est indiqué. Or ces 250 cas se répartissent ainsi :

De 0 à 1 an	....	11 cas	
1 à 2 ans	....	25 —	de 0 à 5 ans 130 cas
2 à 3 —	....	23 —	
3 à 4 —	....	41 —	
4 à 5 —	....	30 —	
5 à 6 —	....	21 —	de 5 à 10 ans 82 cas
6 à 7 —	....	19 —	
7 à 8 —	....	27 —	
8 à 9 —	....	11 —	
9 à 10 —	....	4 —	
10 à 11 —	....	9 —	de 10 à 15 ans 38 cas
11 à 12 —	....	10 —	
12 à 13 —	....	8 —	
13 à 14 —	....	6 —	
14 à 15 —	....	5 —	

C'est donc au-dessous de 5 ans, c'est-à-dire dans la première enfance, que la plèvre présente au plus haut degré cette tendance à l'inflammation suppurative. Le maximum de fréquence de l'empyème infantile se trouve à l'âge de 4 ans.

La pleurésie purulente paraît un peu plus fréquente chez les garçons que chez les filles. Le même auteur, M. Simmonds, sur 240 cas pour lesquels le sexe est indiqué, compte 140 garçons et 100 filles seulement.

Etiologie. — Chez le nouveau-né, l'empyème peut être une manifestation du puerpérisme infectieux. La mère est atteinte de fièvre puerpérale et l'enfant présente divers accidents septicémiques, parmi lesquels la pleurésie purulente. Il est probable que, comme la plaie placentaire, la plaie ombilicale est la porte d'entrée du poison septicémique. Dans les cas où cette cause ne peut être invoquée, il est possible que l'inflammation de la plèvre soit due à l'impression du froid. De là la fréquence relative de la pleurésie chez les enfants trouvés. Sur 119 autopsies d'enfants nouveau-nés, morts à l'Hôpital des Enfants-Trouvés, Mignot a rencontré 10 pleurésies, dont 5 étaient primitives et indépendantes de toute lésion du poumon.

Dans les premiers mois de la vie, l'empyème peut être également primitif, idiopathique ; mais le plus souvent il paraît secondaire et succède à la bronchopneumonie. Il est possible que l'inflammation du poumon soit très limitée et même passe inaperçue. Mais à l'autopsie on trouve un ou deux petits abcès lobulaires superficiels, point de départ de l'inflammation de la plèvre. M. Lewis Smith cite dans son mémoire plusieurs exemples de cette pleurésie purulente, observés chez de très jeunes enfants.

Pendant la première et la seconde enfance, les causes les plus communes de l'empyème sont les maladies générales et les maladies du poumon. Cependant l'empyème de cet âge est quelquefois primitif, c'est-à-dire indépendant de toute maladie antérieure, générale ou locale. Dans ces cas, l'inflammation suppurative de la plèvre est le plus souvent attribuée à l'influence du froid.

M. Heubner (1) a récemment appelé l'attention sur une forme singulière de l'empyème infantile et qui n'est pas sans analogie avec la pleurésie infectieuse de l'adulte. Il s'agit d'une sorte de diathèse purulente primitive et qui intéresse exclusivement les membranes séreuses, les plèvres, le péricarde, les méninges, le péritoine et les synoviales articulaires. Les muscles et les viscères sont respectés ; il n'y a d'ailleurs aucun traumatisme accidentel ou chirurgical, ce qui écarte l'hypothèse d'un processus pyohémique. La maladie frappe surtout les très jeunes enfants ; les cinq petits malades de M. Heubner sont âgés de moins de deux ans. Le début est soudain. En pleine santé, l'enfant est pris d'une fièvre violente et continue, de toux, de dyspnée, d'agitation, quelquefois de convulsions. Au bout de quelques jours, la fièvre prend le type rémittent et les exacerbations sont fort intenses. Il y a des vomissements et de la diarrhée. Puis l'enfant tombe dans le collapsus et succombe sept à huit jours après le début. A l'autopsie, on trouve des collections purulentes dans une ou plusieurs séreuses, surtout dans les plèvres. Le pus est épais, peu abondant et réuni en une sorte d'abcès qui ne remplit pas toute la cavité de la séreuse. M. Heubner y a constaté la présence de bactéries en forme de diplocoques et il a retrouvé ces mêmes bactéries dans les lymphatiques des séreuses, dans les poumons et dans les reins. Il présume qu'une première colonie s'établit dans une séreuse, particulièrement la plèvre, et de là s'étend aux séreuses voisines. Puis les microphytes pénètrent dans la masse

(1) Jahrb. f. Kinderheilkunde. Bd XXI, 1884.

du sang et la maladie devient alors une maladie générale. La plupart des cas de cette affection ont été observés chez des nourrissons. Aussi M. Heubner incline à penser, hypothèse déjà proposée par M. Wiedenmann, que le lait est peut-être le véhicule de la bactérie pathogène. Des recherches expérimentales sont nécessaires pour éclairer la pathogénie de cette forme singulière de l'empyème infantile.

La variole et la scarlatine peuvent frapper directement la plèvre, sans l'intermédiaire d'une lésion inflammatoire du poumon. De tous ces empyèmes secondaires des maladies générales, l'empyème scarlatineux est le plus commun. Les complications de la scarlatine intéressent particulièrement les membranes séreuses, telles que la plèvre et le péricarde. On a remarqué depuis longtemps la fréquence de la pleurésie purulente pendant les épidémies de scarlatine. Cependant la pleurésie de la scarlatine n'est pas toujours une pleurésie purulente, et il est probable que Trousseau a un peu exagéré la fréquence de l'empyème scarlatineux.

Lorsque la suppuration de la plèvre complique la fièvre typhoïde, la rougeole, la coqueluche, elle succède le plus souvent à la bronchopneumonie.

Chez l'enfant, la tuberculose du poumon ne s'accompagne pas volontiers de pleurésie purulente. L'empyème tuberculeux est peut-être plus rare encore chez l'enfant que chez l'adulte. Dans le jeune âge, la phthisie chronique détermine plutôt des pleurésies sèches et la phthisie aiguë des pleurésies séreuses.

L'épanchement qui succède immédiatement à la pneumonie lobaire a, comme à une période plus avancée de la vie, une certaine tendance à devenir purulent. La pneumo-pleurésie est peut-être même plus commune dans le jeune âge.

Toutes les formes de la bronchopneumonie, et même les formes discrètes, peuvent se compliquer d'un épanchement purulent de la plèvre, et telle est une des origines les plus habituelles de l'empyème infantile.

Nous avons vu que toute pleurésie chronique finit le plus souvent par devenir purulente. Cette tendance est encore bien plus accusée chez l'enfant. Sur 13,000 enfants soignés dans le service de Barthez, Verliac (1) n'a pas trouvé un seul cas de pleurésie chronique dont l'épanchement fut resté séreux.

Parmi les causes rares de l'empyème infantile, il faut citer les abcès ossifluents du rachis, la carie costale, les suppurations et le cancer du

(1) Thèse de Paris, 1865.

médiastin (Bouvier), la migration dans la poitrine d'un abcès pharyngien (L. Smith). Enfin il est une cause qui paraît assez particulière à l'enfance, nous voulons parler du traumatisme du thorax sans fracture de côtes et même sans contusion. M. Smith rapporte un fait de ce genre, et nous en avons également observé un exemple. Deux jours après une chute sur le côté gauche, un enfant de 4 ans présentait les signes d'une pleurésie aiguë, qui devint purulente et dont l'épanchement se fit jour par une fistule pleuro-cutanée à peu de distance du mamelon (obs. **122**).

Quant à la fréquence relative de ces diverses causes de l'empyème infantile, elle est exprimée dans le tableau suivant que nous empruntons encore au mémoire de M. Simmonds. L'auteur y a réuni 110 cas pour lesquels la cause de la pleurésie purulente est indiquée d'une façon explicite :

Pneumonie	31 cas
Scarlatine	14 —
Tuberculose	12 —
Rougeole	8 —
Traumatisme	6 —
Fièvre typhoïde	5 —
Coqueluche	2 —
Diphthérie	2 —
Carie costale	3 —
Kystes hydatiques du foie	1 —
Empyème spontané	26 —

Dans 84 cas, l'empyème est secondaire, il complique une maladie générale ou une maladie du poumon, et, dans 26 cas seulement, la suppuration de la plèvre est primitive, indépendante de toute maladie antérieure, générale ou locale. La pneumonie figure en tête des causes de l'empyème ; le quart environ des pleurésies purulentes infantiles est représenté par des pneumo-pleurésies. Il est même probable, comme le fait observer M. Simmonds, que quelques empyèmes qualifiés primitifs sont encore imputables à des lésions inflammatoires du poumon qui ont échappé à l'observation. Dans un dixième des cas seulement, l'empyème est tuberculeux ou du moins accompagne la tuberculose, et cette constatation est importante à retenir au double point de vue du pronostic et du traitement.

Lésions. — L'empyème infantile est presque toujours général ; il occupe toute la cavité de la plèvre. Les exemples d'empyème enkysté sont très rares chez les enfants (1). L'épanchement est le plus souvent très abondant, du moins dans les formes aiguës de la pleurésie purulente. La plèvre sécrète plus activement et les parois de la cavité, plus extensibles, se laissent plus facilement dilater que chez l'adulte. Aussi est-on fréquemment surpris de l'énorme quantité de pus qu'il est possible de retirer de la poitrine d'un enfant. — Dans un cas de M. Roger (2), une première ponction, pratiquée six semaines après le début de la pleurésie, chez une jeune fille de 14 ans, donna près de six litres de pus, et l'épanchement se reproduisit si rapidement que trois jours plus tard il fut nécessaire de pratiquer une seconde ponction.

L'inflammation de la plèvre est quelquefois d'emblée suppurative. Cette forme s'observe particulièrement chez les enfants débiles, cachectiques. — Dans un cas de M. L. Smith, un enfant âgé de deux mois et trois jours est pris brusquement de fièvre et de dyspnée; le quatrième jour, une ponction faite avec une seringue de Pravaz donne du pus fluide. Le plus souvent l'exsudat purulent succède à un exsudat séro-fibrineux, et la transformation peut être très rapide ou, au contraire, très lente et très insidieuse.

Les lésions de la plèvre sont à peu près chez l'enfant ce qu'elles sont chez l'adulte. Dans l'empyème aigu, telle est parfois la violence de l'inflammation suppurative, que le pus se forme, non seulement à la surface de la séreuse, mais aussi dans le tissu cellulaire sous-pleural, où l'on trouve çà et là de petits foyers purulents. La compression du poumon est plus rapide, et, plus promptement aussi que chez l'adulte, elle est totale. Cependant il est probable que l'épaississement de la plèvre viscérale se développe plus lentement, car le poumon conserve plus longtemps, dans l'empyème infantile, la propriété de se distendre par l'insufflation.

Chez les enfants, l'empyème gauche paraît être plus commun que le droit. M. Simmonds a constaté, sur 175 cas de pleurésie purulente, 7 empyèmes doubles, 65 empyèmes droits et 103 empyèmes gauches.

Symptômes. — Qu'il s'agisse des formes aiguës, subaiguës ou chroniques, l'empyème infantile est assez souvent latent, particulièrement chez les tout petits enfants et chez ceux qui sont débilités ou épuisés par une maladie antérieure. Le petit malade a de la fièvre et de l'agitation,

(1) Picot et d'Espine. Manuel pratique des maladies de l'enfance. 2e édition. Paris, 1880, p. 555.

(2) *Bulletin de l'Académie de médecine*, 1872, p. 626.

ou bien il maigrit et dépérit de jour en jour, sans qu'aucun signe appelle vivement l'attention du côté de la poitrine, ou du moins du côté de la plèvre. Ces pleurésies purulentes latentes sont prises pour des phthisies aiguës ou subaiguës, et même, dans les pays à malaria, pour des fièvres paludéennes (L. Smith). Il faut donc tenir compte des moindres signes, tels qu'une certaine dyspnée et un peu de toux, qui peuvent faire soupçonner une maladie des organes respiratoires.

Chez les enfants à la mamelle, l'empyème aigu s'annonce souvent par une agitation très vive et qui ressemble à celle que produit la colique intestinale. L'absence de diarrhée, la fièvre, la dyspnée, la toux, la tendance à garder toujours la même position dans le lit, sont autant de signes qui décèlent le début d'une maladie aiguë de poitrine.

A un âge un peu plus avancé, on reconnaît plus aisément l'inflammation de la plèvre, et la vivacité des symptômes du début peut faire présumer que la pleurésie est purulente. La température monte dès les premiers jours à 40° et 41°, c'est-à-dire à un degré aussi élevé que dans la pneumonie, et le pouls s'accélère jusqu'à 130, 150, 160 pulsations à la minute. La face est pâle, d'une teinte plombée, avec vive rougeur des pommettes, et cet aspect du visage donne bien l'idée d'une maladie aiguë et d'une haute gravité. Enfin l'extrême rapidité avec laquelle se produit l'épanchement est encore un signe d'une pleurésie d'emblée suppurative, si bien que tout épanchement aigu qui, en vingt-quatre ou quarante-huit heures, remplit toute la plèvre peut être déclaré purulent (Roger).

Dans les formes moins aiguës, lorsque l'empyème succède probablement à la pleurésie séreuse, la purulence de l'épanchement se révèle à l'observateur attentif par l'absence ou par la durée très courte de cette rémission, qui, dans la pleurésie aiguë franche et séreuse, succède à la période inflammatoire du début. Le point de côté et la dyspnée persistent avec la même intensité. La fièvre ne subit qu'un abaissement faible et passager; elle s'élève de nouveau à 39°,5 et 40°; puis, un peu plus tard, elle tend à prendre le type rémittent de la fièvre hectique.

Cependant l'élévation de la température n'est pas toujours un indice certain de la nature purulente de l'exsudat pleurétique. Une fièvre très intense, plus intense que celle de la pleurésie aiguë séreuse, peut reconnaître pour cause une complication du côté du poumon, comme la pneumonie ou la bronchopneumonie. Il y a d'ailleurs des empyèmes infantiles, aigus ou subaigus, dans lesquels la fièvre n'est pas plus forte, ou même est moins forte, que dans la pleurésie aiguë séro-fibrineuse (E. Mackey).

Tels sont les empyèmes secondaires des maladies chroniques et ceux qui se développent chez des enfants débilités ou cachectiques.

Lorsque l'empyème est devenu chronique, la fièvre a tout à fait les caractères de la fièvre hectique des tuberculeux, et, à défaut de renseignements précis sur le début de la période fébrile, on peut croire de prime abord à l'existence d'une tuberculose massive du poumon. L'erreur est d'autant plus facile que, comme le fait observer M. Roger, le faciès, la maigreur, un léger œdème du visage, et même les doigts hippocratiques, sont autant de signes communs à la phthisie et à l'empyème chronique.

Les signes physiques présentent quelques caractères particuliers, d'autant plus accusés que l'enfant est plus jeune.

L'épanchement purulent est généralement abondant ; on doit donc s'attendre à trouver une dilatation très prononcée du thorax du côté malade. Cette dilatation ne fait pas défaut chez les enfants âgés de plus de trois ans. Elle serait moins commune et même, d'après M. L. Smith, elle manquerait souvent chez les très jeunes enfants, au-dessous de trois ans, et particulièrement chez les nourrissons. A cet âge, alors même que l'épanchement occupe une notable étendue de la plèvre, il peut arriver que la mensuration ne révèle aucune différence appréciable entre les deux côtés de la poitrine. M. Smith explique ce fait par la résistance beaucoup moindre qu'oppose le poumon des très jeunes enfants à la compression de l'exsudat pleurétique. Chez ces enfants, surtout s'ils sont débiles, la circulation pulmonaire est languissante, tout le poumon est dans une sorte d'état de demi-collapsus, et l'atélectasie est même complète au niveau des bords antérieur et inférieur. Dans ces conditions, la production d'un épanchement pleurétique entraînera plus vite l'affaiblissement total du poumon. Quelle que soit la valeur de l'interprétation, le fait est important à retenir, au point de vue du diagnostic différentiel de la pleurésie et de la pneumonie chez les très jeunes enfants.

Dans les premiers mois de la vie et chez les enfants cachectiques, la faiblesse du cri et de la voix ne permet guère de retirer quelque résultat de l'exploration des vibrations thoraciques. Les conditions sont plus favorables si l'enfant est plus âgé et crie avec une certaine énergie. Le frémissement vibratoire fait défaut dans les régions occupées par l'épanchement liquide ; on le retrouve, au contraire, en appliquant la pulpe des doigts dans la fosse sus épineuse, dans l'aisselle, sous la clavicule, vers le mamelon, c'est-à-dire en des points où le poumon comprimé reste en rapport avec la paroi thoracique (Smith).

La palpation permet encore de reconnaître la pointe du cœur et d'en apprécier la déviation, surtout dans les épanchements de la plèvre gauche. D'après Ziemssen, cette déviation serait beaucoup moins prononcée chez l'enfant que chez l'adulte. Telle n'est pas l'opinion de beaucoup de médecins d'enfants. Ainsi M. Roger estime que cette déviation de la pointe du cœur est un signe d'une grande valeur, qu'il faut toujours rechercher avec soin. Ce signe peut permettre d'éviter cette erreur, assez commune chez l'enfant, qui consiste à prendre un épanchement pleurétique pour une pneumonie ou une tuberculose confluente du poumon.

La percussion donne à peu près les mêmes résultats que chez l'aldulte. Dans les régions de la paroi thoracique qui correspondent au poumon comprimé, le son peut être tympanique. Si l'épanchement remplit absolument toute la plèvre, ce qui est plus commun chez l'enfant, la matité est perçue du haut en bas de la poitrine. La matité de la pleurésie est plus complète que celle de la pneumonie. Les épanchements pleurétiques sont moins mobiles chez l'enfant que chez l'adulte ; il ne faut donc pas compter sur le signe tiré du déplacement de la zone de matité, suivant que l'enfant est assis ou couché.

Le frottement pleurétique initial est rarement entendu chez les enfants, et plus rarement encore si la pleurésie est purulente, car l'épanchement purulent se produit plus rapidement que l'épanchement séreux.

Dans la seconde enfance, la compression que le liquide exerce sur les alvéoles et les tuyaux bronchiques imprime au bruit respiratoire à peu près les mêmes modifications que chez l'adulte : affaiblissement du murmure vésiculaire ; respiration bronchique, tubaire, caverneuse, amphorique ; silence respiratoire. Mais il n'en est plus ainsi chez les enfants âgés de moins de cinq ans, c'est-à-dire dans la première enfance. A cet âge, la respiration tubaire peut être entendue, non seulement au sommet, mais aussi sur une grande étendue de la poitrine, même au niveau de la plus grande épaisseur de l'épanchement pleurétique. Très souvent cette respiration bronchique générale est mêlée de râles secs ou de râles humides à petites et à grosses bulles, et ces râles ne paraissent pas très éloignés de l'oreille. Aussi les signes stéthoscopiques de la pleurésie présentent-ils, dans ces conditions, une trompeuse analogie avec ceux des hépatisations pneumoniques, fibrineuses ou tuberculeuses. La bronchophonie, peu distincte chez les petits enfants faibles et chez les nourrissons, peut être perçue, comme dans la pneumonie, chez les enfants plus forts ou plus âgés. Cette transmission plus facile jusqu'à la paroi thoracique des bruits qui se produisent dans les voies aériennes est évidemment due à la faible capacité de la cavité pleurale chez les très jeunes enfants.

Diagnostic. — On voit par là de quelles difficultés peut être entouré le diagnostic de l'empyème infantile, surtout à l'époque de la première enfance.

La pleurésie purulente peut rester latente, si l'examen du petit malade n'est pas soigneux, méthodique et complet; les symptômes généraux, la fièvre et le dépérissement, sont attribués à la tuberculose, à la fièvre paludéenne, ou, si l'empyème est secondaire, à la maladie primitive. De là la nécessité de ne jamais laisser de côté l'exploration des organes thoraciques. D'ailleurs il est rare que l'attention ne soit pas éveillée par quelques symptômes pleurétiques, tels que la toux et la dyspnée.

Les symptômes généraux de l'empyème aigu présentent plus d'une analogie avec ceux de la pneumonie lobaire aiguë. Ce sont les mêmes symptômes; ils ne diffèrent de l'une à l'autre maladie que par l'intensité. Dans l'inflammation aiguë de la plèvre, le pouls et la respiration sont plus accélérés, l'expression du visage témoigne d'une plus vive souffrance, la percussion du thorax est plus douloureuse, et l'expiration plus plaintive. Or il importe de remarquer que la pneumonie lobaire est rare dans la première enfance; à cet âge, l'inflammation du poumon revêt le plus souvent le type bronchopneumonique, elle est précédée et accompagnée d'une bronchite intense et débute avec moins de vivacité que la pleurésie aiguë (L. Smith).

Pendant la période d'épanchement, c'est encore avec l'hépatisation de la pneumonie lobaire qu'il est le plus facile de confondre la pleurésie purulente. Chez les enfants âgés de moins de cinq ans, les signes physiques des deux maladies ne diffèrent que par des nuances qui souvent ne suffisent pas à dissiper toute incertitude. Nous avons vu déjà que chez les petit enfants il ne faut pas beaucoup compter sur la dilatation du côté malade, ni sur la mobilité du liquide épanché dans la plèvre. La matité de la pleurésie est plus complète que celle de la pneumonie. Mais la respiration tubaire peut être aussi intense et générale dans la pleurésie que dans la pneumonie. Un signe précieux, c'est la déviation de la pointe du cœur. Si l'empyème est à gauche, la pointe du cœur est repoussée vers la ligne médiane et même sous le bord droit du sternum. La pneumonie gauche ne produit pas une semblable déviation de la pointe du cœur.

Les symptômes de l'empyème infantile, subaigu ou chronique, ont la plus grande analogie avec ceux de la tuberculose du poumon. Chez les jeunes enfants, au-dessous de cinq ans, les signes physiques ne permettent pas toujours d'établir très aisément la distinction, d'autant plus que, comme le fait observer Verliac, la plèvre elle-même est souvent envahie par des masses caséeuses confluentes qui la doublent d'une sorte de cuirasse tuberculeuse. Ajoutons que la phthisie infantile, subaiguë ou chronique, produit souvent des lésions considérables dans un poumon et laisse l'autre à peu près indemne. De plus, l'expectoration fait défaut, du moins chez les jeunes enfants. Lorsque toutes ces difficultés se trouvent réunies chez le même malade, il n'y a vraiment qu'un moyen d'éviter une erreur funeste, c'est de pratiquer une ponction exploratrice dans la plèvre.

Il est aussi facile chez l'enfant que chez l'adulte de prendre pour une pleurésie gauche un épanchement du péricarde. La péricardite se distingue par l'absence de la toux et de la vive douleur propre à la pleurésie, par la voussure limitée à la paroi thoracique antérieure, par la faiblesse et le caractère confus des bruits du cœur, enfin par la présence d'une zone de sonorité tympanique en arrière, au niveau de la pointe de l'omoplate, c'est-à-dire sur cette région de la paroi thoracique postérieure contre laquelle un grand épanchement péricardique refoule et comprime le poumon gauche.

Les difficultés du diagnostic de l'empyème infantile sont heureusement écartées par un moyen très simple, la ponction exploratrice. Elle ne présente pas plus de danger chez l'enfant que chez l'adulte. La seringue à injection hypodermique convient très bien pour cette ponction. Il ne faut point hésiter à y avoir recours dans tous les cas où le moindre doute subsiste entre la pleurésie et les affections avec lesquelles elle peut être confondue. La ponction doit être pratiquée de préférence en arrière, sous l'angle de l'omoplate, dans la région déclive de la plèvre qu'occupent le plus souvent les exsudats pleurétiques.

Pronostic. — C'est une opinion assez généralement répandue que l'empyème a moins de gravité chez l'enfant que chez l'adulte. Il est vraiment digne de remarque que la plupart des médecins d'enfants protestent contre cette opinion et affirment au contraire la grande gravité de l'empyème infantile. Sans doute, la pleurésie purulente convenablement traitée guérit mieux et plus vite chez l'enfant que chez l'adulte. Mais, si l'art n'intervient pas, la terminaison à peu près constante de l'empyème, quel que soit l'âge du malade, c'est la mort.

Il est vrai que, chez l'enfant, certaines conditions paraissent plus favorables à l'oblitération de la cavité suppurante ; le poumon comprimé reste plus longtemps capable d'une expansion à peu près complète, la paroi thoracique est plus dépressible et la poche purulente est beaucoup moins spacieuse que chez l'adulte. Mais, comme le fait observer M. Roger, l'enfant résiste moins aux accidents septicémiques, et l'empyème infantile est le plus souvent secondaire; il complique une maladie générale ou une maladie du poumon.

La résorption spontanée et totale d'un épanchement purulent de la plèvre n'est pas moins exceptionnelle chez l'enfant que chez l'adulte. En 1872, M. Roger (1) déclarait ne connaître aucun exemple de cette terminaison. Gerhardt (2) croit cependant que l'empyème limité peut quelquefois guérir par résorption. Sans doute, la cavité purulente peut diminuer d'étendue et le pus épaissi s'enkyster dans les néomembranes de la plèvre, mais la résorption n'est pas complète et ce n'est pas là une véritable guérison. De plus, la persistance indéfinie de ces résidus d'un abcès pleural n'est pas exempte de périls pour l'avenir, car, outre l'affaiblissement causé par la longue durée de la suppuration, elle expose au développement probable de la tuberculose pulmonaire.

La guérison spontanée n'est possible qu'à la suite de l'évacuation de la collection purulente. Or le pus est éliminé, soit par l'espace intercostal, soit par les bronches. Ces deux voies d'élimination ne sont pas également favorables. Il n'y a que de très rares exemples de guérison à la suite de l'établissement spontané d'une fistule pleuro-cutanée. Nous avons cependant nous-même observé un fait de ce genre. Voici cette observation :

Observation 122 (inédite). — Enfant de 4 ans. Le 8 janvier 1881, il fait une chute de la hauteur d'une table et le côté gauche de la poitrine frappe sur une chaise. Deux jours après, l'enfant était gravement malade; il avait de la fièvre, de l'agitation, de l'oppression et même, au dire de sa mère, du délire. — Après quelques semaines, les symptômes aigus s'amendent; mais l'enfant a toujours de la fièvre, une toux très forte sans expectoration et de l'oppression. Il ne mange pas et maigrit. — Dans les premiers jours du mois de mai, une tumeur apparaît sur le côté gauche de la poitrine, au voisinage du mamelon, et en peu de jours elle atteint le volume du poing. Un médecin voit l'enfant à cette époque pour la première fois. Il se contente de faire une piqûre de l'abcès avec la pointe d'une lancette. Il sort une grande quantité de pus et l'enfant est immédiatement soulagé. Les jours suivants, l'amélioration persiste; le petit malade a moins de fièvre, moins d'oppression, et la toux est moins fréquente. La sécrétion purulente diminue; l'appétit reparaît et l'enfant reprend ses forces. — C'est à la fin de juin que le malade est soumis à notre examen. Depuis plusieurs jours, il reste levé toute la journée, mange avec appétit, engraisse et passe presque tout son temps dans les champs. Le côté gauche de la poitrine présente une rétraction prononcée. La sonorité est normale sous la clavicule, tympanique au niveau du mamelon et très diminuée sur tout le reste de la paroi thoracique. On entend le murmure respiratoire partout, mais il est très affaibli et, au niveau de la fistule, il fait

(1) *Bulletin de l'Académie de médecine* 1872.

(2) *Lehrbuch der Kinder Krankheiten* 1881.

presque complètement défaut. En avant, il y a un peu d'empatement au niveau des derniers espaces intercostaux, une rougeur diffuse et une vive douleur à la pression. Sur la ligne mamelonnaire, à trois travers de doigt de la pointe du cœur, se trouve un orifice fistuleux très étroit, entouré de bourgeons charnus, et qui, pendant les quintes de toux, donne issue à un pus jaune, homogène et sans odeur. La mère de l'enfant ne voulut entendre parler d'aucune intervention. — Nous avons revu cet enfant dans le courant de l'année 1886. Il est complètement guéri et depuis plusieurs mois la fistule est définitivement oblitérée.

Cet empyème fut véritablement abandonné à l'évolution spontanée. La piqûre avec la pointe d'une lancette de l'abcès extérieur ne peut être considérée comme une intervention réelle; elle a d'ailleurs précédé de quelques jours seulement, peut-être de quelques heures, l'ouverture spontanée de l'abcès thoracique. L'enfant habitait la campagne, il ne reçut que quelques rares visites du médecin, lequel, devant la résistance des parents, fut d'ailleurs obligé de s'en tenir à l'expectation. On ne fit aucun lavage de la plèvre, et le pansement de la plaie fût des plus simples, un gâteau de charpie maintenu par une bande de toile. Cette observation peut donc être considérée comme un exemple de guérison de pleurésie purulente à la suite de l'évacuation spontanée du pus par une fistule pleuro-cutanée. L'enfant était dans de bonnes conditions; il vivait en plein air; il était exempt de toute tare héréditaire; l'empyème était primitif, très probablement dû au traumatisme du côté gauche de la poitrine, et le poumon ne présentait aucune lésion antérieure, inflammatoire ou tuberculeuse. Telle est la seule explication qu'on puisse donner de cette guérison tout à fait insolite. — Un fait semblable n'a aucune valeur au point de vue pratique. L'ensemble des faits les mieux observés démontre que la fistule spontanée de l'espace intercostal n'est pas un mode de terminaison favorable de l'empyème infantile. Dans l'immense majorité des cas, l'abcès pleural ne se cicatrise pas, il continue indéfiniment à sécréter du pus, et l'enfant succombe épuisé par les progrès de la cachexie suppurative. L'intervention est donc le plus souvent nécessaire et c'est une faute grave que de s'en tenir toujours à l'expectation.

Il est certain que l'évacuation du pus par une fistule pleuro-bronchique est un peu plus favorable. Elle peut être suivie de guérison complète, sans aucune intervention chirurgicale. Il y a déjà dans la littérature de l'empyème infantile quelques exemples de guérison de ce genre. Dans sa communication à l'Académie de médecine, en 1872, M. Roger en a cité cinq ou six observations. Dans deux cas de M. Simmonds, la perforation spontanée du poumon fut également suivie d'une guérison définitive. Il n'y a pas d statistiques qui permettent d'établir d'une façon certaine la fréquence de la fistule pleuro-bronchique ni la fréquence relative de la guérison due à cette évacuation de l'abcès pleural. Mais il n'est pas douteux que la vomique pleurale ne constitue qu'un mode très exceptionnel de guérison spontanée. Le plus souvent l'enfant continue à cracher du pus et l'abcès pleural ne se cicatrise pas. Puis apparaissent les symptômes de la cachexie suppurative dont la mort est la terminaison inévitable, si l'art n'intervient pas en temps opportun.

On connaît les symptômes de la vomique pleurale. La toux était jusque là sèche, quinteuse, pleurétique. Tout d'un coup, dans un quinte de toux, l'enfant crache une énorme quantité de pus crémeux, bien lié, quelquefois fétide, et dont l'abondance même indique nettement l'origine. Il est cependant des cas où la vomique pleurale est plus difficile à reconnaître et peut même passer inaperçue. A chaque quinte de toux, l'enfant n'expectore qu'une minime quantité de liquide purulent mélangé de mucosités bronchiques. Il semble que l'orifice de la fistule pleuro-bronchique, très étroit, ne livre que difficilement passage au contenu de l'abcès pleural.

Les signes du pneumothorax font souvent défaut chez l'enfant dont l'empyème se vide par les bronches. Le pus passe de la plèvre dans les bronches, mais non l'air des bronches dans la plèvre.

Traitement. — En règle générale, il ne faut donc pas plus compter sur la guérison spontanée chez l'enfant que chez l'adulte. Quel que soit l'âge du malade, le traitement de l'empyème comporte les mêmes indications. Il est vrai que ces indications peuvent être quelquefois, dans l'empyème infantile, remplies plus facilement et par des moyens plus simples. Chez l'enfant, le processus de suppuration est moins rebelle, cesse plus promptement, et le travail de réparation évolue avec une plus grande activité.

Nous n'avons pas à revenir sur toutes les méthodes du traitement de l'empyème. Nous avons consacré de longs développements à l'exposé et à la critique de ces méthodes. Il nous reste à étudier les applications particulières qu'on en a faites au traitement de la pleurésie purulente de l'enfance. Quatre méthodes ou procédés sont encore conseillés et pratiqués dans cette pleurésie : le procédé du tube ou de la canule à demeure, le procédé de Playfair, la méthode des ponctions aspiratrices, la pleurotomie.

Procédé des canules à demeure. — Malgré l'autorité de M. Roger (1) nous sommes très convaincu que le procédé du tube ou de la canule métallique à demeure doit être définitivement abandonné. Ce procédé consiste, on le sait, à faire une étroite ouverture de la plèvre, soit avec un bistouri, soit avec un trocart, et à y introduire un tube de caoutchouc ou bien une canule métallique. M. Roger préfère une canule d'argent.

Ce procédé, d'après M. Roger, suffirait pour obtenir la guérison du plus grand nombre des empyèmes infantiles. L'opération de l'empyème devrait être réservée pour les cas, plus rares encore chez l'enfant que chez l'adulte, dans lesquels l'exsudat pleurétique contient des masses solides qui ne peuvent être évacuées qu'à travers une large incision de l'espace intercostal. — M. Levi (2), médecin de l'hôpital des Enfants de Florence, donne également la préférence au tube à demeure. Il conseille de débuter par une ou plusieurs ponctions aspiratrices, puis, si l'épanchement se reproduit, d'introduire un tube par l'orifice de la ponction.

Nous avons insisté déjà sur les inconvénients des tubes et des canules: l'évacuation insuffisante du foyer purulent, les accidents locaux causés par les canules métalliques, la difficulté d'obtenir une antisepsie suffisante de la cavité pleurale, la longue durée du traitement consécutif, la nécessité d'en venir plus tard à l'opération de l'empyème. Tous ces inconvénients existent au même degré chez l'enfant que chez l'adulte. Ajoutons que, dans la première enfance, l'étroitesse de l'espace intercostal rend fort difficile, et même impossible, l'application de la canule d'argent. Ce procédé n'est qu'une sorte de compromis malheureux entre la ponction simple et la pleurotomie. Il n'a plus l'extrême simplicité de la ponction et il est loin d'avoir les mêmes avantages que l'ouverture large de la plèvre, dont il ne diffère pas cependant par une exécution plus facile. Faire une étroite incision de la plèvre, y pousser et y maintenir péniblement un tube ou une canule métallique, c'est une opération aussi compliquée, chez un enfant, qu'une incision de la plèvre large de trois ou quatre centimètres. Remarquez encore que les lavages de la plèvre, s'ils deviennent nécessaires, seront plus aisément pratiquées à travers cette large incision qu'à travers un tube ou une canule métallique dont le calibre est nécessairement restreint.

Sans doute, on a cité des exemples de guérison obtenue par le procédé

(1) *Bulletins de l'Académie de médecine*, 1872, p. 627.
(2) *Lo spérimentale*, juillet 1879.

du tube ou de la canule à demeure. Mais le traitement consécutif est toujours de longue durée; il faut plusieurs mois pour cicatriser la cavité de l'empyème, même chez les enfants. — Trousseau (1), qui traitait également l'empyème par la canule à demeure, n'avait jamais obtenu de guérison rapide. « Ce traitement, disait-il, peut et doit durer longtemps; chez des enfants, je l'ai continué pendant quatre, cinq et même six mois. » M. Roger n'a pas été beaucoup plus heureux. Dans sa communication à l'Académie, il rapporte trois exemples de succès dans lesquels, bien que l'intervention ait été précoce, l'oblitération de l'empyème ne fut complète qu'au bout de plusieurs mois. — M. Branthomme (2) a réuni 11 cas d'empyème infantile traités par le tube ou la canule à demeure. Parmi ces 11 cas, il y eut 3 guérisons pour lesquelles le traitement consécutif a duré de 27 jours à 2 mois, 4 guérisons pour lesquelles il a duré de 4 à 13 mois, et, dans 4 cas, on fut obligé d'en venir à l'opération de l'empyème.

La longue durée de la période de cicatrisation n'est pas, même chez les enfants, sans de sérieux inconvénients. L'antisepsie de la plèvre n'est jamais assez complète pour que la sécrétion purulente soit remplacée par une sécrétion séreuse. Aussi longtemps qu'il n'est pas entièrement oblitéré, le foyer pleural sécrète du pus, et cette sécrétion purulente, prolongée pendant plusieurs mois, est une cause puissante de débilitation. Si la déformation thoracique qui suit la pleurotomie antiseptique et précoce peut disparaître en quelques mois, il n'en est pas ainsi de celle qu'on observe après l'application des tubes ou des canules à demeure. La cicatrisation étant plus lente, et plus lente aussi la dilatation du poumon, l'affaissement de la paroi costale est beaucoup plus prononcé et persiste beaucoup plus longtemps. De là une diminution notable de la capacité pulmonaire, une prédisposition locale très probable au développement de la tuberculose et des troubles fâcheux dans le développement du thorax et des organes respiratoires.

Procédé de M. Playfair.— Le procédé de M. Playfair (3) a été, depuis quelques années, très souvent appliqué au traitement de l'empyème infantile. Il est très employé en Angleterre où la plupart des auteurs le dési-

(1) Clinique médicale de l'Hôtel Dieu, 3me édition, t. I, p. 730.

(2) Thèse de Paris, 1884. Du traitement chirurgical de la pleurésie purulente des enfants, p. 25.

(3) V. chapitre II, p. 90.

gnent sous le nom de « subaqueous drainage. » Dans leur excellent manuel des maladies de l'enfance, MM. Picot et d'Espine (1) recommandent ce procédé pour l'empyème récent et chez les jeunes enfants. En Allemagne, M. Bülau et M. Simmonds (2) le préfèrent à la ponction aspiratrice et même à la pleurotomie. M. Simmonds estime que le procédé de M. Playfair réalise l'aspiration continue de l'épanchement purulent, que cette aspiration favorise à un haut degré la dilatation du poumon comprimé et que par conséquent elle imprime une plus grande activité au travail de réparation.

Or il est très contestable que l'aspiration continue soit vraiment réalisée pendant la majeure partie du traitement consécutif. Malgré toutes les précautions, l'air s'insinue entre le tube et la paroi du trajet fistuleux et, au bout de peu de jours, pénètre dans la cavité de la plèvre. Dans plusieurs des observations de M. Simmonds, le liquide qui s'écoule de la plèvre dans le flacon est, dès les premiers jours, mélangé de bulles d'air. Il est vrai que l'auteur attribue ces bulles gazeuses, non à la pénétration de l'air atmosphérique par l'orifice de la ponction, mais à la rupture de quelques vésicules superficielles du poumon.

Nous avons déjà fait la critique du procédé du flacon ; il nous paraît avoir les mêmes inconvénients que le procédé du tube ou de la canule à demeure.

Nous avons rapporté les trois cas de guérison qui accompagnent le mémoire de M. Playfair. Le travail de M. Simmonds renferme 9 observations, parmi lesquelles il y a 2 morts et 6 guérisons. Les deux cas mortels étaient compliqués, l'un de bronchopneumonie, l'autre de tuberculose aiguë, et la terminaison est évidemment imputable à la complication, non à l'insuffisance du traitement. Les six guérisons ont été assez rapides ; elles ont été obtenues en 28, 18, 45, 30, 49 et 29 jours. Dans la neuvième observation, il s'agit, chez un enfant de 12 ans, d'un empyème putride consécutif à la pneumonie lobaire. Le procédé du flacon n'empêche pas le pus de rester putride ni l'état général de s'aggraver. Il faut en venir à la pleurotomie, puis à la résection d'un fragment de 3 centim. de la cinquième côte. C'est alors seulement que l'évacuation du pus est suffisante et que débute le travail de réparation. Il est vrai que M. Simmonds cite un autre cas de pleurésie putride, chez un garçon de 11 ans, qui fut guéri par le procédé du flacon ; mais le traitement consécutif a

(1) Manuel pratique des maladies de l'enfance, 2e édition, Paris 1880, p. 567.

(2) Loc. cit.

duré trois mois. M. Simmonds compare le drainage aspiratoire et la pleurotomie en s'appuyant sur les données de la statistique. Sur 16 cas traités par le drainage aspiratoire, il y a 1 mort et 2 cas dans lesquels il fallut recourir à l'opération de l'empyème; tous les autres cas se sont terminés par la guérison et la durée moyenne du traitement consécutif a été de seize semaines. Sur 27 cas traités par la pleurotomie, il y a 6 morts, 3 cas de fistule permanente; dans les 18 autres cas, la guérison fut obtenue après un traitement consécutif dont la durée moyenne fut de onze semaines. L'avantage paraît *a priori* appartenir au procédé de Playfair. Mais il faut interpréter les statistiques. Les cas traités par la pleurotomie sont loin d'être les plus favorables. Le plus souvent la pleurotomie hérite des cas graves et particulièrement de ceux qui ont été traités sans succès, soit par les ponctions, soit même par le procédé du flacon. Il arrive donc trop souvent que la pleurotomie soit tardive; or la précocité de cette opération est une condition fort importante pour le succès.

Du reste, toutes les statistiques ne sont pas aussi satisfaisantes que celle de M. Simmonds. Nous avons cité déjà la statistique de M. Goodhart (1); elle comprend 25 cas d'empyème infantile traités par le procédé de Playfair, parmi lesquels il y a 10 morts, soit une mortalité de 40 p. 100. Il est certain que la pleurotomie, surtout la pleurotomie antiseptique et précoce, donne de bien meilleurs résultats.

On comprendrait encore cette préférence accordée au procédé du flacon, si ce procédé était réellement plus simple, plus facile, moins douloureux pour le patient que l'opération de l'empyème. Mais il n'en est rien. L'installation du tube à demeure, à travers la canule d'un trocart, est souvent plus laborieuse qu'une incision de la plèvre, longue de trois à quatre centimètres. Ce qui démontre bien d'ailleurs l'infériorité du drainage aspiratoire, c'est que, dans bien des cas, l'écoulement du pus est insuffisant, l'antisepsie de la plèvre incomplète, et il faut en venir à la pleurotomie. Pourquoi ne pas débuter par cette opération, qui n'est pas plus compliquée et qui remplit plus sûrement toutes les indications du traitement de l'empyème?

Le seul avantage du procédé du flacon serait, dit-on, de favoriser la dilatation du poumon, en maintenant une pression négative dans la cavité pleurale; mais nous avons vu combien douteux est cet avantage, puisque l'air atmosphérique finit tôt ou tard par s'insinuer jusque dans la plèvre. En pratique, le meilleur moyen d'obtenir une prompte expansion du

(1) V. chapitre II, p. 95.

poumon comprimé, c'est encore l'opération de l'empyème pratiquée suivant toutes les règles de la méthode antiseptique. Dans les 6 cas de guérison de M. Simmonds, la durée moyenne de la cicatrisation a été de 33 jours et la durée minimum de 18 jours. Or nous avons vu que la pleurotomie antiseptique et précoce permet d'obtenir plus promptement encore la cicatrisation de l'empyème infantile (obs. **37**).

Méthode des ponctions répétées. — On a beaucoup vanté la méthode des ponctions successives dans le traitement de la pleurésie purulente des enfants. On a même donné comme un des caractères de cet empyème, la facilité avec laquelle de simples ponctions aspiratrices suffisent à tarir la sécrétion purulente et à procurer la guérison. Il n'est pas douteux que les succès obtenus par les ponctions sont moins exceptionnels chez l'enfant que chez l'adulte.

Les premiers résultats heureux furent publiés, en France, par M. Maurice, M. Marcowitz et M. Guinier. Ces trois médecins s'étaient servis du trocart ordinaire avec ou sans la baudruche de Reybard. A cette époque parurent les appareils aspirateurs de M. Dieulafoy et de M. Potain. Avec ces instruments, la thoracentèse devenait plus simple, plus inoffensive, et l'évacuation du liquide plus complète. Aussi, en 1871, M. Bouchut (1) proposa-t-il de traiter exclusivement l'empyème infantile par la méthode des ponctions aspiratrices répétées. Depuis, les recueils périodiques renferment quelques guérisons obtenues par cette méthode. A l'étranger, de même qu'en France, un certain nombre de médecins d'enfants recommandent la ponction, sinon comme méthode exclusive, du moins comme premier moyen à mettre en usage; tels sont Gerhardt et Lœb en Allemagne, Holmes, West et Parker en Angleterre. Assurément il faut tenir compte de ces faits et de ces témoignages, et il convient de ne pas proscrire la méthode des ponctions aussi formellement dans l'empyème de l'enfant que dans l'empyème de l'adulte. Deux ou trois ponctions aspiratrices constituent une intervention plus simple que les procédés du tube à demeure et du flacon; si cette intervention offre réellement des chances de succès, elle mérite d'être mise en parallèle avec l'opération de l'empyème.

Or il n'est pas douteux qu'on a beaucoup exagéré la valeur de la méthode des ponctions appliquée au traitement de l'empyème infantile. Les observations de succès, de temps en temps publiées dans les recueils pé-

(1) *Gazette des hôpitaux* 1871. Mémoire cité, chapitre II, p. 58.

riodiques, sont des observations isolées et qui ne peuvent fournir les éléments d'une statistique. On ne publie pas les observations d'insuccès, et ces observations doivent être fort nombreuses, si l'on en juge par le grand nombre des cas traités par la pleurotomie après l'inefficacité bien constatée de la thoracentèse.

Bien que les exemples d'insuccès soient fort rarement publiés, M. Simmonds a réussi, en parcourant la littérature de l'empyème infantile, à réunir 48 cas de pleurésie purulente de l'enfance traités par la méthode des ponctions, parmi lesquels il y a 6 cas de guérison seulement. Aussi M. Simmonds condamne-t-il la thoracentèse sans réserve, et même au début du traitement. — Nous trouvons dans l'ouvrage de M. West (1) une statistique qui satisfait entièrement aux conditions requises pour l'appréciation d'une méthode thérapeutique. M. West est partisan de la méthode des ponctions. Il a ainsi traité 40 cas d'empyème infantile, 6 dans la clientèle de la ville et 34 dans son service d'hôpital. Parmi ces 40 cas, il y a 16 morts, soit une mortalité de 40 p. 100, très supérieure à celle de la pleurotomie, même chez l'adulte.

Les exemples de succès jusqu'à présent publiés sont moins nombreux qu'on ne le pense généralement. M. Branthomme en a réuni 43 dans sa thèse inaugurale. Ces cas sont empruntés aux publications françaises, allemandes et anglaises; ils embrassent une période d'environ quinze ans. Sans doute, l'auteur n'a pas réuni tous les faits connus. Ainsi M. Blachez (2) a publié, en 1884, l'histoire fort remarquable d'une petite fille de 5 ans et demi, atteinte d'empyème d'origine scarlatineuse et chez laquelle une seule ponction aspiratrice suffit à procurer la guérison. On peut encore admettre que tous les cas de succès n'ont pas été publiés. Il n'en reste pas moins acquis que la guérison de l'empyème infantile par la ponction aspiratrice est loin d'être la règle et constitue bien plutôt une exception.

Du reste, les observations données comme des exemples de succès obtenus par la ponction ne sont pas toujours à l'abri de toute critique. Ainsi, parmi les 43 cas de guérison réunis par M. Branthomme, il en est dans lesquels la vomique pleurale est venue au secours de la méthode des ponctions, d'autres dans lesquels la ponction a été suivie d'injections dans la cavité suppurante, et d'autres enfin pour lesquels la guérison n'est pas absolument certaine. M. Roger (3) a fait une critique semblable des

(1) Leçons sur les maladies des enfants. Trad. Archambault. Paris 1875, p. 463.

(2) Blachez *Gazette hebdomadaire* n° 17, 1884. Traitement de l'empyème des enfants.

(3) *Bulletin Académie de médecine*, 1872, p. 617.

observations souvent citées de M. Marcowitz et de M. Hamilton Roë, généralement considérées comme des exemples de succès après une seule ponction. Il y a deux observations de M. Marcowitz. Dans la première, une vomique pleurale se déclare huit jours après la thoracentèse et, ajoute M. Roger, cette évacuation favorable a dû avoir une grande part dans la guérison, puisque dans certains cas la vomique est un mode de curation spontanée de l'empyème. Dans la seconde observation, l'auteur déclare que, un mois après la ponction, l'enfant pouvait être considéré comme guéri. On pourrait désirer de plus amples détails. Cette réflexion est encore bien plus applicable à l'observation, d'ailleurs très sommaire, de M. Hamilton Roë, laquelle se termine par ces mots: « les symptômes graves s'amendèrent rapidement et l'enfant alla mieux. » Cette amélioration a-t-elle abouti à une guérison complète ? L'auteur ne le dit pas d'une façon suffisamment explicite.

M. Branthomme a divisé ses 43 observations en quatre groupes, suivant le nombre de ponctions qu'il a fallu pratiquer pour obtenir l'oblitération définitive de l'empyème.

Le premier groupe comprend 18 cas. La guérison a été obtenue après une seule ponction. — Dans presque tous ces cas, il s'agit d'enfants très jeunes. Le plus âgé a 8 ans et le plus jeune 4 mois. La plupart ont de 3 à 4 ans. — Dans presque tous les cas encore, pour lesquels la date du début est indiquée, l'empyème est récent au moment où l'on pratique la ponction. Le plus ancien empyème date de 2 mois; les autres ont été ponctionnés pendant le premier mois. — Enfin presque toujours la guérison a été immédiate ou rapide; dans deux cas seulement elle s'est fait attendre, une fois 3 semaines, et l'autre fois 38 jours.

Dans le deuxième groupe se trouvent 11 cas pour lesquels le traitement a nécessité deux ponctions. — La date de l'empyème n'est pas indiquée; mais il s'agit encore d'enfants très jeunes; le moins âgé a 10 mois et le plus âgé 6 ans. La guérison est également très promptement obtenue, comme dans les observations du premier groupe.

Le troisième groupe ne contient que 3 cas de guérison obtenue après 3 ponctions. Ces trois enfants ont 2 ans et demi, 5 mois et 3 ans et demi. On ne donne pas la date de l'empyème mais on note, dans les trois cas, que la guérison a été rapide.

Le quatrième groupe réunit 11 cas dans lesquels le nombre des ponctions a dépassé 5 et varie de 6 à 122. — Ces enfants sont généralement plus âgés que ceux des groupes précédents ; ils ont : 7, 3, 5, 8, 4 1/2, 4, 10, 5, ?, 7, 4 ans. — Le plus souvent l'empyème n'est plus récent,

Il date d'un mois et même davantage au moment de la première ponction. Nous trouvons, en effet, comme durée de la pleurésie avant l'intervention : 19 jours, 7 semaines, 2 mois, 6 semaines, 2 mois, 4 mois, ?, 3 mois, ?, 3 mois, 1 mois. — La guérison n'est plus immédiate ou rapide comme chez les petits malades des premiers groupes ; elle est lente, tardive ; elle a duré : plus de 2 mois, 50 jours, plus de ? mois, plus de 2 mois, plus de 3 mois, 2 mois et demi, 3 mois et demi, 4 mois, 6 mois, 9 mois, un an, 11 mois. — Quant au nombre des ponctions, il est parfois considérable ; pour obtenir la guérison, il en a fallu : 6, 7, 7, 7, 8, 10, 11, 18, 33, 56, 122. — Dans deux cas, outre les ponctions aspiratrices, on fit des injections dans la plèvre, et, dans un autre cas, une fistule pleuro-bronchique a complété l'évacuation du foyer purulent.

Il y a une conclusion à tirer de l'examen de ces quatre groupes d'empyèmes infantiles guéris par la thoracentèse. La méthode des ponctions ne présente guère quelques chances de succès que chez les très jeunes enfants et dans les cas d'empyèmes récents. Dans ces conditions, on peut réussir après une ponction ou trois ponctions au maximum. M. Branthomme fait lui-même observer que, dans les trois quarts des cas de succès, il a suffi de moins de trois ponctions. S'agit-il au contraire d'enfants plus âgés et surtout d'empyèmes qui ne sont plus récents, comme dans le quatrième groupe, le traitement devient très long et le total des ponctions s'élève à un chiffre invraisemblable. Il est vraiment digne de remarque que, dès que le chiffre de 3 ponctions est dépassé, il faut multiplier les ponctions au delà de toute mesure.

Guérir l'empyème infantile avec une seule ponction aspiratrice c'est assurément une très heureux résultat. Deux ou trois ponctions, pratiquées dans un intervalle de deux à quatre semaines, constituent encore une intervention rationnelle et très acceptable. Mais que faut-il penser de ces séries de 10, 18, 33, 56 et 122 ponctions? Est-ce là une intervention médicale vraiment digne de ce nom? Un pareil traitement, alors même que contre toute espérance il est suivi de succès, peut-il soutenir la comparaison avec l'opération de l'empyème? N'est-ce pas infliger au petit malade un véritable martyre et prolongé pendant des mois, dans un cas pendant une année entière! En dépit du succès qui absout le procédé, disait M. Roger, je n'oserais compter dans tous les cas, ni de la part d'un enfant, ni la part d'une mère, sur une aussi héroïque résignation. Avec beaucoup d'à propos M. Simmonds rappelle la fable de l'homme et du chien ; l'homme, plein de pitié pour son chien, ne pouvait se résoudre à lui couper la queue d'un seul coup, et il prit le parti d'en couper un morceau tous les jours.

M. Bouchut (1) n'hésite pas à donner, dans le traitement de l'empyème infantile, la préférence à cette méthode des ponctions indéfiniment répétées. « L'opération de l'empyème, dit-il, n'a plus de raison d'être que si le poumon comprimé est trop adhérent pour reprendre son volume et que s'il y a des eschares du poumon gangréné ou des corps étrangers à faire sortir de la plèvre. » Aussi longtemps que le pus reste homogène, et même s'il devient fétide, M. Bouchut continue pendant des mois entiers à ponctionner l'espace intercostal et à retirer le pus par aspiration. Le premier mémoire de M. Bouchut, publié en 1871, contient cinq observations d'empyème traité par cette méthode, dont quatre sont des exemples d'empyème infantile. — Dans la première observation, il s'agit d'une petite fille de 10 ans, atteinte de pleurésie purulente consécutive à la fièvre typhoïde. La première ponction a lieu le 18 février, moins de quinze jours après le début probable de la complication pleurétique. Les dernières ponctions sont pratiquées à la fin de juillet. Pendant ces cinq mois, l'enfant a subi 33 ponctions aspiratrices! A cette époque, on note que « le côté gauche du thorax se déprime davantage et semble avoir perdu les deux tiers environ de son volume. » L'enfant quitte l'hôpital le 20 août, après y avoir séjourné pendant huit mois. Elle est guérie et elle revient à diverses reprises faire constater la solidité de sa guérison. — L'observation II est un exemple, chez un jeune garçon de 7 ans, d'une pleurésie séreuse devenue purulente. Entre la cinquième et la sixième ponction, il se forme une fistule pleuro-bronchique, puis, un peu plus tard, une fistule pleuro-cutanée. Le pus était d'abord crêmeux, il devient fétide. Il est vrai que l'enfant résiste assez bien à cette interminable suppuration. « Je laissai l'enfant se reposer pendant quelques semaines, et, quand je le revis, après 9 mois de maladie et 6 mois de traitement par neuf opérations, l'enfant avait repris beaucoup de force et d'embonpoint..... Comme l'épanchement persistait, je recommençai les ponctions avec aspiration pneumatique. On me conduit l'enfant deux fois par semaine, le mardi et le samedi. Chaque fois je lui retire 300 à 400 grammes de pus infect. De temps à autre, j'injecte de la teinture d'iode, à la dose de 30 grammes, ce qui enlève l'odeur. J'en suis à la dix-huitième ponction, et, comme l'état général est satisfaisant, j'espère obtenir un résultat favorable. » —

(1) *Gazette médicale des hôpitaux*, 1871, p. 549, et 1873, n° 23.

Dans l'observation IV, il est encore question d'un empyème consécutif à la fièvre typhoïde. L'enfant est un jeune garçon de 7 ans. Son état est fort grave. Une première ponction donne 300 grammes de pus. Deux jours après, l'épanchement s'est reproduit et une seconde ponction devient nécessaire. L'aiguille est enfoncée sans succès dans le sixième espace. Plongée dans le cinquième, elle donne 200 grammes de pus, puis elle est oblitérée par des grumeaux et l'écoulement s'arrête. Présumant que cette aiguille est trop petite, M. Bouchut la retire et ponctionne de nouveau avec une plus grosse aiguille dans le même espace. Il ne sort que 50 grammes de pus. M. Bouchut injecte 50 grammes de teinture d'iode et remet au lendemain l'opération de l'empyème que, cette fois, il juge nécessaire; mais la gêne de la respiration persiste, et le lendemain l'enfant était mort. — Dans l'observation V, deux ponctions suffisent pour obtenir la guérison complète, chez une petite fille de 4 ans. Mais il s'agit, moins d'une pleurésie vraiment purulente, que d'une pleurésie séreuse aiguë en voie de transformation purulente. Le liquide de la première ponction était une sérosité citrine très claire, et celui de la seconde ponction était « citrin, verdâtre, plus trouble, légèrement purulent, et, dans les dernières parties extraites, tout à fait louche et mélangé d'un peu de pus. »

Dans les trois cas où il s'agit vraiment d'un empyème infantile, les résultats sont loin d'être encourageants, et ne supportent absolument pas la comparaison avec ceux que donne la pleurotomie antiseptique. Chez la première petite malade, le traitement dure 5 mois, nécessite 33 ponctions et laisse une énorme déformation de la poitrine. Il est bien probable que si la pleurotomie avait été pratiquée après l'insuccès de la deuxième ou de la troisième ponction, cinq à six semaines auraient suffi pour obtenir la cicatrisation de l'abcès pleural, l'enfant eût moins souffert et la déformation consécutive du thorax eût été beaucoup moins prononcée. — Le deuxième petit malade n'est pas guéri après 18 ponctions, 9 mois de maladie et 6 mois de traitement, l'empyème s'est compliqué de fistules pleuro-bronchiques puis pleuro-cutanées et le pus est devenu fétide. L'opération de l'empyème était, dans ce cas, doublement indiquée, et par le caractère fétide du pus et par l'existence d'une fistule pleuro-cutanée. L'enfant avait conservé des forces; il n'est pas douteux que la pleurotomie l'eût rapidement conduit à la guérison. — Le troisième malade est un exemple des dangers auxquels peut exposer la méthode des ponctions dans les formes graves de l'empyème aigu. Ici la pleurotomie était indiquée dès l'insuccès de la première ponction; elle l'était par la gravité de l'état général, l'intensité des troubles respiratoires et la reproduction extrêmement rapide de l'épanchement purulent après cette première ponction. Dans certains cas, l'opération de l'empyème est vraiment une opération d'urgence. L'enfant présentait des troubles respiratoires extrêmement graves et l'asphyxie fut d'ailleurs la cause immédiate de la mort. Il est certain que, dans ces épanchements à reproduction rapide, le meilleur moyen de faire cesser la compression dangereuse du cœur et du poumon, c'est d'assurer par une large incision de la plèvre l'écoulement permanent des sécrétions purulentes.

Chez les enfants, l'opération de la thoracentèse par aspiration nécessite quelques précautions particulières à cet âge. En général, il faut ponctionner plus haut chez l'enfant que chez l'adulte, et surtout lorsque l'empyème occupe le côté droit de la poitrine. M. Roger conseille le sixième espace à gauche, le cinquième et même le quatrième à droite. Pendant les premières années de la vie, la convexité du diaphragme s'élève très haut, et le foie fait une forte saillie dans le thorax du côté droit. La présence d'un épanchement dans la plèvre ne produit qu'un abaissement incomplet du foie et du diaphragme.

L'exsudat liquide s'accumule dans les régions postéro-inférieures de la plèvre. Il est donc préférable de pratiquer la ponction sur la ligne axillaire postérieure, ou même sur la ligne de l'angle de l'omoplate. D'ailleurs, en ponctionnant plutôt en arrière qu'en avant, on évite plus sûrement encore la blessure du diaphragme et du foie.

C'est une règle générale de la thoracentèse, et sur laquelle nous avons insisté déjà, de ne point évacuer en une seule fois la totalité d'un grand épanchement pleurétique. C'est le meilleur moyen d'éviter les accidents graves, consécutifs à la thoracentèse, la syncope et l'œdème congestif du poumon. La plupart des auteurs, entre autres M. Roger, conseillent néanmoins de chercher à obtenir une évacuation aussi complète que possible de l'empyème infantile traité par la thoracentèse aspiratrice. Les accidents de la thoracentèse sont beaucoup plus rares chez l'enfant que chez l'adulte, et plus rares encore dans le cas de pleurésie purulente que dans le cas de pleurésie séreuse. — En effet, en parcourant la littérature de l'empyème infantile, nous n'avons trouvé que trois exemples de ce genre d'accidents. Un cas de syncope a été rapporté par Rilliet et cité par M. Roger (1) dans sa communication à l'Académie de médecine. Un autre cas de syncope dû à M. Barthez est signalé par M. Larcher dans sa traduc-

(1) *Bulletin de l'Académie de médecine* 1872, p. 622.

tion de l'ouvrage de Holmes. Enfin M. Homolle (1) donne l'indication d'une observation de Thiriar, dans laquelle un jeune enfant fut pris, à la suite d'une thoracentèse par aspiration, d'une expectoration sanguinolente, puis sanglante, sans que cet accident ait eu une fâcheuse terminaison. — D'ailleurs il importe de remarquer que, si l'épanchement est purulent, l'évacuation totale est à peu près indispensable pour obtenir la guérison. Laisser du pus dans la plèvre, c'est y laisser des germes infectieux dont le développement rapide rétablira bientôt le processus de suppuration. Ajoutons encore que l'évacuation totale offre moins de danger dans les conditions particulières où il est permis de tenter l'application de la méthode des ponctions au traitement de l'empyème infantile. Il s'agit de pleurésies purulentes aiguës, récentes, dans lesquelles le poumon n'est point encore bridé par des néomembranes inextensibles et peut très bien se dilater à un degré suffisant pour combler le vide que l'aspiration développe dans la cavité pleurale.

Pleurotomie antiseptique. — La pleurotomie est assurément le traitement le plus rationnel de l'empyème infantile. Elle est l'opération qui, chez l'enfant comme chez l'adulte, remplit le plus sûrement et le plus complètement toutes les indications que comporte le traitement de la pleurésie purulente. Elle n'est pas plus dangereuse et ne présente pas plus de difficultés dans les premières années qu'à une période plus avancée de la vie. Quand elle est pratiquée de bonne heure et suivant toutes les règles de la méthode antiseptique, elle peut donnner des résultats extrêmement remarquables et tels qu'on les demanderait vainement à toute autre méthode de traitement. La guérison est très rapide et elle est souvent obtenue sans aucune déformation thoracique.

La pleurotomie est si bien le traitement rationnel de l'empyème infantile, qu'elle réussit encore à procurer la guérison après l'insuccès bien constaté de la méthode des ponctions et du procédé des tubes et des canules à demeure. La littérature de l'empyème renferme un très grand nombre d'observations dans lesquelles nous voyons des enfants de tout âge, vainement traités pendant des mois par les ponctions, la canule, le siphon, subir une transformation inespérée peu de jours après la large ouverture de l'abcès pleural.

Chez l'enfant, la pleurotomie a deux précieux avantages. Elle supprime promptement les phénomènes de résorption ; elle utilise, mieux que toute

(1) *Revue des sciences médicales* 1880, t. XVI, p. 335.

autre intervention, les conditions relativement favorables que présente l'empyème infantile. — Nous avons vu que les enfants supportent mal les accidents septicémiques. Dans les formes suraiguës et aiguës de la pleurésie purulente, si la mort n'est point causée par l'abondance même de l'épanchement, l'enfant ne tarde guère à succomber, emporté par l'intensité et la continuité des phénomènes de résorption. Les ponctions, les tubes et les canules sont des moyens très insuffisants pour combattre efficacement la septicémie pleurale. Combien est préférable l'ouverture large de la plèvre, qui assure l'évacuation totale, permanente des sécrétions, et permet le lavage complet de la cavité suppurante. — Il est certain qu'il y a plus de ressources pour la guérison chez l'enfant que chez l'adulte; les tissus ont plus de vitalité, le poumon se dilate plus aisément et la cavité suppurante est de beaucoup moindre étendue. Or la pleurotomie permet l'évacuation complète du pus et des fausses membranes qui font obstacle au bourgeonnement de la plèvre; elle place le poumon dans les conditions les plus favorables à sa prompte dilatation (1); elle assure le repos de l'abcès pleural, repos très propre à activer le travail de réparation. Aussi est-on souvent surpris de la rapidité avec laquelle se cicatrise l'empyème infantile traité par la pleurotomie. Les observations ne sont pas très rares de pleurésie purulente infantile complètement guérie quinze à vingt jours seulement après l'opération de l'empyème.

La méthode des ponctions n'a quelques chances de succès que dans des conditions assez exceptionnelles, dans les empyèmes récents des très jeunes enfants; la pleurotomie est au contraire applicable à tous les cas et offre toujours le maximum des chances de guérison. D'autre part, si l'opération est faite suivant les règles de la méthode antiseptique, elle n'expose pas plus la vie du petit malade qu'une simple ponction aspiratrice.

Aussi, la plupart des chirurgiens d'enfants sont-ils d'avis que l'empyème infantile doit être, comme l'empyème de l'adulte, exclusivement traité par la pleurotomie. Telle est la conclusion qui se dégage d'une leçon clinique de M. de Saint-Germain (2), chirurgien de l'hôpital des enfants à Paris, sur le traitement de l'empyème chez les enfants. M. Cadet de Gassicourt (3), également médecin d'un hôpital d'enfants, n'est pas moins explicite: « l'opération de l'empyème est pré-

(1) V. Chapitre III, p. 221.
(2) *Revue des maladies de l'enfance*, 1884, t. II, p. 188.
(3) Traité clinique des maladies de l'enfance, t. I, p. 352.

férable à celle des ponctions successives, parce qu'elle est toujours applicable et suffit toujours, tandis qu'il y a beaucoup de cas où la thoracentèse ne suffit pas. » M. Kœnig, M. Gœschel et M. Wagner en Allemagne, M. Cabot en Amérique, M. Ed. Marckey en Angleterre sont unanimes à repousser la méthode des ponctions et à considérer la pleurotomie comme le seul traitement rationnel de l'empyème infantile.

Observations. — Dans le chapitre consacré à la pleurotomie, nous avons cité déjà un certain nombre d'observations d'empyème infantile traité par cette opération : une observation de M. Sinclair (jeune fille de 11 ans), une observation de M. E. Markham Skeritt (enfant de 8 ans), une observation de M. Stanley Smith (enfant de 4 ans), quatre observations de M. Goeschel (enfants de 1, 3 1/2, 3 1/2 et 4 ans), une observation de M. Kœnig (enfant de 10 ans), deux observations de M. Wagner (enfants de 5 et 6 ans), deux observations de M. Cabot (enfants de 11 ans, de 16 mois), une observation de M. Moizard (enfant de 6 ans), une observation de M. Krabbel (enfant de 10 ans). Dans ces quatorze cas, il s'agit de la pleurotomie antiseptique et assez souvent l'opération a été réellement précoce, c'est-à-dire pratiquée avant la fin du premier mois.

Nous avons à dessein rapporté ces observations dans le chapitre de la pleurotomie antiseptique, car elles nous ont permis de faire une étude plus complète de cette opération. Nous y revenons de nouveau ; elles peuvent, en effet, servir à apprécier la valeur de la pleurotomie appliquée aux diverses formes de l'empyème infantile.

Les observations **30, 31, 32, 33, 34, 55**, sont des exemples de pneumo-pleurésie, c'est-à-dire de pleurésie purulente consécutive à la pneumonie. Cette forme de l'empyème est très commune chez les enfants. La pleurotomie y donne d'excellents résultats. Dans ces 6 cas, les suites de l'opération ont été fort simples, sauf peut-être dans l'observation **33**, où la suppuration de la plèvre a été très abondante et de longue durée. La guérison complète a été obtenue en : 27 jours, 4 semaines, 1 mois, 4 mois et demi, 4 semaines, 1 mois.

Dans l'observation **49** l'empyème complique la scarlatine. L'opération est pratiquée un mois après le début de la pleurésie, et la cicatrisation est achevée au bout d'un mois.

L'observation **38** a trait à un empyème chronique, datant de 9 mois et compliqué de fistule pleuro-cutanée. Malgré ces conditions défavorables, six semaines suffisent pour obtenir la guérison.

Dans les observations **23**, **25**, **35**, il s'agit de pleurésies purulentes très probablement consécutives à la pleurésie séreuse. L'inflammation de la plèvre date de plusieurs mois au moment de l'opération. Aussi le travail de réparation présente-t-il une plus longue durée : 2 mois et 12 jours, 2 mois et 8 jours, 5 semaines.

L'empyème est primitif dans les observations **37**, **42**, **44**. Dans un cas (obs. **44**) la guérison n'est obtenue qu'au bout de 2 mois ; mais l'enfant n'a été opéré que 6 semaines après le début. Dans les deux autres cas, la cicatrisation est remarquablement prompte ; elle dure 17 et 9 jours seulement. Chez ces deux petits malades, la pleurotomie a été relativement précoce.

La littérature de l'empyème infantile renferme déjà un certain nombre de cas traités d'emblée par la pleurotomie antiseptique ou incomplètement antiseptique. Nous en rapportons encore quelques-uns, choisis de façon à compléter cette étude des applications de la pleurotomie aux diverses formes de l'empyème infantile.

On a contesté que l'incision de la plèvre puisse convenir dans le traitement de la pleurésie purulente des très petits enfants. Cette opération serait, dit-on, plus périlleuse et donnerait de moins bons résultats que la méthode des ponctions. Or le très jeune âge ne saurait être une contre-indication de la pleurotomie. Une fois l'incision faite suivant les règles de la méthode antiseptique, les pansements deviennent de plus en plus rares, les lavages de la plèvre peuvent être supprimés, et ce traitement consécutif très simple est, sans aucun doute, mieux toléré par les petits enfants qu'une série de ponctions aspiratrices répétées pendant plusieurs mois. Du reste, voici deux observations qui montrent bien le peu de solidité de ces objections. Il s'agit de deux très jeunes enfants, âgés l'un de 11 semaines et l'autre de 7 mois. La première observation est particulièrement instructive ; le traitement débute par la thoracentèse, est continué par le tube à demeure, et l'insuccès de ces deux procédés rend nécessaire l'opération de l'empyème.

Observation 123. — (Philippart. *Bulletin médical du Nord*, Juillet 1883. Résumée). — Le *24 novembre 1878*, je fus appelé à donner mes soins à la petite Marthe F..., à Roubaix. L'enfant, âgée de *onze semaines*, avait pris froid quelques jours auparavant en allant à la campagne. Elle toussait ; la respiration paraissait gênée, et le pouls était à 120. Chaque fois que l'enfant toussait, elle jetait des cris, provoqués sans doute par la douleur de côté. Il était impossible d'ausculter l'enfant qui ne cessait de crier. Matité à la percussion dans une grande partie du côté droit. — Le *16 décembre*, on me fit chercher en toute hâte ; la petite Marthe avait été prise tout à coup d'une grande gêne de la respiration. Elle avait 140 pulsations.

Nouveau vésicatoire; potion avec acétate d'ammoniaque et élixir de Garus. — Le *24 décembre*, la respiration était si gênée, la suffocation me paraissait si imminente que je proposai la thoracentèse qui fut acceptée. Je la pratiquai avec le Dr Butruille, et je retirai à peu près 60 grammes de liquide puriforme. On soutint les forces de l'enfant en la mettant au sein le plus souvent possible et en lui donnant du bouillon et du cognac dans de l'eau sucrée. — Tout paraissait bien aller, quand, le *5 janvier*, Marthe F..., fut prise d'un nouvel accès de suffocation. Je pratique une ponction avec un trocart plus volumineux, je retire 50 grammes de pus et j'introduis par la canule une petite sonde que je laisse à demeure. Chaque jour, je pratique deux lavages avec de l'eau phéniquée et alcoolisée. L'enfant alla bientôt mieux. Une dizaine de jours après l'opération, le drain sortait presque continuellement. Comme la suppuration était nulle, et comme je me trouvais dans l'impossibilité de maintenir le tube dans la plèvre, je laissai la plaie libre, et le lendemain le trajet fistuleux était fermé. La respiration paraissait bonne, l'enfant prenait le sein avec avidité; elle prenait surtout avec plaisir le cognac étendu d'eau.

Le *24 janvier* (2 mois environ après le début de la pleurésie), je fus appelé en toute hâte, et je trouvai l'enfant dans un état effrayant, la peau froide, la figure cyanosée, le pouls imperceptible; c'était l'image de la mort. Comme la matité était évidente au-dessous de l'endroit où la deuxième ponction avait été pratiquée, je fis l'opération de l'empyème deux côtes plus bas. Il s'écoula aussitôt un flot de pus d'une odeur fétide. J'introduisis immédiatement un tube de caoutchouc dans la plèvre, et on fit prendre à l'enfant un peu de vin chaud.

Le lendemain, on fit des lavages avec de l'eau phéniquée et alcoolisée. L'enfant prenait le sein et buvait avec plaisir l'eau additionnée de cognac. On lui fit prendre en outre du jus de viande pressée et un peu de bouillon.— Les symptômes alarmants s'amendèrent rapidement. La suppuration perdit très vite sa mauvaise odeur et, le *20 février*, elle était complètement tarie.

Le *20 mars* (2 mois après la pleurotomie), le tube est retiré. L'enfant se porte bien et ne tousse plus. Pendant 58 jours, elle a absorbé, outre le vin, 1,500 grammes de cognac. — Depuis, la santé de l'enfant s'est toujours améliorée. Elle a bientôt 4 ans et ne présente actuellement aucune trace de déformation thoracique.

Observation 124.—(Lindner, *Jahrbuch fur Kinderheilkunde* 1881. Bd. XVII. Résumée).—Hans B..., âgé de 7 mois, issu de parents sains, tombe malade vers le milieu de *mai*. Il présente des troubles digestifs graves, vomissements et constipation opiniâtre. Une selle, obtenue par le calomel et des lavements purgatifs, répand une odeur très fétide. L'enfant n'a presque pas de fièvre. Deux jours après, survient de la toux; cependant l'examen de la poitrine est négatif. Les troubles digestifs cessent, l'appétit reparaît; je cesse de voir le malade, en recommandant à l'entourage de surveiller son alimentation. — Le *12 juin*, je suis appelé de nouveau. Pendant qu'on baignait l'enfant, on vient de lui découvrir une tumeur sur la poitrine. Cette tumeur est située au niveau du huitième espace, sur la ligne axillaire. Elle communique manifestement avec la cavité thoracique. Une ponction que j'y pratique avec la seringue de Pravas donne du pus. Une deuxième ponction est faite avec une plus grosse aiguille, et à l'aide de l'aspirateur de Quincke, j'aspire environ 70 grammes de pus fluide et sans odeur. Les premiers jours, la fièvre parut tomber, mais elle reparut bientôt.

Le *19 juin* (un mois environ après le début de la pleurésie), je pratique l'incision de la plèvre, dans le huitième espace, au lieu de la dernière ponction. Il s'écoule environ un demi-litre de pus sanguinolent, épais et inodore. La plèvre est lavée avec une solution tiède d'acide salicylique. Pansement avec de la gaze, maintenue à l'aide d'une bande gommée.

Les suites de l'opération sont très favorables. Le pansement est d'abord changé tous les jours, puis, à partir du cinquième jour, seulement tous les trois jours. La sécrétion de la plèvre est peu abondante, et la température est devenue normale. Le traitement consécutif est traversé par quelques accidents de dentition. Le seizième jour, le drain est enlevé; le dix-neuvième, le pansement est cessé.

Le *vingt-deuxième* jour après l'opération, la plaie est cicatrisée. La dilatation du poumon est complète. Il n'y a pas trace de déformation du côté gauche de la poitrine.

Dans l'observation de M. Philippart, la guérison se fit attendre 2 mois, mais l'opération n'avait été pratiquée que 2 mois environ après le début de la pleurésie. La cicatrisation est plus rapide, elle est achevée au bout de 22 jours, dans le cas de M. Lindner, et ce résultat plus favorable est évidemment dû à la précocité de la pleurotomie, faite pendant le cours du premier mois. Remarquez que ces deux très jeunes enfants ont guéri l'un et l'autre sans aucune déformation thoracique.

La pleurésie suraiguë, d'emblée suppurative, présente une haute gravité chez l'enfant. En quelques jours, elle compromet la vie, soit par la violence des symptômes généraux, soit par l'abondance et la reproduction rapide de l'épanchement. L'observation suivante, due à M. Redenbacher, est un remarquable exemple de cette forme grave de l'empyème infantile. Au moment de l'opération, un mois environ après le début, la mort paraît imminente, et cependant quinze jours suffisent pour obtenir la cicatrisation d'un abcès qui remplit toute la plèvre.

Observation 125. (Redenbacher. *Deutsch. archiv. für Klin. medicin.* Bd.IX p. 240, Résumée). — Johann S.., âgé de 6 ans, fils de paysans. Au commencement de *juillet 1870*, cet enfant, jusque là bien portant, tombe malade. Il est atteint d'une pleurésie droite avec fièvre violente. En peu de jours, l'épanchement prend des proportions considérables. La matité s'étend, en avant, de la clavicule au diaphragme et, en arrière, elle remonte jusqu'au milieu de l'omoplate. La température s'élève à 41°. Après une semaine, il ne survient aucune amélioration. L'épanchement augmente encore, la fièvre est toujours véhémente et le côté droit présente une matité totale. A la fin de la quatrième semaine, il n'y a pas trace de résorption. Bien au contraire, la dilatation de la poitrine augmente et la dyspnée va jusqu'à l'étouffement. L'allure paroxystique de la fièvre qui oscille de 39,5 à 41° fait présumer que l'épanchement est purulent. A ce moment l'enfant a l'aspect d'un squelette et son état est tellement grave que la mort paraît imminente.

C'est alors (1 mois après le début de la pleurésie), que je résolus de pratiquer la paracentèse. Ponction exploratrice avec un petit trocart dans le cinquième espace, à

3 centim. au dessous et en dehors du mamelon droit. Un pus épais sort goutte à goutte. Aussitôt j'agrandis l'ouverture de 3 centim. avec le bistouri. Il s'écoule une grande quantité de pus épais. L'enfant fait de profondes inspirations, crie, et l'air pénètre en sifflant dans la poitrine. Le pansement se compose d'une compresse trempée dans l'eau chaude, couverte d'une toile cirée et maintenue par un mouchoir triangulaire.

Aussitôt après l'opération, la respiration devient plus libre. La température, qui auparavant était à 40°, tombe le premier jour à 38,8 et le cinquième à 37,5. Retour du sommeil et de l'appétit. Amélioration de l'état général. Le lendemain de l'opération, introduction dans la plaie d'un tube de caoutchouc de 6 centim. pour en empêcher la cicatrisation trop rapide. Malgré deux lavages par jour à l'eau tiède, le pus commence, dès le cinquième jour, à prendre une odeur fétide. On ajoute à l'eau tiède du lavage un peu d'acide phénique, et cette odeur disparaît. Le poumon se dilate immédiatement après l'opération et le huitième jour il descend jusqu'au diaphragme. A partir de ce moment, la sécrétion de la plèvre est très réduite.

Le *quatorzième jour*, le tube est enlevé, et le lendemain la plaie est cicatrisée. — Dès lors l'enfant est guéri. On me le ramena quelques mois plus tard. Il avait engraissé, jouissait d'une bonne santé et les deux côtés de la poitrine étaient parfaitement symétriques; il n'y avait à droite aucune trace de rétraction thoracique.

La dyspnée était extrême, et l'enfant allait succomber par asphyxie. L'opération de l'empyème eut pour premier résultat de faire cesser la compression du cœur et du poumon. L'enfant put respirer. Avec la ponction, le soulagement n'est que momentané, car un des caractères de cet empyème infantile aigu, c'est la reproduction extrêmement rapide de l'épanchement. Remarquez encore l'heureuse influence de l'opération sur la fièvre. La température s'élevait à 40° avant l'ouverture de la plèvre; le lendemain, elle tombe à 38°,8, et le cinquième jour elle est devenue normale. Comme dans les deux cas précédents, il n'y a pas de déformation thoracique. Nous avons vu que cette déformation est extrêmement prononcée chez les enfants traités par le procédé des tubes ou des canules à demeure. Ce résultat heureux est dû tout simplement à ce que, après la pleurotomie, le travail de réparation marche avec une beaucoup plus grande activité.

Lorsque l'empyème est subaigu et succède à la pleurésie séreuse, bien que la situation du petit malade soit moins grave, il semble que les conditions locales soient moins favorables pour une cicatrisation rapide, et, dans les cas de ce genre, le travail de réparation présente généralement une plus longue durée. Ainsi, dans l'observation **126**, l'empyème n'est définitivement oblitéré que 61 jours après l'opération de la pleurotomie. Il est vrai que la suppuration de la plèvre a été probablement entretenue par le séjour prolongé du tube dans la plèvre.

Observation 126. (Caussidou. *Alger médical*, 1 février 1884. Résumée). — A. F... âgé de 4 ans est admis à l'hôpital Mustapha d'Alger le *10 septembre 1883.* On ne peut préciser exactement le début de la maladie. L'enfant tousse depuis quelque temps. La température est à 39,2. Signes d'un épanchement pleurétique total dans le côté droit. La fièvre paraît diminuer pendant quelques jours. Le *20 septembre*, une ponction aspiratrice donne 100 grammes de pus.

Le *22 septembre* (après une durée indéterminée de la pleurésie), pleurotomie antiseptique pratiquée par M. Vincent. Pulvérisations phéniquées. Issue de 400 à 500 grammes de pus. Extraction de fausses membranes qui gênent l'écoulement du pus. Pas de lavage. Drainage avec un gros tube. Pansement antiseptique.

Le lendemain, la température s'élève à 38,5. Aussi le pansement est-il changé. A partir de ce moment, l'apyrexie est complète. Le matin la température est à 37,5 et le soir elle est un peu moins élevée : 36,8; 36,5; 37. — *Le 25*, pansement. — *Le 28*, pansement. Le tube est raccourci. — Le *2 octobre*, pansement; tube raccourci; pas de pus dans la plèvre. — *Le 9*, la température monte à 38°,8. — *Le 10*, pansement; un peu de pus dans les pièces du pansement; rien dans la plèvre. La respiration s'entend bien, mêlée de râles et de frottements. Tube raccourci. — A dater de ce jour, la température n'a pas dépassé 37,5 et n'a même atteint ce chiffre que trois fois. — *Le 18*, pansement. — *Le 24*, pansement. — *Le 30*, pansement. La mensuration donne 27 centimètres pour chacun des deux côtés de la poitrine. — Le *14 novembre*, pansement; érythème autour de la plaie. — *Le 19*, pansement. — *Le 22*, le tube est retiré.

Le 23 novembre (61 jours après l'opération), la plaie est fermée. — Les pansements ont été rares, et on n'a fait aucun lavage de la plèvre, pas même au moment de l'opération. L'auteur fait remarquer que la guérison eût été probablement plus prompte, s'il avait osé enlever le tube de bonne heure.

Statistiques. — Il en est de la pleurotomie comme de tous les autres procédés de traitement de l'empyème infantile; on n'a guère publié que les cas suivis de succès. Les 18 observations que nous avons citées ne peuvent, pour cette raison, fournir les éléments d'une statistique de quelque valeur. Nous avons cependant, parmi ces 18 empyèmes infantiles traités par la pleurotomie, une série de 4 cas, due à M. Goeschel, et tous suivis de guérison. Mais ce chiffre est évidemment insuffisant. En parcourant la littérature de l'empyème infantile, nous n'avons pu trouver une série contenant un nombre de cas comparable à celui de la statistique de M. Eddison qui a trait à la pleurotomie pratiquée chez l'adulte.

M. Cheadle (1) a publié, en 1881, une série de 34 cas d'empyèmes infantiles. Mais M. Cheadle a traité bon nombre de ses petits malades par la méthode des ponctions. Le résultat brut de cette statistique est le suivant : 34 cas, 21 guérisons, 13 morts, soit une mortalité de 38,2 p. 100. C'est à peu près la proportion des statistiques de M. West (méthode des ponctions) et de M. Goodhart (méthode du flacon), lesquelles donnent l'une et

(1) The Lancet, 1881, t. II, pages 786 et 822.

l'autre une mortalité de 40 p. 100. — En éliminant les cas de mort causée par des maladies intercurrentes ou des complications étrangères à l'intervention elle-même, et en ajoutant aux succès 3 cas dans lesquels la mort est survenue après la guérison et fut provoquée par une maladie épidémique, les résultats sont ainsi modifiés : 31 cas, 24 guérisons, 7 morts, soit une mortalité de 22 p. 100. — Le côté de l'empyème est indiqué dans 33 cas ; 16 fois il siège à droite et 17 fois à gauche. Or, parmi les cas de guérison, tandis qu'il y a 15 empyèmes à gauche, il n'y a que 7 empyèmes à droite. Ce résultat semble indiquer que la cicatrisation de l'abcès pleural est plus facile du côté gauche que du côté droit. Nous verrons également, en traitant de l'opération de la résection multiple des côtes dans l'empyème chronique, que les succès sont plus nombreux à gauche qu'à droite. — Sur les 24 cas terminés par guérison, 9 ont été traités par la méthode des ponctions et 15 par la pleurotomie incomplètement antiseptique. Il ne faudrait pas conclure de ces chiffres que la méthode des ponctions offre presque autant de chance de succès que l'opération de l'empyème. M. Cheadle débute dans le traitement de la pleurésie purulente infantile par la thoracentèse et, en cas d'insuccès, pratique l'incision de la plèvre ; il opère donc une véritable sélection au profit de la méthode des ponctions. — Parmi les 9 cas de succès obtenus par la ponction, il n'y a qu'un seul exemple de grand épanchement ; dans tous les autres cas, la pleurésie n'est pas générale et la collection purulente n'occupe qu'une région limitée de la plèvre. De ce fait M. Cheadle tire cette conclusion que la méthode des ponctions ne réussit que dans les cas de petit épanchement et que, si l'épanchement est considérable, il faut préférer l'opération de l'empyème. — Les 15 petits malades guéris par l'incision de la plèvre ont été traités par la pleurotomie incomplètement antiseptique. Trois fois M. Cheadle a employé la pleurotomie antiseptique et ces trois opérés sont morts. Aussi M. Cheadle a-t il renoncé à l'usage du spray et des pansements à l'acide phénique. Cependant les trois petits malades sont morts d'accidents auxquels la méthode antiseptique est restée tout à fait étrangère ; deux ont succombé à des méningites, et l'autre à des inflammations du péritoine et du poumon.

A défaut d'une statistique portant sur un nombre de cas suffisant, il est bien permis de penser que la pleurotomie antiseptique doit donner chez l'enfant des résultats au moins aussi satisfaisants que chez l'adulte. Or nous avons vu que chez l'adulte la mortalité est de 20 p. 100 pour l'ensemble de tous les cas, et de 10 p. 100 seulement si de cet ensemble on élimine les empyèmes tuberculeux. Il est très probable que la mortalité doit être moins élevée pour l'empyème infantile, étant donné que chez l'enfant les conditions locales sont généralement plus favorables pour le travail de réparation. On réussirait, sans doute, à diminuer encore le taux de la mortalité en prenant pour règle d'établir le plus tôt possible le diagnostic de la nature purulente de l'épanchement, d'intervenir dès que ce diagnostic est établi et de préférer à toute autre méthode de traitement la pleurotomie antiseptique, du moins si l'on en juge par les résultats obtenus, dans quelques-unes des observations que nous avons citées, par la pleurotomie antiseptique et précoce.

Quant à la durée de la période de cicatrisation, nos 18 observations nous donnent une moyenne de 48 jours. Cette moyenne est de 49 jours pour l'empyème de l'adulte, d'après la statistique de M. Eddison. La différence devrait être plus accusée et plus en faveur de l'empyème infantile. Le chiffre de 18 cas, est, en somme, peu considérable, et, parmi ces 18 cas, se trouve un cas de M. Goeschel pour lequel la période de cicatrisation n'a pas duré moins de 135 jours.

Procédé opératoire. — La pleurotomie est pratiquée chez l'enfant suivant les mêmes règles que chez l'adulte. Il y a cependant quelques détails particuliers à l'enfance et qu'il faut connaître.

Nous avons indiqué la contre-indication de l'anesthésie générale. Il faut y renoncer si l'enfant présente des troubles graves de la respiration et de la circulation. Un certain nombre des petits malades dont nous avons donné les observations ont été anesthésiés par le chloroforme, et il n'en est résulté aucun accident fâcheux. Nous n'avons trouvé aucun fait dans lequel l'opérateur ait eu recours à l'anesthésie locale par injection sous-cutanée de chlorhydrate de cocaïne. Peut-être pourrait-on tenter ce procédé d'anesthésie locale en proportionnant les doses à l'âge du petit malade. Si l'opéré n'est pas anesthésié, il faut le maintenir solidement, surtout pendant l'incision de la plèvre, de crainte que le bistouri ne dévie vers le bord inférieur de la côte supérieure et ne blesse l'artère intercostale. Une fois la plèvre ouverte, l'agitation et les cris ne sont pas à redouter ; ils favorisent l'évacuation de l'abcès pleural. Il est même désirable que l'anesthésie ne soit pas prolongée au delà de l'incision de la plèvre.

Comme pour la ponction, il ne faut pas oublier que le diaphragme remonte très haut dans le thorax des enfants. L'incision sera donc pratiquée un peu plus haut chez l'enfant que chez l'adulte, surtout si l'empyème est à droite, à cause de la présence du foie de ce côté. On peut choisir le cinquième ou le sixième espace intercostal. Du reste, il n'y a pas de règle absolue. On commence par délimiter soigneusement l'étendue de l'abcès pleural à l'aide de l'auscultation et de la percussion. Une ponction exploratrice est pratiquée dans le point qui paraît le plus favorable à l'écoulement des liquides, et, si elle donne du pus, c'est là qu'il convient d'inciser l'espace intercostal.

Opérer trop bas présente, si l'empyème n'est plus récent, un réel inconvénient au point de vue de la marche du travail de réparation. Dans un cas de ce genre, la dilatation du poumon ne sera probablement ni très rapide ni très complète. Le diaphragme devra donc être attiré dans le thorax et, par cette élévation, contribuer à l'oblitération de la cavité purulente. Si l'incision est placée très bas, en un point très déclive de l'empyème, la présence du tube et l'écoulement des sécrétions pleurales font obstacle à cet accolement nécessaire du diaphragme à la paroi costale.

M. Roger est d'avis qu'il vaut mieux, chez l'enfant, placer l'incision plutôt en avant qu'en arrière de la ligne axillaire. Les pansements sont plus faciles, dit M. Roger, si la plèvre est ouverte sur la paroi antérolatérale du thorax. La plaie occupe-t-elle la paroi postérieure, à chaque pansement, l'enfant craint une nouvelle intervention douloureuse et se livre à une extrême agitation. Cependant il est plus important encore d'assurer l'écoulement des sécrétions pleurales, et nous croyons préférable d'opérer sur la ligne axillaire postérieure, sur le bord antérieur du muscle grand dorsal. M. Cheadle redoute l'infiltration purulente des muscles que le bistouri doit traverser pour atteindre la plèvre. On évite cet inconvénient en donnant à l'incision superficielle une plus grande étendue qu'à l'incision profonde et en se conformant rigoureusement aux règles de la méthode antiseptique.

La plèvre doit être ouverte dans une étendue suffisante pour permettre l'évacuation immédiate et complète des parties solides de l'exsudat pleurétique. Une incision de deux à trois centimètres est généralement suffisante.

Résection costale. — Chez les petits enfants, l'étroitesse de l'espace intercostal rend difficile le drainage de la plèvre avec un tube de gros calibre. Le tube est comprimé entre les deux côtes ; de là un écoulement imparfait des sécrétions purulentes. De plus, le frottement et la pression prolongés du tube sur le périoste expose à la nécrose superficielle d'une côte, quelquefois même des deux côtes. Aussi beaucoup de chirurgiens ont-ils conseillé d'ouvrir une voie plus large vers l'abcès pleural, en pratiquant la résection d'un fragment de 2 à 3 centimètres sur l'une des deux côtes.

Bien avant qu'il ne fût question de la résection multiple des côtes dans l'empyème chronique, en 1865, Roser (1) considérait la résection d'une côte comme un complément utile de l'opération de l'empyème. Gerhardt et Baginsky ont reconnu les avantages de l'opération de Roser dans l'empyème infantile. Kœnig (2) et Wagner (3) recommandent la résection d'une côte, même dans l'empyème de l'adulte ; ils estiment que, dans tous les cas, ce procédé est bien préférable à la simple pleurotomie. En France, M. Lucas Championnière (4) a également pratiqué la pleurotomie avec résection d'une côte ; il est d'avis que l'ablation d'un segment de l'arc costal, en facilitant l'évacuation du foyer purulent, contribue à prévenir la formation d'une fistule permanente.

Deux chirurgiens anglais, M. W. Thomas et M. A. Lane, ont appliqué la pleurotomie avec résection costale au traitement d'un certain nombre d'empyèmes infantiles. — La statistique de M. W. Thomas (5) comprend 9 cas. Au moment de la publication du mémoire de M. W. Thomas, 7 opérés étaient complètement guéris, 1 était en voie de guérison, 1 était mort. Ce dernier fut opéré *in extremis* et mourut quelques heures seulement après l'opération. Il était âgé de 18 mois. Dans 6 cas, la pleurésie était plus ou moins récente ; dans 3 cas au moins, elle était chronique et datait de 3, 4 et 8 mois. Pour les 7 cas de guérison complète, la cicatrisation de l'empyème a duré de 4 à 6 semaines. — La statistique de M. A. Lane (6) ne renferme que 5 cas. Il y a 3 guérisons et 2 morts. De ces deux derniers opérés, l'un est mort de bronchite au bout de huit jours, et l'autre a succombé à une péricardite trois semaines après l'opération. Les trois guérisons ont été rapides ; elles ont été obtenues en 23 jours, 7 semaines, 39 jours. — Dans les 18 observations d'empyèmes infantiles que nous avons précédemment citées, la pleurotomie n'a pas été complétée par la résection costale, et la durée moyenne de la cicatrisation a été de 48 jours. D'après les statistiques de M. W. Thomas et de M. A. Lane, il semblerait donc que la résection d'une côte n'accélère pas beaucoup la marche du travail de réparation.

Nous avons déjà décrit le procédé opératoire de la résection costale ;

(1) *Centralbatt für chirurgie*, 1875, n° 38.
(2) *Ibid.*, 1880.
(3) *Volkmann's Sammlung*, mai 1881.
(4) Société de chirurgie, 1884, p. 693.
(5) *The Lancet*, 1880, t. p. 810.
(6) *Guy's hospital Reports*, t. XLI, 1883, p. 45.

nous y reviendrons encore dans le chapitre consacré au traitement de l'empyème chronique. Cette opération est fort simple et ne complique pas beaucoup l'opération de l'empyème. Elle a cependant l'inconvénient de nécessiter l'anesthésie générale qui n'est pas indispensable quand il s'agit de la seule pleurotomie.

Sans doute la résection d'une côte rend plus facile le drainage de la plèvre. Mais il n'est pas douteux qu'on puisse assurer, sans résection costale, un écoulement suffisant des sécrétions purulentes, même chez de très jeunes enfants. Dans les deux observations **123** et **124**, il s'agit d'enfants de 11 semaines et de 7 mois. Ils ont été rapidement guéris par la pleurotomie sans résection, et le traitement consécutif n'a été troublé par aucun accident de rétention purulente. Sur ce point encore il n'y a pas de règles absolues. La résection d'une côte doit être associée à la pleurotomie dans tous les cas où la seule incision de la plèvre paraît insuffisante pour drainer convenablement la cavité purulente. Elle est rarement nécessaire dans l'empyème aigu. Si la pleurésie est récente, les espaces intercostaux sont plutôt dilatés que rétrécis. Au contraire, dans l'empyème chronique, compliqué de fistule pleuro-bronchique ou pleuro-cutanée, l'évacuation partielle de l'abcès pleural a produit un certain degré de rétraction thoracique. Les côtes sont rapprochées au point d'arriver au contact et les espaces intercostaux très rétrécis. Telle est l'indication la plus commune de la résection d'une côte dans l'empyème infantile.

Lavages de la plèvre. — Soins consécutifs. — La pleurotomie antiseptique doit être préférée toujours à la pleurotomie incomplètement antiseptique. On peut faire un seul lavage de la plèvre, au moment même de l'opération. Cependant ce lavage paraît moins nécessaire encore chez l'enfant que chez l'adulte. Les quatre petits malades de M. Goeschel dont nous avons rapporté les observations (obs. **31, 32, 33, 34.**) ont été guéris sans aucun lavage de la cavité suppurante. Mais l'injection antiseptique dans la plèvre est indispensable si l'empyème est putride, ou bien si la fièvre persiste pendant plusieurs jours après l'opération.

L'acide phénique est plus dangereux chez les jeunes enfants, surtout s'ils sont débiles, cachectiques, épuisés par une maladie antérieure ou par la longue durée de la suppuration. Le collapsus apparaît plus promptement et il est plus grave dans les premières années qu'à une période plus avancée de la vie. Mais ce n'est pas une raison pour renoncer à la méthode antiseptique. Sans doute, il est très prudent de proscrire l'acide phénique chez les enfants ; mais on peut le remplacer par d'autres agents antiseptiques moins dangereux, tels que l'alcool, l'eau salée, le chlorure de zinc et surtout l'acide borique. Nous employons chez les enfants l'acide borique en solution de 2 à 10 p. 100, soit pour le spray, soit pour le pansement et le lavage de la plèvre.

Le spray n'est pas moins indispensable chez l'enfant que chez l'adulte.

Les tubes de petit calibre exposent aux accidents de la rétention purulente; il est donc nécessaire de drainer avec un gros tube, surtout lorsque l'exsudat pleurétique n'est pas homogène et renferme des parties solides, fausses membranes épaisses ou débris sphacélés de l'écorce du poumon. Un seul gros tube est préférable, même chez l'enfant, à deux tubes de plus petit calibre.

Le pansement antiseptique doit recouvrir tout le tronc, depuis les épaules jusqu'aux hanches, sans exercer cependant une trop forte constriction sur le thorax et sur l'abdomen. Faire une onction sur la peau avec de la vaseline pure ou boratée est une précaution indispensable chez les enfants dont la peau, fine et délicate, s'irrite facilement et se couvre d'éruptions au contact des pièces du pansement antiseptique. M. Lindner recommande la gaze imprégnée d'acide acétique ; elle aurait l'avantage de ne pas irriter la peau, même après plusieurs semaines d'application. Chez les enfants, on emploie beaucoup la gaze et la ouate préparées avec l'acide borique. C'est à ces pièces de pansement que nous donnons la préférence. M. Lindner conseille encore l'emploi de bandes gommées ; le pansement est plus solide et l'occlusion plus parfaite. Des bandes ordinaires de gaze antiseptique sont généralement suffisantes.

Les pansements sont renouvelés suivant les mêmes indications que chez l'adulte, tous les jours et même deux fois par jour tout à fait au début, tous les deux, trois ou quatre jours et même plus rarement encore lorsque la fièvre est tombée et que la sécrétion de la plèvre est réduite à quelques gouttes de pus ou de sérosité. Le spray est de rigueur à chaque renouvellement du pansement, du moins si l'on veut que la pleurotomie garde jusqu'au bout le caractère d'une opération réellement antiseptique.

Les indications des lavages de la plèvre pendant le traitement consécutif sont les mêmes que chez l'adulte : persistance de la fièvre, abondance de la suppuration, odeur fétide des sécrétions pleurales.

Le drain doit être l'objet d'une surveillance particulière. Il faut à chaque pansement s'assurer qu'il fonctionne bien et qu'il n'est pas obstrué par des fausses membranes et des grumeaux purulents. Du reste, le drain doit être, à chaque pansement, retiré, lavé, puis remis en place.

Les petits opérés d'empyème sont très sensibles aux influences contagieuses. Il faut donc, autant que possible, les éloigner des foyers de maladies infectieuses, telles que les fièvres éruptives, la diphtérie, la dysentérie. Nous avons vu, en étudiant les statistiques, que quelques-uns des petits malades qui ont succombé ont été emportés par des maladies contagieuses intercurrentes. Le séjour à la campagne est une condition très favorable et très propre à activer la marche du travail de réparation. Les succès sont moins nombreux à l'hôpital que dans la clientèle privée de la ville ou de la campagne, et quel que soit d'ailleurs le procédé de traitement mis en usage. M. Cheadle a fait cette remarque dans les commentaires dont il accompagne sa statistique, et il rappelle que M. West a réussi plus souvent avec la méthode des ponctions parmi les petits malades de la ville que parmi ceux de l'hôpital.

Les médicaments doivent être à peu près complètement laissés de côté. On peut cependant avoir recours à quelques agents de la médication tonique, tels que le protoïodure de fer et l'huile de foie de morue. Si la diarrhée persiste après l'ouverture de la plèvre et garde une odeur fétide, le meilleur traitement consiste à faire prendre à l'enfant quelques doses de poudre de charbon de Belloc.

Un des points les plus importants du traitement consécutif chez les enfants, c'est l'alimentation. M. Bouchut (1) a beaucoup insisté, et avec raison, sur la nécessité de soumettre ces petits malades à un régime vraiment réparateur. De la viande crue pulpée dans du bouillon ou mêlée à des purées de légumes, du beurre salé, des jus de viande, du thé de bœuf, du lait, des œufs, tels sont les principaux éléments de cette alimentation dont le médecin doit se préoccuper avec non moins de sollicitude que du traitement local de la pleurésie purulente. Les enfants acceptent volontiers l'alcool sous forme de vins vieux ou de liqueurs sucrés. On peut en donner même à de très jeunes enfants. Nous avons rapporté plus haut l'observation curieuse de ce nourrisson qui, dans l'espace de deux mois, prit, mêlé à de l'eau sucrée, plus d'un litre de cognac. L'enfant continua à prendre le sein de sa nourrice, et il ne semble pas que ces grosses doses d'alcool aient provoqué aucun trouble digestif.

Indications particulières du traitement. — Tels sont les procédés de traitement appliqués à la pleurésie purulente de l'enfance; deux seulement doivent être conservés, la ponction aspiratrice et la pleurotomie. Cette dernière opération constitue, comme dans l'em-

(1) *Gazette des hôpitaux*, 1871. loc. cit.

pyème de l'adulte, l'intervention rationnelle, applicable à tous les cas et donnant les meilleurs résultats. La méthode des ponctions n'a que des applications beaucoup plus restreintes. Pour l'empyème de l'adulte, nous avons conclu qu'il faut intervenir par la pleurotomie de préférence à toute autre opération, dès qu'une ponction exploratrice a démontré la nature purulente de l'épanchement. Pour l'empyème infantile, il n'y aurait aucun inconvénient, bien au contraire, à accepter une semblable conclusion. Cependant on peut tenir compte des guérisons spontanées par fistule pleuro-bronchique et des succès qu'a donnés la méthode des ponctions. Il y a donc lieu d'examiner avec plus de détails les indications qui naissent des conditions diverses dans lesquelles peut se présenter l'empyème infantile.

Quand elle est reconnue nécessaire, l'intervention doit être précoce. Quel que soit le procédé mis en usage, il a d'autant plus de chance de réussir que l'empyème est plus récent. Intervenir de bonne heure est un précepte non moins important chez l'enfant que chez l'adulte. La guérison sera d'autant plus sûre et rapide, que plus courte sera cette période qui s'étend du début de la pleurésie au moment de l'intervention. Dans sa communication à l'Académie, M. Roger n'a point manqué de faire remarquer que la méthode des canules à demeure donne de meilleurs résultats dans les cas récents que dans les cas anciens. Les pleurésies purulentes infantiles guéries par deux ou trois ponctions aspiratrices sont toutes des pleurésies relativement récentes. Nous avons cité des cas de guérison remarquablement rapide obtenue par la pleurotomie ; dans tous ces cas, la pleurotomie est tout à la fois antiseptique et précoce. Nous avons insisté déjà sur tous les avantages de l'opération précoce ; nous n'avons pas y revenir, car ils sont plus manifestes encore chez l'enfant que chez l'adulte.

I. — Le pus a perforé l'espace intercostal et forme un ou plusieurs abcès extérieurs plus ou moins volumineux ; la fistule pleuro-cutanée est imminente.

En pareil cas, il n'y a pas d'hésitation possible ; l'expectation est désastreuse, l'intervention est urgente, et la seule intervention acceptable, c'est la pleurotomie. Il est inutile, et même dangereux, de débuter par une ou plusieurs ponctions aspiratrices. Qu'elle soit faite sur la tumeur extérieure ou en tout autre point de la paroi thoracique, la ponction n'empêchera pas l'ouverture spontanée de l'abcès, c'est-à-dire l'établissement d'une fistule pleuro-cutanée. Or c'est là une des terminaisons spontanées les plus fâcheuses de l'empyème. A ce moment, il faudra bien recourir à la pleurotomie. Mieux vaut faire l'incision large de la plèvre avant que l'abcès ne se soit étendu et n'ait produit de vastes décollements de la peau. Du reste, il n'y a aucun exemple d'empyème avec abcès extérieur guéri par la méthode des ponctions.

Chez les enfants, la plèvre est souvent perforée en plusieurs points simultanément, et ces perforations occupent souvent aussi des régions dangereuses ou peu favorables à l'écoulement des liquides. La majeure partie des empyèmes de nécessité se trouvent au-devant de la ligne axillaire et dans les troisième, quatrième et cinquième espaces intercostaux. Faut-il toujours pénétrer dans la plèvre et y placer un drain au niveau même de l'abcès extérieur ? Nous avons déjà traité cette question (1). Si l'abcès est très voisin de la région précordiale, il faut se contenter de l'inciser et de le drainer ; quant à la pleurotomie, elle doit être pratiquée sur un autre point, par exemple au lieu d'élection. Si les abcès sont multiples, il faut choisir pour y pratiquer l'opération de l'empyème, celui qui paraît le mieux placé pour que l'ouverture de la plèvre favorise l'écoulement des liquides. Les autres abcès seront seulement incisés et drainés. Chez l'enfant, il est prudent d'inciser la plèvre dans un espace intercostal plus élevé que chez l'adulte. D'autre part, il n'y a pas d'inconvénient bien sérieux à pratiquer l'incision en avant de la ligne axillaire. Par conséquent, si l'abcès se trouve en avant de cette ligne et au niveau du quatrième ou du cinquième espace, on peut profiter de l'incision de l'abcès pour ouvrir et drainer la plèvre, bien que la situation de la fistule soit un peu défectueuse au point de vue de l'écoulement des sécrétions purulentes.

II. — Un ou plusieurs abcès extérieurs se sont ouverts spontanément, et il existe une ou plusieurs fistules pleuro-cutanées.

Dans ce cas encore, l'indication est très précise. Les chances de guérison spontanée sont très faibles. Si cet empyème est abandonné à l'évolution spontanée, l'enfant mourra très probablement de cachexie suppurative. Il faut donc intervenir.

La méthode des ponctions doit être tout de suite écartée. Elle n'a aucune chance de succès, et d'ailleurs elle n'a jamais réussi dans l'empyème avec fistule pleuro-cutanée. Elle ne peut que procurer l'évacuation du liquide purulent ; or la fistule pleuro-cutanée remplit déjà cette indi-

(1) V. chapitre III p. 169.

cation. Pour obtenir la cicatrisation d'un empyème de ce genre, il est indispensable d'assurer l'écoulement facile et permanent des sécrétions purulentes et souvent aussi de modifier, par des injections antiseptiques ou excitantes, la vitalité de la membrane pyogénique.

On a proposé d'agrandir l'orifice fistuleux, soit par l'incision avec le bistouri, soit avec une tige de laminaria ou de l'éponge préparée, et de donner ainsi à cet orifice les dimensions nécessaires à l'introduction d'un tube de caoutchouc ou d'une canule d'argent. C'est, en somme, recourir au procédé des tubes ou des canules à demeure, et dans des conditions peu favorables au succès d'une pareille intervention. Il y a sans doute quelques exemples de succès; mais le traitement consécutif traîne en longueur et souvent il est traversé par des accidents de rétention purulente. Une seule intervention est applicable à l'empyème infantile avec fistule pleuro-cutanée, c'est la pleurotomie.

Lorsque l'empyème s'est en partie vidé par une ou plusieurs fistules pleuro-cutanées, la pression positive du milieu pleural cesse brusquement, et il en résulte la rétraction de la paroi costale, la dilatation du poumon et l'élévation du diaphragme dans la cavité thoracique. Souvent même le travail de réparation paraît débuter avec une réelle activité. Mais tôt ou tard il s'arrête et la fistule pleuro-cutanée procure très rarement une cicatrisation complète; l'empyème passe à l'état chronique. Cet effort vers la guérison est cependant d'un pronostic favorable, du moins si l'empyème infantile est convenablement traité. M. Branthomme a réuni 14 cas d'empyème de nécessité chez l'enfant; dans tous ces cas, l'intervention a donné de bons résultats. Mais il est clair que le succès est compromis si la fistule date de loin et si le petit malade est épuisé par la longue durée de la suppuration.

L'ouverture spontanée de l'empyème crée parfois de réelles difficultés pour le traitement, surtout chez les enfants. Nous n'avons plus affaire à une poche purulente spacieuse, occupant la majeure partie de la plèvre et d'un accès relativement facile. La poche s'est rétrécie, la plèvre est considérablement épaissie, le diaphragme a contracté des adhérences étendues avec la paroi costale, et souvent même la fistule spontanée occupe, non le centre, mais un diverticule de la cavité purulente. Le rapprochement des côtes et l'étroitesse des espaces intercostaux ajoutent encore aux difficultés de l'intervention chirurgicale. La pleurotomie doit être précédée d'un examen méthodique et complet. Il faut, à l'aide de la percussion et de l'auscultation, chercher à délimiter l'étendue probable de la cavité suppurante. Il importe surtout d'apprécier jusqu'à quelle hauteur remonte l'adhérence du diaphragme à la paroi costale. C'est dans les cas de ce genre, et surtout chez les enfants, que des ponctions et des incisions pratiquées même au lieu d'élection, mais en réalité trop bas, ont franchi les adhérences costo-diaphragmatiques et pénétré dans le péritoine. Il est prudent de faire avec une sonde l'exploration préalable des trajets fistuleux. Si la sonde pénètre directement dans une cavité, ou bien si la fistule occupe un espace assez élevé, on peut assurément pratiquer dans cet espace et sur cette fistule l'opération de l'empyème. Mais il peut arriver que les trajets s'insinuent obliquement dans les adhérences costo-diaphragmatiques et n'aboutissent qu'après un long détour à la cavité suppurante elle-même. En pareil cas, il n'est pas possible, et il serait d'ailleurs très imprudent, d'inciser la plèvre au niveau de la fistule. Non seulement on aurait peu de chances de pénétrer dans l'abcès pleural, mais on risquerait de blesser le péritoine. Il vaut mieux se reporter vers la région postérieure de la plèvre, faire une ou plusieurs ponctions exploratrices dans la zone de matité et pratiquer la pleurotomie sur le trajet de la ponction qui a donné du pus.

Chez les jeunes enfants, le rétrécissement de l'espace intercostal peut être, dans cet empyème avec fistule pleuro-cutanée, poussé assez loin pour qu'il soit difficile d'y faire pénétrer le bistouri et, à plus forte raison, d'y placer et d'y maintenir un tube à drainage. Dans ces conditions, il est vraiment indispensable de compléter la pleurotomie par la résection d'un fragment de 2 à 3 centimètres sur l'une des deux côtes.

Si la fistule pleuro-cutanée date de loin, la pleurotomie ne suffit pas toujours, même chez les enfants, pour obtenir la cicatrisation de l'empyème. Elle produit une certaine amélioration ; la fièvre tombe au bout de quelques jours et les pansements ou les lavages antiseptiques font disparaître les accidents septicémiques ; mais le travail de réparation s'arrête après une courte période d'activité, la cavité cesse de diminuer et continue à sécréter du pus. Il reste une dernière ressource, la résection multiple des côtes, combinée, s'il y a lieu, avec l'incision ou le grattage de la plèvre. Nous verrons que cette opération a donné de bons résultats, non seulement chez l'adulte, mais aussi chez l'enfant.

III. — L'empyème s'est ouvert spontanément par les bronches, il existe une fistule pleuro-bronchique.

La vomique pleurale est un mode de guérison incontestable de l'empyème infantile. Cette guérison n'est pas la règle assurément, cependant les exemples n'en sont pas tellement rares qu'on ne doive en tenir aucun compte.

On peut s'abstenir de toute intervention si l'état général est bon, s'il n'existe aucun symptôme septicémique et si l'empyème est récent. Chez l'enfant, la perforation du poumon est quelquefois précoce; il n'est pas très rare de la voir survenir avant la fin du premier mois; Trousseau l'a même observée du quinzième au vingtième jour. Dans ces conditions, l'abstention ne saurait avoir de fâcheuses conséquences; nous sommes dans des limites telles, que si l'opération de l'empyème devient nécessaire, elle n'aura pas cessé d'être une opération précoce. Si l'amélioration continue d'une façon évidente, que la fièvre tombe, que les signes du pneumothorax fassent défaut, que la cavité purulente diminue et que le poumon se dilate de plus en plus, c'est-à-dire si tous les signes concordent pour faire présumer une guérison très probable par les seuls efforts de la nature, il n'y a pas lieu d'intervenir, et, tout en surveillant avec sollicitude la marche de cette guérison spontanée, on peut persévérer dans l'abstention. Mais il arrive le plus souvent que l'amélioration n'est que momentanée; la fièvre reparaît avec le type hectique, l'enfant continue à cracher chaque jour la même quantité de pus et la cavité purulente ne paraît pas diminuer d'étendue; dans ces conditions, il ne faut pas perdre un temps précieux à attendre une guérison spontanée qui a cessé d'être probable; il faut au contraire se hâter d'intervenir.

L'intervention est encore indiquée, même dans l'empyème récent avec fistule pleuro-bronchique, si l'enfant crache du pus très fétide ou s'il s'agit d'un empyème gangréneux. On ne peut guère espérer que la simple évacuation suffise à tarir la suppuration et à procurer la cicatrisation d'un foyer putride, et la pleurésie gangréneuse est une indication formelle de la pleurotomie antiseptique et précoce.

La pénétration de l'air dans la plèvre est annoncée par l'apparition des signes du pyopneumothorax. Les observations cliniques démontrent que c'est là une condition défavorable à la guérison spontanée par fistule pleuro-bronchique. Dans la plupart des cas d'empyème infantile guéri par perforation du poumon, l'air n'a point pénétré dans la plèvre et les signes du pyopneumothorax ont fait défaut. Il faudra donc plus promptement conclure à l'intervention si la vomique pleurale s'accompagne des signes du pyopneumothorax.

Enfin l'intervention est encore indiquée, et sans aucun retard, dans l'empyème chronique avec fistule pleuro-bronchique. L'abstention ne serait en aucune façon justifiée, car la longue durée de la vomique pleurale démontre assez qu'elle ne conduira pas à l'oblitération de l'empyème.

Toutes les fois que l'intervention est indiquée dans la pleurésie purulente infantile compliquée de fistule pleuro-bronchique, il n'y a pas à hésiter entre les différents procédés de traitement ; nous sommes ici à peu près dans les mêmes conditions que dans l'empyème avec fistule pleuro-cutanée; une seule opération peut réussir, c'est la pleurotomie. Nous avons vu que la présence d'un trajet fistuleux faisant communiquer l'abcès pleural avec les bronches ne saurait en aucune façon constituer une contre-indication de l'ouverture large de la plèvre. Le plus souvent la fistule pleuro-bronchique se cicatrise peu de jours après l'opération, et cette cicatrisation est même plus rapide encore chez l'enfant que chez l'adulte. D'ailleurs la pleurotomie antiseptique permet de supprimer les lavages de la plèvre pendant le traitement consécutif, ou du moins de les différer jusqu'au moment où le pus aura complètement cessé de s'écouler par les bronches. On n'a donc pas à craindre l'irruption dans les voies respiratoires des liquides antiseptiques injectés dans la cavité suppurante.

Comme l'empyème avec fistule pleuro-cutanée, l'empyème avec fistule pleuro-bronchique présente quelques difficultés opératoires. Il s'agit encore d'une cavité revenue sur elle-même, à parois épaissies ; la paroi costale est rétractée, le diaphragme plus ou moins adhérent aux côtes, et les espaces intercostaux sont souvent très étroits. L'opération de l'empyème doit être pratiquée avec les mêmes précautions et suivant les mêmes règles que dans le cas de fistule pleuro-cutanée. Elle donnera d'ailleurs de très bons résultats, si elle n'est pas faite à une époque trop éloignée du début.

Enfin si l'empyème est chronique, il peut arriver que la pleurotomie elle-même soit insuffisante à procurer la guérison. En pareil cas, la présence d'une fistule pleuro-bronchique n'est, pas plus chez l'enfant que chez l'adulte, une contre-indication de la résection multiple des côtes.

IV. — L'empyème est déjà chronique ; plusieurs mois se sont écoulés depuis le début de la pleurésie, au moment où la ponction exploratrice démontre la nature purulente de l'épanchement.

La méthode des ponctions aspiratrices ne présente aucune chance de succès. Il faut y renoncer tout de suite et d'emblée recourir à la pleurotomie. La longue durée de la suppuration a fait subir de telles modifications aux deux feuillets de la plèvre, que la simple évacuation intermittente de l'épanchement est insuffisante pour provoquer un travail de réparation.

V. — L'empyème est aigu ou récent. La violence des symptômes du début a fait de bonne heure présumer que l'exsudat pleurétique est purulent et la ponction exploratrice a confirmé cette présomption, ou bien l'inflammation de la plèvre s'est développée dans l'une de ces conditions où elle prend habituellement le caractère d'une inflammation suppurative, et, en effet, la ponction a donné du pus.

La méthode des ponctions aspiratrices a quelquefois réussi dans l'empyème récent. Il est donc permis de débuter par cette méthode, du moins chez les très jeunes enfants. La plupart des succès ont été obtenus chez des enfants âgés de moins de cinq ans. Si l'enfant est âgé de plus de dix ans, la pleurésie purulente a plutôt les allures de celle de l'adulte, et mieux vaudrait en venir tout de suite à l'opération de l'empyème.

Il est d'ailleurs des conditions dans lesquelles il faut immédiatement renoncer à la méthode des ponctions, par exemple lorsque l'empyème est putride ou bien lorsque le pus très épais, mélangé de grumeaux et de fausses membranes, ne s'écoule pas ou s'écoule difficilement par le trocart de l'appareil aspirateur.

L'empyème putride ou gangréneux ne peut guérir par la simple évacuation intermittente du foyer purulent. On aura beau multiplier les thoracentèses, le liquide se reproduira avec les mêmes caractères et l'enfant restera exposé au péril de la septicémie pleurale. L'empyème putride ou gangréneux, chez l'enfant comme chez l'adulte, comporte deux indications qu'il faut remplir à bref délai, l'écoulement permanent des sécrétions pleurales et le lavage antiseptique de la cavité suppurante. Or, seule, la pleurotomie permet de remplir convenablement ces deux indications.

Si l'exsudat pleurétique est très épais ou contient des parties solides, il est évident qu'il ne s'écoulera pas à travers le trocart capillaire de l'aspirateur. Prendra-t-on un trocart de plus gros calibre? On ne réussira pas beaucoup mieux à obtenir une évacuation suffisante de l'épanchement et on perdra le bénéfice d'une ponction capillaire. Un trocart plus volumineux expose à la formation d'une fistule pleuro-cutanée. C'est ainsi que dans l'observation IV de son mémoire (1), nous voyons M. Bouchut substituer en vain une plus grosse aiguille à l'aiguille capillaire et, pendant la même séance, multiplier les ponctions; il ne peut obtenir l'aspiration de l'exsudat pleurétique. Le procédé des canules à demeure ne donnerait pas un meilleur résultat. On ne peut espérer, par des injections de liquide dans la plèvre, dissocier les fausses membranes au point d'en rendre l'évacuation possible à travers l'orifice étroit d'un tube ou d'une canule. Il faut nécessairement ouvrir une large voie à l'élimination des

(1) *Gazette des hôpitaux* 1871, p. 546.

parties solides de l'exsudat, et le seul moyen de remplir cette importante indication, c'est encore la pleurotomie.

C'est donc seulement dans le cas où le pus est de bonne nature et s'écoule facilement par le trocart de l'aspirateur qu'il est permis de tenter la méthode des ponctions. Il est fort rare qu'une seule ponction suffise. Le plus souvent il faudra répéter la thoracentèse. Assurément il y a une limite qu'on ne doit point dépasser. Il faut se garder, en multipliant outre mesure les ponctions, de perdre un temps précieux et de transformer un empyème aigu en un empyème chronique. Il est d'ailleurs facile, après l'expérience des deux ou trois premières ponctions, d'apprécier l'efficacité de la méthode. Si le résultat doit-être favorable, on voit, après chaque ponction, la fièvre baisser et l'état général s'améliorer. Si le liquide se reproduit après les deux ou trois premières ponctions, ce qui est à peu près la règle, du moins la reproduction en est lente, incomplète, et chaque évacuation produit une diminution de la cavité purulente et un accroissement de l'expansion du poumon. L'auscultation permet de constater que le bruit respiratoire vésiculaire, fort ou faible, mais distinct, est entendu sur une surface de plus en plus large de la paroi thoracique. L'absence de toute amélioration de l'état général, la persistance de la fièvre ou la durée très courte de la rémission qui suit chaque thoracentèse, la reproduction rapide et complète de l'épanchement, le défaut d'une expansion progressive et durable du poumon comprimé, tels sont les signes auxquels il est facile de reconnaître que la méthode des ponctions est insuffisante et doit faire place à la pleurotomie.

Dans certains cas cependant, particulièrement si l'empyème est subaigu, il est un peu plus difficile de porter un jugement sur la valeur de la méthode des ponctions. Chaque ponction produit une amélioration évidente de l'état général et de l'état local; pendant quelques jours, il semble qu'on touche à la guérison; mais, pour être lente et même insidieuse, la reproduction de l'épanchement n'est pas moins réelle et complète au bout de dix, quinze ou vingt jours. Il ne faut pas se laisser séduire par ces trompeuses améliorations. La marche de la maladie est traînante, insidieuse, et, si l'on y prend garde, on est fort exposé, en poursuivant une guérison qui se dérobe sans cesse, à continuer les ponctions pendant des semaines et des mois, et à laisser l'empyème passer de l'état aigu ou subaigu à l'état chronique.

A quel moment convient-il donc décidément, dans l'empyème infantile récent, de renoncer à la méthode des ponctions et de recourir à la pleurotomie? La plupart des médecins d'enfants sont à peu près unanimes sur ce point : on est autorisé à pratiquer successivement deux ou trois ponctions aspiratrices, et, si après la troisième ponction l'épanchement se reproduit, il est indiqué de faire l'opération de l'empyème. Gerhardt a très nettement formulé cette indication : « Il est des cas nombreux d'empyème où on ne réussit pas (avec les ponctions), et où la fièvre hectique dure en dépit des aspirations et amène la consomption. Dans ces cas, on ne peut pas hésiter devant une opération radicale. Quand l'aspiration, répétée une, deux ou trois fois, n'a aucune influence sur la marche de la température et sur la nutrition du petit malade, on ne peut différer l'incision. »

Il est possible de donner à cette question une solution encore plus précise. On doit renoncer à la méthode des ponctions dès qu'elle expose à perdre le bénéfice de la pleurotomie précoce. Nous avons vu que, chez l'adulte, l'opération garde le caractère d'une opération précoce pendant tout le premier mois de la pleurésie. Chez l'enfant, le poumon comprimé reste un peu plus longtemps capable d'une dilatation complète. On peut donc admettre six semaines environ comme durée de cette période pendant laquelle la pleurotomie n'aura pas cessé de mériter la qualification de pleurotomie précoce. Par conséquent si, vers la sixième semaine à dater du début de l'empyème infantile, les ponctions, quel qu'en soit le nombre, n'ont pas encore donné un résultat satisfaisant, il ne faut pas tarder plus longtemps et il est nécessaire de recourir à la pleurotomie.

Il est clair que certaines conditions peuvent, avant la fin de cette période, imposer l'obligation d'inciser l'espace intercostal; telles sont l'apparition d'un abcès extérieur, l'inflammation phlegmoneuse développée sur le trajet d'une ou de plusieurs ponctions, l'aggravation continue de l'état général, l'intensité croissante des troubles de la respiration et de la circulation, la reproduction très rapide de l'épanchement après chaque ponction, la transformation de l'empyème simple en un empyème putride. Il faut tenir compte aussi de l'âge du petit malade. La méthode des ponctions a moins de chance de succès dans la seconde que dans la première enfance.

CHAPITRE VII

DES ÉVACUATIONS SPONTANÉES DE L'EMPYÈME. — FISTULES PLEURO-BRONCHIQUES. — FISTULES PLEURO-CUTANÉES. — MIGRATIONS INSOLITES.

Comme la plupart des collections purulentes profondes, l'empyème a une tendance manifeste à l'évacuation spontanée. Dans les formes aiguës, infectieuses, ou à très grand épanchement, le patient succombe le plus souvent avant l'ouverture spontanée de l'abcès pleural ; il est tué, soit par l'intensité des phénomènes de résorption, soit par la gravité des troubles fonctionnels que cause la compression du cœur et du poumon. Mais, dans les formes subaiguës ou chroniques, il est assez commun de voir le pus perforer la paroi du kyste pleural et se porter à l'extérieur. Cette évacuation spontanée a lieu le plus souvent par les bronches ou par la paroi thoracique, quelquefois simultanément par deux ou plusieurs fistules pleuro-bronchiques et pleuro-cutanées. Dans certains cas beaucoup plus rares, la collection purulente s'ouvre dans un organe ou dans une cavité naturelle voisine de la plèvre, ou bien encore, à la manière des abcès ossifluents, elle exécute une migration plus ou moins lointaine et insolite dans la paroi abdominale postérieure.

§ 1. — FISTULES PLEURO-BRONCHIQUES

Le pus de l'abcès pleural ulcère le feuillet pariétal de la plèvre et, pénétrant dans le parenchyme pulmonaire, perfore une ramification bronchique ; ainsi s'établit une communication de l'empyème avec les bronches, une fistule pleuro-bronchique.

Les fistules pleuro-bronchiques de la pleurésie purulente rentrent seules dans le cadre de cette étude. Nous devons cependant dire quelques mots des fistules qui procèdent en sens inverse, des bronches vers la plèvre, et qui succèdent à la rupture d'un foyer superficiel du poumon, le plus souvent de nature tuberculeuse.

S'il s'agit d'un pyopneumothorax tuberculeux, la fistule intéresse généralement le lobe supérieur du poumon. Une caverne superficielle s'est rompue dans la plèvre, et c'est par l'intermédiaire de cette caverne que l'empyème communique avec une ramification bronchique. Quelquefois la caverne est largement ouverte ; dans d'autres cas, l'orifice est assez étroit, difficile à retrouver sur la plèvre pariétale tapissée d'épaisses néomembranes. A côté d'une caverne superficielle rompue, on trouve souvent d'autres lobules caséeux, ramollis, et en imminence de rupture. Les dimensions de l'orifice ont une influence non douteuse sur la nature de l'épanchement consécutif à la perforation pulmonaire ; l'épanchement a d'autant plus de chance de devenir promptement purulent, que plus large est cette perforation. Si la fistule est très étroite, sinueuse, et n'aboutit qu'à une bronche de très petit calibre, il est possible que l'épanchement reste pendant longtemps séro-fibrineux.

Dans le pyopneumothorax tuberculeux dû à la rupture d'une caverne superficielle, telle est parfois la disposition de l'orifice pleural de la fistule, que les gaz peuvent bien pénétrer des bronches dans la plèvre, mais que le contenu de la plèvre ne peut être évacué dans les bronches. Il en résulte une accumulation énorme de gaz dans la plèvre, de telle façon que cet épanchement gazeux peut, comme un grand épanchement liquide, abaisser le diaphragme, comprimer le poumon et refouler le cœur du côté sain. Tous les auteurs classiques admettent que l'air pénètre dans la plèvre au moment de l'inspiration. S'il en était ainsi, on ne pourrait comprendre comment l'épanchement gazeux peut refouler les parois mobiles de l'enceinte thoracique, car, pour produire ce refoulement excentrique, cet épanchement doit nécessairement acquérir une tension supérieure à la pression atmosphérique. En réalité, c'est au moment de l'expiration et surtout pendant la toux, que l'air bronchique fait irruption dans la plèvre, du moins lorsque l'épanchement gazeux est déjà d'un certain volume. L'inspiration abaisse la tension de l'air bronchique. Supposez que l'orifice pleural de la fistule soit recouvert d'un débris de néomembrane, ou bien encore que le trajet fistuleux soit étroit et sinueux ; il est clair que, dans ces conditions, l'air bronchique a peu de tendance, pendant l'inspiration, à forcer l'orifice fistuleux pour se répandre dans la plèvre. Si l'épanchement gazeux possède déjà une tension voisine de la pression atmosphérique, l'inspiration produira plutôt un résultat précisément contraire, c'est-à-dire l'accolement des deux parois du trajet fistuleux ou l'application plus intime de la néomembrane sur l'orifice pleural du trajet fistuleux. Pendant l'expiration, la tension de l'air bronchique s'élève au-dessus de la pression atmosphérique, et cette élévation est encore bien plus prononcée pendant les quintes de toux. Aussi conçoit-on fort bien que, pendant l'expiration et la toux, l'air bronchique puisse écarter les parois de la fistule, soulever la valvule que forme la néomembrane, faire irruption dans la plèvre, s'y accumuler en grande quantité, y acquérir une tension supérieure à la pression atmosphérique et, par conséquent, produire le refoulement de la paroi thoracique, du cœur et du diaphragme. — C'est à cette variété du pneumothorax qu'on peut donner le nom de pneumothorax suffocant. En effet, la compression du cœur et du poumon est portée au point de provoquer une asphyxie rapide. Sans doute, il est indiqué d'évacuer par la thoracentèse ce très grand épanchement gazeux, comme on évacue un très grand épanchement liquide. Mais le soulagement n'est que momentané, car les quintes de toux produisent à nouveau l'accumulation de l'air de la plèvre. Dans un cas menaçant et si la thoracentèse est impuissante à conjurer l'asphyxie, ne vaudrait-il pas mieux établir une fistule permanente de l'espace intercostal? Nous avons fait une fois cette opération ; nous avons placé à demeure une petite canule d'argent entre deux côtes. Le résultat fut une très courte amélioration, et nous n'avons pu empêcher la mort par asphyxie. Mais l'autopsie nous a donné la raison de cet insuccès : le pneumothorax était à gauche ; or le poumon droit était rempli de nodules de broncho-pneumonie tuberculeuse.

La forme et les dimensions du trajet fistuleux ne sont pas moins variables lorsque l'ulcération se produit de la plèvre vers le parenchyme et

(1) V. Chapitre III.

qu'un empyème s'ouvre dans les bronches. En pareil cas, la perforation peut porter sur un point quelconque de la surface du poumon. Cependant les fistules du lobe inférieur sont moins communes que celles des lobes moyen et supérieur. La fistule est quelquefois fort large; elle s'ouvre dans une bronche d'un certain calibre; elle établit une communication facile et constante entre l'empyème et les voies aériennes. D'autres fois, la fistule est fort étroite, sinueuse; elle s'ouvre dans une bronche de petite dimension. Il est souvent difficile à l'autopsie de retrouver les fistules de ce genre. Il faut insuffler le poumon par la trachée, soit à l'air libre, soit après l'avoir plongé dans l'eau; on voit alors, au moment de l'insufflation du poumon, des bulles d'air s'échapper en un point de la plèvre pariétale ou remonter et éclater à la surface du liquide.

Une autre disposition de l'orifice fistuleux est également digne d'attention. On la rencontre dans certains cas d'empyèmes non tuberculeux ouverts dans les bronches, et particulièrement chez les enfants. Le pus de la plèvre passe dans les bronches, mais l'air bronchique ne peut pénétrer dans la plèvre. Chomel et M. Oulmont ont signalé des faits de ce genre, qui d'ailleurs ne sont pas très rares. Il existe sans doute au niveau de l'orifice fistuleux un débris de néomembrane, jouant comme dans le cas du pneumothorax suffocant, mais en sens inverse, le rôle de valvule. Les signes du pneumothorax font donc entièrement défaut. L'air ne pénétrant pas dans le foyer purulent, l'épanchement a moins de tendance à devenir fétide. On a remarqué que la guérison spontanée de l'empyème par fistule pleuro-bronchique est plus fréquente et plus rapide lorsque le trajet fistuleux présente une semblable disposition.

Quant au processus qui aboutit à la perforation du poumon, il est sans doute très comparable à celui qui aboutit à la perforation de la peau ou des aponévroses dans les cas de suppurations superficielles ou profondes. L'inflammation devient ulcéreuse sur un point de la poche purulente. Cruveilhier pensait que la perforation du poumon est précédée d'un petit abcès sous-pleural dont la rupture établit la communication entre l'empyème et les bronches. Ces abcès sous-pleuraux ne sont pas très rares dans les empyèmes infantiles.

Il est difficile d'apprécier la fréquence de l'évacuation des empyèmes par la voie bronchique. Nous n'avons trouvé aucune statistique portant sur un grand nombre de cas. M. Damaschino (1) estime que cette évacuation spontanée est moins commune que celle par la paroi thoracique. D'après

(1) La pleurésie purulente. Thèse d'agrégation. Paris, 1869. p. 79.

les nombreuses observations que nous avons rassemblées, nous conclurions plutôt à la plus grande fréquence de la fistule pleuro-bronchique. Il importe d'ailleurs, à ce point de vue, de distinguer entre les empyèmes généraux, occupant toute la plèvre, et les empyèmes enkystés. Il n'est pas douteux que ceux-ci s'ouvrent plus souvent par les bronches que par la paroi thoracique.

Chez les enfants, la fistule pleuro-bronchique est quelquefois précoce; la vomique pleurale se produit dans le cours du premier mois de l'empyème. Trousseau l'a vu paraître du quinzième au vingtième jour. Certains empyèmes aigus ont une singulière tendance à l'ulcération rapide de la plèvre (obs. **130**) ; en peu de jours, ils s'évacuent par plusieurs fistules pleuro-bronchiques et pleuro-cutanées. Dans la majorité des cas, la fistule pleuro-bronchique ne s'établit que dans le cours du second mois, et quelquefois plus tard.

La vomique pleurale peut être annoncée par quelques symptômes précurseurs. Le patient éprouve des sensations plus pénibles de tension, de plénitude dans la poitrine ; la toux est plus fréquente et plus forte, puis, tout à coup, elle est suivie de l'expectoration d'une grande quantité de pus. Fort souvent ces signes font défaut, ou du moins échappent à l'observation, et la vomique survient tout à fait inopinément. On a cité des cas de vomiques, à ce point subites et abondantes, qu'elles ont produit l'encombrement des bronches et la mort rapide par asphyxie (1). Ce sont là des faits tout à fait exceptionnels. Cependant une vomique de quelque abondance s'accompagne presque toujours de quelques symptômes, sinon réellement graves, du moins assez alarmants : l'angoisse respiratoire, la tendance aux lypothymies, le refroidissement des extrémités, la fréquence et la petitesse du pouls. Puis tous ces symptômes se dissipent, et, l'évacuation terminée, le patient respire mieux, souffre moins et fort souvent éprouve une sensation de soulagement et de bien-être. Ces phénomènes de collapsus sont en rapport avec l'abondance de la vomique ; ils ne se rencontrent guère que dans les cas de grands épanchements; ils font généralement défaut lorsque la vomique provient d'un empyème enkysté.

Après une première évacuation, la vomique se répète à intervalles variables. Elle se reproduit souvent tous les jours et de préférence dans la matinée. D'autres patients ne crachent du pus que tous les deux ou trois jours, quelquefois même à de plus longs intervalles. Entre deux vomiques, on voit progressivement augmenter la toux, la dyspnée et la fièvre.

(1) Cruveilhier. Dictionnaire en 30 volumes, Article empyème.

La quantité de pus ainsi évacué varie avec les dimensions de l'empyème et l'activité de la sécrétion purulente. Il n'est pas rare qu'un malade crache 300 à 400 grammes de pus par jour. On a cité des exemples de vomiques pleurales qui, en une semaine seulement, ont évacué jusqu'à huit et dix litres de pus. On conçoit sans peine combien de semblables évacuations doivent activer l'amaigrissement, la perte des forces et la cachexie.

Il est rare que le pus des vomiques pleurales soit tout à fait inodore; il a le plus souvent une odeur fade, alliacée; il est assez communément fétide, lorsque l'air pénètre largement dans la plèvre; il est d'odeur franchement gangréneuse, lorsqu'il s'agit d'un empyème consécutif à la gangrène superficielle du poumon.

La vomique est suivie ou non de l'apparition des signes du pneumothorax. Du reste, il peut arriver que le pneumothorax ne se développe qu'un certain temps après la première vomique. Il est plus fréquent chez l'adulte que chez l'enfant et dans les cas de grands épanchements que dans les cas d'empyèmes enkystés.

La vomique est un signe diagnostique précieux si la collection purulente échappe aux procédés d'exploration de la poitrine. Elle est le plus souvent le premier signe positif de l'empyème interlobaire et souvent aussi de l'empyème diaphragmatique.

Une expectoration purulente, abondante et subite, ne saurait être méconnue. Il est facile de la rapporter à sa véritable cause, l'empyème général ou enkysté. Mais il y a des vomiques pleurales dont le diagnostic présente de très réelles difficultés. L'orifice fistuleux est fort étroit, il ne laisse passer, même pendant les quintes de toux les plus violentes, que de très minimes quantités de liquide purulent; ce pus pleural se mêle aux sécrétions muqueuses des bronches enflammées, si bien que l'expectoration n'a plus les caractères de la véritable vomique pleurale; elle n'est plus composée de pus homogène, fluide ou crémeux, mais d'un muco-pus très comparable à celui des bronchites chroniques ou des dilatations bronchiques. Telles sont souvent les vomiques des empyèmes enkystés, et particulièrement des empyèmes interlobaires.

Certaines conditions favorisent l'élimination du pus pleural, par exemple le décubitus sur le côté sain. Dès qu'il se couchait sur ce côté, un malade que nous avons récemment observé était pris de quintes de toux et crachait une notable quantité de pus. Dans cette situation du tronc, l'orifice fistuleux occupe un point plus déclive de la collection purulente, le pus pénètre plus facilement dans les bronches et provoque des quintes de toux qui aboutissent à la vomique. — L'empyème infantile guérit quelquefois spontanément à la suite d'une fistule pleuro-bronchique. Pour faciliter l'évacuation du pus par cette fistule, M. Raynaud (1) a conseillé de placer chaque jour l'enfant sur le bord de son lit, la tête en bas, de façon à donner à l'orifice fistuleux une situation telle, que le pus puisse facilement y pénétrer. Il a rapporté une observation dans laquelle cette manœuvre, répétée pendant plusieurs jours, fut suivie d'une guérison rapide. Il s'agissait d'une jeune fille de 15 ans, atteinte de pleurésie purulente pendant la convalescence d'une fièvre typhoïde. Chaque fois que la malade était ainsi placée sur le bord de son lit, la tête en bas, elle expectorait une grande quantité de liquide purulent, et il est, en effet, bien probable que ces copieuses évacuations ont beaucoup favorisé la cicatrisation de l'empyème.

La fistule pleuro-bronchique a peu de tendance à la cicatrisation spontanée, du moins aussi longtemps que la plèvre continue à sécréter du pus. Il peut bien arriver que l'orifice fistuleux s'oblitère momentanément; le malade présente les symptômes de la rétention purulente, puis, au bout de peu de temps, dans une quinte de toux, la fistule se rétablit et de nouveau le patient crache du pus. Ces alternatives d'occlusion et de perméabilité peuvent durer pendant plusieurs mois. Elles sont peu favorables à la guérison spontanée, car elles font obstacle à la dilatation du poumon. C'est d'ailleurs un fait très général dans l'histoire des collections purulentes; l'évacuation imparfaite du pus entretient les trajets fistuleux. Nous avons vu que la pleurotomie est, au contraire, généralement suivie de la prompte cicatrisation des fistules pleuro-bronchiques, si bien que l'existence de ces fistules, loin d'être une contre-indication de cette opération, en constitue plutôt, s'il n'y a pas tendance manifeste à la guérison spontanée, une très réelle et très formelle indication.

Dans quelle proportion l'évacuation du pus par les bronches peut-elle conduire à la guérison spontanée? Ici encore les statistiques font défaut. M. Saussier (2) estime que cette guérison survient dans la moitié des cas. A coup sûr cette estimation est très exagérée, et nous croyons beaucoup plus exacte la conclusion de M. Damaschino : la guérison spontanée par vomique pleurale est peu commune. Elle est tout à fait exceptionnelle dans les grands empyèmes de l'adulte; elle est un peu plus fréquente chez l'enfant et dans les cas d'empyème enkysté. Le travail de

(1) *Gazette des hôpitaux*, 1877, p. 631.
(2) Thèse de Paris, 1841.

réparation est, dans la grande majorité de ces cas heureux, très lent, et plusieurs mois s'écoulent avant l'oblitération définitive de l'empyème. Cette guérison spontanée est souvent imparfaite ; il reste, au milieu des néomembranes de la plèvre, des résidus de pus concrété, le poumon ne s'est pas complètement dilaté, la capacité pulmonaire est pour longtemps diminuée, et ce sont là des conditions locales très favorables au développement ultérieur de la tuberculose du poumon. Ajoutons encore que, s'il s'agit d'un empyème général, l'effacement de la cavité purulente n'est obtenu qu'au prix d'une déformation thoracique considérable, une rétraction très marquée de la paroi costale avec déviation scoliotique de la colonne vertébrale. Cette déformation s'accompagne fort souvent d'une atrophie des muscles du thorax et du bras.

La mort est la terminaison de beaucoup la plus commune. L'amélioration qui suit la première vomique ne dure pas longtemps ; elle n'est pas le point de départ d'un véritable travail de réparation. Pendant des mois, et quelquefois des années, le patient continue à cracher du pus ; la suppuration persiste et, avec elle, la fièvre hectique, la dyspnée, la toux, l'anorexie, l'amaigrissement, la perte des forces. Puis apparaissent les symptômes de la cachexie suppurative, l'anémie profonde, les œdèmes, la diarrhée profuse, l'albuminurie, et désormais la mort est inévitable.

Il faut donc très peu compter sur la guérison spontanée par fistule pleuro-bronchique. On ne doit pas oublier non plus que la guérison, quand elle est obtenue par le mode d'évacuation, est fort souvent imparfaite et ne saurait être comparée à celle que procure la pleurotomie antiseptique et précoce. Assurément, s'il s'agit d'un enfant et d'un empyème enkysté ou récent, on peut attendre, mais l'expectation ne doit pas être prolongée au delà de cette limite, passé laquelle la pleurotomie cesse tout à fait d'être une pleurotomie précoce. L'expectation devient promptement funeste dans les cas d'empyème général, occupant toute la cavité de la plèvre. L'incision d'un vaste phlegmon sous-cutané cesse-t-elle d'être impérieusement indiquée parce que la collection purulente s'est spontanément ouverte par un ou plusieurs orifices fistuleux ? Ce phlegmon est largement incisé, car on redoute l'extension de l'inflammation suppurative et le péril des résorptions purulente et septique. Ces phénomènes de résorption ne sont-ils pas autant à redouter dans bon nombre d'abcès pleuraux, et ne faut-il pas se préoccuper des dangers auxquels expose la compression prolongée du poumon ? Il y a vraiment plus d'avantages que d'inconvénients à pratiquer la pleurotomie, même lorsque l'empyème vient de s'ouvrir spontanément par une fistule pleuro-bronchique, car la guérison spontanée est très aléatoire, et attendre que cette guérison s'affirme expose à perdre le bénéfice d'une intervention précoce.

§ II. — FISTULES PLEURO-CUTANÉES

Les grands empyèmes ont plus de tendance à s'ouvrir par la paroi thoracique que par les bronches ; mais, en tenant compte de toutes les formes de l'empyème, la fistule pleuro-cutanée nous paraît moins commune que la fistule pleuro-bronchique.

La perforation de l'espace intercostal est généralement plus tardive que celle du poumon. Il est tout à fait rare que la fistule pleuro-cutanée apparaisse dans le cours du premier mois de l'empyème.

Après avoir ulcéré la plèvre pariétale, le pus s'insinue au milieu des parties molles de l'espace intercostal. Il chemine ainsi jusqu'à une certaine distance de la perforation de la plèvre pariétale. Il suit d'ailleurs la direction de l'espace intercostal. Puis la fusée purulente arrive dans le tissu cellulaire sous-cutané, forme une tumeur extérieure plus ou moins volumineuse, ulcère la peau, et, par cette ulcération, le pus de la plèvre s'évacue, chassé par les quintes de toux et la rétraction de la paroi thoracique.

La perforation des parties molles n'est donc pas directe, du moins dans la grande majorité des cas. Les deux orifices pleural et cutané ne se correspondent pas. Entre les deux orifices existe un véritable trajet fistuleux, plus ou moins long et sinueux, dans les muscles, le tissu cellulaire et les aponévroses de l'espace intercostal. Cette disposition explique les difficultés qu'on rencontre fort souvent, soit pour conduire un stylet jusque dans la poche purulente en le faisant pénétrer par l'orifice cutané, soit pour introduire par cet orifice une sonde molle ou même une canule métallique. Si le patient est déjà très affaibli, très cachectique, au moment où s'établit la fistule pleuro-cutanée, la perforation peut être très large et directe ; les parties molles offrent peu de résistance et se laissent aisément ulcérer et détruire par l'inflammation suppurative. Dans un cas de Fonssagrives (1), il y avait destruction partielle des deux côtes et destruction complète des parties molles sur une large surface. Chez un de nos malades, amené à l'hôpital au dernier degré de la cachexie suppurative, il

(1) In Traité clinique des maladies de la poitrine de Walshe, loc. cit. p. 303.

existait, un peu en dehors et au dessous du mamelon gauche, une large ulcération de la paroi thoracique, à travers laquelle l'œil distinguait aisément les mouvements du diaphragme et les pulsations du cœur.

Le processus qui aboutit à la perforation de l'espace intercostal est aigu, subaigu ou chronique ; il reflète les allures de la pleurésie purulente elle-même. Si l'empyème est aigu, la perforation des parties molles est plus prompte, et, arrivé dans le tissu cellulaire sous-musculaire ou sous-cutané, le pus pleural y développe une véritable inflammation phlegmoneuse ; il y a de l'empâtement de la région, de l'œdème, de la chaleur, de la douleur et de la rougeur de la peau. Ce phlegmon sous-cutané s'ouvre en peu de jours et verse à l'extérieur une énorme quantité de pus. L'empyème est-il subaigu ou chronique, l'abcès sous-cutané peut garder assez longtemps les caractères d'un abcès froid. Il y a peu d'œdème, peu de douleur et peu de rougeur à la peau. Cette tumeur est quelquefois réductible ; elle peut subir l'influence des mouvements respiratoires, s'affaisser pendant l'inspiration, se tendre pendant l'expiration et les quintes de toux. D'autres fois, l'abcès sous-cutané d'origine pleurale est animé de battements synchrones aux battements du cœur. A toutes ces tumeurs purulentes extérieures on a donné le nom d'empyème de nécessité, et celui d'empyème pulsatile à celles qui reçoivent et transmettent l'impulsion du cœur. Tôt ou tard, l'empyème de nécessité finit par s'ouvrir, et la grande quantité de pus qui s'en écoule démontre bien que ce pus provient de la cavité pleurale elle-même.

La fistule pleuro-cutanée ne se produit pas indifféremment sur tous les points de la paroi thoracique. Dans la grande majorité des cas, la perforation a lieu sur la paroi antéro-latérale, au devant de la ligne axillaire, au niveau des espaces intercostaux moyens et particulièrement dans le cinquième. A gauche, la plupart des fistules s'ouvrent au voisinage de la région précordiale. Dans deux cas d'empyème gauche que nous avons observés, l'orifice fistuleux se trouvait à deux centimètres au dessous et en dehors du point où, à l'état normal, se fait sentir le choc précordial.

Cette prédilection des fistules pleuro-cutanées pour la paroi thoracique antérieure et les espaces moyens s'explique, sans doute, par une disposition anatomique particulière des parties molles. M. J. Marshale (1) fait observer que la partie antérieure du cinquième espace est un point de moindre résistance. Dans cette région, les fibres du muscle intercostal externe font défaut ; elles n'apparaissent que plus en dehors, au niveau de l'union des

(1) Citation de M. Cormack. Thèse de Paris 1885.

côtes avec les cartilages costaux. Les insertions du petit pectoral ne descendent pas au dessous de la cinquième côte. Le bord externe du muscle droit de l'abdomen est en dedans et se dirige vers le cinquième cartilage ; au dessous, se trouve le faisceau du grand pectoral qui s'insère au sixième cartilage. Cette partie antérieure du cinquième espace est donc peu protégée par les plans musculaires; la plèvre pariétale y est séparée du tissu cellulaire superficiel seulement par l'intercostal interne et son aponévrose. De plus, ce point de la paroi thoracique antérieure répond à peu près à la partie moyenne de la cavité pleurale, et c'est encore sur cette paroi antérieure, plus élastique et plus mobile que les parois latérale et postérieure, que s'exerce plus énergiquement la pression excentrique d'un grand épanchement pleural.

Sans doute, on a observé des fistules pleuro-cutanées sur d'autres points de la paroi thoracique, mais ces fistules sont beaucoup moins communes. Cruveilhier en a vu un certain nombre dans le troisième espace, et il pensait à tort que la perforation de la plèvre pariétale se produit le plus souvent au niveau de cet espace. M. Navarre (1) a rapporté une observation d'empyème évacué par un abcès de la région axillaire. M. Damaschino cite deux faits analogues de Morel-Lavallée. Il y a des exemples d'abcès pleural ouvert sur la paroi latérale, sous la clavicule, sur la paroi postérieure, dans les derniers espaces intercostaux. Nous avons rappelé déjà le fait tout à fait insolite de M. Voisin, dans lequel un empyème enkysté du sommet s'ouvrit spontanément au dessus de la clavicule (2). Lorsque l'empyème a été une ou plusieurs fois ponctionné, le lieu de la perforation est souvent déterminé par ces ponctions antérieures ; le pus s'insinue dans le trajet des ponctions à travers les parties molles de l'espace intercostal.

La fistule est le plus souvent unique. Mais les exemples ne sont pas très rares de fistules multiples. Il semble même que certains empyèmes aient une singulière tendance à perforer sans cesse la plèvre pariétale. Nous avons vu trois cas de perforation multiple de la paroi thoracique. Dans un de ces trois cas, le patient portait deux fistules ouvertes sur la paroi postérieure et trois empyèmes de nécessité sur la paroi antérieure de la poitrine.

La première évacuation qui suit la rupture de l'empyème de nécessité est généralement très abondante; elle peut atteindre en quelques minutes

(1) *Recueil de mémoires de médecine et de chirurgie militaires*, t. XVI, p. 80.
(2) Voy. chapitre VI p. 555.

jusqu'à deux et trois litres de pus. Le liquide pleural est rapidement poussé à travers la fistule par la toux et par la rétraction de la paroi thoracique. Après cette première évacuation, l'écoulement se ralentit. Il est souvent intermittent. Il peut même arriver que l'orifice cutané s'oblitère pendant quelques jours. Le pus s'accumule de nouveau dans la plèvre et bientôt rompt la cicatrice. Comme dans le cas de fistule pleuro-bronchique, ces alternatives peuvent durer des mois entiers.

Le pus est d'abord homogène, bien lié, sans odeur, du moins s'il ne s'agit point d'un empyème putride ou gangréneux. Plus tard il devient plus séreux et fréquemment prend une odeur fétide. Dans les vieux empyèmes, il est souvent mélangé de grumeaux de pus concrété et quelquefois même de petites masses calcaires détachées de la paroi du foyer purulent (1).

Il n'est pas très rare de voir une fistule pleuro-bronchique se produire après l'établissement d'une ou de plusieurs fistules pleuro-cutanées, et cette tendance à la production de nouvelles fistules témoigne assurément de l'imperfection et de l'insuffisance de toutes les évacuations spontanées de l'abcès pleural. Une fois l'empyème largement ouvert par l'opération de la pleurotomie, il est tout à fait exceptionnel de voir paraitre une fistule pleuro-bronchique, et, en pareil cas, la vomique se produit toujours très peu de temps après l'incision de la plèvre, ce qui démontre bien qu'elle était imminente au moment même de l'intervention chirurgicale.

Le pneumothorax n'est pas constant après la perforation de la paroi thoracique. Si le trajet fistuleux est très étroit et très oblique, les deux parois s'appliquent l'une sur l'autre au moment de l'inspiration et l'air ne pénètre pas dans la plèvre. Nous avons observé deux cas d'empyème spontanément ouvert par l'espace intercostal et dans lesquels il était impossible de constater aucun des signes du pneumothorax. C'est là une condition évidemment favorable au travail de réparation. Mais elle n'est pas commune, et le plus souvent l'air finit par entrer dans la plèvre. On peut alors constater le bruit d'airain et le bruit de succussion hippocratique. La respiration amphorique fait souvent défaut.

L'évacuation du pus pleural à l'extérieur est presque toujours suivie d'une période d'amélioration. Elle diminue la compression du cœur et du poumon. Le malade souffre moins et respire mieux. Mais, dans la très grande majorité des cas, ce n'est là qu'une passagère et trompeuse amélioration.

(1) C Wolf. *Berliner Klin, Vochens.* 1874, nº 35.

Sans doute, on a cité quelques cas de guérison spontanée par fistule pleuro-cutanée. Mais ces observations sont fort rares et quelques-unes ne sont pas à l'abri de toute critique. D'après nos recherches personnelles, la fistule pleuro-cutanée conduit à la guérison spontanée bien plus rarement encore que la fistule pleuro-bronchique, et nous avons vu que l'évacuation par les bronches n'est pas souvent suivie d'un résultat favorable. Nous avons précédemment rapporté une observation de guérison par fistule pleuro-cutanée, chez un très jeune enfant (obs. **122**). Nous venons d'observer un nouvel exemple de cette guérison chez un jeune homme de 24 ans. L'empyème se développa à la suite d'une maladie aiguë qui fut très probablement une fièvre typhoïde. Il fut spontanément évacué par une fistule pleuro-cutanée ouverte au voisinage de la région précordiale. Pendant quatre mois, cette fistule versa du pus à l'extérieur, puis elle se ferma définitivement et le patient fut guéri sans aucune intervention. Il porte encore cicatrice déprimée au dessous et en dehors du mamelon gauche. Cette guérison date de deux ans. Or, depuis deux mois, ce jeune homme tousse, maigrit, perd ses forces, et nous avons constaté au sommet du poumon gauche, c'est-à-dire du côté de l'empyème, de nombreux craquements humides, indices d'une tuberculose pulmonaire au début. Nous sommes de plus en plus convaincu que les empyèmes spontanément guéris par fistules pleuro-bronchiques ou pleuro-cutanées exposent à la tuberculose consécutive, beaucoup plus que les empyèmes traités et guéris par l'incision large de l'espace intercostal. La pleurotomie permet le lavage et l'évacuation complète de la plèvre et elle imprime une toute autre activité au travail de réparation.

Quoi qu'il en soit, la guérison spontanée est tout à fait exceptionnelle. Le plus souvent l'empyème spontanément ouvert par la paroi thoracique et non traité, devient un empyème chronique. L'évacuation du pus est suivie de l'affaissement du thorax, de l'effacement des espaces intercostaux, de l'imbrication des côtes et d'une déviation scoliotique de la colonne vertébrale. Les deux feuillets de la plèvre acquièrent un épaississement énorme et le poumon, maintenant bridé par les néomembranes fibreuses et inextensibles, est désormais incapable d'une expansion suffisante pour combler la cavité de la plèvre. Dans les vieux empyèmes, la pleurotomie n'a plus aucune chance de succès. Si la cavité n'est pas de trop grande étendue, il faut en venir à la résection multiple des côtes, à l'incision et au grattage de la plèvre. A défaut de ces interventions chirurgicales, la mort est une terminaison inévitable. Le patient ne résiste pas longtemps à cette intarissable suppuration. Il est bientôt épuisé et meurt de consomption suppurative.

§ III. — MIGRATIONS INSOLITES

Les deux modes d'évacuation que nous venons de décrire sont bien connus, et le diagnostic en est établi sans grande difficulté. Ce sont, si l'on peut ainsi parler, les voies normales par lesquelles s'élimine l'empyème. Mais il peut arriver que le pus suive une marche toute différente. Un accident soudain annonce la pénétration de l'abcès pleural dans une cavité voisine de la plèvre, ou bien on voit paraître à distance de la poitrine, le plus souvent dans la région lombaire, une collection purulente qui communique avec l'empyème. Les faits de ce genre sont fort rares. En 1882, nous avons, à propos d'une observation personnelle, réuni la plupart des observations jusqu'à présent connues, et nous avons exposé l'histoire de ces migrations insolites de l'empyème (1).

Migrations dans les organes voisins. — L'ouverture de l'abcès pleural dans une cavité voisine est encore plus insolite que la migration vers la région lombaire. Nous avons trouvé des exemples de cette ouverture dans l'œsophage, l'intestin, l'estomac, les voies urinaires et le péricarde.

Nous ne connaissons qu'un seul cas de perforation de l'œsophage. M. Foot (2) l'a publié sous le titre de pleurésie purulente spontanément ouverte dans l'œsophage. Il s'agit d'un homme de 68 ans, atteint d'un empyème enkysté du côté droit, et qui mourut au bout de neuf semaines de maladie. Le pus avait pénétré dans le médiastin postérieur, et, en passant au devant de l'aorte, il était arrivé au contact de l'œsophage, dont la paroi présentait deux ulcérations. Cependant le malade n'avait eu aucun vomissement de liquide purulent. L'auteur présume que le pus a pénétré dans l'estomac où il a subi l'action du suc gastrique.

M. Krause (3) a vu une pleurésie purulente du côté droit s'ouvrir, à travers une perforation du diaphragme, dans le colon transverse. Deux orifices faisaient communiquer l'abcès pleural avec la cavité de l'intestin, et, par ces deux orifices, des matières fécales avaient pénétré jusque dans

(1) *Lyon médical*, 1882, t. XL.

(2) *The Dublin Journal of medical science*, juillet 1881.

(3) Cité par Foot. *Dublin medic. journal*. 1873, t. LV, p. 42.

la plèvre. — Rullier, auteur de l'article Empyème du dictionnaire en soixante volumes, cite un fait analogue de Jamierson. Une femme, grosse de quatre mois, était atteinte de pleurésie purulente avec abcès de la paroi thoracique. Jamierson incisa cet abcès et il en sortit une grande quantité de pus. Le lendemain la malade eut une évacuation abondante de pus par les selles. Contre toute attente, elle finit par guérir. — Dans un cas de M. Luschka (1), l'empyème se vida également dans l'intestin, et la fistule pleuro-intestinale donnait passage dans la poitrine à des lombrics et à des matières fécales.

M. Streets (2) a publié un cas d'empyème ouvert dans l'estomac. Des adhérences réunissaient sans doute cet organe à la face inférieure du diaphragme. Il n'y eut pas d'autopsie, car ce singulier mode d'évacuation de l'empyème fût suivi de guérison.

Rullier rapporte une observation dans laquelle le pus fût évacué par les voies urinaires, probablement à travers une fistule faisant communiquer la plèvre et le bassinet. Cette observation est empruntée à Diemerbrook. On entendit un bruit de fluctuation dans la poitrine. Pendant deux jours, le malade rendit, avec quelques douleurs sur le trajet des uretères, une grande quantité de pus mélangé à l'urine. Il finit par guérir. Ce fait fut observé à une époque où l'on ne connaissait pas l'auscultation et où le diagnostic des maladies de poitrine était entouré de beaucoup d'obscurité. Peut-être s'agissait-il d'un abcès périnéphrétique ouvert dans le bassinet et compliqué de pleurésie.

Il est assez commun de voir la pleurésie s'accompagner de péricardite. Par la voie des lymphatiques, l'inflammation se propage de la plèvre au péricarde. Cependant le pus de l'empyème fait rarement irruption dans le péricarde. Cette migration de l'abcès pleural est d'une haute gravité; elle développe une péricardite suraiguë qui se termine promptement par la mort. En faisant l'histoire de la pleurésie gangréneuse, nous avons cité un cas de perforation rapide du péricarde (3). Dans cette pleurésie, l'ulcération de la plèvre est plus hâtive que dans les formes communes de l'empyème. — Une observation de M. Cheadle (4) est un exemple de perforation tardive, survenue plus de six mois après le début de la maladie. Le

(1) Cité par Walshe. Traité clinique des maladies de la poitrine. Traduct. française. Paris, 1870, p. 324.

(2) *Philadelphia medical Times*, novembre 1880.

(3) V. chapitre VI, p. 467

(4) *British medical Journal*. Décembre 1877.

petit malade, âgé de 10 ans, fut d'abord traité par la méthode des ponctions répétées. Vers le sixième mois, on pratiqua l'opération de l'empyème et on fit des lavages de la plèvre. Peu de temps après, l'enfant fut pris d'une dyspnée très vive et se plaignit de douleurs à la région précordiale et dans l'épaule gauche. La face était pâle et cyanosée. On entendait à peine les bruits du cœur et le pouls ne pouvait être senti à l'artère radiale. L'enfant mourut trois jours après le début de ces accidents. A l'autopsie on trouva une perforation du péricarde, pouvant admettre le petit doigt, et faisant communiquer cette séreuse avec la cavité de l'empyème. Le péricarde présentait les lésions d'une inflammation récente et intense ; les deux feuillets étaient couverts de néomembranes.

Migrations dans l'abdomen. — La cloison diaphragmatique qui sépare la plèvre du péritoine présente une bien moindre résistance que la paroi thoracique. Il semble que l'irruption du pus de l'empyème dans l'abdomen soit plus à craindre que l'ulcération de la plèvre pariétale et des muscles intercostaux. Cependant la perforation du péritoine est un accident fort rare de la pleurésie purulente. Il est plus commun de voir la perforation s'opérer en sens inverse, de la cavité abdominale vers la cavité pleurale. La migration vers la poitrine, à travers le diaphragme, est une terminaison assez fréquente des collections purulentes hépatiques ou périhépatiques.

L'empyème général et l'empyème enkysté de la base produisent l'abaissement du diaphragme et des viscères abdominaux, en particulier du foie, D'après Murchison, cet abaissement pourrait être assez prononcé pour que, sans perforation du diaphragme, l'abcès pleural puisse venir faire saillie au-dessous des fausses-côtes et soulever la paroi abdominale à la manière d'une tumeur d'origine hépatique. Murchison (1) rapporte deux observations de ce genre. Dans les deux cas, un empyème circonscrit de la base déprimait le foie et produisait, dans l'hypochondre droit et à l'épigastre, une tuméfaction qui simulait une affection primitive de la glande hépatique. Ces deux empyèmes furent ponctionnés, incisés, drainés et lavés par la paroi abdominale, au-dessous du bord des fausses-côtes. Dans un cas, on fit une contre-ouverture en arrière, entre la neuvième et la dixième côte ; dans l'autre, l'ouverture de l'abcès avait été précédée d'une vomique purulente. Ces deux malades ont guéri. Une observation suivie d'autopsie

(1) Leçons cliniques sur les maladies du foie. Traduction française. Paris, 1878, page 14.

serait plus concluante. Dans la relation de ces deux cas, il n'est point fait mention de l'apparition des signes du pneumothorax après l'ouverture de l'abcès. On peut se demander s'il ne s'agissait point réellement d'une collection purulente sous-diaphragmatique, avec ou même sans complication de pleurésie.

Péritonite suraiguë. — Lorsque l'empyème perfore réellement le diaphragme et le péritoine, tantôt la perforation est aiguë, soudaine, et le pus se répand dans toute la cavité abdominale; tantôt la perforation se produit avec une certaine lenteur et le pus forme une collection enkystée, limitée à l'étage supérieur de l'abdomen.

La perforation aiguë est immédiatement suivie d'une péritonite générale et promptement fatale. Le patient est pris d'une douleur déchirante dans le côté et qui bientôt s'étend à toute la cavité abdominale. La dyspnée est extrême et la respiration purement costale. Puis apparaissent les symptômes de la péritonite suraiguë, le ballonnement du ventre, les vomissements, la faiblesse et la fréquence du pouls, le refroidissement des extrémités, le collapsus. La mort survient en quelques jours, quelquefois en quelques heures. Nous avons cité déjà un cas de cette perforation aiguë du diaphragme et du péritoine. Il s'agissait d'une pleurésie purulente compliquant la gangrène superficielle du poumon (1). M. Petit (2) a publié un fait du même genre. Une jeune femme est atteinte d'une pleurésie purulente puerpérale. Le pus est de bonne heure évacué par les bronches. A la fin du premier mois, la malade éprouve tout à coup une violente douleur dans le côté gauche, elle est prise d'un frisson intense, puis elle présente tous les signes d'une péritonite suraiguë. A l'autopsie, on trouve une large perforation du diaphragme, par laquelle l'abcès pleural communiquait avec le péritoine.

Péritonites enkystées. — Si la perforation du diaphragme se produit avec une certaine lenteur, elle n'est point fatalement suivie d'une péritonite générale ; il y a même des exemples de guérison. L'ulcération de la cloison diaphragmatique provoque une péritonite partielle, des adhérences protègent la séreuse péritonéale, et le pus, de toutes parts emprisonné dans ces néomembranes de formation récente, forme une collection sous-diaphragmatique communiquant plus ou moins largement avec la collec-

(1) V. chapitre VI p. 467.
(2) *Bulletin de la Société anatomique de Paris*, 1866, p 498.

tion thoracique. Cette péritonite purulente enkystée peut ensuite s'ouvrir par la paroi abdominale, et c'est là un mode de guérison. Dans d'autres cas, il semble que le péritoine n'ait pas été réellement perforé, mais seulement repoussé et décollé par l'abcès pleural. — Il en était ainsi dans une observation d'Andral (1). Un phthisique est pris tout à coup d'une vive douleur dans le côté gauche. La respiration est courte, accélérée, entièrement costale. Puis survient une hémoptysie. Les jours suivants ces symptômes diminuent d'intensité. Mais pendant un mois, jusqu'à la mort du malade, la respiration reste exclusivement costale. La base du poumon gauche adhérait solidement au diaphragme. « Les adhérences détruites, on découvrit un vaste foyer purulent qui existait à la fois dans la poitrine et dans l'abdomen. Le diaphragme présentait une perforation d'un pouce et demi, à travers laquelle le pus, qui vraisemblablement s'était formé dans la plèvre, avait passé pour pénétrer dans l'abdomen. Le pus semblait avoir repoussé au-devant de lui le péritoine ; logé entre la rate et les parois de l'abdomen, il était limité de toutes parts par des brides celluleuses étroites qui lui formaient une sorte de poche. »

Lorsque le malade guérit, il est impossible de savoir si le péritoine a été simplement refoulé ou réellement perforé. Quoiqu'il en soit, les collections purulentes sous-diaphragmatiques d'origine pleurale peuvent se terminer spontanément par la guérison. Nous avons rencontré deux exemples de cette terminaison. Une jeune femme observée par M. Chappet (2) fut atteinte, peu de temps après un accouchement à six mois, d'une pleurésie gauche que la gravité des symptômes généraux fit supposer de nature purulente. Deux mois après le début, la situation était désespérée, lorsque la malade fut prise brusquement des symptômes d'une péritonite aiguë. Mais la dyspnée diminua et l'on put constater une réduction notable de l'épanchement pleural. Puis survint une tuméfaction à l'ombilic, qui présenta, au bout de quelques jours, une saillie de 4 à 5 centimètres, avec une fluctuation évidente ; la peau s'amincit, s'ouvrit au sommet de la tumeur et livra passage à une assez grande quantité de sérosité purulente. Un soulagement marqué suivit cette évacuation spontanée d'une collection qui, très probablement, avait passé de la plèvre dans le péritoine pour se faire jour à l'ombilic. L'ouverture se transforma en une véritable fistule, d'où s'écoulait chaque jour une plus ou moins grande quantité de pus. Cet

(1) *Clinique médicale*, t. II, p. 501. Obs. XX.

(2) Marduel. Article Ombilic du Dictionnaire de médecine et de chirurgie pratiques, t. XXIV, p. 491.

écoulement ne se tarit qu'au bout de plusieurs mois, puis la fistule se ferma définitivement. La malade est revenue depuis à un parfait état de santé. — La seconde observation a été publiée par M. Guyot (1). Il s'agit encore d'une pleurésie purulente d'origine puerpérale. Une suppuration profonde, probablement développée sous la paroi abdominale, s'ouvre spontanément par l'ombilic. L'écoulement du pus dure longtemps, mais, au bout de dix-huit mois, la malade était guérie et de sa pleurésie purulente et de son abcès abdominal. Il est probable que l'épanchement pleural fut évacué par l'ombilic.

Diagnostic. — Ces migrations abdominales de l'empyème, dans lesquelles la perforation est suivie du développement d'une collection purulente sous le diaphragme, sont assez facilement reconnues, si l'on a pu suivre le malade depuis le début de la pleurésie. La perforation du diaphragme est annoncée par une vive douleur dans le côté, par une aggravation rapide de la dyspnée et surtout par la suspension de la respiration diaphragmatique. Seules, les côtes concourent à la dilatation du thorax au moment de l'inspiration. A ces symptômes succèdent les signes d'une péritonite partielle de l'étage supérieur de la cavité abdominale.

Le diagnostic présente de réelles difficultés, si le malade n'est observé qu'à une période plus avancée, lorsque la perforation du diaphragme s'est déjà produite et surtout lorsque l'empyème et la collection sous-diaphragmatique sont du côté droit. Il y a lieu, dans ces conditions, d'établir le diagnostic différentiel avec la péritonite périhépatique, le kyste hydatique et l'abcès du foie. L'existence bien constatée d'un épanchement de la plèvre ne tranche pas la difficulté. Toutes ces affections hépatiques ou périhépatiques s'accompagnent fréquemment de pleurésie, soit que l'inflammation se soit propagée par continuité de tissu, soit que le diaphragme ait été réellement perforé et qu'une collection purulente d'origine abdominale se soit vidée dans la plèvre. Aussi le diagnostic reste souvent incertain, ou bien l'autopsie démontre une erreur d'interprétation.

Une observation publiée par M. Hayden (2) nous paraît être un exemple de diagnostic incertain. Un enfant de 13 ans fait un premier séjour à l'hôpital pour une pleurésie droite dont il paraît guérir. Peu de temps après, il est admis une seconde fois et présente une tuméfaction de l'hypochondre droit ; la paroi abdominale est soulevée par une collection

(1) *Bulletins de la Société médicale des hôpitaux de Paris*, 1876.
(2) *Dublin Quaterly journal of medic. science* 1869, février, p. 225.

liquide, nettement fluctuante et faisant une saillie très sensible près du bord des cartilages costaux. Le côté droit de la poitrine donne à la percussion une matité complète, qui, en avant, latéralement et en arrière, s'élève jusqu'à la hauteur du mamelon. Dans toute cette région, on constate un silence respiratoire complet. Au dessus, le son de percussion est clair et le bruit respiratoire puéril. Une ponction faite au point saillant de la tumeur, dans l'hypochondre, donne issue à une notable quantité de pus de bonne nature. Le lendemain, on observe que la matité du côté droit est remplacée par un son tympanique. A la base du thorax, on entend du tintement métallique pendant la toux ; le bruit respiratoire, faible et éloigné, présente lui-même un timbre légèrement métallique, mais il n'y a point de bruits à timbre nettement amphorique. Cependant le côté s'affaisse, la suppuration diminue et la plaie se rétrécit. Cinq à six mois après son admission, l'enfant quitte l'hôpital, très amélioré, mais non complètement guéri. On perçoit encore à la base du thorax une résonnance tympanique, une respiration caverneuse et un bruit de tintement métallique pendant la toux. — M. Hayden discute l'hypothèse d'une périhépatite suppurée, mais il la rejette pour se rattacher à celle d'une pleurésie purulente enkystée à la base du poumon droit et ayant déterminé, à la suite de la perforation du diaphragme, une collection purulente sous-diaphragmatique. Cependant les signes de la perforation du diaphragme ont fait défaut. A aucune période de la maladie il n'est fait mention d'une vive douleur dans le côté droit, ni d'une aggravation subite de la dyspnée, ni surtout de la suspension des mouvements du diaphragme. Seuls, les signes cavitaires à la base du poumon droit, constatés après l'ouverture de l'abcès de l'hypochondre, paraissent plaider en faveur de la perforation. Mais tous ces signes peuvent prendre naissance dans une cavité sous-diaphragmatique, contenant des gaz et des liquides, alors que la plèvre elle-même n'est nullement intéressée. Il en était ainsi dans une remarquable observation de M. Rigal (1). Pendant la vie, on avait constaté, au niveau de l'angle de l'omoplate, de la respiration amphorique, du tintement métallique et un bruit de succussion hippocratique ; on avait diagnostiqué un pyopneumothorax enkysté de la base. A l'autopsie, on trouva une périhépatite suppurée ; la cavité sous-diaphragmatique, très vaste, contenait des gaz fétides et ne communiquait pas avec la plèvre. Les bruits pulmonaires de la base, consonnant dans une vaste cavité immédiatement sous jacente et contenant des gaz et des liquides, y prennent un timbre caverneux ou même amphorique.

(1) *Union médicale*, 1874.

Dans une observation de M. Lange (1), la perforation du diaphragme a été constatée à l'autopsie. Mais l'interprétation en est au moins très contestable. M. Lange intitule son observation empyème droit avec perforation du foie. Il existait, en effet, un volumineux abcès du foie communiquant avec une vaste pleurésie purulente à travers une large perforation du diaphragme. Mais on trouva dans le pus hépatique des débris de membranes d'échinocoques. Il est donc bien probable qu'il s'agissait, non d'un empyème ouvert dans le péritoine, mais d'un kyste hydatique suppuré qui s'ouvrit dans la plèvre à travers le diaphragme et provoqua une inflammation générale et purulente de la plèvre. D'ailleurs il est peu vraisemblable qu'une collection purulente d'origine pleurale puisse, après avoir franchi le diaphragme, creuser une véritable cavité purulente dans le parenchyme hépatique.

On voit par ces exemples de quelles difficultés est entouré le diagnostic de ces migrations de l'empyème dans la région supérieure de l'abdomen. Il faut d'abord rechercher s'il n'existait point quelques signes d'une affection hépatique, antérieure au développement de la pleurésie et de la périhépatite. L'augmentation apparente du volume du foie n'est pas un signe de grande valeur, car cette augmentation de volume peut-être, en effet, seulement apparente, le foie étant toujours refoulé et abaissé par la formation d'une collection purulente sous-diaphragmatique. La ponction exploratrice peut donner des renseignements plus précis, en montrant que le pus présente certains caractères propres aux suppurations d'origine hépatique. Le pus des kystes suppurés contient des crochets d'échinocoques et des débris de membranes d'hydatides. Le pus de l'hépatite suppurée présente souvent une teinte brunâtre, chocolat; il est mêlé de sang et on y trouve parfois de petites masses de tissu hépatique. — S'il s'agit d'une périphépatite, ces signes font défaut, et le pus de l'abcès sous-diaphragmatique a les mêmes caractères que le pus d'origine pleurale. Y a-t-il d'autres signes qui permettent d'établir une distinction entre une périhépatite primitive, sans perforation du diaphragme et sans complication de pleurésie, et la périhépatite qui succède à la migration dans l'hypochondre d'un empyème enkysté à la base du poumon droit? D'après Stokes, la périhépatite refoule le cœur directement en haut, tandis que l'épanchement pleurétique s'accompagne plutôt d'une déviation latérale de la pointe du cœur. L'épanchement sous-diaphragmatique de la périhépatite refoule le diaphragme et s'élève dans la région inférieure de la

(1) *Mémorabilien*, 1871.

poitrine; il en résulte, à la base du poumon droit, des modifications des signes de percussion et d'auscultation, propres à faire présumer l'existence d'un épanchement dans la plèvre. Cependant un examen attentif de tous ces signes permet encore d'établir la distinction. La dilatation du thorax produite par la périhépatite est limitée aux derniers espaces intercostaux; il y a même un contraste remarquable entre ces derniers espaces, saillants, dilatés, refoulés en dehors, et la partie supérieure du thorax qui ne présente aucune déformation. Dans quelques cas, une dépression transversale très manifeste sépare nettement ces deux régions de la paroi thoracique. La ligne supérieure de la matité d'une périhépatite peut remonter très haut et même atteindre le niveau du mamelon, mais elle décrit une courbe à convexité supérieure. Une zone de sonorité tympanique au dessus de la zone de matité ne peut servir au diagnostic différentiel, car le son tympanique, signe de la compression du poumon, existe aussi bien dans la pleurésie que dans les épanchements sous-diaphragmatiques. La respiration bronchique accompagne souvent la pleurésie; elle fait toujours défaut si la compression de la base du poumon est due seulement au refoulement, même très prononcé, du diaphragme dans la cavité du thorax. Tel est du moins le résultat de nos observations personnelles. Nous avons vu des foies énormément hypertrophiés remonter très haut dans la poitrine et comprimer fortement la base du poumon droit; le bruit respiratoire est obscur dans cette région, mais jamais nous n'y avons constaté l'existence d'une véritable respiration bronchique. — A l'aide de tous ces signes, on peut arriver à reconnaître l'intégrité de la plèvre, à présumer l'existence d'une collection purulente sous diaphragmatique et à écarter par conséquent l'hypothèse d'un empyème ouvert dans l'hypochondre droit, à travers une perforation du diaphragme.

Le diagnostic est plus complexe si, avec les signes d'un épanchement sous-diaphragmatique, on a constaté ceux d'un épanchement dans la plèvre. La première question à résoudre est de savoir s'il existe une perforation du diaphagme. Si la ponction exploratrice des deux épanchements montre que l'un, celui de la plèvre par exemple, est purement séreux, à coup sûr la perforation n'existe pas. Elle peut exister, au contraire, si les deux épanchements sont purulents. Il faut alors rechercher, soit dans l'histoire antérieure du malade, soit dans l'examen actuel, les signes qui paraissent appartenir à cette perforation: la douleur très vive dans le côté, l'aggravation subite de la dyspnée, l'immobilisation du diaphragme, la respiration exclusivement costale. — Si l'existence d'une perforation du diaphragme paraît très probable, il reste encore à déterminer comment elle s'est produite, de la plèvre vers le péritoine ou inversement du péritoine vers la plèvre. A moins d'avoir suivi toute l'évolution de la maladie, ce point du diagnostic ne peut guère être établi que par les commémoratifs, et c'est là une source d'information sur laquelle il ne faut pas beaucoup compter. Il s'agit probablement de la migration d'un empyème vers l'hypochondre, si les symptômes pleurétiques, la toux et la dyspnée, ont marqué le début de la maladie ; si le patient, après avoir éprouvé une douleur vive, déchirante, dans le côté, a vu paraître rapidement une tuméfaction de l'hypochondre droit qui jusque-là faisait entièrement défaut ; si l'on ne trouve dans les antécédents aucun signe d'une affection hépatique ou périhépatique, telle que kyste hydatique, hépatite suppurée, péritonite circonscrite de l'hypochondre droit ; si des vomiques pleurales ont précédé la formation de la collection purulente sous-diaphragmatique. Dans les cas douteux, il convient de ne pas oublier que la perforation du diaphragme est une complication tout à fait rare de l'empyème, tandis que nous voyons assez souvent des collections purulentes hépatiques ou périhépatiques ulcérer le diaphragme et se vider dans la plèvre ou dans les bronches. Enfin, si les deux collections purulentes sus et sous-diaphragmatiques sont du côté gauche, il y a plus de présomptions en faveur de la migration du pus de la plèvre vers le péritoine, car les affections primitives, lésions viscérales ou péritonites partielles, capables de se compliquer de pleurésie purulente, avec ou sans perforation du diaphragme, sont beaucoup plus communes dans l'hypochondre droit que dans l'hypochondre gauche.

Traitement. — On ne peut guère s'appuyer sur des observations pour tracer les règles de la conduite à tenir, lorsqu'un empyème ulcère le diaphragme et développe une collection purulente dans l'étage supérieur de l'abdomen. Dans les deux cas de M. Chappet et de M. Guyot, il n'y eut pas d'intervention, et l'évacuation spontanée du pus par l'ombilic suffit à procurer la guérison. Nous croyons qu'il vaut mieux intervenir. Il y a certainement plus d'avantages que d'inconvénients à pratiquer d'abord l'opération de l'empyème. L'incision de la plèvre peut suffire pour obtenir l'évacuation et la cicatrisation des deux cavités purulentes. Si la suppuration persiste néanmoins dans l'abcès sous-diaphragmatique, il y a lieu de poser la question d'une intervention sur cette collection purulente. On sait que les péritonites purulentes enkystées des hypochondres sont traitées avec succès par l'ouverture large, soit avec les caustiques, soit avec le bistouri (1). L'incision antiseptique est d'ailleurs préférable à l'application des pâtes caustiques. Il faut sans doute, avant d'intervenir, s'assurer que des adhérences péritonéales limitent l'abcès sous-diaphragmatique, et, à l'aide de ponctions exploratrices, déterminer le point sur lequel il convient de faire porter l'incision.

Migrations dans la paroi abdominale postérieure. — Les migrations de l'empyème dans la paroi abdominale postérieure sont moins insolites que celles que nous venons d'étudier ; les observations en sont déjà assez nombreuses pour qu'il soit nécessaire d'en tenir compte dans le diagnostic de l'empyème. En effet, l'apparition de ces collections purulentes à distance de la poitrine présente parfois de réelles difficultés d'interprétation. Ces abcès migrateurs d'origine pleurale peuvent simuler des abcès par congestion et même des anévrysmes de l'aorte abdominale.

Lésions. — Le pus de la plèvre ne pénètre dans la paroi abdominale postérieure qu'après avoir perforé le diaphragme. Mais cette perforation n'intéresse pas le péritoine. Elle se produit toujours au niveau du cul-de-sac postérieur et inférieur de la plèvre, à peu de distance de la colonne vertébrale. Dans cette région, la plèvre se réfléchit du diaphragme sur la paroi costale et le point le plus déclive du cul-de-sac postérieur et inférieur se trouve un peu au dessous de la douzième côte. La séreuse recouvre les faisceaux musculaires du diaphragme. Or ces faisceaux sont ici d'une faible épaisseur et, près de la colonne vertébrale, ils présentent encore une moindre résistance. Deux muscles de la paroi abdominale postérieure ont leurs insertions dans cette région et tout à fait au voisinage du cul-de-sac de la plèvre, le psoas-iliaque et le carré des lombes. Le psoas remonte même jusqu'à la douzième vertèbre dorsale et pénètre dans la cavité thoracique, en arrière et en dedans du pilier du diaphragme. Le carré des lombes s'insère sur la lèvre antérieure du bord inférieur de la douzième côte. Après avoir perforé le cul-de-sac de la plèvre, le pus de l'empyème rencontre l'une ou l'autre des gaînes aponévrotiques de ces deux muscles. S'il s'engage dans la gaîne du psoas, il pourra, suivant la direction des faisceaux musculaires, descendre jusque dans la fosse iliaque et même venir apparaître au pli de l'aine, au niveau du ligament de Poupart. S'il pénètre dans la gaîne du carré des lombes, il se portera plutôt en arrière et en bas, vers la région lombaire, il pourra même envahir la région

(1) Foix. Thèse de Paris 1875. Des péritonites circonscrites de la partie supérieure de l'abdomen.

fessière. Les observations que nous avons réunies et que nous rapporterons plus loin démontrent, en effet, que telle est la marche de l'abcès migrateur d'origine pleurale; tantôt il se porte en avant et bas et simule une collection purulente du muscle psoas-iliaque, tantôt il se porte en arrière et en bas et vient apparaître à peu de distance de la colonne vertébrale, au dessus de la crête iliaque.

Il est difficile de préciser les conditions qui favorisent ces migrations de l'empyème dans la paroi abdominale postérieure. Le plus souvent, il s'agit d'empyèmes enkystés entre la base du poumon et la convexité du diaphragme. Cependant la pleurésie est quelquefois très étendue et même occupe toute la cavité de la plèvre. Dans la plupart des cas, l'empyème est ancien; mais il y a des exemples de pleurésies purulentes récentes, compliquées de cette perforation du cul-de-sac postérieur de la plèvre. Dans un cas de M. Foot (obs. **130**), un mois après le début, le pus avait envahi le muscle psoas et même pénétré dans le canal rachidien. — Il est une condition qui paraît exercer une influence décisive, c'est le côté de l'empyème. Dans presque toutes les observations que nous avons réunies, il s'agit d'un empyème gauche. — La plupart des malades sont jeunes; il est vrai que l'empyème est moins commun à une période avancée de la vie. La migration dans la paroi abdominale postérieure peut exister en même temps qu'un autre mode d'évacuation spontanée ; elle précède ou suit la vomique pleurale ou la fistule pleuro-cutanée.

Parmi les 13 observations que nous avons rassemblées, cinq sont accompagnées de l'autopsie. Il est regrettable qu'on n'y trouve point une description précise des rapports de l'ulcération du diaphragme avec les gaînes aponévrotiques de la paroi abdominale postérieure. — Dans l'observation **138**, on note seulement que « la plèvre diaphragmatique ainsi que le diaphragme présentent une ouverture qui laisse passer un doigt; par cette ouverture, la cavité pleurale communique avec une autre placée derrière le péritoine, parmi les faisceaux musculaires de la région lombaire. » — Dans l'observation **139**, « un trajet fistuleux de dix pouces passe derrière le diaphragme pour gagner la région lombaire ». — Dans l'observation **132**, « le trajet fistuleux qui s'ouvre au dessous de la crête iliaque est entouré d'un tissu induré et aboutit à la plèvre très épaissie, près de la colonne vertébrale, à la partie la plus déclive de la cavité ». — Dans l'observation **129**, « la cavité de la poitrine communiquait avec un abcès qui s'étendait dans le pilier gauche du muscle psoas, jusqu'à la crête de l'os iliaque; le diaphragme était percé d'une ouverture de la dimension d'un dollar; les nerfs lombaires était complètement disséqués ».

— Dans l'observation **130**, la perforation du diaphragme est décrite avec plus de détails. « Derrière la foliole gauche du diaphragme, on trouva un petit trajet fistuleux à direction inférieure, qui s'engageait derrière le ligament cintré interne et communiquait avec un abcès du muscle psoas gauche. Cet abcès occupait les deux tiers supérieurs du muscle et ne s'étendait pas au dessous du point où le nerf crural antérieur traverse obliquement ce muscle. La gaîne du psoas était intacte; le pus existait en abondance dans la substance charnue du bord vertébral du muscle. » En outre on trouva du pus dans le canal rachidien, sur la face postérieure de la dure-mère rachidienne, depuis l'extrêmité inférieure de la moëlle épinière jusqu'au renflement cervical, et l'auteur, M. Foot, présume que le pus a pénétré de la gaîne du psoas dans le canal rachidien, à travers les trous de conjugaison. — Il n'y a pas lieu d'insister sur les autres lésions constatées dans les cinq autopsies; elles ne présentent rien de particulier à cette forme de l'empyème.

Ainsi le pus qui s'est engagé dans la paroi abdominale peut suivre deux directions différentes, de là deux migrations insolites dans cette paroi abdominale postérieure, celle par la gaîne du psoas et celle vers la région lombaire.

Migration dans la gaîne du psoas. — La migration par la gaîne du psoas paraît être un peu moins commune. Nous en avons réuni quatre observations seulement, dont deux avec autopsie. Dans un cas (obs. **129**), la migration dans le muscle psoas fut précédée d'un abcès migrateur dans la région lombaire. Voici ces quatre observations:

Observation 127. — (Personnelle. Obs. XIII de notre mémoire: Les migrations insolites de l'empyème. *Lyon médical* 1882. Résumée.) — Une jeune femme de 31 ans est admise, le *29 août 1881*, à l'hôpital de la Croix-Rousse, avec les symptômes d'une pleurésie gauche très probablement consécutive à une pneumonie. Le *5 septembre*, le retour du point de côté, l'élévation de la température à 40,5, l'extension des signes de la pleurésie font présumer que l'épanchement est devenu purulent. Une première thoracentèse, faite le *18 septembre*, donne 1200 grammes de pus, épais, homogène, sans odeur. On pratique encore trois autres thoracentèses à la suite desquelles l'épanchement se reproduit constamment. Le *7 octobre*, nous pratiquons l'opération de l'empyème. Il fallut trois mois environ pour obtenir la cicatrisation complète de la cavité purulente. Le dernier drain fut enlevé le *3 janvier 1882* et le *17 janvier* la fistule se ferma définitivement. La réparation n'avait point marché avec une grande activité. Pendant longtemps, la malade avait gardé de la fièvre, de la toux et de l'anorexie. — Dès le milieu du mois d'*octobre*, elle commence à se plaindre de douleurs dans le côté gauche, au niveau des reins et dans l'épaule gauche. Les mêmes douleurs persistent pendant tout le mois de *novembre*.

Pendant le mois de *décembre*, la malade, à peu près guérie de sa pleurésie purulente, ne peut encore marcher ni même rester debout ; la station verticale augmente ses douleurs. En *janvier*, elle reste levée quatre ou cinq heures par jour, mais la marche la fatigue toujours beaucoup. La convalescence est imparfaite ; il y a de l'anorexie, des vomissements, de la diarrhée. La malade quitte l'hôpital le *20 février*. — Au commencement de *mars*, les douleurs deviennent plus intenses, la marche est très difficile, et, quelques jours plus tard, la malade est obligée de garder le lit. Les douleurs augmentent encore ; elles se font sentir dans le bas-ventre, dans le dos, à la partie supérieure de la cuisse ; quelquefois même les élancements douloureux descendent jusqu'au genou. En *avril*, la fièvre est vive, accompagnée de frissons. Les troubles digestifs continuent et la malade maigrit à un haut degré. La cuisse se fléchit sur le bassin, et toute tentative d'extension provoque des douleurs intolérables. Vers *la fin d'avril*, la partie supérieure de la cuisse se tuméfie ; une tumeur apparaît dans le pli de l'aine et en quelques jours prend le volume du poing. — Le *2 mai*, pendant le sommeil, cette tumeur s'ouvre spontanément, et il s'en écoule une grande quantité de pus. Le soulagement fut immédiat. Au bout de huit jours, l'écoulement avait déjà diminué et souvent le pus était remplacé par de la sérosité. Dès *le milieu de juin*, la fièvre était tombée, l'appétit revenu et la guérison paraissait probable. Il n'y avait plus de douleurs spontanées, mais la cuisse était toujours fléchie et les tentatives d'extension provoquaient encore de vives douleurs. Le *25 juillet*, la guérison était complète. La fistule du pli de l'aine s'était fermée à la fin de juin. L'état général était excellent. Il ne restait plus qu'un peu de raideur dans les mouvements de la cuisse sur le bassin.

Observation 128. — (Krause, cité par M. Foot. *Dublin medical Journal* 1873). — « Krause a fait connaître deux cas d'empyème ayant perforé le diaphragme ; dans l'un, la collection purulente vint faire saillie au niveau du tégument de Poupart, et fut ouverte comme un abcès du psoas. »

Observation 129.— (Fischer. Archives générales de médecine 1848. Obs. XII de la thèse inaugurale de M. Delotte. Paris 1884. Résumée). — Au commencement de l'année 1842, Fischer voit pour la première fois une femme atteinte d'un empyème gauche avec fistule pleuro-cutanée à la base du thorax. Par cette fistule s'écoulait un pus verdâtre, très fétide. La malade toussait peu, mais elle était très amaigrie. Deux ou trois mois plus tard, on découvre une tumeur considérable, fluctuante, située immédiatement au-dessus de la crête iliaque, près de la colonne vertébrale, du côté gauche. Cette tumeur est incisée, et il s'en écoule un demi-bassin de liquide purulent, semblable à celui qui s'écoule par la fistule thoracique. Les deux orifices continuent à donner du pus pendant plusieurs mois. La malade paraît se rétablir. Au commencement de l'année 1844, la situation s'est aggravée ; l'épanchement purulent remplit presque tout le côté gauche. La malade finit par succomber.— A l'autopsie, on trouva du pus au-dessous des téguments qui recouvrent les côtes, et deux ouvertures, l'une supérieure et l'autre inférieure, qui faisaient communiquer le tissu cellulaire avec la plèvre gauche. Cette dernière cavité contenant trois pintes de pus. Aussi le poumon était-il réduit à un état presque membraneux et complétement refoulé contre le médiastin et le péricarde. La plèvre était généralement épaissie, rugueuse, ulcérée et tapissée d'une couche de pus très épaisse. La cavité de la poitrine communiquait avec un abcès qui s'étendait dans le pilier gauche du diaphragme et le muscle psoas, jusqu'à la crête de l'os iliaque. Le diaphragme était percé d'une ouverture de la dimension d'un dollar. Les nerfs lombaires étaient presque complètement disséqués. Ulcérations dans le duodénum.

Observation 130. — (Foot. *Dublin medical Journal* 1873, t. LV, p. 42. Résumée). — Un jeune garçon de 10 ans est admis à l'hôpital, au neuvième jour d'une pleurésie gauche. On constate les signes d'un épanchement dans le côté gauche de la poitrine. La gravité de l'état général, puis une abondante éruption de miliaire cristalline firent présumer que l'épanchement était purulent. Au moment de l'admission, l'enfant présentait déjà des symptômes de paraplégie. Il mourut un mois environ après le début de la pleurésie. — *Autopsie*: Au moment où l'on incise les muscles des gouttières vertébrales, il s'écoule une certaine quantité de pus. Epanchement de pus présentant les mêmes caractères dans le canal vertébral, à la face postérieure de la dure-mère, remontant jusqu'au niveau du renflement cervical de la moëlle épinière. La face antérieure de la dure-mère est saine, sauf quelques traces d'exsudat.... Petite collection purulente enkystée, à la base du poumon droit.... Le côté gauche de la poitrine est rempli de pus. Poumon gauche comprimé, atrophié, d'une teinte noirâtre. Toute la plèvre est tapissée de fausses membranes.... Le péricarde et le cœur sont sains.... Derrière la foliole gauche du centre aponévrotique du diaphragme, on trouve un orifice fistuleux, à direction inférieure, qui s'engage derrière le ligament cintré interne et communique avec un abcès du muscle psoas gauche. Cet abcès occupait les deux tiers supérieurs du muscle. Il n'y avait pas de pus dans le muscle psoas droit.... Toutes les pièces de la colonne vertébrale furent examinées, on n'y trouva aucune trace de carie ou de toute autre affection osseuse.

On voit par notre observation personnelle, la plus complète au point de vue clinique, que la migration de l'empyème dans le muscle psoas s'annonce par les signes propres à l'inflammation de ce muscle. Au début, le diagnostic reste sans doute incertain, en raison surtout de la grande rareté de cette complication de l'empyème. Cependant la douleur persistante, profonde, de plus en plus vive, dans la région dorsale, à la base du côté gauche, ainsi que les irradiations douloureuses dans l'épaule et dans la paroi abdominale, peuvent déjà faire présumer la perforation du diaphragme et l'imminence d'une migration insolite de l'empyème.

Le diagnostic devient plus facile lorsque surviennent des symptômes encore plus caractéristiques de la psoïte, les irradiations douloureuses dans le membre inférieur, la difficulté de la marche et surtout la rétraction de la cuisse sur le bassin. L'existence d'une collection purulente dans le psoas est certaine le jour où paraissent la tuméfaction de la fosse iliaque, l'œdème de la partie supérieure de la cuisse, et la tumeur inflammatoire du pli de l'aine.

Il reste à déterminer les relations de ce phlegmon du psoas avec la pleurésie purulente elle-même. Si la psoïte est du même côté que l'empyème, on ne peut guère admettre une simple coïncidence. Des observations suivies d'autopsie démontrent la réalité de la migration de l'empyème dans la gaîne du psoas-iliaque. La psoïte est une affection fort rare; quand elle est primitive, elle reconnaît le plus souvent pour causes le traumatisme ou la marche excessive; or des causes de ce genre ne sauraient être invoquées chez un malade atteint depuis longtemps déjà d'une suppuration de la plèvre. — L'empyème s'accompagne quelquefois d'abcès de voisinage et qui ne communiquent pas avec le foyer purulent de la poitrine. Or ces abcès se développent le plus souvent dans le tissu cellulaire de la paroi thoracique. On n'en connaît aucun exemple dans la paroi abdominale postérieure. — Il est donc permis de conclure que le pus pleural a réellement perforé le diaphragme et pénétré dans la gaîne du psoas. D'ailleurs la douleur dorsale et les irradiations douloureuses dans l'épaule sont des signes assez probants de cette perforation du diaphragme.

Quelle qu'en soit l'origine, les abcès du psoas ne s'arrêtent pas toujours au pli de l'aine. Ils peuvent franchir l'arcade fémorale, arriver jusqu'à la partie supérieure et interne de la cuisse et même pénétrer dans l'articulation coxo-fémorale. Ils peuvent aussi abandonner la gaîne musculaire et pénétrer dans le petit bassin. Dans le cas de M. Foot, le pus avait fait irruption jusque dans le canal rachidien, très probablement en suivant la voie des trous de conjugaison. Ces migrations lointaines sont fort dangereuses. Une intervention hâtive est nécessaire pour en prévenir le développement.

Dans l'observation **127**, il n'y eut pas d'intervention. L'abcès du pli de l'aine s'ouvrit spontanément, et cette évacuation spontanée suffit à procurer la guérison. Il ne serait pas prudent de compter toujours sur une terminaison aussi favorable. Dès que la présence du pus est constatée dans la fosse iliaque, il vaut mieux, comme dans le cas de Krause, ouvrir l'abcès au niveau du ligament de Poupart.

Migration vers la région lombaire. — Quand il a perforé le diaphragme et pénétré dans la paroi abdominale postérieure, l'abcès pleural a plus de tendance à se porter en arrière, vers les lombes. En effet, nous avons réuni 10 observations de cette migration vers la région lombaire.

La perforation du diaphragme est également annoncée par des phénomènes douloureux, fort importants au point de vue du diagnostic. Le patient éprouve une douleur profonde et continue dans le dos, au niveau des dernières côtes ou des dernières vertèbres dorsales, et cette douleur s'irradie vers l'épaule et dans les parois thoracique et abdominale. Quant à la tumeur lombaire elle-même, elle se produit souvent sans réaction inflammatoire locale; l'abcès migrateur d'origine pleurale a moins les allures d'un abcès chaud que celles d'un abcès par congestion.

La tumeur purulente reste quelquefois profonde et l'on ne peut y percevoir qu'une obscure fluctuation (obs. 135). Le plus souvent elle devient bientôt superficielle et se développe dans le tissu cellulaire sous-cutané. Elle occupe la région lombaire et s'étend de la crête iliaque à la dernière côte. Le volume varie dès dimensions d'un œuf à celles d'une tête d'enfant. Si l'abcès n'est pas ouvert, la peau finit par s'ulcérer, et, par cette fistule spontanée, s'échappe une quantité de pus hors de proportion avec le volume de la tumeur lombaire. En même temps le niveau de l'épanchement pleural s'abaisse, les symptômes de la compression du cœur et du poumon diminuent, et ces modifications survenues brusquement du côté de la poitrine témoignent hautement de l'origine pleurale de l'abcès migrateur spontanément ouvert dans la région lombaire.

Le pus ne s'arrête pas toujours au-dessus de la crête iliaque. Il peut arriver qu'il descende jusque dans la région fessière et même jusque dans la cuisse. Dans un cas de M. Wagner (obs. 39), huit jours après l'opération de l'empyème, une grosse tumeur fluctuante apparut dans la fesse droite. L'abcès fut incisé, lavé, drainé, et cette complication ne compromit pas la marche du travail de réparation.

Au point de vue des difficultés que peut présenter le diagnostic de cette migration lombaire, il y a lieu de partager les observations connues en trois groupes.

1. — L'abcès lombaire coexiste avec une fistule pleuro-cutanée ou pleuro-bronchique.

2. — L'abcès lombaire existe seul, sans aucun autre mode d'évacuation spontanée de l'empyème.

3. — L'abcès lombaire, qui existe également seul, est animé de pulsations tout à fait analogues à celle d'une poche anévrysmale; l'empyème est pulsatile.

1. — Trois observations appartiennent au premier groupe; ce sont celles de Grisolle, de M. Tripier et de M. Duret. Les fistules pleuro-bronchiques et pleuro-cutanées précèdent ou suivent la formation de la collection purulente dans la région lombaire.

Observation 131. — (Grisolle. Traité de pathologie interne, 9e édition, t. I, p. 438). — « Dans l'année 1860, j'ai vu guérir à l'Hôtel-Dieu, un individu âgé de 19 ans, atteint d'une pleurésie diaphragmatique et chez lequel l'épanchement se fit jour un mois après dans les bronches, et un peu plus tard dans la région lombaire. Le pus qui s'échappait par ces deux voies était identique et des plus infects. Une fièvre continue, des sueurs nocturnes, de la diarrhée, avaient fait redouter une issue prochainement funeste ; mais, dans le courant du mois de mai, les symptômes s'amendèrent. Au 30 juillet, le malade était guéri, et, à sa sortie qui eut lieu le mois suivant, il toussait à peine. La poitrine était sensiblement rétrécie inférieurement à droite ; le bruit respiratoire y était faible, le son obscur ; mais les forces étaient complètement revenues, et cet individu avait repris une fraîcheur qu'il n'avait jamais eue auparavant. »

Observation 132. — (R. Tripier. Obs. VII de notre mémoire, les migrations insolites de l'empyème. Résumée). — Jeune homme de 23 ans, admis à l'hôpital le *11 novembre 1873*. Il est atteint d'un empyème chronique gauche, dont le début remonte au mois de mars 1870. Il fut traité par la méthode des ponctions répétées, et la plupart de ces ponctions devinrent fistuleuses. Au moment de l'admission, il porte quatre fistules pleuro-cutanées sur la paroi thoracique. Il existe en outre deux autres trajets fistuleux ouverts dans la région fessière, à 4 centimètres au-dessous de la crête iliaque et sur le prolongement de la ligne axillaire. Ces trajets remontent vers la cavité thoracique. Le patient succombe le *30 janvier 1874*, épuisé par la longue durée de la suppuration. — *Autopsie :* Rétrécissement très prononcé de la cavité pleurale gauche. Les adhérences costo-diaphragmatiques remontent jusqu'à la cinquième côte. Le poumon est incomplètement comprimé ; de nombreuses adhérences le fixent à la paroi thoracique. La cavité de l'empyème est aplatie, large de 3 à 4 centimètres seulement. Elle est tapissée d'épaisses néomembranes fibreuses. Tous les trajets fistuleux y aboutissent. Celui qui s'ouvre au-dessous de la crête iliaque est entouré d'un tissu induré, et débouche dans la plèvre près de la colonne vertébrale, à la partie la plus déclive de la cavité.

Observation 133. — (Duret. Obs. V de la thèse inaugurale de M. Delotte. Paris 1884. Résumée). — Homme de 34 ans, admis à l'hôpital le *22 août 1882*, dans le service de chirurgie de M. Duret. La pleurésie a débuté en *octobre 1881*, et fut traitée sans succès par les moyens médicaux. En *novembre 1881*, le patient a craché de grandes quantités de pus ; l'empyème s'est ouvert par une fistule pleuro-bronchique. — Au moment de l'admission : rétraction assez manifeste de la paroi thoracique à droite ; signes d'épanchement occupant la moitié inférieure de la plèvre ; expectoration purulente abondante, remplissant un crachoir dans la journée ; état général mauvais, amaigrissement, un peu d'œdème malléolaire. Il existe une tumeur fluctuante, volumineuse, dans la région lombaire droite ; elle s'étend obliquement de la dernière côte à la colonne vertébrale. — L'abcès lombaire est incisé. Il en sort une grande quantité de pus séreux. Le doigt introduit dans la cavité suit un trajet fistuleux qui remonte jusqu'à la onzième côte. A la suite de cette évacuation, la dyspnée disparaît, l'expectoration purulente cesse et l'on constate un abaissement notable du niveau de l'épanchement pleural. Le *31 août*, l'expectoration purulente reparaît subitement. — Le *4 septembre*, M. Duret pratique l'opération de l'empyème ; incision sur la onzième côte en arrière, ligature de l'artère intercostale, resection de 3 centimètres de la onzième et de la douzième côte. A dater de cette intervention, le travail de réparation suit une marche assez régulière ; la fièvre tombe. l'expectoration purulente cesse et les forces reparaissent. Le *27 novembre*, le malade quitte l'hôpital, complètement guéri.

Dans les observations de cette catégorie, le diagnostic ne présente pas de sérieuses difficultés. L'évacuation du pus par les bronches ou par l'espace intercostal éclaire la nature de l'abcès ou de la fistule constaté à la région lombaire. Le pus qui s'élimine par tous ces orifices a les mêmes caractères. Il est quelquefois fétide (obs. **131**), et cette fétidité est due sans doute à la pénétration de l'air dans la plèvre par la fistule pleuro-bronchique ou pleuro-cutanée. La fistule lombaire expose moins à cette pénétration de l'air dans le foyer pleural, car cette fistule parcourt un long trajet au milieu de parties molles.

2. — Dans les observations du second groupe, il n'y a ni fistule pleuro-bronchique, ni fistule pleuro-cutanée. La seule évacuation spontanée de l'empyème s'est produite du côté de la région lombaire. L'abcès migrateur se développe lentement, insidieusement ; cependant l'apparition en est quelquefois précédée de douleurs vives et profondes dans les reins, avec irradiations dans la paroi thoracique ou le membre inférieur, et ces phénomènes douloureux sont un précieux indice de la perforation du diaphragme. Nous plaçons dans ce groupe les observations de M. Bouchut, de M. Braudicourt et de M. W. Foot.

Observation. 134. — (Bouchut. *Gazette des hôpitaux* 1877. n° 55, Résumée.) — Enfant de 14 ans, admise le *8 février 1877*, pour une pleurésie gauche dont le début remonte à dix-neuf jours. Cette enfant est scrofuleuse ; elle porte une cicatrice adhérente à la face. L'épanchement augmente et s'élève jusqu'à la crète de l'omoplate. — Le *4 avril*, la malade se plaint d'une douleur de la hanche gauche. M. Bouchut y découvre une tumeur énorme de 15 centim. de haut, sur 10 centim. de large. Elle occupe le bord supérieur de l'os iliaque et la partie supérieure de la région fessière. Elle est un peu chaude et douloureuse. La peau qui la recouvre est blanche, un peu veinée, sans amincissement. On y sent une fluctuation profonde. Après une ponction de cette tumeur lombaire qui évacue 210 grammes de pus, on constate le retour de la résonnance thoracique, l'apparition du murmure vésiculaire jusqu'en bas et la disparition de l'égophonie. La preuve était donc faite de la communication de cette collection purulente de la fesse avec l'épanchement de la plèvre.

Observation 135. — (Braudicourt. *Gazette hebdomadaire* 1862. Obs. III de la thèse de M. Delotte. Paris 1884. Résumée.) — Jeune fille de 22 ans, atteinte à la fin *d'avril 1861*, d'une pleuro-pneumonie gauche, à laquelle succède une pleurésie purulente. Au mois de *juillet*, la malade éprouve une vive douleur dans la région rénale gauche, et cette douleur persiste pendant plusieurs semaines. A la fin d'*août*, une tumeur apparaît dans la région douloureuse. — Cette tumeur qui consistait en une légère tuméfaction des tissus était située dans la région lombaire; elle commençait à environ deux travers de doigt en dessus de la crète iliaque gauche; elle était limitée en dedans par le rachis et faisait saillie dans une étendue de trois doigts en hauteur et de deux doigts en largeur. La fluctuation était loin d'y être bien sensible; c'était plutôt un empâtement qu'on sentait sous le doigt et qui annonçait que le foyer devait être profond. — Vers le *milieu de septembre*, la tumeur est ponctionnée avec un bistouri droit qui pénètre à 5 centim. de profondeur avant que le pus jaillisse. Il sort environ trois litres de pus, séreux, de bon aspect. Aussitôt après cette évacuation, la poitrine est percutée et l'on constate de la sonorité dans une zone qui auparavant présentait une matité complète. On entend également le bruit respiratoire qu'on n'avait pu percevoir depuis plusieurs mois. — L'écoulement purulent continua longtemps par la fistule lombaire. L'amélioration survint lentement. Cependant la malade finit par guérir. L'écoulement du pus fut tari vers le commencement de *novembre*.

Observation 136. — (W. Foot. *Dublin journal of médical science* 1873 janvier. Résumée). — Jeune garçon de 16 ans, admis à l'hôpital le *3 octobre 1871*, six semaines après le début d'une pleurésie gauche. L'épanchement paraît enkysté à la base, car seuls les espaces intercostaux inférieurs présentent une dilatation manifeste. L'enfant reste quatre semaines à l'hôpital; il a de la fièvre, un pouls fréquent et des sueurs profuses. — Il se plaint sans cesse d'une douleur qu'il rapporte à la partie la plus déclive du thorax gauche, au dessous de la douzième côte, vers la masse sacro-lombaire. Quelquefois, les élancements douloureux semblent partir de l'angle postérieur et supérieur de l'os iliaque et descendre dans le membre inférieur gauche; d'autres fois, la douleur est ressentie jusque dans le genou gauche. Parfois le malade ne peut étendre la jambe gauche au même degré que la droite. — A la fin de *décembre*, l'empyème faisait saillie à deux pouces au dessous de la colonne vertébrale. Bientôt après, il s'ouvrit et donna issue à une grande quantité de pus. Pendant longtemps, le pus continua à couler lorsque le malade toussait. Un an après l'ouverture spontanée, en *décembre* 1872, la fistule n'est pas complètement tarie; mais le malade, très amélioré, a pu reprendre ses occupations.

Il semble que les douleurs lombaires soient plus vives et plus persistantes lorsque la perforation du diaphragme se produit avant toute évacuation spontanée par les bronches ou par la paroi thoracique. Les phénomènes douloureux ont été particulièrement remarquables dans les deux observations **135** et **136**. Ces douleurs profondes, persistantes, localisées dans les reins, s'irradiant dans le thorax ou dans le membre inférieur, ne sauraient être confondues avec le point de côté de la pleurésie. Il est vrai que les vieux empyèmes s'accompagnent parfois de vives douleurs dans la paroi thoracique, et ces douleurs sont dues à l'irritation des nerfs intercostaux englobés dans les épaisses néomembranes qui doublent la plèvre pariétale. Mais la localisation des points douloureux est fort différente. Cette douleur qui annonce la perforation du diaphragme et l'imminence d'une migration de l'empyème vers la région lombaire, cette douleur se fait surtout sentir, en arrière, au dessous de la dernière côte, au voisinage de la colonne vertébrale. Il importe donc à un haut degré d'en préciser les caractères, car elle peut permettre de soupçonner la perforation du diaphragme avant l'apparition d'une tumeur dans la région lombaire.

Assurément il est difficile de méconnaître l'existence même de l'empyème. Les symptômes pleurétiques sont assez évidents pour appeler l'attention du côté de la poitrine. Du reste, un examen méthodique et complet permettra toujours de reconnaître l'épanchement de la plèvre. La gravité des symptômes généraux et mieux encore une ponction exploratrice en démontreront la nature purulente. Mais on peut se demander s'il n'y a point coïncidence fortuite d'une pleurésie purulente et d'un abcès par congestion. La petite malade de M. Bouchut était évidemment scrofuleuse; elle portait à la joue une cicatrice adhérente; la tumeur fluctuante de la région lombaire pouvait être un abcès par congestion, venu d'une lésion osseuse des côtes ou de la colonne vertébrale. Il reste donc à établir la relation entre les deux collections purulentes, celle de la plèvre et celle de la région lombaire. La compression de l'abcès migrateur peut en diminuer le volume et, en faisant refluer une notable quantité de liquide dans la plèvre, aggraver les troubles de la respiration et de la circulation. Il est encore préférable de suivre l'exemple de M. Bouchut et de pratiquer dans la tumeur lombaire une ponction évacuatrice. S'il existe réellement une communication entre les deux collections purulentes, la ponction pourra donner une quantité de pus bien supérieure à celle que comporterait le volume de la tumeur. De plus, et c'est là une démonstration péremptoire, l'évacuation du foyer purulent des lombes est suivie d'une remarquable modification des signes physiques de l'épanchement pleurétique; le niveau de la matité s'abaisse, le souffle et l'égophonie disparaissent et l'on entend le murmure vésiculaire en un point déclive précédemment occupé par la respiration bronchique ou le silence respiratoire.

Un abcès ossifluent, d'origine costale ou vertébrale, peut s'ouvrir dans la plèvre et provoquer une pleurésie purulente. Il n'est pas impossible que cet empyème s'accompagne d'un abcès lombaire, soit que cet abcès vienne de la plèvre, soit qu'il procède directement de la lésion osseuse elle-même. Nous n'avons rencontré aucune observation de ce genre. Pour compléter le diagnostic, il y aurait lieu, en pareil cas, de rechercher les signes propres aux lésions osseuses des côtes et surtout du rachis, la douleur localisée, la déformation et l'immobilisation des vertèbres.

3. — Le troisième groupe comprend les cas dans lesquels la tumeur lombaire est animée de battements isochrones au pouls, à la façon d'un véritable anévrysme. Les observations de ce genre ne sont pas très rares, puisque, sur 9 cas de migration lombaire, il y en a 3 dans lesquels l'empyème est pulsatile. Ce sont les observations de M. Courbon, de Dunin et d'Owen-Rees.

Observation 137. — (Courbon, de Tours. *Gazette des hôpitaux*, 1870. Résumée). — Jeune femme de 24 ans, admise à l'hôpital, le *20 février 1874*, pour une tumeur de la région lombaire gauche. Cette tumeur est exactement située en dehors du carré des lombes, immédiatement au dessous de la dernière côte, à deux travers de doigt au dessus de la crête iliaque. Elle est molle, allongée, fluctuante, légèrement mobile, non douloureuse, presque entièrement réductible, sans changement de couleur à la peau. Sa forme est elliptique; le grand axe de l'ellipse qu'elle présente est oblique de haut en bas et de dehors en dedans, presque transversal, et mesure 14 centim, tandis que le petit axe, qui se rapproche de la ligne verticale, a 11 centim. — Ce qu'il y a de plus remarquable dans la tumeur, ce sont les battements dont elle est le siège. Ces battements sont forts, expansifs, tout à fait isochrones au pouls. Il existe dans toute la tumeur un mouvement alternatif d'expansion et de retrait, qui est perceptible, non seulement au toucher, mais à la vue. La palpation ne fournit aucun frémissement et l'auscultation, aucun bruit de souffle. Cependant, si on ausculte attentivement, on entend, mais très éloigné et très affaibli, le bruit systolique du cœur. Enfin la tumeur est mate à la percussion et présente une certaine résistance au doigt qui la percute.

La malade nous apprend qu'elle s'est aperçue de sa grosseur il y a environ deux mois. Mais, bien qu'elle ait presque toujours continué son travail, sa santé laissait beaucoup à désirer depuis quatre ans au moins. A cette époque, elle a éprouvé pendant longtemps une douleur très vive dans l'épine dorsale. Il me semblait, disait-elle, qu'on me rongeait les os. Cette vive douleur, qui a aujourd'hui disparu, siégeait, d'après les renseignements qui nous sont fournis, au niveau des 5e, 6e, 7e, 8e et 9e vertèbres dorsales, et de là irradiait dans tout le côté gauche du thorax. En même temps, il y avait chez notre malade de la dyspnée, des palpitations, de l'essoufflement, des accès de suffocation quand elle travaillait un peu plus fort que d'habitude ou qu'elle montait un escalier. Ces symptômes ont notablement diminué depuis l'apparition de la tumeur.

Le cœur est refoulé à droite, et la pointe vient battre faiblement au niveau de l'appendice xiphoide. On entend à la base un léger souffle au premier temps. — Le côté gauche du thorax semble au premier abord un peu rétréci; mais une mensuration exacte démontre au contraire qu'il a subi une certaine ampliation, un peu moins d'un centimètre. La matité est absolue dans tout le côté gauche. La respiration y a presque complètement disparu. La respiration est puérile à droite. — Aucune douleur, ni abdominale ni lombaire. Quelques fourmillements dans les membres, principalement dans les inférieurs. Suppression des règles depuis plus de trois ans. Urines normales. Etat général satisfaisant. Pas d'amaigrissement.

M. Courbon examine l'hypothèse d'un abcès lombaire dont le pus, provenant de la plèvre, aurait détruit les adhérences du diaphragme en arrière et qui serait animé de battements communiqués par le cœur ou l'aorte; mais il rejette cette interprétation et s'arrête à ce diagnostic : anévrysme de l'aorte thoracique descendante, qui, longtemps caché dans la poitrine, aurait fini par apparaître dans la région occupée par la tumeur.

La tumeur augmente chaque jour de volume, et les battements deviennent plus prononcés. Ils furent bientôt tellement violents que ceux qui avaient hésité à admettre un anévrysme se rallièrent à cette opinion. En même temps que la tumeur s'accroissait, la peau s'amincissait. La poche se rompit le *14 avril*, au matin. Mais, au lieu de sang, il s'échappa par l'ouverture une grande quantité de pus séreux. Puis la tumeur s'affaissa et les battements disparurent. Dès lors, il n'y avait plus de doute ; ce n'était pas un anévrysme qu'avait la malade, mais bien un abcès produit par un empyème. La diminution de la matité dans le côté gauche et le retour du murmure vésiculaire qui se fit de ce côté, les jours suivants, ne laissèrent plus aucun doute à ce sujet.

Observation 138. — (Dunin. *Gazette médicale de Varsovie.* 1878, n° 23. Obs. IX de la thèse de M. Delotte. Paris 1884. Résumée). — Une jeune fille de 19 ans entre à l'hôpital, avec de l'oppression, de la toux, de la fièvre et des frissons. On constate une énorme quantité de liquide, probablement purulent, dans la plèvre gauche. La malade reste plusieurs semaines à l'hôpital, sans vouloir se soumettre à l'opération qu'on lui propose. Elle demande sa sortie. Au bout d'un mois, elle revient dans un état déplorable. A l'examen, on trouve comme la première fois, du liquide dans la plèvre gauche. Mais il existe, dans la région lombaire gauche, une tumeur fluctuante, de la grosseur du poing et qui présente des battements perceptibles à la vue et au palper. Ces battements sont isochrones à ceux du cœur. Après quelques jours, la malade succombe et, à l'autopsie, on trouve toute la cavité pleurale gauche pleine de liquide purulent. Le poumon, refoulé vers la colonne vertébrale, fortement comprimé, contient une vomique remplie de mucosités, mêlées avec du pus. La plèvre diaphragmatique ainsi que le diaphragme présentent une ouverture qui laisse passer un doigt ; par cette ouverture la cavité pleurale communique avec une autre cavité placée derrière le péritoine, parmi les faisceaux musculaires de la région lombaire. Adhérence des deux feuillets péricardiques. La capsule splénique adhère au diaphragme.

Observation 139. — (Owen-Rees. *British medical Journal*, août 1858). — D. Brooks, 9 ans, entre à l'hôpital de Guy le *13 janvier 1858*. Il avait eu onze mois auparavant une pleurésie gauche avec épanchement, qui l'avait retenu à l'hôpital pendant quelques semaines. Depuis trois semaines, sa mère s'était aperçue qu'il portait au bas du dos une tumeur qui s'était développée sans qu'il en souffrît.

Cette tumeur arrondie, mesurant environ trois pouces de diamètre, occupait le côté gauche de la colonne vertébrale, au-dessus de la crête iliaque. Elle présentait une fluctuation assez superficielle ; la peau qui la recouvrait était saine, et, en y appliquant le stéthoscope, on y percevait des pulsations manifestes, coïncidant avec le pouls artériel. Le côté gauche de la poitrine présentait la déformation caractéristique de la pleurésie terminée par résorption partielle, après avoir persisté pendant longtemps. La santé générale était d'ailleurs assez satisfaisante.

Le volume de la tumeur augmenta insensiblement, en même temps que les battements dont elle était animée devenaient plus manifestes. Le 11 février, on l'ouvrit et elle donna issue à quelques onces de pus ; en même temps, la déformation du thorax et de la colonne vertébrale fit des progrès. La fièvre hectique et le marasme survinrent peu à peu. Le *20 avril*, il y eut quelques convulsions ; la face se paralysa à droite ; l'enfant était plongé dans le coma ; il mourut le 21.

L'autopsie fit voir le poumon gauche rapetissé, refoulé en haut par une collection purulente limitée en bas par le diaphragme. Un trajet fistuleux, long de six pouces environ, passait en arrière de ce muscle, pour gagner la région lombaire, où il s'ouvrait au dehors. On trouva en outre des tubercules dans le poumon gauche, une pneumonie à droite, et une méningite tuberculeuse des mieux caractérisées.

Dans les observations de ce troisième groupe, on constate, avec les signes d'un épanchement pleurétique, l'existence dans la région lombaire d'une tumeur fluctuante, pulsatile, dont les battements sont isochrones aux battements du cœur. La nature de l'épanchement de la plèvre est reconnue, soit par la longue durée de la pleurésie, soit par la gravité des symptômes généraux, soit enfin à l'aide d'une ponction exploratrice. L'empyème peut être général, ou du moins occuper la majeure partie de la plèvre. Mais dans deux cas (obs. 137 et 139), il s'agissait d'un empyème ancien, enkysté à la base du thorax. Les trois observations que nous venons de citer sont des exemples de pleurésie purulente du côté gauche ; de ce côté sont plus facilement réalisées les conditions nécessaires à la production des pulsations dans un abcès extra-thoracique mais communiquant avec la plèvre (1).

Les caractères de la tumeur lombaire sont fort bien exposés dans l'observation de M. Courbon. La migration s'est produite lentement, insidieusement ; elle a été cependant précédée de douleurs vives, profondes, dans la région dorsale. Il semblait à la malade qu'on lui rongeait les os. Dans presque tous les cas, nous retrouvons ces douleurs du dos et des reins ; elles se font sentir avant l'apparition de la tumeur, cessent ou diminuent au moment où l'abcès se montre à l'extérieur, et correspondent sans doute à la période d'ulcération du diaphragme. La collection purulente a l'aspect d'un abcès froid. On n'y constate point les signes d'une vive inflammation locale ; la rougeur et même la douleur y font défaut. La peau garde longtemps l'aspect de l'état normal. La tumeur est fluctuante ; elle est aussi réductible, et il est probable, bien que le fait ne soit point signalé dans les observations précédentes, que la réduction doit produire une certaine aggravation de la dyspnée. Les battements sont perceptibles à la vue et au toucher. Chaque battement est un mouvement d'expansion, isochrone à la pulsation du cœur, et tout à fait comparable à l'expansion d'une poche anévrysmale. La palpation ne fait sentir aucun frémissement

(1) Voyez chapitre VI, p. 576

et l'auscultation ne fait entendre aucun bruit de souffle. Dans l'observation de M. Courbon, il est expressément noté que la tumeur est située en dehors du carré des lombes ; or cette voie est celle que suivent la plupart des abcès migrateurs qui, de la cavité abdominale, se portent en arrière, dans la région lombaire.

L'empyème pulsatile lombaire est susceptible de la même interprétation physiologique que l'empyème pulsatile de la paroi thoracique. Le cœur est en rapport avec la paroi du kyste purulent de la plèvre. Chaque pulsation cardiaque imprime une vive impulsion à la masse du liquide et cette impulsion se transmet à toute la surface du kyste pleural. Or la paroi de ce kyste ne présente point partout la même résistance, et l'impulsion transmise est plus manifeste sur les points de moindre résistance. La paroi de la poche lombaire se trouve précisément dans ces conditions; constituée par des tissus souples et élastiques, elle se laisse plus facilement dilater que les néomembranes fibreuses, épaisses et résistantes, qui forment l'enceinte du kyste purulent de la plèvre. A chaque systole cardiaque, une certaine quantité de liquide est chassé vers la poche lombaire, à travers l'étroit trajet fistuleux qui fait communiquer les deux cavités intra et extra-thoraciques. Ce trajet est comparable à l'orifice qui établit la communication d'un anévrysme avec une artère. Dans les deux cas, l'expansion de la poche se produit d'après le même mécanisme ; elle est due à une élévation subite de la tension du liquide et à la large surface que présentent les parois de l'anévrysme ou de l'abcès lombaire à la pression du sang ou du liquide purulent.

Cette tumeur lombaire animée de battements isochrones à ceux du pouls, et si semblables à ceux d'une poche anévrysmale, peut être, en effet, confondue avec un véritable anévrysme. L'observation 137 est un exemple des difficultés de ce diagnostic. Après avoir examiné diverses hypothèses, et même celle d'un empyème pulsatile lombaire, M. Courbon conclut à l'existence d'une tumeur anévrysmale, et l'amplitude croissante des battements parut confirmer cette interprétation. La présence des signes d'un épanchement pleurétique n'est pas une objection décisive, car il y a des observations authentiques d'anévrysmes de l'aorte thoracique dont les diverticules peuvent occuper une notable étendue de la cavité pleurale. Il en était ainsi dans un cas de M. Oulmont (1) ; une vaste tumeur anévrysmale de l'aorte thoracique s'étendait dans la cavité pleurale gauche et, pendant la vie, avait été prise pour un épanchement pleurétique.

(1) *Bulletin de la Société médicale des hôpitaux de Paris*, 28 mai 1856.

Pour établir ce diagnostic, il ne faut pas compter sur l'inspection, ni même sur la palpation; en effet, les battements de l'empyème pulsatile sont entièrement comparables à ceux d'un anévrysme. Si l'auscultation fait entendre un bruit de souffle, on peut conclure à l'existence d'une poche anévrysmale, puisque le souffle a fait défaut dans toutes les observations connues d'empyème pulsatile lombaire. L'absence du souffle ne permet pas une conclusion précise, car Stockes a montré que le souffle peut manquer dans l'anévrysme de l'aorte abdominale. — Cet anévrysme s'accompagne souvent de phénomènes douloureux d'une grande violence ; ce sont des douleurs névralgiques, lombaires, lombo-abdominales, crurales, sciatiques, gastro-entéralgiques. La migration de l'empyème vers la région lombaire est souvent aussi accompagnée de phénomènes douloureux; mais, outre que ces douleurs sont moins violentes, elles n'existent guère que pendant cette période qui correspond à l'ulcération du diaphragme. — L'abcès lombaire est sans influence sur la circulation des artères qui naissent de l'aorte abdominale. L'anévrysme y produit, au contraire, de remarquables modifications; le pouls des fémorales est retardé et plus faible qu'à l'état normal. — La tumeur de l'empyème est réductible, et la réduction peut provoquer l'accroissement de la dyspnée. La tumeur de l'anévrysme n'est pas ou est beaucoup moins réductible, et la compression de la poche anévrysmale n'a plus la même influence sur les troubles de la respiration. — La ponction avec une fine aiguille est encore le moyen le plus simple et le plus sûr d'établir le diagnostic. Il n'y a pas de sérieux inconvénients à ponctionner la tumeur elle-même avec l'aiguille de la seringue de Pravaz, car cette aiguille n'est pas plus volumineuse que celle dont on se sert pour le traitement par la galvanopuncture des poches anévrysmales. Si la seringue se remplit rapidement de sang rouge, rutilant, il n'est pas douteux qu'il ne s'agisse d'un anévrysme. Mais l'aiguille peut être oblitérée par un caillot ou ne pas franchir toute l'épaisseur de la paroi du sac. Il vaut mieux faire la ponction dans l'épanchement pleurétique. D'ailleurs cette ponction est encore moins dangereuse que celle de la tumeur lombaire elle-même. On se sert du plus petit des trocarts de l'aspirateur de M. Potain. Si cette ponction donne du pus, on peut croire à la coïncidence d'un empyème et d'un anévrysme lombaire. Pour résoudre la question, il suffit d'évacuer une notable quantité de liquide. Si la poche lombaire communique avec l'empyème, elle diminue de volume, s'affaisse, présente des battements plus faibles, et même les battements disparaissent entièrement, si l'on pousse assez loin l'évacuation de la plèvre.

Nous avons rapporté 9 observations d'empyème compliqué de cette migration insolite vers la région lombaire.

Dans 6 cas, il n'y eut aucune intervention. Parmi ces 6 malades, il y a 2 résultats inconnus (obs. **134** et **137**), 2 guérisons (obs. **131** et **136**) et 2 morts (obs. **132** et **138**).

Dans 3 cas, il y eut une intervention chirurgicale. Chez le malade de l'observation **133**, M. Duret ouvrit d'abord la tumeur lombaire, puis pratiqua quelques jours plus tard l'opération de l'empyème. Ce malade a complètement guéri. M. Braudicourt obtint également la guérison de sa malade, mais ils se contenta d'ouvrir la tumeur lombaire (obs. **135**). Le malade d'Owen Rees (obs. **139**) fut aussi traité par la simple incision de la tumeur lombaire, mais il succomba peu de temps après l'opération.

Ces résultats semblent indiquer que l'ouverture spontanée de l'empyème à la région lombaire est un peu moins fâcheuse que l'évacuation par une ou plusieurs fistules de la paroi thoracique. La perforation du diaphragme existe au point le plus déclive de la plèvre, et c'est là une condition évidemment favorable à l'évacuation de la cavité purulente. Ajoutons que l'air pénètre plus difficilement par une fistule lombaire que par une fistule pleuro-cutanée; l'épanchement purulent est donc moins exposé à la putréfaction.

Est-ce une raison suffisante pour ne pas intervenir? Nous ne le pensons pas. Tout au plus l'expectation serait-elle acceptable si l'ouverture spontanée était suivie d'une amélioration évidente de l'état général et de l'apparition non douteuse du travail de réparation. Remarquez que le résultat est resté longtemps incertain chez les deux malades qui ont cependant fini par guérir à la suite de cette évacuation spontanée (obs. **131** et **136**). En règle générale, il vaut donc mieux intervenir, surtout s'il s'agit d'un adulte et si le malade est épuisé déjà par la longue durée de la suppuration. L'incision seule de la poche lombaire est une intervention insuffisante. De deux malades ainsi traités, l'un est mort (obs. **139**), l'autre a guéri, mais cette guérison est restée longtemps douteuse. D'ailleurs, l'incision ne diffère pas beaucoup de l'ouverture spontanée de la poche purulente. Il vaut mieux suivre l'exemple de M. Duret, ouvrir d'abord l'abcès lombaire, puis, si quelques jours après il n'y a point une sérieuse amélioration, pratiquer l'opération de l'empyème.

CHAPITRE VIII

DES FISTULES THORACIQUES PERMANENTES, SPONTANÉES OU CONSÉCUTIVES A LA PLEUROTOMIE. — FISTULES SIMPLES. — FISTUTES ABOUTISSANT A UNE CAVITÉ PURULENTE. — OPÉRATIONS QUE NÉCESSITENT CES FISTULES : RÉSECTION MULTIPLE DES CÔTES, RACLAGE, CURAGE, INCISION, EXCISION DE LA PLÈVRE.

L'évacuation spontanée de l'empyème à travers l'espace intercostal conduit fort rarement à la cicatrisation complète de l'abcès pleural. Le plus souvent cette évacuation laisse une fistule permanente de la paroi thoracique. L'empyème est devenu chronique, et la fistule continue à verser indéfiniment du pus.

Nous avons vu que la pleurotomie constitue le traitement rationnel de l'empyème. La guérison complète est commune, et souvent très prompte, après l'incision large de l'espace intercostal. Cependant il peut arriver que le travail de réparation s'arrête et que, comme l'évacuation spontanée, la pleurotomie laisse à sa suite une fistule permanente de la paroi thoracique. Ce résultat fâcheux est d'autant plus à craindre, que plus longue est la période qui s'étend du début de la pleurésie purulente au moment de l'intervention chirurgicale. Les procédés incomplets du traitement de l'empyème, tels que les ponctions, les tubes, les canules, le siphon, exposent bien davantage à la fistule permanente.

Toutes ces fistules thoraciques n'ont pas la même disposition ; toutes ne comportent pas le même pronostic, ni le même traitement. Il y a lieu d'en distinguer deux catégories.

A la première appartiennent les fistules qu'on peut appeler fistules simples. Elles sont formées d'un trajet plus ou moins long et sinueux dans la paroi thoracique, la plèvre et les néomembranes, mais qui, et c'est là le caractère important, n'aboutit point à une véritable cavité purulente, reste de l'empyème incomplètement cicatrisé.

Dans la seconde catégorie, il faut placer les fistules qui communiquent avec une poche purulente de la plèvre. Les dimensions de cette poche sont assurément variables ; dans certains cas, elle occupe la cavité pleurale tout entière ; dans d'autres cas, elle est beaucoup moins spacieuse et n'admet que quelques cuillerées de liquide. Il est clair que le pronostic dépend en grande partie de l'étendue de la surface suppurante. Mais l'indication fondamentale du traitement est, dans tous les cas, à peu près identique : pour obtenir la cicatrisation d'une telle fistule, il faut agir sur la poche purulente, ou du moins sur les parois de la poche purulente ellemême.

Les fistules simples ne nous arrêteront pas longtemps. Nous devons, au contraire, consacrer de longs développements à l'histoire et surtout au traitement des fistules avec cavité purulente dans la plèvre. Il y a quelques années seulement, ces fistules passaient pour être tout à fait incurables. Aujourd'hui, il est possible d'en guérir un certain nombre par une opération nouvelle, la résection multiple des côtes avec ou sans incision, excision et raclage de la plèvre, et cette opération constitue un des chapitres les plus dignes d'intérêt dans l'histoire générale de l'empyème.

§ I. — FISTULES PERMANENTES SIMPLES.

La fistule simple persiste après la cicatrisation complète de l'empyème. L'écoulement continu d'une sécrétion purulente est la cause commune de la persistance d'un trajet fistuleux. Or comment expliquer l'existence prolongée d'une fistule thoracique, lorsque la plèvre a cessé de sécréter du pus ?

Le plus souvent il faut mettre en cause la constitution même du trajet fistuleux. Les parois en sont formées de tissu conjonctif épais, dense, sclérosé, lardacé, doué d'une faible vitalité. Ces parois fibreuses sont même assez souvent infiltrées de pseudo-cartilage et de plaques calcaires. De semblables tissus ont évidemment peu de tendance à la cicatrisation spontanée. Des tubes ont séjourné pendant des mois dans l'espace intercostal;

ils y ont provoqué une irritation lente et continue des tissus, et telle est vraisemblablement l'origine de cette inflammation scléreuse développée autour du trajet fistuleux. — Le défaut de cicatrisation s'explique encore par la mobilité des parties. La mobilité des parois d'un abcès ou des lèvres d'une plaie en retarde la cicatrisation. Or les deux côtes qui limitent l'espace intercostal sont mobiles ; elles s'élèvent pendant l'inspiration et s'abaissent pendant l'expiration. Il est vrai que l'amplitude de ces mouvements est bien diminuée dans les vieux empyèmes. — Quand un trajet fistuleux s'ouvre à la surface de la peau et reste longtemps perméable, il finit par se couvrir d'un revêtement épidermique. Or cette production d'épiderme sur les parois de la fistule thoracique est un autre obstacle à la cicatrisation. Cet obstacle nous paraît assez commun. On ne pouvait guère en invoquer un autre dans l'observation 2, et la preuve, c'est que la résection d'un fragment de côte resta sans résultat, tandis que la destruction par une énergique cautérisation du revêtement épidermique fut suivie de l'oblitération rapide et définitive du trajet fistuleux. — La présence prolongée au contact des côtes d'un corps étranger, le tube à drainage, provoque fort souvent l'ulcération du périoste, la dénudation et la nécrose d'un fragment du tissu osseux ; de là la production d'un petit foyer de suppuration osseuse, qui entretient le trajet fistuleux et ne prendra fin qu'après l'élimination ou l'ablation du point osseux nécrosé. Il s'en faut cependant que la dénudation de la côte en provoque toujours la nécrose. Nous avons vu plusieurs fois la côte dénudée se couvrir de bourgeons et la fistule se cicatriser sans élimination spontanée de petits séquestres et sans aucune intervention sur la côte elle-même. — Enfin il peut encore arriver que le cul-de-sac par lequel se termine la fistule thoracique soit rempli de gros bourgeons charnus, mollasses, fongueux, sans tendance aucune à la cicatrisation ; ils versent dans le trajet fistuleux du pus, quelquefois du sang, et par là constituent un nouvel obstacle à la cicatrisation.

La plupart des fistules pleuro-cutanées d'origine spontanée s'ouvrent sur la paroi antérieure du thorax. Les fistules consécutives à la pleurotomie sont plus communes sur les parois latérale et postérieure, puisque c'est là qu'on pratique le plus souvent l'opération de l'empyème.

L'orifice externe est quelquefois caché au milieu de quelques bourgeons charnus, ou bien il occupe un point d'une cicatrice plus ou moins profondément enfoncée dans l'espace intercostal. L'écoulement du pus entretient des rougeurs et des érosions de l'épiderme sur le tégument des régions voisines. L'orifice est généralement étroit et n'admet qu'un stylet de petit calibre.

A cet orifice fait suite un trajet fistuleux. La direction en est le plus souvent oblique en arrière et en haut. Tous les trajets fistuleux que nous avons examinés avaient cette direction. Les longs trajets vont se perdre vers l'angle postérieur des côtes, sous l'omoplate. Rarement le trajet est direct et perpendiculaire à la paroi thoracique; rarement aussi il se porte en avant. La sonde exploratrice traverse un tissu dur, dense, sclérosé ; du reste, cette induration scléreuse s'étend fort au-delà des parois de la fistule. Les muscles atrophiés et dégénérés, ainsi que le tissu conjonctif superficiel et profond, sont englobés dans ce tissu lardacé de nouvelle formation.

Certains trajets fistuleux n'ont que 5 à 6 centimètres de profondeur, et, étant très obliques, paraissent ne pas dépasser l'épaisseur de la paroi thoracique. D'autres pénètrent dans la cavité pleurale et s'enfoncent jusqu'à 15 et 20 centimètres de profondeur. Ces fistules profondes se terminent dans les néomembranes de la plèvre ; elles s'insinuent entre les deux parois de l'empyème cicatrisé. On en a vu dont la direction était telle, qu'elles pénétraient sans doute dans le poumon lui-même, probablement dans un diverticule de l'empyème, entre les deux feuillets de la plèvre interlobaire (1).

La fistule permanente simple n'est point une affection réellement grave ; c'est plutôt une petite infirmité. Elle peut, pendant de longues années, rester compatible avec une intégrité parfaite de la santé générale. Elle sécrète une très minime quantité de pus ; souvent même la sécrétion en est séro-purulente, ou même séreuse, plutôt que franchement purulente. Le patient n'éprouve guère d'autre inconvénient que l'obligation de maintenir un pansement sur l'orifice fistuleux. Un de nos malades porte depuis quatre ans une fistule de ce genre, sans en être nullement incommodé ; il a toutes ses forces, il a repris son travail, et se refuse d'ailleurs à toute intervention chirurgicale. M. Berger (2) a cité le cas d'une femme qui portait, également sans aucun inconvénient, une fistule thoracique simple datant de huit années. Dans un autre cas de Wells, la fistule datait d'un an, et le malade pouvait faire plusieurs lieues à cheval.

La sécrétion purulente est toujours très modérée, quelquefois insignifiante et réduite à quelques gouttes de pus en vingt-quatre heures. Le patient n'est donc pas exposé au péril des suppurations chroniques abondantes. Cependant la fistule simple présente bien parfois quelques complications. Elle peut devenir fort douloureuse ; chez un de nos malades,

(1) *Société de chirurgie*, 1884, p. 15.
(2) *Société de chirurgie*, 1884, Janvier.

l'introduction d'une sonde provoquait de très vives douleurs. Chez un autre, la fistule est de temps en temps le siège d'hémorrhagies survenant inopinément, et la perte de sang s'élève parfois jusqu'à deux ou trois cents grammes. Ces hémorrhagies proviennent peut-être de gros bourgeons vasculaires qui tapissent le fond du trajet fistuleux, peut-être aussi de l'ulcération de quelques artérioles de l'espace intercostal.

Il arrive parfois que l'orifice externe cesse de livrer passage au pus et se cicatrise spontanément. Mais ce n'est pas une guérison. Le pus s'accumule lentement derrière la cicatrice. Cette rétention purulente provoque quelques douleurs locales. Au bout de quelques jours ou de quelques semaines, la cicatrice est rompue et l'écoulement purulent se rétablit. Ces alternatives d'occlusion et de perméabilité se répètent parfois pendant de longues années.

On a cité des exemples de fistules thoraciques qui ont duré pendant plusieurs années et qui cependant ont fini par se cicatriser spontanément. Il s'agissait sans doute de fistules simples. En général, ces fistules ont peu de tendance à la cicatrisation. Elles ne compromettent pas la vie, mais, si l'art n'intervient pas, il est plus commun de les voir persister indéfiniment.

Le diagnostic d'une fistule simple est établi quand on a reconnu qu'elle n'aboutit point à une cavité purulente dans la plèvre. Chercher s'il existe une cavité de ce genre dans un cas de fistule thoracique, tel est donc le point important du diagnostic. Assurément il est facile de reconnaître l'existence d'une vaste poche purulente : la suppuration est copieuse, le patient est affaibli par l'abondance et la durée de la suppuration, une sonde introduite par la fistule se meut librement dans une cavité, le murmure respiratoire fait entièrement défaut sur une notable étendue de la paroi thoracique. Mais ce diagnostic devient fort difficile et fort souvent reste incertain, si la cavité purulente est profonde et de petites dimensions. Une très faible suppuration, l'intégrité de la santé générale, l'impossibilité d'imprimer aucun mouvement de latéralité au stylet poussé dans la poitrine, la présence du murmure respiratoire au niveau même de la fistule, tels sont les signes qui permettent de présumer fortement que la fistule est simple et n'aboutit point à une cavité suppurante dans la plèvre. Du reste, l'épreuve du traitement est un autre moyen de diagnostic. Si la suppuration persiste après l'incision du trajet, l'excision ou le raclage des callosités, ou encore après la résection d'un fragment de côte nécrosé, il devient très probable que la fistule n'est pas simple et qu'elle communique avec une poche purulente. Il faut alors répéter avec le plus grand soin l'examen du thorax. On peut y découvrir une zone de faible étendue où la matité est plus complète, le murmure respiratoire plus faible, et cette zone correspond très probablement au foyer purulent de la plèvre. Il est vrai que cette exploration reste souvent sans résultat, soit que le foyer purulent siège très profondément dans la région postéro-supérieure du thorax, soit qu'il ne présente qu'une très faible épaisseur et n'éloigne pas beaucoup le poumon de la paroi thoracique.

Un stylet introduit dans le trajet fistuleux permet d'en apprécier la profondeur, la direction, et de reconnaître s'il existe un point osseux dénudé. Cette exploration doit être conduite avec prudence. Certaines fistules sont devenues très irritables et l'excitation en provoque, non seulement de la douleur, mais quelquefois même des troubles nerveux beaucoup plus graves, tels que des attaques de syncope, des paralysies transitoires ou des convulsions éclamptiques (obs. 88).

Le traitement varie suivant la cause probable qui entretient la fistule simple à l'état permanent.

S'agit-il de la nécrose d'un ou de plusieurs points osseux, il est indiqué de pratiquer la résection d'un fragment sur l'une des deux côtes, quelquefois sur les deux côtes qui limitent l'espace intercostal. Il faut enlever tous les points osseux malades. Lorsque la plèvre pariétale est très épaissie, comme elle l'est toujours dans les vieux empyèmes, la résection partielle d'une ou deux côtes est une opération fort simple et sans danger ; on n'a pas à craindre de perforer la plèvre. La résection de quelques fragments de côtes ne réussit pas toujours à tarir la sécrétion purulente, ni à provoquer la cicatrisation du trajet fistuleux ; car, à l'existence d'un point osseux nécrosé, sont associées le plus souvent la plupart des autres conditions qui maintiennent la fistule à l'état permanent.

Si les parois du trajet fistuleux sont couvertes d'un revêtement épidermique, l'indication est de le faire disparaître par la cautérisation ou le grattage. Les injections de liqueur de Villate ont donné de bons résultats. On a conseillé également les injections de solutions fortes ou saturées de nitrate d'argent ou de chlorure de zinc. Les caustiques solides sont sans doute préférables. Il est plus facile d'en limiter l'action. Dans l'observation 2, nous avons réussi en pratiquant une énergique cautérisation avec un crayon de nitrate d'argent. Si le trajet est très étroit, on peut se servir d'une sonde cannelée, dans la cannelure de laquelle on a coulé du nitrate d'argent fondu. Le raclage se pratique avec une longue curette à cuiller tranchante. Il est souvent nécessaire de répéter à plusieurs reprises la cautérisation ou le raclage d'un revêtement épidermique.

Les callosités, les induration calcaires et les fongosités profondes peuvent encore être traitées par le raclage, mais elles nécessitent parfois une intervention plus complète, l'incision large de l'espace intercostal et l'excision des parois elles-mêmes du trajet fistuleux. L'incision seule peut-être insuffisante pour découvrir les parties qu'il convient d'exciser ; elle doit être alors complétée par la résection d'un long fragment sur la côte supérieure ou inférieure, quelquefois même sur les deux côtes. Le trajet fistuleux est ainsi largement découvert. L'exploration peut donc en être poussée plus loin, et, soit par le raclage, soit par l'excision, il devient plus facile d'enlever toutes les parties indurées, calcaires et fongueuses, qui font obstacle à la cicatrisation. L'opérateur peut être conduit à inciser et même à exciser la plèvre pariétale elle-même. Cette intervention est achevée par le tamponnement avec de la gaze antiseptique de la cavité fistuleuse, ainsi découverte par l'incision des parties molles et la résection d'une ou deux côtes.

Il y a, sans doute, des cas intermédiaires entre les fistules simples et celles qui aboutissent à une véritable poche purulente dans la plèvre. Telles sont ces fistules qui prennent naissance dans de très étroites cavités, sortes de lacunes qui persistent entre les parois de l'empyème, partout ailleurs complètement cicatrisées. Ces lacunes contiennent du pus, des fongosités. On en trouvera quelques exemples dans les observations placées à la fin de ce chapitre. Sans doute, le traitement de ces fistules ne comporte pas l'indication de mobiliser la paroi thoracique par la résection multiple des côtes. Mais cette mobilisation n'est elle même qu'un des éléments de l'intervention que réclame l'empyème chronique avec fistule pleuro-cutanée permanente, intervention complexe, et nécessairement variable suivant les dimensions de la cavité et l'état de la plèvre pariétale.

§ II. — FISTULES PERMANENTES AVEC CAVITÉ PURULENTE DE LA PLÈVRE.

Les fistules simples ne constituent le plus souvent qu'une infirmité très tolérable ; elles peuvent persister fort longtemps sans aucune aggravation ; elles sont justifiables d'opérations relativement faciles et de peu de gravité. Il en est tout autrement des fistules dont il nous reste à exposer le traitement. Celles-ci, et c'est le caractère essentiel qui les distingue, aboutissent à une véritable cavité suppurante, plus ou moins spacieuse, reste de l'ancienne cavité de l'empyème incomplètement cicatrisée. Ici, la situation est beaucoup plus sérieuse. La fistule verse chaque jour une notable quantité de pus, ou bien le pus séjourne et s'accumule dans la cavité de l'empyème, si, condition fréquemment réalisée, le trajet fistuleux est fort étroit ou reste momentanément oblitéré. Le patient qui porte une pareille fistule est exposé à tous les périls d'une longue et interminable suppuration.

Bientôt la santé générale s'altère profondément. Le faciès est pâle, d'une teinte terreuse; le malade de jour en jour maigrit et perd ses forces. Puis apparaissent des troubles digestifs graves, autre cause puissante de débilitation, l'anorexie, les vomissements, la diarrhée incoërcible. L'urine devient albumineuse, et l'œdème envahit les membres inférieurs, la face, le tronc. La vie se prolonge ainsi pendant quelques mois ou même quelques années, et, s'il n'est emporté par quelque maladie intercurrente promptement fatale, le malade succombe, lentement épuisé par les progrès de cette cachexie suppurative. Il y a quelques années on voyait encore ces malheureux promener d'hôpitaux en hôpitaux leur triste infirmité, devant laquelle il semblait alors que la chirurgie fut absolument désarmée. Comme beaucoup d'autres suppurations, la suppuration de l'empyème chronique provoque à peu près inévitablement les dégénérescences graisseuse et amyloïde des viscères, particulièrement la dégénérescence amyloïde. On sait que cette dégénérescence se développe, non seulement dans les cas de suppurations d'origine osseuse, mais aussi dans les cas de suppurations exposées, c'est à dire de foyers suppurants dans lesquels peut pénétrer l'air atmosphérique. Or l'empyème chronique avec fistule pleuro-cutanée réalise précisément cette condition. La dégénérescence amyloïde, chez les malades qui succombent aux suppurations prolongées de la plèvre, frappe l'intestin, les reins, le foie et la rate ; de là, la diarrhée, l'albuminurie, l'altération du sang et les troubles graves de la nutrition.

Telle est la marche commune de l'empyème chronique lorsque l'art n'intervient pas pour tarir la suppuration de la plèvre. Y a-t-il cependant quelque chance de guérison spontanée? M. Berger (1) en a cité quelques exemples, empruntés à divers chirurgiens. Ainsi, dans un cas de M. Pétel, la fistule se ferma spontanément au bout de trois ans ; dans un autre cas de M. Peyrot, l'occlusion définitive eut lieu vers le huitième mois; enfin dans trois cas de M. Homèn, la guérison survint, deux fois après un an, une fois après trois ans entiers. Mais ce sont là des faits exceptionnels, qui ne permettent pas de compter, dans un cas donné, sur la guérison spontanée,

(1) *Bulletins et Mémoires de la Société de chirurgie.* Janvier 1884.

et à propos desquels, d'ailleurs, on peut bien faire quelques réserves. La distinction n'est pas toujours facile à établir, et sans doute n'a pas été toujours bien établie, entre les fistules réduites à l'état de simple trajet, et celles qui aboutissent à de véritables cavités suppurantes dans la plèvre. En outre, comme le fait observer M. Berger, dans les cas de guérison lente et spontanée, l'occlusion de la fistule peut bien n'être pas définitive; le pus s'accumule derrière la cicatrice et, au bout d'un temps plus ou moins long, perfore cette cicatrice pour rétablir la fistule; la guérison a été plus apparente que réelle.

A quel moment l'empyème est-il donc constitué à l'état d'empyème chronique, c'est à dire d'affection désormais tout à-fait incapable de guérison spontanée? L'empyème qui n'a jamais été traité et dans lequel la fistule pleuro-cutanée s'établit par les seuls efforts de la nature, est ici hors de cause, car, on peut le dire sans exagération, si la fistule pleuro-bronchique est, dans quelques cas d'ailleurs assez rares, un mode de guérison spontanée, il n'en est pas de même de cette fistule pleuro-cutanée, laquelle ne suffit généralement pas, du moins chez l'adulte, à procurer la cicatrisation de la cavité suppurante. Nous voulons parler de l'empyème traité par la pleurotomie. Sans doute, l'intervalle qui, dans les cas heureux, s'écoule entre le moment de l'incision intercostale et celui de l'occlusion définitive, est fort variable, et la durée en est déterminée par diverses conditions, telles que la nature de la pleurésie purulente, l'âge du sujet, le moment plus ou moins rapproché du début auquel fut pratiquée la pleurotomie, et les soins consécutifs à cette opération. M. Homèn (1) a étudié à ce point de vue 91 observations d'empyème, et il a vu que la durée de cet intervalle entre la pleurotomie et la cicatrisation complète est en moyenne de 139 jours, un peu plus de quatre mois. De son côté, M. Berger est d'avis que, après deux à trois mois, il devient probable que la fistule pleuro cutanée sera permanente —Il y a, dans les estimations de ce genre, une cause d'erreur qu'il faut éviter. Il peut arriver, dans le cas d'empyème, comme dans le cas de toute autre cavité suppurante, que la cavité elle même soit depuis quelque temps déjà complètement cicatrisée, alors que le trajet fistuleux n'est pas encore oblitéré. Cette période fistuleuse du travail de réparation dure quelquefois plusieurs mois. On peut donc être conduit à attribuer une durée trop longue à l'effacement de la cavité elle-même. —Du reste, dans chaque cas particulier, il convient de

(1) *Archiv. fur Klinisch. chirurgie.* 1881. Bd. XXVI, heft 1, p. 151. Voyez chapitre III, p. 146.

prendre en considération l'état général et l'état local ; on doit craindre que le travail de réparation ne s'arrête, que l'empyème ne devienne chronique et la fistule permanente, si la capacité de la cavité reste pendant plusieurs semaines stationnaire, si la suppuration cesse de diminuer ou augmente, si l'état général cesse de s'améliorer ou s'aggrave.

Il est difficile d'apprécier la fréquence relative de cette terminaison de l'empyème, l'état chronique sans espoir de guérison spontanée. Dans une statistique dont il emprunte les éléments à divers observateurs, M. Berger (1) arrive à ce résultat : sur 99 cas d'empyème, **44** guérisons complètes, 32 morts et 23 fistules permanentes. D'après M. Homèn, le nombre des fistules permanentes atteint le quart du nombre des empyèmes traités par l'incision intercostale, et la proportion serait plus forte encore pour les empyèmes non traités, dans lesquels la fistule pleuro-cutanée s'est spontanément établie. Il serait important, au point de vue qui nous occupe actuellement, de faire la distinction entre les fistules simples et les fistules aboutissant à une cavité, et cette distinction ne paraît pas avoir été toujours rigoureusement établie. De plus, il est à peu près certain que la proportion qu'indique M. Homèn pour les cas traités par la pleurotomie, ne donne pas une idée exacte des résultats auxquels peut conduire le traitement chirurgical de l'empyème. Les observations sur lesquelles il s'appuie sont antérieures à l'application de plus en plus générale au traitement de l'empyème de la pleurotomie antiseptique et précoce. Nous avons vu, dans le Chapitre III, que la proportion des fistules permanentes est, pour les cas traités par la pleurotomie incomplètement antiseptique, de 18 à 19 p. 100, et, pour ceux traités par la pleurotomie antiseptique, de 5 p. 100 environ (2).

Comment l'empyème devient chronique. — On l'a dit souvent, et avec raison, l'empyème doit être considéré et traité comme un abcès. Or la cicatrisation d'un abcès est due à l'accolement et à la rétraction des parois de la cavité suppurée. Dans l'empyème, c'est la plèvre qui constitue la paroi de l'abcès. La rétraction de la plèvre, tel est donc un des agents essentiels de la cicatrisation de l'empyème, et surtout de l'empyème chronique. La suppuration de la cavité pleurale deviendra nécessairement permanente, la cicatrisation de l'abcès pleural fera défaut, si cette rétraction fait elle-même défaut, est insuffisante,

(1) *Société de chirurgie*, 1884.
(2) V. chapitre III, p. 149 et 259.

ou bien rencontre des obstacles insurmontables. Voilà comment agissent toutes les causes auxquelles on peut légitimement attribuer la persistance de l'empyème à l'état chronique.

L'épanchement pleural refoule et comprime le poumon. S'il y a des adhérences, elles jouent un rôle vraiment providentiel; elles limitent ce refoulement, cette compression; la cavité purulente s'étend en nappe entre les deux feuillets de plèvre. Une fois pratiquée l'incision intercostale, le pus évacué et la cavité rendue aseptique, la rétraction de la plèvre enflammée, aidée de la dilatation toute mécanique du poumon, provoque plus aisément l'accolement des deux parois opposées de l'abcès pleural.

La situation est moins favorable si les adhérences font défaut et si l'épanchement est considérable. Le poumon est refoulé en dedans et en haut, contre le médiastin et la colonne vertébrale. Il peut être comprimé au point d'être réduit à la dimension de la main. Non seulement il est comprimé, mais il est aussi exposé à de graves altérations et qui compromettent au plus haut point la dilatabilité du parenchyme pulmonaire. La plèvre viscérale s'épaissit et coiffe le poumon comprimé d'une calotte de néomembranes fibreuses plus ou moins inextensibles. L'inflammation subaiguë ou chronique de la plèvre viscérale, suivant probablement les voies lymphatiques, pénètre même dans le poumon et y développe une pneumonie corticale, chronique, scléreuse, autre obstacle à l'expansion du parenchyme. M. Brouardel a le premier décrit cette pneunomonie corticale, et il l'a vue se développer ainsi, non seulement dans les épanchements purulents, mais aussi dans les épanchements séro-fibrineux. Elle est un des plus sérieux obstacles que rencontre la rétractilité de la plèvre enflammée, au moment où débute le travail de cicatrisation. De là cette conclusion, sur laquelle insistait M. Brouardel, il faut faire cesser la compression du poumon avant que cette pneumonie ait eu le temps de créer autour du poumon une barrière inextensible ; c'est-à-dire qu'il ne faut pas retarder trop longtemps la thoracentèse dans les épanchements séro-fibrineux qui ne manifestent point de tendance à la résorption, et qu'il faut pratiquer la pleurotomie dès que la nature purulente de l'épanchement a été nettement reconnue. L'étude des observations d'empyème traité par la pleurotomie démontre, en effet, que la guérison est d'autant plus sûre et rapide, que l'incision de l'espace intercostal a été pratiqué à une époque plus voisine du début de la pleurésie.

Pendant la période d'épanchement, la paroi thoracique est plus ou moins dilatée. Au moment où débute le travail de cicatrisation, cette paroi s'affaisse, entraînée par la rétractilité de la plèvre enflammée.

Cet affaissement est à peu près inévitable ; il est souvent nécessaire. Le poumon ne peut guère, si l'empyème date déjà de plusieurs mois, reprendre promptement le volume qu'il avait à l'état normal ; la paroi thoracique se déprime et la plèvre pariétale s'avance ainsi à la rencontre de la plèvre viscérale. Cet affaissement de la paroi thoracique est assurément variable ; il est plus prononcé chez les jeunes sujets que chez les gens âgés ; mais il a une limite, et si, lorsque cette limite est atteinte, les deux feuillets de la plèvre ne sont pas arrivés au contact, la cavité suppurante persiste et la guérison devient désormais impossible.

Le défaut de dilatation du parenchyme pulmonaire, la limitation de l'affaissement thoracique, tels sont les deux obstacles que peut rencontrer la rétractilité de la plèvre. Mais cette rétractilité peut elle-même faire défaut ou rester insuffisante. M. Homèn a mis en lumière l'influence de l'inflammation sur cette propriété de la plèvre, par des expériences sur les animaux. Il pratique la résection de plusieurs côtes sur un certain nombre de chiens ; chez les uns, il a préalablement développé l'inflammation de la plèvre en y injectant des substances irritantes ; chez les autres, ces injections n'ont pas été pratiquées et la plèvre est restée saine. Or le rapprochement des côtes réséquées et l'affaissement de la paroi thoracique sont beaucoup plus prononcés chez les chiens dont la plèvre a subi cette irritation préalable.

La nature du processus inflammatoire n'est pas sans influence sur le degré de la rétraction pleurale. Cette rétraction peut être très prononcée dans les cas de pleurésie purulente primitive ; elle l'est beaucoup moins dans les cas de pleurésie, primitive ou secondaire, qui gardent longtemps les caractères d'une inflammation septique.

A une période plus avancée, la rétraction de la plèvre peut être enrayée et compromise par l'épaississement même de cette membrane, ou bien encore par l'affaiblissement de la vitalité et le défaut de bourgeonnement des néomembranes. Dans plusieurs opérations de résection costale (obs. **159**, **208**), l'opérateur a été frappé de l'énorme épaississement du feuillet pariétal de la plèvre, lequel peut atteindre et même dépasser un centimètre. Il n'est pas douteux qu'un pareil épaississement ne puisse apporter un obstacle mécanique, réel et considérable, à la rétraction de la plèvre et à l'affaissement nécessaire de la paroi thoracique. Dans d'autres cas (obs. **156**, **157**, **158**), le processus inflammatoire semble s'arrêter, perdre toute activité ; la face interne de la plèvre est tapissée d'une couche épaisse de fongosités, molles, sans tendance à l'organisation, et que plusieurs opérateurs comparent aux végétations des synovites fongueuses. Ailleurs enfin, les bourgeons et même les fongosités font défaut ; la face interne de la plèvre, considérablement épaissie, est uniformément lisse, peu vasculaire, d'une teinte blanc grisâtre ; elle sécrète un pus fluide, séreux, dont les corpuscules sont en grand nombre infiltrés de granulations graisseuses. — Tous ces états de la plèvre conduisent, en somme, au même résultat fâcheux ; ils suppriment plus ou moins complètement l'agent essentiel de la cicatrisation de l'empyème chronique, la rétraction des parois de la cavité suppurante.

C'est ainsi que l'empyème persiste à l'état chronique ; l'oblitération de la plèvre est enrayée et le patient est exposé aux dangers d'une interminable suppuration. Or cette transformation de l'empyème, incurable il y a quelques années, ne l'est plus aujourd'hui au même degré. Bon nombre de ces malheureux, atteints de suppuration chronique de la plèvre, peuvent être complètement guéris.

L'étude sommaire que nous venons de faire des causes qui préparent la persistance de la suppuration, montre bien qu'il faudrait, pour obtenir la cicatrisation de l'empyème chronique, remplir trois indications : dilater le poumon pour lui permettre de reprendre en partie la place qu'il doit occuper dans la cavité thoracique ; diminuer la résistance de la paroi costale au point d'en augmenter l'affaissement et de lui permettre d'arriver au contact du poumon incomplètement dilaté ; modifier la vitalité de la plèvre et lui rendre cette propriété qu'elle paraît avoir plus ou moins complètement perdue, la rétractilité.

Aussi longtemps que le poumon reste séparé de la paroi costale, la première indication ne peut être convenablement remplie. D'ailleurs, dilater le poumon n'entraînerait pas nécessairement la diminution puis la fin de la suppuration pleurale. Ce n'est guère qu'au moment où, la cicatrisation de la cavité étant obtenue, le poumon adhère à la paroi costale, qu'il est possible de compléter l'expansion du parenchyme et d'accroître la capacité pulmonaire, soit par des exercices méthodiques de gymnastique respiratoire, soit par des séances convenablement graduées de respiration dans l'air comprimé. Cette indication doit donc être envisagée plutôt comme un complément que comme une partie intégrante du traitement de l'empyème chronique.

Historique du traitement de l'empyème chronique. — Aussi la première idée qui s'est présentée à l'esprit des chirurgiens, fut-elle de mobiliser la paroi thoracique. Le poumon comprimé, bridé par des néomembranes inextensibles, ne peut venir au contact de la paroi costale ; il faut permettre à cette paroi costale d'aller au contact du poumon. Or le moyen le plus naturel d'arriver à ce résultat, c'est de diminuer la résistance de la paroi costale, en y pratiquant la résection d'un certain nombre de côtes. De là l'application de la résection costale au traitement de l'empyème chronique.

Depuis un très remarquable rapport de M. Berger (1) à la Société de chirurgie, rapport dans lequel est exposé ce point d'histoire chirurgicale, on attribue généralement à Estlander, professeur de clinique chirurgicale à Helsingfors, la priorité de cette heureuse conception.

Le premier mémoire d'Estlander parut en 1879, dans un journal de médecine français, la *Revue mensuelle de médecine et de chirurgie.* D'après M. Homèn, auquel nous empruntons cette citation, Estlander a décrit l'opération de la résection costale appliquée au traitement de l'empyème chronique, dès l'année 1877, dans le journal *Finska Lakaresallskapets Handlingar* (1877. B. 19, p. 275). Dans son mémoire de 1879, Estlander insiste, en effet, sur la nécessité de mobiliser la paroi thoracique. La rétraction de la plèvre est l'agent essentiel de la cicatrisation ; il faut donc aider cette force de rétraction, en diminuant la résistance que lui oppose le squelette de la paroi thoracique, c'est-à-dire en pratiquant la résection de fragments d'un certain nombre de côtes. L'opération doit être exécutée sur la face latérale du thorax, au niveau de laquelle les côtes sont plus facilement accessibles. Il faut préalablement se renseigner, par une exploration directe avec la sonde, sur l'étendue et la situation de la cavité, de façon à faire porter la résection, et dans une étendue suffisante, sur cette partie de la paroi costale qui constitue l'une des parois de la cavité suppurante. Après l'opération, une compression méthodique assure et complète l'affaissement de la paroi thoracique. Le procédé opératoire que recommande Estlander est d'une exécution relativement facile; il est encore préféré par bon nombre de chirurgiens. Il est un point cependant dont Estlander ne paraît pas s'être préoccupé, c'est la nécessité, dans certains empyèmes chroniques, d'agir directement sur la plèvre elle-même par la cautérisation, le grattage ou le raclage, pour en modifier la vitalité et en ranimer la force de rétraction. Comme pièces à l'appui de sa conception nouvelle, Estlander rapporte, dans ce premier mémoire, six observations cliniques, dont trois sont des exemples de guérison complète.

Avant Estlander, on avait sans doute pratiqué la résection des côtes dans les vieux empyèmes. Mais dans la plupart de ces opérations, comme le

(1) Société de chirurgie 1883.

fait observer M. Berger (1), le but que se propose d'atteindre l'opérateur est, non pas de diminuer la résistance des côtes et de mobiliser la paroi thoracique, mais bien de favoriser l'écoulement du pus. Aussi la résection porte-t-elle seulement sur une ou deux côtes, au voisinage de l'orifice fistuleux. Nous avons vu que M. Kœnig, M. Hampeln, M. Wagner, M. Röser et d'autres encore ont pratiqué des résections de ce genre, et que quelques chirurgiens, tels que M. Gerhardt et M. Bagenski, frappés des difficultés que crée l'étroitesse des espaces intercostaux chez les enfants atteints d'empyème, ont conseillé, pour faciliter l'incision de l'espace intercostal, de faire précéder cette incision de la résection d'une ou deux côtes. Assurément toutes ces opérations ne sauraient être assimilées à la résection étendue de plusieurs côtes, résection dont le but est d'obtenir la mobilisation de la paroi thoracique.

Cependant Estlander eut bien réellement des précurseurs.

En Allemagne, M. Simon de Heidelberg passe pour avoir conseillé, dès 1869, de reséquer un certain nombre de côtes dans les empyèmes chroniques, « afin de retrécir la cavité par le rapprochement des côtes. » L'observation de M. Simon et les réflexions qu'elle lui avait suggérées furent publiées pour la première fois, en 1872, par M. Heinecke (2). Ce chirurgien conseille de réséquer d'abord 7 cent. environ de la côte située au dessus de la fistule, et, si la suppuration persiste, un pareil segment de la côte inférieure, afin d'obtenir le rapprochement des feuillets de la plèvre. Il est vrai que, dans la grande majorité des cas, une pareille résection serait très insuffisamment proportionnée au but à atteindre. En 1876, un autre chirurgien allemand, M. Peytavy, fit de nouveau allusion à l'observation de Simon dans un article qui a pour titre : du traitement radical de l'empyème (*Berliner Klin. Wochenschrift. 1876*). Enfin c'est très probablement en se guidant sur le conseil de Simon, que M. Schneider (3) pratiqua, en 1878, une des résections costales les plus étendues qui aient été publiées. M. Schneider cite à son tour l'observation de M. Simon et il ajoute « les résultats de plusieurs opérations, tentées dans ce sens, prouvèrent que l'idée de Simon était juste. »

De 1877 à 1879, un médecin suisse, M. de Cérenville, de Lausanne, avait conçu et pratiqué la résection costale dans l'empyème chronique, « pour obtenir l'accolement des deux feuillets de la plèvre et permettre de modifier la surface suppurante plus efficacement que par les seules

(1) Société de chirurgie 1883.
(2) *Compendium des chirurgischen operationen und verbaudlehre* 1872.
(3) *Langenbeck's archiv. fur Klin, chirurgie* 1878 Bd. XXIII.

injections antiseptiques (obs. **184**). » Un de ses opérés, guéri par cette opération, fut présenté à la société Vaudoise de médecine, au mois d'avril 1879.

Dès l'année 1875, deux chirurgiens lyonnais, M. Gayet et Létiévant (1) avaient une notion très claire du traitement de l'empyème chronique par la résection costale, destinée à mobiliser la paroi thoracique. — Dans la thèse d'un de ses élèves, M. A. Chabalier (2), thèse consacrée au traitement par l'aspiration continue des abcès à paroi mobiles, M. Gayet exprime cette idée que l'obstacle à la cicatrisation de l'empyème chronique réside dans la résistance de la paroi thoracique. Or, ajoute M. Chabalier, interprète de la pensée de son maître, cette résistance peut être vaincue ; « la gravité de l'empyème autorise parfaitement ce mode d'intervention pour arriver à produire une paroi mobile, je veux parler de la résection de plusieurs centimètres d'une côte. Grâce à cette résection, un large espace de la paroi thoracique devient mobile, s'incurve en dedans, assez pour arriver en contact avec le poumon. » Il n'est guère possible d'exprimer plus clairement cette idée fondamentale de la mobilisation de la paroi thoracique dans le traitement de l'empyème chronique. Du reste, cette idée de M. Gayet ne tarda point à passer de la théorie dans la pratique.

En juillet 1875, Letiévant communiquait, à la Société de chirurgie, une observation d'empyème pour le traitement duquel il avait été conduit à pratiquer la résection de deux côtes. Le patient, jeune garçon de 16 ans, avait été traité d'abord par la méthode des injections iodées, puis par le drainage de la cavité suppurante. Vingt jours après cette dernière opération, survient une hémorrhagie qui se répète pendant plusieurs jours et menace d'amener une terminaison fatale. Pour arrêter cette hémorrhagie inquiétante, Letiévant incise largement l'espace intercostal, résèque 4 centim. des 7e et 8e côtes, et pratique, suivant son expression, une fenêtre à la paroi thoracique. Le point de départ de l'hémorrhagie ne peut être reconnu ; mais le large orifice, qui donne accès dans la cavité, permet d'en faire un exact tamponnement. L'hémorrhagie est arrêtée, et, après quelques péripéties, le malade finit par guérir. Or Letiévant observe avec soin le mécanisme de cette guérison, et il ne manque pas d'être frappé de la part considérable qu'y prend la résection costale, pratiquée cependant en vue d'obtenir un tout autre résultat. « La formation, par résec-

(1) Polosson, *Lyon médical* 1884 nº 8 et nº 47.
(2) Thèse de Montpellier, janvier 1875.

tion des côtes, d'une fenêtre à la paroi thoracique (fenestration) a, dans cette circonstance, non seulement favorisé le libre écoulement du pus et facilité les injections détersives ou autres, mais encore elle a aidé au rapprochement des parois de la cavité purulente, en rétractant fortement à ce niveau la paroi costale. A ce dernier point de vue, cette pratique est un acheminement dans la voie où conduit l'idée de la mobilisation des parois thoraciques en pareilles circonstances ; nul doute que, si cette mobilisation était possible sans trop de danger, soit par fracture, soit par section des côtes, elle ne permît un accolement plus facile des parois du foyer purulent, qui ne seraient plus alors maintenues absolument écartées l'une de l'autre. La paroi thoracique, devenue souple, s'affaisserait et irait à la rencontre de la surface du poumon, tendant lui-même à se dilater, sans cependant le faire assez pour remplir entièrement la loge thoracique. » Cette idée de la mobilisation de la paroi thoracique, si logiquement déduite de l'observation des faits, ne fut point cependant très favorablement accueillie à la Société de chirurgie. Le rapporteur chargé d'examiner le mémoire de Letiévant, s'exprimait ainsi : « les mêmes réserves sont évidemment applicables à la mobilisation chirurgicale de la paroi thoracique, proposée par M. Letiévant pour faciliter la guérison d'un foyer purulent intra-pleural. » Et quelques membres de la Société s'associaient aux réserves que formulait le rapporteur. — Très convaincu du rôle qu'avait joué la résection costale dans la guérison de son jeune opéré, Letiévant n'abandonna point cette idée théorique de la mobilisation chirurgicale de la paroi thoracique. Il s'empressa au contraire de l'appliquer, de propos délibéré, au traitement de l'empyème chronique. C'est un fait notoire, bien établi à Lyon, que, dans l'année même qui suivit sa communication à la Société de chirurgie, Letiévant pratiqua plusieurs fois la résection des côtes pour obtenir la cicatrisation de vieux empyèmes. Il l'affirme lui-même, dans une réclamation de priorité qu'il adressa en 1884 à la Société de chirurgie. « Je fis, dit-il, demander des empyèmes dans mon service. On m'en envoya plusieurs successivement. J'en opérai trois, entre autres, le premier dès l'année 1875. Toutes ces opérations furent faites publiquement dans mon service, devant une nombreuse assistance, suivant la méthode que j'avais pratiquée dans l'observation publiée, et dans le même but, la mobilisation chirurgicale de la paroi thoracique, pour faciliter la guérison d'un trajet purulent intra-pleural. » Sans doute, on peut regretter que Letiévant n'ait pas publié ces opérations ultérieures, comme il avait publié la première. Cependant sa communication de 1875 à la Société de chirurgie suffit à bien établir que, dès cette époque, il avait conçu et pratiqué l'opération de la résection des côtes dans l'empyème chronique, et que surtout il avait parfaitement saisi toute la portée de cette idée nouvelle, la mobilisation chirurgicale de la paroi thoracique. Aussi n'est-il que juste de faire une large place au nom de Letiévant dans l'histoire du traitement de l'empyème chronique par la résection multiple des côtes.

Il est certain qu'Estlander n'a pas connu la publication de Létiévant. M. Saltzmann (1), un des élèves du professeur d'Helsingfors, en témoigne en ces termes: « au temps où il eut l'idée de cette opération, je puis positivement affirmer que le travail de Létiévant lui était complètement inconnu. » Du reste, ce n'est pas là le premier exemple de plusieurs observateurs qui, étudiant le même sujet à l'insu les uns des autres, arrivent aux mêmes conclusions.

La publication du mémoire d'Estlander n'attira point immédiatement l'attention des chirurgiens français. La première opération faite en France, à la suite de cette publication, fut pratiquée, en novembre 1881, par M. Weiss, à Nancy; la seconde, en juillet 1882, par M. Poncet, à Lyon; la troisième, en août de la même année, par M. Bouilly, à Paris. L'observation de M. Bouilly, communiquée à la Société de chirurgie, fut l'objet d'un rapport de M. Berger, et le point de départ de nombreuses discussions au sein de cette Société. Le rapport de M. Berger, présenté en décembre 1883, plus d'un an après l'opération de M. Bouilly, contenait déjà, outre la relation de cette opération, quatre observations inédites, dont deux de M. Berger lui-même, une de M. J. Bœckel de Strasbourg et une seconde de M. Bouilly. En réunissant à ces observations celles qui déjà avaient paru dans la littérature chirurgicale étrangère, M. Berger arrivait au total de 26 cas, parmi lesquels il y a 10 guérisons complètes, 5 améliorations notables, 3 insuccès, 4 résultats inconnus et 4 cas dans lesquels l'insuccès fut suivi, plus ou moins longtemps après l'opération, de la mort du malade. En s'appuyant sur ces faits, M. Berger, fit une étude complète de la résection costale appliquée au traitement des vieux empyèmes.

A partir de cette époque, les opérations se multiplient, soit en France, soit à l'étranger, et cette question de la résection costale, pendant plusieurs années, reparaît fréquemment à la Société de chirurgie. Les communications de MM. L. Championnière, Chauvel, Nicaise, Perier, Bouilly, Berger, Ehrmann, M. Sée, Trélat, Verneuil, apportent des faits nouveaux et four-

(1) *Société de chirurgie*, octobre 1884.
(2) *Société de chirurgie*, 1885.

nissent matière à d'utiles commentaires. Elles servent à fixer les indications et les contre-indications de l'opération. Les résultats cessent d'être aussi favorables; il y a des morts imputables à l'opération elle-même et les insuccès deviennent de plus en plus nombreux. En parcourant les observations publiées depuis le rapport de M. Berger, on ne tarde pas à se convaincre que ces résultats moins favorables qu'au début sont particulièrement dûs à trois causes : les contre-indications de l'opération ne sont pas suffisamment établies ni respectées, la résection est trop restreinte et n'est pas proportionnée à l'étendue de la cavité qu'il faut combler, l'opération n'est pas complétée par une action directe sur la plèvre pariétale elle-même.

Sans doute, la mobilisation chirurgicale de la paroi thoracique réalisait un grand progrès dans le traitement de l'empyème chronique. Cependant lorsque les opérations se furent multipliées, il devint évident qu'un certain nombre d'empyèmes chroniques ne peuvent être guéris par la seule mobilisation de la paroi thoracique. Bon nombre de chirurgiens avaient trouvé la plèvre extrêmement épaissie et indurée, ou bien remplie de fongosités sans tendance aucune à la cicatrisation. M. Baccelli (1) avait déjà, en 1872, nettement posé cette indication du traitement de l'empyème chronique ; l'évacuation du pus, disait-il, ne suffit pas, il est encore nécessaire de modifier profondément la membrane pyogénique. Pour obtenir cette modification, M. Baccelli pratiquait dans la cavité de l'empyème des injections de fortes solutions de nitrate d'argent. Il fallait donc, une fois obtenue la mobilisation de la paroi costale, chercher à remplir cette autre indication : ranimer la vitalité de la plèvre et lui rendre une force de rétraction suffisante. De là l'application de plus en plus générale, au traitement de l'empyème chronique, des procédés que la méthode antiseptique a vulgarisés dans le traitement des vieilles cavités suppurantes : le curage, le grattage et même l'excision d'une partie de la paroi de la poche purulente elle-même.

M. Max. Schede et M. Sprengel paraissent être les premiers chirurgiens qui se soient préoccupés de compléter ainsi l'opération de la résection costale. L'opération de Max. Schede est décrite dans un travail de W. Wagner de Kœnigshütte (2). Après avoir pratiqué la résection de trois à

(1) Baccelli. Leçons de clinique médicale. Traduction française de Julien. Paris, Delahaye, 1872.

(2) W. Wagner. Das empyem und seine Behandlung. *Sammlung klinischer vortrage... von Richard Volkmann*, mai 1881.

quatre côtes, dans l'étendue de 10 à 12 centimètres, M. Max. Schede enlève à l'aide de ciseaux toutes les parties molles correspondantes, sauf la peau, et lie les vaisseaux intercostaux. Le lambeau cutané retombe dans la perte de substance et s'applique sur la plèvre pulmonaire. Cette vaste plaie doit guérir par le bourgeonnement des parois, à la manière d'une plaie à ciel ouvert. — M. Sprengel (1) ne pratique point l'excision de la plèvre ; il l'incise largement, résèque deux longs fragments de côtes, au-dessus et au-dessous de l'incision, et obtient ainsi un large orifice par lequel il peut curer et gratter la cavité suppurante dans toute son étendue. Cette cavité est ensuite remplie de tampons de gaze au sublimé.

Dans une publication récente, M. Eug. Bœckel (2), de Strasbourg, a donné la description d'un procédé opératoire, qu'il a d'ailleurs mis en pratique, qui résume heureusement les opérations de la résection costale, de Schede et de Sprengel, et qui permet de remplir toutes les indications que comporte le traitement de l'empyème chronique. Il fait une large résection costale et par là mobilise la paroi thoracique ; grâce à cette large résection, il découvre la plèvre dans une étendue qui peut atteindre la dimension de la main ; mais, au lieu de l'exciser, à la manière de Schede, il l'incise crucialement, et par là est écarté cet obstacle qui tient à l'énorme épaississement que peut atteindre la plèvre pariétale ; enfin il râcle et gratte la face interne de la cavité suppurante, et par là est remplie cette autre indication qui consiste à ranimer la vitalité de la plèvre et à lui rendre la force de rétraction qu'elle a perdue.

§ III. — INDICATION DE LA RÉSECTION COSTALE DANS L'EMPYÈME CHRONIQUE.

L'indication de la résection costale, telle que nous venons de la définir, réside dans l'existence même de la fistule pleuro-cutanée avec persistance d'une cavité suppurante. Par conséquent il s'agit de savoir si, dans un cas donné, la guérison est désormais impossible, en d'autres termes si la rétractilité de la plèvre, la dilatation du poumon et l'affaissement de la paroi thoracique ont donné tout ce qu'ils peuvent donner pour l'oblitération de la cavité.

(1) Sprengel. Eine modification der Schedeschen Empyem operation. *Archiv. f. klin. Chirurg.* Bd XXX, 1884.

(2) *Gazette médicale de Strasbourg.* Juin 1886.

La plupart des chirurgiens qui ont étudié cette question concluent, nous l'avons vu déjà, que l'empyème doit être considéré comme incurable, lorsque la cavité et la suppuration persistent encore quatre à six mois après l'incision de l'espace intercostal. A ce moment l'opération peut être indiquée. Telle est la conclusion de M. Berger et de M. Bouilly.

Dans son premier mémoire, Estlander regardait comme une condition indispensable que la maladie date de plusieurs mois ; il ajoutait même que plus l'empyème est ancien, plus favorable est la situation au point de vue du succès de l'opération. Il ne faudrait pas cependant accepter cette proposition tout à fait à la lettre. L'étude des observations maintenant publiées démontre, en effet, que l'expectation trop longtemps prolongée diminue les chances de succès. En général, plus l'empyème est ancien, plus la plèvre est épaissie ; mais un épaississement considérable de la plèvre ne va pas nécessairement avec une très grande force de rétraction. Nombre de chirurgiens estiment, au contraire, que l'épaississement exagéré de la plèvre est plutôt un obstacle à la rétraction de cette membrane et à l'oblitération de la cavité suppurante. Aussi, lorsqu'il est suffisamment établi que la cavité cesse de diminuer, que l'affaissement du thorax reste stationnaire et ne peut aller plus loin, on ne doit pas espérer par une expectation plus prolongée augmenter encore les conditions favorables au succès de l'intervention chirurgicale.

Il faut tenir compte, d'ailleurs, de l'influence fâcheuse qu'exerce sur l'état général la longue persistance de la suppuration. Il est clair que, l'oblitération spontanée de la cavité paraissant désormais impossible, l'indication d'intervenir sera d'autant plus précise et pressante, que le patient sera plus prochainement menacé des périls auxquels expose une suppuration prolongée.

Au point de vue de l'indication du moment de l'opération, quelques chirurgiens établissent encore une distinction entre les grandes et les petites cavités. Pour celles-ci, l'indication serait moins urgente et l'on pourrait plus longtemps espérer la guérison spontanée. Cependant M. E. Bœckel (1) a montré, en s'appuyant sur ses propres observations, que souvent, et sans qu'il soit facile de fournir de ce fait une interprétation très satisfaisante, les petites cavités n'ont, passé une certaine époque, pas plus de tendance que les grandes à la guérison spontanée.

M. de Cérenville (2) a proposé, pour certains empyèmes, la résection

(1) *Gazette médicale de Strasbourg*, juin 1886.
(2) *Revue médicale de la Suisse romande*, 1886.

précoce, c'est-à-dire pratiquée avant que soient épuisées les chances de guérison spontanée. La résection de plusieurs côtes étant, dit-il, une opération exempte de périls, on est en droit d'y recourir quelques semaines seulement après la pleurotomie, « même lorsque les possibilités d'une guérison spontanée sont loin d'être épuisées, du moment où l'étendue et la profondeur de l'excavation représentent approximativement un quart au moins de la cavité pleurale. » M. de Cérenville a plusieurs fois suivi cette indication et pratiqué la résection précoce. Ainsi, dans les observations **154** et **155** qui lui appartiennent, l'opération fut faite quarante et dix-neuf jours après la pleurotomie, à une époque où très certainement l'incision de la plèvre n'avait point encore donné tous les résultats qu'il était permis d'en attendre, et bien que l'état général des patients ne fut point de nature à faire absolument douter de ces résultats. M. de Cérenville se proposait seulement d'obtenir plus promptement la cicatrisation de l'empyème. Cette indication de la résection précoce ne sera très probablement pas acceptée sans beaucoup de réserves. L'opération n'est pas tout à fait sans périls. Peu de malades se résigneront à une semblable intervention chirurgicale, s'il s'agit seulement d'en obtenir le bénéfice d'une un peu plus prompte guérison.

Dans son rapport à la Société de chirurgie, M. Berger a également traité cette question de la résection précoce. Mais il en donne une autre indication. Le délai habituel entre la pleurotomie et la résection est de quatre ou cinq mois. Or la résection peut être indiquée quatre ou six semaines après l'ouverture de la plèvre, et même quelquefois plus tôt, si la cavité est de très grande dimension, le poumon complètement affaissé, et l'état général du patient tel, que ses forces ne puissent suffire à la longue durée du travail de réparation. M. Schneider, dans les commentaires dont il accompagne son observation (obs. **151**), exprime à peu près la même opinion : « Si les forces du malade déclinent rapidement, on peut être autorisé à pratiquer de bonne heure, « frühzeitig », une première et même une seconde résection. » Telle est d'ailleurs la conduite qu'a tenue M. Schneider chez son malade. Il s'agit d'une pleurésie purulente d'origine traumatique. Au deuxième mois, il n'est pas douteux que la situation ne s'améliore pas ; le patient perd rapidement ses forces, il est épuisé par l'extrême abondance de la suppuration. M. Schneider voit là l'indication de la résection multiple des côtes ; il enlève de longs fragments sur cinq côtes, de la deuxième à la sixième. Huit jours après, la cavité avait déjà notablement diminué d'étendue. Cette intervention précoce, complétée un peu plus tard par la résection d'un fragment de la clavicule, eut en somme le plus heureux résultat, puisqu'elle permit d'obtenir en quatre mois la cicatrisation complète d'un très vaste empyème.

Il importe, pour apprécier la valeur de l'indication, de tenir compte du traitement antérieur. Si l'empyème a été traité par la pleurotomie, on peut, la cavité persistant encore à l'état stationnaire quatre à cinq mois après l'incision de la plèvre, poser la question de la résection des côtes. Il n'en est plus tout à fait de même, si l'empyème n'a pas été traité, ou l'a été d'une façon insuffisante, et si la fistule pleuro-cutanée s'est spontanément établie. En pareil cas, alors même que la fistule date de plusieurs mois, il faut commencer par inciser la plèvre, laver et drainer la cavité suppurante. Cette intervention peut provoquer la guérison. Est-elle insuffisante (obs. **211**), c'est à ce moment que se présente l'indication de la résection costale. Cependant si l'état général est grave et l'état local tel qu'il y ait quelque raison de penser que la pleurotomie soit une intervention notoirement insuffisante, il vaut mieux sans doute en venir tout de suite à l'opération de la résection costale (obs. **149**).

L'arrêt du travail de réparation et l'imminence des symptômes de la cachexie suppurative, telles sont les deux conditions dont procède l'indication de la résection costale dans l'empyème chronique. Après l'opération de la pleurotomie, il convient donc de suivre avec attention la marche de la réparation ; l'inspection méthodique et la mensuration permettent d'apprécier les progrès de l'affaissement thoracique ; les injections dans le plèvre et l'exploration avec une sonde, introduite par la fistule, renseignent sur les dimensions de la cavité, et, dans une certaine mesure, l'auscultation nous fait suivre les progrès de la dilatation du poumon. Pour ce qui est de l'état général, il est sans doute d'une appréciation plus facile ; il est utile cependant de continuer les notations thermométriques si la fièvre persiste, de faire des notations du poids du corps à intervalles réguliers, et d'examiner fréquemment l'urine au point de vue de la présence de l'albumine. Si la cicatrisation marche lentement et n'est point encore accomplie passé le cinquième ou le sixième mois, tous ces renseignements seront d'un grand secours pour établir l'indication d'une nouvelle intervention chirurgicale.

§ IV. — CONTRE-INDICATIONS

Le nombre des observations publiées est maintenant assez considérable pour qu'il soit possible, en s'appuyant sur des faits, d'exposer les contre-indications de la résection costale avec plus de certitude qu'on ne pouvait le faire il y a quelques années.

Gravité de l'état général. — La gravité de l'état général ne doit pas d'emblée interdire l'intervention chirurgicale, du moins si le patient ne présente point de lésions irrémédiables, telles que la tuberculose à marche envahissante et la dégénérescence amyloïde avancée des viscères abdominaux.

Il y a, chez les malades qui suppurent depuis un certain temps, et en particulier chez les malades atteints de suppuration chronique de la plèvre, tout un cortège de symptômes, quelquefois d'apparence fort grave, qui relèvent directement de la suppuration elle-même, qui sont vraisemblablement dûs à la résorption de produits septiques dans la cavité suppurante, et qui disparaîtront promptement lorsque, par une intervention suffisante, la cavité sera placée dans des conditions propres à en permettre la cicatrisation. Parmi ces symptômes, il faut citer la fièvre hectique, l'amaigrissement même prononcé, la perte des forces, l'anorexie, certaines albuminuries, les vomissements, la diarrhée et même l'œdème des membres inférieurs.

Estlander avait dit déjà, dans son premier mémoire, que la résection costale peut être entreprise chez des malades gravement atteints. Telle est aussi l'opinion de M. Bouilly, de M. Berger et de la plupart des chirurgiens qui ont écrit sur cette opération. Un des opérés d'Estlander (obs. **140**) était, au moment de l'opération, dans un état fort alarmant, pâle, amaigri et miné par la fièvre hectique. Les suites de l'opération furent néanmoins favorables, et, trois mois et demi plus tard, la guérison était complète. Dans un autre cas de M. J. Bœckel (obs. **157**), le patient, très amaigri, avait de la diarrhée et des sueurs profuses; l'état général était tel, que M. Bœckel refusa d'abord d'opérer et ne consentit ensuite à tenter l'opération que sur les pressantes sollicitations du malade lui-même. Or, un mois après la résection, la cavité était close, la plaie opératoire presque entièrement cicatrisée, et le malade pouvait quitter l'hôpital en bonne voie de guérison. Nous avons vu d'ailleurs qu'il en est de même de la pleurotomie. Elle peut fort bien réussir et donner de prompts et remarquables succès chez des malades dont l'état général est fort grave. Il est vrai que la résection des côtes est une opération beaucoup plus sérieuse que la pleurotomie.

Tuberculose. — Il ne faut pas sans preuves suffisantes admettre l'existence de lésions tuberculeuses des poumons chez les malades atteints de suppuration chronique de la plèvre. Nous avons vu que des statistiques récentes, celles par exemple de M. Moutard-Martin, de M. Peyrot et de M. Leudet (1), ont bien établi que l'empyème tuberculeux est plus rare qu'on ne le croyait il y a vingt ou trente ans. L'auscultation ne suffit pas toujours à éclairer le diagnostic, du moins lorsque les signes stéthoscopiques, qui paraissent révéler une lésion tuberculeuse du poumon, sont constatés du même côté que l'empyème. On ne doit point négliger la recherche des bacilles, soit dans les crachats, soit dans le pus qui s'écoule par la fistule pleuro-cutanée. Chez plusieurs opérés ce pus contenait des bacilles qu'on a pu mettre en évidence (obs. **207**).

Dans les cas où, même après un examen complet, le doute subsiste, mieux vaudrait peut-être, du moins s'il n'y a pas d'autres contre-indications, ne pas s'abstenir et tenter la résection. Chez un opéré de M. P. Berger (obs. **165**), un médecin fort expérimenté inclinait à considérer la pleurésie comme étant de nature tuberculeuse; l'opération fut néanmoins pratiquée, les suites en furent favorables et, deux mois après, il ne restait plus qu'un trajet fistuleux sans cavité.

La tuberculose bien constatée est-elle une contre-indication ? Sur ce point, les chirurgiens sont divisés. Les uns, parmi lesquels M. A. Reverdin et M. J. Bœckel (2) sont d'avis que la contre-indication est formelle. M. J. Bœckel appuie son opinion sur son expérience personnelle. Deux fois il a pratiqué la résection des côtes chez des tuberculeux, et ses opérés, minés par les progrès de la phthisie, ont succombé au bout de quatre à neuf jours. Aussi conclut-il que l'abstention doit être la règle, dans tous les cas où l'on a constaté des signes positifs de phthisie. D'autres chirurgiens, tels que M. Poulet (3), M. de Cérenville (4), M. Kirmisson (5)

(1) Voy. chapitre VI, p. 454.
(2) Fragments de chirurgie antiseptique. Paris, 1882.
(3) *Société de chirurgie*, octobre 1885.
(4) Loc. cit.
(5) *Gazette médicale de Paris*, 5 déc. 1885.

estiment que la contre-indication est, non pas absolue, mais seulement relative. L'opération peut être tentée et produire une réelle amélioration dans l'état du patient, si l'un des deux poumons est sain, si les lésions tuberculeuses constatées dans l'autre sont très limitées, et si la cavité qu'il s'agit de combler ne nécessite pas une très large résection.

Quelles conclusions découlent, à ce point de vue, des observations que nous avons rassemblées ? Il y a, parmi ces opérés, 11 cas de tuberculose avérée, reconnue au moment de l'intervention chirurgicale. De ces 11 tuberculeux, 4 ont été plus ou moins améliorés, et 7 ont succombé. Dans ces 7 derniers cas, la mort est survenue, 4 fois quelques heures ou quelques jours seulement après l'opération, et 3 fois un ou plusieurs mois plus tard. L'opération n'a jamais donné un vrai succès, c'est-à-dire que jamais la cicatrisation de la cavité suppurante n'a été complète. Aucun tuberculeux ne figure dans le premier groupe de nos observations. Ce n'est pas là, il faut bien le reconnaître, une objection décisive à l'intervention chez les tuberculeux. C'est déjà un résultat enviable que d'obtenir une cicatrisation partielle, une diminution notable de la cavité suppurante.

Dans 4 cas, l'opération a produit une réelle amélioration. — Chez le malade de M. Poulet, il s'agissait d'un empyème chronique, consécutif à une pleurésie tuberculeuse (obs. **186**); la résection fut largement pratiquée, elle porta sur six côtes dont l'opérateur enleva des fragments de 7 à 13 centimètres. L'opération fut complétée par le grattage de la cavité avec la curette tranchante. Ce traumatisme chirurgical fut bien toléré. Loin d'aggraver l'état général, il l'améliora d'une façon évidente, et, trois mois après, la cavité ne sécrétait plus que 30 à 40 grammes par jour de pus séreux. — Dans un cas de M. de Cérenville, le résultat semble être plus favorable encore, puisque, dix-sept mois après la résection, la cavité paraissait presque close et qu'il ne restait plus qu'un simple trajet fistuleux (obs. **166** bis). — Le malade de M. Koranyi fut également très amélioré, au point que, un an après, on pouvait espérer une guérison complète et qu'une seconde résection ne paraissait pas nécessaire (obs. **168**). — C'est dans le cas de M. Chauvel que l'amélioration fut le moins prononcée. Le malade subit cependant deux larges résections à sept mois d'intervalle. Deux mois après la seconde, la fièvre avait disparu, le rétrécissement du thorax était très marqué, le patient pouvait se lever, marcher, manger, mais l'occlusion complète de la cavité paraissait peu probable (obs. **169**).

Dans les 4 cas où la mort survint promptement après l'opération, les lésions pulmonaires étaient étendues, intéressaient le poumon du côté opposé à l'empyème, ou bien coïncidaient avec la tuberculisation d'autres organes. Telle était la gravité de la situation que le résultat pouvait être prévu. — Le malade de M. Bouilly (obs. **195**) est atteint d'une tuberculose avancée, et l'autopsie montre, en outre, une symphyse du péricarde. Il ne fut d'ailleurs opéré que sur sa demande expresse. La résection intéresse huit côtes et dans une étendue de 8 à 14 centimètres. L'opération achevée, le patient reste en état de collapsus et succombe trois heures après. — Il en est à peu près de même du malade de M. P. Berger (obs. **198**). L'empyème est à droite, le poumon gauche est tuberculeux, les crachats contiennent beaucoup de bacilles. La résection porte sur sept côtes. Le patient ne se relève pas du choc opératoire et meurt une heure après l'opération. — Le malade de M. Gilette survécut 16 jours; il est vrai que trois côtes seulement avaient été réséquées; les deux poumons présentaient des cavernes et de l'infiltration tuberculeuse (obs. **196**). — Dans le cas de M. de Cérenville (obs. **201**), la tuberculose s'était généralisée et, bien que l'opération, d'ailleurs peu étendue, ait paru amener l'occlusion de la cavité et de la fistule, le malade mourut, peu de temps après, de péritonite tuberculeuse.

Les 3 malades tuberculeux, qui ont succombé un ou plusieurs mois après la résection, étaient également, au moment de l'opération, dans un état fort grave. — Le premier (obs. **202**), homme de 67 ans, opéré par M. Courvoisier, phthisique et très affaibli, mourut un mois après la résection. — Le second (obs. **206**) traité par Estlander « était dans un état extrêmement grave » ; il parut à la suite de l'opération une certaine amélioration et qui dura un mois, puis la tuberculose reprit sa marche envahissante et la mort survint au bout de cinq mois ; on trouva à l'autopsie une inflammation tuberculeuse du péricarde et des cavernes dans les poumons. — Le troisième cas appartient à M. Nicaise (obs. **207**) ; l'empyème est tuberculeux, il y a des bacilles dans le pus, il s'agit d'une cavité de grande dimension ; après la résection qui intéresse sept côtes, l'état local paraît momentanément s'améliorer, mais l'état général s'aggrave; bientôt les lésions tuberculeuses envahissent le champ opératoire et, au moment où l'observation est publiée, un mois après l'opération, la mort est très prochaine.

Nous avons vu, dans un précédent chapitre, que la tuberculose avérée n'est pas une contre-indication absolue de l'opération de la pleurotomie. Quelques phthisiques atteints de suppuration chronique de la plèvre peuvent être améliorés par l'incision de l'espace intercostal. Pour ce qui est de la résection des côtes, les faits que nous venons d'étudier paraissent, dans une certaine mesure, autoriser une semblable conclusion. Le chirurgien, toutes les fois qu'il intervient, n'a point nécessairement pour objectif une guérison complète ; il opère quelquefois seulement pour obtenir une amélioration et une certaine prolongation de la vie. A ce titre, la résection costale peut être appliquée au traitement de l'empyème des tuberculeux, puisque l'étude des faits démontre que quelques phthisiques doivent à cette opération une réelle amélioration. Mais les faits prouvent aussi qu'il faut se garder d'opérer indistinctement tous les tuberculeux. Le phthisiques affaiblis, minés par la fièvre hectique, atteints de lésions diffuses des deux poumons ou même d'un seul poumon, supportent fort mal un pareil choc opératoire, surtout si les dimensions considérables de la cavité, le défaut d'affaissement de la paroi thoracique et l'extrême rétraction du poumon nécessitent, comme dans les cas de M. Bouilly et de M. Berger, une très large résection.

L'intervention n'est réellement acceptable que dans un nombre extrêmement restreint d'empyèmes tuberculeux. Un état général mauvais, s'il n'est pas une contre-indication dans l'empyème non tuberculeux, est au contraire une contre-indication formelle chez les phthisiques dont la plèvre suppure. Il faut s'assurer surtout que la tuberculose est bien limitée, qu'elle n'a touché qu'un seul poumon, qu'elle présente une tendance manifeste à l'évolution fibreuse, c'est-à-dire qu'elle n'est pas envahissante et ne procède pas par poussées bronchopneumoniques successives. Sur tous ces points on peut être renseigné par une auscultation minutieuse, par l'étude de l'évolution antérieure de la phthisie et aussi, dans une certaine mesure, par la marche de la température et l'examen des crachats. On sait que les bacilles sont relativement moins nombreux dans les phthisies lentes et très localisées. Quelque favorables que soient toutes les autres conditions, une très grande cavité doit faire abandonner toute idée d'intervention chirurgicale ; il faudrait une très large résection que le patient ne supporterait probablement pas, pas plus qu'il ne pourrait ensuite suffire aux frais d'une pareille réparation.

Albuminurie. — L'albuminurie n'est rien moins qu'une contre-indication absolue. M. Berger, dans son rapport à la Société de chirurgie, est d'avis qu'il ne faut pas opérer si l'urine est albumineuse. Cette conclusion ne peut être acceptée qu'avec beaucoup de réserves. L'albuminurie des suppurations chroniques n'a pas toujours la même origine, ni la même signification pronostique. C'est ici, plus encore qu'à propos de la tuberculose, qu'il importe d'établir des distinctions.

L'albuminurie est fort commune dans l'empyème aigu ou chronique, du moins d'après nos propres observations. La plupart des malades auxquels nous avons pratiqué l'opération de l'empyème ont eu, à un moment donné, l'urine albumineuse. Le plus souvent, l'albuminurie a diminué puis disparu après l'incision intercostale et les lavages de la plèvre, et cette complication n'a point entravé la marche de la guérison. Dans un cas cependant, l'albuminurie persiste encore plus de deux ans après la guérison complète et définitive de l'empyème. Cet homme jouit aujourd'hui d'une santé parfaite; une fois obtenue la cicatrisation de la cavité, le poumon comprimé a subi une expansion consécutive très notable et la déformation thoracique a presque complètement disparu; mais l'urine renferme toujours une quantité d'albumine très appréciable.

Dans les observations que nous avons rassemblées, on n'a point toujours examiné l'urine, ou du moins le résultat de cet examen n'est pas toujours indiqué. C'est une lacune regrettable. Cependant le premier groupe de ces observations renferme deux faits assez probants. — Le malade de M. Poncet était albuminurique au moment de l'opération; il est vrai que l'albuminurie était légère. L'opération fut néanmoins suivie de succès (obs. **146**). — Dans le cas de M. Augagneur, l'albuminurie était tellement prononcée, que cette complication parut d'abord une contre-indication formelle. Puis il fut reconnu qu'il s'agissait d'une véritable néphrite aiguë, et non d'une lésion rénale irrémédiable. L'opération fut donc pratiquée, malgré l'albuminurie, et, deux mois après, l'empyème était cicatrisé. Quant à l'albuminurie, dix-huit mois plus tard, elle était également guérie (obs. **149**).

De ces faits, il est bien permis de conclure que l'albuminurie ne constitue pas *à priori* une contre-indication de la résection costale. Du reste, il faut bien reconnaître que, au point de vue des indications opératoires, l'importance de l'albuminurie a été notablement exagérée. Une réaction s'est opérée depuis quelques années contre une doctrine trop exclusive, et la plupart des chirurgiens n'écartent point aujourd'hui l'idée de toute intervention chirurgicale sérieuse chez certains albuminuriques.

Il ne faut donc pas s'en tenir au fait brut de la constatation de l'albuminurie, mais chercher à en établir la cause.

Dans beaucoup de cas, une albuminurie légère, sans autre altération de l'urine, peut être considérée comme imputable à une modification des matières albuminoïdes du sang, modification due, soit à la fièvre, soit à des phénomènes de résorption dans la cavité suppurante. Tel était probablement le cas du malade de M. Poncet. Une albuminurie de ce genre ne saurait être envisagée, à elle seule, comme une véritable contre indication.

L'albuminurie qui complique l'empyème chronique, peut être due à une néphrite infectieuse. Bartels (1) range les inflammations phlegmoneuses parmi les causes de la néphrite aiguë. Nous avons observé récemment une néphrite aiguë, constatée d'ailleurs à l'autopsie, et développée à la suite d'un phlegmon de la main et de l'avant-bras. Les suppurations de la plèvre peuvent sans doute, comme les suppurations du tissu cellulaire, causer l'irritation et l'inflammation des reins. Cette néphrite est une néphrite infectieuse et comparable aux néphrites infectieuses des maladies aiguës fébriles. Elle reconnaît vraisemblablement pour origine l'irritation des glomérules et des épithéliums, causée par l'élimination de microphytes et de matières septiques résorbées dans la cavité suppurante. Cette néphrite peut être aiguë ou subaiguë, et d'intensité variable. Elle se manifeste, outre l'albuminurie qui peut être très prononcée, par des modifications particulières de l'urine, telles qu'on les observe dans les néphrites aiguës. L'urine prend une teinte rougeâtre et paraît trouble au moment même de l'émission ; cet aspect se rencontre dans les formes aiguës ou dans les périodes d'acuité des formes subaiguës ; cette urine rougeâtre et trouble contient du sang, quelquefois en notable quantité. Il en était ainsi chez le malade de M. Augagneur, atteint d'une véritable néphrite infectieuse aiguë. Dans les formes subaiguës, qui sont plus communes, l'urine prend l'aspect sale du bouillon de bœuf altéré. L'examen microscopique de ces urines albumineuses y montre la présence de globules rouges, de globules blancs, de cylindres épithéliaux, de cellules épithéliales et de microphytes probablement pathogènes. Ces néphrites sont le plus souvent curables ; elles peuvent guérir lorsque la cause qui les engendre vient à être supprimée, c'est-à-dire lorsque cesse la suppuration chronique de la plèvre. Il est donc bien permis de penser que cette albuminurie des néphrites infectieuses aiguës ou subaiguës, dont le diagnostic est d'ailleurs facilement établi par l'examen des urines, loin de constituer une contre-indication de la résection costale, devrait être au contraire envisagée comme une indication de toute opération dont le but est d'obtenir une prompte cicatrisation de la cavité suppurante.

Enfin certaines albuminuries de l'empyème chronique sont dues à une lésion plus profonde et plus grave, la dégénérescence amyloïde des reins.

(1) Traité des maladies des reins. Paris, 1884. Traduction française, p. 246.

Le diagnostic de cette dégénérescence rénale peut être établi avec une certaine exactitude. Elle s'accompagne souvent d'une semblable dégénérescence du foie, de la rate et de l'intestin. Le foie et la rate sont gros, le malade a la diarrhée. Les caractères de l'urine sont fort différents de ceux qui appartiennent à la néphrite infectieuse aiguë ou subaiguë. L'urine albumineuse du rein amyloïde est le plus souvent pâle, abondante, claire; rarement elle donne un sédiment.

Assurément la dégénérescence amyloïde des reins aggrave singulièrement le pronostic de l'empyème chronique. Faut-il y voir cependant une contre-indication absolue de toute intervention chirurgicale? Cette dégénérescence passe généralement pour être incurable. Or cette opinion n'est peut-être pas rigoureusement exacte. Des faits bien observés paraissent démontrer que l'altération amyloïde des viscères abdominaux, si la cause dont elle procède est supprimée, n'est pas fatalement progressive et peut même rétrocéder dans une certaine mesure. Telle est à peu près l'opinion de Bartels (1) : « Je ne me hasarderai pas, dit-il, à dire que les tissus dégénérés peuvent revenir à l'état normal; cependant je rappellerai que dans deux cas, la rate très tuméfiée et dans l'un d'eux le foie également grossi, revinrent presque à l'état normal et que l'albuminurie qui pendant plusieurs années avait été assez abondante, disparut complètement. » Nous avons nous-même observé un cas semblable: à la suite d'une suppuration pelvienne datant de deux ans, le foie et la rate s'étaient considérablement développés et l'urine était devenue très albumineuse; la suppuration s'étant tarie, et probablement aussi sous l'influence d'un traitement tonique longtemps continué, l'état général s'est notablement amélioré, l'hypertrophie du foie et de la rate a rétrocédé et l'albuminurie a très sensiblement diminué. Du reste, l'examen des reins amyloïdes prouve que la dégénérescence n'est pas d'emblée générale; elle ne frappe d'abord qu'un certain nombre de vaisseaux et de glomérules. On peut donc présumer que, si la cause de la dégénérescence est de bonne heure supprimée, avant que la lésion se soit étendue à la majeure partie des vaisseaux et des glomérules, la fonction du rein ne sera pas définitivement compromise.

Il y aurait lieu, par conséquent, d'établir des distinctions parmi les cas d'empyème chronique compliqués de dégénérescence amyloïde des reins. Sans doute, si la gravité de l'état général et l'examen de l'urine indiquent une dégénérescence avancée, la contre-indication est

(1) Loc. cit., p. 321.

formelle, il faut s'abstenir de toute intervention ; le traumatisme chirurgical ne ferait qu'aggraver promptement une situation tout à fait désespérée. Dans les cas, au contraire, où l'on a de bonnes raisons de penser que la dégénérescence débute à peine et n'a point envahi une grande étendue du parenchyme rénal, il est peut-être permis de ne pas rejeter d'emblée l'intervention chirurgicale, car on peut encore espérer que, la cavité suppurante étant placée dans des conditions favorables à une prompte cicatrisation, la lésion rénale pourra s'arrêter et peut-être même rétrocéder. Ce qui légitime d'ailleurs cette conclusion, c'est qu'il n'est point facile d'établir rigoureusement le diagnostic de la néphrite amyloïde qui débute à peine ; l'urine est alors peu modifiée, l'albuminurie modérée, et l'on peut hésiter à se prononcer entre l'albuminurie due à une néphrite amyloïde commençante et cette albuminuerie légère, probablement due à une altération des matières albuminoïdes du sang, et qui disparaît promptement lorsque, après la résection costale, la reprise du travail de réparation fait cesser les phénomènes de résorption dans la cavité suppurante.

Troubles circulatoires et respiratoires graves. — Des troubles circulatoires et respiratoires prononcés constituent une contre-indication. M. de Cérenville (1) a particulièrement insisté sur cette contre-indication. Le pouls est faible, rapide, irrégulier ; la respiration fréquente, superficielle. Ces troubles fonctionnels peuvent être dûs, soit à une affection organique du cœur, soit à l'extrême affaiblissement du malade.

Les lésions valvulaires du cœur peuvent être assez facilement reconnues ; il n'en est pas tout à fait de même de la péricardite, ni surtout de la symphyse du péricarde. Cette dernière lésion est plus commune qu'on ne le croit dans les vieux empyèmes. L'inflammation s'étend, probablement en suivant la voie des lymphatiques, de la plèvre au péricarde. Un de nos malades succomba promptement à la suite de l'opération de la pleurotomie ; à l'autopsie, nous avons constaté une symphyse du péricarde avec dégénérescence graisseuse des parois ventriculaires, seule lésion à laquelle il fut possible d'attribuer cette mort rapide.

S'il est de règle d'ausculter soigneusement le malade avant toute opération chirurgicale de quelque importance et qui nécessite l'anesthésie, cette règle est encore bien plus formelle quand il s'agit de la résection costale. Cette opération est relativement longue ; dans la plupart des cas,

(1) *Revue médicale de la Suisse romande*, 1886.

elle a duré une à deux heures; elle nécessite donc une anesthésie prolongée; de plus, elle porte sur le thorax et ne peut manquer de jeter une certaine perturbation dans les fonctions de circulation et de respiration. Il est donc prudent de s'abstenir dans tous les cas où l'anesthésie serait dangereuse, et dans ceux aussi où le cœur, malade et très affaibli, ne pourrait très probablement pas supporter le choc opératoire.

Age du malade. — L'âge du malade peut-il être une contre-indication?

Parmi les opérés dont nous avons rassemblé les observations, il y a une jeune enfant âgée de 3 ans. Chez cette petite malade, opérée par M. de Cérenville (obs. **153**), plus d'un an après le début de la pleurésie, les suites immédiates de l'opération furent très favorables ; trois mois et demi plus tard, la cavité était complètement oblitérée et la fistule définitivement fermée. Il n'est pas inutile d'ajouter que la résection avait porté sur cinq côtes, de la troisième à la septième, et que de chaque côte on avait enlevé un fragment d'un à deux centimètres. De ce fait il est permis de conclure que le très jeune âge n'est pas une contre-indication de la résection costale. Chez les enfants, la vitalité des tissus et la plus grande élasticité de la paroi thoracique permettent même d'attendre de l'opération un résultat plus promptement favorable.

Sans doute, il semble *à priori* que l'opération a peu de chance de réussir chez un vieillard. Cependant on ne peut pas dire que l'âge avancé, au-delà de quarante ans par exemple, soit une contre-indication absolue. Parmi nos observations, il y a 11 opérés dont l'âge dépasse quarante ans. Or, dans ces 11 cas, nous comptons : 1 mort très peu de temps après l'opération, 2 morts quelques mois après, 1 résultat nul, 3 améliorations avec persistance de la cavité diminuée, 1 amélioration avec persistance de la fistule après cicatrisation de la cavité, 3 guérisons complètes. Parmi ces derniers cas se trouve un homme de cinquante-six ans, un des premiers opérés d'Estlander (obs. **141**). Il est vrai que la résection porta sur trois côtes seulement.

L'âge avancé, même au-delà de cinquante ans, ne peut donc pas, à lui seul, être considéré comme une contre-indication réelle. Sans doute, le thorax est moins élastique et moins mobile chez les gens âgés, mais la résection costale a précisément pour but de mobiliser la paroi thoracique. Du reste, nous reviendrons sur cette question de l'âge, en étudiant les conditions favorables et défavorables au succès de l'opération.

Défaut de rétraction de la paroi thoracique. — Une fois obtenue, par la résection d'un certain nombre de côtes, la mobilisation de la paroi thoracique, le rôle capital dans le travail de réparation appartient désormais à la rétraction de la plèvre. Si cette rétraction n'entre pas en jeu, la cavité ne diminuera pas, la même quantité de pus continuera à couler par la fistule et le but de l'opération ne sera pas atteint. L'absence de déformation thoracique, d'affaissement du thorax et d'effacement des espaces intercostaux du côté malade, permet de présumer que cette rétraction de la plèvre fait défaut ou reste insuffisante. On a donc considéré l'absence de toute déformation thoracique du côté de l'empyème, comme une contre-indication réelle de la résection costale. Du moins faudrait-il, dit-on, attendre pour intervenir que l'affaissement thoracique ait commencé à se produire. Dès le début, Estlander avait établi cette contre-indication. On ne doit pas, dit-il, pratiquer la résection avant que la plèvre ait eu le temps de s'épaissir ; cette modification de la plèvre est une condition indispensable, non seulement à l'exécution facile de la résection, mais aussi au succès de l'opération, c'est-à-dire à la cicatrisation complète de la cavité.

Il est regrettable que, dans les observations publiées, on n'ait pas toujours très soigneusement décrit l'état du thorax du côté de l'empyème, avant l'intervention chirurgicale.

Pour ce qui est du premier groupe de nos observations, qui comprend les cas de succès complet, il est dit, dans presque tous les cas, que l'affaissement thoracique existe, souvent même qu'il est très prononcé et s'accompagne d'une déviation scoliotique de la colonne vertébrale. — Deux observations de ce premier groupe font cependant exception à cette règle générale. Dans l'une (obs. **156**), l'empyème est à gauche et il existe de ce côté une voussure manifeste; la résection porte sur trois côtes, et l'opérateur, trouvant une cavité couverte de fongosités, en pratique le raclage méthodique avec la curette tranchante de Volkmann. Dans la seconde observation (obs. **159**), on note seulement un peu d'affaissement thoracique à gauche, du côté de l'empyème, sans aucune déviation de la colonne vertébrale; or, pendant l'opération, M. Eug. Bœckel reconnut que la plèvre était extrêmement épaissie, et il fit une large incision cruciale sur la partie de cette membrane que la résection costale avait permis de découvrir. Donc, dans les deux cas, la rétraction de la plèvre était plus ou moins en défaut, et cette condition fâcheuse était due, dans un cas aux végétations fongueuses qui couvraient la face interne de la cavité, dans l'autre à l'épaississement considérable des néomembranes. Dans les deux cas, la mobilisation chirurgicale de la paroi thoracique parut insuffisante à l'opérateur, la plèvre fut irritée par le grattage ou largement incisée, et il n'est pas douteux que ce ne soit à ce complément de l'opération que soit dû le résultat favorable de l'intervention.

Dans le second groupe des observations que nous avons rassemblées, se trouve encore un fait (obs. 166) dans lequel, au moment de la résection costale, l'affaissement de la paroi est peu prononcé. Il est digne de remarque que, chez ce malade également, l'opérateur a complété son opération en pratiquant le curage de la cavité et le grattage des parois de la poche purulente. La guérison fut à peu près complète; l'empyème fut cicatrisé, mais avec persistance, au moment de la publication de l'observation, d'un petit trajet fistuleux.

Parmi les cas d'insuccès plus ou moins complet de la résection costale, nous en trouvons deux dans lesquels est signalé l'absence de l'affaissement thoracique. Mais chez ces deux malades, il existait d'autres causes d'insuccès; l'un (obs. 190), était probablement tuberculeux, et l'autre l'était certainement (obs. 207).

Enfin dans un cas de M. Saltzmann (obs. 212), l'effacement des espaces intercostaux n'existe pas et la déformation thoracique est presque nulle au moment de l'opération; le résultat définitif n'est pas connu, mais l'auteur note, immédiatement après l'opération, une diminution de 2,5 centim. du périmètre thoracique du côté opéré et, les jours suivants, l'affaissement thoracique commence à se produire.

Quoi qu'il en soit, l'existence d'un certain degré d'affaissement thoracique est assurément une condition favorable. Cependant, si cet affaissement n'existe pas, on ne peut pas dire qu'il y ait contre-indication formelle. L'étude des faits nous renseigne assez bien sur la conduite à tenir en présence de ces sortes d'empyème. Il faut se guider sur l'état général. Si l'état général est bon, que le malade n'ait pas souffert de la longue durée de la suppuration et que l'empyème ne soit pas très ancien, on peut attendre le début de la rétraction thoracique. Si les forces du patient sont épuisées et que les symptômes de la cachexie suppurative commençent à paraître, il ne faut point être arrêté par l'absence de la rétraction thoracique. Deux observations citées plus haut prouvent que, même dans ces conditions fâcheuses, l'opération peut être suivie de succès. Mais ces deux observations prouvent aussi que, en pareil cas, la mobilisation de la paroi thoracique est insuffisante et qu'il faut se préparer à compléter l'intervention chirurgicale en agissant directement sur la plèvre par le curage, le grattage ou l'incision (obs. 156 et 159.).

Ancienneté de l'empyème. — On peut obtenir un succès complet, même dans les cas où l'empyème est très ancien. L'ancienneté de l'empyème n'est donc pas une contre-indication. Dans le premier groupe des observations (succès complet) nous trouvons des malades chez lesquels la pleurésie, au moment de l'intervention chirurgicale, datait de quatorze mois (obs. **142** et **148**), de cinq ans (obs. **147**) et même de six ans et demi (obs. **159**). Dans le troisième groupe (amélioration avec diminution notable de la cavité), se trouve un opéré de M. Bouilly qui suppurait depuis neuf ans au moment où fut pratiquée la résection costale (obs. **175**). Ajoutons que, à l'époque où fut publiée l'observation, le résultat définitif n'était pas encore obtenu et qu'il était permis d'espérer plus qu'une simple amélioration. Il est même digne de remarque que les plus anciens empyèmes appartiennent précisément aux trois premières catégories (succès plus ou moins complets) tandis que les trois dernières catégories (insuccès plus ou moins complets) renferment bon nombre d'empyèmes relativement récents. Ce serait là un argument de plus en faveur de l'opinion d'Estlander : toutes choses égales d'ailleurs du côté de l'état général et de l'état local, l'ancienneté de l'empyème paraît être une condition plutôt favorable que défavorable au succès de la résection costale.

Existence d'une fistule pleuro-bronchique. — La pleurésie purulente non traitée peut s'évacuer tout à la fois par l'espace intercostal et par les bronches. La fistule pleuro-cutanée peut être accompagnée d'une fistule pleuro-bronchique. Cette complication n'est pas une contre-indication.

Trois malades avaient tout à la fois une fistule pleuro-cutanée et une fistule bronchique (obs. **170, 181** et **212**). Ils furent néanmoins opérés et l'opération fut deux fois suivie d'un succès relatif ; la cavité fut réduite dans une notable étendue. L'intervention chirurgicale exerça même une influence favorable sur la fistule pleuro-bronchique ; dans un cas (obs. **170**), cette fistule se ferma momentanément et les vomiques furent moins fréquentes et moins abondantes ; dans un autre cas (obs. **181**), l'occlusion en fut complète et définitive huit jours après l'opération, et le patient cessa de cracher du pus. Quant au troisième malade, opéré par M. Saltzmann malgré l'existence d'une fistule pleuro bronchique, le résultat immédiat de l'opération fut favorable, mais le résultat définitif était encore, au moment de la publication de l'observation, impossible à prévoir (obs. **212**).

Il faut savoir cependant que l'existence d'une fistule pleuro-bronchique impose certaines précautions, soit dans l'acte opératoire lui-même, soit dans les soins consécutifs. Ainsi, chez le malade de l'observation **181**, l'anesthésie présenta quelques difficultés; le pus, chassé dans les bronches à chaque quinte de toux, fit à plusieurs reprises redouter l'asphyxie. Chez le même malade, on fut, pendant plusieurs jours après l'opération, obligé de suspendre les lavages de la plèvre, autant pour éviter la pénétration du liquide dans les bronches, que pour favoriser la cicatrisation de la fistule pleuro-bronchique.

La résection costale a été pratiquée dans des cas d'empyème où la fistule pleuro-bronchique existait seule et constituait la seule voie d'élimination du pus. On conçoit très bien que l'indication de mobiliser la paroi thoracique puisse exister dans les cas de ce genre, aussi bien que dans les cas de fistule pleuro-cutanée. Mais on a posé la question de savoir s'il convient de pratiquer d'emblée la résection costale ou s'il n'est pas préférable de faire précéder cette opération de la pleurotomie avec lavages antiseptiques.

Deux malades (obs. **146** et **155**) se trouvaient dans ces conditions : empyème ancien sans tendance à la cicatrisation, avec fistule pleuro-bronchique. Chez le premier (obs. **146**), déjà très affaibli par une longue suppuration, M. Poncet pratiqua d'emblée la résection costale. Chez le second (obs. **155**), M. de Cérenville fit d'abord la pleurotomie avec résection d'un petit fragment de la huitième côte ; puis, trois semaines après, comme la réparation ne progressait qu'avec une extrême lenteur, il pratiqua la résection de cinq côtes. Dans les deux cas, le résultat fut favorable, on obtint une prompte cicatrisation de la cavité ; dans les deux cas également, la fistule pleuro-bronchique fut oblitérée peu de jours après la résection costale. Du rapprochement de ces deux faits on pourrait conclure que, au point de vue du résultat définitif, il est indifférent de faire ou de ne pas faire la pleurotomie préalable, ou même qu'il est préférable, si l'état général du patient est inquiétant, d'en venir tout de suite à la résection costale.

Il ne serait indiqué de commencer par la pleurotomie que dans les empyèmes relativement récents où il est permis d'espérer que l'écoulement plus facile du pus et l'antisepsie de la cavité suppurante, pourront suffire à obtenir une complète cicatrisation. La pleurotomie préalable, dans les cas qui nécessiteront certainement la résection costale, présenterait sans doute un avantage; elle permettrait à l'opérateur de se renseigner sur le siège, la forme et les dimensions de la cavité qu'il s'agit d'oblitérer et par conséquent de préparer un plan opératoire. Encore convient-il d'ajouter que l'exploration de la cavité peut être faite au cours de la résection costale elle-même, et que, suivant ces indications, le chirurgien peut immédiatement modifier ou compléter l'opération commencée.

Très grande dimension de la cavité. — Si la cavité suppurante est de très grande dimension, occupe toute ou presque toute la cavité pleurale, cette condition fâcheuse doit être évidemment regardée comme une réelle contre-indication. Lorsque le poumon, réduit au volume de la main, est appliqué contre la colonne vertébrale et le médiastin, bridé par des néomembranes inextensibles, incapable d'une dilatation suffisante, on ne doit guère espérer que l'ascension du diaphragme et la mobilisation, même poussée aussi loin que possible, de la paroi thoracique, puissent jamais combler le vide énorme de la cavité suppurante. On peut le plus souvent, par une exploration méthodique, reconnaître que la compression du poumon est totale et que l'empyème occupe toute la cavité pleurale; les signes du pneumothorax sont diffus et peuvent être perçus dans toute ou presque toute l'étendue du côté malade, et nulle part on ne peut entendre, même affaibli, le bruit respiratoire normal.

Dans plusieurs observations, l'étendue considérable de la cavité fut en grande partie la cause, sinon la cause unique, de l'insuccès complet de la résection costale (obs. **195**, **197**, **200**, **207**, **208**, **202**). — Ainsi, dans le cas de M. Ehrmann de Mulhouse (obs. **208**), l'opérateur reconnaît, après une large incision de la plèvre, « que la cavité est immense » ; aussi renonce-t-il, soit à exciser un lambeau de la plèvre, soit à couper autant de côtes que le nécessiterait la dimension d'une pareille cavité. Le malade mourut et, à l'autopsie, on trouva le poumon aplati dans la gouttière vertébrale, séparé de la paroi costale par des distances, sur la ligne axillaire, de 3 centim. au niveau du premier espace, de 5, 5 centim. au niveau du second et de plus de 10 centim. au-dessous de la troisième côte. L'occlusion d'une pareille cavité était assurément impraticable. Telles étaient les dimensions du poumon comprimé, qu'il ne faisait plus dans la cavité thoracique qu'une saillie à peine appréciable sous les néomembranes de la plèvre; il n'avait plus que 15 centim. de hauteur, 80 centim. de largeur, 4 à 5 centim. d'épaisseur. — Dans un autre cas de Lewinski (obs. **200**) et qui se termina également par la mort peu de temps après l'opération, la cavité était très étendue; avec la sonde on ne pouvait en atteindre ni la paroi supérieure ni la paroi inférieure. — Un opéré de M. Bouilly (obs. **197**) mourut en peu de jours de septicémie aiguë; l'insuccès n'est donc pas immédiatement imputable aux dimensions de la cavité; mais l'autopsie a démontré que cette cavité était tellement étendue, qu'il aurait fallu, pour obtenir l'adossement des deux feuillets de la plèvre, faire une perte de substance véritablement énorme. — Dans un autre cas de M. Bouilly (obs. **195**), le malade est tuberculeux, il ne se relève pas du choc opératoire, reste en état de collapsus et meurt trois heures après l'opération; on avait reconnu, avant d'opérer, que la cavité était grande et remontait très haut; or, à l'autopsie, elle apparut bien plus grande encore qu'on ne l'avait présumé et le poumon très comprimé était réduit à l'état de moignon.

Il y a des exemples de succès complet dans des cas où la cavité est de grande dimension, sans cependant, comme dans les précédentes observations, occuper à peu près toute l'étendue de la cavité pleurale. — Chez le premier opéré d'Estlander (obs. **140**), la poche purulente était assez étendue pour qu'un cathéter d'homme pût y être retourné dans tous les sens; elle contenait environ deux litres. La cicatrisation complète de la cavité et l'occlusion de la fistule pleuro-cutanée furent obtenues trois mois et demi après la résection costale. Dans un cas (obs. **152**), également opéré avec un plein succès, M. de Cérenville évalue la capacité de la cavité suppurante à la moitié du thorax gauche.

Il est certes fort difficile d'établir la limite au delà de laquelle un grand empyème cesse d'être opérable, d'autant plus que le succès ne dépend pas seulement des dimensions de la poche purulente, mais encore de plusieurs autres conditions, parmi lesquelles les plus importantes sont l'état général du malade et la force de rétraction de la plèvre. De plus, il est fort difficile d'être exactement renseigné sur ces dimensions de la poche purulente; on ne peut guère arriver qu'à des estimations très approximatives, et, dans la majorité des cas, la cavité est plus spacieuse que ne l'avait fait présumer une exploration même très attentive.

Enfin, il est encore une condition dont il faut tenir compte, nous voulons parler du côté de l'empyème. L'analyse des observations nous a conduit à cette conclusion: une grande cavité a plus de chance, après la mobilisation de la paroi thoracique, d'arriver à cicatrisation complète, si elle est à gauche que si elle occupe la plèvre droite. Par conséquent, la contre-indication tirée de l'amplitude de la cavité purulente est moins formelle s'il s'agit d'un empyème gauche, que s'il s'agit d'un empyème droit. Du reste, nous reviendrons sur cette question en étudiant les conditions favorables au succès de la résection costale.

L'abstention est donc la règle à suivre dans les cas de cavité occupant toute l'étendue de la plèvre. Si la cavité est moindre, mais cependant encore très vaste, occupant par exemple les deux tiers ou la moiti de la plèvre, cette condition assurément n'est point favorable, cependant la résection costale peut être pratiquée et d'ailleurs l'a été plusieurs fois avec succès. C'est dans les cas de ce genre qu'il importe, avant de prendre une décision, de bien apprécier toutes les autres conditions de l'état local et de tenir grand compte de l'état général. Les chances de succès sont minimes ou même nulles, si, avec une de ces grandes cavités, l'état général est très mauvais.

Dans les cas douteux, M. Lucas Championnière conseille de pratiquer, non pas la résection très étendue que réclameraient les dimensions de la cavité, mais une résection beaucoup plus restreinte, pouvant permettre d'obtenir une certaine diminution de la poche purulente. Si ce résultat est obtenu, ce qui est arrivé dans quelques cas, on pratique une seconde résection, puis une troisième ; chaque opération est suivie d'une reprise du travail de réparation, et l'on peut ainsi arriver, sinon à une guérison complète, au moins à une très réelle amélioration.

§ V. — EXPLORATION DE LA CAVITÉ PURULENTE.

L'exploration de la cavité suppurante est un préliminaire obligé de l'intervention chirurgicale. Cette exploration n'est pas nécessaire seulement pour estimer les dimensions de cette cavité et en tirer, s'il y a lieu, une contre-indication de l'opération. Elle est nécessaire encore à d'autres points de vue ; l'opérateur doit être préalablement renseigné sur la situation et la forme de la poche purulente, sur l'épaisseur des parois et sur la force de rétraction de la plèvre. Tous ces renseignements doivent, en effet, servir, sinon à fixer définitivement, du moins à présumer le lieu de la résection, le nombre et le rang des côtes à intéresser, l'étendue des fragments qu'il convient d'en réséquer, les modifications qu'il faut faire subir à la plèvre et le meilleur moyen d'assurer un drainage suffisant de la cavité suppurante. Tous les chirurgiens qui ont écrit sur la résection costale insistent sur la nécessité de cette exploration préalable. Estlander en avait déjà montré toute l'importance dès ses premières publications ; il recommandait d'introduire une sonde d'homme courbe par les orifices fistuleux, puis d'enfoncer et de retourner cette sonde suivant diverses directions.

Procédé de la sonde. — L'emploi d'un instrument rigide, introduit par l'espace intercostal, se présente, en effet, naturellement à l'esprit. C'est le procédé généralement mis en usage pour l'exploration chirurgicale des cavités. On peut se servir d'instruments droits, longs stylets, sondes rectilignes, ou bien d'instruments courbes, tels que la grande sonde d'homme, le cathéter de Béniqué et la sonde en étain de Mayor. Cette sonde, que conseille M. de Cérenville, a de réels avantages; on peut lui imprimer des courbures variables et elle transmet bien les sensations de résistance.

Si l'orifice fistuleux est étroit ou sinueux, il admettra difficilement un instrument de calibre suffisant, ou bien, si l'instrument peut y pénétrer, la constriction des parois du trajet fistuleux rendra difficile, ou même impossible, les manœuvres nécessaires pour explorer la cavité dans toutes les directions. En pareil cas, il faut inciser la plèvre dans une étendue suffisante, en partant de l'orifice fistuleux, et même, si les côtes sont très rapprochées, réséquer un fragment d'une ou deux côtes. Cette opération préalable, outre qu'elle rendra l'examen plus facile et plus concluant, permettra une évacuation plus complète du pus et de vrais lavages de la cavité suppurante.

L'exploration à l'aide de l'instrument rigide est souvent plus facile au cours même de l'opération, au moment où la plèvre est largement ouverte. Aussi tous les chirurgiens sont-ils d'avis de répéter cette exploration au moment de l'opération, de façon à reconnaître en temps opportun l'étendue et la direction suivant lesquelles il faut pratiquer la résection des côtes. Dans bon nombre d'observations, cette exploration complémentaire a permis de modifier et de compléter heureusement le plan opératoire. Citons comme exemple l'opération **147**. Après la résection des huitième, septième et sixième côtes, M. Bouilly introduit un cathéter et peut explorer plus complètement la cavité. Or il constate qu'une sonde d'homme ordinaire peut être aisément retournée en bas, derrière les côtes inférieures, et que par conséquent la poche s'étend à ce niveau beaucoup plus que ne faisait supposer le premier examen. Il prolonge aussitôt son incision dans cette direction, puis résèque 7 centim. de la neuvième et 4 centim. de la dixième côte. Cette exploration complémentaire a donc permis de rendre l'opération plus complète et d'en assurer le succès.

Une question fort importante à résoudre est de savoir à quelle distance se trouve le poumon de la paroi thoracique. Les orifices fistuleux sont le plus souvent sur la face latérale du thorax au voisinage de la ligne axillaire. On a donc proposé de faire pénétrer la sonde directement de dehors en dedans, comme pour aller à la rencontre du médiastin; d'abord horizontalement, puis suivant des directions obliques en bas et en haut. En mesurant les diverses profondeurs auxquelles la sonde a pénétré, on pourrait estimer approximativement la distance qui sépare les deux feuillets de la plèvre. Mais il y a des causes d'erreur. L'obstacle que rencontre l'instrument rigide n'est pas toujours la surface du poumon ; cet obstacle peut être la convexité du diaphragme remontant très haut dans le thorax, ou bien encore une néomembrane cloisonnant la cavité.

M. Bouilly conseille de diriger le bec de la sonde suivant les différents rayons de la cavité, de marquer sur la peau les points de la cavité au niveau desquels le bec de la sonde est arrêté et peut être assez aisément senti à travers les parties molles de l'espace intercostal, puis de mesurer les longueurs de sonde introduites en différents sens. Cette mensuration est exécutée facilement, au fur et à mesure de l'exploration des différents rayons de la cavité, si l'instrument porte une division en centimètres et partant de l'extrémité interne. M. Bouilly estime que, par ce procédé, on arrive à se faire une idée assez exacte de la forme et des dimensions de la cavité. On pourrait encore, suivant le procédé recommandé par quelques chirurgiens, reporter toutes ces mensurations sur une feuille de papier, représentant le schéma des coupes horizontale et verticale du thorax ; on obtiendrait ainsi un dessin plus ou moins exact de la cavité de l'empyème.

Si la sonde est courbe, la plus ou moins grande facilité avec laquelle on peut, à diverses profondeurs, lui faire exécuter des mouvements de rotation, permet aussi d'apprécier l'étendue de la cavité. Cette manœuvre renseigne particulièrement sur les dimensions des diamètres antéro-postérieur et vertical. Dans les cas où la rotation complète est possible, même à une certaine profondeur, il est clair que la cavité est très spacieuse. Elle l'est, au contraire, d'autant moins que le mouvement de rotation est plus limité et que, pour exécuter ce mouvement, la sonde pénètre à une moindre profondeur. Cette manœuvre particulière de la sonde dans la cavité peut encore servir, après l'opération de la résection costale, à suivre les progrès de la réparation et de l'occlusion de la poche suppurante. Dans les cas favorables, le mouvement de rotation est de plus en plus limité et bientôt il devient impossible, à quelque profondeur qu'ait pénétré la sonde.

Lorsque la compression du poumon n'est pas totale, l'organe reste en rapport le plus souvent avec la paroi thoracique antérieure ou antéro-latérale, et, dans cette région, on peut entendre le bruit respiratoire vésiculaire. Mais, à moins de conditions particulières, résultant de la présence d'adhérences antérieures à la pleurésie, une grande poche purulente remonte très haut, en dedans et en arrière, jusqu'à la troisième ou deuxième côte et même jusqu'au cul-de-sac supérieur de la plèvre. Il y a là un sinus, un diverticulum postéro-supérieur, dont l'oblitération est difficile et dont la persistance est la cause de bon nombre d'insuccès. Dans la grande majorité des cas également, la cavité suppurante s'étend en arrière et en bas, vers l'angle postérieur des dernières côtes, plus ou moins au-dessous des orifices fistuleux de l'espace intercostal. Dans cet autre sinus, le pus s'accumule et séjourne, condition fâcheuse pour la cicatrisation et sur laquelle il importe d'être renseigné afin d'établir un drainage convenable de la cavité suppurante. Il est d nc indispensable d'explorer soigneusement cette cavité suivant ces deux directions. S'il existe un sinus postéro-supérieur, la sonde, enfoncée obliquement en haut et en dedans, pourra pénétrer à une grande profondeur, 10, 15 centimètres ou même davantage, suivant que l'orifice fistuleux occupe un espace intercostal plus ou moins élevé. Dans le cas d'un sinus postéro-inférieur, la sonde, dirigée en arrière et en bas, vers l'angle postérieur des côtes, s'enfoncera plus ou moins au-dessous de l'orifice fistuleux, souvent jusqu'à la partie la plus déclive du cul-de-sac inférieur de la plèvre. L'impossibilité de pénétrer très loin dans ces deux directions ne permettrait pas de conclure avec certitude que ces deux sinus n'existent pas, car l'instrument peut être géné par l'imbrication ou la courbure des côtes (obs. **147**), ou bien encore arrêté par des néomembranes.

La manœuvre de la sonde est plus facile et les renseignements qu'elle donne ont plus de valeur dans les cas de cavité unique, non cloisonnée, plus ou moins globuleuse. Les conditions sont assurément moins favorables pour ce genre d'exploration, si la cavité est irrégulière, cloisonnée, aplatie, et par conséquent se prête mal aux évolutions d'un instrument rigide. Remarquons cependant qu'il n'est pas indifférent de savoir que la cavité présente de tels caractères ; nous pouvons en conclure qu'il y a des néomembranes ou des brides membraneuses plus ou moins anciennes, tendues entre les deux feuillets de la plèvre, et que par conséquent la compression du poumon n'est pas totale.

Assurément il convient de manœuvrer la sonde exploratrice avec une certaine modération et particulièrement dans les cavités traversées par des néomembranes. Il faut éviter de rompre ces adhérences salutaires. Cependant il peut être fort utile de rompre certaines néomembranes, suivant le conseil de M. E. Bœckel, dans les cas de cavités purulentes secondaires, ne communiquant pas ou communiquant mal avec la cavité principale. La percussion et l'auscultation combinées conduisent quelquefois à soupçonner l'existence de ces poches purulentes secondaires : la matité étant bien limitée, on constate que la sonde introduite par les fistules ne pénètre pas jusqu'à la limite de la zone mate. Or, ajoute M. Bœckel, en appuyant sur les néomembranes, du côté de cette matité suspecte, on peut avoir la chance d'ouvrir un foyer secondaire.

Procédé de l'injection. — Un autre procédé pour apprécier la capacité de la cavité consiste à y injecter des liquides, par exemple les solutions antiseptiques dont on se sert pour les lavages. Certaines précautions sont nécessaires pour que ce procédé de l'injection donne des résultats de quelque valeur. Il faut préalablement vider la cavité du pus qu'elle a sécrété depuis le dernier lavage, soit en faisant tousser le malade, soit en donnant au thorax une situation telle, que l'orifice de la fistule pleuro-cutanée se trouve au point le plus déclive de la cavité. L'évacuation étant aussi complète que possible, le patient doit prendre une attitude inverse, se placer dans le decubitus latéral sur le côté sain pour amener l'orifice fistuleux au point le plus élevé de la cavité. L'injection est faite lentement, sous une très faible pression, par le procédé du siphon et non pas avec une seringue, et il faut éviter de provoquer la toux. Au moment où le liquide s'écoule entre les bords de la fistule et le tube du siphon, on arrête l'injection, la cavité est remplie, et, pour en estimer la capacité, il suffit de déterminer la quantité de liquide qui manque dans l'entonnoir du siphon. Ce procédé nous a réussi souvent, et nous avons pu de la sorte, après l'opération de la pleurotomie, suivre les progrès de la cicatrisation de la cavité pleurale.

L'injection pratiquée avec les seringues, le malade n'étant pas placé dans une attitude convenable, ne donne que des résultats très imparfaits et qui ne concordent pas avec ceux que fournit la sonde. C'est cependant ce procédé défectueux qu'ont employé bon nombre de chirurgiens. Aussi, à la lecture de beaucoup d'observations, est-on très étonné de constater une discordance grande entre les divers procédés d'exploration : la sonde pénètre à de grandes profondeurs, 10, 15, 20 centimètres, et suivant plusieurs directions, et cependant on n'a pu faire pénétrer que quelques centaines de grammes de liquide. Si le patient succombe après l'opération, on trouve invariablement une cavité beaucoup plus grande que ne l'avait fait présumer l'exploration à l'aide de l'injection. Ainsi, dans l'observation **204**, peu de temps avant la mort, la cavité paraît ne pas admettre plus de

3 onces de liquide ; cependant sur le cadavre on y trouva 7 onces de pus, et ce pus n'occupait que la cinquième partie de la cavité.

Même en prenant les précautions convenables, le procédé de l'injection reste passible de plusieurs objections. Dans quelques cas, les fistules occupent une situation très défectueuse et qui se prête mal à ce genre d'exploration. Beaucoup de malades ne peuvent pas prendre, ni surtout conserver assez longtemps, les attitudes nécessaires ; ils sont pris d'accès de dyspnée ou de quintes de toux. S'il existe une fistule pleuro-bronchique, l'injection est vraiment impraticable et doit être écartée ; elle peut être la cause de sérieux accidents. Dans un cas de M. Saltzmann ; l'injection fut faite ave une solution d'acide borique ; elle provoqua des quintes de toux très violentes avec menaces d'asphyxie, et, dans le liquide expectoré, on reconnu la présence de l'acide borique (obs. **212**). Dans les cas d'empyème cloisonné, et à plus forte raison dans les cas de cavité multiloculaire, le liquide ne peut pénétrer partout, et la mensuration de la capacité de la poche purulente est nécessairement très inexacte. Enfin l'injection ne renseigne que sur un seul point, la dimension probable de la cavité ; elle ne permet pas, comme la sonde, d'apprécier avec une certaine exactitude, le siège, la forme, le sens de la plus grande étendue, ni l'existence des prolongements supérieur et inférieur.

Il est un cas cependant où l'injection peut donner des indications précieuses. La fistule pleuro-cutanée n'est pas toujours unique ; il existe parfois plusieurs orifices fistuleux, soit dans le même espace, soit dans plusieurs espaces, et à distance les uns des autres. Or il peut arriver que la plèvre contienne plusieurs poches purulentes distinctes, s'ouvrant chacune par l'un de ces orifices fistuleux. Cette disposition particulière peut être reconnue par le procédé de l'injection. Injectez un liquide coloré par un orifice ; s'il ressort par cet orifice seulement et pas du tout par les autres fistules, si surtout l'expérience plusieurs fois répétée donne constamment le même résultat, il est permis de conclure que l'empyème est composé de plusieurs poches purulentes et que ces poches ne communiquent pas. Dans l'observation **166** *ter*, cette expérience démontra que deux poches purulentes, l'une antérieure et l'autre latéro-postérieure, communiquaient entre elles. Or le diagnostic de semblables dispositions importe beaucoup à la bonne direction de l'intervention chirurgicale ; il faut établir des communications des poches secondaires avec la poche principale, comme dans l'observation **150**, ou bien, si la chose est impraticable, assurer un drainage convenable de chacune des cavités suppurantes.

Auscultation. Percussion. Palpation. — Sans doute, il ne faut pas négliger l'examen méthodique de la poitrine à l'aide de la percussion, de la palpation et de l'auscultation. Ces procédés d'exploration peuvent, dans une certaine mesure, servir à tracer la limite entre le poumon et la cavité de l'empyème. Ils ne donnent cependant que des résultats incomplets et qui ne sauraient dispenser de l'exploration attentive à l'aide de la sonde. Les signes observés sont généralement ceux du pneumothorax, puisque, dans la grande majorité des cas, l'air pénètre par une fistule pleuro-cutanée ou pleuro-bronchique dans la cavité de l'empyème.

Il existe, dans les vieux empyèmes, une cause d'erreur, surtout en ce qui concerne les résultats de la percussion; c'est l'épaisseur quelquefois considérable des fausses membranes qui tapissent la plèvre. Dans un cas (obs. 1), la cavité renfermait beaucoup d'air et peu de pus; cependant la matité était à peu près complète. Cette absence de sonorité était vraisemblablement due à l'épaisseur énorme de la paroi pleurale qui, en plusieurs points, dépassait un centimètre et demi.

Le poumon, plus ou moins comprimé et rétracté, se replie sur son hile; c'est donc dans les régions correspondantes du thorax qu'il faut tout d'abord chercher à en constater la présence. L'auscultation pour cette recherche est préférable à la percussion. On applique l'oreille ou le stéthoscope, soit en avant au sommet et au niveau des premiers espaces intercostaux, soit en arrière entre la colonne vertébrale et le bord spinal de l'omoplate. Si dans toute cette région, comme dans le tout reste du côté malade, il est impossible d'entendre le bruit respiratoire vésiculaire, on peut en conclure assez sûrement que la compression du poumon est totale et qu'il ne respire plus. On constate, en pareil cas, les signes d'un pneumothorax très étendu; ainsi, le bruit d'airain peut être perçu très haut, jusqu'au niveau des premiers espaces intercostaux.

Dans les cas où le bruit respiratoire vésiculaire est nettement perçu sur une certaine étendue de la paroi thoracique, la compression du poumon n'est pas totale et le pneumothorax n'occupe pas toute l'étendue de la cavité pleurale. Il convient alors, en partant du hile du poumon, d'ausculter méthodiquement, suivant diverses directions, soit en avant, soit en arrière; on marque soigneusement les points où le bruit respiratoire cesse d'être nettement perçu; en réunissant tous ces points par une ligne, on délimite une zone plus ou moins étendue, dans laquelle on peut entendre le bruit respiratoire vésiculaire. Dans toute cette zone, le poumon, fixé par des adhérences anciennes ou récentes, est resté en rapport avec la paroi thoracique. Ainsi, dans un cas de M. Saltzmann (obs. **177**), on reconnut que le poumon adhérait en avant à la paroi thoracique jusqu'à la cinquième côte et sur une largeur de 20 centim. à partir du bord du sternum, renseignement précieux, et grâce auquel la résection costale fut pratiquée plus en arrière qu'on ne la pratique généralement. D'ailleurs, lorsque le poumon reste ainsi en rapport avec la paroi thoracique, c'est bien plus avec la région antérieure qu'avec la région postérieure. Même dans les cas où l'on entend le bruit vésiculaire sur une assez large surface de la région antérieure du thorax, il n'est pas rare, comme dans le cas précédemment cité de M. Saltzmann, de voir la sonde pénétrer à une grande profondeur, en haut et en arrière, dans la direction du cul-de sac supérieur de la plèvre.

Au-delà de cette zone dans laquelle le poumon adhère intimement à la paroi thoracique, il peut arriver que la compression ne soit pas complète et que l'organe, retenu par des brides cicatricielles, soit encore plus ou moins perméable à l'air atmosphérique. A ce niveau, la surface du poumon n'est séparée de la paroi thoracique que par une couche relativement peu épaisse de l'épanchement gazeux, par une nappe d'air, suivant l'expression de M. de Cérenville. Certains signes permettent, sinon de reconnaître à coup sûr, au moins de présumer une semblable disposition : le son de percussion est plus élevé que dans les régions inférieures où la couche d'air est plus épaisse ; le bruit respiratoire a le caractère bronchique avec un timbre légèrement amphorique ; enfin, et ce serait là d'après M. de Cérenville, le meilleur signe, le retentissement de la voix est renforcé et légèrement cavitaire ou amphorique, modification qu'on apprécie mieux encore en auscultant comparativement des deux côtés. Ce sont là des nuances assez délicates et d'une interprétation souvent difficile, d'autant plus que la plèvre peut être à ce niveau plus ou moins épaissie.

Au dessous de cette zone intermédiaire, s'étend une troisième zone où les bruits amphoriques sont beaucoup plus nettement perçus ; à ce niveau l'épanchement gazeux présente une plus grande épaisseur.

Dans d'autres circonstances, une adhérence complète des deux feuillets de la plèvre fixe une partie limitée du poumon à la paroi thoracique, et, tout autour de cette partie, le poumon est plus ou moins refoulé par l'épanchement gazeux. En ce point, on peut entendre le bruit respiratoire vésiculaire, et la vibration thoracique peut être perçue, tandis que ce bruit et cette vibration font défaut dans les régions voisines occupées par l'épanchement gazeux.

Il n'est guère possible, par ces seuls procédés d'exploration, d'établir avec certitude l'existence d'une ou plusieurs poches purulentes secondaires, ne communiquant pas ou communiquant mal avec la poche principale. On peut suspecter cette disposition si, au-delà des limites présumées de la cavité principale, on rencontre une zone mate, placée entre le son pulmonaire et le son plus grave du pneumothorax, zone au niveau de laquelle on n'entend plus le bruit respiratoire vésiculaire.

Il est une région du thorax qu'il faut soigneusement explorer avant toute intervention chirurgicale, pleurotomie ou résection costale, c'est la région sous-mamelonnaire, à gauche, l'espace semi-lunaire de Traube. Dans les vieux empyèmes, alors même que la cavité s'étend en arrière jusqu'à la partie déclive du cul-de-sac de la plèvre, il existe dans cette région des adhérences étendues, qui effacent le sinus costo-diaphragmatique et remontent le diaphragme fort au dessus du niveau qu'il atteint à l'état normal. Ainsi, dans l'observation **204**, on reconnut à l'autopsie que la convexité du diaphragme s'élevait jusqu'au bord inférieur de la quatrième côte, sur la ligne mamelonnaire.

Si cette disposition n'a pas été reconnue, il peut en résulter des accidents fort graves. L'incision étant pratiquée dans cette région dangereuse, non seulement le bistouri n'entre pas dans la cavité de l'empyème, mais il peut aisément traverser le diaphragme, étroitement soudé à la paroi costale, et ouvrir le péritoine. Chez le malade de l'observation **146**, l'opérateur avait reconnu l'existence de cette symphyse costo-diaphragmatique; il ouvrit la plèvre dans le sixième espace sur la ligne axillaire; or, si l'incision eût été faite un centimètre plus bas, elle n'eût pas ouvert la plèvre et elle eût intéressé le diaphragme que le doigt rencontrait immédiatement au dessous de la lèvre inférieure de la plaie. Il faut être prévenu que cette symphyse costo-diaphragmatique s'étend quelquefois assez loin en arrière, bien que, dans cette région, elle ne remonte jamais aussi haut que dans la région antéro-latérale. Dans l'observation **147**, l'opérateur pratique une contre-ouverture dans la partie postérieure du neuvième espace pour assurer l'écoulement des liquides; à ce moment, apparaît un morceau d'épiploon qui fait hernie entre les lèvres de la plaie. « La contre-ouverture, ajoute M. Bouilly, a été faite trop bas, elle a intéressé les insertions du diaphragme et ouvert la cavité péritonéale. » La hernie fut réduite, le tube à drainage placé dans une autre ouverture, et l'accident n'eut fort heureusement pas de suites fâcheuses.

Cette symphyse phréno-costale peut être reconnue par un examen attentif de la région (1). A l'inspection, on constate aisément du côté malade un mouvement de retrait des derniers espaces, au moment de l'inspiration, et un mouvement contraire de projection, au moment de l'expiration; du côté sain, le retrait se produit au moment de l'expiration et la projection au moment de l'inspiration : de là, comme le fait observer M. Jaccoud, un antagonisme complet entre les deux moitiés inférieures du thorax, un véritable mouvement de bascule qu'on apprécie fort bien en se plaçant au pied du lit du malade. Cette rétraction inspiratoire est sans doute plus prononcée en avant, mais elle peut exister aussi sur la paroi latérale, où il ne faut pas négliger de chercher à en constater l'existence. Le silence respiratoire est complet et les vibrations thoraciques font défaut. Pour ce qui est de la percussion, les résultats sont variables suivant qu'elle est faible ou forte; si elle est faible, on perçoit, en effet, de la matité plus ou moins complète; si elle est forte, le son obtenu peut être tympanique, comme à l'état normal, et ce tympanisme est dû à la présence, au dessous du point percuté, de l'estomac et du gros intestin. Bien plus, en pratiquant méthodiquement de bas en haut cette percussion forte, on peut constater que le tympanisme s'élève plus haut qu'à l'état normal et remonte par exemple jusqu'au sixième, cinquième ou quatrième espace intercostal. Or cette ascension du tympanisme est due à l'attraction dans le thorax gauche du diaphragme et des viscères sous-diaphragmatiques, attraction qui reconnaît pour cause les adhérences du diaphragme à la paroi costale. On voit par là que, d'après la hauteur à laquelle s'élève le tympanisme abdominal, on peut déterminer approximativement l'étendue d'une symphyse phréno-costale gauche. Il est vrai que ce signe devient d'une interprétation difficile si la cavité de l'empyème renferme beaucoup de gaz, le tympanisme abdominal pouvant être confondu avec le tympanisme thoracique. Mais il reste alors les signes fournis par l'inspection. Le retrait inspiratoire est d'autant plus prononcé, et se manifeste sur un nombre d'espaces d'autant plus grand, que la symphyse phréno-costale remonte elle-même jusqu'à un niveau plus élevé de la paroi costale.

Résultats de l'exploration. — En réunissant tous les renseignements fournis par ces procédés d'exploration, la sonde, l'injection, l'auscultation, la palpation, la percussion et l'inspection, on peut arriver,

(1) Voyez une leçon de M. Jaccoud sur la séméiologie de l'espace semi-lunaire. Leçons de clinique médicale de la Pitié. Paris 1885.

dans bon nombre de cas, à déterminer avec une approximation suffisante le siège, l'étendue et la forme de la cavité suppurante de la plèvre.

Voici les principaux types signalés dans les observations : — Cavités occupant toute l'étendue de la plèvre, le poumon étant totalement rétracté sur son hile; les signes du pneumothorax sont très évidents et diffus; nulle part on ne peut entendre le bruit respiratoire vésiculaire; la sonde pénètre à une grande profondeur, jusqu'à 20 centimètres et au delà, surtout en haut et en arrière. — Grandes cavités occupant une notable étendue, les deux tiers ou la moitié de la plèvre ; la compression du poumon n'est pas totale ; on entend le bruit respiratoire vésiculaire, soit en arrière dans la fosse sus-épineuse et au voisinage de la colonne vertébrale, soit plutôt en avant vers la partie antérieure des premiers espaces intercostaux ; on peut injecter 500 à 600 grammes de liquide au moins, et la sonde pénètre encore à une grande profondeur, en haut et en arrière, ou en bas vers l'angle postérieur des côtes. Ces grandes cavités ont généralement une forme pyramidale, à base inférieure et à sommet se prolongeant vers le cul-de-sac supérieur de la plèvre. — Cavités de moyennes ou de petites dimensions, se développant dans une partie limitée de la plèvre, rarement en avant, souvent sous la face latérale de la paroi costale et plus souvent encore en arrière, au niveau de l'angle postérieur des côtes. Elles admettent 100 à 300 grammes de liquide environ ; la sonde courbe n'exécute que difficilement ou ne peut pas exécuter une rotation complète, la sonde droite rencontre le poumon à une faible profondeur ; la symphyse phréno-costale est souvent très étendue en avant et sur les parties latérales ; le bruit respiratoire vésiculaire, fort ou faible, peut être entendu sur une assez large surface, soit en avant, soit en arrière. — Cavités aplaties, non globuleuses, en forme de nappes plus ou moins étendues ; le poumon n'est qu'à une faible distance de la paroi thoracique; la sonde ne peut être enfoncée à une grande profondeur et cependant la cavité peut admettre une certaine quantité de liquide ; le bruit respiratoire, dans la région correspondant à la cavité, est faible, nul, ou bien remplacé par une respiration bronchique à timbre légèrement caverneux ou amphorique.

La plupart des chirurgiens distinguent plus simplement deux sortes de cavités, les grandes et les petites. M. Eug. Bœckel (1) entre autres a nettement formulé cette distinction. — Les empyèmes à grande cavité, dit-il, admettent au moins 300 grammes de liquide, et la sonde introduite par

(1) *Gazette médicale de Strasbourg*, juin 1886.

la fistule constate que le poumon est séparé de la paroi thoracique dans les deux tiers au moins de la poitrine. La persistance de la cavité et de la suppuration est due, en majeure partie, à la résistance de la paroi costale. C'est à cette variété d'empyème chronique que s'applique l'opération d'Estlander, c'est-à-dire la mobilisation chirurgicale de la paroi thoracique. — Les empyèmes à petite cavité sont ceux dans lesquels un trajet fistuleux plus ou moins long, oblique et sinueux, se perd entre les fausses membranes de la plèvre ou bien aboutit à une cavité de dimensions restreintes, ne contenant que quelques cuillerées de pus plus ou moins fétide. Ici l'obstacle à la cicatrisation réside, moins dans le défaut de mobilité de la paroi thoracique, que dans un état particulier de la plèvre, épaisse, indurée, calleuse, remplie de fongosités. C'est pour ces empyèmes à petites cavités que M. Verneuil, M. Bouilly, M. E. Bœckel et d'autres chirurgiens conseillent la résection d'une ou deux côtes au voisinage du trajet fistuleux, l'excision ou le raclage des callosités et des fongosités, puis le tamponnement de la cavité avec de la gaze antiseptique. (1)

Enfin pour compléter cet examen préalable du malade, le chirurgien doit, autant qu'il est possible, se renseigner sur l'état de la plèvre. Il est vrai que cette exploration de la plèvre ne peut être bien faite et concluante qu'au moment même de l'opération, alors que la plèvre incisée ouvre un accès large et facile dans la cavité de l'empyème. On peut cependant présumer l'état de la plèvre avant l'intervention chirurgicale. Le degré d'affaissement du thorax et l'effacement plus ou moins prononcé des espaces intercostaux permettent d'apprécier, dans une certaine mesure, la force de rétraction que possède la paroi de la poche purulente. Si l'orifice fistuleux est assez large, l'introduction du doigt fait reconnaître l'épaisseur parfois considérable de cette paroi ; le doigt peut encore apprécier la résistance, la rigidité des néomembranes qui tapissent la plèvre. Les qualités du pus fournissent parfois des renseignements utiles. Dans un cas de M. Ollier (obs. **183**), l'écoulement purulent entraînait de temps en temps de petites masses calcaires, et la paroi de la poche était, en effet, couverte de larges plaques de calcification, condition évidemment peu favorable à la formation des bourgeons et à la prompte cicatrisation du foyer purulent. Les pus fluides, séreux, contenant des globules infiltrés de granulations graisseuses et des granulations graisseuses libres, proviennent en général de très vieux empyèmes, à parois denses, épaisses,

(1) Voy. même chapitre, p. 697.

fibreuses, douées d'une faible vitalité et qui ne pourront bourgeonner qu'à la condition de subir de profondes modifications. Des empyèmes récents sécrétant un pus fluide, fétide, quelquefois d'odeur franchement gangréneuse (empyèmes consécutifs à la gangrène superficielle du poumon) peuvent fort bien, après la pleurotomie et les lavages antiseptiques, se cicatriser complètement et même avec une certaine activité. Dans l'empyème chronique, ces caractères du pus ont plus sûrement une signification fâcheuse ; ils indiquent un mauvais état de la paroi et un défaut réel de tendance à la cicatrisation.

S'il importe d'être renseigné sur toutes ces conditions de la paroi kystique, c'est qu'il en découle de véritables indications que doit remplir l'intervention chirurgicale. Estlander et ses élèves, parmi lesquels M. Saltzmann (1), sont d'avis que la mobilisation de la paroi suffit dans tous les cas, et qu'il est inutile d'agir directement sur la plèvre. Mais aujourd'hui la plupart des chirurgiens ont reconnu la nécessité, dans les cas de ce genre, de compléter l'effet de la mobilisation chirurgicale de la paroi, en modifiant la vitalité de la poche purulente, par le curage ou le raclage et même par l'incision ou l'excision de la plèvre pariétale sur une certaine étendue.

§ VI. OPÉRATION DE LA RÉSECTION COSTALE.

Préliminaires. — Description sommaire de l'opération. — La résection costale est une opération le plus souvent longue et quelquefois laborieuse ; elle intéresse l'appareil respiratoire et les opérés sont fort souvent très affaiblis par la longue durée de la suppiration. On ne peut pas pratiquer une semblable opération, sans avoir recours à l'anesthésie ; mais, pour toutes ces raisons, l'anesthésie doit être surveillée avec la plus scrupuleuse attention. Un aide suffisamment expérimenté doit en être exclusivement chargé, et cet aide ne doit pas se laisser distraire de son rôle spécial en suivant les détails de l'opération. Toute son attention, du commencement à la fin de l'anesthésie, doit être fixée sur les fonctions de circulation et de respiration. Il est bon de préparer préalablement tout ce qui peut être utile, en pareil cas, pour combattre la syncope et l'asphyxie. Ces deux accidents, comme en

(1) *Société de chirurgie*, octobre 1884.

témoignent les observations publiées, sont relativement fréquents pendant ou immédiatement après la résection costale. Deux conditions paraissent exercer à ce point de vue une influence fâcheuse, la grande débilité des patients et la longue durée de l'opération.

Nous n'avons pas trouvé de cas de mort par l'éther ou le chloroforme, pendant l'acte opératoire même ; mais les exemples sont nombreux de patients qui, une fois l'opération terminée, sont restés plusieurs heures pâles, cyanosés, en état de lipothymie ou en état de collapsus. Chez le malade de l'observation **196**, la dépression des forces est extrême et la température tombe à 36, 4. Des injections sous-cutanées d'éther réussissent à le ranimer ; il ne succombe que seize jours plus tard, emporté par les progrès de la tuberculose dont il est atteint. Chez un opéré de M. Eug. Bœckel (obs. **159**), après l'opération qui a duré une heure et demie, le patient tombe en état de collapsus et la température s'abaisse à 34,5. Des injections d'ether réussissent également à le ranimer. Dans deux cas, assez comparables à tous les points de vue, les opérés n'ont pu être ranimés ; ils sont morts, l'un (obs. **195**) trois ou quatre heures, l'autre (obs. **198**) une ou deux heures après l'opération. Tous les deux étaient tuberculeux et très affaiblis; chez tous les deux, l'opération avait été longue et la résection, très étendue, intéressait sept et huit côtes.

M. de Cérenville recommande de pratiquer une injection de morphine quelques instants avant de commencer les inhalations de chloroforme ou d'éther. On sait que l'association de la morphine aux vapeurs anesthésiques permet d'obtenir une anesthésie plus prompte et avec une moindre dose de chloroforme. Dans le cas particulier de la résection costale, la morphine aurait en outre l'avantage de prévenir, dans une certaine mesure, les menaces de syncope.

L'instrumentation que nécessite la résection costale est, en somme, assez simple. Outre les instruments communs, tels que bistouris et rétracteurs, il faut préparer quelques instruments spéciaux, destinés, les uns à décoller le périoste, les autres à sectionner les côtes. Pour pratiquer le décollement du périoste, on peut employer les diverses rugines de M. Ollier, ou encore, suivant le conseil de M. de Cérenville, une rugine à bec mousse et recourbé en crochet. Les rugines droites suffisent pour le décollement du périoste sur la face antérieure et sur les bords de la côte ; la rugine à bec recourbé rend plus facile le décollement sur la face interne. La section de la côte se pratique à l'aide de la pince-sécateur, de la pince de Liston, du sécateur de vigne (de Cérenville), ou d'instruments analogues. M. Berger préfère la pince de Liston à mors légèrement dentelés. Cet instrument a l'avantage de ne pas glisser sur la côte. M. Mouton (1) a donné, dans sa thèse inaugurale, la description et le dessin d'un costotome, ingénieux et commode, mais un peu compliqué, fabriqué par M. Sreisguth, à Nancy. Des costotomes plus simples peuvent très bien suffire. Il importe que tous ces costotomes soient puissants et solides; les côtes éburnées et hyperthophiées opposent parfois une grande résistance, et, pour les sectionner, l'opérateur est obligé de déployer une force considérable. Dans quelques cas même (obs. **182, 190**), des jetées osseuses, larges et épaisses, réunissent les côtes voisines; les costotomes sont insuffisants, il faut avoir recours à la gouge et au maillet. A tous ces instruments il faut joindre des curettes de diverses formes et dimensions, par exemple les curettes de Volkmann ou de Simon ; elles serviront à pratiquer le grattage et le curage de la cavité suppurante, si, une fois la plèvre largement ouverte, le chirurgien juge nécessaire ce complément de l'opération.

Il va sans dire que la résection costale doit être pratiquée suivant les règles, maintenant bien connues et partout appliquées, de la plus rigoureuse antisepsie. Le tégument du thorax est généralement peu propre, il est recouvert de crasses de diverse nature et souillé par les liquides purulents qui coulent des orifices fistuleux. Il est donc indispensable de commencer par un lavage complet de la paroi thoracique, d'abord avec l'eau savoneuse et la brosse, puis avec les solutions d'acide phénique ou de sublimé.

Réduite à ses éléments essentiels, l'opération de la résection costale n'est pas une opération très compliquée. L'opérateur divise d'abord les parties molles et les écarte dans une certaine étendue, de façon à mettre à découvert toute cette partie de la côte qu'il se propose de réséquer. Il procède ensuite au décollement du périoste. La côte étant, suivant la longueur voulue, détachée de sa gaîne périostique, la branche concave du costotome est introduite sous le bord inférieur, aux deux extrémités de la partie dénudée, et deux sections détachent ainsi un fragment de l'arc costal. En procédant de bas en haut, l'opérateur répète la même manœuvre sur un nombre de côtes déterminé d'après les dimensions de la cavité. Puis la plèvre est largement ouverte, soit par le débridement de la fistule, soit par une incision nouvelle pratiquée dans un autre espace in-

(1) Thèse de Paris 1883. — Traitement de l'empyème chronique par les résections costales.

tercostal. Cette ouverture permet alors une exploration plus complète de la cavité suppurante. L'opérateur apprécie de nouveau les dimensions de cette cavité et aussi l'état de la plèvre, plus ou moins épaissie, et quelquefois couverte de fongosités. S'il y a lieu, il coupe de nouvelles côtes ou enlève de nouveaux fragments des côtes déjà intéressées, de façon à mobiliser toute cette partie de la paroi thoracique qui correspond à la paroi externe de la poche purulente ; enfin, il pratique le curage et le raclage de la cavité, s'il en est besoin, de façon à rendre à la plèvre la vitalité et la rétractilité qu'elle a perdues. Il reste ensuite à assurer, par un bon drainage de la cavité, l'écoulement des liquides qu'elle sécrète. Le plus souvent l'orifice fistuleux, même agrandi, ne suffit pas, car il occupe généralement une situation défectueuse. Il est nécessaire de pratiquer une contre-ouverture en arrière, au point le plus déclive de la cavité. Des tubes à drainage de gros calibre sont placés dans ces ouvertures faites à la poche purulente. On fait ensuite la suture de toutes les incisions des parties molles. L'opération terminée, un pansement antiseptique est appliqué, qui s'étend fort au delà des limites du champ opératoire et recouvre tout le thorax et même le tronc. Une compression modérée, à l'aide d'éponges, de gâteaux d'ouate et de bandes élastiques, facilite l'affaissement de la paroi thoracique, mobilisée par la résection costale.

Telle est cette opération, très sommairement décrite. On y distingue plusieurs temps :

1° l'incision des parties molles ;
2° le décollement du périoste ;
3° la section des côtes ;
4° l'incision et, s'il y a lieu, le grattage, le curage et l'excision de la plèvre ;
5° le drainage de la cavité suppurante ;
6° la suture et le drainage des parties molles incisées dans le premier temps.

De toutes les circonstances qui peuvent plus ou moins modifier ces différents temps de la résection costale, une des plus importantes est le siège de la cavité purulente. Pour atteindre cette cavité, le chirurgien peut être conduit à pratiquer la résection sur les parois antérieure, latérale ou postérieure du thorax. Dans la très grande majorité des cas, la poche purulente est surtout en rapport avec la paroi latérale, et c'est là que se trouve le champ opératoire. C'est à cette résection de la paroi latérale, de beaucoup la plus commune, que nous consacrerons les plus longs développements. Nous allons, en premier lieu, étudier la résection pratiquée sur les parois antérieure et postérieure du thorax.

Résection costale sur la paroi antérieure du thorax. — Pneumotomie. — Il est rare que le chirurgien pratique la résection de la partie antérieure des côtes pour obtenir réellement la mobilisation de la paroi thoracique. La résection costale, dans la région antérieure, a surtout pour objectif, soit d'ouvrir largement une cavité pleurale antérieure et de faciliter l'écoulement du pus, soit de permettre l'accès du poumon lui même et l'incision large d'une caverne, d'un abcès ou d'un foyer gangréneux. Dans ce dernier cas, la résection costale fait partie d'une opération plus complexe, fort différente de l'opération Létiévant-Estlander, et qui mérite vraiment le nom de pneumotomie.

L'observation **166** *ter* est un exemple de résection costale pratiquée sur la région antérieure, pour ouvrir largement une poche d'empyème située dans cette région. La pleurésie est multiloculaire; il y a deux loges purulentes, l'une latéro-postérieure largement ouverte et drainée, l'autre antérieure, derrière la troisième et la quatrième côte, et qui se vide mal par quelques trajets fistuleux ouverts à la partie antérieure des espaces intercostaux correspondants. Pour ouvrir cette poche antérieure, l'explorer, la drainer, enlever les tissus lardacés traversés par les fistules, et favoriser l'affaissement de la paroi costale, M. de Cérenville se décide à pratiquer la résection costale sur la paroi thoracique antérieure. Il fait dans le quatrième espace intercostal une incision horizontale, coupée par une autre incision verticale se dirigeant sur le bord sternal de la deuxième côte ; il enlève le tissu musculaire lardacé qui entoure les trajets fistuleux au prix d'une assez forte hémorrhagie ; puis il résèque 5 centimètres de la quatrième côte et 4 de la troisième, à partir des cartilages costaux. Un stylet conduit par l'une des fistules pénètre dans la plèvre ; cette membrane, notablement épaissie, est incisée sur une étendue de 2 centimètres, et par cet orifice le doigt pénètre dans une poche au fond de laquelle il rencontre le poumon. Les suites de cette opération furent très favorables; les fistules postérieures cessèrent de donner du pus, et ce fut la preuve que la persistance de la suppuration de la loge postéro-latérale était due à l'existence de cette loge antérieure. Il parut évident que la résection de deux côtes seulement favorisa cependant l'affaissement de la paroi thoracique, du moins dans la région antérieure : les fragments enlevés mesuraient 4 et 5 centimètres; or, quatorze jours après l'opération, les extrémités réséquées de la troisième côte n'étaient plus séparées que par un intervalle de 6 millimètres. — Le même auteur, M. de Cérenville, rapporte une deuxième observation du même genre. Il s'agit d'une collection purulente enkystée du sommet de la cavité pleurale et communiquant avec une bronche. La résection porte sur la deuxième côte. « Voici comment je procédai : incision de 6 centimètres dans le deuxième espace intercostal, dissection de la peau, incision de l'aponévrose du grand pectoral, écartement avec la sonde cannelée de deux faisceaux musculaires. La deuxième côte est dénudée jusqu'au cartilage qui est coupé, en ménageant la mammaire interne très voisine. Arrivé là, je prolonge l'incision sur les faisceaux du petit pectoral autant que c'est nécessaire pour enlever un fragment de 4 centimètres, en relevant avec le crochet l'extrémité interne. J'obtiens une ouverture assez grande pour laisser pénétrer le bistouri dans le sillon de la côte, au travers du périoste, puis dans la plèvre épaissie, jusqu'à une cavité dont il s'écoule à peu près trois à quatre cuillerées à soupe de pus épais. L'opération fut heureuse. Dans un autre cas, en procédant de la même façon, je pus réséquer des fragments des deuxième et troisième côtes avec une seule incision cutanée. »

C'est surtout pour atteindre des foyers pulmonaires, tuberculeux, purulents ou gangréneux, que le chirurgien peut être conduit à pratiquer la résection des côtes sur la paroi antérieure du thorax. Bien que la pneumotomie ne rentre pas absolument dans le sujet qui nous occupe, il n'est pas inutile d'en citer au moins quelques exemples, d'autant plus que le foyer pulmonaire est souvent accompagné d'un foyer enkysté de la plèvre, et que souvent aussi ce n'est qu'après l'incision de l'empyème, qu'une exploration attentive de la cavité pleurale permet de reconnaître l'existence de la collection pulmonaire. — Il en est ainsi dans un cas récent de M. Zielewitch(1). Il est vrai que la résection costale fut pratiquée sur la paroi latérale et non sur la paroi antérieure du thorax. Un jeune garçon de 15 ans est atteint d'empyème gauche consécutif à une bronchopneumonie compliquant la rougeole. Dans le courant du troisième mois, on pratique la pleurotomie avec résection de fragments des sixième et septième côtes. Or, la plèvre ayant été largement ouverte et convenablement lavée, un faisceau lumineux projeté dans la cavité de l'empyème permit d'en faire une exploration attentive, et de découvrir à la surface du poumon un orifice de la dimension d'une lentille par lequel s'échappait du pus de mauvaise nature et mélangé de sang. Cet orifice fut agrandi et l'incision pénétra dans une caverne purulente de la grosseur d'une noix. Cette caverne et

(1) *Deutsch. médicin. Wochensch.* n° 12, 1887.

la cavité de l'empyème furent l'une et l'autre remplies de tampons de gaze iodoformée. Huit semaines après, la guérison était complète. — Le même auteur, M. Zielewitch, cite dans son mémoire quelques cas analogues. Ainsi M. C.-F. Williams, ayant ouvert un empyème, reconnaît l'existence d'une caverne dans le poumon; il l'incise et obtient une amélioration notable. Un autre chirurgien, M. Rochelt, pratique la pleurotomie pour un empyème; deux jours après, il explore avec le doigt la surface accessible du poumon, il y reconnaît l'existence d'un point ramolli sur lequel il pratique une incision.

Un certain nombre d'empyèmes procèdent, en effet, de foyers pulmonaires superficiels; ce sont le plus souvent des foyers de gangrène ou de bronchopneumonie suppurée. Tels sont quelques-uns des empyèmes consécutifs à la rougeole, à la variole, à la fièvre typhoïde. Il peut être utile, dans les cas de ce genre, d'agir directement sur la lésion pulmonaire primitive, comme dans les précédentes observations. Remarquons cependant que cette intervention n'est pas, dans la plupart des cas, indispensable, car la pleurotomie suivie de lavages antiseptiques suffit à guérir bon nombre de ces empyèmes des maladies infectieuses à complications bronchopneumoniques, et même bon nombre des empyèmes consécutifs à la gangrène superficielle du poumon.

La pneumotomie n'est plus une opération très rare, exceptionnelle, et il y a vraiment aujourd'hui une chirurgie du poumon. La résection costale permet d'atteindre des foyers pulmonaires, même assez profonds, en traversant une couche plus ou moins épaisse du poumon. Aussi cette opération tend à se vulgariser de plus en plus dans le traitement des abcès pulmonaires, des bronchectasies, des excavations tuberculeuses, des foyers gangréneux, des kystes hydatiques, des corps étrangers du poumon (1). Les observations publiées de pneumotomie sont maintenant assez nombreuses; voici, à titre d'exemple, la relation sommaire de deux cas récents; l'un appartient à M. Ollier et l'autre à M. Bouilly. — Dans le cas de M. Ollier (2), il s'agit d'un homme de 40 ans, qui porte une cavité au sommet du poumon gauche, très probablement consécutive à une gangrène limitée. Cette cavité s'ouvre par deux fistules, l'une pleuro-bron-

(1) Voyez: Truc. Thèse de Lyon 1885. De la chirurgie du poumon. *Revue de Médecine* 10 mars 1886. De la pneumotomie, Revue critique. — J.-D. Thomas. Traitement des kystes hydatiques du poumon par la large ouverture du sac et le drainage consécutif. *Brit. medic. Journal*. Octobre 1885.

(2) *Lyon médical*. 7 février 1886.

chique, l'autre pleuro-cutanée, dont l'orifice se trouve à la partie antérieure du deuxième espace intercostal gauche. Le pus et les gaz qui sortent par les deux fistules ont une odeur gangréneuse. M. Ollier incise les parties molles, résèque 4,5 centim. de la deuxième côte, et divise la plèvre sous jacente, épaisse d'un centimètre. Au-dessous de la plèvre, l'opérateur rencontre un tissu grisâtre, dur, lardacé ; c'est le parenchyme pulmonaire. Ce tissu est incisé prudemment, et, à quelques centimètres de profondeur, le bistouri ouvre la cavité suppurante. Le doigt introduit dans cette cavité sent, vers la paroi interne, battre les gros vaisseaux du hile du poumon. Des lavages abondants avec une solution tiède d'acide borique entraînent des masses grisâtres, lambeaux sphacélés du parenchyme pulmonaire. La cavité est drainée, puis la plaie opératoire est recouverte d'un pansement antiseptique. Ce fait démontre qu'il est, sinon facile, du moins possible, de pénétrer dans les foyers pulmonaires, à travers un espace intercostal ; l'incision du poumon fut faite sans hémorrhagie inquiétante. L'opération ne fut point suivie de succès ; le malade mourut quelques jours après, et la mort est imputable, soit à la bronchopneumonie gangréneuse du poumon gauche, soit à une pleurésie intercurrente du côté droit. — Dans le cas de M. Bouilly (1), la pneumotomie est pratiquée pour obtenir la guérison d'un kyste hydatique du poumon. Le malade, homme de 46 ans, avait eu, dix ans auparavant, une vomique, et il avait expectoré tout à la fois du liquide et des vésicules. En juin 1886, M. Gombault reconnut l'existence d'une vaste cavité occupant la partie antérieure du poumon droit. En juillet, M. Bouilly pratique la pneumotomie. Il taille un lambeau en U de 10 centim. de côté et à base supérieure. Les muscles pectoraux sont coupés perpendiculairement à la direction de leurs faisceaux. Les troisième et quatrième côtes étant découvertes, l'opérateur enlève de chacune d'elles un fragment de 6 à 7 centim., et, avec les deux fragments, les muscles intercostaux correspondants. A ce moment, une ponction exploratrice permet d'apprécier à quelle profondeur se trouve la cavité. Le trocart, laissé à demeure, sert de conducteur, et, avec le thermocautère, l'opérateur fait à la poche une double incision en T ; il traverse les deux feuillets de la plèvre épaissis et accolés et une couche du poumon épaisse d'un centim. environ. Le tissu pulmonaire est induré et résistant. Cette incision provoque une hémorrhagie veineuse abondante, et le sang s'échappe par la plaie et par la bouche. La cavité est aussitôt tamponnée avec de grosses éponges ;

(1) Bouilly. *Société de chirurgie* 1886

cette compression arrête l'hémorrhagie. Les éponges sont ensuite remplacées par des tampons de gaze iodoformée, sur lesquels est appliqué un pansement antiseptique. De crainte de provoquer la toux et le retour de l'hémorrhagie, on ne fait pas le lavage de la cavité. L'opération, très rapidement exécutée, n'a duré que vingt minutes. Les suites sont très favorables: la toux cesse et le patient n'a plus d'expectoration fétide. Treize jours après, la plaie était en voie de cicatrisation et l'opéré commençait à se lever.

En somme, la pneumotomie est une opération assez comparable à l'hépatotomie. Qu'il s'agisse d'une collection pulmonaire ou d'une collection hépatique, il faut, pour l'atteindre, traverser une paroi épaisse, doublée d'une séreuse, et une couche plus ou moins considérable de l'organe, foie ou poumon. Sans doute, l'incision du poumon est plus périlleuse que celle du foie ; elle peut provoquer, outre des hémorrhagies, des quintes de toux violentes et des menaces d'asphyxie; cependant, au point de vue opératoire, la différence entre les deux interventions résulte surtout de la constitution différente des deux parois, thoracique et abdominale. La résection costale est un temps nécessaire de la pneumotomie.

M. de Cérenville a fait une étude particulière de la résection costale pratiquée sur la région thoracique antérieure. Les six premières côtes sont accessibles dans cette région et peuvent être réséquées sur une certaine étendue. M. de Cérenville, au point de vue opératoire, distribue ces six côtes en trois groupes.

Le premier groupe ne comprend que la première côte. Nous n'avons trouvé qu'un seul exemple de résection pratiquée sur cette côte, et cette observation appartient à M. de Cérenville. Il s'agissait d'un phthisique porteur d'une caverne du sommet. L'opérateur fit, à un centimètre au-dessous de la clavicule, une incision parallèle à cet os, détacha les fibres horizontales du muscle pectoral, puis, après une dissection très attentive du périoste de la première côte, réussit à en réséquer un fragment d'un demi-centimètre. Le péril d'une semblable opération réside dans la proximité des gros troncs veineux contigus à la face postérieure de la première côte; de là la nécessité de décoller le périoste avec la plus scrupuleuse attention et aussi de ne réséquer qu'un fragment très court de l'arc costal. L'opération de M. de Cérenville n'eut pas de suites fâcheuses. Cette opération restera probablement unique. Tous les chirurgiens, et M. de Cérenville lui-même, sont unanimes sur ce point : il ne faut pas toucher à la première côte. Cette résection ne pourrait guère être indiquée que dans le cas de carie de cette côte, lorsque l'on peut espérer par l'ablation d'un segment très court enlever toute la portion malade ; et même, en pareil cas, le grattage du point lésé, procédé moins dangereux, serait le plus souvent préférable. S'il s'agit d'une caverne ou d'une collection du sommet du poumon, la lésion pulmonaire, comme le fait d'ailleurs observer M. de Cérenville, s'étend toujours assez bas pour qu'il soit possible de l'atteindre dans le deuxième espace et par la résection d'un fragment de la deuxième côte. S'il s'agit d'un empyème enkysté du sommet, il peut être largement ouvert par le même espace, et, d'autre part, la résection du premier arc costal ne peut en aucune façon concourir à la mobilisation de la paroi thoracique.

Le deuxième groupe est formé des deuxième et troisième côtes. Ces deux côtes sont l'une et l'autre à peu près également recouvertes par les muscles grand et petit pectoral, dont les faisceaux ont ici une direction horizontale ou légèrement oblique. L'artère mammaire interne traverse l'espace intercostal à un demi ou à un centimètre du bord du sternum, rapport dont il faut se préoccuper si la résection doit porter sur les cartilages costaux. M. de Cérenville conseille de maintenir le bras de l'opéré appliqué contre le thorax ou dans une très faible abduction. Une abduction plus prononcée tend les faisceaux du grand pectoral, redresse ceux du petit pectoral ; il en résulte de réelles difficultés pour passer entre ces faisceaux musculaires, décoller le périoste et sectionner les côtes. M. de Cérenville recommande encore à l'opérateur de redoubler d'attention au moment où il atteint le bord supérieur de la deuxième côte. On sait que la première côte peut manquer, et la conséquence de cette anomalie congénitale, c'est que l'artère sous-clavière est en rapport avec le bord supérieur de la deuxième côte. Pour mettre à découvert cette partie des arcs costaux sur laquelle doit porter la résection, M. Bouilly, dans l'observation précédemment citée, taille un grand lambeau quadrangulaire. Le lambeau donne plus de jour lorsque la résection doit être étendue ou bien lorsque la direction des faisceaux musculaires est défavorable ; or, dans les résections pratiquées sur la région antérieure, l'opération porte le plus souvent sur une ou deux côtes seulement, et, quand il s'agit des deuxième et troisième côtes, la direction des faisceaux musculaires, à peu près parallèles aux arcs costaux, permet, par le simple écartement de ces faisceaux, de découvrir très aisément tout le segment costal qui doit être réséqué. Aussi la plupart des chirurgiens préfèrent-ils au lambeau l'incision parallèle aux côtes. Si la résection porte sur une seule côte, l'incision est pratiquée directement sur cette côte. Si la deuxième et la troisième côtes doivent être conjointement intéressées, une incision unique au milieu du deuxième espace peut être suffisante ; la rétraction des bords de l'incision avec des écarteurs permet d'atteindre, en haut la deuxième, en bas la troisième côte.

Au troisième groupe appartiennent les quatrième, cinquième et sixième côtes. A gauche, le voisinage du péricarde rend l'opération périlleuse et même impraticable. Ici les faisceaux des pectoraux ne sont plus horizontaux ou légèrement obliques ; ils sont dirigés en haut et en dehors et très obliques. L'écartement de ces faisceaux musculaires ne suffit plus, il faut les inciser; de là une hémorrhagie un peu plus abondante, mais très facile à arrêter. Le reste de l'opération ne présente rien de particulier à la résection de ces trois côtes.

Résection sur la paroi thoracique postérieure. — M. de Cérenville a très exactement fait ressortir les difficultés de la résection costale pratiquée sur la paroi thoracique postérieure. Ici, les côtes sont recouvertes par plusieurs plans musculaires superposés ; elles sont plus épaisses et plus résistantes, les espaces intercostaux sont moins larges et la région est plus vasculaire. Toutes les côtes ne sont pas accessibles dans cette région ; les premières sont recouvertes par l'omoplate. Si le bras reste parallèle au tronc, l'angle inférieur de l'omoplate recouvre jusqu'à la septième côte, et l'on ne peut atteindre, à travers les muscles, que les cinq dernières côtes. Si le bras est écarté du tronc au delà de l'horizontale, l'omoplate, entraînée en dehors et en haut, découvre en partie la septième et même la sixième côte. Cependant, comme le fait observer M. de Cérenville, on ne peut attaquer ces deux dernières côtes qu'à la condition de ne pas inciser ni drainer la plèvre à ce niveau, car l'omoplate reprenant sa situation normale recouvrirait l'incision de la plèvre et ne permettrait pas le maintien d'un tube à drainage.

Le champ opératoire est donc ainsi délimité sur la paroi thoracique postérieure : en dedans le bord de la masse sacro-lombaire, en haut l'angle inférieur de l'omoplate, en dehors la ligne axillaire postérieure. Quant à la limite inférieure, on pourrait la placer entre la dixième et la onzième côtes. On peut même dire que, dans la résection costale pour empyème, les deux dernières côtes doivent être généralement respectées, comme la première. Ce n'est pas que la résection ne puisse être pratiquée en dehors de la région dont nous venons de tracer les limites d'après M. de Cérenville ; mais alors il ne s'agit plus du traitement de l'empyème chronique. On sait que la résection de la douzième côte fait partie de l'opération de la néphrectomie ; cette résection permet d'atteindre et d'enlever plus facilement le rein malade. Dans un cas de carie des deuxième et troisième côtes, M. Eug. Bœckel (1) a réséqué des fragments de ces deux côtes sur la paroi thoracique postérieure, entre la colonne vertébrale et le bord spinal de l'omoplate, que l'opérateur fit fortement récliner en dehors pour découvrir plus complètement le segment postérieur des arcs costaux. M. Eug. Bœckel ajoute que rien n'empêcherait de procéder de la même manière dans un cas d'empyème chronique, si la cavité s'étendait jusque-là. Mais nous n'avons trouvé aucun exemple d'une semblable opération. D'ailleurs la nécessité de pratiquer cette résection, dans les cas auxquels M. E. Bœckel fait allusion, n'est pas encore bien démontrée. Dans bon nombre d'empyèmes latéraux ou postéro-inférieurs, la cavité se prolonge en haut et en arrière jusqu'au niveau des premiers espaces intercostaux, et cependant la résection costale pratiquée sur la paroi latérale du thorax, si elle est assez étendue et assez large, paraît suffire pour obtenir l'occlusion de la cavité suppurante.

Les empyèmes partiels enkystés sont plus communs en arrière qu'en avant, et les résections costales postérieures plus fréquentes que les résections costales antérieures. Il est vrai que, dans les cas de ce genre, la résection costale est le plus souvent limitée à une, deux ou trois côtes, et qu'elle a pour objectif, moins de mobiliser la paroi thoracique, que d'ouvrir un accès large et facile dans la poche purulente. — Dans un cas de M. J. Bœckel (obs. **157**), il s'agit d'un abcès ossifluent développé au niveau de l'angle de l'omoplate, et l'auscultation démontre que l'abcès extérieur est compliqué d'un abcès intra-pleural. L'état général du patient, homme de 54 ans, est si grave que M. J. Bœckel hésite à tenter aucune intervention chirurgicale. Il cède cependant aux sollicitations du malade lui-même. Il pratique une longue incision sur le bord inférieur de l'abcès extérieur, pénètre dans la cavité de cet abcès, et en explore la paroi postérieure sur laquelle il constate que deux côtes, la cinquième et la sixième, sont dénudées, épaissies et soudées l'une à l'autre. Il en réséque 8 centimètres, incise la plèvre et, avec la curette tranchante, pratique un évidement en règle de la poche pleurale remplie de fongosités. L'hémorrhagie est modérée, il n'y a pas de ligatures importantes. Les jours suivants, le pansement est souillé par un suintement sanguinolent abondant et doit être renouvelé tous les jours. Le dixième jour, l'apyrexie était obtenue, et, moins d'un mois après l'opération, la plaie était presque entièrement

(1) *Gazette médicale de Strasbourg*, juin 1886.

cicatrisée. — Dans l'observation **184** qui appartient à M. de Cérenville, la résection porte plus exclusivement encore sur la paroi thoracique postérieure. La malade, femme de 48 ans, est atteinte d'empyème depuis plus de dix-huit mois. La pleurotomie, pratiquée un an après le début, en arrière dans le septième espace, n'a point suffi pour obtenir la guérison. La cavité purulente, de dimensions moyennes, s'étend en arrière et en bas. A partir de 4 centimètres en dehors de la colonne vertébrale, l'opérateur pratique une incision horizontale de 10 centimètres, sous l'angle inférieur de l'omoplate. Une deuxième incision verticale, partant de la fistule pleuro-cutanée du septième espace, tombe sur le milieu de la première. Le muscle grand dorsal étant incisé, les côtes sont découvertes. Elles sont très rapprochées et il est impossible de faire pénétrer un instrument par l'espace intercostal. La septième côte est fracturée et des fragments en sont enlevés sur une longueur de 5 centimètres environ. La résection de la sixième côte est plus facile et l'opérateur en détache un fragment de 5 centimètres. L'espace intercostal est ainsi mis à nu ; l'artère intercostale de la sixième côte est liée, puis la plèvre est, dans cet espace, largement ouverte. Les parois de la poche sont extrêmement épaisses et indurées. Toute la cavité de l'empyème est ensuite tamponnée avec des bourdonnets de charpie phéniquée. Cette résection, sans doute trop limitée, fut insuffisante ; une seconde opération, pratiquée cinq mois plus tard, ne donna qu'un résultat partiel. La plèvre était épaissie et indurée ; peut-être eût-il été nécessaire, comme dans l'observation de de M. J. Bœckel, de faire, avec la curette tranchante, le curage complet de la poche purulente.

§ VII. — RÉSECTION SUR LA PAROI THORACIQUE LATÉRALE.

Sur les faces antérieure et postérieure du thorax, les côtes sont recouvertes de plusieurs plans musculaires ; sur la face latérale, au contraire, elles sont superficielles, séparées de la peau seulement par les digitations du grand dentelé. La paroi costale est ici facilement accessible sur une large étendue, soit en hauteur, soit en largeur. Aussi la face latérale du thorax constitue-t-elle pour la résection costale un véritable lieu d'élection. D'ailleurs, les empyèmes latéraux ou postéro-latéraux sont beaucoup plus communs que les empyèmes antérieurs ou postérieurs, et c'est encore à la partie moyenne des espaces intercostaux que viennent s'ouvrir le plus grand nombre des fistules pleuro-cutanées.

M. Homèn (1) a fait une étude particulière du champ opératoire que présente la paroi thoracique latérale. Cette région est limitée en avant par le relief du grand pectoral, en arrière par le relief du grand dorsal. Entre ces deux limites, les côtes moyennes, celles sur lesquelles on pratique le plus communément la résection, sont dépourvues de revêtement musculaire sur une étendue que M. Homèn, à l'aide de nombreuses mensurations exécutées sur le cadavre, a fixée de la façon suivante :

Troisième côte..................	3,6	centimètres
Quatrième côte..................	5,5	—
Cinquième côte..................	8,6	—
Sixième côte....................	10,4	—
Septième côte...................	7,7	—
Huitième côte...................	3,1	—

La présence des digitations du grand dentelé n'empêche point d'atteindre très aisément toutes ces côtes, car, ces digitations étant parallèles ou à peu près à la direction des arcs costaux, on peut écarter facilement les faisceaux musculaires ou même les inciser sans grand inconvénient. — Etant donnée la direction oblique en bas et en arrière du relief du muscle grand dorsal, l'opérateur, pour rester sur cette partie superficielle et facilement accessible des arcs costaux, devra nécessairement sectionner les côtes inférieures plus en arrière que les côtes supérieures. Du reste, il y a d'autres raisons encore pour donner à la résection costale une semblable direction. Dans les vieux empyèmes enkystés, il existe fréquemment une symphyse phréno-costale, surtout développée en avant, et qui peut remonter et fixer le diaphragme jusqu'au septième ou sixième espace et même au delà. Il est de règle de faire porter la résection sur cette partie de la paroi costale qui constitue la paroi externe de la poche purulente ; or, dans la grande majorité des empyèmes latéraux, la partie déclive de la cavité se prolonge, non pas en avant, mais bien en arrière, vers l'angle postérieur des côtes. Enfin la résistance de l'arc costal es plus prononcée dans la moitié postérieure que dans la moitié antérieure ; la mobilisation sera donc plus complète si la résection est pratiquée plutôt en arrière qu'en avant du milieu de cet arc costal.

(1) Archiv. f. Klin. chirurgie XXVI, 1881.

La deuxième côte n'est guère accessible sur la face latérale du thorax, ou ne peut être atteinte qu'au prix d'une opération difficile et périlleuse. Cependant dans les observations **176**, **178**, **151**, **209** et **197**, il est dit expressément que la résection a porté sur la deuxième côte. Dans trois cas, la deuxième côte est coupée à la seconde ou troisième opération, et c'est la persistance d'un prolongement supérieur de la cavité purulente qui décide l'opérateur à remonter jusqu'à la deuxième côte. Sur la paroi latérale, cette côte se trouve au fond de la région axillaire, voisine de gros vaisseaux artériels et veineux, cachée sous les masses musculaires qui forment les parois antérieure et postérieure de l'aisselle. Sur le cadavre, il est fort difficile d'en réséquer même un minime fragment. La deuxième côte n'est vraiment accessible que sur la paroi thoracique antérieure, à travers les faisceaux des muscles pectoraux. Il est possible que la numération des côtes ait été parfois inexacte et la troisième côte prise pour la deuxième. Sur le cadavre, il est facile de reconnaître comment peut être commise une semblable erreur. Portez le doigt dans l'aisselle sur la plus élevée des côtes dont la résection paraisse possible ; le poumon étant enlevé, comptez les côtes sur la face interne de la paroi costale, et vous verrez que la côte sur laquelle le doigt s'est arrêté est la troisième, non la deuxième.

La onzième côte n'a été réséquée que dans les deux observations **173** et **211**. Cette côte doit être, en effet, généralement respectée. Il est assez exceptionnel que la limite inférieure des empyèmes latéraux descende jusqu'au dessous de la onzième côte. D'ailleurs, la résection de cette côte ne contribuerait pas beaucoup à la mobilisation de la paroi thoracique.

C'est à propos de la résection pratiquée sur la face latérale du thorax, que nous allons étudier avec plus de détails les différents temps de cette opération.

Premier temps. Incision des parties molles. — Le premier temps consiste dans la mise à nu des côtes à réséquer, par une incision faite aux parties molles. Il va sans dire que cette incision doit être faite au bistouri et non au thermocautère. Dans un cas (obs. **196**), l'incision fut cependant faite au thermocautère ; mais le résultat local fut très peu satisfaisant. Il faut que les plaies soient nettes et franches, puisqu'on doit toujours chercher à en obtenir la réunion par première intention. — D'ailleurs, la région est peu vasculaire ; il n'y a pas d'artère d'un certain calibre à diviser, sauf peut-être, en haut, la thoracique externe dont la ligature est facile. Pour tous les autres petits vaisseaux, veinules et artérioles musculaires, des pinces à forcipressure suffisent. Ainsi, dans l'observation **165**, M. Berger a pu réséquer cinq côtes sans faire une seule ligature.

Depuis le premier mémoire d'Estlànder, les chirurgiens ont imaginé bon nombre de procédés pour découvrir les côtes. Il convient de remarquer, d'ailleurs, que la plupart des méthodes et procédés de la résection costale ne diffèrent guère les uns des autres que par ce premier temps, l'incision des parties molles et la mise à nu des côtes à réséquer.

Procédé d'Estlander. — Le procédé d'Estlander est un des plus simples, sinon le plus simple. Estlander pratique sur la face latérale du thorax, parallèlement à la direction des côtes et au milieu des espaces intercostaux, une ou plusieurs incisions, suivant le nombre des côtes qu'il s'agit de réséquer. La longueur de l'incision varie d'après la longueur du fragment costal à enlever ; elle est généralement de 8 à 10 centimètres. Une incision permet assez aisément la résection des deux côtes qui limitent l'espace intercostal au milieu duquel cette incision est pratiquée ; en relevant la lèvre supérieure de la plaie avec un écarteur à chaque extrémité, l'opérateur peut découvrir et sectionner la côte supérieure ; en abaissant de la même façon le bord inférieur de la plaie, il met à nu et coupe la côte inférieure. Des incisions de 8 à 10 centimètres permettent d'enlever des fragments de 6 à 7 centimètres. L'incision des parties molles doit dépasser de 2 à 3 centimètres la longueur du fragment costal à réséquer. Estlander est d'avis qu'on peut réséquer trois côtes par une seule incision, pratiquée sur la convexité de la côte intermédiaire. L'opération est, en effet, possible, mais elle n'est guère praticable sur le vivant ; l'incision doit être nécessairement plus longue que pour la résection de deux côtes seulement, il faut exercer des tiraillements considérables sur les lèvres de la plaie et le décollement du périoste des côtes extrêmes présente de réelles difficultés.

En règle très générale, et surtout si la résection doit intéresser beaucoup de côtes, il est bien préférable, comme le conseille M. de Cérenville, de pratiquer une incision pour chaque couple de côtes à réséquer. Dans la plupart des cas, il convient de commencer par l'espace intercostal dans lequel se trouve la fistule pleuro-cutanée, du moins si cette fistule est comprise dans le champ opératoire. En effet, après la résection des deux côtes de cet espace et le débridement de la fistule, l'exploration de la cavité à l'aide de la sonde devient plus facile, plus concluante, et, d'après les résultats de cette exploration, l'opérateur fixe définitivement le rang des côtes à intéresser, ainsi que la partie des arcs costaux sur laquelle doit porter la résection. L'opération se poursuit ensuite au dessous et au dessus de la fistule. Il est, en effet, préférable de continuer par la résection des côtes inférieures et de terminer par la résection des côtes supérieures, c'est-à-dire de procéder de bas en haut; on évite ainsi l'écoulement du sang et du pus sur les parties qui vont être successivement intéressées.

Il est rare que la résection porte sur plus de six côtes; trois incisions suffisent donc dans la majorité des cas. S'il fallait sectionner une côte de plus, en haut ou en bas, plutôt que de faire une nouvelle incision indépendante des précédentes, mieux vaudrait faire une incision verticale partant de l'incision horizontale supérieure ou inférieure; on aurait ainsi une incision en T, laquelle, grâce à l'écartement des petits lambeaux, permettrait d'atteindre et de réséquer la côte voisine dans une étendue suffisante. Tous les autres temps de l'opération étant exécutés, il reste à faire la suture de toutes les incisions. Estlander conseille de placer un drain dans chaque incision. La réunion par première intention est la règle à peu près constante.

Dans un cas de M. Miller (obs. **204**), ce chirurgien a pratiqué une incision pour chaque côte à réséquer, trois incisions pour trois côtes. Il est inutile de multiplier ainsi les incisions, et le procédé d'Estlander est bien préférable, d'autant plus que, dans les vieux empyèmes, les côtes sont le plus souvent très rapprochées et les espaces intercostaux très étroits.

Incisions diverses. — Aux incisions horizontales multiples d'Estlander, M. M. Sée (1) propose de substituer une incision unique et verticale. L'écartement des lèvres de la plaie, aidé de petites incisions horizontales au niveau de chaque côte, permettrait de la découvrir et de la réséquer dans une étendue suffisante. M. Sée a pratiqué une fois la résection costale en suivant ce procédé (obs. **180**). Le grand nombre et le rapprochement des incisions ne constituent pas une condition favorable à la réunion par première intention.

Plusieurs chirurgiens ont découvert les côtes à l'aide d'une incision à deux branches perpendiculaires, figurant un T droit ou renversé (obs. **146, 149, 165, 207**). M. Berger a réséqué cinq côtes, de la huitième à la quatrième, avec une incision en ⊥ renversé. Ce procédé ne permet la résection de fragments d'une certaine étendue que sur les côtes

(1) *Société de chirurgie* 1884.

voisines de la branche horizontale du T; ainsi, M. Berger a réséqué 7 centimètres de la septième, et 3 centimètres seulement de la quatrième côte. De même, dans l'observation **149**, M. Augagneur, ayant découvert par une double incision en ⊥ renversé, quatre côtes, de la septième à la quatrième, put enlever 10 centimètres de la septième et 2 centimètres seulement de la quatrième côte. Le procédé n'est donc guère applicable qu'aux résections qui ne doivent intéresser qu'un petit nombre de côtes. Sur la paroi thoracique postérieure, il a l'avantage, quand il s'agit de couper seulement deux ou trois côtes, de donner plus de jour qu'une simple incision horizontale et de permettre de manœuvrer plus aisément dans une plaie profonde.

M. Trélat (1) a recommandé une incision en ⌶ transversalement dirigé, ou mieux en battants de porte. Il pratique d'abord une incision verticale passant par la fistule et correspondant au milieu de la cavité purulente, puis, à chaque extrémité de cette première incision, une incision horizontale, dont le milieu correspond à cette extrémité de l'incision verticale. Il en résulte deux lambeaux dont la dissection et l'écartement découvrent largement la paroi costale. Par la combinaison de ces incisions verticale et horizontales, M. Trélat pense remédier à l'insuffisance de l'incision verticale unique, et éviter les accidents, décollements et suppurations, auxquels exposent les procédés à lambeaux. Ce procédé a été mis en pratique une fois, par M. Ehrmann de Mulhouse (obs **208**). L'opération intéressa six côtes, de la huitième à la troisième, et l'opérateur put enlever des fragments de 9 et 10 centimètres de longueur. Mais le résultat local fut peu favorable : au bout de peu de jours les sutures s'ulcèrent; les lambeaux s'incurvent en dedans, n'étant pas soutenus par les côtes réséquées, puis ils se séparent dans les deux tiers inférieurs, si bien qu'au quinzième jour il existe, sur la face latérale du thorax, une ouverture en forme de triangle allongé, au fond de laquelle on aperçoit la surface du poumon.

Procédé de M. Eug. Bœckel. — Préoccupé de la nécessité de mettre les côtes largement à nu et aussi de découvrir suffisamment la plèvre pour l'inciser, M. Eug. Bœckel (2) a imaginé une incision nouvelle qu'il nomme incision en L couché. Il fait sur la côte la plus saillante, la huitième, une longue incision courbe, oblique, contournant la face latérale

(1) *Société de chirurgie* 1884.
(2) *Gazette médicale de Strasbourg* 1886, p. 61.

du thorax et remontant en arrière jusqu'à 7 centimètres des apophyses épineuses. Chez le malade (obs. **159**) opéré d'après ce procédé, cette incision, prolongée de 4 centimètres en avant de la fistule pleuro-cutanée, atteignait une longueur totale de 17 centimètres. De l'extrémité antérieure de cette première incision, qui représente la grande branche de L couché, part une autre incision verticale qui remonte jusqu'à 11 centimètres, en passant en dehors du mamelon, et qui figure la petite branche de L couché. Ces deux incisions limitent une sorte de lambeau triangulaire musculo-cutané.

En relevant ce lambeau, on découvre les côtes, à partir de la huitième en bas, jusqu'à la quatrième et troisième en haut. Il est vrai que pour atteindre ces deux dernières côtes, il est nécessaire de relever fortement le bord inférieur du grand pectoral. Cette manœuvre peut même être insuffisante; aussi M. E. Bœckel conseille-t-il, en pareil cas, de réséquer les quatrième et troisième côtes suivant le procédé d'Estlander, en pratiquant une incision, parallèle aux côtes et indépendante des précédentes, dans le quatrième espace intercostal. Il importe que les deux branches de l'incision en L se réunissent à angle très obtus, de façon à éviter le sphacèle du sommet du lambeau triangulaire. M. E. Bœckel put, chez son malade, réséquer de très longs fragments des côtes ainsi découvertes : 15 centimètres de la huitième côte, 13 de la septième, 13 de la sixième, 12,5 de la cinquième, 12 de la quatrième, 11 de la troisième, et, en dernier lieu, 19 de la neuvième.

La dénudation de chaque côte donne lieu à une hémorrhagie qui s'arrête spontanément aussitôt après l'ablation du segment costal réséqué. Dans toute son opération, M. E. Bœckel ne fit que quatre ou cinq ligatures. Les côtes enlevées, la plèvre pariétale apparaît sur une surface qui, dans le cas de M. E. Bœckel, atteignait la dimension des deux mains réunies. On sait que l'épaississement et l'induration considérables de la plèvre pariétale constituent, dans bien des cas d'empyème chronique, un sérieux obstacle à l'affaissement de la paroi externe et à l'oblitération de la poche purulente. Dans les cas de ce genre, M. E. Bœckel pratique l'incision cruciale de la plèvre épaissie; il en résulte quatre lambeaux qui s'affaissent vers la cavité et qu'une compression élastique peut ensuite maintenir appliqués contre le feuillet viscéral de la plèvre. L'incision en L a précisément pour principal objectif de permettre cette large incision de la plèvre et la compression consécutive des lambeaux pleuraux.

Deux gros tubes à drainage sont introduits dans la plèvre, un à chaque extrémité de la grande incision horizontale ; un troisième, plus petit, est placé au sommet de l'incision verticale, entre la plèvre et les muscles. La réunion des lèvres de l'incision est faite à l'aide de sutures au fil d'argent et d'épingles interposées. On applique ensuite un pansement antiseptique. Une grosse éponge phéniquée est placée au niveau des lambeaux pleuraux ; une bande de toile ou de tissu élastique permet d'obtenir, par l'intermédiaire de l'éponge, la compression de ces lambeaux pleuraux. Avec raison d'ailleurs, M. E. Bœckel attache une grande importance à cette compression et il estime que, dans bon nombre de vieux empyèmes traités par la résection costale, l'insuccès de l'opération est en grande partie imputable à l'absence de toute compression consécutive à la mobilisation de la paroi thoracique.

Procédé à lambeau de M. Bouilly. — Dès sa première opération de résection costale, M. Bouilly avait employé un procédé à lambeau. Depuis, il a fréquemment appliqué ce procédé ; il l'a décrit et recommandé, soit dans ses communications à la Société de chirurgie, soit dans des thèses inaugurales écrites sous son inspiration (1). Pendant plusieurs années, ce procédé fut préféré à tous les autres par la majorité des chirurgiens français.

M. Bouilly pratique sur la paroi latérale du thorax une incision courbe, demi-circulaire, en U, et délimite ainsi un lambeau à base supérieure. Les deux branches de l'U sont généralement séparées par une intervalle de 8 à 12 centimètres, l'une de ces branches remonte vers le mamelon et l'autre vers l'aisselle (obs. **147**). Autant qu'il est possible, il convient que l'incision qui délimite le lambeau, passe par le ou les trajets fistuleux (obs. **173**). Il faut éviter, si on le peut, que le trajet fistuleux ne soit compris dans le lambeau lui-même. Cependant, si l'orifice de la fistule se trouve sur la ligne axillaire ou en avant et dans un espace élevé, il sera nécessairement compris dans le lambeau ; ainsi, dans l'observation **166**, cet orifice occupe à peu près le milieu du tiers supérieur du lambeau cutané, et, dans l'observation **170**, il en occupe le centre. Les dimensions de l'incision et du lambeau sont subordonnées, non seulement à la situation des orifices fistuleux, mais aussi à l'étendue présumée de la résection costale. La résection de six à sept côtes nécessite un grand lambeau. On peut atteindre jusqu'à la troisième côte ; dans bon nombre d'opérations,

(1) Cormack. Thèse de Paris, 1885. Du traitement de l'empyème chronique par méthode d'Estlander.

exécutées d'après ce procédé, on a pu enlever un fragment assez étendu de cette côte. Cependant c'est moins le relèvement du lambeau lui-même que la prolongation en haut de l'incision qui permet d'atteindre les côtes supérieures. Quelques opérateurs ne comprennent dans le lambeau que le tégument et le tissu cellulaire sous-cutané ; d'autres y comprennent aussi les muscles et taillent un lambeau musculo-cutané. Ainsi, dans l'observation **169**, M. Mathieu relève avec la peau les digitations du grand dentelé, et, dans l'observation **173**, M. Bouilly taille un lambeau qui comprend avec la peau les muscles pectoraux transformés en un tissu fibreux, lardacé. Dans la grande majorité des cas, le lambeau est à base supérieure ; dans un cas cependant (obs. **175**), M. Bouilly a fait un lambeau à base inférieure. Au point de vue de la réunion par première intention, le lambeau à base supérieure est évidemment bien préférable.

La résection terminée et le drainage de la plèvre assuré, le lambeau est réappliqué sur la paroi thoracique et les bords de l'incision sont réunis par une suture. La plupart des chirurgiens placent un ou deux drains sous le lambeau, au point le plus déclive.

Par le procédé à lambeau, et tous les chirurgiens sont unanimes sur ce point, les côtes sont largement découvertes, la résection en est plus facile et peut être pratiquée sur une plus grande étendue.

On a cependant formulé bon nombre d'objections contre le procédé de M. Bouilly. — Si la résection doit porter sur un grand nombre de côtes, le lambeau sera nécessairement très allongé, disposition fâcheuse et qui rend possible la mortification des bords du lambeau. Cet accident se produisit chez le malade de l'observation **166** ; aussi M. Reverdin, dans les commentaires dont il accompagne cette observation, reconnaît-il que le lambeau n'eût pas dû dépasser la sixième côte, et que, pour sectionner les côtes inférieures, il eût mieux valu faire une incision indépendante, parallèle à l'espace intercostal, suivant le procédé d'Estlander. — La réunion par première intention est moins sûre qu'avec les incisions d'Estlander ; elle a fait défaut dans un certain nombre d'observations. Ainsi, dans l'observation **148** de M. Bouilly, la désunion du lambeau est complète le douzième jour après l'opération. Il est vrai que l'état général du patient était précaire et peu favorable à la réunion par première intention. — Dans l'observation **170** de M. Chauvel, il se produit une série d'abcès sous le lambeau. Semblable complication survient encore dans l'observation **176** de M. Lucas-Championnière ; quelques jours après la résection, la base du grand lambeau quadrilatère est douloureuse, et une incision pratiquée sur un point œdémateux donne issu à un flot de pus. Cette suppuration sous le lambeau est particulièrement à craindre lorsque l'orifice fistuleux est placé de telle façon, qu'il doit être nécessairement compris dans le lambeau. — La dissection d'un grand lambeau cutané ou musculo-cutané intéresse un grand nombre de petites artérioles musculaires; elle peut nécessiter beaucoup de ligatures (obs. 166), et toutes ces petites hémorrhagies constituent une perte de sang assez considérable pour exposer le patient au collapsus, d'autant plus que fort souvent il est épuisé par une longue suppuration. — Enfin M. E. Bœckel fait encore observer que les lambeaux en U ou semi-circulaires supportent mal la compression, si nécessaire après la résection costale pour maintenir et même accroître l'affaissement de la paroi thoracique.

Il est, en somme, assez difficile de dire lequel de tous ces procédés doit être préféré. Actuellement, on peut constater parmi les chirurgiens une tendance manifeste à revenir au procédé d'Estlander. M. Saltzmann (1), dans une communication récente à la Société de chirurgie, fait ressortir les avantages de ce procédé sur les procédés à lambeaux : les incisions multiples d'Estlander sont applicables à peu près dans tous les cas; la guérison du traumatisme chirurgical est plus sûre et plus rapide; la réunion par première intention peut être à peu près constamment obtenue; l'opération est moins sanglante et l'on peut réséquer de quatre à sept côtes sans faire une ligature et avec une perte de sang minime; enfin le procédé peut aisément subir des modifications appropriées à certains cas particuliers. Ainsi, chez les hommes très musclés, si, au moment où l'on arrive aux côtes supérieures, quatrième et troisième, on reconnaît qu'une seule incision ne permettra pas d'en pratiquer la résection, on peut sans inconvénient faire une incision sur chacune de ces deux côtes. M. Nicaise, en présentant à la Société de chirurgie le travail de M. Saltzmann, concluait dans le même sens, estimant qu'il serait préférable de revenir aux incisions d'Estlander. M. de Cérenville, un des chirurgiens qui ont pratiqué le plus grand nombre de résections costales, recommande également les incisions linéaires parallèles aux côtes; avec ces incisions, dit-il, la section des côtes est peut-être un peu moins facile, mais cet inconvénient est bien compensé par une guérison plus sûre et plus prompte du traumatisme chirurgical.

Avec M. Eug. Bœckel, on peut conclure que le choix du procédé est

(1) *Société de chirurgie* 1884, octobre.

commandé par la nature des indications à remplir. S'il s'agit d'obtenir seulement la mobilisation de la paroi thoracique, sans toucher à la plèvre, le procédé d'Estlander est sans doute suffisant; il est même préférable au procédé à lambeau, comme étant d'une exécution plus facile, faisant perdre moins de sang et n'excluant pas, au même degré, la compression de la paroi thoracique mobilisée. Le procédé d'Estlander peut encore permettre le curage et le raclage de la cavité purulente ; l'incision large de la plèvre, au niveau de la fistule, ouvre dans cette cavité un accès suffisant pour qu'on puisse y manœuvrer assez bien les grandes curettes de Volkmann. Si la plèvre indurée doit être mobilisée à l'aide d'une incision cruciale (E. Bœckel) ou bien excisée dans une certaine étendue (Max Schede), le procédé d'Estlander est évidemment insuffisant, puisqu'il ne permet pas de découvrir largement la plèvre. Deux procédés sont alors applicables, le lambeau de M. Bouilly et l'incision en L couché de M. E. Bœckel. L'un et l'autre procédés permettent, en outre, de réséquer des fragments de côtes considérables, pouvant atteindre 10 centimètres et même au-delà. Les lambeaux en U, d'après M. E. Bœckel, supportent mal la compression ; il en est de même des incisions en H ou en T. Même avec l'incision en L couché, la compression expose bien à quelques inconvénients, car, chez le malade opéré suivant ce procédé par M. E. Bœckel, les extrémités de deux des côtes sectionnées ont ulcéré la cicatrice. Quel que soit le procédé employé, lambeau ou incision en L, il faut donc compter avec cette complication et chercher à l'éviter en modérant la compression ou en évitant de la prolonger trop longtemps.

Deuxième temps. Décollement du périoste. Ablation ou conservation du périoste. — Le deuxième temps de la résection costale consiste dans le décollement du périoste. Ici se présente une question de plus en plus controversée : la résection doit elle être ou ne pas être sous-périostée, faut-il respecter ou enlever le périoste de la côte réséquée?

Estlander, ses élèves, M. Homén et M. Saltzmann, et, avec eux, bon nombre de chirurgiens ont vivement recommandé de décoller soigneusement et de conserver le périoste de la côte à réséquer.

Ce temps de l'opération est d'ailleurs d'une exécution facile. On incise le périoste avec la pointe d'un bistouri, soit sur le milieu de la face externe, soit au niveau du bord supérieur et du bord inférieur de la côte, puis avec la rugine, introduite dans l'incision et manœuvrée à petits coups, on détache le périoste sur la face externe, au niveau des bords et sur la face interne de la côte. Une rugine à bec recourbé rend cette dernière partie du décollement plus facile; l'instrument s'insinue mieux sous les bords de la côte pour en atteindre la face interne. Il importe de procéder avec certains ménagements et de rester toujours au contact du tissu osseux, de façon à éviter la déchirure et la perforation de la plèvre. Du reste, dans les vieux empyèmes, le périoste est toujours, sur les deux faces de la côte et surtout sur la face interne, considérablement épaissi, et se détache beaucoup mieux que sur une côte saine. On dénude ainsi l'arc costal dans une certaine étendue, égale à la longueur du segment qui doit être réséqué. Ce décollement du périoste déchire un grand nombre de petits vaisseaux périostiques et intéresse aussi quelques petites artérioles musculaires; il en résulte une certaine hémorrhagie, mais qui s'arrête spontanément dès que le fragment costal est enlevé de sa gaîne périostique.

La résection sous-périostée présente assurément de réels avantages. L'opération est plus simple, plus facile, nécessite moins de délabrements de la paroi thoracique. Enfin, et c'est là le principal avatange de la conservation du périoste, le faisceau vasculo-nerveux intercostal est sûrement respecté et l'on évite ainsi l'hémorrhagie de l'artère intercostale.

Mais la conservation du périoste, de l'avis de chirurgiens aujourd'hui de plus en plus nombreux, si elle présente certains avantages, n'est pas cependant dépourvue de tout inconvénient. Si le périoste est conservé, la côte réséquée se régénère et l'arc costal est reconstitué dans son intégrité première. Or cette régénération se produit d'autant plus promptement, que le sujet est plus jeune, et elle peut être achevée avant la cicatrisation complète de la poche purulente. Dès lors la paroi thoracique cesse tout mouvement d'affaissement, la rétractilité de la plèvre lutte en vain contre cet obstacle de nouveau insurmontable, le but de l'opération n'est point sûrement atteint, et le travail de réparation s'arrête. Telles sont les objections faites à la résection sous-périostée.

La régénération du segment costal réséqué est un fait certain et démontré par un grand nombre d'observations. Elle est plus ou moins rapide suivant l'âge de l'opéré et aussi suivant l'état général. Le plus souvent, la présence du tissu osseux de nouvelle formation peut être déjà très nettement constatée de cinq à sept semaines après la résection. Cette exploration peut être faite simplement par la palpation ; le doigt qui déprime la paroi, au niveau des arcs costaux réséqués, éprouve une résistance bien supérieure à celle que donneraient les seules parties molles. Mais il vaut bien mieux, comme le conseille M. Berger, enfoncer des aiguilles fines à travers la peau; on reconnaît très aisément que l'aiguille traverse des tissus mous, ou bien qu'elle est arrêtée par la résistance d'un tissu osseux de nouvelle formation.

Dans les cas où une première résection n'ayant pas donné un résultat suffisant, une seconde résection devient nécessaire, le champ opératoire est de nouveau mis à nu, et l'opérateur peut directement constater l'existence et l'étendue de cette régénération osseuse. — Dans l'observation **173** de M. Bouilly, il s'agit d'une jeune fille de 12 ans. Une seconde résection est pratiquée trois mois après la première, sur les mêmes points de la paroi latérale du thorax, et porte sur les mêmes côtes. Or ces côtes « sont tellement rapprochées et tellement adhérentes entre elles, qu'elles forment une paroi osseuse continue, dont l'affaissement spontané ne saurait être espéré ; il serait impossible de supposer que des morceaux de côtes de 2 à 3 centimètres ont été réséquées, il y a trois mois, dans cette région ». — Dans l'observation **150**, le malade, jeune garçon de 17 ans, incomplètement guéri après une première résection, est examiné de nouveau au bout de dix-huit mois; le tissu osseux s'est reproduit dans une grande étendue ; on l'enlève largement ; la cavité diminue aussitôt, puis finit par se cicatriser complètement, et le patient peut quitter l'hôpital, cette fois définitivement guéri. — Chez un des opérés dont M. Chauvel a publié les observations (obs. **169**), une seconde résection est pratiquée six mois après la première et sur les mêmes côtes. Ces côtes sectionnées n'étaient point arrivées au contact, et des jetées osseuses de nouvelle formation, continuation directe des arcs osseux, réunissaient les bouts sectionnés. — Les faits de ce genre ne sont pas rares ; une seconde résection est parfois nécessaire, et, les côtes étant de nouveau mises à nu, l'opérateur trouve, même au bout de quelques mois seulement, le champ opératoire entièrement comblé par un tissu osseux de nouvelle formation.

Les faits que nous venons de citer démontrent bien que trop souvent la régénération osseuse marche plus vite que l'effacement de la poche purulente. Mais il n'est guère possible d'établir quelque rapport entre ces deux phénomènes. Si la reproduction osseuse peut être plus ou moins hâtive, la rapidité de l'affaissement de la paroi thoracique varie également, et suivant des circonstances qu'il n'est pas toujours facile de déterminer.

Dans bon nombre d'observations, l'effet immédiat de la résection est très prononcé. — Ainsi, chez le malade de l'observation **178** opéré par M. Saltzmann, dans une seconde résection pratiquée deux ans après la première, on trouva les bouts des côtes réséquées rapprochés jusqu'à passer l'un sur l'autre, et l'auteur présume avec raison que le rapprochement a dû se produire avant que la régénération osseuse ait pu s'effectuer, puisque cette régénération y aurait apporté un obstacle insurmontable. — Dans un cas de M. de Cérenville (obs. **156** ter), la résection, faite sur la partie antérieure des troisième et quatrième côtes, enlève des fragments de 4 centimètres. La troisième côte reste à découvert et l'on peut suivre les progrès du rapprochement des extrémités antérieure et postérieure. Le dix-neuvième jour, l'intervalle entre ces deux extrémités n'est plus que de 3 millimètres; pendant ce laps de temps relativement si court, les extrémités de la côte se sont donc rapprochées de 3, 7 centimètres. — Le malade de M. Ehrmann (obs. **208**) succomba trois mois et demi après l'opération; la résection avait intéressé six côtes, de la troisième à la huitième. A l'autopsie, M. Ehrmann constata que toute trace de régénération osseuse faisait défaut, ce qui peut être très vraisemblablement attribué au très mauvais état général du patient, très affaibli par la longue durée de la suppuration. Le rapprochement des extrémités des côtes variait de 2, 5 à 3 centimètres.

M. Eug. Bœckel mesure le degré de l'affaissement thoracique par un autre procédé : il prend le tracé cyrtométrique avec une lame de plomb, le dessine sur une feuille de papier, et compare le côté opéré au côté sain. Chez un de ses malades opéré avec un plein succès (obs. **159**), deux mois après l'opération, la dépression thoracique atteignait du côté de la résection un maximum de 7 centimètres, au niveau du plan horizontal bi-mamillaire. La rapidité et le degré de l'affaissement thoracique varient, avons-nous dit, suivant beaucoup de conditions. Parmi ces conditions, il faut compter en première ligne l'étendue de la résection costale et l'état de la plèvre. Si l'enfoncement de la paroi thoracique fut si rapide et si prononcé chez le malade de M. Eug. Bœckel, c'est que la résection fut très étendue et, sur chaque côte réséquée, enleva des fragments considérables, de plus de 10 centimètres; c'est aussi que l'opérateur supprima la résistance de la plèvre, énormément épaissie, en y pratiquant une large incision cruciale. Chez le malade de M. Ehrmann, la dépression thoracique consécutive est notablement moins prononcée; or la plèvre n'a pas été touchée, et cependant l'opérateur avait constaté qu'elle était considérablement épaissie et que cet épaississement devait apporter un grand obstacle à la rétraction thoracique.

Il y a bien une conclusion à tirer de ces observations. Puisque la régénération des segments costaux est inévitable et apportera nécessairement un obstacle insurmontable à l'affaissement de la paroi thoracique, il faut mettre en œuvre tous les moyens propres à rendre cet affaissement prompt, considérable, en tout cas suffisant pour permettre l'accolement des deux parois de la poche purulente, avant que se soit effectuée cette régénération des segments réséqués sur les arcs costaux. Or ces moyens consistent à pratiquer d'emblée une résection suffisamment large, proportionnée à l'étendue de la cavité qu'il faut combler; à supprimer, par l'incision cruciale de M. Bœckel, l'obstacle que peut opposer l'énorme épaississement de la plèvre pariétale ; enfin à ranimer par le curage ou le grattage la vitalité des parois de la poche purulente.

Bon nombre de chirurgiens, parmi lesquels M. Chauvel, M. E. Bœckel, M. Reverdin, M. Courvoisier (1), ont pensé également à empêcher ou du moins à retarder la régénération des côtes réséquées, en sacrifiant le périoste. A la résection sous-périostée, recommandée par Estlander et ses élèves, ils inclinent à substituer la résection de tout le segment costal, os et périoste.

L'ablation du périoste complique l'opération et d'ailleurs présente de réelles difficultés. Le périoste de la face interne fait corps avec la plèvre épaissie; en cherchant à enlever avec le bistouri une couche plus ou moins épaisse de cette plèvre pariétale épaissie, on s'expose, non seulement à perforer cette membrane, mais aussi, ce qui est plus grave, à blesser les nerfs et les vaisseaux intercostaux. M. Courvoisier a proposé, pour éviter ce danger, de conserver une mince bandelette du périoste interne au niveau du faisceau vasculo-nerveux intercostal. Ce procédé est long, difficile, et probablement peu sûr si le segment costal réséqué présente une certaine longueur. D'autres chirurgiens ont conseillé de pratiquer la résection sous-périostée et, le segment costal enlevé, de détruire les couches ostéogéniques du périoste interne en les cautérisant, par exemple avec une forte solution de chlorure de zinc appliquée à l'aide d'un bourdonnet d'ouate ou de charpie. Si la cautérisation est superficielle, elle n'atteindra probablement pas le but désiré et n'empêchera pas la reproduction du tissu osseux; si la cautérisation est profonde, elle laisse une eschare dont l'élimination s'opposera à la réunion par première intention des lambeaux ou des incisions.

Il est donc tout à la fois dangereux et difficile de supprimer le périoste de la face interne de la côte réséquée. Aussi M. Bœckel s'en tient-il à l'ablation du périoste de la face externe. Cette ablation est facile ; elle ne

(1) Le traitement des empyèmes de la plèvre. Analysé in *Revue des Sciences médicales de M. Hayem* t. XXV, p. 723.

rend pas la dénudation de la côte beaucoup plus longue. Au lieu d'une seule incision sur le milieu de la côte, l'opérateur fait deux incisions, l'une sur le bord supérieur, l'autre sur le bord inférieur de la côte, et détache le périoste interne à partir des deux bords de la côte; le périoste externe, compris entre les deux incisions, est nécessairement enlevé avec le segment costal réséqué.

Il est difficile de comparer les résultats de la résection sous-périostée à ceux que pourrait donner la résection totale de l'os et de son périoste, car, dans presque toutes les observations publiées, le périoste a été conservé. Chez l'un des malades de M. Chauvel (obs. **169**), l'opérateur, M. Mathieu, pratiquant une seconde résection, rendue nécessaire par l'insuccès de la première, s'efforce d'exciser le périoste de tous les segments costaux réséqués. Il ne semble pas que cette excision ait donné le résultat désiré, l'absence de régénération osseuse, car, un mois environ après cette seconde résection, la paroi costale ne cède plus sous la pression, ce qui paraît bien indiquer un certain degré de régénération osseuse. De même, dans l'observation **213** due à M. Courvoisier, l'excision de tout le périoste accessible, au moment d'une seconde résection, n'empêche pas la reproduction de nombreux ostéophytes qui rétrécissent l'ouverture faite à la plèvre. Cette reproduction du tissu osseux, qui paraît être à peu près inévitable, est due, soit à la persistance de quelques débris de périoste qu'il est impossible d'exciser complètement, soit à l'ossification des bourgeons qui naissent aux extrémités des côtes réséquées.

Bon nombre de malades ont guéri, malgré la conservation du périoste et la régénération osseuse. Sans doute, cette régénération peut bien entraver ou arrêter la marche de l'affaissement de la paroi thoracique; mais l'analyse et la comparaison d'un grand nombre d'observations démontrent que les principales causes des insuccès sont ailleurs que dans la reproduction du segment costal réséqué. Ces causes résident dans la parcimonie de l'opération, dans l'insuffisance de la résection qui n'intéresse pas assez de côtes et n'en enlève pas des segments assez étendus; elles résident aussi dans l'absence de toute modification imprimée à la plèvre, qui reste épaisse, sclérosée, sans tendance à la rétraction et qui oppose ainsi un réel obstacle à l'affaissement de la paroi thoracique mobilisée par la résection costale. Cinq à six semaines s'écoulent entre l'opération et la reconstitution de l'arc costal réséqué; pendant cet intervalle, l'affaissement thoracique a certainement le temps de se produire, autant du moins que le permettent l'étendue de la résection et l'état de la plèvre. Remarquons en outre que la compression méthodique de la paroi vient, dès les premiers jours, aider à la rétraction de la plèvre et permettre à l'affaissement thoracique d'atteindre promptement ses dernières limites. Si la cavité suppurante persiste encore après la régénération osseuse, on a la ressource d'une seconde résection costale. Il est donc, en somme, préférable de ne pas compliquer l'acte opératoire en cherchant à enlever ou à détruire toute la gaîne périostique de la côte réséquée; mieux vaut se borner à l'ablation facile du périoste externe. Il est également plus sûr de chercher à devancer la reproduction osseuse, en obtenant un affaissement thoracique prompt et considérable par une résection d'emblée suffisante et, s'il y a lieu, par le grattage, l'incision ou l'excision de la plèvre pariétale.

Troisième temps. Section des côtes. — Le troisième temps de l'opération consiste dans la section des côtes. Ce temps ne laisse pas, dans les vieux empyèmes, de présenter de réelles difficultés.

La côte étant dénudée de son périoste, soit sur les deux faces, soit seulement sur la face interne, l'opérateur glisse sous le bord inférieur la branche concave du costotome, de la pince de Liston ou du sécateur, fait pénétrer cette branche sous la face interne à une profondeur convenable et, en rapprochant fortement les deux branches de l'instrument, pratique la section de la côte. Une section semblable étant exécutée aux deux extrémités du segment costal mis à nu, ce segment est libéré et peut être enlevé.

M. Berger et M. Reverdin conseillent de faire une première section sur le milieu du segment costal, puis de relever avec un davier chaque extrémité de la côte coupée. Cette manœuvre permet d'achever plus aisément le décollement du périoste interne. Ensuite, sur chaque extrémité de la côte, on enlève par un coup de pince de Liston un fragment osseux plus ou moins étendu.

Dans beaucoup de cas, la section de la première côte attaquée est vraiment laborieuse. Si la rétraction thoracique est très prononcée, et elle l'est souvent dans les vieux empyèmes, toutes les côtes se touchent par leurs bords, les espaces intercostaux sont à peu près effacés et il est fort difficile d'y introduire la pointe du costotome. Cependant cette difficulté n'existe que pour la première côte sectionnée; une fois cette côte enlevée, il est facile, en procédant de bas en haut, d'insinuer successivement la branche concave du costotome sous le bord inférieur de toutes les côtes à réséquer.

Parfois l'espace intercostal n'existe plus; des jetées osseuses plus ou moins épaisses et résistantes réunissent les deux côtes et forment un plan osseux continu (obs. **173**). Cette disposition se rencontre plutôt dans les vieux empyèmes qui ont subi déjà une première résection costale. Elle crée une réelle difficulté ; les pinces coupantes et les costotomes sont inapplicables, d'autant plus que ce tissu osseux de nouvelle formation est le plus souvent fort dur et vraiment compact. Pour faire brèche dans cette cuirasse osseuse, l'opérateur est obligé d'avoir recours au ciseau et au maillet. Ces instruments doivent être cependant manœuvrés avec une certaine modération. Dans un cas de M. Weiss (obs. **190**), la plèvre fut déchirée et l'artère intercostale voisine divisée. Une fois la brèche faite dans la plaque osseuse, la section des côtes peut être poursuivie avec les pinces coupantes ou les costotomes.

Il n'est pas rare de trouver les côtes hypertosées ou couvertes d'ostéophytes, particulièrement au niveau des orifices des trajets fistuleux. M. Bouilly, dans toutes les opérations qu'il a faites ou vu faire, a constamment constaté une exostose en pointe à la partie inférieure de la côte sus-jacente à l'orifice fistuleux, et l'usure de la côte inférieure sur laquelle passe le tube à drainage. Dans un cas de M. Eug. Bœckel (obs. **188**), la sixième et la septième côtes étaient réunies par une plaque osseuse entourant le tube. Ces exostoses voisines des orifices fistuleux n'apportent pas une grande difficulté dans la résection des côtes. Il en est autrement de certaines hyperostoses. Parfois la côte, énor. ément hypertrophiée et éburnée, ressemble véritablement, comme dans un cas de M. Ollier (obs. **182**), à une côte de bœuf. Pour couper cette côte ainsi altérée, M. Ollier fut obligé d'avoir recours à la scie à chaîne. Dans un cas analogue, M. J. Bœckel dut employer le ciseau et le maillet (obs. **156**). On pourrait encore, diminuer d'abord la résistance de la côte en y faisant un trait de scie, puis achever de la diviser avec la pince ou le costotome.

La résection porte presque toujours sur les côtes moyennes ; les quatrième, cinquième, sixième, septième et huitième côtes sont le plus fréquemment intéressées ; elles le sont dans presque toutes les observations où l'opérateur a vraiment cherché à obtenir la mobilisation de la paroi thoracique.

Il y a des côtes auxquelles il ne faut pas toucher ; telles sont, d'après M. Berger, les deux premières et les deux dernières. Quelques opérateurs, nous l'avons vu déjà, ont réséqué la deuxième côte. En règle très générale, la résection ne doit pas dépasser en haut la troisième côte. La résection de la onzième côte est également à peu près inutile, et d'ailleurs, dans les observations que nous avons réunies, elle n'a été pratiquée que deux fois.

Le nombre des côtes coupées, dans les faits jusqu'à présent publiés, est généralement de cinq à sept. Les résections les plus étendues ont intéressé 9 côtes, de la 3e à la 11e (obs. **173** et **198**). — Nous avons vu déjà que, si la résection porte sur un certain nombre de côtes, les côtes inférieures doivent être réséquées plus en arrière que les côtes supérieures.

Une question fort importante à résoudre est la détermination du nombre des côtes que, dans un cas donné, il convient de sectionner et de l'étendue des fragments qu'il faut réséquer sur chaque côte. Cette question ne peut être résolue que par l'exploration attentive de la cavité purulente, pratiquée de préférence avec la sonde. En effet, la sonde, convenablement manœuvrée dans la cavité, renseigne mieux que tout autre procédé d'exploration sur la hauteur, la profondeur et la largeur de cette cavité, surtout sur la distance qui sépare le poumon de la paroi thoracique. Or ce sont ces renseignements qu'il importe particulièrement de connaître. Du reste, l'exploration doit être répétée au cours même de l'opération, dès que le débridement de l'orifice fistuleux ou l'incision large de la plèvre ouvre un accès suffisant dans la poche purulente. D'une façon générale, on peut dire que la mobilisation doit porter sur toute cette région de la paroi latérale du thorax qui fait partie de la paroi externe de la cavité de l'empyème. Et il faut ajouter que plus le sujet est jeune, plus il est nécessaire que la résection soit étendue et large. Dans le jeune âge, la reproduction du tissu osseux est prompte et considérable, et le meilleur moyen d'en éviter les inconvénients est, nous l'avons vu, d'obtenir d'emblée un affaissement suffisant de la paroi thoracique.

Pour ce qui est du nombre des côtes à réséquer, il est plus particulièrement en rapport avec la dimension verticale de la cavité. Dans presque toutes les observations, l'opérateur commence par la résection des deux côtes qui limitent l'espace intercostal dans lequel s'ouvre le trajet fistuleux. Si l'on suit le procédé d'Estlander, c'est dans cet espace qu'est pratiquée la première incision. Par cette incision, deux côtes sont réséquées et la plèvre est largement ouverte. C'est le moment d'explorer à nouveau la cavité avec la sonde. Il faut chercher surtout à constater la présence ou l'absence des prolongements supérieur et inférieur, en dirigeant la sonde en haut vers le sommet de la cavité pleurale, en bas derrière l'angle postérieur des côtes inférieures. Si la sonde remonte très haut, il faudra, suivant le cas, réséquer jusqu'à la quatrième ou la troisième côte;

si la cavité s'étend notablement au-dessous de l'orifice fistuleux, les côtes inférieures devront être intéressées et, dans quelques opérations, la résection a dû porter jusque sur la dixième côte. Mais c'est une limite qu'il ne faut guère dépasser.

De l'avis unanime de tous les opérateurs, mieux vaut une résection un peu trop étendue qu'une résection parcimonieuse, à peine suffisante.

Une fois l'opération terminée, il est encore prudent de s'assurer que la résection a bien atteint les limites supérieure et inférieure de la cavité et, s'il n'en est pas ainsi, il ne faut pas hésiter à couper une côte de plus, soit en haut, soit en bas. — Ainsi, dans l'observation **166**, M. Reverdin put, par cette dernière exploration, se convaincre que « l'opération fût restée insuffisante, sinon nuisible, s'il n'avait au dernier moment attaqué la troisième côte ; c'est alors seulement que la paroi costale a cédé. » — De même, dans l'observation **159**, après avoir coupé six côtes, de la huitième à la troisième, M. Eug. Bœckel constate que la neuvième, devenue très saillante, fait obstacle à l'affaissement de la paroi, et il en résèque sur-le-champ un fragment long de 19 centimètres.

D'après Estlander, la résection étendue en hauteur, c'est-à-dire intéressant au moins cinq à six côtes, favorise surtout la diminution de la circonférence du cône que représente le demi-thorax, et c'est précisément ce résultat qui, dans la grande majorité des cas, doit être particulièrement poursuivi.

La longueur des fragments à enlever à chaque côte est commandée plutôt par la profondeur et la largeur de la cavité purulente. Estlander estimait qu'il n'est pas nécessaire de réséquer des segments de plus de 5 à 6 centimètres de longueur, et, dans toutes ses observations, cette limite n'a pas été dépassée; souvent même les fragments enlevés n'ont que 3 à 4 centimètres. Il fait remarquer que la résection de très longs fragments favorise plutôt la diminution du diamètre vertical du thorax et l'incurvation consécutive de la colonne vertébrale, résultat moins désirable que la diminution de la circonférence du cône thoracique, laquelle est mieux obtenue par la section d'un plus grand nombre de côtes. Les dimensions indiquées par Estlander sont, dans bien des cas, insuffisantes, et aujourd'hui la plupart des chirurgiens ont une tendance évidente à réséquer de très longs fragments.

M. Homén a cherché à évaluer en chiffres la longueur du segment à réséquer sur chacune des côtes intéressées. Cette longueur serait égale à la différence entre l'arc costal, correspondant à la paroi de la poche purulente, et la corde qui le sous-tend. Mais ce n'est là qu'une vue théorique et d'autant plus inapplicable en pratique, comme le fait observer M. Berger, que les dimensions et la forme de la cavité ne sont jamais connues que d'une façon approximative, et non pas certaine.

En général, le segment réséqué sur une côte doit être d'autant plus long, que la cavité est, à ce niveau, plus large et plus profonde, c'est-à-dire que plus grande est la distance entre ses limites antérieure et postérieure, et que plus grand est l'intervalle qui sépare le poumon de la paroi thoracique. Il est clair que, même dans le cas d'une cavité très large, si le poumon n'est qu'à 2 ou 3 centimètres de la paroi thoracique, il ne sera pas nécessaire d'enlever des fragments très longs pour obtenir l'accolement des deux feuillets de la plèvre. En effet, lorsque l'empyème, dépourvu de profondeur, s'étend surtout en nappe entre le poumon et la paroi costale, un affaissement modéré de cette paroi peut suffire pour obtenir l'effacement de la cavité.

Au contraire, les longs fragments ne sont jamais plus nécessaires que dans les cas de cavité très profonde, où la sonde dirigée de dehors en dedans pénètre à 8 ou 10 centim. avant de rencontrer la résistance du poumon, du moins s'il s'agit d'un empyème déjà très ancien et s'il est par conséquent probable que le poumon n'est plus capable d'une certaine dilatation. Ce sont ces empyèmes à cavité profonde qui donnent la plus forte proportion d'insuccès. M. de Cérenville propose, pour les cas de ce genre, une explication ingénieuse du mode d'action d'une très large résection : les extrémités des côtes sectionnées, en se rapprochant, forcent la plèvre costale à former un pli, d'autant plus volumineux qu'elle est plus épaissie et que la résection est plus large; cette sorte de promontoire s'avance de plus en plus dans la cavité et finit par contracter des adhérences avec la paroi opposée de la poche purulente. En pratique, les choses ne se passent pas toujours ainsi; l'observation démontre, au contraire, que ces plèvres très épaissies, bien loin d'obéir à la rétraction de la paroi costale mobilisée, lui font obstacle et sont une cause fréquente de l'insuccès définitif de l'opération.

C'est qu'en effet il faut encore, dans l'appréciation de la longueur des fragments à réséquer, tenir compte de l'état de la plèvre. Les segments seront plus longs que ne le nécessiteraient la largeur et la profondeur de la cavité, si la plèvre est très épaissie et très indurée. M. Berger, dans son rapport à la Société de Chirurgie, avait déjà signalé ce fait : certains foyers de petites dimensions, disait-il, mais tapissés de fausses membranes épaisses, surtout lorsque le côté correspondant du thorax a atteint l'affaissement maximum dont il est susceptible sans opération, réclament souvent une opération plus importante que d'autres empyèmes plus vastes, mais moins éloignés encore des conditions de la cure par oblitération spontanée. Du reste, en pareil cas, il importe d'autant plus d'enlever de longs fragments, que, dans le cours de l'opération, les parois de la poche étant mieux explorées, on peut reconnaître la nécessité de découvrir largement la plèvre pariétale pour en pratiquer l'incision cruciale ou même l'excision.

Toutes les côtes ne sont pas réséquées sur la même longueur. Des côtes inférieures, huitième, neuvième et dixième, mais surtout des côtes moyennes, septième, sixième et cinquième, on doit enlever des segments plus longs que des côtes supérieures, quatrième et troisième, non seulement parce que celles-ci sont d'un accès plus difficile, mais aussi parce que les côtes moyennes correspondent généralement à la plus grande largeur et à la plus grande profondeur de la poche purulente.

Après la résection d'un certain nombre de côtes, deux causes concourent à produire l'affaissement immédiat de la paroi thoracique. En premier lieu, la continuité des arcs costaux étant interrompue, les côtes perdent leur rigidité et les deux segments antérieur et postérieur, subissent, comme on peut s'en assurer sur le cadavre, un triple mouvement d'abaissement, de rapprochement et d'enfoncement vers la cavité thoracique; il en résulte assurément une diminution du périmètre thoracique, mais cette diminution n'est pas aussi prononcée qu'on pourrait le croire au premier abord ; il est vrai que, sur le vivant, elle peut être augmentée, comme le fait remarquer Estlander, par la contraction des muscles thoraciques. En deuxième lieu, toute cette partie de la paroi costale, sur laquelle a porté la résection, est transformée en une paroi mobile, susceptible par conséquent d'être plus ou moins déprimée vers la cavité thoracique, soit spontanément, soit sous l'influence d'un certain degré de compression. Or il est clair que le plus ou moins de longueur des segments réséqués peut exercer une grande influence sur ce double mécanisme de l'affaissement immédiat de la paroi thoracique, surtout sur la dépression spontanée ou provoquée de tout le champ opératoire. Aussi quelques chirurgiens, entre autres M. Eug. Bœckel, sont-ils d'avis de chercher par une résection large, qui enlève de longs fragments et porte d'emblée sur toute l'étendue de la cavité de l'empyème, à obtenir à un haut degré cette dépression immédiate du champ opératoire. Ainsi, chez l'un de ses opérés qui présentait une très vaste cavité, M. E. Bœckel a réséqué 85 centim. sur 7 côtes, en moyenne 12 centim. par côte (obs. **159**).

L'affaissement immédiat de la paroi thoracique, de cause mécanique, est complété par un affaissement consécutif, dû celui-là à la rétractilité de la plèvre. Cet affaissement secondaire se poursuit pendant les premières semaines qui suivent l'opération ; il s'arrête lorsque la régénération du tissu osseux fait obstacle à cette rétractilité de la plèvre. Or il n'est pas douteux qu'une résection large ne soit une condition favorable à la production de cet affaissement secondaire. On peut objecter que ces grandes résections nécessitent de vrais délabrements de la paroi thoracique. Mais, comme le fait observer fort judicieusement M. E. Bœckel, l'infirmité véritable réside dans la compression du poumon et la diminution de la capacité pulmonaire, laquelle est le fait de la maladie elle-même et non de l'opération. Or l'effacement prompt de la cavité purulente et la soudure des deux feuillets de la plèvre permettront plus tard de tenter la dilatation du poumon et d'augmenter la capacité pulmonaire, soit par des exercices de gymnastique respiratoire, soit par des inspirations d'air comprimé.

Dans les cas de cavité très vaste, et pour augmenter encore la mobilisation de la paroi thoracique, quelques chirurgiens, parmi lesquels M. Wagner et M. Reverdin, ont conseillé de pratiquer la costotomie postérieure, c'est-à-dire de sectionner les côtes, déjà réséquées sur la paroi latérale, en arrière, vers l'angle postérieur, entre la colonne vertébrale et le bord spinal de l'omoplate. Jusqu'à présent il n'existe, croyons-nous, aucune observation dans laquelle on ait pratiqué ce complément de la résection costale. D'ailleurs, cette section postérieure des côtes présenterait de grandes difficultés ; il faudrait pour atteindre les côtes en arrière traverser plusieurs plans musculaires.

Quatrième temps. — Grattage, curage, tamponnement de la cavité. — Incision, excision de la plèvre. — Le quatrième temps est consacré à l'examen de la paroi de la cavité purulente et à l'exécution des moyens propres à ranimer ou à favoriser la rétraction consécutive de la plèvre, tels que le curage, le grattage, l'incision et même l'excision. Ce temps est d'une importance réelle ; c'est à l'omission de cet autre complément si souvent nécessaire de l'opération, qu'il faut attribuer bon nombre de résultats imparfaits et d'insuccès complets.

Nous avons vu que certains caractères du pus peuvent déjà faire présumer que la paroi de la poche purulente a peu de tendance à la cicatrisation. La plèvre étant largement ouverte, on peut y pratiquer un examen plus direct. Le doigt ou la sonde, introduite par l'orifice fistuleux agrandi, ramène des masses fongueuses, mollasses, du pus concret, quelquefois même, dans les empyêmes récents, des masses fibrineuses plus ou moins altérées, et, dans les empyêmes de mauvaise nature, des lambeaux putréfiés des néomembranes de la plèvre. C'est dans de telles conditions qu'il peut être utile, nécessaire même, d'enlever toutes ces productions qui s'opposent au bourgeonnement actif des parois, et aussi de modifier profondément la vitalité de la plèvre. Le curage et le grattage remplissent ces indications.

Pour pratiquer ces deux opérations, la plupart des chirurgiens se servent de cuillers à bords tranchants ou des grandes curettes de Volkmann et de Simon, généralement employées pour le curage et le grattage des vieilles cavités suppurantes. Grâce à la résection des côtes, si l'incision de la plèvre est assez large, l'instrument peut être manœuvré dans toutes les directions et atteindre successivement tous les points ou presque tous les points de la surface suppurante. Les parties molles et fongueuses sont détachées et entraînées aussi facilement que les fongosités des synovites et des arthrites fongueuses. Dans l'observation **158**, M. Guermonprez a pratiqué le curage d'une cavité peu étendue seulement avec le doigt; il a réussi par ce procédé très simple à entraîner du pus concrété et des fausses membranes putréfiées en notable quantité. Mais, dans la plupart des cas, le doigt est un instrument insuffisant.

Pour achever le nettoyage de la cavité, il est nécessaire d'y faire une injection antiseptique, par exemple avec une solution de chlorure de zinc à 2 ou 5 p. 100. Si les sécrétions ont une odeur fétide ou gangréneuse, M. Eug. Bœckel conseille de toucher tous les points accessibles de la paroi avec un tampon d'ouate trempé dans une solution forte de chlorure de zinc, à 10 p. 100. — Enfin il convient aussi de pratiquer le curage et le grattage des trajets fistuleux, et d'enlever complètement les callosités qui les entourent.

Si la cavité est de grandes dimensions, il faut évidemment se borner au curage et au grattage, suivis ou non de la cautérisation; mais, dans les cas de petite cavité, il paraît préférable de compléter l'opération en pratiquant le tamponnement complet de la poche purulente. On se sert de tampons de gaze phéniquée ou mieux de mousseline iodoformée. Si l'antisepsie est bien faite, ces tampons peuvent rester en place pendant plusieurs jours; on les retire ensuite graduellement avec des pinces, en renouvelant le pansement antiseptique.

Letiévant est probablement le premier chirurgien qui ait pratiqué ce tamponnement d'une cavité d'empyème; il est vrai que le résultat cherché était, moins la modification de la paroi, que l'arrêt d'une hémorrhagie inquiétante. La cavité était grande, puisqu'elle admit quatre-vingts bourdonnets de charpie. Il est probable que le tamponnement n'a pas été étranger à la cicatrisation remarquablement prompte de cet empyème.

Mais c'est M. Sprengel qui a fait du tamponnement antiseptique une véritable méthode de traitement de l'empyème chronique. Nous avons vu déjà que la méthode de M. Sprengel consiste à ouvrir largement la cavité de l'empyème en pratiquant la résection de longs fragments sur les deux côtes qui limitent l'espace intercostal où vient s'ouvrir la fistule, à gratter les parois de la poche purulente avec la cuiller tranchante, puis à faire le tamponnement complet de la poche avec de la gaze antiseptique. Dans le cas auquel il appliqua cette méthode (obs. **162**), M. Sprengel avait fort bien reconnu que, en raison de l'épaississement et de l'état fongueux de la plèvre, la simple mobilisation de la paroi thoracique serait insuffisante et qu'il fallait modifier profondément la vitalité de la plèvre. Le résultat fut vraiment remarquable; l'empyème datait de longtemps déjà, et la guérison complète fut cependant obtenue dans l'espace de trois mois. M. Sprengel compare sa méthode à celle de M. Schede qui consiste dans l'excision d'un large lambeau de la plèvre et il la trouve de beaucoup préférable; elle est plus simple, expose moins à l'hémorrhagie et donne une cicatrisation plus prompte. Mais nous allons voir que l'opération de M. Schede ne répond pas précisément aux mêmes indications.

Estlander et ses élèves, M. Homèn et M. Saltzmann, ne pratiquent point le curage ni le grattage de la cavité; ils estiment qu'il suffit de mobiliser la paroi thoracique et qu'il n'est pas nécessaire d'agir directement sur la plèvre. D'après M. Saltzmann, l'épaississement de la plèvre, si la résection costale est assez étendue, ne ferait pas obstacle à l'affaissement de la paroi thoracique. Cette opinion n'est plus guère acceptée aujourd'hui, et l'observation d'un plus grand nombre de faits a mis hors de doute cette influence fâcheuse de l'épaississement et du défaut de vitalité de la plèvre. M. Berger, dans son rapport à la Société de chirurgie, incline à n'accepter qu'avec beaucoup de réserves le curage et le grattage de la cavité suppurante. Il fait remarquer que le curage d'un grand foyer pleural ne peut être que très rarement complet et qu'un curage incomplet, en ouvrant un grand nombre de petits vaisseaux, présente plus d'inconvénients que d'avantages, dans une région peu accessible aux moyens de désinfection. Ces craintes n'ont pas paru justifiées par les observations ultérieurement publiées. En effet, en étudiant les observations où l'opérateur a pratiqué le curage et le grattage de la cavité, nous ne voyons pas qu'il en soit résulté ni hémorrhagie inquiétante ni complications septiques graves. — Dans l'observation **173**, M. Bouilly gratte tous les trajets fistuleux avec la cuiller tranchante qui ramène des quantités considérables de fongosités et de fausses-membranes; les suites de l'opération sont très simples; dès le huitième jour, la suppuration est considérablement réduite et la jeune malade peut se lever. — Chez le malade de l'observation **172**, M. J. Bœckel trouve des parois épaisses de plus d'un centimètre; il racle la cavité à la cuiller tranchante et, cinq mois plus tard, une nouvelle opération étant devenue nécessaire, il pratique en outre l'excision d'un lambeau de plèvre long de 10 et large de 3 centimètres; il n'y eut, à la suite de ces deux opérations, aucune complication fâcheuse. — M. Reverdin fit également chez son opéré (obs. **166**) le raclage de la fistule et de toute la cavité pleurale avec la grande curette de Simon; il constata que la sensation qu'éprouve la main est à peu près celle que donne le raclage des abcès ossifluents et que les produits entraînés, pus, granulations, fausses-membranes et sang, sont assez comparables à ceux qu'on retire de ces abcès. Les suites immédiates ne furent point très favorables; il y eut de la fièvre et des douleurs dans le côté opéré, mais ces accidents étaient évidemment imputables à un écoulement imparfait des liquides sécrétés. — Dans les observations **156** et **157**, M. J. Bœckel fit « un évidement en règle avec la curette tranchante de Volkmann » de toute la cavité qui, il est vrai, n'était pas très étendue. Chez le premier opéré, dès le lendemain, la fièvre était nulle et la suppuration médiocre; chez le second, l'apyrexie ne fut complète qu'au bout de dix jours, et un suintement abondant nécessita pendant le même temps le renouvellement quotidien du pansement; mais, dans ces deux cas, la guérison fut obtenue promptement, sans accidents, et il est très probable que le nettoyage méthodique de la cavité ne fut pas étranger à cet heureux résultat. Du reste, quand on a fait l'autopsie de quelques vieux empyèmes, on peut aisément se rendre compte de l'innocuité du raclage et du grattage des parois, opération qui de prime abord peut paraître dangereuse : ces plèvres énormément épaissies sont peu vasculaires et la sclérose du tissu conjonctif pleural et sous-pleural finit par obstruer plus ou moins complètement les voies de l'absorption.

Le curage et le grattage modifient la vitalité de la plèvre et placent cette membrane dans des conditions plus favorables à la cicatrisation. Pourtant ce résultat peut être insuffisant. Si l'épaississement de la plèvre est véritablement énorme et, comme il arrive dans les très vieux empyèmes, atteint ou même dépasse un centimètre (obs. **175**) ; si ce tissu scléreux est infiltré de plaques calcaires (obs. **183**), ou présente une telle rigidité qu'on soit obligé pour l'entamer d'employer la rugine (obs. **142**), la paroi de la poche purulente peut bien encore, même après le curage et le grattage, constituer un sérieux obstacle à l'affaissement de la paroi thoracique. Une fois la résection des côtes achevée, il est prudent dans les cas de ce genre, de s'assurer, comme le conseille M. Eug. Bœckel, que la plèvre pariétale n'oppose pas de résistance et peut être suffisamment déprimée vers la plèvre viscérale. Pour faire cette exploration, M. E. Bœckel introduit l'index gauche dans la fistule et de l'autre main comprime la plèvre pariétale. Si cette plèvre résiste et ne s'avance pas assez à la rencontre de la plèvre pulmonaire, il y a lieu de compléter la mobilisation de la paroi costale en diminuant la résistance de la plèvre elle-même. Or il y a deux moyens de remplir cette indication : l'excision d'un large lambeau de la plèvre suivant la méthode de M. Schede, et l'incision cruciale de M. Eug. Bœckel. Ces deux opérations nécessitent pour l'incision des parties molles, peau et muscles, le choix d'un procédé à lambeau.

L'opération de M. Schede a été précédemment décrite : la résection costale porte sur trois ou quatre côtes, dont on enlève des fragments de 10 à 12 centimètres, et la plèvre, ainsi largement découverte, est excisée dans toute l'étendue de la résection ; le lambeau cutané ou musculo-cutané, réappliqué sur cette vaste perte de substance, vient au contact de la plèvre pulmonaire. D'après M. Wagner, auquel nous avons emprunté la description de ce procédé, M. Schede aurait ainsi opéré 3 malades : le premier a très promptement guéri, les deux autres furent perdus de vue. Cette opération de M. Schede ne paraît pas avoir été acceptée avec beaucoup de faveur. Parmi les observations que nous avons réunies, nous ne trouvons qu'un seul exemple d'une véritable opération de M. Schede. Le fait appartient à M. Langenbuch (obs. **161**). Après avoir fait une très large résection costale, ce chirurgien lia les artères intercostales et put, sans hémorrhagie, exciser un grand lambeau de la plèvre pariétale. Le poumon, très rétracté, était réduit à un très petit volume ; la cavité fut néanmoins comblée et la guérison complète, résultat que la résection costale seule, même très étendue, n'aurait probablement pas permis d'obtenir.

Dans la plupart des cas où l'excision de la plèvre fut pratiquée, l'opérateur n'a point enlevé des lambeaux de la plèvre aussi étendus que ceux dont M. Schede indique la dimension. Dans l'observation **172**,

M. J. Bœckel résèque un segment de 10 centimètres de long sur 3 de large, et dans l'observation **175**, M. Bouilly enlève un lambeau de la plèvre pariétale qui met à nu une cavité de 6 centimètres carrés. L'excision, telle que la pratique M. Schede, cause un délabrement énorme, et qui ne sera pas réparé puisque le périoste est sûrement enlevé; de plus, et c'est là une objection plus sérieuse, il reste une vaste cavité ouverte et dont l'oblitération doit être fort souvent lente et difficile.

L'incision cruciale de M. Eug. Bœckel peut être appliquée même aux grandes cavités dont la plèvre pariétale présente une extrême résistance. La résection doit être large et étendue à un nombre de côtes suffisant pour découvrir une vaste surface de la plèvre pariétale, correspondant à la majeure partie de la paroi externe de la cavité de l'empyème. Dans un cas de M. Eug. Bœckel (obs. **159**), cette surface atteignait la dimension des deux mains réunies. Sur cette plèvre dure, résistante, dans certains cas tendue entre les extrémités des côtes réséquées comme la peau d'un tambour, on fait une grande incision cruciale de laquelle résultent quatre lambeaux triangulaires. Ces lambeaux sont repoussés vers la cavité et, l'opération terminée, une compression modérée les maintiendra au contact de la plèvre pulmonaire. L'incision cruciale ne correspond pas à l'incision des parties molles; le lambeau musculo-cutané recouvrira complètement les lambeaux triangulaires de la plèvre. — Ces grandes incisions de la plèvre divisent assurément les artères intercostales et il peut être nécessaire d'en faire la ligature. Cependant, dans quelques observations, l'hémorrhagie est de peu d'importance et s'arrête spontanément. Ainsi M. Ehrmann, après avoir largement incisé la plèvre énormément épaissie, constate que les artères intercostales divisées ne donnent qu'une faible quantité de sang, et il n'en fait pas la ligature (obs. **208**). Les tuniques des artères participent à la sclérose du tissu conjonctif sous-pleural et il peut en résulter une diminution considérable du calibre de ces vaisseaux.

Cinquième temps. Drainage de la cavité suppurante. — Alors même que le chirurgien s'est efforcé de remplir convenablement toutes les indications, l'accolement des deux feuillets de la plèvre ne sera pas immédiat, et la suppuration durera pendant quelques semaines encore. Il importe donc à un haut degré de faciliter l'écoulement du pus, ainsi que l'élimination prompte du sang, des fongosités et des fausses-membranes, qui, après le curage des parois, pourraient s'accumuler et séjourner dans la cavité.

Estlander avait insisté déjà sur la nécessité, après la résection costale, de pratiquer un bon drainage de l'empyème. L'élimination insuffisante du pus et des produits sécrétés est une cause très réelle et fréquente de l'insuccès de l'opération. Elle compromet le bourgeonnement de la paroi, expose aux accidents de la rétention purulente et retarde la chute définitive de la fièvre. Or il importe, après la mobilisation de la paroi et le curage de la cavité, que la cicatrisation marche promptement et qu'elle ne soit pas devancée par la régénération des côtes réséquées. — L'observation 166 prouve bien la nécessité d'établir d'emblée un bon drainage de la cavité purulente. L'opérateur s'était contenté de placer un drain dans l'ancien trajet fistuleux. Pendant les premiers jours qui suivent l'opération, la fièvre persiste, le patient souffre, est agité, et son état ne s'améliore pas. M. Reverdin constate que l'écoulement du liquide se fait évidemment mal. L'introduction d'une grande sonde dirigée en haut et en arrière provoque l'élimination d'une notable quantité de pus. M. Reverdin songe alors à pratiquer une contre-ouverture en arrière, près de la ligne médiane. Les jours suivants l'écoulement se fait mieux, et la contre-ouverture peut être évitée. Dans ce cas de M. Reverdin, il s'agissait très probablement d'une poche secondaire communiquant mal ou ne communiquant pas avec la poche principale de l'empyème. La sonde a rompu des fausses-membranes, ouvert cette poche secondaire et permis l'écoulement du pus.

Avant d'abandonner la plèvre il est donc prudent de bien s'assurer avec la sonde, promenée dans toutes les directions, que la cavité est unique ou que les prolongements communiquent suffisamment avec le foyer principal. S'il existe une région suspecte, reconnue par la combinaison des différents procédés d'exploration, on peut, suivant le conseil de M. Eug. Bœckel, exercer avec la sonde une certaine pression sur cette région suspecte et réussir à ouvrir une loge purulente plus ou moins indépendante. Dans les cas d'empyème cloisonné, c'est à cette condition seulement de rompre les fausses membranes et les adhérences intérieures, qu'il est permis de compter sur l'efficacité du drainage de la cavité purulente (obs. 150 et 204)

Pour le drainage de la cavité, on peut assurément utiliser l'orifice de la fistule pleuro-cutanée, et il est même nécessaire d'y placer toujours un tube. Mais ce drainage n'est suffisant que dans les cas où la fistule occupe un point réellement déclive de la cavité. Or il n'en est pas toujours ainsi; le plus souvent même, tandis que la fistule s'ouvre dans le quatrième, cinquième ou sixième espace intercostal et au voisinage de la ligne axillaire, la cavité se prolonge fort au dessous de l'orifice fistuleux, en bas, en arrière, vers l'angle postérieur des côtes. Il est clair que, dans de telles conditions, il est nécessaire de compléter le drainage de la fistule elle-même, à l'aide d'une contre-ouverture pratiquée en arrière, en un point suffisamment déclive. Il est prudent de déterminer ce point avec la sonde introduite dans l'orifice fistuleux agrandi. Les doigts appliqués sur la paroi thoracique postérieure peuvent assez bien sentir l'extrémité de la sonde qui appuie au niveau de l'espace intercostal correspondant au point déclive de la cavité. Si cette sensation fait défaut, en raison de l'imbrication des côtes et de l'extrême étroitesse de l'espace intercostal, il est possible d'y suppléer, en tenant compte de la direction de la sonde et de la longueur dont elle a pénétré dans la cavité. Il ne faut pas oublier que la symphyse phréno-costale, si commune dans les vieux empyèmes, s'étend quelquefois assez loin en arrière et que, faute d'être suffisamment renseigné sur le degré de ces adhérences costo-diaphragmatiques, l'opérateur est exposé à inciser au dessous du cul-de-sac inférieur de l'empyème, à diviser le diaphragme et à pénétrer dans le péritoine. Cet accident s'est produit chez l'opéré de l'observation **147** ; M. Bouilly, pour établir une contre-ouverture en arrière et y placer un drain, incise le neuvième espace, au dessus de la dixième côte ; un morceau d'épiploon apparaît dans la plaie, et, ajoute M. Bouilly, il n'est pas douteux que la contre-ouverture, faite trop bas, n'ait porté à travers les insertions du diaphragme et ouvert la cavité péritonéale. Fort heureusement cet accident n'eut pas de suites fâcheuses.

En général la contre-ouverture postérieure est pratiquée sur la ligne axillaire postérieure, ou bien sur le prolongement de l'angle inférieur de l'omoplate. Cette ouverture doit être assez large et permettre l'introduction d'un tube de gros calibre. Dans les vieux empyèmes, et surtout au niveau de la paroi postérieure, les espaces intercostaux sont souvent très étroits ; il est difficile d'y pénétrer et d'y placer un tube d'un calibre suffisant. Aussi quelques chirurgiens, parmi lesquels M. Eug. Bœckel, ont-ils conseillé, dans les cas de ce genre, de réséquer un segment de 4 ou 5 centimètres sur l'une des deux côtes qui limitent l'espace intercostal.

Outre cette contre-ouverture postérieure, Estlander a pratiqué une autre ouverture à la partie supérieure de la cavité, en vue d'en faciliter le lavage. Cette ouverture antérieure et supérieure est beaucoup moins nécessaire que l'ouverture postérieure. — Ainsi, dans la plupart des cas, deux tubes de fort calibre assureront l'écoulement des liquides, l'un placé dans l'orifice fistuleux et l'autre dans l'incision faite au point le plus déclive de la cavité.

Avant l'introduction des tubes, il convient de faire un lavage de la plèvre aussi complet que possible. On emploie diverses solutions antiseptiques ; les plus usitées sont les solutions d'acide borique et les solutions de chlorure de zinc à 2 ou 5 p. 100. Ce lavage entraîne le pus, le sang, les fausses membranes, et modifie favorablement la surface de la cavité suppurante.

Sixième temps. Suture et drainage des parties molles. — La toilette de la plèvre étant achevée et le champ opératoire rendu aseptique par un lavage convenable, il reste à pratiquer les sutures des incisions ou des lambeaux.

Pour les incisions d'Estlander, la plupart des chirurgiens ont pratiqué des sutures à points séparés qui sont, en effet, généralement suffisantes. Sous chaque incision, il est prudent de placer un petit tube à drainage fixé par un point de suture dans l'un des angles de la plaie. Afin d'éviter plus sûrement encore la rétention des liquides sous la suture, M. de Cérenville a pratiqué et conseille de pratiquer un drainage général et commun à toutes les incisions : un tube, introduit par l'incision supérieure, passe sous les plans musculaires et vient sortir par l'incision la plus déclive. Ce drainage peut être utile assurément, mais il n'est pas indispensable, car, dans la très grande majorité des cas, les incisions d'Estlander se réunissent très facilement par première intention.

Les procédés à lambeaux nécessitent une suture plus complète et plus soignée. Il convient d'abord, avant de réappliquer le lambeau, d'enlever avec des ciseaux les débris de périoste ou de tissu musculaire dont l'élimination pourrait compromettre la réunion par première intention. Si le lambeau est petit, un seul plan de suture peut suffire ; s'il est de grande dimension et comprend tout à la fois la peau et les muscles, deux plans de sutures sont à peu près indispensables, l'un superficiel réunissant la peau, et l'autre profond réunissant les parties molles sous-jacentes. On peut encore assurer la réunion des parties profondes en intercalant de longues épingles entre les points de la suture superficielle. Un bon drainage du lambeau est encore plus nécessaire que le drainage des incisions d'Estlander, car les accidents de rétention sont plus fréquents et la réunion est moins sûre. Si le lambeau est grand, il faut au moins deux tubes, un à chacun des angles inférieurs. Dans les cas où, pour agrandir le champ opératoire, l'incision a dû être prolongée en avant et en haut, il est prudent de placer un troisième tube sur le trajet de ce prolongement supérieur de l'incision (obs. **159**).

Quel que soit le pansement antiseptique, qu'il soit composé de gaze phéniquée, de mousseline iodoformée ou de coton salicylé, ce pansement doit s'étendre fort au delà du champ opératoire et recouvrir le thorax et même une notable partie de l'abdomen.

Dès le premier jour, on peut commencer la compression de cette partie de la paroi thoracique que vient de mobiliser la résection costale. Mais il est clair que cette compression, de crainte d'exercer des tiraillements fâcheux sur les sutures, doit être faite avec beaucoup de modération. Une compression d'emblée trop énergique aurait encore un autre inconvénient : les extrémités des côtes réséquées, appuyant trop fortement sur la face profonde du lambeau, pourraient en provoquer l'ulcération (obs. **159**). La plupart des chirurgiens, et particulièrement M. Bouilly, conseillent de placer, entre la première et la dernière couches du pansement, au niveau du champ opératoire, deux ou trois grosses éponges qui, serrées par quelques tours de bande, peuvent assurer déjà l'enfoncement de la paroi thoracique. Un peu plus tard, après la réunion des plaies opératoires, des procédés plus efficaces seront mis en usage et la compression sera plus énergique, car il importe à un haut degré d'obtenir l'accolement des deux parois de la cavité suppurante avant la régénération des côtes réséquées.

§ VIII. — ACCIDENTS OPÉRATOIRES.

Dans le cours de cette opération, qui paraît si grave, mais qui en réalité ne présente pas de sérieuses difficultés, il n'y a guère que trois accidents opératoires à redouter : la perforation du péritoine et l'hémorrhagie qui sont rares, et le collapsus qui est au contraire assez fréquent. En décrivant les temps de l'opération, nous avons déjà signalé ces accidents et indiqué les moyens de les éviter.

Nous n'avons rencontré qu'un exemple de perforation du péritoine (obs. **147**). En pareil cas, il n'y aurait rien de mieux à faire qu'à imiter la conduite de M. Bouilly, réduire l'épiploon s'il fait hernie, faire une antisepsie rigoureuse de la plaie et en pratiquer la suture.

Mais il vaut encore mieux, assurément, éviter d'intéresser le péritoine. Avant de pratiquer une incision profonde dans un des derniers espaces intercostaux, il est prudent de chercher, avec la sonde introduite dans la cavité, à se rendre compte de l'étendue des adhérences costo-diaphragmatiques. Ces adhérences sont plus communes et plus développées en avant, mais elles existent aussi sur la paroi latérale et même encore sur la paroi postérieure du thorax.

La perte de sang provenant des artérioles musculaires et périostiques n'est jamais grave; il est d'ailleurs facile de l'arrêter, soit en pratiquant quelques ligatures, soit plus simplement par l'application de quelques pinces hémostatiques. Le périoste est quelquefois très vasculaire; le meilleur moyen d'arrêter cette petite hémorrhagie, c'est d'enlever promptement le segment costal dénudé. L'hémorrhagie vraie, et qui peut devenir inquiétante, provient, soit de la cavité même de l'empyème, soit de la blessure d'une artère d'un certain calibre et profonde, telle que l'intercostale ou la mammaire interne.

L'hémorrhagie provenant de la cavité elle-même est peu commune. Elle s'est produite dans deux observations seulement (obs. **143** et **190**); encore, dans ces deux cas, l'hémorrhagie ne doit-elle pas être envisagée, à proprement parler, comme une complication de l'opération elle-même. Dans le fait de M. Weiss, la perte de sang apparut plusieurs mois après une seconde résection costale, et, dans le cas de Létiévant, c'est précisément pour arrêter une hémorrhagie de la cavité, que fut pratiquée la résection costale. C'est donc un accident vraiment rare. Le sang provient très probablement des néomembranes qui tapissent ou cloisonnent la cavité de l'empyème. M. Weiss eut recours à des injections froides dans la plèvre et à des injections sous-cutanées d'ergotine; ces moyens très simples réussirent à arrêter l'hémorrhagie. S'ils sont insuffisants, il ne resterait plus qu'à imiter la conduite de Létiévant et à pratiquer un tamponnement méthodique de la cavité, si elle n'est pas de trop grande étendue.

Deux fois, la blessure d'une artère intercostale fut la cause de l'hémorrhagie (obs. **171** et **190**). Dans le second cas, l'accident se produit au cours même de l'opération, et, dans le premier, immédiatement après. La plèvre étant ou pouvant être, par le fait même de la résection, suffisamment découverte, le point de l'incision pleurale qui donne du sang est assez promptement reconnu et l'hémostase aisément obtenue, soit par une ligature, soit par l'application d'une pince hémostatique. Ce dernier procédé d'hémostase est plus simple et souvent, en pareil cas, préférable. La pince reste en place trois ou quatre jours dans le pansement, et ce laps de temps est suffisant pour que l'hémostase soit définitive. Du reste, dans les cas où l'on peut craindre de blesser l'artère intercostale en ouvrant largement la plèvre, il serait prudent, à l'exemple de M. de

Cérenville, de pratiquer la ligature de cette artère, après avoir réséqué les côtes qui limitent l'espace et avant d'inciser la plèvre (obs. **184**). La ligature de l'intercostale, fort difficile dans l'opération de la pleurotomie, est rendue relativement facile par la résection préalable des côtes. La blessure de la mammaire interne est encore plus rare que celle de l'intercostale. Elle n'est à redouter que dans les cas où la résection, pratiquée sur la paroi thoracique antérieure, intéresse les côtes très près de leurs extrémités sternales. L'accident est arrivé une fois à M. de Cérenville. Le vaisseau, trop profondément caché, ne put être lié, mais l'hémorrhagie fut arrêtée par une compression prolongée. Grâce à l'ablation d'un segment de l'une ou des deux côtes, il ne serait peut-être pas impossible d'appliquer une pince hémostatique, au moins sur le bout central du vaisseau divisé, comme dans le cas de blessure de l'artère intercostale.

La lipothymie, la syncope et le collapsus sont, au contraire, des complications fréquentes. Nous avons déjà fait remarquer les causes de cette fréquence : l'affaiblissement du patient, les troubles de la respiration et de la circulation qui rendent l'anesthésie plus périlleuse, la durée relativement longue de l'opération. Ces accidents se produisent quelquefois au cours même de l'opération et ils obligent à suspendre l'anesthésie (obs. **166**), mais le plus souvent ils apparaissent après l'opération. L'anesthésie est cessée ; cependant le patient reste pâle, prostré, avec des extrémités froides, un pouls faible, misérable, et une température au-dessous de la normale (obs. **147**, **150**, **159**, **190**, **208** et **198**). Dans un cas, le patient n'a pu être ranimé, il a succombé au bout d'une heure (obs. **198**). Le plus souvent les injections sous-cutanées d'éther, les frictions énergiques, l'application de la chaleur, l'alcool et tous les moyens usités en pareil cas, ont réussi à écarter le danger, et plusieurs fois cette complication n'a pas empêché d'obtenir une guérison rapide.

Deux fois M. de Cérenville a observé un accident qui doit être fort rare, car nous ne le trouvons pas signalé par d'autres chirurgiens. L'anesthésie est régulière et n'inspire aucune appréhension, lorsque tout-à-coup, au moment de la section des côtes, le patient est pris d'angoisse respiratoire avec lividité de la face et dilatation des pupilles. Dans les deux cas de M. de Cérenville, l'accès dyspnéïque fut de très courte durée et n'eut pas de suites fâcheuses. Ces accidents nerveux sont assez comparables à ceux qui surviennent quelquefois, à l'occasion d'un lavage ou d'une exploration, pendant le traitement consécutif à l'opération de la pleurotomie. (1)

(1) Voy. chapitre IV, p. 285.

§ IX. — PANSEMENTS. — INJECTIONS. — COMPRESSION DE LA PAROI THORACIQUE. — TRAITEMENT MÉDICAL.

Après l'opération de la résection costale, les pansements rares sont préférables aux pansements fréquents, du moins si l'antisepsie a été bien faite et si les suites de l'opération sont régulières. La réunion par première intention est plus sûre et plus prompte. En général, il suffit, au début, de renouveler le pansement tous les deux ou trois jours. Plus tard, les pansements peuvent encore être espacés à de plus longs intervalles. Cependant si, dans les premiers jours, il se produit un suintement abondant de pus ou de sérosité sanguinolente (obs. **157** et **159**), un pansement quotidien peut devenir nécessaire ou du moins faut-il renouveler tous les jours les pièces extérieures du pansement.

Les lavages de la cavité doivent être également aussi rares que possible. Des lavages fréquents ont ici les mêmes inconvénients qu'à la suite de l'opération de la pleurotomie. Ils exposent à la rupture des adhérences récentes et retardent la cicatrisation et l'occlusion définitive de l'empyème. Aussi est-il indiqué, pour éviter les lavages consécutifs, de faire, au moment même de l'opération, une toilette complète de la plèvre (Eug. Bœckel). Si l'on peut obtenir d'emblée une antisepsie rigoureuse, les lavages consécutifs peuvent être tout à fait supprimés. Du reste, pour juger de l'opportunité des lavages, il faut se guider sur l'état général du patient et particulièrement sur la marche de la température. Si l'apyrexie s'établit dès les premiers jours, il est inutile de laver la plèvre. Dans les cas, au contraire, où la fièvre persiste ou s'élève encore après l'opération, l'antisepsie de la cavité est insuffisante et il est nécessaire d'y pratiquer des lavages jusqu'à ce que la température s'abaisse au-dessous de 38°,5 environ. On emploie les mêmes solutions antiseptiques qu'après la pleurotomie et suivant le même procédé.

S'il existe une fistule pleuro-bronchique, il est préférable, comme le conseille M. Kirmisson, de renoncer aux lavages consécutifs, malgré la fièvre, au moins pendant quelques jours. D'abord l'injection d'un liquide dans la plèvre peut provoquer des quintes de toux violentes et des menaces d'asphyxie ; ensuite la pénétration possible du liquide dans la fistule pleuro-bronchique en compromet la cicatrisation. Dans le fait de M. Kirmisson (obs. **181**), malgré la fièvre cependant assez élevée, les lavages furent suspendus durant plus de huit jours après la résection ; les vomiques devinrent de plus en plus rares, puis cessèrent définitivement, et la fièvre disparut dès que la plèvre fut de nouveau lavée. La mobilisation de la paroi thoracique provoque une reprise du travail de réparation dans toute l'étendue de l'empyème, et telle est sans doute la cause de l'oblitération définitive de la fistule pleuro-bronchique.

Il importe de suivre avec une certaine attention les progrès du travail de réparation et de l'effacement de la cavité suppurante. Si, dans le cours de la deuxième semaine, cet effacement cesse de progresser, il peut être indiqué de remplacer les injections antiseptiques par des injections plus ou moins irritantes. Les solutions employées sont les fortes solutions de nitrate d'argent suivant le procédé de M. Baccelli, ou bien encore les solutions de chlorure de zinc à 10 ou 12 p. 100. Ces solutions, et en particulier celles de chlorure de zinc, exercent une action caustique évidente sur la plèvre et les fausses-membranes qui la recouvrent. Au bout de deux ou trois jours, le liquide injecté entraîne, en sortant de la cavité, un grand nombre de pellicules blanchâtres, débris sphacélés des fausses-membranes et des bourgeons charnus. Les injections irritantes remplissent à peu près la même indication que le curage et le grattage de la poche purulente, mais avec une efficacité beaucoup moindre. Aussi est-il bien préférable, dans les cas où, au cours de l'opération, la plèvre apparaît épaisse, résistante ou couverte de fongosités, de procéder immédiatement à l'exécution du curage et du grattage, moyens plus sûrs que l'injection irritante pour ranimer la vitalité et la rétractilité de la plèvre.

A partir du cinquième ou sixième jour, les sutures peuvent être enlevées. Elles pourront l'être plus tôt si l'opérateur a adopté le procédé d'Estlander. Les incisions intercostales parallèles et indépendantes se réunissent généralement plus promptement que les lambeaux. Les tubes à drainage seront retirés plus tard, lorsque toute crainte de décollement du lambeau, de suppuration profonde et de rétention aura complètement disparu. Quant aux tubes introduits dans la cavité suppurante elle-même, soit par l'ancienne fistule, soit par une contre-ouverture postérieure, ils doivent rester en place, en règle générale, jusqu'à ce que la cavité soit close et la suppuration tarie. Cependant il y a une limite qu'il ne faut pas dépasser, car la présence trop prolongée des tubes peut à son tour entretenir la suppuration. D'après la plupart des opérateurs, dès que l'accolement des parois de la cavité paraît complet, on peut tenter d'enlever les tubes, tout en surveillant attentivement la fistule. Si des phénomènes de rétention apparaissent, il faut promptement rétablir les fistules et y replacer les tubes à drainage.

La compression de la paroi thoracique, mobilisée par la résection costale, est un point fort important du traitement consécutif et que l'opérateur ne doit pas perdre de vue. Le procédé des éponges, seul applicable pendant les premiers jours, n'assure pas un enfoncement suffisant de la paroi costale. Une fois obtenue la réunion des incisions et des lambeaux, il faut avoir recours à des procédés plus efficaces. — Dans un cas de M. Chauvel (obs. **169**), la compression fut faite d'abord avec un bandage herniaire, puis avec une bande de caoutchouc; mais le malade ne put pas supporter longtemps ce genre de compression. — M. de Cérenville se sert de deux forts et longs tampons d'ouate disposés verticalement et placés, l'un en avant et l'autre en arrière du champ opératoire, au niveau des extrémités des côtes réséquées. La compression est exercée par dessus le pansement à l'aide de quelques tours de bande ; transmise aux extrémités costales par les deux tampons, cette compression les enfonce vers la cavité thoracique et facilite ainsi le rapprochement des deux feuillets de la plèvre. — D'autres chirurgiens ont employé des bandes élastiques appliquées autour du thorax. L'inconvénient de ces procédés de compression, c'est qu'ils agissent également sur toute la circonférence du thorax et apportent une gêne notable aux mouvements respiratoires. — L'appareil de M. Reverdin paraît bien préférable (obs. **166**). Voici la description qu'en donne ce chirurgien : « Cet appareil est une sorte de bandage anglais dont le ressort, faisant plus que la moitié de la circonférence du corps, vient s'appuyer par les deux extrémités garnies de pelotes sur les points auxquels je destine la compression. La pelote dorsale est une simple plaque de métal rembourrée ; elle porte entre la colonne vertébrale et le bord interne de l'omoplate droite (il s'agissait, dans le cas de M. Reverdin, d'un empyème droit). La pelote pectorale ou antérieure a la forme d'un rein dont le hile correspond aux tubes à drainage. Cette disposition permet à la compression d'agir tout autour de ces derniers, sans effacer leur calibre, c'est-à-dire sans entraver l'écoulement auquel ils président. Cette pelote, mobile en tous sens, est très bien matelassée et peut être fixée et serrée à volonté, au moyen d'une clé qui force la courbure du ressort. En outre, une courroie relie les deux pelotes l'une à l'autre en passant sous l'aisselle du côté malade. Le patient manœuvre l'appareil à sa guise. Il le supporte en moyenne douze heures sur vingt-quatre. Je crois pouvoir recommander cet appareil comme un précieux auxiliaire de l'opération d'Estlander. » En effet, cet appareil a sur tous les autres procédés de compression de réels avantages : on évite, dans une certaine mesure, la compression du côté sain du thorax ; la compression sur le côté malade est énergique et graduée au gré du patient, elle peu porter exactement sur les points dont on cherche à obtenir plus particulièrement l'enfoncement vers la cavité thoracique.

Il faut encore se préoccuper de l'état général du patient et surtout de l'état des voies digestives. Il importe d'autant plus de relever la nutrition languissante et de restaurer les forces, qu'il est désirable de voir le travail de réparation marcher promptement et devancer la régénération des côtes réséquées. Il faut donner au malade du vin, de l'alcool et surtout une alimentation aussi réparatrice que possible. Les amers et les alcalins à dose modérée peuvent aider à la disparition des troubles digestifs et au retour de l'appétit. Du reste, si le patient n'est pas trop profondément débilité, l'acte opératoire lui-même, la suppression des phénomènes de résorption dans la cavité suppurante et la chute de la fièvre, sont encore les moyens les plus efficaces pour faire disparaître les troubles digestifs. Dans bon nombre d'observations, on est frappé de la transformation qui suit l'opération, immédiatement, dès les premiers jours. Si cette transformation fait défaut et que les moyens ordinaires soient insuffisants, il reste encore une ressource, le gavage. Dans un cas où le patient, profondément débilité avant l'opération, ne pouvait faire les frais d'une telle réparation, ne s'alimentait pas et s'affaiblissait de plus en plus, M. Bouilly eut l'heureuse idée de pratiquer le gavage ; par la sonde introduite dans l'estomac, il injecta du lait et de la poudre de viande. Ce fut le signal d'une amélioration réelle de l'état général et de l'état local, et il n'est pas douteux que le gavage n'ait beaucoup contribué au succès de l'opération (obs. **148**). Un certain nombre de malades, atteints de ces vieilles suppurations de la plèvre, sont albuminuriques, et ces albuminuries sont parfois imputables, moins à la dégénérescence amyloïde des reins, qu'à des phénomènes de résorption dans la cavité de l'empyème. Elles diminuent ou disparaissent le plus souvent après l'opération qui assure l'antisepsie de la plèvre. Néanmoins, il est nécessaire de répéter fréquemment l'examen de l'urine. Si l'albuminurie est intense ou persiste longtemps, il est utile d'ajouter à l'alimentation de l'opéré une notable quantité de lait.

§ X. — SUITES DE L'OPÉRATION.

Dans beaucoup de cas, les suites de l'opération sont remarquablement simples : la fièvre tombe complètement dès le premier ou le second jour, la suppuration de la cavité diminue très notablement, les forces se relèvent, l'appétit reparaît, le faciès prend de jour en jour un meilleur aspect et le patient marche régulièrement, soit à une guérison complète, soit à une grande amélioration (obs. **140, 147, 149, 153, 154, 156, 166** *bis*, **166** *ter*, **174, 188**).

Fièvre. — La réaction fébrile consécutive à l'opération peut être, dans les cas favorables, nulle ou presque nulle, puisque dès le lendemain l'apyrexie est établie. — Le plus souvent cependant, la fièvre persiste encore, mais à un degré modéré, pendant quatre à cinq jours; quelquefois même l'apyrexie n'est obtenue que le dixième jour après l'opération. Ce mouvement fébrile léger est sans doute imputable à la persistance de la suppuration et à l'antisepsie encore imparfaite de la cavité de l'empyème. Si cette fièvre dure plus longtemps ou s'élève davantage, c'est que l'antisepsie est réellement insuffisante ou que l'écoulement des liquides se fait mal, et il y a lieu de pratiquer des lavages de la plèvre ou de compléter le drainage de la cavité.

Même dans les cas qui ne doivent pas être améliorés, et qui se termineront par la mort au bout de quelques mois, on observe presque toujours une diminution de la fièvre, pendant quelques jours ou même quelques semaines après l'opération (obs. **204, 206, 208, 209**). Le fait est dû, sans doute, à ce que la résection costale et le drainage de la cavité rendent plus facile l'écoulement du pus et diminuent les phénomènes de résorption.

Sécrétions pleurales. — Pendant les premiers jours, la cavité et les plaies opératoires sécrètent un liquide séro-sanguinolent. L'écoulement peut être modéré; mais il est quelquefois assez abondant pour traverser le pansement et en nécessiter le changement quotidien pendant cinq à dix jours consécutivement. Cette abondante sécrétion de liquides sanguinolents se produit plus sûrement si l'opération de la résection costale a été complétée par le raclage et le curage de la cavité de l'empyème.

Lorsque cet écoulement a pris fin, on apprécie plus exactement les modifications de la suppuration. — Dans quelques cas à résultat nul, il n'y a, en effet, aucune diminution de la sécrétion purulente. Cependant le fait est peu commun, et, même dans ces cas en somme défavorables, il arrive souvent que la plèvre sécrète moins de pus dans les premiers jours qui suivent la résection costale (observations des groupes IV et VI). — D'autres fois, il survient après l'opération une diminution rapide et très marquée de la suppuration; au bout de dix à quinze jours seulement, elle a diminué du tiers ou de la moitié; puis cette diminution se ralentit et finalement s'arrête : la cavité est moins vaste, mais elle n'est pas complètement oblitérée (observations du groupe III). — Enfin, la diminution de la suppuration peut aller jusqu'à la suppression complète. De un à trois ou quatre mois après l'opération, il n'y a plus trace de pus dans les pièces du pansement. Si, dans ces cas favorables, l'on suit avec quelque attention la marche de cette modification des sécrétions pleurales, on ne peut manquer d'être frappé de ce fait vraiment digne de remarque : la diminution de la suppuration est, assez souvent, très rapide et considérable; telle cavité qui, avant la résection costale, sécrétait 200 à 300 grammes de pus, huit à dix jours après n'en donnne plus que 20 à 30 grammes seulement (obs. **142**). Il semble que, suivant l'ingénieuse hypothèse de M. de Cérenville, la mobilisation de la paroi thoracique change la direction de l'activité des éléments cellulaires qui végètent à la surface de la cavité de l'empyème ; ces éléments dégénéraient en globules de pus, désormais ils se transforment en tissu de cicatrice et concourent efficacement à l'oblitération de la cavité. Cependant quelque rapide et satisfaisant que paraisse le résultat obtenu, il est prudent d'attendre quelque temps encore après l'oblitération de la fistule, avant de considérer la suppuration comme définitivement tarie. Il peut arriver, en effet, que le pus s'accumule derrière la cicatrice de la fistule, puis des accidents de rétention surviennent, ou bien la cicatrice s'ouvre spontanément et la fistule est rétablie (obs. **175** et **156**).

État général. — Les modifications de l'état général ne sont pas moins remarquables ni moins rapides, du moins dans les cas heureux. Tous les symptômes qui signalent le début de la cachexie suppurative s'amendent puis disparaissent : le facies perd cette teinte sale et terreuse si commune au cours des vieilles suppurations, l'œdème des pieds se résorbe en quelques jours, les forces reparaissent, le patient cesse de maigrir et, en quelques semaines, l'augmentation du poids est déjà manifeste. L'appétit se réveille quelquefois dès le troisième ou le quatrième jour (obs. **159**). Plusieurs opérés ont pu se lever de dix à quinze jours après l'opération. L'albuminurie elle-même peut en quelques jours diminuer puis disparaître (obs. **146**). Il est vrai que quelques albuminuries plus intenses durent beaucoup plus longtemps et ne sont définitivement guéries que plusieurs mois après la cicatrisation de l'empyème (obs. **149**). — L'amélioration de l'état général suit une marche parallèle à celle du travail de réparation. Si l'affaissement de la paroi thoracique et la rétractilité de la plèvre ne vont pas jusqu'à produire l'occlusion complète de la cavité, cette amélioration s'arrête, rétrograde quelquefois, et l'on voit reparaître les symptômes de la cachexie suppurative (observations du groupe III).

Douleurs. — Le plus souvent, il y a peu de douleur consécutive au lieu de l'opération. Cependant dans quelques cas, les opérés éprouvent dans cette région des douleurs très vives, quelquefois accompagnées d'irradiations vers les régions voisines. De là quelques troubles respiratoires, de l'agitation et de l'insomnie pendant les premiers jours. M. de Cérenville a observé ces phénomènes douloureux chez trois de ses opérés : le premier éprouva, pendant toute l'après-midi qui suivit l'opération, des douleurs très vives dans le côté, il respirait péniblement et sa face était un peu livide ; le second présenta une vive sensibilité de l'épaule du côté opéré ; le troisième eut des irradiations douloureuses dans le bras et les doigts, également du côté de l'opération. Le malade de M. Reverdin ressentit de vives douleurs au niveau des côtes réséquées le lendemain de l'opération. Ces douleurs locales sont encore signalées dans plusieurs autres observations (obs. **153**, **211**) ; dans ce dernier cas, elles ont duré pendant plusieurs semaines. Un opéré de M. Lucas Championnière souffrit immédiatement après l'opération de douleurs abdominales très vives accompagnées de rétention d'urine (obs. **176**). Ces accès douloureux au niveau des côtes réséquées sont généralement de courte durée ; cependant dans un cas d'Estlander, ils ont persisté pendant plusieurs semaines. Sans doute, les douleurs qui suivent immédiatement l'opération sont dues à l'excitation de quelques filets des nerfs intercostaux intéressés dans le champ opératoire, et les irradiations dans l'épaule et le bras du même côté s'expliquent par les connexions physiologiques des intercostaux avec les troncs du plexus brachial. Quant aux douleurs qui subsistent longtemps après l'acte opératoire, elles sont vraisemblablement imputables à un certain degré de compression des nerfs intercostaux eux-mêmes, causée, soit par l'effacement des espaces et l'imbrication des côtes, soit par l'épaississement et la rétraction de la plèvre. M. de Cérenville a observé, pendant la période vraiment active de la rétraction thoracique, des douleurs dans la portion dorsale de la colonne vertébrale ; il les attribue à la mobilisation forcée de l'arc postérieur de la côte réséquée, mobilisation qui produit une sorte de diastasis de l'articulation costo-vertébrale. Enfin, longtemps après l'opération, si la déformation thoracique et la scoliose sont très marquées, le patient éprouve quelquefois, dans l'épaule du côté malade, une douleur comparable à cette douleur de l'épaule signalée dans les cas de scoliose très prononcée de l'adolescence (obs. **163**).

Accidents consécutifs. — La résection costale n'expose pas beaucoup aux complications chirurgicales graves des plaies, probablement moins que bon nombre d'autres opérations, et peut-être est-il encore permis de maintenir cette proposition de M. Berger : la résection costale est une opération relativement bénigne et qui par elle-même n'aggrave pas la situation des opérés. En effet, parmi toutes les observations que nous avons réunies, il n'y a que deux exemples de complications consécutives réellement graves : une septicémie aiguë qui emporte le malade en peu de jours (obs. **197**), un érysipèle de la paroi thoracique qui retarde et peut-être compromet le travail de réparation (obs. **184**). Il faut cependant tenir compte, pour apprécier le degré de gravité de l'opération, des accidents qui surviennent pendant ou immédiatement après l'acte opératoire, tels que la syncope et le collapsus. Ces accidents sont d'autant plus à redouter et d'autant plus graves, que l'opération a été plus longue et que le patient est plus profondément débilité. Dans deux cas, au moins, le collapsus s'est terminé par la mort.

Les complications locales sont plus communes, et particulièrement dans les cas où les opérateurs ont choisi les procédés à lambeaux. On a observé comme complications locales : la mortification des bords ou d'une plus ou moins grande étendue du lambeau (obs. **166**) ; la désunion des lambeaux laissant à nu le champ opératoire et même la cavité de l'empyème (obs. **148**, **208**) ; la suppuration et la formation d'un ou de plusieurs abcès sous le lambeau. Des complications de ce genre n'ont pas d'autres résultats fâcheux que d'arrêter plus ou moins le travail de réparation ; encore ne compromettent-elles pas toujours la guérison, puisque plusieurs opérés ont néanmoins complètement guéri.

Affaissement de la paroi thoracique. Effacement de la cavité suppurante. — De tous les phénomènes consécutifs à l'opération de la résection costale, les plus dignes d'intérêt sont assurément l'affaissement de la paroi thoracique et l'effacement de la cavité suppurante ; ce sont d'ailleurs les résultats immédiats qu'on demande à l'intervention chirurgicale.

Il est bien possible que l'expansion du poumon contribue pour une certaine part à l'oblitération de la cavité. Sans doute l'immobilité, le défaut d'expansion du poumon, était la cause principale de la persistance de la cavité et de la suppuration. Mais, après la résection costale et le curage de la cavité, la rétractilité de la plèvre reparaît et reprend une nouvelle activité ; or il est probable que cette force de rétraction de la plèvre s'étend à toute la surface de l'empyème, à la paroi interne qui correspond au poumon, comme à la paroi externe qui correspond à la paroi costale. Le poumon est donc vraisemblablement entraîné comme l'est la paroi thoracique. Le travail de réparation terminé et la cavité définitivement oblitérée, le bruit respiratoire, très affaibli il est vrai, reparaît sur une notable étendue du côté malade, preuve évidente que le poumon a subi une notable expansion et a dû contribuer à l'effacement de la cavité. Du reste, cette dilatation du poumon peut encore être ultérieurement augmentée à l'aide de certains exercices de gymnastique respiratoire.

Quoi qu'il en soit, il est à peu près impossible de suivre le mouvement de dilatation du poumon, du moins au début, tandis qu'il est relativement facile de suivre toutes les modifications que subit la paroi thoracique après la résection des côtes. — Voyons d'abord, dans les cas terminés par guérison complète après une seule opération de résection, la marche que suivent l'affaissement de la paroi thoracique et l'effacement de la cavité. Nous ne disposons pas de bien nombreux matériaux pour cette étude ; peu d'observations renferment des notations et des mensurations précises. Il se produit, après la mobilisation de la paroi thoracique, un double mouvement d'affaissement, ou, si l'on veut, l'affaissement se fait en deux temps. Le premier mouvement est de nature toute mécanique : la continuité de l'arc costal étant interrompue, les extrémités des côtes divisées, soit spontanément, soit sous l'influence d'une certaine compression, se dépriment plus ou moins vers la cavité thoracique. Ce premier affaissement est immédiat et peut être constaté dès les premiers jours qui suivent l'opération. Puis survient un second mouvement d'affaissement, continu, progressif et qui est dû à la rétraction de la plèvre. Or cet affaissement secondaire peut être rapide, considérable et déjà très appréciable au bout de quinze à vingt jours.

On juge de la rétraction de la paroi thoracique par l'inspection et la mensuration du périmètre thoracique. Voici quelques exemples, empruntés aux observations de M. de Cérenville. — Dans un premier cas, la pleurotomie simple n'avait donné, au bout d'un mois, qu'une diminution d'un demi centimètre du périmètre du côté malade, tandis que, vingt-deux jours après la résection, la diminution de ce même périmètre était de 3 centimètres et demi. — Dans un second cas, on note 42 centimètres avant toute intervention, 40 cinq jours après la pleurotomie, 38 vingt-quatre jours plus tard, 36 quatorze jours après la résection, puis 37 et 39 vingt-neuf et soixante-dix jours après la résection ; à cette dernière époque, la guérison est complète et le malade a notablement engraissé. — Dans un troisième cas, l'état du patient est stationnaire après une pleurotomie qui date de deux ans environ ; le périmètre du côté malade est de 38 centimètres ; la résection est pratiquée et l'on relève les mensurations suivantes : 36 centim. au onzième, 35 au dix-neuvième et 34 au trente-troisième jour ; en un mois, le périmètre a diminué de 4 centimètres. — Dans un cas de M. Saltzmann (obs. **144**), dès le lendemain de la résection, on note une diminution de 2 centim. du périmètre thoracique du côté opéré ; dans un deuxième cas du même chirurgien, la diminution immédiate du périmètre du côté opéré est de 3 centimètres (obs. **177**) ; enfin, dans un troisième cas également dû à M. Saltzmann, la diminution immédiate du périmètre du côté opéré est de 2,5 centim. (obs. **212**.). — Nous avons vu que M. Eug. Bœckel emploie un autre procédé ; il mesure directement le degré de l'enfoncement de la paroi, suivant le rayon de la circonférence thoracique qui correspond au point maximum de cet enfoncement. Chez son malade (obs. **159**), deux mois après l'opération, la dépression thoracique, ainsi mesurée, atteignait 7 centimètres, dépression véritablement énorme et qu'on apprécie mieux encore en comparant, comme le fait M. E. Bœckel, les périmètres des deux côtés du thorax, côté sain et côté malade. Il est vrai que le côté malade présentait déjà, même avant la résection, une rétraction très manifeste.

Cette diminution plus ou moins rapide et marquée du périmètre thoracique du côté opéré, doit être vraisemblablement limitée par le contact des deux segments des côtes réséquées. Cependant dans un cas de M. Saltzmann (obs. **178**), cette limite fut dépassée ; deux ans après une première résection, on put constater que le segment postérieur des côtes réséquées chevauchait sur le segment antérieur.

Dans le second des cas empruntés à M. de Cérenville, nous avons vu à la rétraction succéder une dilatation du thorax du côté opéré. Semblable modification du périmètre thoracique fut observée chez une des malades de M. Berger (1) : immédiatement après la guérison, la diminution du périmètre thoracique total était de 7 centimètres ; trois mois plus tard, il n'y avait plus que 2 à 3 centimètres de rétrécissement de poitrine. Chez son malade, M. E. Bœckel constate également que cet

(1) *Société de chirurgie* 1884, p 509.

énorme enfoncement de 7 centimètres paraît avoir diminué un mois environ après la mensuration. Ces faits sont fort importants au point de vue de l'appréciation des résultats définitifs de la résection costale. Ils prouvent que la déformation, parfois considérable, que laisse cette opération n'est pas irrémédiable. Il en est, dans une certaine mesure, de cette déformation comme de celle qui fait suite à la pleurotomie ou encore à la résorption lente de certains épanchements séro-fibrineux ; elle peut diminuer et peut-être disparaître. On doit, en effet, attribuer, comme l'a fait M. Berger, cette diminution de la rétraction thoracique à la dilatation du poumon qui se continue et se complète, même après l'oblitération définitive de l'empyème.

Dans bon nombre d'observations, on a vu l'enfoncement de la paroi thoracique s'accompagner d'une incurvation notable de la colonne vertébrale, déjà très appréciable au bout de quelques mois et même de quelques semaines. La scoliose est augmentée si elle existait déjà avant l'opération. Les résections larges, c'est-à-dire qui enlèvent aux côtes de longs fragments, favorisent la déviation vertébrale, en produisant un raccourcissement plus marqué du diamètre thoracique vertical.

L'affaissement de la paroi thoracique n'est pas toujours général, toute la paroi costale n'est pas entraînée au même degré dans le mouvement de rétraction qui suit la résection costale ; l'affaissement est toujours beaucoup plus prononcé, et il reste quelquefois limité, dans la région du champ opératoire. C'est bien là la preuve du rôle et de l'efficacité de l'opération de la résection costale. Ce fait est bien remarquable dans l'observation **175** ; les côtes sous-jacentes au champ opératoire, et qui n'ont pas été réséquées, surplombent les côtes réséquées d'environ un centimètre et demi.

L'introduction de la sonde et les injections dans la cavité permettent de suivre les progrès de la cicatrisation. Voici ce qui se passe le plus souvent dans les cas favorables : dans les premiers jours qui suivent la résection, la cavité diminue promptement, puis la diminution marche plus lentement et aboutit enfin à la cicatrisation définitive. Il arrive parfois que la fistule continue à donner encore quelques gouttes de pus, un certain temps après l'occlusion de la cavité. Voici quelques exemples empruntés à Estlander qui a particulièrement étudié, à l'aide des injections, ce mouvement de retrait de la cavité. — Dans un premier cas, la cavité admet avant l'opération environ 150 c. c. ; huit jours après, elle admet encore 100 c. c. ; mais à la fin de la seconde semaine, on ne peut plus y faire pénétrer que deux cuillerées de liquide (obs. **141**). — Dans un deuxième cas, la cavité paraît contenir au moment de l'opération un litre de pus environ ; une sonde d'homme peut y être retournée dans toutes les directions, sans rencontrer aucune adhérence entre le poumon et la paroi costale ; pendant les premiers jours qui suivent l'opération, la capacité n'est plus que de 300 à 400 c. c. et, un mois après environ, elle est évaluée à 30 c. c. seulement (obs. **142**). — Enfin dans un troisième cas, l'empyème contient deux litres avant la résection costale ; un mois après, la capacité de la poche purulente est tombée à 25 c. c. (obs. **140**).

A mesure que décroît l'amplitude de la cavité, les excursions de la sonde deviennent de plus en plus limitées. Si, au début, la sonde courbe pouvait exécuter des mouvements de rotation complets, même étant enfoncée à une grande profondeur, bientôt ces mouvements ne sont plus possibles que pour une introduction de la sonde à quelques centimètres seulement, puis l'extrémité de la sonde ne décrit plus que la moitié, le tiers, le quart de la rotation complète ; enfin tout mouvement devient impossible, l'instrument est serré de toutes parts et ne pénètre plus que dans un trajet fistuleux plus ou moins profond.

La durée de ce travail de réparation est donc relativement courte. En étudiant à ce point de vue les observations de guérison complète (groupe I), nous avons trouvé un maximum de 128 et un minimum de 46 jours. La moyenne serait de 72 jours. Ces chiffres sont d'autant plus remarquables que, parmi ces opérés si promptement guéris, il en est dont les cavités étaient très anciennes ou très vastes.

Du reste, on conçoit très bien que la durée de cette période de réparation ne puisse pas se prolonger au-delà d'une certaine limite. Nous avons vu que la régénération des côtes réséquées est déjà manifeste six à sept semaines après la résection. Au bout de deux à trois mois, plus ou moins tôt suivant l'âge et l'état général du patient, cette régénération est assez avancée pour opposer un obstacle insurmontable à la rétraction de la paroi thoracique. Si à cette époque le travail de réparation n'est pas achevé, il ne peut aller plus loin, la cicatrisation s'arrête et l'opération n'a donné qu'une amélioration, une diminution plus ou moins marquée de la cavité, non une guérison complète. C'est précisément ce qui s'est passé dans les observations du groupe III. L'effacement de la cavité marche promptement pendant les premières semaines, se ralentit de plus en plus pendant le deuxième et le troisième mois et finalement s'arrête du troisième au quatrième mois, quelquefois même à une période moins avancée.

§ XI. — RÉSECTIONS SECONDAIRES.

Dans ces conditions, l'effet utile d'une première résection costale est épuisé, et, si l'amélioration est réelle et qu'il n'y ait pas de contre-indications à une nouvelle intervention chirurgicale, il est nécessaire, pour obtenir une guérison complète, de mobiliser à nouveau la paroi thoracique, c'est-à-dire de faire disparaître le nouvel obstacle causé par la régénération des côtes. C'est donc trois ou quatre mois après la première opération que peut se poser la question d'une seconde résection costale.

Parmi les observations que nous avons réunies, il y en a 21 dans lesquelles l'opérateur a pratiqué une ou plusieurs résections secondaires obs. **150, 151, 163, 169, 171, 172, 173, 175, 176, 178, 181, 183, 184, 187, 188, 190, 191, 193, 209, 211, 213.**)

Le maximum de l'intervalle qui sépare les deux résections a été de 2 ans et 10 mois, et le minimum d'un mois seulement. Lorsque les malades sont perdus de vue après une première opération, l'intervalle peut être considérable ; mais, lorsque le chirurgien a pu suivre son opéré, c'est généralement du troisième au cinquième mois qu'il s'est décidé à intervenir une seconde fois.

Estlander a même conseillé la résection secondaire précoce, c'est-à-dire pratiquée avant que la première opération ait donné tout l'effet utile qu'on peut en attendre. Ainsi, dans l'observation **211**, la seconde résection est pratiquée un mois seulement après la première. Celle-ci n'avait produit aucune amélioration sensible, et l'opérateur avait reconnu, dès les premiers jours, qu'elle serait certainement insuffisante, en raison de l'amplitude considérable de la cavité. — De même, dans l'observation **190**, M. Weiss se décide à une seconde intervention au bout d'un mois seulement, la première opération n'ayant, à cette époque, produit qu'une amélioration passagère de l'état général, une faible diminution de la suppuration et une rétraction insignifiante de la cavité dont les dimensions, mesurées avec la sonde, n'ont subi aucune modification appréciable.

Une seconde résection ne produit pas toujours le résultat cherché, l'oblitération définitive de la cavité. Estlander avait déjà, dans son premier mémoire, signalé la nécessité, dans certains cas, d'en venir à plusieurs résections secondaires. — Chez un de ses malades, (obs. **176**).

M. Lucas Championnière a pratiqué successivement trois résections, la deuxième six mois après la première, et la troisième trois mois après la deuxième. Chaque opération était suivie d'une diminution de la cavité et d'une amélioration notable de l'état général, mais la guérison complète ne put être obtenue. — M. Ollier a pratiqué quatre résections successives chez le même malade (obs. **183**) : la deuxième sept mois après la première, la troisième deux mois après la deuxième et la quatrième un mois après la troisième. Il est vrai que chaque résection était peu étendue, n'intéressait que deux ou trois côtes, et que l'opérateur cherchait plutôt à favoriser l'écoulement du pus, qu'à obtenir une mobilisation complète et suffisante de la paroi thoracique.

Ces résections multiples et se succédant à bref délai sont particulièrement applicables aux très grandes cavités, dont on ne peut espérer l'oblitération complète après une seule résection, même très large et très étendue. Il faut alors chercher à obtenir cette oblitération en plusieurs temps. M. Lucas Championnière a le premier posé cette indication, dont il a fait l'application au malade dont nous venons de citer l'observation.

Toutes ces résections secondaires sont nécessairement pratiquées au même point de la paroi thoracique. Les incisions des parties molles portent dans les cicatrices des précédentes opérations et découvrent le même champ opératoire. L'opérateur enlève les segments régénérés des arcs costaux. Ce temps de l'opération ne laisse pas de présenter de réelles difficultés ; la régénération osseuse est souvent tellement complète, qu'elle forme une véritable cuirasse dure, compacte, et qu'il faut entamer avec le ciseau et le maillet.

Souvent aussi l'ablation des parties osseuses régénérées ne suffit pas. Si la première résection n'a pas donné un résultat complet, c'est qu'elle n'a pas permis la mobilisation de toute cette partie de la paroi thoracique qui correspond à la paroi externe de la poche purulente. La persistance des prolongements supérieur et inférieur de la cavité, surtout du prolongement supérieur, telle est la cause la plus commune de l'insuccès d'une première résection. Avant d'avoir recours à une nouvelle intervention, il est donc nécessaire de faire avec la sonde une nouvelle exploration méthodique et complète de la cavité.

Si l'oblitération n'est pas achevée dans le sens de la largeur, il faut enlever de nouveaux fragments sur les arcs costaux précédemment intéressés, soit en avant, soit en arrière du premier champ opératoire, suivant que la cavité s'étend encore en avant ou en arrière. Le prolongement inférieur vers l'angle postérieur des côtes nécessite la résection des deux ou trois côtes situées au dessous de la dernière des côtes réséquées dans la première opération. Mais, le plus souvent, c'est vers le cul-de-sac supérieur de la cavité que l'opérateur doit porter toute son attention. Si la sonde remonte très haut dans cette direction, il est indiqué d'étendre la résection jusqu'aux côtes les plus élevées qu'il soit possible d'atteindre.

Enfin, il est encore une autre cause d'insuccès d'une première résection ; la plèvre n'a pas été touchée, on n'en a pratiqué ni le grattage ni l'incision. Or il est certain que l'énorme épaississement de la plèvre et la présence dans la cavité de fongosités et de fausses membranes, font obstacle à l'affaissement de la paroi costale et au bourgeonnement des parois de poche purulente. C'est là une indication qu'il ne faut pas négliger de remplir dans une seconde résection costale (obs. **173**).

Quelle est la valeur de ces résections secondaires? Une seconde opération est *a priori* si rationnelle, qu'il semble qu'elle doive fréquemment donner un succès complet. Or les succès sont rares. Parmi les 23 opérés du groupe I (guérison complète), un seul subit une seconde résection costale deux ans et dix mois après la première (obs. **150**) ; tous les autres ont été guéris par la première résection et après un intervalle de 72 jours en moyenne. De cette observation on pourrait, il est vrai, rapprocher l'observation de M. Schneider (obs. **151**), dans laquelle la résection secondaire de la clavicule parut compléter heureusement une première résection costale, faite quarante jours auparavant. A ces observations ajoutons encore une troisième observation (obs. **163**), dans laquelle la seconde résection, faite quatre mois après la première, a conduit à l'effacement de la cavité mais avec persistance du trajet fistuleux. Ce sont, en somme, les trois seuls exemples de succès complet, ou à peu près complet, fourni par une résection secondaire (1).

(1) A ces trois observations, il faut en ajouter une quatrième, l'observation **156** qui appartient à M. J. Bœckel. Elle porte le n° XLVII dans l'ouvrage de M. J. Bœckel, *Fragments de chirurgie*, dont nous l'avons extraite. Dans cette publication, le malade est considéré comme définitivement guéri. En 1886, dans la *Gazette médicale de Strasbourg* (p. 47), M. J. Bœckel nous apprend que cette première guérison ne s'est pas maintenue. Quelques semaines après sa sortie de l'hôpital, la patient vit sa fistule se rétablir et de nouveau verser du pus. Au bout de quelques mois, M. J. Bœckel pratiqua une seconde résection ; il enleva des fragments de 6 et 8 centimètres sur deux côtes. A dater de cette seconde opération, la sécrétion purulente diminua, puis elle disparut entièrement. Le patient fut examiné trois ans plus tard. Cette fois la guérison s'était maintenue ; elle était bien définitive, et l'opéré jouissait d'une parfaite santé. Cette observation est donc un nouvel exemple de guérison complète, obtenue par une résection secondaire.

Ce qui démontre encore le peu d'efficacité d'une seconde opération au point de vue de la guérison radicale, c'est le grand nombre des résections secondaires que nous trouvons dans les groupes III et IV de nos observations. On sait que ces groupes comprennent, le troisième les cas suivis d'amélioration plus ou moins marquée, et le quatrième les cas où le résultat fut nul ou à peu près nul. Il est vrai que, au moment de la publication de quelques unes de ces observations, le résultat définitif des résections secondaires n'était pas encore suffisamment connu ; ce résultat a pu se compléter plus tard et peut-être aboutir à une guérison complète (obs. **178**).

La plupart de ces empyèmes, incomplètement guéris par une ou deux résections successives, ne sont pas des empyèmes de choix, et il y a des raisons assez plausibles pour expliquer la difficulté, l'impossibilité même d'une oblitération définitive de la cavité. On peut, en effet, mettre en cause : la tuberculose certaine ou très probable (obs. **169, 190**) ; l'amplitude extrême de la cavité avec défaut absolu de dilatabilité du poumon (obs. **171, 178, 211**) ; l'ancienneté de l'empyème et la longue durée de la suppuration (obs. **173, 175**) ; enfin, dans quelques observations, plusieurs de ces conditions fâcheuses réunies chez le même malade (obs. **176**). D'ailleurs, une cause d'insuccès non moins certaine, c'est l'insuffisance même de ces résections secondaires ; le nombre des côtes intéressées et la longueur des fragments réséqués ne sont peut-être pas suffisamment proportionnés à l'étendue ni à la forme de la cavité purulente. C'est bien là un des arguments les plus décisifs à l'appui de ce précepte sur lequel insistent la plupart des chirurgiens : il faut d'emblée faire une résection large, suffisante, capable de donner des chances sérieuses d'oblitération immédiate et complète.

Si la résection secondaire aboutit rarement à la guérison définitive, elle donne une amélioration le plus souvent réelle, et quelquefois considérable (observations du groupe III). Dans la plupart de ces observations on note, en effet, quelques mois après la seconde résection : une diminution marquée de la suppuration qui peut être réduite de la moitié ou des deux tiers (obs. **169, 171, 173, 211, 178, 188**) ; une rétraction très prononcée du côté opéré (obs. **184**), le retour de l'appétit, des forces, la diminution ou même la disparition des symptômes de la cachexie suppurative (obs. **169, 171, 172, 173, 175, 211, 176, 178, 183, 187, 188**).

Certes, c'est là un résultat désirable et qui peut bien suffire, à défaut d'une guérison complète, pour légitimer une ou plusieurs résections secondaires. La dimension de la cavité et l'abondance de la suppuration ne sont pas choses indifférentes quand il s'agit du pronostic de l'empyème chronique. Une grande cavité, qui suppure abondamment, entraînera nécessairement la mort au bout d'un temps relativement court ; une très petite cavité peut, au contraire, permettre la prolongation de la vie pendant plusieurs années ; enfin la cavité peut-être assez étroitement réduite pour que cette affection si grave, l'empyème chronique, soit transformée en une simple infirmité qui peut-être n'abrégera pas beaucoup la durée de l'existence (obs. 163, 173).

§ XII. — TRAITEMENT CONSÉCUTIF DE L'ATROPHIE DES MUSCLES ET DE LA DIMINUTION DE LA CAPACITÉ PULMONAIRE.

Une fois obtenues la cicatrisation de la cavité suppurante et l'oblitération définitive du trajet fistuleux, le but principal de l'intervention chirurgicale est sans doute désormais atteint ; la suppuration est tarie et la vie même du patient n'est plus compromise par les périls qu'engendre cette suppuration chronique. Cependant le rôle du médecin n'est pas terminé, la guérison n'est pas complète, il reste encore quelques indications à remplir.

Les muscles de l'épaule, de la paroi thoracique et quelquefois même du bras sont plus ou moins atrophiés, condition fâcheuse qui rend les mouvements du membre supérieur faibles et incertains, et qui peut aussi contribuer à diminuer l'amplitude des mouvements respiratoires du côté malade. Par des séances de faradisation de plus en plus fréquentes et prolongées, et aussi par l'application de courants continus, il faut chercher à rendre à tous ces muscles une nutrition plus active et à en relever la tonicité et la contractilité.

Le poumon du côté malade a été longtemps comprimé et l'oblitération de la cavité suppurante n'a été obtenue qu'au prix d'un affaissement plus ou moins marqué de la paroi thoracique. La capacité pulmonaire est donc diminuée, et, dans quelques cas, cette diminution peut être considérable, au point d'atteindre la moitié de la capacité pulmonaire normale. C'est là une véritable infirmité. Au repos, la respiration peut être suffisante ; mais, dès que le patient marche ou exécute quelques mouvements, l'insuffisance de l'acte respiratoire se manifeste par l'accélération croissante de la respiration, l'angoisse précordiale, les palpitations, la cyanose de la face et des extrémités. Si cette situation ne s'améliore pas, le patient, délivré d'une maladie qui menaçait son existence, reste cependant invalide et infirme ; il ne peut soutenir une marche un peu prolongée, ni se livrer à un travail manuel ; il est presque condamné à l'inactivité. Il faut donc chercher à augmenter la capacité pulmonaire, c'est-à-dire à dilater le thorax affaissé et à favoriser l'expansion du poumon comprimé. Il n'est pas impossible d'atteindre ce résultat, au moins dans une certaine mesure. On sait que, dans les pleurésies à résolution lente, la résorption spontanée de l'épanchement laisse souvent une rétraction marquée du thorax du côté malade, laquelle est souvent aussi accompagnée d'une déviation scoliotique très appréciable. Or ces déformations du thorax et du rachis ne sont pas iérrmédiables, et il n'est pas rare de voir, aù bout de plusieurs mois ou de quelques années, le rachis se redresser et le thorax reprendre la forme et les dimensions de l'état normal. Une semblable restauration du thorax peut être observée, même à la suite de la pleurésie purulente traitée par la pleurotomie et les lavages antiseptiques. Nous en avons cité des exemples, non seulement chez de jeunes sujets, mais même chez des adultes. La résection costale appliquée au traitement de l'empyème chronique, n'est pas un obstacle absolu à cette restauration consécutive de la forme et des dimensions du thorax. Dans trois cas que nous avons déjà cités et qui sont dûs à M. de Cérenville, à M. Berger et à M. E. Bœckel, l'affaissement du thorax provoqué par la résection costale fut suivi d'une dilatation très appréciable. Or on peut et l'on doit aider à ce mouvement de réparation salutaire, dont le résultat définitif est d'accroître la capacité pulmonaire. M. Eug. Bœckel a beaucoup insisté, et avec raison, sur cette partie complémentaire du traitement de l'empyème chronique. Chez son malade (obs. 159), il a mis en usage deux moyens qui furent reconnus réellement efficaces, des séances d'inspiration d'air comprimé et des exercices de gymnastique respiratoire.

Pour pratiquer les inspirations d'air comprimé, on peut employer divers appareils, entre autres ceux de Schnitzler et de Waldenburg. On commence par des séances quotidiennes de vingt à trente inspirations seulement, puis on augmente progressivement le nombre et la durée de ces séances. La pénétration de l'air comprimé dans les voies respiratoires, au moment de l'inspiration, agit ici d'une façon toute mécanique ; les lobules restés perméables subissent une certaine dilatation, et les lobules affaissés pendant la compression prolongée du poumon, redeviennent peu à peu perméables à l'air et peuvent être plus ou moins complètement rendus à la fonction de respiration. On apprécie les résultats obtenus, en mesurant à certains intervalles les modifications de la capacité pulmonaire. Chez le malade de M. Eug. Bœckel, ces résultats furent réellement très remarquables: la capacité pulmonaire avait diminué à peu près de la moitié; après la cicatrisation complète de l'empyème, elle n'était plus que de 2 litres environ, tandis que la taille du sujet comportait une capacité de 4 litres au moins; or, après cinq semaines de traitement par les inspirations d'air comprimé, la capacité pulmonaire s'était élevée à 3 litres; elle avait augmenté d'un litre. On peut, sans doute, objecter que la dilatation doit également porter sur les lobules et les alvéoles du poumon sain; cependant il n'est pas contestable que le poumon comprimé participe largement à cette dilatation, car, en même temps, on constate du côté malade la diminution de l'affaissement de la paroi et le retour, sur une surface de plus en plus étendue, du bruit respiratoire normal.

Les exercices de gymnastique respiratoire concourent au même résultat. M. Eug. Bœckel avait conseillé à son malade de gravir à pas lents de petites collines. Pendant la marche sur un plan incliné, la respiration est plus active et plus profonde; tous les muscles inspirateurs se contractent pour agrandir au maximum les dimensions de la cavité thoracique. On peut encore conseiller au patient de faire chaque jour plusieurs séances plus ou moins prolongées d'inspirations de plus en plus profondes. Le patient est assis ou mieux debout, les bras rapprochés du tronc et les coudes portés en arrière; cette attitude est rendue plus stable en plaçant une tige rigide entre la face postérieure du tronc et la face antérieure des coudes. Dans cette attitude, particulièrement favorable à l'acte inspiratoire, le patient s'exerce progressivement à faire des inspirations aussi profondes que possible. L'air comprimé agit en exerçant une pression exagérée sur la face interne du poumon; une inspiration profonde agit en exerçant une sorte de traction sur toute la surface externe du poumon adhérente à la paroi costale. Aussi, ces inspirations profondes ne peuvent elles être efficaces, qu'au moment où la cavité pleurale est complètement oblitérée et la plèvre pulmonaire soudée à la plèvre pariétale.

§ XIII. — OBSERVATIONS.

Nous avons réuni 78 observations d'empyème chronique traité par la résection costale. Assurément, le nombre des opérations de résection aujourd'hui publiées est notablement plus élevé. Nous avons écarté quelques observations, à cause de l'insuffisance des détails; pour d'autres, plus nombreuses, nous n'avons pu remonter à la publication originale, n'ayant pas à notre disposition les recueils périodiques qui les contiennent. Du reste, il s'agissait moins de réunir toutes les observations connues que d'en rassembler un nombre suffisant pour faire l'histoire de la résection costale appliquée au traitement de l'empyème chronique.

Il n'est pas possible de reproduire complètement toutes ces observations. Nous en donnerons quelques-unes à peu près *in extenso*, les plus remarquables et celles qui peuvent servir à bien établir quelques points importants de cette étude. Il était indispensable d'établir certains groupes parmi toutes ces observations. Nous avons pris pour base de cette classification le résultat de l'opération, et nous avons admis 7 groupes :

I. — Succès complet, c'est-à-dire oblitération définitive de la cavité de l'empyème et de la fistule pleuro-cutanée ;

II. — Guérison avec cicatrisation de la cavité, mais avec persistance d'un trajet fistuleux ;

III. — Amélioration plus ou moins notable : la cavité a diminué d'étendue mais elle persiste, ainsi que la fistule;

IV. — Résultat nul : la cavité ne paraît pas avoir diminué, la suppuration reste ce qu'elle était avant l'opération ;

V. — Mort, très peu de temps après l'opération ;

VI. — Mort, quelques mois après l'opération ;

VII. — Résultat encore inconnu au moment de la publication de l'observation.

Groupe I. — *Succès complet. — Oblitération de la cavité. — Cicatrisation de la fistule.*

Observation 140. — (Estlander. Obs. I de son premier mémoire *in Revue mensuelle de médecine et de chirurgie*, 1879, p. 157). — Henri Heikkilä, jeune homme de 21 ans. Début aigu de la pleurésie en *janvier 1876*. En *avril 1876*, formation d'une tumeur au bas du côté gauche du thorax; on l'ouvre avec une aiguille, il en sort environ cinq litres de pus. Amélioration en *juin* de la même année; il peut quitter le lit; mais la suppuration n'est point tarie. — Il entre à l'hôpital en *mars 1877* : amaigrissement, face pâle, température vespérale à 38°,3. Orifice fistuleux immédiatement sous la 7e côte gauche et sur la ligne axillaire. Cet état restait stationnaire depuis 8 mois.

13 mars 1877 (14 mois après le début, 10 mois après l'établissement spontané de la fistule pleuro-cutanée), opération de la résection costale. — Incision remontant obliquement à partir de la fistule, et par laquelle on enlève : 4,5 centim. de la 7e et

3 centim. de la 6e et de la 5e côtes. Le tissu osseux des côtes est raréfié et très vasculaire. Cavité suppurante de grande dimension et dans laquelle on peut aisément retourner un cathéter d'homme. — Pansement antiseptique.

Suites immédiates très favorables. Amélioration très rapide. Au bout d'un mois, la cavité qui, avant l'opération, présentait une capacité de deux litres environ, ne contenait plus que 25 c. c.

25 juin 1877 (3 mois et demi après l'opération), le malade est complètement rétabli et la fistule guérie.

Observation 141, — (Esltander. Obs. II de son premier mémoire loc. cit.). — Jean Sten..., homme de 56 ans. Le *15 décembre 1876*, plaie à la partie antérieure de la moitié gauche du thorax, suivie d'hémorrhagie, de dyspnée et d'hémoptysie. Le lendemain, entrée à l'hôpital et suture de la plaie. Matité et respiration bronchique dans la partie supérieure du poumon; crachats sanglants, fièvre à 40°. Même état jusqu'au *21 décembre*; ce jour-là, un érysipèle, parti de la plaie, s'étend sur la paroi thoracique. — Le *30 décembre*, au moment où l'érysipèle commence à céder, on constate que le côté gauche de la poitrine est rempli par un épanchement, qui déplace le cœur à 5 centim. à droite et cause une forte dyspnée. — Le *1 janvier 1877*, ponction avec l'aspirateur Potain; issue de 2 litres d'un liquide séro-hémorrhagique. La nuit suivante, la plaie s'ouvre et donne issue à ce même liquide, puis à du pus véritable. Lavage de la cavité avec des solutions d'acide salicylique. Etat amélioré jusqu'au *15 janvier*. A cette époque, nouvel érysipèle. — En *février*, la suppuration est très abondante. Diarrhée; œdème des pieds. Nouvelles poussées d'érysipèle. —Le *16 mars*, pour faciliter l'écoulement du pus, résection de 2 centim. de la 7e côte en arrière, contre-ouverture de la plèvre et passage d'un tube à drainage de cette contre-ouverture à la plaie supérieure. A la suite de cette opération : chute de la fièvre, disparition de l'érysipèle, retour de l'appétit. La circonférence du thorax diminue de 3 centim. Puis l'amélioration s'arrête; état stationnaire.

24 avril 1877 (4 mois et 9 jours après le début, un mois et 9 jours après la pleurotomie), résection costale. — Incision unique partant de la contre-ouverture postérieure et se dirigeant en haut et en avant vers la plaie antérieure. Résection de 4 centim. de la 6e et de 3 centim. de la 5e et de la 4e côtes.

Pendant quatre jours, légère réaction fébrile; chute de la fièvre le cinquième jour. — Une semaine après l'opération : capacité de la cavité descendue de 150 cc. à 100 cc.; réunion par première intention de l'incision cutanée. Le *10 mai*, la cavité n'admet que deux grandes cuillerée de liquide.

9 juin (un mois et demi après l'opération), la guérison est parfaite. — Les extrémités des côtes réséquées sont distantes d'un centimètre environ. Une aiguille enfoncée à travers la peau tombe sur un tissu osseux de nouvelle formation. — Le *16 juin*, le malade quitte l'hôpital, complètement guéri.

Observation 142. — (Estlander. Obs. V de son premier mémoire, loc. cit.): — Henri Petterson, 31 ans. En *janvier 1877*, pneumonie gauche, à la suite de laquelle se développe une pleurésie qui est reconnue purulente en *mai*. En *août*, tumeur d'empyème qui s'ouvre spontanément et donne issue à une grande quantité de pus. — Entrée à l'hôpital en *juillet 1878*. Etat général passable, un peu de fièvre le soir, quelques sueurs nocturnes, pas d'albuminurie. Déformation thoracique très prononcée; scoliose. Fistule dans le septième espace intercostal gauche.

17 juillet 1878 (14 mois après le début, 10 mois après l'ouverture spontanée de l'empyème), résection costale. — Trois incisions parallèles aux côtes, par lesquelles on enlève des fragments de 3 centim. à 4,5 centim. sur les 4e, 5e, 6e, 7e, 8e et 9e côtes. Contre-ouverture au niveau de l'incision inférieure, pour assurer l'écoulement du pus. On trouva le feuillet costal de la plèvre épais de 4 millimètres et si résistant qu'il fallut y faire un trou avec une rugine pointue. La cavité contenait un litre de pus; une sonde d'homme pouvait y être retournée dans toutes les directions, sans rencontrer aucune adhérence entre le poumon et la paroi costale.

Suites immédiates très favorables. Les premiers jours, la capacité est de 300 à 400 cc. — Le *15 août*, l'appétit est excellent ; on est obligé de doubler la ration du malade. La cavité n'admet plus que 30 cc. de liquide.

12 octobre (3 mois après la résection) le malade quitte l'hôpital. Orifice inférieur cicatrisé depuis longtemps. Le supérieur admet une sonde à 5 centim. de profondeur, mais sans mouvement de rotation; il n'y a plus qu'un trajet fistuleux. Cessation complète de la suppuration. — Dans son deuxième mémoire *(Revue mensuelle de médecine et de chirurgie 1879, p. 887)*, Estlander annonce que ce malade est complètement guéri.

Observation 143. — (Létiévant. Société de chirurgie, 7 juillet 1875). — F. Salomon, 16 ans. Pleurésie purulente droite dont le début n'est pas précisé. — En *novembre 1872*, admission à l'Hôtel-Dieu de Lyon. Fistule très étroite dans le 7e espace droit, à 3 centim. en dehors de la ligne mamelonnaire. Une sonde introduite par cet orifice pénètre dans une vaste cavité qui paraît occuper tout le thorax droit. Cavité pleine de pus. — Débridement de l'orifice. Lavages avec de la teinture d'iode plus ou moins étendue d'eau. Médication tonique. — Traitement continué pendant 8 mois. L'état général s'améliore. La cavité diminue, puis la fistule se ferme et le malade paraît guéri. Cette guérison se maintient 3 mois. Puis, douleur dans le côté, perte de l'appétit, dyspnée et réouverture de la fistule qui de nouveau donne du pus. — *3 décembre 1873*. Nouvelle admission à l'Hôtel-Dieu. La matité est complète dans tout le côté droit. Affaiblissement. Fièvre hectique. — Nouveau débridement; lavages à l'eau tiède; drainage de la base du thorax avec un tube qui, engagé d'abord par la fistule, va ressortir en arrière à la base droite du thorax. — *29 décembre*. Hémorrhagie par le trajet fistuleux, légère d'abord, puis de plus en plus accentuée. Insuccès des injections d'eau de Pagliari. Le 8e jour de sa durée, cette hémorrhagie a produit un tel affaiblissement qu'on redoute une terminaison fatale prochaine.

29 décembre 1873 (13 mois après la première admission à l'Hôtel-Dieu), résection costale. — Incision de 7 centim. dans le 7e espace. Ouverture de la plèvre. Résection de 4 centim. de la 7e et de 4 centim. de la 8e côtes. Exploration avec le doigt de la cavité. Ne pouvant découvrir le point de départ de l'hémorrhagie, Létiévant se décide à pratiquer le tamponnement de la cavité. Introduction de 80 bourdonnets volumineux de charpie sèche, réunis en queue de cerf-volant par un fil. Pansement à l'huile d'eucalyptus.

Suites immédiates : dépression considérable, pouls petit, rapide, filiforme. — *7 janvier 1874*, le pouls s'est relevé. Pas de sang dans le pansement. — *8 janvier*, Extraction des bourdonnets. L'hémorrhagie ne reparaît pas. Fièvre assez vive. — Suppuration d'abord abondante, puis de plus en plus diminuée. Retour de l'appétit et des forces. — *Août 1874*, la fistule ne donne plus qu'une cuillerée à soupe de pus par jour.

Novembre 1874. Une cuillerée à café par jour de liquide séreux par la fistule. Bruit respiratoire vésiculaire entendu dans plus de la moitié supérieure du thorax droit. Le côté malade est considérablement aplati, rétréci, déformé, ce qui donne à la ligne cyrtométrique générale du thorax une configuration de triangle à base arrondie tournée du côté sain, à sommet mousse du côté malade. On remarque sur ce côté rétréci un rapprochement, un tassement, une rétraction, plus accusés du côté de la perte de substance ancienne du thorax et qui est aujourd'hui à peu près comblée. La puissance rétractile du tissu cicatriciel attire ainsi, vers ce point, toutes les parties voisines, molles et résistantes. Etat général excellent. Embonpoint et forces accrus. Le trajet fistuleux tend à se cicatriser.

Observation 144. (Saltzmann. Obs. II de son mémoire. Société de chirurgie. 1884). — Paysan de 31 ans. Pleurésie gauche dans les premiers jours de *1883*. En *juillet* de la même année, ouverture spontanée de l'empyème, par laquelle s'échappe une grande quantité de pus. Depuis, suppuration abondante, perte des forces. — Entrée à l'hôpital le *23 octobre 1883*. Patient pâle, amaigri, épuisé. Fièvre hectique le soir. Près du bord sternal des 8e et 9e côtes, se trouvent quelques orifices fistuleux qui aboutissent à une cavité suppurante de grande dimension. Rétraction considérable de la paroi et effacement des espaces intercostaux. Scoliose à droite. Périmètre thoracique : 47 centim. à droite, 40 à gauche. Pas d'albuminurie.

24 octobre (10 mois après le début, 4 mois après l'établissement spontané de la fistule), résection costale. — Trois incisions parallèles aux côtes, puis ablation de fragments de 4 centim. sur les 3e, 4e, 5e, 6e, 7e, 8e côtes, enfin ablation d'un fragment de la 9e plus en arrière, pour faciliter le drainage de la cavité. Lavages avec une solution d'acide borique à 2 p. 100.

Le lendemain de l'opération : périmètre gauche 38 centim., périmètre droit 47 centim.

Fin de décembre 1883 (deux mois après la résection), guérison complète.

Observation 145. — (Saltzmann. Obs. I de son mémoire, loc. cit.). — Paysan de 21 ans. Pleurésie gauche à la fin de l'année 1880. En *mars 1881*, ouverture d'une fistule près du mamelon gauche, par laquelle s'écoule une grande quantité de pus. — Entrée à l'hôpital *le 17 janvier 1882*. Etat général assez bon ; fièvre le soir. A 3 centim. en dehors du mamelon, fistule qui conduit obliquement en haut à une cavité contenant au moins 150 grammes de pus fétide. Aplatissement peu prononcé du thorax gauche. Pas d'albuminurie.

31 janvier 1882 (13 mois environ après le début, 10 mois environ après l'ouverture spontanée de l'empyème), résection costale. — Incisions parallèles aux côtes. Ablation de fragments de 5 centim. des 4e et 5e côtes sur la ligne axillaire, des 6e et 7e côtes plus en arrière de manière que l'incision par laquelle ces deux côtes sont réséquées correspondît au point le plus déclive de la cavité. En ce point, incision de la plèvre ; introduction par cette incision d'un drain qui sort par l'ouverture fistuleuse. Lavage avec la solution d'acide borique à 2 p. 100.

Pendant huit jours, légère réaction fébrile le soir.

Fin avril 1882 (3 mois après la résection), guérison complète ; le malade quitte l'hôpital.

Observation 146. — (A. Poncet. *Lyon médical*, 24 décembre 1882). — Jeune garçon de 15 ans. En *août 1881*, pleurésie purulente gauche, consécutive à une fièvre typhoïde. Trois ponctions, pratiquées par M. le docteur Cusset, donnent issue à 5 litres de pus. — En *novembre 1881*, vomique pleurale. Peu de temps après, fistule pleuro-cutanée, après une application de pâte de Canquoin. A la suite de l'établissement de cette fistule, survient une notable amélioration. Cette fistule finit par se cicatriser presque entièrement. Puis la situation s'aggrave de nouveau : œdème des pieds, albuminurie légère. Poids 38 kilogr. Expectoration quotidienne de trois quarts de litre de pus environ.

18 juillet 1882 (11 mois après le début, 8 mois après l'établissement de la fistule pleuro-bronchique), résection costale. — Incision en T. Un long stylet remonte jusqu'au sommet de la cavité thoracique. Ablation de 3 centim. de la 6e, de 4 centim. de la 7e et de 4 centim. de la 8e côte. Ouverture de la plèvre dans le sixième espace.

Suites immédiates très simples. Légère réaction fébrile pendant deux jours. — *23 juillet*, derniers crachats purulents. — *18 août*, disparition de l'albuminurie. — *19 août*, le malade a engraissé de 3,600 grammes. — *25 octobre 1882*, enfant méconnaissable, devenu gras et bien portant. Par les drains restés en place, mais diminués de longueur et de calibre, s'écoulent à peine quelques grammes de pus en 24 heures. Périmètre thoracique : 3 centim. de moins à gauche qu'à droite. L'enfant pèse 9 kilogr. de plus que le jour de l'opération. — *7 novembre 1882*, ablation complète des drains.

24 décembre 1882 (5 mois après l'opération). Cicatrisation définitive de la cavité et du trajet fistuleux. Guérison complète. On entend le bruit respiratoire vésiculaire dans toute l'étendue du thorax gauche. Le malade pèse 52 kilogr. ; il a engraissé de 14 kilogr. depuis le jour de l'opération, c'est-à-dire en 5 mois.

Observation 147. — (Bouilly. Société de chirurgie. 19 mars 1884). — X.., de Moutesson, jeune homme de 18 ans. Au commencement *de 1879*, pleurésie purulente, traitée d'abord par les ponctions aspiratrices. — Le *28 mars 1879*, opération de la pleurotomie. — 5 mois après, état général bon, déformation thoracique, diminution notable de l'écoulement purulent. — Depuis, persistance d'une fistule qui ne s'est jamais fermée. — En *septembre 1883*. Enfant petit, pâle, maigre, peu développé. Une sonde cannelée, recourbée en cathéter, introduite dans l'orifice fistuleux, s'enfonce en haut et en arrière, dans l'étendue de 7 à 8 centim. ; en bas, il est impossible de la retourner ; elle se trouve très serrée au niveau de l'orifice qui est singulièrement rétréci par le rapprochement des arcs costaux. Cette exploration est incomplète ; elle permet cependant de savoir qu'il existe une poche développée surtout en haut et en dehors, du côté de l'aisselle, au dessus de l'orifice fistuleux. L'auscultation permet d'entendre le bruit respiratoire du côté malade dans toute la poitrine, excepté dans une zone située autour de la fistule et que l'on peut évaluer à la largeur d'un travers de main dans tous les sens. M. Moutard-Martin assure que, d'après les résultats de l'auscultation, il y a une cavité spacieuse en dehors et en haut. Thorax gauche très déformé : côtes rapprochées les unes des autres; abaissement de l'épaule; atrophie du grand pectoral et des muscles de l'épaule. Etat général assez bon, sauf la maigreur et la pâleur ; pas de fièvre ; appétit satisfaisant.

25 décembre 1883 (5 ans après le début, 4 ans et 9 mois environ après la pleurotomie), résection costale. — Anesthésie longue et laborieuse, avec fréquentes menaces de syncope. — Incision en U, à convexité inférieure, dont le sommet passe par l'orifice fistuleux et dont les deux branches, écartées d'environ 8 à 10 centimètres, remontent l'une vers le mamelon et l'autre vers l'aisselle. — Après la résection des 8e, 7e et 6e côtes, on peut explorer plus complètement la cavité ; elle s'étend en bas; la sonde d'homme ordinaire peut être retournée en bas, derrière les côtes inférieures ; donc la poche s'étend à ce niveau plus que ne le faisait supposer le premier examen. L'incision étant prolongée en bas, l'opérateur résèque 7 centim. de la 9e et 4 centim. de la 10e côte. — Drainage dans le neuvième espace, au-dessus de la 10e côte. A ce moment, apparaît un petit morceau d'épiploon qui fait hernie. Il n'est pas douteux que la contre ouverture, faite trop bas, a porté à travers les insertions du diaphragme et a ouvert la cavité péritonéale. Ce petit morceau d'épiploon est immédiatement rentré, et le tube à drainage est introduit dans l'ancien trajet fistuleux. — Lavage avec une solution phéniquée à 2 p. 100.— Suture de la plaie sur des drains. — Pansement de Lister. Compression avec des éponges. — L'opération a duré une heure et quart. — A la suite, état syncopal assez prolongé.

Le lendemain, état satisfaisant. Nuit un peu agitée ; un seul vomissement muqueux. Légère douleur à la pression, dans la région des fausses côtes gauches et dans le flanc gauche. — *27 décembre*, premier pansement. Les pièces en sont légèrement teintes de sérosité sanguinolente. — A dater de ce jour, suites très simples, apyrexie constante.

15 février 1885 (un mois et 20 jours après la résection), cicatrisation complète. Le malade peut aider ses parents aux travaux des champs. — *7 mars*. L'opéré a pu faire 4 kilomètres à pied en venant à Paris voir M. Bouilly.

Observation 148. — (Bouilly. Société de chirurgie 1883. Obs. II du rapport de M. Berger).— Joseph W..., 31 ans. Le début n'est pas précisé, non plus que le côté de l'empyème. — *25 décembre 1881*, ponction avec canule à demeure. — *28 janvier 1882*, pleurotomie avec drainage, opération rendue difficile par l'épaisseur des fausses membranes qui tapissent la plèvre. Les mois suivants : suppuration considérable, malgré les injections détersives; déformation thoracique très prononcée ; état stationnaire de la cavité qui paraît contenir un litre de liquide.

20 octobre 1882 (10 mois après l'application de la canule à demeure), résection costale. — Chloroformisation difficile. — Lambeau cutané limité par deux incisions verticales de 10 centim. réunies inférieurement par une incision curviligne passant par les deux orifices ouverts pour le drainage. Incision des muscles sur les 4e, 5e, 6e et 7e côtes ; décollement du périoste ; résection avec la pince de Liston de 5 centim. des 4e, 5e, 6e côtes et de 4 cent. de la 7e côte.

Légère réaction fébrile, les jours suivants. Injections quotidiennes dans la cavité avec une solution de chlorure de zinc à 5 p. 100. La cavité paraît diminuer. Mais l'état général reste précaire. Désunion du lambeau le 12e jour. — Gavage à partir *du 14 novembre*. Les forces reviennent, la cicatrisation superficielle se fait, quoiqu'il reste encore une plaie atonique et faiblement granuleuse au moment où le malade part pour la Bohême, son pays. A cette époque, en *avril 1883*, il avait gagné 3,450 grammes de poids, depuis la résection costale ; le trajet fistuleux paraissait ne plus avoir qu'un centimètre et demi de profondeur et il n'admettait que quelques grammes de liquide qui ressortaient aussitôt.

15 octobre 1884 (un an après l'opération), M. Bouilly, dans une communication faite à la Société de chirurgie, donne des nouvelles de son opéré : « Quelque temps après son retour en Bohême, il m'écrivit une lettre dans laquelle il m'annonçait que la petite plaie s'était fermée et qu'il n'y avait plus ni tube ni trajet. »

Observation 149.— (Augagneur. *Lyon médical*, 23 août 1885). — Jeune homme de 18 ans, atteint d'empyème chronique avec fistule pleuro-cutanée du côté gauche. — Début probable de la pleurésie en *juin 1883*. — Huit à dix semaines plus tard, en *août*, production spontanée de la fistule pleuro-cutanée. — Entrée à l'hôpital de la Croix-Rousse en *novembre 1883*. Le patient est très amaigri ; la peau a une teinte terreuse ; il a de la fièvre ; on relève des températures de 39° et même 40,5. Œdème de la face et des membres inférieurs, peu prononcé à la face. L'urine contient une grande quantité d'albumine, et, de temps à autre, du sang provenant des reins. Il existe dans le septième espace gauche, à 2 centimètres en dehors du mamelon, un orifice fistuleux donnant chaque jour plus d'un litre de pus fétide. — L'albuminurie, étant d'abord considérée comme une contre-indication, l'opération est ajournée. Mais bientôt il fut évident que cette albuminurie était le fait d'une véritable néphrite infectieuse, et l'opération fut décidée. Du reste, la situation s'aggravait tous les jours ; une septicémie lente était en train de tuer le patient.

Fin de *janvier 1884* (7 mois après le début, 5 mois après l'établissement de la fistule pleuro-cutanée), résection costale.— Incision parallèle à la septième côte gauche, s'étendant en dehors à 10 centimètres et partant de la fistule située plus en dedans. Deuxième incision de 10 centim. qui tombe perpendiculairement au centre de la première. Ces deux incisions forment un ⊥ renversé. La dissection des deux lambeaux triangulaires met à jour une surface triangulaire où l'on découvre les 7e, 6e, 5e et 4e côtes. Les espaces sont très étroits.—Résection de 10 centim. de la 7e, de 6 centim. de la 6e, de 4 centim. de la 5e et de 2 centim. environ de la 4e côte. Le périoste est conservé. Chaque côte fut d'abord sectionnée sur la partie médiane du fragment à enlever, après dénudation de sa face antérieure; chaque fragment soulevé permettait la rugination de la face profonde. — L'ouverture fistuleuse fut agrandie et on y plaça un drain court et volumineux. — Sutures des incisions. Petit drain sous le lambeau.

Suites immédiates très favorables. Apyrexie dès le lendemain de l'opération. Réunion par première intention complète.

Fin *mars 1884* (2 mois après l'opération), guérison définitive. — Dix-huit mois après l'opération, la guérison persiste. Le malade peut se livrer aux travaux des champs. La respiration s'entend, obscure il est vrai, dans tout le côté gauche. Les côtes réséquées sont régénérées. Sauf les cicatrices et un léger aplatissement du thorax gauche, rien ne pourrait faire supposer une résection aussi étendue. L'albuminurie a complètement disparu.

Observation 150. — (R. Maclarey. *Brit. medic. Journal.* Janvier-Avril 1886).— Jeune garçon de 17 ans, admis à Carlisle Dispensary le *27 mai 1882*. Il est atteint d'une pleurésie gauche. L'épanchement s'est produit rapidement. — *11 juin*, ponction qui donne 70 onces de liquide clair, transparent et qui se coagule. — Peu de jours après, le patient a de nouveau de la fièvre et il est pris d'une diarrhée qui continue pendant les trois mois suivants. — Au milieu d'*août*, ponction qui donne dix onces de véritable pus. — *30 août*, drainage de l'empyème à l'aide de deux incisions, l'une dans le septième et l'autre dans le neuvième espace, sur la ligne axillaire postérieure. A la suite, la quantité de pus varie de jour en jour ; cependant l'état général paraît s'améliorer un peu. — En *décembre*, le patient peut rester levé cinq heures par jour. La température, normale le matin, s'élève parfois le soir à 101 et 102 Farenheit. — *28 mars 1883*. Le malade est admis à Cumberland Infirmary. Les deux ouvertures donnent encore environ trois onces de pus par jour. On agrandit un peu l'orifice inférieur, et l'on enlève un morceau de côte, de façon à permettre l'introduction du doigt. On fait en outre une contre-ouverture, et la cavité est lavée tous les jours. Le patient reste à l'hôpital jusqu'à la fin de *mai*. Il vient ensuite à la consultation.— Nouvelle admission *en juillet*. Il n'y a pas de changement dans son état. Il sort toujours de la poitrine environ trois à quatre onces de pus par jour.

17 juillet 1883 (14 mois après le début de la pleurésie, 11 mois après la pleurotomie), résection costale. — Par la méthode sous-périostée, ablation, sur la ligne axillaire, de fragments des 5e, 6e, 7e, 8e, 9e et 10e côtes. Les fragments enlevés varient de deux pouces trois quarts pour la sixième à un pouce pour la dixième côte. — Il était certain que la cavité n'était pas unique, mais double. Les adhérences du poumon divisaient la cavité de telle façon, qu'une poche externe avait été seule drainée, tandis qu'une poche interne contenait encore du pus putride. On fit une large incision au niveau de cette dernière poche et on rompit les adhérences de façon à assurer l'efficacité du drainage. On plaça des tubes dans les incisions, puis la cavité pleurale fut soigneusement lavée.

Le patient souffrit beaucoup du choc opératoire et de la perte de sang ; cependant il se releva promptement. La suppuration diminua de quantité et peu à peu la cavité se rétrécit.

Le patient quitte l'hôpital en *novembre 1883* (quatre mois après l'opération de la résection), avec une cavité qui ne contenait plus que 3 ou 4 onces de liquide.

Mars 1885 (20 mois après la première résection), seconde résection costale. — A cette date, le malade est de nouveau admis à l'hôpital. Son état général est bon. Il est gros et fort. Mais il reste toujours dans la plèvre gauche une petite cavité qui se vide par un trajet fistuleux. Les os sont reproduits dans une certaine étendue. — Opération : ablation d'une certaine quantité de ce tissu osseux reproduit, assez considérable pour permettre à la cavité de se combler tout à fait.

Résultat immédiat favorable. La cavité diminue aussitôt après cette seconde résection.

Juin 1885 (3 ans et un mois après le début de la pleurésie, 1 an et 11 mois après la première résection, 3 mois après la seconde résection), le patient quitte l'hôpital, cette fois complètement guéri.

Observation 151. — (Schneider. Langenbeck's. Archiv. fur Klin. Chirurg. 1878. Bd XXIII p. 248). — Jeune homme de 21 ans. Tentative de suicide le *10 octobre* ; coup de feu à la partie supérieure du thorax gauche, au niveau de la 3e côte. La plaie a un diamètre de 2 centim. environ. — Quatre jours après, violent frisson et développement d'un épanchement purulent dans la plèvre, de plus en plus abondant. Le patient perd l'appétit. — *19 octobre*, admission à la clinique de Schneider.—Vingt-six jours après l'accident, on pratique l'extraction des deux balles. L'appétit reparaît ; le pouls est fréquent, mais il n'y a pas de fièvre. L'urine n'est pas albumineuse. Cependant le patient, qui était très robuste, perd rapidement ses forces ; il est épuisé par l'abondance de la suppuration.

6 décembre (2 mois après l'accident), opération de résection costale, par la méthode sous-périostée. — Ablation de fragments de 5 centim. de la 2e, de 9,5 centim. de la 4e, de 9,5 centim. de la 5e et de 11 centim. de la 6e côte. Des fragments de la 3e côte avaient été extraits aussitôt après la blessure qui avait fracturé cette côte.

A la suite de cette opération, pas de réaction fébrile vive ; la fièvre tombe même complètement le troisième jour. Pendant quelques jours, le patient éprouve de la dyspnée et de la dysphagie, puis ces symptômes disparaissent. L'appétit reparaît. —

Une semaine après l'opération, la cavité a déjà notablement diminué. Au milieu de *janvier* elle n'admet plus que 100 grammes de liquide. On avait, au début de l'épanchement purulent, pratiqué une incision de 5 centim. dans le septième espace ; cette incision se ferme de plus en plus.

15 janvier (un mois et 10 jours après la première résection), la partie supérieure de la cavité continuant à suppurer, Schneider pratique la résection de 6 centim. de la clavicule à partir de l'insertion du sterno-mastoïdien, afin de permettre le rapprochement du bras au tronc. A la suite de cette résection, les parties molles situées au-dessus de la plaie se rétractent vers la cavité, dont l'orifice se rétrécit de plus en plus.

En avril (4 mois et 10 jours après la résection costale, 3 mois après la résection de la clavicule), la cavité suppurante est complètement comblée. — Les extrémités des côtes réséquées se sont rapprochées ; mais il n'y a pas de régénération osseuse. La clavicule gauche, dont on a réséqué un fragment de 6 centim. n'a plus que 3 centim. de moins en longueur que la clavicule droite, et ce résultat est dû à une formation osseuse plate et large, reliée à l'os ancien par une pseudarthrose. L'omoplate gauche est déviée en bas et en dehors. Au niveau du huitième espace, à la hauteur de l'angle de l'omoplate, le périmètre thoracique gauche a 7 centim. de moins que le périmètre thoracique droit. Le bras jouit de tous ses mouvements. Au niveau de la résection, il existe une dépression profonde, en forme d'entonnoir et qui est presque complètement cicatrisée.

...

Observation 152. — (De Cérenville. Obs. I. de son mémoire in *Revue médicale de la Suisse Romande.* Juin-Juillet-Août 1886). — J. G., 23 ans, tanneur. — Début probable de la pleurésie gauche en *février* ou *janvier 1878*. — Admission à l'hôpital de Lausanne le *1er mars 1878*. Le *16 mars* une ponction exploratrice fait reconnaître que l'épanchement est purulent ; la cavité purulente contient même des gaz. Le 21, deuxième ponction, dans le huitième espace, sous la pointe de l'omoplate ; elle donne un liquide séro-purulent très fétide. — *22 mars*. Pleurotomie dans le neuvième espace. Issue de deux litres et demi de pus séreux, brunâtre, très fétide. Lavages avec l'eau alcoolisée et l'eau phéniquée. Tube laveur. Pansement antiseptique. Cette opération est suivie d'une amélioration générale et rapide. — *1er avril*, les signes du pneumothorax persistant en avant, de la cinquième à la septième côte, on pratique une nouvelle incision dans le cinquième espace, afin d'atteindre plus sûrement la partie antérieure de la poche purulente. Les jours suivants, l'état général continue à s'améliorer, mais la fièvre persiste le soir ; quant à la cavité, elle est encore immense, occupe au moins la moitié du thorax gauche et ne manifeste aucune tendance à la rétraction.

22 avril 1878 (2 mois et demi après le début, un mois après la pleurotomie), résection pratiquée sur la paroi thoracique antérieure gauche. — L'opérateur choisit cette région, surtout en vue d'éviter que le pneumothorax n'atteigne la partie supérieure et antérieure de la cavité où les deux feuillets sont adhérents. — Incision de 12 centim. de hauteur, intéressant la peau, l'aponévrose et le grand pectoral ; refoulement avec l'écarteur des fibres du petit pectoral. Ablation de fragments de 2 à 3 centim. des 2e, 3e et 4e côtes. Incision de la plèvre au niveau de la 3e côte, mais qui ne pénètre point dans une cavité ; à ce niveau le poumon est adhérent. L'incision intéresse même le parenchyme pulmonaire ; il en résulte un point de côté violent à gauche.

Suites de l'opération favorables. Persistance du point de côté pendant quelques jours. Expectoration muco-purulente assez abondante. La plaie a bel aspect et se réunit par première intention dans une grande étendue. — Le *4 mai*, le malade sort en plein air. Retour du bruit respiratoire vésiculaire en avant et en arrière dans les régions précédemment occupées par le pneumothorax. Cicatrisation régulièrement progressive de la poche purulente.

1er septembre (4 mois et 10 jours après la résection), le patient part pour Aoste par le Saint-Bernard et fait une partie de la route à pied. — Le malade est revu en *mars 1886*; sa santé est restée parfaite.

Observation 153. — (De Cérenville. Obs. II de son mémoire loc. cit.). — R. B., âgée de 3 ans. Admise à l'hôpital de Lausanne le *5 août 1878*. Antécédents obscurs ; on ne peut préciser le début de la pleurésie qui est à gauche. Enfant pâle, amaigrie. Dyspnée. Matité complète atteignant en avant la 3e côte, en arrière l'épine de l'omoplate. Mouvement fébrile irrégulier. Dans le courant du mois, aggravation de l'état général. Voussure du côté gauche due à l'accroissement de l'épanchement qui refoule le cœur. — *29 août*, ponction dans le 5e espace, qui donne un liquide purulent, épais. — *30 août*, pleurotomie et drainage dans le 4e espace ; écoulement d'une grande quantité de pus. Amélioration de l'état général ; chute de la fièvre ; disparition de la dyspnée ; le cœur revient à sa place. — *10 septembre*, ablation du tube. — *4 octobre*, rétraction thoracique déjà prononcée. — *21 novembre*, persistance de la fistule ; mais elle donne très peu de pus. — *19 décembre*, retour de la fièvre et de la dyspnée. Matité dans la région axillaire. Ponction qui donne un pus épais et inodore. Rétablissement de la fistule et drainage. — *14 janvier 1879*, exploration de la cavité à l'aide de la sonde : cavité anfractueuse dirigée surtout en arrière, vers la colonne vertébrale. La cavité paraît se rétrécir et, le *31 mars*, le drain tombe et la plaie est fermée.— En *avril et mai*, formation de deux collections purulentes qui, après évacuation, sont suivies d'une période d'amélioration. — *28 juin*, résection de 3,5 centim. de la 7e côte ; débridement de l'orifice et grattage du trajet fistuleux. Drainage et tamponnement avec de l'ouate. Suites immédiates favorables. — *5 août*, retour de la fièvre indiquant une nouvelle rétention purulente. Le *5 août*, la sonde pénètre à 8 centim. de profondeur.

16 août 1879 (un an après le début, 11 mois et demi après la pleurotomie), résection costale. — Incision de 4 centim. dans le tissu cicatriciel, dans le sixième espace, sur la ligne axillaire, par laquelle on résèque 1,5 centim. de la 7e côte ; puis incision verticale qui permet d'enlever des fragments de la 6e et de la 5e côte. Incision de la plèvre dans le 6e espace. Exploration avec le doigt : poche pleurale assez étendue, longeant l'aisselle jusqu'à la 3e côte. Par les mêmes incisions, résection de fragments de la 3e et de la 4e côte. Drainage de la plèvre et de l'incision. Pansement de Lister incomplet.

Suites régulières. Pas de fièvre. Pas de douleur. La suppuration diminue. Amélioration prompte de l'état général. A partir du *20 septembre*, rétraction active du thorax gauche. Les côtes réséquées se rapprochent. Reste une fistule très courte.

9 décembre 1879 (4 mois après la résection), scoliose très accusée ; guérison complète. L'enfant est suivie après sa sortie de l'hôpital ; la guérison persiste.

Observation 154. — (De Cérenville. Obs. VI de son mémoire loc. cit.). — J. M., âgé de 40 ans, homme de forte taille et de complexion robuste. — Début de la pleurésie gauche, au milieu de *février 1882*. — Le *15 avril*, épanchement remontant latéralement jusqu'à la 5e côte, en arrière jusqu'au milieu de l'omoplate. Œdème de la paroi thoracique. Pleurotomie (2 mois après le début) dans le huitième espace, sous la pointe de l'omoplate. Drainage avec un gros tube laveur. Ecoulement d'une grande quantité de pus sans odeur. Pansement antiseptique. — La fièvre tombe et la poche purulente paraît s'oblitérer. — En *mai*, le travail de réparation s'arrête. La rétraction thoracique semble avoir atteint ses dernières limites. Cependant la poche purulente est toujours très vaste; en avant elle atteint le mamelon; en haut, elle s'arrête à deux doigts au-dessous de l'épine de l'omoplate. Faciès altéré. Diminution de l'appétit.

24 mai 1882 (3 mois et demi environ après le début de la pleurésie, 1 mois et 10 jours après la pleurotomie), résection costale. — Première incision de 10 centim. dans le quatrième espace, ligne axillaire. Résection de 5,5 centim. de la 5e côte, puis ablation d'un fragment de 6 centim. de la 4e et de la 6e côtes. La résection de ces deux côtes est rendue difficile par l'étroitesse des espaces. Deuxième incision à 6 centim. au-dessous de la première, par laquelle on enlève des fragments de 6 centim. des 7e, 8e et 9e côtes. La plèvre n'est pas ouverte. — Lavage de la cavité avec une solution forte de chlorure de zinc. Drain dans chaque incision. Sutures métalliques des incisions. Pansement antiseptique.

Suites régulières. Chute de la fièvre dès les premiers jours. — *28 mai*, ablation des fils. Réunion par première intention. Ecoulement d'une faible quantité de pus inodore. — *30 mai*, rétraction thoracique très appréciable. — *2 juin*, cavité très diminuée ; la sonde n'a presque plus de jeu latéral. — *7 juin*, ablation des drains, sauf de celui de la grande fistule. Les jours suivants, un peu de toux, un peu d'expectoration spumeuse. — *21 juin*, réunion de toutes les plaies. Diminution de la poche régulière et générale. La sonde n'a presque plus de jeu dans les directions inférieure, interne et supérieure; poussée directement d'arrière en avant, elle pénètre à 13 centim. Thorax gauche très aplati ; le mamelon gauche s'est rapproché de 2 centim. de la ligne médiane. — *8 juillet*, la fistule n'a plus que 8 centim. de profondeur. La soudure des côtes semble absolue. Rétrécissement de 6 centim. à gauche.

2 août (2 mois et 8 jours après la résection costale), le patient quitte l'hôpital complètement guéri. Régénération complète des côtes réséquées. Déformation thoracique considérable. Fistule fermée. Respiration vésiculaire entendue dans tout le côté gauche. — La guérison s'est maintenue.

Observation 155. — (de Cérenville. Obs. VII de son mémoire. loc. cit.). — A. G. peintre en bâtiments, âge ? — Début de la pleurésie gauche, probablement en *février 1883*. Six semaines plus tard, expectoration purulente abondante ; la dyspnée diminue, mais la toux persiste et les forces déclinent. — Admis à l'hôpital le *27 juin 1883 :* amaigrissement ; pas de signes de tuberculose pulmonaire ; fièvre vespérale. Expectoration purulente tous les jours ou tous les deux jours ; à chaque fois, élimination de 300 grammes de pus environ. Matité à gauche, à partir de la 4e vertèbre dorsale, s'étendant obliquement jusqu'à la ligne mamillaire. Légère scoliose. — *5 juillet*. Pleurotomie avec résection de 1,5 centim. de la 8e côte dans l'angle costal. Drainage. Issue d'un pus verdâtre, sans odeur. On constate l'existence d'une vaste cavité, qui s'étend jusqu'à la ligne axillaire et qui est bornée en haut par la limite de la matité. Pas de lavages de la plèvre. — *9 juillet*, cessation de l'expectoration purulente ; la fistule semble diminuer. — A partir du *20 juillet*, ralentissement de l'oblitération de la cavité. De nouveau, expectoration d'un peu de pus jaune verdâtre.

28 juillet (5 mois après le début, 19 jours après la pleurotomie), résection costale. — Deux incisions parallèles et indépendantes, suivant le procédé d'Estlander, dans la ligne axillaire, par lesquelles on enlève successivement de haut en bas : 2,5 centim. de la 4e, 4 centim. de la 5e, 4,5 centim. de la 6e., de la 7e et de la 8e côtes. Passage d'un drain de l'incision inférieure à l'incision pratiquée le 5 juillet. Drainage des incisions. Pansement ouaté.

1er août, Premier renouvellement du pansement. Tuméfaction notable des tissus.— *3 août*, ablation du drain de la plaie latérale ; changement du drain de la plaie postérieure. — Pansement renouvelé tous les 3 ou 4 jours. — *11 août*, état général excellent. Exploration avec la sonde : il ne reste qu'une petite cavité à la base. Bruit respiratoire normal, sauf à la base où il est encore faible. —*21 août*, guérison des plaies ; forte incurvation de la colonne vertébrale. — *27 août*, rétention du pus derrière la cicatrice cutanée. Introduction du tube. Injections avec une solution de nitrate d'argent.

18 septembre (50 jours après la résection costale), chute du drain ; cicatrisation de toutes les plaies ; aucune suppuration. Guérison complète. Scoliose très manifeste. Reproduction des côtes réséquées. Oblitération complète de la fistule pleuro-bronchique.

Observation 156. — (Jules Bœckel. Obs. XLVII de son ouvrage : Fragments de chirurgie antiseptique, Paris 1882). — H. W..., jeune homme de 18 ans. — En *décembre 1879*, pneumonie grave à gauche. En *février 1880*, formation d'une tumeur d'empyème dans l'aisselle. En *mars* (3 mois et demi environ après le début de la pleurésie gauche), évacuation de cette collection purulente, par trois petites fistules voisines et situées dans le septième espace, près de la ligne axillaire. — Pas d'antécédents héréditaires. — Peu à peu, le patient est épuisé par la continuité de la suppuration.— En *octobre 1880*, émaciation, teinte terreuse de la peau, fièvre hectique, perte de l'appétit. Le patient ne pèse que 108 livres. Voussure manifeste du côté gauche. Persistance d'une cavité probablement assez vaste.

9 octobre 1880 (10 mois et demi environ après le début, 7 mois environ après l'établissement des fistules pleuro-cutanées), résection costale.— Incision de 10 centim. parallèle aux côtes, dans l'espace occupé par les fistules. Résection de 5 centim. de la 8e, de 5 centim. de la 7e et de 3 centim. de la 5e côtes. Tissu osseux très dur qu'il faut attaquer avec le ciseau et le maillet. — On trouve une cavité pleine de fongosités rappelant celles des synovites fongueuses. Evidement en règle de toute la cavité avec la curette tranchante de Volkmann. — Contre-ouverture en arrière, sous l'angle inférieur de l'omoplate. Drainage. Pansement antiseptique.

Suites simples. Dès le lendemain, apyrexie et suppuration médiocre. Cependant, pansements quotidiens. — *30 octobre*, le patient pèse 115 livres. Il peut se lever. Suppression des tubes. — *16 novembre*, formation d'une nouvelle collection purulente fétide ; nouveau drainage dans la cicatrice.

18 décembre 1880 (2 mois et 9 jours après la résection) cicatrisation définitive ; guérison complète. — *31 janvier 1881*. La guérison se maintient. Induration au niveau des cicatrices, indice d'une régénération osseuse (1).

Observation 157. — (Jules Bœckel. Obs. XLIX in Fragments de chirurgie

(1) Voyez le complément de cette observation, même chapitre, note de la page 802.

antiseptique. loc. cit.) — J. S., homme de 54 ans. — En *août 1879*, douleurs sourdes au niveau de l'angle inférieur de l'omoplate droite. — En *mai 1880*, on constate en ce point l'existence d'une tumeur fluctuante. — En *août 1880*, état général très grave, sueurs profuses, amaigrissement, diarrhée. La tumeur fluctuante développée vers l'angle de l'omoplate est un abcès ossifluent. En ce point, on entend un souffle pleurétique, ce qui démontre que cet abcès extérieur communique avec un abcès intra-pleural. — Telle est la gravité de l'état général, que toute intervention chirurgicale paraît contre-indiquée. M. J. Bœckel n'y consent que sur les pressantes sollicitations du malade lui-même.

20 août 1880 (un an après le début), résection costale. — Longue incision sur le bord inférieur de l'abcès, par laquelle cet abcès étant largement ouvert, on découvre, sur la paroi postérieure, les 5e et 6e côtes. Ces deux côtes sont volumineuses, dures et soudées l'une à l'autre. On en résèque un fragment de 8 centim. Incision de la plèvre. Evidement complet de la cavité de l'abcès pleural avec la cuiller tranchante. Il n'y a pas de ligatures importantes à pratiquer. Pansement antiseptique.

Les jours suivants, suintement séro-sanguinolent abondant qui nécessite un pansement quotidien pendant dix jours consécutivement. Mais les suites de l'opération sont très favorables. L'apyrexie est complète au onzième jour, le *31 août*.

16 septembre 1880 (26 jours après la résection). La plaie est presque entièrement cicatrisée. Le patient quitte l'hôpital et rentre chez lui en bonne voie de guérison.

Observation 158. — (Guermonprez. Société de chirurgie, 10 mars 1886). — Homme de 27 ans. — Début de la pleurésie droite dans les premiers jours de *juillet 1885*. — Deux mois après, formation d'une tumeur d'empyème vers les 9e et 10e côtes. — Le patient n'a point d'antécédents tuberculeux. — En *septembre 1885*, dépression des forces, sueurs profuses, diarrhée; dyspnée et expectoration très fétide, due probablement à un point de gangrène du poumon. L'empyème paraît limité à la région postéro-inférieure du thorax droit.

7 septembre 1880 (2 mois après le début), résection costale. — Longue incision de 10 à 12 centim. sur la tumeur purulente. Sur la paroi interne de l'abcès, on cherche vainement un trajet fistuleux pénétrant dans la poche purulente intra-pleurale. Résection de 7 centim. de la 10e et de 9 centim. de la 9e côte. Incision large de la plèvre considérablement épaissie, par une section verticale de toutes les parties molles du neuvième espace, sans hémorrhagie. Le doigt introduit dans la poche pleurale ramène une notable quantité de pus et de matières putrides. Lavage antiseptique de la cavité. Drainage. Sutures. Pansement antiseptique.

Les jours suivants : disparition de la dyspnée et de la douleur. Pendant quelques jours, persistance de la fièvre et de l'expectoration fétide ; puis ces accidents disparaissent. Ablation des sutures le sixième jour.

7 octobre (un mois après l'opération). Le malade entre en convalescence. Depuis, la guérison s'est confirmée.

Observation 159. — (Eugène Bœckel. *Gazette médicale de Strasbourg*, 1er juin 1886. *in-extenso*). — Gustave K..., de Reisdorf (Luxembourg) âgé de 31 ans, n'a pas eu de maladie particulière dans son enfance. Employé de commerce jusqu'à l'âge de 19 ans, il abandonna cette carrière à 23 ans, pour embrasser celle de meunier. Pendant l'hiver de *1878 à 1879*, il eut pour la première fois des crachements de sang, qui ne furent pas très abondants, mais qui se renouvelèrent jusqu'au printemps. A la même époque, il survint une arthrite du poignet gauche qui devint purulente et nécessita cinq incisions successives; elle guérit avec une ankylose presque complète de l'articulation. — A la suite de cette affection, et peut-être par métastase, divers abcès, dont on voit encore les cicatrices, se produisirent aux deux bras, aux deux jambes et au genou droit; les uns furent incisés, les autres guérirent spontanément. Enfin, au mois de *juin* de la même année 1879, il se produisit une pleurésie gauche; malgré un traitement par les vésicatoires, la teinture d'iode, etc., elle devint chronique, et, au commencement de l'année 1881, on dut recourir à une première ponction qui donna issue à 2 litres d'un liquide séro-purulent. A partir de ce moment, on fit une dizaine de ponctions à des intervalles de 3 ou 4 mois; le liquide était de plus en plus purulent. — Dans le cours de *l'été de 1884*, le docteur Buffer, médecin de l'hôpital d'Ettelbrück (Luxembourg), pratiqua l'opération de l'empyème et enleva deux portions de la huitième et de la neuvième côtes. On eut recours dans la suite à des injections quotidiennes de substances antiseptiques et astringentes variées, sans résultat. La cavité pleurale garda une capacité de 350 à 400 c.c. Le malade a bon appétit, de sorte qu'il n'est pas trop affaibli. Cependant ne voyant pas venir la guérison, il se décida à se faire admettre le *26 novembre 1885*, à l'hôpital de Strasbourg, service de M. Eug. Bœckel.

Etat au moment de l'admission. Le malade est un jeune homme de haute taille, large d'épaules, ayant assez d'embonpoint, mais pâle et d'un teint jaunâtre. A la face dorsale du poignet gauche, on remarque cinq petites cicatrices d'incisions adhérentes aux os; une autre à la face palmaire. La flexion des doigts est limitée; les mouvements du poignet sont nuls. Du même côté, au-dessus du coude, on voit une autre cicatrice adhérente. Au côté interne du bras droit, deux grandes cicatrices simplement cutanées; à la face externe de l'avant-bras, deux cicatrices adhérentes; au côté interne de la rotule droite, marque analogue. Enfin deux cicatrices adhérentes sur le gros orteil droit et deux autres aux environs de la malléole externe gauche. — Examen du thorax. *A l'inspection*, la cage thoracique paraît peu déformée; le côté droit est un peu plus saillant que le gauche, mais il n'y a pas de scoliose. Entre la huitième et la neuvième côtes gauches, un peu en arrière de la ligne axillaire, on voit une ouverture garnie de tissu cicatriciel et qui admet la pulpe du petit doigt. Une ligne cicatricielle de 9 centim. se dirige obliquement en avant et en bas. *A l'auscultation*, on constate à gauche l'absence du murmure respiratoire en arrière, en même temps que de la matité; en avant, sonorité mais murmure vésiculaire faible. A droite, sonorité normale partout, point de râles; au sommet et en avant, rudesse de la respiration. Bruits du cœur normaux, à leur place ordinaire. La *mensuration* dans la ligne bi-mamillaire donne 51 centim. de pourtour pour le côté droit, et 42 centim. seulement à gauche; différence plus forte qu'elle ne le paraissait à l'inspection. Une *sonde* utérine introduite par la fistule pénètre en haut et en arrière sous l'omoplate, à 15 centim. de profondeur; horizontalement de dehors en dedans elle arrive à 9 centim.; le poumon est donc rétracté en haut et en dedans. La *capacité* de la cavité, mesurée à plusieurs reprises, est de 350 à 370 c. c. Elle contient quelques cuillerées d'un liquide séro-purulent, sans odeur. En présence de cet empyème qui dure depuis quatre ans, malgré les traitements employés, malgré la résection partielle de deux côtes, M. Bœckel se décide à faire une large thoracotomie, pour permettre à la paroi thoracique de se rapprocher du poumon et d'effacer le vide de la plèvre.

2 décembre 1885 (6 ans et demi environ après le début de la pleurésie, 1 an et demi environ après la pleurotomie), opération de la résection costale. — Après avoir soigneusement désinfecté la région et avoir anesthésié le malade, on fait sur la huitième côte une incision oblique qui part de la fistule et remonte jusqu'à 7 centim. des apophyses épineuses. En dénudant cette côte avec la rugine, on constate qu'elle envoie à la neuvième un pont osseux qui contourne la place occupée par le tube à drainage. L'incision est prolongée de 4 centim. en avant de la fistule, de façon à avoir 17 centim. de longueur, et l'on enlève alors, au moyen du costotome, 15 centim. de la 8e côte. Puis on passe à la 7e côte, qui est fortement imbriquée sous la côte supérieure au point qu'il faut l'en écarter avec un levier et l'on en enlève 13 centim. Pour arriver aux côtes suivantes, M. Bœckel, au lieu de suivre le procédé d'Estlander, comme il en avait d'abord l'intention, débride l'angle antérieur de la plaie par une incision verticale qui remonte successivement jusqu'à 11 centim. en passant en dehors du mamelon. Il forme ainsi un lambeau triangulaire qui lui permet d'enlever 13 centim. de la 6e côte, 12,5 centim. de la 5e côte, 12 de la 4e côte et 11 centim. de la 3e côte. Pour arriver à ces deux dernières côtes, il faut relever fortement le bord inférieur du grand pectoral. La 9e côte fait alors une forte saillie en bas, et on la résèque également dans l'étendue de 19 centim. Au moment de la dénudation de chaque côte, une série d'artérioles musculaires donnent assez fortement, mais l'hémorrhagie s'arrête seule, aussitôt le fragment d'os enlevé. Finalement, on ne fait dans toute l'opération que quatre ou cinq ligatures. — On a alors sous les yeux une surface de plèvre pariétale égale aux deux mains juxtaposées. Elle est comme cartilagineuse, et, en introduisant le doigt dans la fistule, on estime son épaisseur à un centimètre. Même en pressant directement dessus avec la main, on n'arrive pas à la mettre en contact avec le poumon. On se décide donc à faire une incision cruciale de la plèvre, et les quatre lambeaux qui en résultent, retombent sans effort sur la plèvre viscérale. En soulevant le coin d'un de ces lambeaux, on voit le poumon et l'on peut saisir dans la main le cœur enveloppé de son péricarde. — Reste à faire la suture et le pansement. Un tube à drainage assez gros est introduit à chaque bout de l'incision horizontale, jusque dans la cavité pleurale; un troisième tube, plus faible, est placé dans l'angle supérieur de la plaie verticale, entre les muscles et la plèvre. La réunion est pratiquée au moyen de sutures de fil d'argent et d'épingles interposées; puis on couvre les plaies de mousseline iodoformée, et l'on refoule la paroi thoracique au moyen d'une grosse éponge phéniquée, recouverte de mousseline, d'ouate, de gutta-percha et fixée par une bande de toile. Pour le moment, on n'ose pas employer de bande élastique, de crainte de trop comprimer le cœur qui n'est protégé qu'incomplètement par les restes de côtes.

Après l'opération qui a duré une heure et demie, le malade reste dans un état de collapsus, avec le pouls très faible à 88, une grande pâleur, les extrémités froides, des vomissements. On le couche la tête basse, et on lui pratique plusieurs injections hypodermiques d'éther, qui le raniment au bout d'une heure. Cependant, à 3 heures de l'après-midi, la température n'est encore qu'à 34,5; à 5 heures, elle est déjà à 35,5. Glace à sucer, bouillon froid, champagne. — Le *3 décembre*, temp. matin 36,5; soir, 38,8. La nuit a été agitée et le malade a continué à vomir. Cependant, le matin, il se sent mieux; le pouls est plus fort à 120; grande soif. Le pansement est traversé par un fort suintement séreux. On le renouvelle comme hier, mais avec une bande élastique, pour renfoncer plus fortement la paroi thoracique. On avait irrigué préalablement la cavité pleurale avec une solution d'hyposulfite de soude à 1 p. 10, qui ressortit claire, de sorte qu'il ne s'était pas produit d'hémorrhagie interne, comme on l'avait craint un instant. — *Le 4*, temp. matin 37,4; soir 37,6. Amélioration sensible le matin; le teint est peu coloré, le pouls est bon, le malade peut déjà se tenir assi dans son lit. Le suintement séreux de la plaie est toujours abondant. On renouvelle le pansement et on enlève les épingles et le tube supérieur. — *Le 5,* temp. matin 37,4; soir 37,8. — *Le 6,* temp. matin 37,5; le soir 38,2. Etat général satisfaisant; l'appétit revient au malade; le pouls est tombé à 80; mais il faut renouveler le pansement tous les jours, parce qu'il est traversé. — *Le 7,* temp. matin 37; le soir, 38,6. — *Le 8,* temp. matin 37,2; le soir 37,9. On enlève quelques sutures qui ont coupé la peau. La réunion s'est faite partout, sauf en deux points, qui correspondent à l'extrémité du fragment antérieur de la 7e et de la 8e côtes, où la peau s'est ulcérée sous la pression de l'éponge et de la bande élastique, que l'on remplace par un coussinet d'ouate et une bande de toile. — *Le 9,* temp. matin 37.1; soir 37,8. — *Le 10,* temp. matin 36,2; le soir 36,8. — *Le 11,* temp. matin 36,6; soir 37,2. A partir d'aujourd'hui, le pansement ne devient plus nécessaire que tous les deux jours. Les deux feuillets de la plèvre paraissent accolés, car l'injection d'hyposulfite ne passe plus d'un tube à l'autre; on les retire. — *Le 17,* il y a eu hier soir une légère élévation de température, motivée par une rétention de pus dans le trajet du tube inférieur. On l'élargit ave: une pince à pansement et l'on y replace un bout de tube, qui laisse couler une cuillerée de pus crémeux. — *Le 20,* l'élévation de la température a immédiatement disparu après la manœuvre de l'autre jour, mais il reste une petite cavité à ce niveau. On revient à la compression avec l'éponge et la bande élastique. — Le *7 janvier 1886,* on supprime le dernier tube, et *le 13,* la compression avec la bande élastique. La suppuration est très faible et n'exige de pansement que tous les quatre jours. Le malade circule toute la journée dans l'hôpital; mais il tousse encore un peu le matin et crache quelques mucosités grisâtres. Il est aussi facilement essoufflé, et sa capacité pulmonaire n'est que de 2 litres environ, alors que sa taille en comporterait au moins quatre. — Le *4 février*, le malade est présenté à la Société de médecine. Sur les conseils du docteur Sieffermann, de Benfeld, nous commençons avec lui les inspirations d'air comprimé, au moyen de l'appareil de Waldenburg. On fait au début deux séances par jour, de 30 inspirations chacune, et l'on augmente progressivement le nombre des inspirations. — Le *1 mars*, il ne reste plus qu'une petite plaie superficielle correspondant à la section antérieure de la 8e côte qu'on touche au nitrate d'argent et qu'on panse au sparadrap.

Le *15 mars* (3 mois et demi après l'opération), le malade peut être considéré comme guéri et rentre chez lui. On lui recommande de continuer les exercices respiratoires, en montant de petites côtes qui ne manquent pas dans son pays. — Le bruit respiratoire s'entend dans les deux poumons, naturellement plus faible à gauche qu'à droite, mais sans aucun mélange de râles. Il n'y a plus d'expectoration, même le matin, et la respiration est facile, sauf quand l'opéré s'oublie à monter trop vite les escaliers. Du reste, la capacité pulmonaire a augmenté de 2 à un peu plus de 3 litres, sous l'influence des inspirations d'air comprimé. Il nous a aussi semblé que le creux formé dans la paroi thoracique, privée de côtes, par la pression continue de l'éponge, avait diminué de profondeur. — Voici le contour de la poitrine dans la ligne mamillaire, pris le 9 février, au moyen d'une lame de plomb, et reporté sur une feuille de papier. Nous en donnons ici une reproduction au tiers de la grandeur naturelle, et, pour mieux faire saisir la différence des deux côtés, nous avons fait reproduire le contour gauche du côté droit sous forme d'une ligne ponctuée. D'après cette mesure, l'enfoncement maximum est de 7 centimètres. — Le *19 mai,* il nous donne de ses nouvelles. L'état général est excellent ; il a repris des forces et sa respiration a gagné en étendue depuis son départ. Il a suivi notre conseil et s'exerce à gravir des côtes. En allant lentement, écrit-il, il peut monter les côtes les plus raides; mais, s'il veut suivre une personne normale, il est obligé de s'arrêter trois fois, alors que celle-ci ne s'arrête qu'une seule fois. Les plaies des tubes de drainage laissent encore au bout de huit jours une tache sèche sur le pansement. Le jeune homme ajoute que, contre son attente, il ne ressent aucune gène par suite de l'enlèvement des côtes et qu'il a pu reprendre ses occupations et les suivre toute la journée.

Observation 160. — (Korting. *Deutsche militararstliche Zeitschrift* 1880. Cas n° 175). — C. G. 25 ans, admis le *12 mai 1878*, trois ans après le début d'une pleurésie gauche. La situation s'aggrave depuis deux ans. Dans le cours de la troisième année, on fit une ponction. Au moment de l'admission, le malade a une forte fièvre; il présente une fistule dans le huitième espace. — Le *21 mai*, on pratique la résection de fragments de deux côtes; une côte est réséquée en avant sous le mamelon, l'autre en arrière.

Le *27 juin*, afin d'obtenir le rétrécissement de la cage thoracique, Ried pratique, entre les deux précédentes résections, entre le mamelon et la ligne axillaire, la résection de quatre côtes, de la sixième à la neuvième.

Le *1er décembre* (5 mois après la résection), guérison complète; déformation thoracique considérable. — En *1879*, le patient peut reprendre son travail.

Observation 161. — (Langenbuch. *Centralblatt für chirurgie*, 1881 n° 20). — Homme de 30 ans. Empyème ancien. Une ponction donne issue à une grande quantité de pus. Une première résection costale ne produit ni rétrécissement de la cavité ni diminution de la sécrétion purulente. — En juin 1879, résection de 9 à 13 centim. des 6e, 7e, 8e, 9e et 10e côtes, avec formation d'un grand lambeau. Ligature des artères intercostales, et ablation du lambeau de la plèvre. Pas d'hémorrhagie. Le poumon est situé en haut, rétracté en une masse grosse comme le poing. On peut passer le doigt autour de l'artère qui pénètre dans le poumon gauche. — Guérison. —« Schede, lui aussi, d'après sa propre expérience, recommande, dans les cas d'empyèmes anciens et difficiles à traiter, d'enlever un lambeau suffisant de la paroi thoracique, recouvrant la cavité de l'empyème ».

Observation 162. — (Sprengel. *Archiv. fur Klinische chirurgie*, 1884, Bd. XXX. p. 619). —Anna B..., âgée de 10 ans, est admise à l'hôpital le *29 avril 1883*. Pas d'antécédents héréditaires. Cette enfant fut atteinte de rachitisme; elle en porte encore des traces évidentes. Elle est peu développée. Elle est cyanosée, en proie à une vive dyspnée. Le côté gauche est fortement déprimé; il existe une scoliose vertébrale à convexité droite. A l'extrémité sternale de la 6e et de la 7e côtes gauches, on constate une fistule étroite, qui se dirige de bas en haut. A gauche, matité complète, sauf au sommet de la poitrine. En haut, respiration faible et à caractère bronchique. Le poumon droit paraît sain. — Le *1er mai 1883*, résection de la 6e et de la 7e côtes, sur une étendue de 3 centim. chacune. Réaction après l'opération; cependant la température reste normale le matin. La cyanose disparaît. Au bout de deux mois, les fistules ne sont pas encore oblitérées. Les extrémités des côtes réséquées sont nécrosées.

Juillet 1883 (2 mois après la première résection), nouvelle résection. — Ablation de fragments de 14 centim. des 6e et 7e côtes. Trouvant la plèvre trop épaissie pour en espérer la rétraction, l'opérateur complète la résection jusqu'à permettre une incision de la plèvre de 20 centim. Par cette large plaie béante, il pratique le curage et le grattage de tous les points de la cavité suppurante. Puis il fait un tamponnement de cette cavité avec de la gaze au sublimé.

Guérison complète au bout de trois mois. Cependant le poumon gauche ne s'est pas dilaté et ne fonctionne pas bien.

GROUPE II. — *Guérison avec oblitération de la cavité, mais avec persistance de la fistule.*

Observation 163. — (Estlander. Obs. VII dans son second mémoire in *Revue mensuelle de médecine et de chirurgie* 1879, p. 886.) — N..., jeune homme de 29 ans, manœuvre, doué d'une bonne constitution, est admis à l'hôpital le *13 octobre 1878*. Il a souffert d'une bronchite pendant l'été. Le *30 septembre 1878*, il est pris de frissons, de sueurs et de points de côté à gauche. — Le *13 octobre*, signes d'un épanchement pleurétique moyen. — Le *20 octobre*, signes d'un grand épanchement. — Le *20 novembre*, après une ponction exploratrice préalable, on fait une incision dans le septième espace et on y place une canule de Fraentzel. Ecoulement d'une quantité considérable de pus. — A la suite, la cavité diminue, puis elle reste stationnaire. — Le *15 mars 1879*, le patient passe à la clinique chirurgicale. Matité complète à gauche; refoulement du cœur sous le bord droit du sternum. La cavité admet 100 c. c. de liquide. Une sonde d'homme pénètre à 16 centim. directement en haut, à 10 centim. en arrière en inclinant un peu en haut, à 5 centim. en avant; directement en bas, la cavité paraît oblitérée.

Le *18 mars* (5 mois et demi après le début, 4 mois après la pleurotomie), résection costale. — Ablation de fragments de 2,5 centim. de la 8e, de 4 centim. des 7e, 6e, 5e côtes et d'un demi centimètre de la 4e côte. Aussitôt après l'opération, la capacité de la cavité tombe à 70 c. c. On trouve la plèvre très épaissie; les côtes sont également augmentées de volume, surtout la huitième.

Les jours suivants, la fièvre disparaît. — Le *1er avril*, la cavité ne mesure plus que 60 c. c. Mais, à partir de ce moment, elle cesse de diminuer. — *30 avril*, les tronçons des côtes coupées sont très épaissis; les extrémités ne sont plus distantes que d'un centimètre. Une aiguille introduite dans les intervalles rencontre par places du tissu osseux de nouvelle formation. Au niveau du mamelon, la circonférence thoracique droite est de 43 centim. et la gauche de 39 centim.

19 juillet 1879 (4 mois après la première résection), nouvelle résection costale. — Ablation d'un fragment de 4 à 6 centim. de la 3e côte et de fragments sur les tronçons postérieurs des 4e, 5e et 6e côtes.

A la suite de cette opération, diminution progressive de la cavité.

1er octobre 1879 (2 mois et demi après la seconde résection), la cavité ne contient plus que 15 c. c. de liquide. Il y a une différence de 6 centim. entre les deux côtés de la poitrine. Enfoncement du thorax gauche, surtout sous la clavicule et sous le bord inférieur du grand pectoral; épaule gauche sensiblement plus basse que la droite. Dans cette épaule gauche, le patient éprouve cette légère douleur qu'éprouvent quelquefois les jeunes filles atteintes de scoliose prononcée.

La suite de l'observation se trouve dans le mémoire de M. A. Homèn. Le patient rentra chez lui, mais l'amélioration obtenue ne se maintint pas; il revient à la clinique.

5 mai 1880 (9 mois et demi après la seconde résection), troisième résection costale. — Ablation de fragments de 2 centim. sur les 4e, 5e et 6e côtes.

Dès lors, l'état du patient s'améliore sensiblement et il quitte l'hôpital, le *19 août 1880*, avec une fistule et une cavité insignifiante, n'admettant plus que 20 c. c. de liquide. Dans ce cas, M. Homèn attribue l'insuccès relatif des deux premières résections à ce que l'opérateur n'a point, en temps opportun, pratiqué des injections irritantes dans la plèvre. « On eût dû produire des modifications dans la cavité, au moyen d'irrigations irritantes, avec de la teinture d'iode par exemple, et cela de bonne heure, avant que la paroi n'ait eu le temps de recouvrer sa rigidité première. Il y eut un intervalle de 9 mois et demi entre la deuxième et la troisième résection; pendant ce temps, le périoste et la plèvre s'étaient ossifiés, grâce à l'irritation prolongée subie dans ces mêmes points. On fut obligé par conséquent d'enlever ce périoste et cette plèvre, dans presque toute l'étendue de la paroi externe de la cavité, afin d'obtenir un enfoncement suffisant de la paroi thoracique.

Observation 164. — (Estlander. Obs. VI dans son premier mémoire. loc. cit.). — H. Œ..., âgée de 27 ans.—En *octobre 1876*, début d'une pleurésie gauche.— En *mars 1877*, ouverture spontanée d'une tumeur d'empyème; il en résulte une fistule entre la 7e et la 8e côte. A la suite de cette évacuation de pus, amélioration de l'état général. Puis la situation s'aggrave de nouveau; fièvre et frissons le soir, sueurs nocturnes. — Admission le *1er août 1878*. Femme chétive et faible; amaigrissement considérable, fièvre hectique, anorexie. Pas d'albuminurie. Forte dépression thoracique. Scoliose. Côtes très serrées.

31 août 1878 (1 an et 10 mois après le début de la pleurésie, 1 an et 5 mois après l'établissement spontané de la fistule pleuro-cutanée), résection costale. — Trois incisions parallèles, dans le sens des espaces intercostaux. Ablation de fragments de 3 à 4 centim. des 5e, 6e, 7e, 8e, 9e et 10e côtes. Contre-ouverture au niveau de l'incision intercostale inférieure.

Amélioration évidente dès le quatrième jour. Puis l'amélioration marche plus lentement.

19 octobre 1878 (1 mois et 20 jours après la résection), la malade quitte l'hôpital. A ce moment, les forces sont revenues presque entièrement; cependant les deux ouvertures donnent encore un peu de pus. — Dans son deuxième mémoire, publié à la fin de 1879, Estlander complète en ces termes l'observation de cette malade: « la fistule sécrétait encore au printemps passé juste assez de matière pour humecter la charpie devant l'ouverture. »

Observation 165. — (P. Berger. Obs. IV de son rapport à la Société de chirurgie, 1883.).—P. F..., jeune homme de 22 ans, est admis le *30 décembre 1882*, dans le service de M. Féréol. Depuis quatre mois environ (*septembre 1882*), il est atteint d'un empyème pulsatile gauche que M. Féréol considérait comme étant de nature tuberculeuse. L'épanchement est énorme. —*1er janvier 1883*. Pleurotomie avec anesthésie, malgré la gêne respiratoire et le déplacement du cœur. Incision du septième espace, sur la ligne axillaire. Issue d'une quantité de pus considérable. Tubes dans l'incision. Pansement de Lister. Injection avec une solution d'alcool au quart toutes les deux heures, au moyen d'un flacon laveur. — Le lendemain, réaction fébrile modérée, puis amélioration. — Le *20 janvier*, vingt jours après la pleurotomie, fièvre, état général inquiétant ; on craint une tuberculisation aiguë. Ces craintes ne sont pas ultérieurement justifiées. Les jours suivants, amélioration de l'état général et de l'état local. Il se produit un affaissement notable de la paroi thoracique. Cependant la cavité reste spacieuse. — En *mai et août*, l'état du patient reste stationnaire. Il est évident que la rétraction thoracique vient d'atteindre ses dernières limites.

25 août 1883 (1 an environ après le début de la pleurésie, 8 mois après la pleurotomie) Résection costale. — Chloroformisation. — Incision en ⊥ renversé. Ablation de 7 centim. de la 7e, de 2 à 3 centim. de la 8e, de 4 centim. de la 6e, de 3,5 centim. de la 5e, de 3 centim. de la 4e côte. On trouve un épaississement énorme la plèvre. On ne pratique point de ligatures.

Les jours suivants, légère réaction fébrile. La réunion par première intention est obtenue, sauf deux petits points de suppuration. Ces petits orifices se ferment sans nécrose. — Un mois après, le liquide injecté ressortait aussitôt. — Le *25 octobre*, le trajet fistuleux n'a que 6 centim. de profondeur ; le stylet ne peut s'y mouvoir.

10 décembre (2 mois et demi après la résection). Une bougie filiforme en gomme s'engage encore dans un trajet étroit, profond de 6 centim. Le périmètre thoracique gauche a 7 centim. de moins que le droit. On ne peut affirmer que la guérison soit complète, mais l'état général est parfait.

Observation 166. — (A. Reverdin et Goetz. *Revue médicale de la Suisse Romande* 1885). — M. B., âgé de 41 ans, a toujours joui d'une bonne santé. En *novembre 1883*, M. B. a recours aux soins de M. Goetz. Depuis quinze jours, toux sèche, persistante, gêne respiratoire, étouffements. Le début de cette affection est insidieux ; l'appétit est conservé ; il n'y a pas de fièvre. M. Goetz reconnaît un épanchement pleurétique droit occupant toute la cavité de la plèvre. Traitement de la pleurésie. — *15 décembre*, après un mois de traitement, survient une amélioration marquée ; les signes d'épanchement ont disparu, sauf la matité qui persiste encore, due probablement à l'épaississement de la plèvre. — *6 janvier*, à la suite d'un refroidissement, fort point de côté à droite, frissons, fièvre, toux pénible sans expectoration. Signes d'un nouvel épanchement et symptômes généraux indiquant, cette fois, une atteinte plus grave. Insuccès du traitement médical. — *2 février*. Première ponction qui donne 1,200 grammes d'un liquide louche, verdâtre, non transparent. Peu de soulagement ; la fièvre persiste avec de petits frissons le soir. — *9 février*, M. Prévost est appelé en consultation. Etat général mauvais, fièvre intense, amaigrissement notable, perte des forces considérable. Une seconde ponction donne 1,000 grammes d'un liquide blanchâtre, trouble, évidemment purulent. — *13 février*, troisième ponction par laquelle on retire 300 grammes de vrai pus. Séance tenante, on pratique la pleurotomie dans le cinquième espace, au devant du grand dorsal. Il s'écoule une notable quantité de pus mélangé de sang. Application du flacon aspirateur de Potain et Revillod. « J'introduis, dit M. Goetz, dans la plaie un gros tube de caoutchouc fixé à une ceinture, et communiquant avec un tuyau plus long plongeant dans une cuvette à moitié pleine d'eau phéniquée et placée sous le lit du malade ». A la suite de cette intervention, il se produit une réelle amélioration. La fièvre tombe ; le malade peut s'alimenter. On fait trois lavages par jour. — *16 février*, frissons, fièvre, vomissements. Une rougeur érysipélateuse envahit une partie du dos. Le lendemain et les jours suivants, l'érysipèle s'étend. — Du *13 au 24 février*, état stationnaire. L'érysipèle persiste par plaques isolées. — *26 février*, suppression du siphon ; lavages avec la seringue. On fait deux pansements par jour. A cette époque, l'auscultation et la percussion semblent indiquer que le poumon est refoulé en haut et contre la colonne vertébrale. Il est peu probable qu'il y ait des adhérences, et du reste la paroi thoracique ne paraît avoir aucune tendance à la rétraction. — Dans les premiers jours de *mars*, l'érysipèle disparaît. La suppuration persiste. Peu à peu l'appétit se relève. Alternative de mieux et d'aggravation. En somme, en *avril*, le malade paraît en meilleure voie. — En *mai 1884*, le malade séjourne à la campagne. M. Prévost fait sans succès des injections de nitrate d'argent à 1 pour 500. L'état général s'améliore peu : insomnie, fièvre le soir, pouls faible ; les forces ne reviennent pas. Etat local stationnaire ; la cavité ne diminue pas et le thorax n'a aucune tendance à la rétraction. M. Goetz conseille la résection costale. — L'observation est continuée par M. A. Reverdin, le *3 octobre 1884*. L'état général s'est aggravé. Il y a peu de chances de guérison. La partie supérieure du thorax, quoique déprimée, n'a pu cependant amener l'effacement de la cavité pleurale, dans laquelle s'accumulent encore journellement plusieurs centaines de grammes de pus.

4 octobre 1884 (11 mois après le début de la pleurésie, 8 mois et 9 jours après la pleurotomie), résection costale. — Ethérisation. — Incision délimitant un lambeau cutané à base supérieure. L'orifice fistuleux occupe à peu près le milieu du tiers supérieur de ce lambeau. La dissection de ce vaste lambeau n'offre aucune difficulté, mais nécessite un grand nombre de ligatures. — On débute par la 4e côte dont on enlève 13 centim., puis on résèque 12 centim. de la 5e, 8,5 centim. de la 6e, 8 centim. de la 7e et 7 centim. de la 3e côte. « Je n'ai touché à la troisième côte qu'en dernier lieu, quand j'ai vu que cela était nécessaire pour obtenir un affaissement suffisant ». Il en résulte une notable dépression de la paroi thoracique. Au cours de l'opération, le patient tombe dans un état syncopal alarmant et qui oblige à suspendre momentanément l'anesthésie. — Râclage des bords de la fistule et de toute la cavité pleurale avec la grande curette de Simon. La sensation fournie à la main est comparable à celle que donne le raclage des abcès ossifluents ; les produits qu'on entraîne sont aussi comparables : granulations, fausses-membranes, sang en assez grande quantité. La cavité a une forme pyramidale, à base postéro-inférieure ; elle est assez grande pour contenir environ 500 grammes. — Drainage par l'ancienne fistule, dans le cinquième espace. Drainage du lambeau. Pansement.

Le soir de l'opération, la température est à 37,5. Le pouls est faible. Nuit agitée. — Le lendemain, le malade éprouve des douleurs au niveau des côtes réséquées. La respiration est assez facile. Temp. le matin 38,4 ; le soir 39°. — Le *6 octobre*, temp. le matin 39,1 ; le soir, 39.5. Pansement tous les matins. Le malade se lève pour le lavage. On se sert d'une solution d'acide borique à 4 p. 100. L'injection est faite par l'un des deux tubes adossés et placés dans l'orifice fistuleux, sous une faible pression, avec un appareil à douche dont on élève le récipient à une faible hauteur au-dessus de la fistule. — *7 octobre*, temp. le matin 38,4 ; le soir, 39°,9. La nuit a été mauvaise. Etouffements pénibles. L'écoulement se fait évidemment mal. Une sonde œsophagienne est introduite à travers la fistule à 20 centim. en haut et en arrière ; il s'écoule environ 200 grammes de pus. « Je pense sérieusement, si l'accident se reproduit, à faire une contre-ouverture en arrière, très près de la ligne médiane, environ au niveau du tiers inférieur du bord interne de l'omoplate. J'y renonce, l'écoulement se faisant mieux les jours suivants. » La fièvre diminue ; le soir, elle s'élève seulement à 38°,4. — *Novembre*. Le malade a pu descendre au jardin dès le cinquième jour. Il rentre chez lui en novembre, et vient chaque matin se faire panser L'amélioration continue ; le sommeil revient; l'appétit renaît ; la fièvre disparaît entièrement dès les premiers jours de novembre. Seul l'écoulement persiste et donne environ 60 grammes de pus matin et soir. La paroi thoracique est fortement déprimée. Compression de cette paroi avec une éponge serrée par les bandes de flanelle qui maintiennent le pansement. Puis on pratique la compression à l'aide d'un appareil construit par M. Demaurex. Cet appareil est une sorte de bandage anglais modifié. — *Fin de Janvier 1885.* Suppression du drain. Immédiatement, la sécrétion diminue rapidement ; la plaie se cicatrise vigoureusement ; les forces reviennent avec l'appétit et le sommeil. Une petite toux sèche a tourmenté le malade pendant quelques nuits après l'ablation du drain. — *5 avril*, la guérison n'est pas encore complète. La suppuration est presque tarie. La fièvre est nulle, et le malade peut se promener pendant deux heures. En *mai*, formation d'une petite collection purulente qui obligea à replacer le tube.

15 juin 1885 (8 mois et 10 jours après l'opération). — Actuellement, la sécrétion purulente se réduit à peu de chose, et le patient peut faire quatre heures de marche dans la montagne.

Observation 166 (bis).— (De Cérenville. Obs. VIII de son mémoire loc. cit). — M. F..., âgé de 28 ans. Antécédents suspects, bronchite et hémoptysie. En *mai 1882*, début aigu d'une pleurésie droite. L'épanchement devient abondant et nécessite six ponctions aspiratrices. A la dixième, le liquide est purulent. Le *13 novembre*, signes de fistule pleuro-bronchique. — *Le 25* (environ 7 mois après le début), pleurotomie dans le septième espace. Pendant plusieurs jours, élimination d'énormes paquets de fausses-membranes. Chute de la fièvre ; amélioration de l'état général. — La suppuration, avec des alternatives d'augmentation et de diminution, continue jusqu'en *juillet 1884*. — A cette époque, le malade est soumis à l'examen de M. de Cérenville. Il a le facies tuberculeux ; on ne constate pas de signes stéthoscopiques positifs de phthisie, cependant le pus de la fistule thoracique contient des bacilles tuberculeux. Le thorax est très affaissé et paraît avoir atteint le maximum de la rétraction. La cavité de l'empyème contient environ 500 à 600 grammes de liquide ; elle mesure en hauteur 14 centim. et en largeur, 12 centim.

9 juillet 1884 (2 ans environ après le début de la pleurésie, 17 mois environ après la pleurotomie), opération de la résection costale. — Trois incisions sont successivement pratiquées dans la région latérale. Par ces incisions, l'opérateur enlève des fragments de 4.5 centim. à 6,5 centim. sur les 4e, 5e, 6e, 7e et 8e côtes. L'opération dure deux heures, et se passe régulièrement.

Les suites immédiates sont très favorables : la plaie reste aseptique, l'apyrexie est promptement obtenue ; le quatrième jour, on enlève les fils de suture.— Le *27 juillet*, la cavité ne contient plus que 150 grammes. — Le *16 septembre*, le retrait de la poche paraît stationnaire.

En décembre 1885 (17 mois environ après la résection), l'adhérence de la plèvre est presque totale. La plaie se rétrécit et ne donne plus qu'une cuillerée de pus en 24 heures. Ce pus renferme des bacilles. Cependant l'état général est très satisfaisant.

Observation 166 (ter). — (De Cérenville, obs. III de son mémoire loc. cit.). — E. D..., âgé de 18 ans, commis, admis à l'hôpital le *7 décembre 1877* ; il est atteint d'un grand épanchement récent du côté droit. Deux thoracentèses d'urgence ; la seconde donne du pus. Le *21 décembre*, M. de Cérenville installe un tube-siphon dans le 5e espace, sur la ligne axillaire. Le *26 janvier 1878*, état général favorable. Une sonde introduite par la fistule s'arrête à 15 centim. de profondeur, entre la neuvième et la onzième côte. Incision intercostale profonde à la région postérieure du thorax, drain dans cette incision. — En *mai*, voussure dans la région antérieure du thorax, indiquant la formation d'une collection purulente dans cette région. Quelques jours après écoulement d'une notable quantité de pus par la fistule latérale et affaissement de la voussure antérieure. — En *août*, formation d'un abcès extérieur, de la troisième à la sixième côte. Incision de cet abcès. Ce foyer communique avec la fistule latérale, car le liquide injecté passe de l'un à l'autre. — Etat stationnaire en *septembre*. — En *décembre*, carie de la quatrième côte, entre le sternum et la région axillaire. Rugination.— *Février 1879*. Les fistules persistent, malgré les injections ; les liquides injectés passent des unes aux autres. On suppose un foyer placé derrière la troisième et la quatrième côte, entre la ligne mamelonnaire et le sternum,

Le *10 février 1879* (un an et 2 mois après le début de la pleurésie) résection costale. — Chloroforme. « Je pratiquai sur le quatrième espace intercostal une incision horizontale, coupée par une autre, verticale, se dirigeant sur le bord sternal de la deuxième côte. Le tissu musculaire et cellulaire est trouvé absolument lardacé. Une fistule, étroite comme un stylet de trousse, part du troisième espace intercostal et communique avec la fistule cutanée placée au bord du sternum. Enlevant le tissu musculaire lardacé, au prix d'une assez forte hémorrhagie musculaire, je résèque 5 centim. de la quatrième côte et 4 centim. de la troisième, à partir de l'insertion de leur cartilage. De là, je puis faire entrer le stylet par la fistule dans la cavité pleurale. Pratiquant une incision de 2 centim. dans la plèvre épaissie, je fais pénétrer mon doigt sans difficulté dans une poche celluleuse, au fond de laquelle il rencontre la plèvre viscérale. Pansement.

Le pansement doit être d'abord changé tous les jours. — Le *16 février*, apyrexie et bien-être. La plèvre viscérale apparaît immédiatement sous l'ouverture de la plèvre pariétale ; la poche celluleuse semble comblée, ses parois bourgeonnent vigoureusement. — Le *24 février*, la rétraction du thorax à la hauteur des côtes réséquées se fait activement, car les extrémités osseuses de la troisième côte ne s'écartent plus que de 6 millim. au lieu de 4 centim. Cette longueur de 3,4 centim. représente donc l'amoindrissement du cercle osseux pendant 14 jours. L'épaule s'abaisse, et le rétrécissement se fait aussi de haut en bas. La plaie se ferme. L'état général du patient est aussi bon que possible.

3 mars 1879 (moins d'un mois après la résection costale), le patient quitte l'hôpital. Guéri de sa pleurésie, dans des conditions générales excellentes, il reste porteur d'une fistule très fine qui ne donne que très peu de pus, et qui n'a pas d'autres inconvénients pour lui que de l'obliger à porter un léger pansement. — En 1884, il est toujours dans le même état.

Groupe III. — *Amélioration.* — *Diminution de la cavité suppurante.*

Observation 167. — (Tathan. *Brit. medic. Journal*, 12 février 1881). — Homme de 34 ans. L'empyème gauche date de 4 ans. La pleurotomie avait été pratiquée 10 mois après le début. Pas d'antécédents tuberculeux. — En *mai 1880*, le patient est épuisé par la longue durée de la suppuration. La face est pâle. Cependant l'urine n'est pas albumineuse. La paroi thoracique est affaissée. La cavité purulente paraît admettre environ 8 onces de liquide

14 mai 1880 (4 ans après le début), résection costale. — Incision unique, parallèle aux côtes, par laquelle on enlève des fragments de 1 à 2 pouces sur les 7e, 8e et 9e côtes. Drainage.

Quinze jours après, la cavité n'admet plus que 3 à 4 onces. Au bout de 7 semaines, ablation des tubes. A ce moment, la rétraction thoracique est très marquée.

3 décembre 1880 (7 mois après la résection), le patient est très amélioré, mais il n'est pas guéri.

Observation 168. — (Von Puky. Opéré de Koranyi de Budapest. *Archiv. f. Klin. Chirurgie.* 1884). — T. V..., âgé de 36 ans, propriétaire, a des antécédents tuberculeux. Avant son empyème, le malade lui-même fut, à diverses reprises, atteint d'hémoptysie. Une induration du sommet droit l'oblige à passer un premier hiver à Menton. En revenant chez lui, au printemps suivant, des accidents pneumoniques l'obligent à s'arrêter et à séjourner à Milan. — A l'arrivée à Budapest, Koranyi constate l'existence d'un pyopneumothorax droit. Trois mois après, l'épanchement purulent occupe toute la plèvre droite. Cependant l'appétit se maintient, la fièvre ne survient que de temps en temps, et le patient peut même faire un voyage. — *Octobre 1880*. Première thoracentèse qui donne 1,500 grammes de pus. A la suite de cette évacuation, disparition de la fièvre et de la toux. La semaine suivante, on pratique une deuxième ponction. Le malade amélioré se rend une seconde fois à Menton. — Pendant son séjour à Menton, M. Bennet pratique une troisième ponction. C'est à la suite de cette ponction que s'établit la fistule pleuro-cutanée. — *En 1881*, le malade ne présente plus de signes de phthisie pulmonaire. Mais la suppuration continue, et Koranyi conseille l'opération de la résection costale.

9 janvier 1882 (18 mois environ après le début, 1 an environ après l'établissement de la fistule pleuro-cutanée), résection costale. — Anesthésie avec le chlorure de méthyle. — On résèque d'abord 4 centim. de la 6e côte. Exploration avec la sonde qui peut exécuter des mouvements jusque sous l'omoplate ; cette exploration décide à poursuivre la résection. Ablation de 3 centim. de la 4e, de 3,5 centim. de la 5e et de 4 centim. de la 7e côte. — Incision de la plèvre dans le sixième espace. Ecoulement de deux litres de liquide séro-purulent, d'odeur infecte. — Drainage. — Pansement. — L'opération a duré deux heures et demie. La perte de sang a été insignifiante.

Après l'opération, le patient reste très affaibli. La température s'abaisse à 35,5. Il n'a cependant ni vomissements, ni douleurs. On lui administre du cognac étendu d'eau. — L'apyrexie s'établit promptement les jours suivants, et l'appétit reparaît. — Augmentation rapide du poids du corps ; dix jours après l'opération, le patient pèse 57 kilogr. et vingt jours après 60 kilogr. et demi. Le murmure vésiculaire est perçu sur une plus grande étendue de la paroi thoracique. — Le dixième jour, le malade se lève. — Pendant quatre mois, le pansement a lieu deux fois par jour. On lave la cavité alternativement avec des solutions de chlorure de zinc à 10 p. 1000 et d'acide borique à 3 p. 100. — Durant la sixième semaine, la moyenne de la suppuration est de 30 à 50 grammes par jour. Puis elle diminue progressivement et, dans la quinzième semaine, elle n'est plus que de 9 à 10 grammes par jour. — A ce moment, on conseille une seconde résection que le malade n'accepte pas. Plusieurs consultations ont lieu, une entre autre avec Billroth. Ce chirurgien estime que la guérison pourra être obtenue sans nouvelle résection. — Pendant le cours de l'été *1882*, on fait avec la sonde une nouvelle exploration de la cavité ; elle pénètre encore à 6 ou 8 centim. en haut et latéralement, et à 10 à 12 centim. d'avant en arrière. La cavité paraît admettre 75 à 100 gram. de liquide.

L'année suivante, *en 1883* (plus d'un an après l'opération), la fistule persiste. Le malade consulte Lister, lequel, vu le bon état général, ne conseille pas une opération immédiate. — L'augmentation totale de poids, depuis la résection costale, est de 22 kilogr. On a calculé que de *février 1882* à *février 1883* le patient avait éliminé environ 8445 grammes de pus.

Observation 169. — (Chauvel. Société de chirurgie 1884. p. 697.) — Capitaine B..., âgé de 39 ans. — En *janvier 1883*, coup de sabre sur la région précordiale. A la suite, pleurésie gauche. On pratique successivement quatre ponctions. — Le *21 mai*, large incision de l'espace intercostal, qui donne issue à deux litres de pus. L'ouverture reste fistuleuse. Le patient dépérit de plus en plus ; en deux mois, le poids du corps diminue de 3 livres. — L'orifice du trajet fistuleux est situé très en avant, dans le sixième espace. — Le périmètre thoracique total, à la hauteur du mamelon, est de 83 centim., dont 45 pour le côté droit, et 38 pour le côté gauche. Une sonde introduite par l'orifice pénètre à 22 centim. de profondeur. La capacité de la cavité purulente est évaluée de 300 à 350 grammes.

13 février 1884 (13 mois après le début de la pleurésie, 8 mois et 8 jours après la pleurotomie), M. Mathieu pratique l'opération de la résection costale. — Lambeau comprenant le muscle grand dentelé en même temps que les téguments. — Résection de 7 centim. de la 7e, 6 centim. de la 6e, 5 centim. de la 5e, 4 centim. de la 4e, 2,5 centim. de la 3e côte, la plus élevée qu'il soit possible d'atteindre, puis de 7 centim. de la 8e côte.

20 février. Le périmètre thoracique est de 82 centim. au lieu de 83 centim. dont 45 à droite et 37 à gauche, soit une diminution de 1 centim. seulement produite par l'intervention chirurgicale. La capacité de la cavité est de 230 grammes. Compression d'abord avec un bandage herniaire, puis avec une bande de caoutchouc. Cette compression ne peut être supportée ; il faut y renoncer au bout de quinze jours. Lavages de la cavité avec une solution de chlorure de zinc. — *7 août* (6 mois après la résection), le périmètre thoracique est de 80 centim. dont 36 à gauche. La cavité admet 200 gram. de liquide. Bacilles tuberculeux dans le pus. Néanmoins, on tente une seconde résection.

23 août 1884 (6 mois et 10 jours après la première résection), seconde résection costale, plus large encore que la première. — On enlève des fragments des 4e, 5e, 6e, 7e, 8e et 9e côtes. — « Loin d'arriver au contact, les extrémités des côtes réséquées en février étaient restées les unes des autres à une distance de 1,5 à 5 centim. de la 4e à la 7e, et des jetées osseuses de nouvelle formation, continuation directe des arcs osseux, réunissaient les bouts sectionnés. On comprend aisément que, dans ces conditions, tout retrait ultérieur de la paroi était absolument impossible. » — Pour éviter la reproduction osseuse, M. Mathieu s'efforce d'exciser le périoste des côtes enlevées. Malgré cette énorme brèche, l'opérateur put constater, en introduisant le doigt dans la cavité, que, si la résection dépassait en bas la partie la plus déclive de la cavité suppurante, il restait, en haut et en arrière, un cul-de-sac probablement difficile à combler.

L'intervention est bien supportée : ni fièvre, ni douleurs vives. — Le *10 septembre*, la capacité de la cavité est de 160 grammes. — Le *10 octobre*, capacité à 120 gram. Déjà, depuis un mois, la paroi ne cède plus sous la pression.

15 octobre 1884 (1 mois et 22 jours après la seconde résection), le périmètre thoracique est de 77 centim. dont 33 à gauche. Le diamètre antéro-postérieur est de 13,3 centim. à gauche, et de 17,6 centim. à droite. Le stylet pénètre aisément à 7 ou 8 centim. de profondeur. La plaie n'est pas complètement cicatrisée en bas. — Bien que le malade se lève, marche, mange assez bien, il ne paraît pas probable qu'on puisse espérer une guérison complète. La poitrine est considérablement déformée ; l'épaule gauche est très abaissée, et il se fait sur le rachis une courbure de compensation des plus évidentes.

Observation 170. — (Chauvel. Société de chirurgie 1884, p. 699). — M. P... âgé de 21 ans, fut atteint, *en 1882*, d'une bronchite avec hémoptysie. Puis survint une pleurésie gauche. — Admission, en *mai 1883*, à l'hôpital militaire du Val-de-Grâce. On constate alors un épanchement purulent considérable, et l'on pratique successivement deux ponctions. — Le *21 juin*, pleurotomie qui donne issue à trois litres de pus. Peu de temps après, abcès au périnée, dû peut-être à une tuberculisation du rectum. — En *février 1884*, on constate l'existence d'une fistule pleuro-bronchique. Cependant depuis quelques mois, le malade a engraissé de 12 kilogr. —Le *21 février 1884*, le malade est admis dans le service de M. Mathieu. Fistule sur la ligne axillaire, dans le sixième espace. Suppuration abondante, mêlée de mucosités spumeuses. Au niveau du mamelon, la circonférence thoracique est de 89 centim. dont 47 à droite et 42 à gauche. Un stylet pénètre à 12 centim. d'avant en arrière et de bas en haut. La capacité de la poche purulente est de 215 à 230 grammes.

1 mars 1884 (18 mois à 2 ans après le début de la pleurésie, 8 mois et 9 jours après la pleurotomie), opération de la résection costale. — Lambeau cutané. Section transversale des muscles au niveau de chaque côte à réséquer. Résection sous-périostée. On enlève : 3 centim. de la 3e, 5 centim. de la 4e, 7 centim. de la 5e, 9 centim. de la 6e, 11 centim. de la 7e, 8 centim. de la 8e côte. — Suture métallique du pourtour du lambeau ; drainage de la fistule qui en occupe le centre.

Réaction assez vive. Fièvre. Série d'abcès sous le lambeau. La fistule se ferme hâtivement ; il faut la rouvrir ; la plaie bourgeonne mal. — Le *22 mars*, la circonférence thoracique, au niveau du mamelon, est de 86 centim. (au lieu de 89) dont 46 à droite et 40 à gauche. La capacité de la cavité est évaluée à 200 grammes. — *En avril*, le périmètre thoracique total est de 85 centim. Réouverture momentanée de la fistule pleuro-bronchique. On pratique des injections avec une solution de chlorure de zinc, mais ces injections ne favorisent guère la cicatrisation de la cavité pleurale. Au niveau des points réséqués, la paroi thoracique est dure, résistante, et cède peu à la pression de la main. On pratique sans résultat la compression à l'aide d'une bande de caoutchouc. — *En juillet*, on constate que la paroi externe de la cavité a 2 centim. d'épaisseur et que le poumon est à une distance de 12 centim. de l'orifice fistuleux. La partie la plus vaste du foyer est en haut ; il remonte jusque sous les côtes supérieures. On ne trouve pas de bacilles dans le liquide pleural. — Séjour à la campagne.

10 octobre 1884 (7 mois et 10 jours après la résection), le malade rentre dans le service. Il est bien portant, quoique toussant un peu. L'écoulement purulent est aussi abondant qu'à la sortie, et la fistule pleuro-bronchique est encore évidente. Le périmètre thoracique est de 84 centim. dont 45 à droite et 39 à gauche. Un stylet pénètre à 8 centim. de profondeur La capacité de la cavité est de 115 à 120 grammes. La poche purulente s'étend surtout en haut et en arrière. — Ici encore l'opération d'Estlander n'a donné qu'une amélioration. La capacité de l'empyème a diminué de moitié; la cage thoracique a subi un rétrécissement notable; l'état général s'est plutôt relevé; mais la fistule persiste et, avec elle, un écoulement purulent assez abondant pour mettre le malade dans l'impossibilité absolue de reprendre ses occupations.

Observation 171. — (Lucas-Championnière. in Thèse inaugurale de Cormack. Paris 1885) — J.-B. Manfrey, âgé de 49 ans, journalier. Cet homme a fait un séjour de 4 mois dans une salle de médecine pour une pleurésie gauche. On lui a fait la pleurotomie; mais la cavité ne s'oblitère pas. — En *octobre 1884*, il est admis dans le service de M. Lucas-Championnière. La cavité est spacieuse; on peut y introduire une sonde à 24 centim. de profondeur, dans la direction de l'omoplate.

6 novembre 1884. Résection costale. — A 7 centim. au-dessous de la fistule, l'opérateur fait une incision d'abord parallèle aux côtes, mais qui se relève presque aussitôt vers le creux de l'aisselle. Le début de la résection est difficile, à cause du chevauchement des côtes. Décollement difficile du périoste. On résèque: 6 centim. de la 7e, 6.5 centim. de la 6e, 6 centim. de la 5e, 6 centim. de la 4e, puis 4 centim. de la 8e côte. — Application de 17 points de suture. Pansement antiseptique L'opération a duré 55 minutes.

Le lendemain, on renouvelle le pansement. Temp. matin 37; soir, 38,4. — A partir du *15 novembre*, l'apyrexie est complète. — Le *24 novembre*, la plaie opératoire est cicatrisée. Rétraction appréciable de la paroi antérieure du thorax. La plaie de l'empyème donne toujours du pus, mais moins qu'avant l'opération. — A dater de cette époque, état stationnaire.

26 février 1885 (3 mois et 20 jours après la première résection) seconde résection. On enlève seulement 4 à 5 centim. sur deux côtes. Le jour même, le pansement est traversé par une hémorrhagie.

28 mars 1885 (1 mois après la seconde résection), la fistule persiste encore; écoulement moins abondant. Peu d'appétit; cependant le malade est assez bien portant. La plaie bourgeonne un peu. On a pu raccourcir le tube d'un tiers.

Observation 172.— (J. Bœckel. Obs. III du rapport de M. Berger. Société de chirurgie, 1883). — J. Vierling, âgé de 35 ans. Pas d'antécédents héréditaires. — En *mai 1882*, cet homme est atteint d'une pleurésie droite qui devient purulente après deux ponctions faites par un médecin de campagne. — En *juillet 1882*, pleurotomie dans le septième espace droit, qui donne issue à 2 litres de pus.

26 novembre 1882 (7 mois environ après le début. 6 mois après la pleurotomie), résection de deux fragments de côte de 7 centim. Issue de 300 grammes de pus. La plèvre a plus d'un centim. d'épaisseur. Raclage de la cavité à la cuiller tranchante et désinfection avec la solution d'hyposulfite de soude à 10 p. 100. On constate que le poumon est collé contre la colonne vertébrale. — Deux gros drains dans la plaie. Pansement avec de la gaze iodoformée.

Un mois après, l'opéré demande à quitter l'hôpital. La plaie a encore le diamètre d'une pièce de 5 francs en argent.

Avril 1883 (5 mois environ après la première résection) seconde résection, qui porte sur 4 côtes auxquelles on enlève des fragments de 8 centim. La plèvre est épaissie, résistante. Excision d'un lambeau de cette plèvre, de 10 centim. de long, sur 3 centim. de large. La plaie totale qui mesure 20 centim. de long sur 12 de large, est située sur la partie antéro-latérale du thorax. — Pas de réunion.

Pansement tous les trois jours. Au bout de six semaines, le malade quitte l'hôpital.

Trois mois après, la plaie est encore énorme. Le poumon s'est rapproché de la paroi thoracique, mais il en est encore distant de plus d'un travers de doigt. — *Septembre 1883*, même état. Compression du côté droit à l'aide d'un bandage, moitié calicot, moitié tissu élastique.

3 novembre 1883 (6 mois après la seconde résection). La plaie a diminué. L'état général est excellent.

Observation 173. — (Bouilly, in thèse inaugurale de Cormack, Paris 1885, p. 129). — Mlle C..., âgée de 12 ans, jeune fille grecque. Elle fut atteinte de pleurésie droite, dans son pays, il y a trois ans. On pratiqua deux ponctions qui, d'après la mère, donnèrent issue à 3 ou 4 litres de pus. Une première fistule pleuro-cutanée s'établit spontanément un peu en avant de la ligne axillaire dans le septième espace, puis une seconde au niveau du bord droit du sternum, vers le cartilage de la 3e côte.— L'enfant est amenée en France, *en 1882*, après un an de suppuration. M. Panas agrandit un des orifices fistuleux et résèque un petit fragment de la 7e côte. Une amélioration survient à la suite de cette opération ; mais la fistule persiste néanmoins sans tendance à l'occlusion. — L'enfant est de nouveau amenée en France en *juin 1884*. MM. Panas et Verneuil consultés conseillent la résection costale.

Juin 1884. Examen de M. Bouilly. — Enfant suffisamment développée, un peu pâle, mal nourrie. Fièvre le soir. — Le thorax droit est très aplati, surtout au niveau du mamelon. Scoliose. Il y a trois orifices fistuleux : l'un au bord droit du sternum dans le 3e espace, l'autre dans le 7e espace sur la ligne axillaire, et le troisième en arrière vers la 10e côte ; ce dernier s'est produit spontanément il y a six mois. — Le pus est bien lié, non fétide. — La respiration est calme, sans dyspnée. A l'auscultation, on constate un bruit respiratoire normal à gauche, obscur à droite en arrière, nul en avant et sur la ligne axillaire. — Une sonde d'homme introduite par l'orifice du 7e espace se dirige vers la clavicule, mais sans y atteindre; elle semble s'arrêter au niveau de la 2e côte ; elle ne peut être retournée dans tous les sens, mais seulement dans le sens latéral, ce qui permet de présumer que la dimension verticale l'emporte sur la dimension transversale. Cavité longue et peu large : haute de 12 à 14 centim., large de 8 centim. environ. Le rapprochement des côtes est très prononcé.

28 juin 1884 (plus de 3 ans après le début), résection costale. — Anesthésie. — Grand lambeau demi-circulaire. L'incision part de la fistule supérieure (3e côte) gagne la fistule du 7e espace et le 3e orifice fistuleux situé plus en arrière et en bas. Le lambeau comprend non-seulement la peau, mais aussi les muscles pectoraux lardacés et fibreux. Ce lambeau est largement relevé vers la région axillaire. — Ablation de 5 centim. de la 7e, de 6 centim. de la 6e, de 4 centim. de la 5e, de 3 centim. de la 4e, de 3 centim. de la 3e côte. « Dans toutes les résections que j'ai faites ou que j'ai vu faire, ce fait m'a paru constant, à savoir la présence d'une petite exostose en pointe à la partie inférieure de la côte sus-jacente à l'orifice fistuleux et l'usure de la côte inférieure, sur laquelle porte le tube à drainage.» Le doigt introduit dans la cavité pleurale permet de constater que la résection est suffisante en largeur ; mais à la partie supérieure, un petit cul-de-sac de la cavité persiste derrière la 2e et la 1re côtes. La résection n'est pas poursuivie plus haut. En bas, dans le but de permettre l'effacement du trajet qui est étendu entre les deux orifices inférieurs, on procède à la résection sur une étendue de 2 à 3 centim. des 8e 9e, 10e et 11e côtes. Ces quatre côtes sont extrêmement rapprochées, au point de se toucher; la déformation spontanée du thorax a été portée dans ce point aussi loin que possible. — Irrigation de la plèvre avec une solution de chlorure de zinc à 2 p. 100 — Suture du lambeau musculo-cutané avec des fils d'argent. — Drainage des divers orifices pleuraux et drainage sous le lambeau. — Pansement antiseptique de Lister avec de la gaze et de l'ouate salicylées.

Suites immédiates très simples. Pendant deux jours, vomissements abondants, dûs au chloroforme. L'apyrexie s'établit le cinquième jour. Le sixième, tous les fils sont enlevés. La réunion par première intention du bord du lambeau est obtenue dans tous les points, sauf au voisinage des orifices fistuleux par lesquels sortent les tubes à drainage. — Pansements tous les deux jours jusqu'au *15 juillet* ; à partir de ce moment, tous les trois ou quatre jours. La suppuration a considérablement diminué, et l'état général s'est promptement amélioré. — *Août*. La malade engraisse ; elle peut sortir. Affaissement considérable dans la région opérée. Mais la suppuration persiste toujours par les deux orifices inférieurs. L'orifice supérieur s'était fermé pendant le courant d'août. — *Octobre*. Chute d'un drain dans la cavité ; il ne peut être retiré. Les tentatives d'extraction font reconnaître que la cavité est encore assez étendue, et que le stylet peut être poussé en haut et en bas derrière les côtes qui se sont rejointes par les extrémités sectionnées.

3 octobre 1884 (3 mois et 5 jours après la première résection), nouvelle résection. — Anesthésie. — Lambeau musculo-cutané qui met les côtes inférieures à nu. Ces côtes sont tellement rapprochées et adhérentes entre elles qu'elles forment une paroi osseuse continue, dont l'affaissement spontané ne saurait être espéré. Il serait impossible de supposer que des morceaux de côtes de 2 à 3 centim. ont été réséqués il y a trois mois dans cette région. — Dénudation des côtes et écartement pénible des parties molles. — Résection de fragments de 0,5 à 3 centim. des 7e, 8e, 9e et 10e côtes, sur toute l'étendue qui correspond au trajet pleural, dans lequel est introduit le doigt par un des orifices fistuleux. La paroi externe du trajet est ainsi rendue molle et dépressible. La sonde remonte jusqu'à l'ancien orifice supérieur. Incision verticale, suivant le tracé de la première, par laquelle on peut réséquer, le long de ce tracé, des portions de 2 à 3 centim. des 6e, 5e, 4e et 3e côtes. — Grattage des trajets avec la cuiller tranchante qui ramène des quantités considérables de fongosités et de fausses-membranes. — Lavage avec la solution de chlorure de zinc à 5 p. 100. — Suture. Drainage.

Suites très simples. L'enfant se lève le huitième jour. — Les résultats immédiats sont tout à fait satisfaisants. La suppuration est très réduite, et les drains peuvent être fréquemment raccourcis. — *20 octobre*, suppression des drains supérieur et inférieur. Seul le drain moyen est conservé. Ce drain ne donnait issue qu'à quelques gouttes de pus, et s'enfonçait de 3 centim. environ dans la plèvre. — Départ pour la Grèce le *1er novembre 1884*. L'état général est parfait.

8 mars 1885 (5 mois après la seconde résection), une lettre annonce que la suppuration continue par l'orifice moyen. Cet orifice donne chaque jour une petite quantité de pus fétide, malgré des injections répétées d'eau phéniquée ou de teinture d'iode.

« La santé de l'enfant est très bonne ; elle a bonne mine, elle mange très bien et elle est toujours de bonne humeur. »

Observation 174. — (Bouilly. Société de chirurgie 1884, p. 705). — Jeune garçon de 25 ans, du service de M. Tillaux. Il porte depuis plusieurs années un empyème chronique, sans apparence de tuberculose. La cavité est considérable ; elle a 18 à 20 centim. de hauteur et 14 à 16 centim. dans le sens antéro-postérieur.

Août 1884 (plusieurs années après le début), résection costale qui intéresse 7 côtes, desquelles on enlève des fragments de 7 à 9 centim.

Suites immédiates très simples.

14 octobre (2 mois après l'opération), l'écoulement purulent est encore abondant et le malade n'est pas guéri. « Etant donné la capacité considérable de la cavité primitive, je crains que la guérison ne soit difficile à obtenir et qu'une nouvelle intervention ne devienne nécessaire. »

Observation 175. — (Bouilly. Obs. 1 du Rapport de M. P. Berger. Société de chirurgie, 20 décembre 1883. Suite de l'observation in Société de chirurgie 1884, p. 705). — Jeune garçon de 21 ans. — Il fut atteint d'une pleurésie gauche suspecte en 1873. — En *mai 1877*, établissement spontané d'une, puis de plusieurs fistules qui donnent issue à beaucoup de pus. — Un seul trajet reste fistuleux jusqu'en *août 1882*, en dehors et au-dessous de la pointe du cœur, dans le cinquième espace. A ce moment, la cavité admet environ 50 à 60 grammes de liquide et la sonde courbe peut s'y mouvoir dans tous les sens. La rétraction du thorax gauche est extrême.

29 août 1882 (9 ans après le début de la pleurésie, 5 ans et 3 mois après l'établissement spontané des fistules), opération de la résection costale. — Anesthésie. — Lavage antiseptique de la région. — Une incision presque transversale de 10 centim. passant par la fistule et deux incisions verticales de 5 centim. permettent de rabattre un lambeau quadrilatère qui adhère par sa base inférieure. — Résection de 7 centim. de la 6e et de 5 centim. de la 7e côte. — L'orifice fistuleux est agrandi ; on y place un gros tube à drainage et l'on pousse dans la cavité une injection d'une solution de chlorure de zinc à 5 p. 100. — Suture du lambeau. — Pansement de Lister compressif.

Réunion par première intention. Rétrécissement du trajet fistuleux.

24 septembre (un mois après l'opération), le malade quitte l'hôpital, paraissant complètement guéri.

Bientôt le trajet se rouvre, et il s'en écoule une grande quantité de pus. On dilate le trajet et on y pratique des insufflations d'iode pulvérulent. — Deux mois après, la guérison semble complète. Le malade a engraissé de 3,500 grammes et l'état général paraît être des plus satisfaisants. En *août 1883*, le malade fut présenté à la Société de chirurgie et considéré comme guéri. — Deux mois après, c'est-à-dire après quatre mois d'une guérison apparente complète, la fistule s'ouvre de nouveau et l'écoulement purulent reparaît. Il cesse pendant quinze jours ou trois semaines puis se reproduit ensuite, et ces alternatives persistent jusqu'en *septembre 1884*.

Septembre 1884 (2 ans après la première résection), nouvelle intervention qui consiste surtout à exciser un lambeau de la plèvre et à tamponner la cavité. — On constate, à cette époque, que la première résection a produit un affaissement énorme de la paroi thoracique. Au niveau du champ opératoire, cette paroi est tellement affaissée que les côtes sous-jacentes non réséquées et qui n'avaient pas suivi le mouvement de retrait du thorax, surplombaient d'environ un centimètre et demi. Cette énorme rétraction paraît bien être le mécanisme de la guérison.— L'opérateur trouve un tissu pleural dur, inextensible, dont il était impossible d'espérer l'affaissement, malgré l'ablation du squelette. La plèvre pariétale a une épaisseur de un centimètre et demi environ ; elle est dure comme du cuir et absolument fibreuse. M. Bouilly en excise un lambeau qui met à jour une cavité large de 6 centim. carrés et profonde de 8 à 10 centim. — Cette cavité est bourrée de gaze iodoformée. On ne fait pas de suture complète du lambeau superficiel ; quelques points de suture seulement vers la partie postérieure de l'incision.

Au moment de la communication de M. Bouilly à la Société de chirurgie, le malade paraît être en bonne voie ; « le fond et les bords de cette profonde cavité granulent avec vivacité, et je ne doute pas que le résultat définitif ne soit rapidement satisfaisant... Le mécanisme de la guérison ne doit pas être assimilé à celui qu'on obtient par l'opération d'Estlander proprement dite ».

Observation 176. — (Lucas-Championnière. Société de chirurgie 1884, p. 80). — L. B.., âgé de 21 ans. Pas d'antécédents tuberculeux. *En 1878*, il est atteint d'une pleurésie droite à marche lente; il reste alité pendant quatre mois. — A la *fin de 1881*, formation d'une tumeur d'empyème à la partie inférieure de la face latérale du thorax droit. — En *janvier 1882*, M. Rendu incise cette tumeur; il s'écoule 3 litres de pus environ. Depuis, la fistule persiste et suppure abondamment. — En *novembre 1883*, chute dans la plèvre d'un tube long de 19 centim. — En *décembre 1883*, état général très mauvais; amaigrissement extrême; toux. Respiration faible au sommet gauche; on entend ça et là quelques râles sous-crépitants. L'appétit est un peu conservé; mais le patient se sent de plus en plus faible. L'urine ne contient point d'albumine. Le thorax droit est très affaissé, surtout dans la moitié supérieure. Orifice fistuleux au-dessus de la dixième côte, à 15 centim. au-dessous du mamelon, à 15 centim. au-dessous et en dehors de l'appendice xyphoïde. L'écoulement purulent est continu; le matin, le patient évacue d'un seul coup environ 100 grammes de pus. Les injections dans la cavité indiquent une capacité de 450 à 600 grammes.

13 décembre 1883 (5 ans environ après le début de la pleurésie, 2 ans après l'incision de l'empyème), opération de la résection costale. — Chloroforme. — Exploration de la cavité avec une sonde de Blandin; cette sonde se perd dans tous les sens, surtout en arrière; la cavité paraît considérable. — Incision courbe formant un grand lambeau à base supérieure, et dont la pointe arrive à la fistule. — Incision sur les côtes inférieures jusqu'à l'os. Dénudation des côtes avec une rugine. Section des côtes avec une pince de Liston. Chaque fragment est enlevé par trois sections. Il n'y a de difficultés que pour la section de la première côte. La résection porte sur 5 côtes. Ablation de segments de 10 centim. de la 9e, de 8 centim. de la 8e, de 8 centim. de la 7e, de 7 centim. de la 6e et de 6 centim. de la 5e côte. — Deux ou trois ligatures seulement, au niveau de la 5e côte. — Extraction du tube tombé dans la plèvre avec une pince introduite par la fistule. — Lavage de la plaie et de la cavité avec une solution de chlorure de zinc à 10 p. 100. — Suture du lambeau. Pas de drainage sous le lambeau. — Gros drain dans l'orifice fistuleux. — Pansement de Lister.

Le soir, douleurs abdominales vives et rétention d'urine. Temp. 36,8. — *14 décembre*. La douleur persiste. Temp. 38,8. — *Le 18*, douleur à la base du lambeau. — *Le 19*, on constate de l'œdème en ce point. Une grande incision donne issue à une collection purulente abondante, formée au devant de la 5e côte. Drainage de cet abcès. Le lambeau est rétracté et un peu remonté. Pansement avec iodoforme et charpie phéniquée. — Les jours suivants, la douleur disparaît, la toux cesse et l'appétit devient très vif. — *3 janvier 1884.* le patient est méconnaissable; il a beaucoup engraissé. La poitrine est fortement rétractée. La région où les côtes ont été réséquées est aplatie et fort dure. La cavité ne contient plus que 80 à 90 grammes de liquide; elle suppure médiocrement. Le lambeau est complètement recollé; une plaie superficielle subsiste sur le trajet de l'incision.

19 juin 1884 (6 mois après la première résection), deuxième résection costale. Elle intéresse quatre côtes, les 4e, 5e, 6e et 7e, sur lesquelles on résèque des fragments de 6 centim. environ.

11 septembre 1884 (3 mois après la seconde résection), troisième résection costale. Elle porte sur les 2e, 3e, 4e et 5e côtes. L'existence d'un prolongement supérieur de la cavité a décidé l'opérateur à remonter jusqu'à la 2e côte.

Cette dernière opération est toute récente, au moment de la publication de l'observation. Les plaies se sont réunies par première intention. Le malade est très satisfait du résultat obtenu.

Observation 177. — (Saltzmann. Obs. IV de son mémoire. Société de chirurgie 1884). R. K., âgé de 24 ans, est admis le *10 août 1883.* Il est atteint d'un empyème déjà fort ancien du côté gauche. Il est dans un état alarmant. On pratique la pleurotomie avec résection d'un fragment de la 6e côte, entre les lignes mamelonnaire et axillaire. L'opération est suivie d'amélioration. Puis la rétraction thoracique s'arrête.

7 avril 1884 (longtemps après le début, 8 mois environ après la pleurotomie), résection costale. — Exploration préalable de la cavité à l'aide d'une sonde introduite par la fistule ; cette sonde pénètre en haut, à 24 centim. de profondeur. Le poumon est adhérent en avant, sur une étendue de 20 centim. depuis le bord gauche du sternum. Circonférence thoracique : 48 centim. à droite, 42,5 à gauche. — Trois incisions parallèles et indépendantes, suivant le procédé d'Estlander, par lesquelles on résèque les 3e, 4e, 5e et 6e côtes sur une étendue de 4 à 7 centim. — Pas de ligature, bien que l'opération, à cause de l'adhérence du poumon, ait été faite un peu en arrière. — Drainage par l'orifice fistuleux.

Immédiatement après, le périmètre thoracique gauche n'est plus que de 39,5; il a diminué de 3 centim.

Au moment de la publication de l'observation (Soc. chirurgie 1884), « la sécrétion purulente est minime et la guérison complète est à espérer. »

Observation 178. — (Saltzmann. Obs. III de son mémoire. Société de chirurgie, 1884). — Femme âgée de 35 ans. Elle n'a point d'antécédents tuberculeux. Elle a toujours joui d'une bonne santé. Pendant l'automne de *1878*, elle commence à tousser. A la fin de *1878*, elle est atteinte d'une pleurésie gauche. — *23 septembre 1881*, admission à la clinique, où l'on constate les signes d'un épanchement pleurétique gauche. — Le *25*, ponction par laquelle on retire 1,800 grammes de pus. — Le *28*, résection d'un petit fragment de la 6e côte, pour établir une fistule; évacuation de 3 litres de pus. — Le *29 novembre*, résection de la 8e côte dans la ligne axillaire postérieure, pour y établir une contre-ouverture et faciliter le lavage. La cavité paraît contenir 1,800 grammes. Les jours suivants, elle paraît diminuer assez rapidement. — Le *29 décembre*, la cavité ne paraît admettre que 400 grammes de liquide ; mais l'état général s'est aggravé. — Le *24 janvier 1882*, une sonde courbe introduite par l'orifice fistuleux remonte presque jusqu'au sommet de la cavité pleurale; elle peut être retournée en tous sens. La cavité suppurante paraît, à ce moment, contenir environ 800 grammes. L'urine n'est pas albumineuse.

27 janvier 1882 (3 ans environ après le début de la pleurésie, 4 mois après la pleurotomie), opération de la résection costale.— Résection de fragments de 6 centim. sur les 3e, 4e, 5e, 6e et 7e côtes ; le fragment réséqué est un peu plus long sur les côtes inférieures, un peu plus court sur les côtes supérieures. On trouve la plèvre costale extrêmement épaissie.

Les jours suivants, la cavité se rétrécit et l'état général s'améliore.— Pendant l'été, la malade quitte l'hôpital pour aller à la campagne. A ce moment, l'enfoncement de la paroi est prononcé, et les bouts des côtes réséquées viennent au contact. La cavité, très rétrécie, n'admet plus que 240 grammes.— Après deux ans de séjour à la campagne, la malade rentre à l'hôpital, en *mars 1884*. L'état général est bon, mais la fistule persiste. La suppuration n'a pas diminué depuis la sortie de l'hôpital, et la cavité admet encore environ 180 grammes de liquide. La paroi thoracique est fortement rétractée. Le segment postérieur des côtes réséquées chevauche sur le segment antérieur. Périmètre thoracique : 32 centim. à gauche, 44 centim. à droite.

La cavité paraît remonter jusqu'au sommet du poumon.

21 mars 1884 (2 ans et 2 mois après la première résection), deuxième résection. — Quatre incisions parallèles et indépendantes suivant le procédé d'Estlander. L'opérateur intéresse jusqu'à la 2e côte. Ablation de 5 centim. de la 2e, de 4 centim. de la 3e, de 3 centim. de la 4e, de 4 centim. de la 5e, de 4 centim. de la 6e, de 4 centim. de la 7e, de 3 centim. de la 8e et de 5 centim. de la 9e côte.

Cette très large résection est suivie d'une minime réaction fébrile.

30 avril (40 jours après la seconde résection), la cavité ne contient plus que 50 grammes. « Nul doute que l'oblitération de la cavité sera le résultat de la seconde opération. »

Observation 179. — (Périer. Société de chirurgie 1884, p. 77). — Homme de 43 ans, d'une bonne constitution et non tuberculeux. — *En 1881*, il est atteint d'une pleurésie purulente. En *juillet 1881*, vomique pleurale, signes de pneumothorax qui disparaissent assez vite ; seul l'épanchement liquide persiste. — *A la fin de 1882*, admission dans le service de M. Dujardin-Beaumetz. — *19 janvier 1883*, pleurotomie qui donne issue à 3 litres de pus. — En *mars*, le malade quitte l'hôpital. La cavité paraît alors contenir environ un demi-litre. — Nouvelle admission en *octobre 1883*. La cavité est maintenant plus étendue; un drain de 6 à 7 centim. est tombé dans la plèvre. — Le *19 octobre*, passage dans le service de M. Périer. L'état général est bon. Pas de fièvre. Appétit conservé. Thorax gauche fortement aplati, côtes très imbriquées. Fistule dans le neuvième espace, sur la ligne axillaire. La cavité admet 750 grammes de liquide ; une sonde y pénètre à 26 centim. de profondeur. — Extraction du tube : la cavité est remplie de liquide, l'orifice fistuleux bouché, puis le malade retourné sur le côté de façon à ce que la fistule occupe une situation déclive ; une pince de Lister, introduite dans la cavité, est alternativement ouverte et fermée, pendant que le liquide coule tumultueusement ; on sent à un moment donné la pince mordre quelque chose, c'est le tube qu'on peut ainsi retirer très facilement. — La présence de ce tube, tombé depuis peu de temps dans la cavité, ne peut être la cause du retard de la cicatrisation ; l'intervention chirurgicale est décidée.

27 octobre 1883 (plus de 2 ans après le début de la pleurésie, 9 mois après la pleurotomie), résection costale. — Trois incisions délimitant un lambeau quadrilatère à base supérieure. L'incision inférieure horizontale passe par le trajet fistuleux. — La 9e côte est dénudée et sectionnée au niveau de la fistule, puis de chaque côté de cette section on enlève un fragment de 4 centim. Seule, la résection de cette côte présente quelques difficultés, à cause du rapprochement des ostéophytes qui entourent la fistule. Les autres côtes sont réséquées à l'aide de deux sections seulement. Ablation de 9 centim. de la 8e, de 9,5 centim. de la 7e, de 9 centim. de la 6e, de 8,5 centim. de la 5e et de 7,5 centim. de la 4e côte. — Suture. — Gros drain dans la fistule. — Pansement de Lister.

Le soir, temp. 36,6. — Le *28*, temp. 38,4. A partir du sixième jour, la température reste au-dessous de 38°. — Dès le lendemain de l'opération, retour de l'appétit.

Janvier 1884 (2 mois et demi après la résection), la cavité ne contient plus que 100 grammes de liquide ; l'aplatissement du thorax est considérable ; le tronc est fortement incliné à droite et le malade éprouve une certaine gêne quand il est assis.

Observation 180. — (Marc Sée. Société de chirurgie, 1884, p. 83). — Jeune garçon de 25 ans. Empyème ancien, dont la fistule pleuro-cutanée date de huit mois.

Simple incision longitudinale, dont les bords sont écartés avec des rétracteurs. « Je n'ai pas été gêné pour faire avec facilité la résection sous-périostée de quatre côtes, à partir de la huitième, et dans une étendue de 5 centim., après avoir fait des incisions transversales sur la partie moyenne de ces côtes. » Pas d'artères à lier. On ne cherche pas la réunion immédiate.

Dans le premier pansement, fait trois jours après l'opération, on trouve seulement un peu de pus. Depuis, le malade fut pansé tous les deux jours.

Actuellement *(23 janvier 1884)* la cavité a beaucoup diminué, et la suppuration est moins abondante. L'état général est très amélioré ; tout permet de croire que le résultat sera bon.

Observation 181. — (Kirmisson. *Gazette médicale* de Paris, 5 décembre 1885). — Jeune garçon de 22 ans. Sa mère est morte phthisique. — En *1882*, il commence à tousser, puis il est atteint d'une pleurésie gauche à évolution lente. — Quatre mois après, *en juillet* de la même année, il se forme une tumeur d'empyème qui s'ouvre spontanément à 8 centim. au-dessous du mamelon et donne issue à une grande quantité de pus. Ce trajet fistuleux se ferme. Un deuxième abcès se forme au-dessus du premier, à 5 centim. en dehors et en bas du mamelon ; il s'ouvre, reste fistuleux et ne se ferme plus. — En *septembre 1883*, vomique très abondante. — Cet état persiste dix mois encore, pendant lesquels du pus est continuellement évacué par la fistule et par les bronches. — *6 août 1884*, admission à la Pitié. Affaissement thoracique et scoliose très prononcés. Périmètre thoracique, à droite 44 centim., à gauche 39 centim. Percussion (à gauche) : matité absolue en arrière et le long de la ligne axillaire, son plus clair dans la fosse sus-épineuse, bruit skodique sous la clavicule. Auscultation (à gauche), bruit respiratoire très affaibli en arrière le long de la colonne vertébrale, un peu exagéré sous la clavicule, nul partout ailleurs. De cet examen on conclut que le poumon est refoulé en haut et en arrière et qu'il existe en avant une cavité remplie de pus. La sonde pénètre à 11 centim. en dehors et en arrière ; elle peut exécuter des mouvements de circumduction assez étendus, limités cependant en dedans par le poumon et le péricarde. Impossible de mesurer la cavité par le procédé des injections ; le liquide ressort par les bronches. Le patient élimine environ 500 grammes de pus par jour par les bronches et par la fistule. — Pas de baccilles dans les produits de l'expectoration. — Etat général relativement bon.

22 août 1884 (2 ans et demi après le début de la pleurésie, 2 ans après l'établissement spontané de la fistule pleuro-cutanée), opération de la résection costale. — Incision courbe sur la paroi latérale du thorax, au niveau de la ligne axillaire, délimitant un lambeau qui est rejeté en dedans. — Résection des 9e, 8e, 7e et 6e côtes, dont on enlève des fragments de 5 à 11 centim. — Contre-ouverture dans laquelle on place un drain. — La chloroformisation est difficile ; du pus remonte à la bouche et fait redouter l'asphyxie ; aussi l'opérateur, bien qu'il ait reconnu que la cavité s'étendait plus haut, est-il obligé de laisser l'opération incomplète.

Pendant plus de huit jours, on ne pratique aucun lavage de la cavité, afin de faciliter la cicatrisation de la fistule pulmonaire. Au bout de ce temps, les vomiques disparaissent. — Un bandage compressif favorise l'affaissement de la paroi thoracique. — La fièvre, assez vive pendant la première semaine, cesse dès qu'on pratique de nouveau des lavages de la plèvre. — Plusieurs semaines après l'opération, le patient quitte l'hôpital, portant encore une fistule qui n'est point tarie.

Décembre 1885 (4 mois après l'opération), la suppuration persiste. Une bougie Béniqué pénètre encore à 20 centim. par l'orifice fistuleux. La cavité n'existe plus par en bas ; elle se prolonge en haut. On perçoit le murmure vésiculaire sur une grande étendue du thorax gauche, en arrière et en avant, un peu affaibli cependant ; mais le long de la ligne axillaire, le silence est demeuré absolu. Sur la face latérale du thorax gauche, il reste une bande de matité de 8 à 10 centim. Les mouvements de circumduction de la sonde sont maintenant impossibles dans tous les sens, sauf en un point peu étendu, en bas et en arrière. La cavité primitive a été comblée dans une mesure considérable et la surface suppurante n'a plus d'étendue qu'en hauteur ; la profondeur en a diminué très sensiblement, de telle sorte qu'on a affaire plutôt à une fente qu'à une cavité. — Au moment où il publie l'observation de son malade, M. Kirmisson se propose de pratiquer une seconde résection costale.

Observation 182. — (Ollier. *Lyon médical*, 7 février 1886). — Homme de 32 ans, paludéen, très affaibli, toussant beaucoup. — En *mai 1883*, il est atteint d'une pleurésie purulente droite. Une ponction donne issue à 2 litres de pus. M. Lépine constate, à cette époque, que la 8e côte est dénudée.

12 juillet 1884 (plus d'un an après le début), résection de 7,5 centim. de la 8e côte. Cette côte est dure et volumineuse. — Cette résection est suivie d'une très notable amélioration de l'état général. Cependant l'affaissement de la paroi se produit difficilement, et la suppuration, quoique diminuée, persiste.

25 décembre 1885 (15 mois après la première résection), deuxième résection costale. — Les deux bouts de la 8e côte précédemment réséquée ne se sont pas réunis ; mais des productions osseuses, nouvelles, à chaque extrémité réséquée, ont donné naissance à un arc osseux épais, dur, éburné, adhérent par son bord inférieur au bord supérieur de la 9e côte. — On résèque avec les plus grandes difficultés

10 centim. environ de la 9e côte; elle a les dimensions d'une côte de bœuf, très dense, éburnée vers son bord supérieur, qu'on n'a pu sectionner qu'avec la scie à chaîne.

Il survient une amélioration marquée de l'état général; mais il n'est pas dit que la cicatrisation de la cavité purulente ait été obtenue. — M. Ollier fait remarquer, dans le cas de cet opéré, l'intensité de la reproduction osseuse chez un homme qui a passé l'âge de la grande activité ostéogénique, intensité qui tient, sans doute, à quelques lambeaux de périoste laissés dans la plaie et irrités par le voisinage d'un foyer inflammatoire chronique.

Observation 183. — (Ollier. *Lyon médical* 7 février 1886 et thèse inaugurale de Ducrot. Lyon 1885). — A. M. D..., femme de 36 ans, sans antécédents tuberculeux. — *En 1880,* traumatisme au devant du sein gauche. Deux ans et demi après, apparaît, dans cette région, une tumeur d'empyème qui s'ouvre spontanément et verse une grande quantité de pus. — En *décembre 1882,* Létiévant agrandit la fistule, y place un drain et pratique des lavages de la plèvre. A cette époque, la cavité purulente pouvait contenir environ 600 grammes de liquide.

8 juillet 1884 (4 ans environ après le début, 18 mois environ après l'établissement spontané de la fistule pleuro-cutanée), résection costale. — Ablation de 3 centim. de la 6e et de 8 centim. de la 7e côte. — Orifice fistuleux agrandi. Injections dans la poche purulente. Le liquide entraîne de petites masses calcaires. — La poche paraît occuper la moitié de la cavité pleurale; le péricarde en forme la paroi interne. Cette poche, vaste, tapissée de dépôts calcaires, durs, adhérents, tres abondants, s'en allant par plaques de 2 à 4 millim. carrés, limitée par des parois rigides, n'a aucune tendance à se combler par le rapprochement des parois. — L'opération est suivie d'une amélioration réelle et, le *23 août,* la malade quitte l'hôpital.

20 février 1885 (7 mois après la première résection), deuxième résection. — Le pus est de nouveau fétide; il contient encore de petites masses calcaires. Un stylet pénètre à 16 centim. de profondeur. — Résection de 10 centim. environ de la 8e et de 7 centim. de la 9e côtes. — Drainage. — Pansement antiseptique. — Cette seconde résection est également suivie d'une réelle amélioration de l'état général, et la malade quitte de nouveau l'hôpital.

20 avril 1885 (2 mois après la deuxième résection), troisième résection. — La malade éprouve des douleurs dans le côté gauche et l'écoulement se fait moins facilement par les drains. — Résection de deux fragments des côtes régénérées.

28 mai 1885 (1 mois après la troisième résection), quatrième résection. — Ablation de 4,2 centim. de la 8e et de 3,4 centim. de la 9e côte.

27 juillet 1885, l'écoulement se fait bien. La cavité ne semble pas diminuer beaucoup; l'affaissement de la paroi thoracique s'opère difficilement. — *28 décembre 1885* (au moment de la communication de M. Ollier à la Société de médecine de Lyon), la cavité a beaucoup diminué; la suppuration, nullement fétide, est bien moins abondante et s'écoule bien; on peut espérer une cicatrisation prochaine.

Observation 184. — (De Cérenville Obs. IV de son mémoire in *Revue médicale de la Suisse Romande.* Juin-août 1886). — J. G..., femme de 48 ans. — En *1877,* pleurésie droite. — Admission à l'hôpital de Lausanne, en *octobre 1878.* Aspect cachectique. Œdème des jambes. Apyrexie. L'épanchement paraît occuper la moitié de la plèvre droite. — *5 octobre 1878.* Pleurotomie dans le 7e. espace, en arrière. Le pus est très épais. Installation d'un tube laveur. — *14 octobre*, expectoration purulente abondante. — *26 novembre*, premiers accidents convulsifs, à la suite d'un lavage de la plèvre.— Etat stationnaire durant tout l'hiver. — En *mars 1879*, la cavité a 20 centim. de largeur, sur 7 centim. de profondeur postéro-antérieure.

8 mars 1879 (2 ans environ après le début, 5 mois après la pleurotomie), résection costale. — « Voyant l'état de ma malade stationnaire, la cicatrisation de la poche pleurale arrêtée, le thorax immobilisé, incapable de fournir une plus large part au travail de rétraction, la suppuration abondante, souvent mélangée de sang, je jugeai le moment venu de pousser à la roue. La résection partielle d'un certain nombre de côtes me parut indiquée : 1° pour favoriser le rétrécissement de la cage osseuse ; 2° pour créer une ouverture propre à permettre de modifier la surface de la poche d'une façon plus complète que par les lavages seuls. L'association de ces deux objectifs me semblait devoir favoriser la rétraction des tissus compromis, de dehors en dedans aussi bien que de dedans en dehors. — Chloroforme. — Incision horizontale de 10 centim. sous la pointe de l'omoplate, à partir de 4 centim. de la colonne vertébrale. Une autre incision verticale réunit le milieu de la première à la fistule. Sectionnant le muscle grand dorsal, l'opérateur arrive sur les côtes, très rapprochées et ne permettant d'insinuer aucun instrument dans leurs espaces ; il est obligé de rompre par fragments la 7e côte, dont il enlève 5 centim. par petits morceaux, en ménageant l'artère et le nerf intercostaux. Une fois le chemin frayé, ablation facile de 5 centim. de la 6e côte, en deux coups de sécateur.— L'espace ainsi mis à nu, et après ligature de l'artère intercostale de la 6e côte, large incision de la plèvre, de façon à pénétrer avec aisance dans la poche pleurale et à pouvoir l'explorer dans toutes les directions. Cette poche a à peu près 10 centim. de hauteur et autant de largeur. La plèvre est énormément épaissie, très dure. — Tamponnement de la cavité avec des bourdonnets de charpie phéniquée. — Les jours suivants, changement des bourdonnets et introduction d'un gros drain. Plaie recouverte d'un pansement au coton.

Au sixième jour, le *14 mars*, la plaie commence à bourgeonner. Fistule maintenue dilatée au moyen de gros drains. Attouchements avec l'iode. Le *8 avril*, la poche paraît presque complètement oblitérée ; il ne reste qu'une fistule de 8 à 9 centim. de profondeur. — *29 avril*, la malade quitte l'hôpital. Elle paraît en bonne voie, et il n'est pas douteux que le résultat immédiat de l'opération ne puisse être très favorable. — *5 juin*, retour de la malade dans le service. Pendant cinq semaines, elle a négligé son traitement de la façon la plus complète. Il en résulte une rechute, avec formation derrière la fistule intercostale, d'une dilatation purulente. Nouveau drainage et tamponnements avec des bourdonnets imbibés d'une solution de nitrate d'argent. — Le *20 juin*, la poche s'est agrandie ; le bec de la sonde y décrit de nouveau un huitième de tour.

6 août 1879 (5 mois après la première résection), seconde résection. — « La première opération était de nature à nous encourager vivement, et il me parut évident que si le résultat n'en avait pas été complet, c'est qu'elle n'avait porté que sur une hauteur insuffisante de la cage osseuse. » — Dans la ligne axillaire, à travers le grand dorsal et le grand dentelé, résection de fragments de 3,5 centim., sur les 6e, 7e et 8e côtes. Ces côtes sont tellement resserrées, qu'on a la plus grande peine à pénétrer d ns les espaces intercostaux. La plèvre est épaisse de plus d'un centimètre. Derrière cette membrane, se trouve un vide aplati, à moitié rempli de bourgeons mous et friables. Ablation d'un morceau de plèvre de 1,5 centim. carré qui met à nu la plèvre pulmonaire. Pansement au coton phéniqué.

Les jours suivants, pas de fièvre ; la plaie a bonne apparence. — Le *20 août*, la rétraction thoracique paraît se faire très rapidement. On sent le poumon immédiatement derrière la plaie osseuse. — Le *13 août*, lymphangite diffuse qui se répand sur le dos, la poitrine et les membres Cette fâcheuse complication dure deux semaines et se termine par la formation d'abcès sous-cutanées multiples. La cicatrisation subit une régression marquée En septembre, la cavité s'étend de nouveau, et la limite supérieure répond au milieu de l'omoplate. La profondeur antéro-postérieure est presque nulle, c'est-à-dire que la cavité ne représente qu'une lame creuse. Après une série de bains de thymol, d'injections iodées, la poche diminue un peu ; le rapprochement des côtes s'opère et le rétrécissement du thorax continue, comme le prouve la diminution du périmètre, ainsi que le déplacement de la fistule d'arrière en avant et le raccourcissement du diamètre vertical. L'état général est bon. — *7 décembre*, la malade est renvoyée de l'hôpital, par mesure administrative. — Nouvelle admission le *6 janvier 1880*. La poche est resserrée ; elle a diminué en hauteur et en largeur, mais elle suppure encore. Les tentatives d'injections irritantes sont mal tolérées, elles provoquent facilement un état syncopal avec contracture des mâchoires et déviation des yeux. On se voit forcé d'y renoncer.

14 février 1880 (6 mois après la seconde résection), la rétraction osseuse est arrivée à son maximum, l'état de la plèvre reste le même et la poche s'étend en haut jusqu'au milieu de l'omoplate, de côté jusqu'à la ligne axillaire. La profondeur est minime. L'état du poumon paraît satisfaisant ; la percussion est légèrement tympanique sur la zone correspondante à l'écartement des plèvres, mais le bruit vésiculaire existe jusqu'à la base. — *En juin*, la malade refuse obstinément de se soumettre à une nouvelle opération, de laquelle on pourrait encore attendre un progrès.

Observation 185. — (Monod. Société de chirurgie 1884, p. 14). — Homme de 23 ans. Empyème ancien. Pleurotomie pratiquée par M. Blachez. — Quinze mois après, la déformation thoracique est considérable ; mais la cavité n'est pas cicatrisée, et la suppuration persiste. La cavité, étroite en bas, se développe surtout en haut et latéralement ; elle paraît contenir un grand verre de liquide.

A cette époque (quinze mois après la pleurotomie), opération de la résection costale. Lambeau cutané d'après le procédé de M. Bouilly. La résection porte sur 6 côtes.

La régénération osseuse est évidente dès la troisième semaine. Le lambeau quadrilatère s'est bien recollé.

Trois mois après, demi-succès. La suppuration est encore abondante, et l'état général souffre un peu. — L'auteur attribue l'insuccès à la reconstitution rapide de la paroi thoracique.

Observation 186. — (Poulet. Société de chirurgie, 21 octobre 1885). — Empyème chronique consécutif à une pleurésie tuberculeuse. — Résection costale portant sur 6 côtes, de la 4e à la 9e et sur une étendue qui varie de 7 à 13 centim. Après la résection, ouverture large de la plèvre, puis grattage des deux feuillets de la plèvre avec la curette tranchante. — Réunion par première intention du lambeau musculo-cutané.

Trois mois après l'opération, la cavité est notablement rétrécie. La fistule persiste et donne encore 30 à 40 grammes de pus séreux par jour. Malgré une amélioration très sensible de l'état général, la guérison n'est pas définitive.

Observation 187. — (Eug. Bœckel. *Gazette médicale de Strabourg*, Juin 1886). — Th. S... jeune femme de 28 ans. — Pleurésie gauche au commencement *de 1885*. — Le *16 juin*, pleurotomie avec résection d'une côte. — Le *16 octobre*, résection de deux côtes, pour faciliter l'écoulement du pus. — *En décembre*, la cavité paraît contenir environ 150 grammes; elle est limitée en haut par le poumon, au niveau de la 7e côte.

12 décembre 1885 (8 à 10 mois après le début de la pleurésie, 6 mois après la pleurotomie), résection costale. — On pratique une incision unique, parallèle à celle de la pleurotomie. Par cette incision, on résèque 8 centim. de la 10e, 8,5 centim. de la 9e et 7 centim. de la 8e côtes. Cette résection suffit pour permettre l'adossement des deux feuillets pleuraux. Cependant on pratique une petite incision verticale sur le bord inférieur de la plaie pleurale qui paraît trop tendue.

Suites immédiates favorables. Diminution rapide de la suppuration. — En *février 1886*, sans cause appréciable, la suppuration augmente de nouveau.

8 février 1886 (2 mois après la première résection), seconde résection. — La fistule étant élargie, la sonde pénètre à 15 centim. en haut et en arrière. — Sur la 7e côte, on pratique une incision qui part du point occupé par la fistule sur la ligne axillaire et s'étend jusqu'à deux travers de doigt des apophyses épineuses. Ablation des segments régénérés des 8e et 9e côtes et d'un fragment de 6 centim. de la 7e côte. — Irrigation complète de la cavité, puis tamponnement avec la gaze iodoformée.

15 mai 1886 (3 mois après la seconde résection), la suppuration persiste toujours ; mais l'état général est bon.

Observation 188. — (Eug. Bœckel. *Gazette médicale de Strasbourg*. Juin 1886). — V. L..., âgé de 14 ans. — Le *10 mai 1883*, chute sur un échalas qui, par la paroi abdominale, fait une plaie pénétrante de poitrine. Dix jours après, pyopneumothorax grave du côté gauche. — Le *21 mai*, pleurotomie dans le sixième espace avec résection de 4 centim. de la 6e côte. — Pendant 18 mois, alternatives d'occlusion et de réouverture de la fistule. — En *décembre 1885*, rétraction du thorax gauche ; scoliose à concavité gauche ; périmètre thoracique, 39 centim. à droite et 37 centim. à gauche ; respiration facile ; bon état général ; la cavité est petite et probablement cloisonnée.

31 décembre 1885 (2 ans et 8 mois après le début de la pleurésie et la pleurotomie), résection costale. — Incision unique, oblique. Ablation de 5 centim. de la 6e, de 6 centim. de la 7e et de 8 centim. de la 8e côte. La sixième et la septième côtes sont réunies par une plaque osseuse entourant le tube.

L'apyrexie s'établit le troisième jour. — *11 janvier 1886*. Rétention puis écoulement purulent abondant. La sonde pénètre dans une cavité étendue sous l'omoplate. Drainage.

25 mars 1886 (3 mois après la première résection), seconde résection. — Ablation d'un fragment de 5 centim. sur la 4e et la 5e côtes. Excision d'un morceau de la plèvre épaissie pour placer le tube à drainage.

Les accidents de rétention se reproduisent ; la fièvre reparaît encore. Le *14 mai*, on constate l'existence d'un trajet étroit, partant de l'orifice fistuleux et qui doit aboutir à une petite cavité située sous l'omoplate.

26 mai 1883 (2 mois après la seconde résection), la suppuration est réduite à peu de chose, et le tube est difficilement maintenu dans le trajet.

Observation 189. — (Korting. *Deutsche Militärarztliche Zeitschrift* 1880. obs. n° 74). — Homme de 21 ans. — Pleurésie gauche en *janvier 1878.* — Le *15 janvier*, ponction dans le cinquième espace qui donne issue à 2.100 c. c. de liquide séro-fibrineux. Après l'opération, frisson et fièvre intense. — Le *21*, ponction dans le sixième espace, par laquelle on retire 200 c. c. de liquide séro-purulent. La dyspnée persiste. Une des ponctions s'ouvre spontanément, puis se ferme en *mars.* — Le *26 mars*, pleurotomie; issue de 3.000 c. c. de pus fétide. Lavage avec une solution d'acide phénique. Drainage. — Les phénomènes de rétention persistent. Fièvre intense. — En *novembre 1878*, la cavité paraît contenir encore 70 c. c. de liquide.

Le 28 novembre 1878 (11 mois après le début). résection d'un fragment de la 6e côte. — La situation n'est pas améliorée ; la cavité ne diminue pas.

Le *8 janvier 1879* (40 jours après la première résection), seconde résection dans laquelle on enlève 5 centim. de la 6e et 3 centim. de la 7e côte. — En *mars 1879*, le pus est encore fétide. On pratique des injections de teinture d'iode.

En avril 1879 (3 mois après la seconde résection), la fistule subsiste, et la cavité paraît contenir 40 c. c. de liquide. Le malade est réformé avec cette mention: totalement invalide.

GROUPE IV. — *Insuccès.* — *Résultat nul.*

Observation 190. — (Th. Weiss. Mélanges de chirurgie clinique, p. 97. Paris 1883. Berger-Levrault). — X... garçon brasseur, admis dans le service de clinique de M. Bernheim à Nancy. — Il est malade depuis le *16 mars 1881.* Il présente les signes d'un pneumothorax gauche. On ne peut constater aucun signe de phthisie ; cependant la tuberculose est probable. Peu à peu les gaz sont résorbés, et aux signes du pneumothorax succèdent ceux d'un épanchement liquide qui augmente progressivement. — *16 mai*, première ponction qui donne 2 litres de liquide séreux. Ce liquide se reproduit. — *23 juillet*, deuxième ponction ; le liquide est séro-purulent. — Peu à peu, à la suite de cette ponction, on voit apparaître de la fièvre, des vomissements, une teinte terreuse de la face, de la diarrhée, signes indiquant que l'épanchement est devenu purulent. — *5 septembre*, troisième ponction qui donne issue à 4 litres de pus. — *18 septembre*, quatrième ponction, sans plus de résultats que les précédentes. Le malade maigrit de plus en plus. L'urine est albumineuse. A droite, on constate seulement de l'expiration prolongée au sommet du poumon; à gauche, voussure thoracique considérable, matité étendue depuis le deuxième espace jusqu'au dessous du rebord des fausses côtes, bruit de flot à la partie interne de la fosse sus-épineuse. — *3 octobre*. Pleurotomie par M. Demange, à la partie moyenne du sixième espace. L'opération est suivie d'une amélioration marquée ; l'amaigrissement cesse, le faciès devient meilleur, la cavité donne environ 200 à 300 grammes de pus par jour. Puis, bien que le patient conserve l'appétit, la fièvre reparaît et s'élève à 39° le soir. Le thorax ne s'affaisse pas, et la cavité pleurale continue à sécréter beaucoup de pus.

7 *novembre 1881* (8 mois après le début, 1 mois après la pleurotomie), opération de la résection costale par M. Th. Weiss. — Deux incisions d'Estlander. Ablation de fragments de 4 centim. sur les 5e, 6e, 7e et 8e côtes, au niveau de leur partie moyenne. Ces côtes sont extrêmement dures; on est obligé de les entamer avec le ciseau et le maillet. Dans cette manœuvre, le ciseau glisse et blesse une artère intercostale. Une pince à forcipressure est appliquée sur ce vaisseau divisé; elle s'est détachée deux jours après sans inconvénients. — L'opération dure une heure et demie avec chloroformisation complète. A la suite, le patient est très abattu. On est obligé de le ranimer avec des injections sous-cutanées d'éther. Pansement avec de la gaze phéniquée et de l'ouate.

Suites immédiates bonnes. La suppuration diminue et se réduit à 100 grammes. — Le *12 novembre*, encore aucune modification de la paroi thoracique. L'exploration avec la sonde donne les mêmes résultats qu'auparavant; elle pénètre à 14 centim. de profondeur au niveau de la fistule, à 17 centim. obliquement en avant; à 24 centim. obliquement en arrière, à 23 centim. obliquement en haut. Périmètre thoracique gauche, 46 centim. — Le *24 novembre*, léger affaissement, le périmètre gauche est de 44 centim. La fièvre reparaît, mais elle est due à une attaque de rhumatisme subaiguë.

10 décembre (1 mois après la première résection), seconde résection, surtout en vue de faciliter l'écoulement du pus. — Ablation de fragments de 3 centim. sur les 8e et 9e côtes, au dessous de l'omoplate, et d'un fragment de 4 centim. sur la partie moyenne de la sixième, déjà entamée une première fois.

A la suite, l'état général, malgré quelques accidents passagers, est assez satisfaisant; mais l'état local reste stationnaire. — En *mars 1882*, hémorrhagie assez inquiétante qui ne cède qu'aux injections d'ergotine et aux lavages avec l'eau froide. — Durant l'été, le malade se soutient. Il se produit une légère incurvation de la colonne vertébrale. Mais les dimensions de la cavité n'ont pas diminué.

A cette époque (*été de 1882*), la cicatrisation des plaies opératoires est complète. La contre-ouverture pratiquée sous l'angle de l'omoplate s'est fermée; le malade en a retiré les tubes; l'écoulement purulent est encore abondant et fétide; l'affaissement du thorax est assez notable, au niveau de la région sous mammaire; la cavité suppurante est encore assez spacieuse : ni l'état général, ni l'état local ne font espérer la guérison.

Observation 191. — (Berger. Rapport à la Société de chirurgie, 1883). — Lh..., âgé de 59 ans. — En *1880*, il est traité à l'hôpital Lariboisière pour une pleurésie purulente gauche suspecte. — Vers la *fin de 1880*, pleurotomie dans le huitième espace. — L'opération est suivie d'une amélioration passagère; puis de nouveau la suppuration devient abondante et la fièvre hectique reparaît. — En *juillet ou en août 1882*, résection de 6 centim. de la 9e côte pour faciliter l'écoulement du pus; cette côte est altérée et dénudée. — Six mois après, le patient est dans le même état.

A cette époque, *fin 1882* (3 ans après le début, 2 ans après la pleurotomie), résection costale. — Ablation de 5 centim. de la 8e et de 3 centim. de la 7e côtes. — Introduction dans le neuvième espace, en arrière, d'un tube à drainage qui pénètre profondément.

Malgré ces résections, trop peu étendues et trop peu multipliées, la cavité ne semble pas devoir s'oblitérer; aussi M. Berger se proposait-il de recourir à une résection plus large. Sur ces entrefaites, le malade quitte l'hôpital avec de l'albuminurie et de l'œdème aux pieds et au visage. A ce moment, M. Berger aurait renoncé à la résection.

En *décembre 1883* (1 an après la résection), la santé générale est assez satisfaisante et ne paraît pas décliner beaucoup. La cavité contient environ 100 grammes. — L'insuccès de l'opération, dit l'auteur lui-même, est manifestement dû à l'insuffisance de la résection.

Observation 192. — (Ewald. *Charité-annalen* 1874, p. 139-191. Obs. XXVI du mémoire). — S..., âgé de 35 ans, n'a pas eu de maladies antérieures. — Le *10 février 1873*, début de la pleurésie. *Le 28*, une ponction exploratrice donne un liquide légèrement purulent. — *Le 26*, une ponction permet de retirer 1500 grammes de pus. *Le 27*. Pleurotomie. — Le *19 mars*, l'empyème s'ouvre spontanément vers l'angle de l'omoplate. — Le *28 juillet*, le patient quitte l'hôpital ; la fistule est fermée. Affaiblissement du murmure vésiculaire du côté malade. Pas d'albuminurie. En *novembre 1873*, le patient est dans le même état.

En 1874 (un an et demi après l'occlusion de la fistule), la plèvre se remplit de nouveau d'un épanchement purulent. — On pratique alors la résection partielle des 4e, 5e et 6e côtes. — Le résultat de cette opération, d'après l'auteur, ne fut pas remarquable ; il y eut, dit-il, formation rapide de fausses-membranes qui obstruèrent l'orifice, servirent de point d'appui aux côtes et prévinrent l'enfoncement de la paroi thoracique.

Observation 193. — (Thèse inaugurale de Ducrot, Lyon 1885. — Malade opéré d'abord par M. Poncet, puis par M. Pollosson.) — J. L. N.., homme âgé de 30 ans. — En *janvier 1882*, hémoptysie. — La même année, pleurésie aiguë à gauche, traitée dans le service de M. Teissier. — Le *27 septembre 1882*, première ponction qui donne 3 litres et demi de liquide couleur de bière. — *15 octobre 1882*, deuxième ponction. — *22 octobre*, Pleurotomie. Drainage.

17 octobre 1883 (2 ans et demi environ après le début, 1 an après la pleurotomie), première résection costale pratiquée par M. Poncet. — Ablation de fragments de 3 à 4 centim. sur les 3e, 4e et 5e côtes.

En avril 1884, formation sous le sein d'un abcès d'origine pleurale. Cet abcès est ouvert et drainé.

5 janvier 1885 (1 an et 3 mois après les premières résections), seconde résection pratiquée par M. Pollosson. — Résection de fragments de 3 à 5 centim. des 3e, 4e et 5e côtes. Ces côtes, réséquées par M. Poncet, étaient arrivées au contact et réunies par un tissu osseux hypertrophié et raréfié. — Après cette résection, une nouvelle exploration de la cavité montre qu'elle se prolonge au-dessus de la fistule et remonte vers le sommet du poumon. — Incision de la plèvre pariétale. Drainage. Pansement antiseptique.

Huit jours après, la suppuration a diminué et la cavité paraît avoir diminué des deux tiers (?).

En *juillet 1885* (6 mois et 20 jours après la seconde résection), l'état du patient paraît stationnaire. Il y a toujours une cavité de laquelle s'écoule un liquide séro-purulent et hémorrhagique.

Observation 194. — (Pollosson, in thèse inaugurale de Ducrot. Lyon 1885). — J. P... âgé de 25 ans. Antécédents tuberculeux. Fièvre typhoïde en *août 1884*. A la suite, en *septembre 1884*, pleurésie purulente à droite; pleurotomie et drainage. — La fistule pleurale persiste; la température est élevée, de 39° à 40° ; l'état général devient de plus en plus mauvais.

26 janvier 1885 (5 mois après le début, 4 mois après la pleurotomie), M. Pollosson résèque 10 centim. de la 5e et de la 6e côtes.

A la suite de cette opération, la situation du patient paraît s'améliorer. Cependant, pas de tendance à la guérison.

En juillet 1885 (6 mois après la résection), la fistule persiste encore.

GROUPE V. — ***Insuccès — Mort immédiatement ou peu de temps après l'opération.***

Observation 195. — (Bouilly. Obs. XXXV de la thèse inaugurale de M. Cormack. Paris 1885). — G.., âgé de 30 ans. Ce malade, atteint de pleurésie purulente, fut traité à l'Hôpital Beaujon par M. Bouilly qui pratiqua la pleurotomie. Il quitta l'hôpital considéré comme guéri et put même se livrer aux travaux des champs. Le côté de l'empyème n'est pas indiqué dans l'observation. — *En juin 1884*, le patient est de nouveau pris de fièvre, de dyspnée; il a des sueurs abondantes et perd l'appétit. *Le 30 juin*, il est admis à la Charité, dans le service de M. Laboulbène. — *Le 22 août*, la cicatrice se rompt et la fistule pleuro-cutanée se rétablit. — *Le 18 septembre*, pour permettre une exploration plus complète de la cavité, M. Bouilly enlève 2 centim. de côte au voisinage de la fistule. — Cette petite résection facilite l'écoulement du pus; la santé générale s'améliore, mais les dimensions de la cavité ne diminuent pas. Des signes de tuberculose constatés au sommet droit sont considérés comme une contre-indication de l'opération d'Estlander. On se borne à pratiquer, dans la cavité purulente, des injections avec une solution de chlorure de zinc. — Au bout de quelques mois, l'état du patient est toujours stationnaire; la cavité n'a pas de tendance à la cicatrisation. Cédant aux sollicitations du malade lui-même, M. Bouilly se décide à pratiquer la résection costale.

25 octobre 1884 (1 an et 4 mois après la rechute et 13 mois après la seconde pleurotomie), opération de la résection costale. — L'exploration avec la sonde démontre que la cavité est très vaste et qu'il faut faire remonter la résection très haut; l'instrument pénètre à 10 centim. de profondeur et à 14 ou 15 centim. dans le sens vertical. — La chloroformisation nécessite des précautions particulières, car la respiration est irrégulière et le pouls très faible. — La résection porte sur 8 côtes, de la troisième à la dixième. On enlève successivement 8 centim. de la 3e, 10 centim. de la 4e, 10 centim. de la 5e, 11 centim. de la 6e, 14 centim. de la 7e, 14 centim. de la 8e, 11 centim. de la 9e, 11 centim. de la 10e côte. La 7e côte est réséquée en deux fois, et l'on fait deux petites résections secondaires sur la 8e et la 9e côtes. La sixième côte porte une échancrure au niveau de la fistule et la dixième présente deux petits ostéophytes. — Lavage avec une solution faible de chlorure de zinc. — Drainage : trois drains en avant; en arrière, à la partie la plus déclive, deux drains très gros, ayant environ 13 centim. de longueur. — Compression avec quatre éponges placées dans le pansement et maintenues par des bandes élastiques.

Après l'opération, le patient reste en état syncopal; il reprend à peine connaissance et meurt à trois heures de l'après-midi. »

Autopsie. La cavité est beaucoup plus grande qu'on ne l'avait présumé ; elle est énorme, aucune résection n'aurait pu en obtenir l'oblitération. Le poumon est réduit à l'état de moignon. Symphyse du péricarde. Reins et foie graisseux. « L'état du poumon n'est pas aussi mauvais qu'on aurait pu le supposer, du côté malade, bien que les tubercules n'y manquent point. A droite, il y avait encore des tubercules et de l'épaississement de la plèvre, comme on pouvait s'y attendre. »

Observation 196. — (Gillette. Obs. XXXVI de la thèse inaugurale de M. Cormack-Paris 1885). — Cl. M.., âgé de 54 ans. Pas d'autres antécédents que trois attaques de rhumatisme articulaire aigu. — En 1878, il est atteint d'une bronchite qui depuis persiste. Il maigrit, mais sans beaucoup perdre de ses forces. — *25 novembre 1883*, apparition, au niveau du huitième espace, d'une tumeur dure, grosse comme un œuf, non douloureuse. — Cette tumeur est ouverte à l'hôpital St-Louis; le malade dit qu'il en serait sorti « du sang et de l'eau ». Il rentre chez lui après 40 jours de séjour à l'hôpital. — Quinze jours après sa sortie, il vit, en s'appuyant sur le bord de son lit, se produire une véritable débacle de pus. Depuis, la fistule et l'écoulement purulent ont persisté. — *En août 1884*, il entre à Tenon, très affaibli. Pendant son séjour, légère amélioration. Il va passer six semaines à la campagne, puis rentre à l'hôpital Tenon à la fin de *décembre*. A cette époque, la sonde pénètre en arrière, sous les côtes; l'état général est assez bon, mais on constate, au sommet gauche, des signes de phthisie au deuxième degré.

17 janvier 1885 (environ 2 ans après le début, et 22 mois environ après l'incision de la tumeur d'empyème), résection costale. — Chloroformisation incomplète, à cause de la gêne respiratoire. — Avec le thermocautère, incision de 12 à 15 centim. parallèle aux côtes et passant par l'orifice fistuleux; aux deux extrémités de cette incision, deux incisions au bistouri, longues de 10 à 12 centim. Il en résulte deux lambeaux que l'opérateur relève, l'un en haut, l'autre en bas. — Résection de 4 côtes (elles ne sont pas désignées) ; sur trois côtes on enlève des fragments de 9 centim. et sur la quatrième un fragment de 6 centim. — Pas de ligatures à pratiquer.

Après l'opération, le patient est très déprimé. La température tombe à 36, 4. On le ranime à l'aide d'injections d'éther. Urines noires (on avait employé l'acide phénique pour le lavage de la cavité). — *20 janvier*, apyrexie. Le patient éprouve de vives douleurs dans la cuisse et le mollet gauche; c'est le début d'une phlegmatia alba-dolens. — *24 janvier*, assez bon état de la plaie. Renouvellement du pansement. Meilleur appétit. — *Le 28*, la plaie est bien détergée ; la cavité paraît notablement réduite. — *3 février*, adynamie, Mort dans la nuit.

Autopsie. Tuberculose pulmonaire. Foyers caséeux répandus dans toute l'étendue des poumons. Cavernes aux sommets. Poumon droit extrêmement adhérent à la paroi thoracique. Plaie opératoire en grande partie réparée et cicatrisée. — La fistule thoracique conduit dans une cavité piriforme, se développant surtout en arrière et en haut, interposée à la paroi thoracique et au poumon droit refoulé. Cette cavité mesure environ 500 c. c. Les parois en sont lisses; elle ne contient rien qu'un peu du liquide injecté au dernier pansement.

Observation 197. — (Bouilly, Société de chirurgie 1884. p. 703.) Homme de 30 ans, traité à l'hôpital Necker, dans le service de M. Guyon. — En *septembre 188?*, pleurotomie à gauche par M. Rigal. — En *mars 1884*, suppuration toujours très abondante par un orifice fistuleux situé dans le huitième espace. Le pus ne contient pas de bacilles. L'état général est assez bon. La cavité est énorme : la grande sonde à exploration vésicale disparaît presque en entier, qu'on la dirige, soit en haut vers la clavicule, soit en arrière vers la face postérieure du thorax. La sonde métallique à grande courbure peut être retournée en tous sens, sans toucher les bords de la cavité.

22 mars 1884 (18 mois environ après la pleurotomie), opération de la résection costale. — Incision en ⊥ renversé. La branche verticale de cette incision, longue de 25 centim. s'étend de la 2e à la 9e côte et tombe au niveau de l'orifice fistuleux sur l'incision horizontale. — La résection, très rapidement exécutée, porte sur 8 côtes, de la 9e à la 2e, dont on résèque des fragments de 6 à 9, 5 centim. — Réunion des incisions à l'aide de sutures à fil métallique. Drainage profond et superficiel. — Lavage de la plèvre avec une solution de chlorure de zinc à 5 p. 100.

Les jours suivants, le patient est atteint de septicémie aiguë ; il meurt le *28 mars*, quatre jours après l'opération.

Autopsie. Infiltration de gaz et de liquides spumeux sous les lambeaux et dans la plèvre. Rate diffluente. Reins graisseux. Poumon carnifié, sans tubercules. Un ganglion caséeux au niveau du hile. — L'affaissement de la paroi thoracique est considérable, et, dans les points correspondants aux côtes réséquées, le contact est établi entre les feuillets pariétal et viscéral de la plèvre. Le rapprochement des bouts antérieur et postérieur de chaque côte réséquée n'était pas encore allé jusqu'au contact ; il était permis de supposer que ce vide aurait beaucoup diminué avec le temps. — Pour obtenir l'affaiblissement complet de la paroi thoracique, il aurait fallu prolonger la résection en arrière, sur les côtes moyennes et supérieures, dans une étendue de 5 à 7 centim., et faire une perte de substance véritablement énorme.

Observation 198. — (P. Berger, Société de chirurgie, *janvier 1884*). — E. C.., âgé de 20 ans, gantier, admis en *décembre 1882* à Bicêtre, dans le service de M. Debove. Il a des antécédents héréditaires tuberculeux : sa mère, une sœur et un frère sont morts phthisiques ; de deux frères qui survivent, l'un est tuberculeux ; le malade lui-même eut des hémoptysies, il y a quatre ans. — A la fin de 1881, il est atteint d'une pleurésie droite, pour laquelle il est soigné dans le service de M. Desnos. Il y subit quatre ponctions : la première donne un litre et demi de liquide très clair, et la seconde un liquide déjà trouble, purulent. — Au moment de l'admission à Bicêtre, en *décembre 1882* le patient est pâle, très amaigri ; il a les yeux excavés et les ongles hippocratiques. Il porte une induration tuberculeuse à l'épididyme gauche. Le thorax droit présente une matité totale, du haut en bas. — Durant l'hiver 1882-83, alternatives, au bout desquelles on note une aggravation constante. — *18 octobre 1883*, ponction exploratrice, qui donne un pus crémeux. — Le *4 novembre*, même ponction plus en arrière et qui donne le même résultat. — Le *9 novembre*, pleurotomie. — A la suite de cette intervention, la situation s'aggrave, malgré les lavages antiseptiques. La sonde se perd en quelque sorte dans la poche et ne rencontre de résistance qu'à 13 centim. environ. La cavité admet sans difficulté 1100 c. c. de liquide. La rétraction du thorax est considérable. Etat général alarmant ; faiblesse croissante ; fièvre hectique ; nombreux bacilles dans les crachats ; pas d'albumine dans l'urine.

17 janvier 1884 (2 ans passés après le début de la pleurésie, 2 mois après la pleurotomie), résection costale. — Chloroformisation. — Grande incision oblique, parallèle aux côtes et passant par la fistule ; autre incision courbe antérieure, située sur le bord externe du grand pectoral : ces deux incisions permettent de découvrir la paroi thoracique, en relevant un lambeau que l'opérateur agrandit suivant les besoins de la résection.— Ablation de fragments de 10 centim. de la 9e, de 10 centim. de la 8e, de 10 centim. de la 7e, de 10 centim. de la 6e, de 10 centim. de la 5e, de 8,5 centim. de la 4e, et de 5 centim. de la 3e côte. — Contre-ouverture dans le onzième espace, par laquelle on passe un gros drain. — L'opération a duré une heure dix minutes. Déjà on avait eu des craintes pendant l'anesthésie ; la face était très pâle. — Une heure après l'opération, le patient est pris d'agitation, d'anxiété extrême ; la respiration devient de plus en plus pénible et insuffisante. Mort en quelques heures.

Autopsie. La plèvre est énormément épaissie ; par places, elle atteint un centimètre. La capacité de la cavité est de plus d'un litre. Le poumon droit est rétracté sur son hile et logé dans la gouttière vertébrale. L'extrémité inférieure de ce poumon est distante de 10 centim. environ du diaphragme. Au sommet du poumon gauche, induration tuberculeuse sur une hauteur de 6 centim. environ et sur une épaisseur de 4 à 5 centim., le parenchyme est semé de granulations tuberculeuses. Le poumon droit est formé d'un tissu fibreux, non aéré, d'une teinte ardoisée ; il renferme au sommet des granulations tuberculeuses.

Observation 199. — (Périer. Société de chirurgie 1884, p. 77). — Garçon de l'Ecole vétérinaire d'Alfort. A la suite d'une piqûre anatomique, suppurations multiples et, entre autres, pleurésie purulente, suivie d'empyème. Il en était résulté une fistule pleuro-cutanée, qui achevait de l'épuiser. Il refuse d'abord la résection, puis il l'accepte. « Je ne lui enlevai que deux fragments de côtes et fort timidement. » L'opération ne produisit aucune modification. La mort survint peu de temps après. « En tout cas, notre opération eût été bien insuffisante, au point de vue de l'oblitération à obtenir, étant donnée l'étendue de la cavité suppurante. »

Observation 200. — (Lewinsky. *Berliner Medic. Gesellschaft*, 16 février 1887).— Jeune ouvrier bijoutier, âgé de 20 ans. Il est atteint d'empyème chronique (dont le côté n'est pas indiqué). Dans le cours de la deuxième année, un orifice fistuleux s'établit spontanément, au voisinage de la troisième côte. Le *6 mai 1883*, 2 ans après le début, on résèque un fragment de la troisième côte. A la suite de cette opération, le patient se relève un peu. Le *4 juin 1883* résection de trois côtes ; on enlève des fragments de un pouce et demi sur les 4e, 5e et 6e côtes. La cavité est énorme ; on ne peut en atteindre les limites, ni en haut, ni en bas. — A la suite de cette opération, le thorax s'affaisse, mais la suppuration persiste, le patient se cachectise de plus en plus et il succcombe peu de temps après.

Observation 201. — (de Cérenville. Obs. V de son mémoire in *Revue médicale de la Suisse Romande*. Juin-août 1886). — L. M..., âgé de 22 ans, détenu, est admis à l'hôpital de Lausanne le *28 mai 1880*. — En *mars 1879*, pleurésie gauche, malgré laquelle le malade peut continuer à travailler jusqu'en décembre. A cette époque, l'état général s'aggrave : amaigrissement, œdème des pieds et de la face. Une ponction donne quelques gouttes de liquide séreux. — *25 juin 1879*, scoliose, rapprochement des côtes, matité complète ; une nouvelle ponction donne un pus épais. Pleurotomie dans le quatrième espace, sur la ligne axillaire. Les côtes sont si serrées, que le bistouri ne peut pénétrer dans l'espace intercostal ; il faut réséquer un fragment de la 6e côte pour pénétrer dans la plèvre. Issue d'un pus fétide. Lavage à l'acide borique. Introduction d'un gros tube. Pansement de Lister.— *23 septembre*, la cavité purulente diminue, mais la fistule est remplie de bourgeons qui ne se cicatrisent pas. La cavité est en forme de clepsydre, et la portion étroite se trouve au niveau de la côte réséquée, elle s'étend à 3 centim. en arrière de ce point. Résection d'un fragment de 1,5 centim. de la 7e côte. Grattage de la fistule qui entraîne quantité de bourgeons mous et ternes. Drain passé de la fistule dans le nouvel orifice.

14 octobre 1879 (7 mois après le début, 4 mois après la pleurotomie).— Incision ovalaire par laquelle on enlève toute la cicatrice et le champ des deux fistules. Suture des angles de cette perte de substance. Pansement de Lister.

Suites favorables. Bien que les résections fussent peu étendues, elles suffirent cependant à provoquer l'oblitération de la poche pleurale. Quant à la fistule qui menaçait de durer longtemps, elle s'est fermée rapidement après l'ablation des tissus lardacés et des bourgeons qui en revêtaient les parois. Avec le pansement de Lister et quelques cautérisations au nitrate d'argent, cette fistule s'est rapidement modifiée, et elle était complètement cicatrisée le *20 décembre*.

« Les caractères d'atonie du champ des diverses opérations que j'ai rapportées ici ont peut être trouvé leur raison d'être dans le mauvais terrain, la constitution du patient, usé par le régime de la prison ; en partie aussi dans l'évolution, déjà commencée alors, d'une péritonite chronique tuberculeuse, à laquelle le sujet a succombé quelques mois après. »

Observation 202. — (Courvoisier, *Revue des Sciences médicales* de M. Hayem, t. XXV, p. 726). Homme de 67 ans, phthisique et très affaibli par un pyopneumothorax datant de 10 semaines.— Résection de 3 côtes, d'après la méthode d'Estlander et de M. Schede. — L'opéré mourut d'épuisement au bout de 4 semaines.

GROUPE VI. — *Résultat nul. — Mort quelques mois après l'opération.*

Observation 203. — (Taylor et Howse. *Medical Times* 1879, t. II, p. 462). — Enfant de 6 ans, admis à l'hôpital Evelina pour une pleuro-pneumonie, en *janvier 1877*. A gauche, matité, murmure vésiculaire très diminué, râles à l'inspiration. Temp. 103 Faren. Ponction qui donne du pus. — Pleurotomie par laquelle s'écoulen 400 grammes de pus. Drainage et lavages antiseptiques. — *Le 20 mai*, on établit une contre-ouverture. — A la fin de *juin*, une des ouvertures se ferme, le pus ne s'écoule plus, il est retenu dans la cavité.

2 juillet 1877 (6 mois après le début), Howse résèque 4 centim. des 7e, 8e et 9e côtes. Incision de la plèvre, dans laquelle on place deux tubes à drainage.

Bientôt l'ouverture s'oblitère de nouveau, le pus est retenu dans la cavité et il survient des symptômes d'hecticité. — Deux mois après, albuminurie, anasarque, diarrhée fréquente. — En octobre 1878, mort à la suite de complications internes.

Autopsie. L'empyème occupe en arrière toute l'étendue de la cavité thoracique. Le poumon est refoulé contre la colonne vertébrale. Il n'y a pas de tubercules. Les côtes réséquées sont réunies par un cal. Intestin d'aspect lardacé. Péritonite. Cette opération amena un affaissement considérable de la cage thoracique, mais elle ne facilita pas la cicatrisation de la cavité.

Observation 204. — (G. Miller. *Edinb. Medic. Journal.* Janvier 1885, p. 615). — D. S.., âgé de 22 ans, est admis le *12 avril 1883* à Royal Infirmary. C'est un homme vigoureux sans antécédents fâcheux et qui a toujours été bien portant jusqu'à l'époque de cette maladie. — En *janvier 1883*, trois mois avant l'admission, pleurésie gauche que le patient attribue à un refroidissement et qui débute par un violent point de côté. — Huit jours après le début, un médecin consulté pratique une première ponction qui donne deux pintes et demie d'un liquide clair, et produit un notable soulagement. — Six semaines plus tard, deuxième ponction ; le patient ne peut dire quelle quantité de liquide fut retirée. — *En avril 1883*, au moment de l'admission, le facies est pâle, amaigri ; le malade a considérablement perdu de ses forces ; cependant il pèse encore 76,6 kilogr. La plèvre gauche renferme des gaz et du liquide. A droite, le bruit respiratoire est exagéré. Le cœur est refoulé à droite. Respiration assez calme, lorsque le malade est au lit. Appétit conservé. Pas d'insomnie. Urine non albumineuse. La température oscille de 98 à 99 Faren. le matin, de 100 à 102 Faren. le soir. — Le *15 avril*, ponction aspiratrice par laquelle on retire 34 onces de pus inodore. Soulagement après cette ponction. — *En mai*, le malade passe dans le service de M. Miller. Pleurotomie dans le neuvième espace, au dessous de l'angle de l'omoplate, par laquelle on évacue une grande quantité de pus. — *Le 20 juin*, le drainage précédent étant imparfait, à cause de l'élévation du diaphragme, on fait une seconde ouverture, au dessus de la première, et on résèque un fragment d'un pouce sur la 9e côte. Ablation de deux tubes qui étaient précédemment tombés dans la cavité. Le doigt introduit dans la cavité sent aisément le péricarde et le poumon gauche refoulés, l'un et l'autre recouverts de granulations. Le poumon paraissait fixé contre la colonne vertébrale. — Cette opération fut suivie d'une amélioration qui dura plusieurs semaines. — *5 octobre 1883*. Périmètre thoracique 34 p. et quart, dont 16 pour le côté gauche et 18 et quart pour le côté droit. Le côté gauche est un peu affaissé; l'affaissement porte surtout sur la région antérieure. — A dater du *14 décembre 1883*, l'observation est interrompue.

30 mai 1884 (1 an et 4 mois après le début, 1 an après la pleurotomie), opération de la résection costale. — Chaque fragment de côte est enlevé par une incision particulière, faite sur le grand axe de la côte, dans la ligne axillaire. Ablation de fragments de un pouce et demi sur les 4e, 5e, 6e et 7e côtes. La résection est rendue difficile par le rapprochement des côtes. Les fragments enlevés sont deux fois plus épais qu'à l'état normal et cet épaississement est dû à des ostéophytes développés sur la face interne.

Après cette opération, l'affaissement de la paroi thoracique augmente notablement et les côtes inférieures non réséquées font une forte saillie en dehors. — *18 juin 1884*, périmètre thoracique : 18 p. à droite, 15 p. à gauche. A gauche, dépression considérable dans les régions antérieure et latérale, peu prononcée dans la région postérieure. — La suppuration diminue dans de fortes proportions ; la santé générale s'améliore ; la respiration est plus facile, et l'on peut espérer l'oblitération complète de la cavité. Injections irritantes pour hâter cette oblitération. Avant l'opération, la cavité contenait plusieurs onces de liquide ; depuis, elle ne peut plus admettre que trois onces seulement de liquide injecté. — Une ou deux semaines avant sa mort, le patient eut des attaques de perte de connaissance accompagnées de convulsions, tantôt unilatérales, tantôt bilatérales. Ces attaques furent attribuées à l'urémie. — Mort le *11 septembre 1884*, un an et 8 mois après le début de la maladie.

Autopsie. Le côté gauche du thorax est très affaissé, au dessous du mamelon.

Périmètre thoracique au niveau de la base de l'appendice xyphoïde, 16 pouces et demi pour le côté droit et 14 pouces pour le côté gauche. La pointe du cœur se trouve entre la 3e et la 5e côte, à 5 pouces à gauche de la ligne médiane. Sur la ligne mamelonnaire gauche, le bord supérieur du diaphragme s'élève jusqu'au bord inférieur de la 4e côte. — La plèvre gauche contient 7 onces de pus crémeux, non fétide, et ce pus ne remplit que la cinquième partie de la cavité. La plèvre droite est en partie comblée par des adhérences. La cavité pleurale gauche s'étend depuis le bord inférieur de la 4e côte jusqu'au sommet de la poitrine. Cette cavité communique par une ouverture de trois quarts de pouce de diamètre avec une autre cavité contenant 2 à 3 onces de liquide. Cette seconde cavité se trouve derrière la pointe du cœur et communique avec les ouvertures faites à la paroi thoracique. La plèvre pariétale de la cavité supérieure est très épaisse et très granuleuse. Le poumon gauche est réduit à un volume à peine supérieur à celui d'un rein. Le droit est sain. Le foie pèse 8 livres, il garde l'empreinte des côtes ; il est atteint de dégénérescence cireuse. Le rein gauche également frappé de dégénérescences graisseuse et cireuse pèse 10 onces, la capsule en est peu adhérente.

Observation 205. — (Estlander. Obs. IV de son premier mémoire, *in Revue mensuelle de médecine et de chirurgie*. 1879). — A. B..., âgé de 49 ans. En *janvier 1877*, début d'une pleurésie gauche. — Le *1 octobre*, ouverture spontanée de la collection purulente pleurale. — Depuis, écoulement purulent continu.

26 mars 1878 (1 an et 2 mois après le début, 6 mois après l'établissement spontané de la fistule pleuro-cutanée) résection costale. — Ablation de fragments de 4 centim. de la 5e et de la 6e côtes et d'un fragment de 2 centim. sur la 7e côte. — Elargissement de la fistule. Lavage avec une solution d'acide salicylique.

A suite de cette opération, diminution rapide de la cavité. Le *1 avril*, elle ne contient plus que 75 grammes, et le *9 mai*, 25 grammes de liquide. Le *20 mai*, le patient veut sortir de l'hôpital, bien que sa fistule ne soit pas encore fermée.

Dans son deuxième mémoire (*Revue mensuelle* 1879), Estlander donne sur ce malade les renseignements suivants : « Il a quitté l'hôpital contre ma volonté. Il est mort depuis, sans que j'aie pu savoir si c'était de phthisie, d'albuminurie, ou parce que la fistule n'aurait pas été laissée assez longtemps ouverte. »

Observation 206. — (Estlander. Obs. III de son mémoire *in Revue mensuelle de médecine et de chirurgie*, 1879). — G.-M. S..., âgé de 25 ans, alcoolique. — En *novembre 1876*, fièvre récurrente, pneumonie, puis pleurésie purulente à droite. — Ponction à la suite de laquelle s'établit une fistule thoracique. — Le *3 mars 1877*, vomique pleurale. — Etat extrêmement grave au moment de l'intervention chirurgicale.

7 juillet 1877, (8 mois après le début), résection costale. — Trois incisions parallèles et indépendantes. Résection de 4 centim. des 5e, 6e, 7e, 8e et 9e côtes.

Amélioration consécutive et notable jusqu'au *15 août*. A dater de cette époque, alternatives d'aggravation et d'amélioration, puis aggravation persistante. Mort le *2 décembre 1877*.

Autopsie. Lésions tuberculeuses des poumons. Péricardite Le poumon gauche est adhérent et œdémateux. — A droite, ce qui reste de la cavité de l'empyème contient encore 75 grammes de pus, et cette cavité communique en bas avec une autre petite cavité située entre la plèvre et le diaphragme. La plèvre viscérale et pariétale est épaisse de 4 millim. Dans ce poumon, cavernes et dépôts caséeux. — Les reins en partie amyloïdes.

Observation 207.— (Nicaise. Société de chirurgie, 8 octobre 1884). — Homme de 28 ans, atteint de pleurésie droite, plusieurs fois ponctionnée dans le service de M. Legroux, et qui devient purulente en *décembre 1882.* —En *mars 1883*, pleurotomie dans le huitième espace. Premier lavage quinze jours après seulement. — *15 juin*, variole intercurrente. — Malgré les lavages, le patient dépérit et perd ses forces. Le thorax est peu rétracté, et il n'y a pas de déviation scoliotique. La cavité suppurante est spacieuse ; elle a 17 à 18 centim. de hauteur et 12 centim. de largeur, au niveau de la fistule, dans le huitième espace. La cavité paraît admettre de 200 à 300 grammes de liquide. Le poumon n'est pas très éloigné de la paroi thoracique et il est adhérent à la paroi thoracique antérieure. Le défaut de rétraction thoracique est manifeste; de plus, on trouve des bacilles tuberculeux dans le pus. Néanmoins l'opération est décidée.

9 juin 1884 (18 mois environ après le début, 1 an et 3 mois après la pleurotomie), résection costale. — Incision en ⊥ renversé. — Ablation de fragments de 8,5 à 11 centim. des 3e, 4e, 5e, 6e, 7e, 8e et 9e côtes. — Drainage — Pansement antiseptique. — L'anesthésie a duré une heure et demie.

Après l'opération ; abattement, puis surexcitation, sensations de constriction, angoisse précordiale. Fièvre à 39°. — Réunion par première intention, sauf au voisinage de la fistule. — Pansements quotidiens. De temps en temps, lavages antiseptiques avec l'acide borique, le vin aromatique ou le chlorure de zinc à 8 p. 100. — La cavité suppurante diminue, et la paroi thoracique s'affaisse. — Puis, l'état reste stationnaire. Bientôt, le malade décline et s'affaiblit de plus en plus. — A la fin *de juillet* (un mois et demi après l'opération) les lambeaux se décollent ; l'inflammation tuberculeuse gagne une partie des tissus de nouvelle formation.

Au moment de la communication de M. Nicaise à la Société de chirurgie (8 octobre 1885), la mort est prochaine.

Observation 208.— (Ehrmann, Société de chirurgie, 23 avril 1884).— G. H..., âgé de 35 ans, sans antécédents tuberculeux. — En *septembre 1881*, début d'une pleurésie droite, qui est deux fois ponctionnée en *février* et en *mars 1882*. — *Avril 1882*, aggravation des accidents. Le *9 avril*, pleurotomie dans le cinquième espace. — Peu de temps après, pour faciliter l'écoulement du pus, résection de quelques centimètres d'abord de la 5e puis de la 6e côte. — Peu d'amélioration, malgré les injections modificatrices les plus variées. — *En janvier 1884*, grande émaciation, expectoration muco-purulente, pas de fièvre, appétit médiocre. A 17 centim. de l'appendice xiphoïde et à 8 centim. du mamelon, il existe une large fistule, pouvant admettre le pouce. Une sonde rigide peut être promenée librement dans la cavité ; elle remonte en arrière jusqu'à la 1re côte. Absence de bacilles. Pas d'albuminurie.

20 janvier 1884 (2 ans et 4 mois après le début, 1 an et 9 mois après la pleurotomie), résection costale. — Incision en ⌶ couchée, dite encore en battants de porte préconisée par M. Trélat. — Ablation de 9,5 centim. de la 6e, de 10,5 centim. de la 5e, de 9 centim. de la 4e, de 7 centim. de la 3e, puis, au-dessous de l'orifice fistuleux, de 9 centim. de la 7e et de 10 centim. de la 8e côte. — Épaississement énorme de la plèvre, obstacle probable à l'affaissement de la paroi thoracique. Incision de la plèvre ; les artères intercostales divisées ne donnent qu'une faible quantité de sang, et il n'est pas nécessaire d'en pratiquer la ligature. Frappé de l'immensité de la cavité qu'il a sous les yeux, l'opérateur renonce à compléter son opération, soit par l'excision d'un lambeau de la plèvre suivant le procédé de Max Schede, soit en pratiquant la costotomie linéaire postérieure conseillée par Wagner. — Désinfection. — Sutures métalliques. — Drainage de la cavité à travers le dernier espace intercostal en arrière. Drainage aux angles inférieurs des lambeaux. — L'opération a duré une heure et demie.

A la suite, état syncopal prolongé; le patient est ranimé par des injections sous-cutanées d'éther. — Les jours suivants, l'amélioration est évidente. Le patient est « étonnamment remonté ». — Pansements antiseptiques. Cependant les sutures s'ulcèrent, les lambeaux s'incurvent en dedans et se séparent par en bas. Au bout de quinze jours, la désunion est complète dans les deux tiers inférieurs. Il en résulte une ouverture, en forme de triangle allongé, au fond de laquelle on voit le poumon. La suppuration est aussi abondante qu'auparavant, mais elle n'est plus fétide. Il y a peu de fièvre. Les extrémités des côtes réséquées se sont peu rapprochées, le périmètre thoracique a diminué à peine d'un centimètre. — Dix semaines après l'opération, la cavité est encore spacieuse. Trois mois après, la poche purulente ne présente plus aucune tendance à la rétraction.

Le *3 mai 1884*, le patient est emporté par une péricardite intercurrente.

Autopsie. — Péricardite. — En haut, au niveau des 3e et 4e côtes, le périoste est épais et induré, mais il n'y a pas de régénération osseuse. Voici l'écartement constaté entre les extrémités des côtes réséquées :

Pour la	3e côte	dont on	a réséqué	7 centim.,	écartement	4 centim.
—	4e —	—	—	9 —	—	6 —
—	5e —	—	—	10,5 —	—	7,5 —
—	6e —	—	—	10 —	—	7,5 —
—	7e —	—	—	9,5 —	—	7 —
—	8e —	—	—	9 —	—	6 —

Le poumon droit est aplati dans la gouttière vertébrale; il est très réduit de volume, il n'a que 15 centim. de hauteur, 8 centim. de largeur et 4 à 5 centim. d'épaisseur. Le parenchyme est doux au toucher, aéré, d'une teinte ardoisée et sans traces de tubercules. La distance qui sépare le poumon droit de la paroi thoracique, en ligne axillaire, est de 3 centim. au niveau du premier espace, de 5,5 centim. au niveau du deuxième et de plus de 6 centim. au dessous de la troisième côte. L'épaisseur moyenne de la plèvre est de 5 à 6 millim. Il n'y a pas de fistule pleuro-bronchique. Les bruits amphoriques entendus pendant la vie, étaient donc dûs au retentissement dans la cavité de bruits bronchiques. — Le poumon gauche est sain; il ne présente qu'un peu de congestion.

Observation 209. — (Lépine et Levrat. In thèse inaugurale de Ducrot, Lyon 1885). — G..., âgé de 23 ans, sans antécédents tuberculeux. — En *mars 1881*, étant soldat, il est atteint d'une pleurésie gauche. Au quinzième jour, une ponction donne issue à 750 grammes de liquide citrin. — En *avril 1881*, formation d'une tumeur d'empyème qui s'ouvre spontanément. — Le *7 novembre 1882*, admission dans le service de M. Lépine. Empyème chronique gauche. Au dessous et en dehors du mamelon, existent deux orifices fistuleux, irréguliers, entourés de bourgeons charnus. L'urine ne contient pas d'albumine. — *18 novembre*, pleurotomie par M. Levrat. Incision de la plèvre avec résection de fragments de 3 centim. de deux côtes. On tombe sur une plèvre extrêmement épaissie. Drainage. Lavage avec solution de chlorure de zinc. — Le *17 décembre*, les urines sont très foncées et contiennent un dépôt de sang. On supprime le chlorure de zinc, et on lave avec de l'eau alcoolisée. Les urines restent sanguinolentes. — Le patient retourne dans son pays. — Nouvelle admission le *15 novembre 1883*. L'écoulement purulent persiste; cependant l'état général est meilleur.

21 novembre 1883 (2 ans et 8 mois après le début, 1 an après la pleurotomie), résection costale. — Ablation de fragments de 3 centim. sur les 3e, 4e, 5e, 6e et 7e côtes. Ces côtes sont réséquées à l'aide d'une incision verticale.

Amélioration notable après cette première résection.

12 mars 1884 (4 mois après la première résection), deuxième résection.— Ablation de fragments de 3 centim. des 2e, 3e, 4e et 5e côtes. — Lavages avec une solution à 2 p. 100 d'acide phénique. Les urines deviennent noires.

En *août 1884*, le patient décline de plus en plus; la suppuration persiste. Le *4*, mouvements choréiformes des deux membres gauches. Le *30*, le patient meurt épuisé, manitié.

Autopsie. — Poche purulente dans la plèvre gauche, à parois denses et calcaires, pouvant contenir environ 200 grammes de liquide. Le poumon est affaissé, mais non inextensible. Le diaphragme est très remonté dans le thorax et adhère à la paroi costale. Le poumon droit est sain. Les reins sont pâles. Le foie est sain.

Observation 210. — (Weinlechner. Cité par M. P. Berger dans son rapport à la Société de chirurgie 1883). — Cas dans lequel une fistule consécutive à un empyème qui s'était ouvert spontanément, ne put être amené à guérison, malgré des résections multipliées portant sur plusieurs côtes. Le malade mourut, au bout de 7 ans, de tuberculisation pulmonaire.

Observation 211. — (Estlander. Obs. VIII dans son second mémoire *in Revue mensuelle de médecine et de chirurgie* 1879, p. 887. Suite de l'observation dans le mémoire de E.-A. Homèn *in Archiv. fur Klin. chirurgie*, 1881, XXVI). — H..., âgé de 21 ans. — A la fin *d'octobre 1878*, pleurésie gauche. En *mars 1879* une tumeur d'empyème se développe. Le *10 mai*, cette tumeur s'ouvre spontanément. — *1er juillet :* cet homme de forte constitution a considérablement maigri. Fièvre continue, plus forte le soir, parfois avec violents frissons. Déformation thoracique accompagnée de scoliose. Périmètre thoracique : à droite 41 centim., à gauche 39 centim. A la partie postéro-inférieure du thorax gauche, plaie de la dimension de la main, due à l'ouverture spontanée de l'empyème ; au bord antérieur de cette vaste plaie, fistule pénétrant dans le dixième espace et qui donne une abondante suppuration. — La fistule est agrandie. Lavages antiseptiques de la cavité suppurante, sans aucun résultat.

12 août 1879. (9 mois et demi après le début de la pleurésie, 3 mois après l'établissement spontané de la fistule pleuro-cutanée), résection costale. Ablation de fragments de 2 à 5 cm. sur les 8e, 9e, 10e et 11e côtes.

Les jours suivants, faible réaction. Il ne survient cependant aucune amélioration sensible.

13 septembre (1 mois après la première résection), nouvelle résection. — Estlande constate que cette cavité est la plus étendue qu'il ait jamais vue ; elle remonte vers la région supérieure de la plèvre et présente sa plus grande largeur au niveau des 4e, 5e et 6e côtes, sous lesquelles on peut retourner la sonde dans toutes les directions. — Résection de fragments de 4 à 6 cm. sur les 3e, 4e, 5e, 6e et 7e côtes. Au niveau de l'incision supérieure, contre-ouverture de la plèvre par laquelle on fait pénétrer un drain qui vient sortir par la fistule primitive.

La fièvre persiste encore pendant deux ou trois jours. Durant les premières semaines, le patient éprouve dans le côté gauche des douleurs qui le privent de sommeil. Ces douleurs finissent par diminuer, puis par disparaître.

1er octobre (17 jours après la seconde résection), la suppuration a diminué ; l'appétit est revenu. La guérison paraît commencer, mais elle exigera sans doute beaucoup de temps.

La suite de l'observation est publiée par M. R.-A. Homên, élève d'Estlander. — Le *12 octobre*, la cavité jauge 1000 c. c. A partir de ce moment, la sécrétion purulente augmente. — Le *15 novembre* l'urine est albumineuse. Les forces déclinent de plus en plus. — Le *21 décembre* érysipèle qui prend naissance au niveau des plaies opératoires. — Mort le *21 décembre* (3 mois et 7 jours après la seconde résection).

Autopsie. — La cavité n'est absolument pas diminuée. Le poumon est tout à fait rétracté. Le foie et les reins sont frappés de dégénérescence amyloïde.—M. Homên fait remarquer que l'insuccès de la première opération est dû à l'insuffisance de la résection qui porta seulement sur les côtes inférieures. L'albuminurie et la perte rapide des forces après la seconde résection ne permirent pas de songer à une troisième intervention chirurgicale.

Groupe VII. — *Résultat encore inconnu.*

Observation 212.— (Saltzmann. Obs. V de son mémoire. Société de chirurgie *1884*.) Paysan de 37 ans, admis le *3 avril 1884*. — Ancien empyème droit avec fistule dans le septième espace, sur la ligne axillaire postérieure, datant de plus de 2 ans. La cavité est très spacieuse ; la sonde courbe introduite par la fistule peut suivre la paroi thoracique postérieure, jusqu'à la colonne vertébrale et y distinguer les différentes côtes. Le poumon est refoulé en haut et en avant ; il est adhérent à la partie antérieure du thorax jusqu'à la 5e côte. Il n'y a pas d'effacement des espaces intercostaux, et la déformation thoracique est presque nulle. Périmètre thoracique, 47 cm. à droite et 48 cm. à gauche. Pour évaluer la capacité de la cavité, on fait par la fistule une injection d'une solution d'acide borique. Le patient est aussitôt pris d'une toux violente et il expectore une grande quantité de liquide aqueux. Une analyse de ce liquide y montre la présence d'une notable quantité d'acide borique. La cavité contient probablement 500 grammes de liquide. L'existence de cette fistule pleuro-bronchique n'est pas regardée comme une contre-indication.

18 avril 1884 (plus de 2 ans après le début et après l'établissement de la fistule pleuro-cutanée), résection costale. — Incisions d'Estlander Ablation de 5 cm. de la 3e, de 7 cm. de la 4e, de 7 cm. de la 5e, de 7 cm. de la 6e, de 6 cm. de la 7e et de 6 cm. de la 8e côte.

Immédiatement après la résection, le périmètre thoracique droit, qui était auparavant de 47 cm., n'est plus que le 44,5 cm.

Aucune réaction fébrile après l'opération. On obtient la réunion par première intention. L'affaissement de la paroi thoracique se produit lentement. La cavité diminue; le *30 avril*, elle n'admet plus que 175 grammes de liquide. — Le *2 mai*, au moment de la publication de l'observation, le résultat définitif est encore impossible à prévoir.

Observation 213. — (Courvoisier. *Revue des sciences médicales* de M. Hayem, t. XXV, p. 726). — Homme de 25 ans, porteur d'un empyème ancien. A la suite d'une première opération, qui avait consisté en une résection simple, il était resté une fistule thoracique, pour laquelle l'auteur dut faire une résection plus étendue. Cette seconde résection présenta beaucoup de difficultés, à cause du développement d'ostéophytes périostiques, lesquels avaient non seulement à peu près comblé la lacune produite par la première résection, mais avaient encore jeté des ponts osseux de plusieurs centimètres sur les côtes voisines. Malgré cette opération, qui avait porté sur trois côtes et dans laquelle on avait enlevé tout le périoste accessible, l'orifice pleural se recouvrit de nouveau de tissu osseux développé aux dépens de quelques restes du périoste. — Six mois plus tard, M. Courvoisier dut intervenir une troisième fois, réséquer 6 à 8 centim. de trois côtes et enlever tous les ostéophytes. — Enfin il finit par enlever toute la paroi externe de la cavité. Cette dernière opération est toute récente, et le résultat n'en est pas encore connu.

Observation 214. — (Tillaux. *La Tribune médicale*, 12 avril 1885). — Jeune homme de 20 ans. Sa mère est morte de phthisie et une sœur de méningite tuberculeuse. En *mai 1883* il est atteint de pleurésie gauche. Une première ponction donne deux litres de liquide séreux. Elle est suivie d'accidents graves. Une deuxième ponction donne deux litres de pus. Une troisième n'en donne qu'une faible quantité et une quatrième reste sans résultat. Un phlegmon de la paroi thoracique est drainé. Mais l'état général s'aggrave de plus en plus. — En *novembre 1883*, M. Felizet pratique l'opération de l'empyème. Issue de deux litres de pus. L'opération est suivie d'une notable amélioration. En *juillet 1884*, le malade passe deux mois à l'asile des convalescents. Il n'est pas guéri; la fistule thracique continue à verser du pus. En *septembre 1884*, M. Tillaux tente, mais sans succès, d'obtenir l'oblitération de la cavité, en y pratiquant des injections de chlorure de zinc. — *En mars 1885*, la résection costale étant proposée, le patient est soumis à un examen complet. L'état général est satisfaisant. Les poumons ne présentent pas de signes de tuberculose Fistule bourgeonnante dans le huitième espace à gauche. Le périmètre thoracique gauche a 7 centim. de moins que le droit. En avant, la percussion donne de la sonorité jusqu'à la pointe du cœur; une lame du poumon s'étend jusqu'à la cinquième côte. Au dessous de cette côte, matité. En arrière, la cavité ne se prolonge pas jusqu'à la colonne vertébrale. Un cathéter introduit par la fistule pénètre plus haut que ne l'auraient fait prévoir l'auscultation et la percussion. D'après ce signe, il est probable qu'il existe un diverticulum à la partie supérieure de la cavité. Une injection exploratrice ne donne pas de résultats; à peine peut-on faire pénétrer 100 grammes de liquide. L'injection provoque de l'anxiété et de la dyspnée. Il est donc difficile de déterminer exactement l'étendue de la cavité; la zone mate parait avoir 14 centim. de hauteur, et M. Tillaux estime qu'il faudra enlever cinq à six côtes.

Le *20 mai 1885* (2 ans environ après le début de la pleurésie, 16 mois après l'opération de la pleurotomie), opération de la résection costale. — Anesthésie avec le chloroforme L'anesthésie est difficile et reste incomplète pendant toute la durée de l'opération. — Méthode antiseptique. — Procédé à deux lambeaux, l'un supérieur et l'autre inférieur, figurant la lettre H. Chaque lambeau a 10 à 12 centim. de hauteur. — Résection portant sur les 10e, 9e, 8e, 7e, 6e, 5e, 4e et 3e côtes Pendant l'opération, la cavité fut explorée de nouveau avec le cathéter, et cette exploration montra la nécessité de réséquer trois côtes de plus qu'on ne l'avait prévu. A l'aide du toucher direct, on constate l'étendue et la résistance des fausses-membranes qui brident le poumon. — Drainage avec trois gros tubes introduits dans la plaie, et réunis par des sutures métalliques. — Pansement de Lister.

Pendant la nuit qui suit l'opération, le malade a de la fièvre et vomit. Le lendemain, la température est à 39,4 et le pouls à 140. — Le *22 mars*, la température est tombée à 37,4. Le pansement est renouvelé. — Le 23, temp. 37,3. Le malade est faible, mais il se sent bien. Les jours suivants, cette amélioration progresse.

Le *7 avril* (18 jours après l'opération), le malade va aussi bien que possible, et la plaie est presque complètement réparée.

Observation 215. — (Whitehead. *The British medical journal*, mars 1884, p. 417)— M. Whitehead présente un homme âgé de 25 ans, auquel il a pratiqué, sur une étendue de deux à trois pouces, la résection des sixième, septième, huitième, neuvième et dixième côte, à l'hôpital royal de Manchester. Le patient fut d'abord admis dans un service de médecine, le *8 juin 1883*, pour un empyème du côté droit. Le *16 juin* on fit l'incision de la poitrine, avec résection d'un fragment de la neuvième côte pour faciliter le drainage. La plaie étant restée fistuleuse et la paroi thoracique ne présentant qu'un affaissement peu prononcé, on pratiqua une opération plus radicale (la résection costale) le *4 janvier 1884*. Chaque côte fut réséquée suivant la méthode sous-périostée. L'opération eut lieu sans hémorrhagie; aucun vaisseau intercostal ne fut blessé. L'ouverture de la poitrine fut élargie et le raclage des parois de la cavité avec une grande curette tranchante entraîna une grande quantité de produits de sécrétion. Au moment où le patient fut présenté à la Société, il ne paraissait pas avoir éprouvé aucune suite fâcheuse de cette opération : les fragments des côtes s'étaient rapprochés et il fut assuré que la sécrétion purulente diminuait de plus en plus. M. Whitehead est d'avis que l'opération est d'une remarquable simplicité et, autant qu'il en peut juger, qu'elle ne présente ni difficultés ni dangers. Répondant à une question, M. Whitehead dit qu'il n'est pas fixé sur la question de la résection du périoste; il est vrai que cette membrane a de la tendance à reproduire du tissu osseux et que en rétablissant ainsi la rigidité de la paroi thoracique, elle compromet le résultat cherché ; mais il faut bien reconnaître que la conservation du périoste permet d'éviter plus sûrement l'hémorrhagie.

§ XIV. — CONDITIONS FAVORABLES ET DÉFAVORABLES. — STATISTIQUE. SUITES ÉLOIGNÉES.

Assurément, toutes ces observations sont loin d'avoir une égale valeur. Il s'en faut de beaucoup que, dans tous ces faits, les opérateurs se soient à un égal degré préoccupés d'obtenir, soit une mobilisation de la paroi thoracique réelle et suffisante, soit une modification favorable de la vitalité et de la rétractilité de la plèvre. Plus d'une fois, la résection est limitée, parcimonieuse, insuffisante ; elle intéresse seulement deux ou trois côtes, alors que l'étendue de la poche purulente nécessiterait une très large résection. D'autres fois, on ne touche pas à la plèvre, dont l'épaississement énorme et la faible vitalité sont cependant de sérieux obstacles à la cicatrisation de la cavité purulente. A ces points de vue, quelques observations sont donc imparfaites. Nous les avons reproduites néanmoins, car la comparaison qu'on en peut faire avec d'autres observations plus complètes, met bien en lumière la nécessité, avant toute intervention chirurgicale, d'établir nettement les indications et de les remplir par des moyens convenables.

Certaines observations sont encore passibles d'une autre objection. L'opération fut suivie d'un succès complet et même rapide. Mais il s'agissait d'empyèmes récents, qui jusque là n'avaient pas été traités ou l'avaient été d'une façon insuffisante, et l'on peut se demander si l'indication de la résection costale était bien précise et si la pleurotomie antiseptique n'eût pas seule suffi à procurer la guérison. L'objection est assurément fondée. Cependant les observations de ce genre ont un réel intérêt. Elles peuvent servir à prouver l'innocuité relative de la résection costale appliquée au traitement de l'empyème chronique ; elles montrent aussi les avantages d'une intervention énergique et précoce.

On a dit avec raison qu'il y a lieu d'établir certaines distinctions entre toutes ces opérations appliquées au traitement de l'empyème chronique : résection costale multiple en vue d'obtenir la mobilisation de la paroi horacique, curage et grattage de la poche purulente, tamponnement antiseptique de l'empyème, incision cruciale ou excision d'un lambeau de la plèvre pariétale. Il est certain que le mécanisme de la guérison n'est pas dans tous les cas comparable. La résection multiple de la paroi costale, telle que l'avaient d'abord comprise et pratiquée Estlander et Létiévant, agit en favorisant le rapprochement des deux feuillets de la plèvre ; les autres opérations ont plus exclusivement pour objectif de hâter ou de provoquer le bourgeonnement actif des parois de la cavité suppurante, ou bien encore de supprimer l'obstacle créé par l'énorme épaississement de la plèvre pariétale. Cependant nous avons renoncé à établir une division des faits basée sur la nature de l'acte opératoire lui-même, comme nous avons renoncé à décrire isolément chacune de ces opérations. Si l'on veut bien parcourir avec quelque attention toutes ces histoires d'empyème chronique, on y verra que souvent ces diverses opérations ont été combinées pour obtenir le résultat cherché, l'occlusion de la cavité et la cicatrisation de la fistule pleuro-cutanée; en sorte qu'il paraît plus naturel et plus logique d'envisager ces diverses opérations, non comme des opérations tout à fait distinctes, mais bien comme les différents temps d'une même intervention chirurgicale.

Il nous reste à étudier les conditions favorables et les .conditions défavorables au succès de cette intervention chirurgicale, puis à apprécier les résultats obtenus.

Une des conditions les plus favorables est incontestablement le peu de durée de la période qui s'écoule entre le début de l'empyème et l'établissement, spontané ou chirurgical, d'une fistule pleuro-cutanée. Les deux premiers groupes des observations comprennent exclusivement des succès complets ou à peu près complets; dans le premier groupe, la cavité et la fistule sont cicatrisées; dans le second, la cavité est oblitérée, mais la fistule persiste. Or, pour ces deux groupes réunis, la durée moyenne de cette période qui s'étend du début à la fistule pleuro-cutanée est de 6 mois seulement. Pour les cas compris dans le troisième groupe, cette durée est beaucoup plus longue, elle va jusqu'à 13 mois en moyenne; or, dans ces cas du troisième groupe, non seulement la fistule persiste, mais on ne peut obtenir qu'une diminution de la cavité suppurante. Nous ne pouvons, et le fait est regrettable, faire entrer dans cette comparaison les observations des groupes IV, V et VI, car, dans plus de la moitié de ces observations, on ne dit pas à quel moment parut la fistule pleuro-cutanée. Quoi qu'il en soit, c'est encore là un argument décisif en faveur de la pleurotomie précoce. L'incision hâtive de la pleurésie purulente, le fait est certain, augmente notablement les chances de guérison complète; de plus, si cette guérison n'est pas obtenue, que l'empyème devienne chronique et que la fistule persiste, la résection costale intervient alors dans des conditions plus favorables au succès. — Parmi les six observations du premier mémoire d'Estlander, il en est trois dans lesquelles l'opération de la résection costale a été suivie d'un succès rapide et complet. Or il est digne de remarque que, dans ces trois observations, la durée de cette période, qui s'étend du début à la fistule pleuro-cutanée, a été relativement très courte; elle a duré : trois mois (obs. **140**), moins d'un mois (obs. **141**) et huit mois (obs. **142**).—Ce résultat de l'analyse des observations pouvait être aisément prévu. Un des grands obstacles à la cicatrisation de l'empyème, après la résection costale comme après la pleurotomie, c'est l'extrême rétraction et le défaut d'expansion du poumon du côté malade. L'épanchement purulent, aussi longtemps qu'il reste enfermé dans la cavité pleurale, est l'agent efficace de cette compression fâcheuse du poumon.

Le jour où s'établit une fistule pleuro-cutanée ou même pleuro-bronchique, la compression cesse, et toutes les influences propres à favoriser l'expansion du poumon peuvent désormais entrer en jeu ; telles sont les quintes de toux et le début ou la reprise du travail de réparation. Or ces influences seront d'autant plus efficaces, que la compression aura duré moins longtemps. Si le poumon reste pendant de longs mois imperméable à l'air atmosphérique, il est bientôt enveloppé d'une coque épaisse de néomembranes fibreuses, barrière inextensible, contre laquelle luttent en vain toutes les influences capables d'en provoquer la dilatation.

Au point de vue du résultat définitif de l'opération de la résection costale, il n'est pas indifférent, croyons-nous, d'avoir affaire à un empyème gauche ou à un empyème droit. D'après l'analyse des précédentes observations, il ne nous paraît pas douteux que, dans le cas d'empyème gauche, la guérison complète ou une amélioration notable ne soit plus facilement et plus promptement obtenue que dans le cas d'empyème droit. — Dans le premier groupe des observations (guérison complète), il y a 16 empyèmes gauches et 2 empyèmes droits seulement. Si nous réunissons tous les cas des trois premiers groupes, nous trouvons un total de 43 empyèmes dont le côté est indiqué, parmi lesquels 32 sont à gauche et 11 à droite. Dans tous ces cas, il y eut guérison complète ou amélioration notable. La proportion des empyèmes gauches est pour ces trois premiers groupes d'observations, de 74.4 p. 100. Dans les trois derniers groupes, le résultat est nul ou fâcheux ; le patient garde sa cavité purulente et sa fistule, ou bien succombe, soit peu de temps, soit quelques mois après l'opération. Pour ces trois groupes, la proportion des empyèmes gauches n'est plus que de 62,5 p. 100 sur un total de 16 empyèmes dont le côté est indiqué et dont 10 sont à gauche et 6 à droite. Mais il n'y a pas lieu de tenir grand compte de cette proportion ; en effet, pour le plus grand nombre des cas contenus dans ces trois derniers groupes, l'insuccès et la mort sont dûs à des causes assez bien déterminées et qui n'ont rien de commun avec cette question du côté de l'empyème. Mieux vaut comparer les observations du premier groupe (guérison complète) à celles du deuxième et du troisième (simple amélioration). Or, tandis que pour le premier groupe, la proportion des empyèmes gauches est de 88,8 p. 100, elle n'est plus que de 64 p. 100 pour les deux autres. — Ce résultat ne doit pas beaucoup surprendre. On conçoit assez bien, en effet, que la cicatrisation d'une poche purulente d'une certaine étendue soit, après la résection costale, un peu plus facile du côté gauche que du côté droit. Le périmètre thoracique gauche est généralement inférieur de 1 à 3 centimètres au périmètre thoracique droit. Mais ce n'est pas là la cause principale de cette différence entre les deux espèces d'empyème. Cette cause réside plutôt dans la présence du cœur à gauche. Après l'opération de la résection costale, l'effacement de la cavité de l'empyème est dû, soit à la dilatation du poumon, soit surtout à la rétraction des parois. La paroi costale n'est pas seule à concourir à cet effacement de la cavité ; il faut tenir compte aussi, du moins si la cavité présente une certaine étendue, de la rétraction des parois diaphragmatique et médiastine. Or il est probable que l'entraînement du médiastin vers la cavité thoracique est plus facile et peut être poussé plus loin, quand il s'agit du thorax gauche que quand il s'agit du thorax droit, sans doute en raison du relief que fait le péricarde dans le côté gauche de la poitrine. — Cette différence entre les empyèmes gauches et droits, au point de vue de la curabilité après la résection costale, est encore bien plus accusée si, laissant de côté les petites cavités, on ne tient compte que des grandes cavités qui s'étendent à plus de la moitié de la plèvre. En étudiant les observations, nous avons été frappé de la fréquence des insuccès lorsqu'une cavité de ce genre occupe le côté droit. Aussi inclinerions-nous à penser que, si la grande dimension de la cavité paraît, dans un cas donné, constituer une contre-indication, cette contre-indication est encore plus formelle s'il s'agit d'un grand empyème du côté droit, que s'il s'agit d'une cavité de même étendue, mais occupant le côté gauche de la poitrine.

Sans doute, l'ancienneté de l'empyème n'est pas un obstacle absolu à la guérison, même complète, et nous avons vu déjà que ce n'est pas là une contre-indication réelle de l'opération de la résection costale. Cependant le peu de durée de la suppuration de la plèvre n'en est pas moins une condition favorable au succès de cette opération. Comparons à ce point de vue les observations du groupe I à celles du groupe III. La durée de cette période, qui s'étend du début de la pleurésie au moment de l'opération de la résection, est notablement plus courte dans les cas où le succès fut complet, que dans les cas où l'on ne put obtenir qu'une simple amélioration. Ainsi, tandis que la moyenne de cette durée est, pour ce premier groupe, de 16 mois et demi, elle s'élève à 29 mois et demi pour le troisième groupe. — La longue durée de la suppuration exerce une influence fâcheuse et sur l'état général et sur l'état local. Les fonctions digestives sont plus ou moins troublées, la nutrition est moins active et le patient est plus exposé aux dégénérescences graisseuse et amyloïde des viscères abdominaux. Le poumon, plus longtemps comprimé, devient de plus en plus inextensible ; la paroi de la cavité purulente perd sa rétractilité, et l'épaississement croissant de la plèvre pariétale constitue bientôt un sérieux obstacle à l'affaissement thoracique, même après la mobilisation de la paroi costale.

Si la nature de l'empyème exerce une influence très évidente sur le résultat de la pleurotomie, cette influence est à peu près nulle sur le résultat de l'opération de la résection costale. Il est bien entendu que nous laissons de côté les pleurésies tuberculeuses, car la tuberculose est toujours une condition fâcheuse, souvent même une contre-indication formelle de toute intervention chirurgicale. Dans le premier groupe des observations (guérison complète), nous trouvons 11 pleurésies aiguës primitives, 2 pleurésies traumatiques (hémothorax suppurés), 2 pleurésies consécutives à la pneumonie (pneumo-pleurésies de Woillez), 1 pleurésie purulente consécutive à la fièvre typhoïde. La même étiologie peut être constatée dans les autres groupes d'observations, en particulier dans les cas où le résultat définitif fut nul ou défavorable. Une fois la pleurésie purulente constituée à l'état d'empyème chronique, les influences étiologiques s'effacent de plus en plus, et le pronostic dépend désormais, beaucoup plus de l'état général et de l'état local, que de la cause elle-même de la pleurésie purulente.

L'âge ne paraît pas exercer une influence aussi décisive qu'on pourrait le croire de prime abord. Ainsi, nous trouvons dans le groupe I, des cas de guérison complète chez des gens âgés de plus de 40 ans, et, dans le groupe III, des cas développés chez de jeunes sujets et pour lesquels on ne put obtenir qu'une simple amélioration. Voici d'ailleurs les résultats de cette enquête faite au point de vue de l'âge. Dans le premier groupe, il y a :

De 0 à 10 ans	1 cas
De 11 à 20	5 —
De 21 à 30	5 —
De 31 à 40	4 —
Après 40 ans	3 —

Dans le second groupe (guérison, mais avec fistule) :

De 11 à 20 ans	1 cas
De 21 à 30	4 —
De 31 à 40	0 —
Après 40 ans	1 —

Et dans le troisième groupe (simple amélioration) :

De 0 à 10 ans	1 cas
De 11 à 20	2 —
De 21 à 30	10 —
De 31 à 40	7 —
Après 40 ans	3 —

Toutes les observations des trois premiers groupes ne figurent pas dans cette statistique ; il en est un certain nombre dans lesquelles l'âge n'a pas été indiqué. Non seulement dans le jeune âge les guérisons ne paraissent pas plus fréquentes, mais il ne semble pas non plus qu'elles soient toujours beaucoup plus rapidement obtenues. — Sans doute, chez les jeunes sujets la nutrition est plus active et le travail de réparation marche plus promptement qu'à un âge plus avancé; mais tel est le but de la résection costale, qu'une activité trop grande des phénomènes de réparation peut devenir un obstacle réel à l'oblitération complète et définitive de la cavité purulente. La puissance ostéogénique est d'autant plus marquée, que le sujet est plus jeune ; or la régénération trop prompte des fragments de côtes réséquées est évidemment une condition fâcheuse ; elle limite l'affaissement de la paroi thoracique et peut arrêter le travail de réparation. Chez les jeunes sujets, il faut assez souvent pratiquer une ou plusieurs résections secondaires, et, à chaque fois, enlever un tissu osseux de nouvelle formation.

Parmi les conditions favorables tenant à l'acte opératoire même, il faut citer en premier lieu l'étendue de la résection costale. Il est vrai que le premier groupe des observations contient quelques cas de succès, et même de succès rapide, dans lesquels la résection n'a porté que sur deux ou trois côtes seulement. Dans tous ces cas, il s'agit de très petites cavités, ou bien l'empyème était récent, non encore constitué à l'état d'empyème chronique, incurable par la seule pleurotomie, et le résultat heureux est dû, moins à la mobilisation de la paroi thoracique qui est à peu près nulle, qu'à l'écoulement plus facile du pus et aux injections de liquides antiseptiques pratiquées dans la cavité purulente. Si l'empyème est vraiment chronique et la cavité de grande dimension, l'étendue de la résection costale est une condition, non seulement favorable, mais encore indispensable au succès de l'opération. Parmi les observations des groupes III et IV, il en est beaucoup dans lesquelles l'insuccès relatif (on n'obtient qu'une simple diminution de la cavité purulente et la fistule persiste) est imputable à l'insuffisance de la résection ; la cavité est de moyenne ou même de grande dimension, et cependant la résection n'intéresse que deux, trois ou quatre côtes (obs. **167, 168, 175, 181, 182, 183, 190, 191, 192, 193, 194**). On pourrait même penser, avec quelque apparence de raison, que ces résections insuffisantes sont doublement défectueuses ; d'une part, elles ont peu de chances d'être suivies d'un succès complet ; d'autre part, une première résection trop parcimonieuse paraît être une condition défavorable au succès d'une résection secondaire.

Le raclage et le curage de la cavité ont également une action incontestable sur le résultat de l'opération. Il n'est guère possible d'invoquer une statistique à l'appui de cette proposition. Mais l'étude des observations jusqu'à présent publiées conduit certainement à cette conclusion. Sans doute, des empyèmes relativement récents, comme la plupart de ceux du mémoire d'Estlander, ont pu guérir par la seule mobilisation de la paroi thoracique. Il n'en est plus de même des vieux empyèmes, dans lesquels la plèvre est notablement épaissie ou couverte de fongosités ; dans les cas de ce genre, le curage et le raclage, s'ils sont pratiqués d'une façon convenable, constituent une condition évidemment favorable au succès de l'opération.

En étudiant les contre-indications de la résection costale, nous avons signalé déjà toutes les conditions défavorables. Lorsque l'opération n'est pas contre-indiquée par la tuberculose, les dégénérescences viscérales, l'extrême gravité de l'état général, les conditions défavorables se résument en ces trois termes : compression prolongée du poumon, grande dimension de la cavité, épaississement considérable de la plèvre. On ne peut rien contre la compression prolongée du poumon ; mais on peut, dans une certaine mesure, annihiler l'influence fâcheuse de la grande dimension de la cavité par une résection costale très étendue, et l'on peut aussi opposer à l'épaississement de la plèvre, le grattage, l'incision ou même l'excision de cette membrane.

Les résultats de la statistique ne sauraient donner une idée bien exacte de la valeur de la résection costale appliquée au traitement de l'empyème chronique. Il nous est impossible de savoir si les insuccès ont été publiés dans la même proportion que les succès. Les observations que nous avons rassemblées sont des cas isolés et non pas des cas réunis en séries, chaque série appartenant à un même chirurgien. Nous avons rapporté 78 observations, parmi lesquelles il y a :

23 guérisons complètes ;
6 guérisons, mais avec persistance de la fistule ;
23 améliorations simples ;
5 résultats nuls ;

8 morts promptes;
9 morts quelques mois après l'opération;
4 résultats encore inconnus.

Pour un certain nombre des observations du groupe III, le résultat n'était probablement pas définitif au moment de la publication de ces observations. Il est probable que quelques cas ont abouti à une véritable guérison. Cependant ce résultat n'était pas acquis et il ne paraissait pas assez certain, pour que nous nous soyons cru autorisé à faire rentrer ces quelques cas dans le groupe des guérisons complètes.

On peut assurément réunir les observations du second groupe à celles du premier, car une guérison avec persistance de la fistule seulement équivaut à peu près à une guérison complète. Il y aurait donc 29 cas de guérison sur 78 cas d'empyème chronique traités par la résection costale, soit une proportion de 37,17 p. 100. Nous ne croyons pas que cette proportion puisse servir de base bien solide pour porter un jugement sur la valeur de l'opération. En premier lieu, l'ensemble de ces observations ne présente pas les conditions requises pour une statistique d'une réelle valeur; en second lieu, s'il y a parmi les observations de succès quelques cas dans lesquels l'indication de la résection costale n'était peut-être pas suffisamment établie, il y a aussi bon nombre de cas de résultat nul ou d'insuccès dans lesquels les contre-indications n'ont pas été respectées, et d'autres plus nombreux encore dans lesquels l'intervention chirurgicale n'a pas été proportionnée au but qu'il s'agissait d'atteindre.

Dans presque toutes les observations suivies de guérison complète (groupe I), ou à peu près complète (groupe II), les renseignements s'arrêtent à quelques mois seulement après l'intervention chirurgicale. On ne sait rien des suites éloignées de l'opération. La guérison s'est-elle indéfiniment maintenue? La déformation thoracique, souvent considérable, a-t-elle diminuée, et dans quelle mesure? La rétraction thoracique et la diminution de la capacité pulmonaire ont-elles entraîné plus tard quelques troubles graves de la respiration et de la circulation? Chez les enfants, cette déformation a-t-elle exercé quelque influence fâcheuse sur le développement de la poitrine? Autant de questions auxquelles il est encore à peu près impossible de répondre d'une façon satisfaisante. Assurément, c'est là une lacune fort regrettable. Il est à désirer que les observations jusqu'à présent publiées soient complétées par cette histoire des suites éloignées de l'opération. Nous avons précédemment, en étudiant la rétraction thoracique consécutive à la résection costale, rapporté trois cas (1) de

(1) Voy., même chapitre, p. 797.

MM. P. Berger, E. Bœckel et de Cérenville, qui semblent bien prouver que la rétraction thoracique n'est pas irrémédiable, mais qu'elle est, au contraire, susceptible de faire place à une certaine dilatation consécutive. Parmi les 23 observations du groupe I (guérison complète), il en est 5 dans lesquelles les malades ont été suivis une ou plusieurs années après l'opération (Obs. **146, 148, 149, 152** et **156.**).— L'opéré de M. Poncet (Obs. **146**), âgé de 16 ans au moment de l'opération, en juillet 1882, est aujourd'hui un jeune homme de 22 ans, jouissant d'une parfaite santé et exerçant la profession de plâtrier. — Le malade de l'observation **148**, un an après l'opération, écrivait à M. Bouilly que sa fistule était complètement cicatrisée. — L'opéré de M. Augagneur (obs. **149**) fut revu 18 mois après l'opération. La guérison s'était maintenue, le côté malade ne présentait plus qu'une très légère déformation et la néphrite aiguë, probablement de nature infectieuse, constatée avant l'opération, était entièrement guérie. — M. J. Bœckel a revu un de ses opérés (obs. **156**), au bout de trois ans ; ce jeune homme s'était marié et jouissait de la meilleure santé. — Un opéré de M. de Cérenville (obs. **152**) fut observé de nouveau huit ans après une résection de trois côtes sur la paroi thoracique antérieure ; la guérison s'était maintenue. — Il est vrai que, dans ces cinq observations, il s'agit de résections peu étendues, intéressant seulement trois ou quatre côtes. Ce qu'il importerait bien davantage de connaître, ce sont les suites éloignées de ces très vastes résections qui portent sur sept, huit et neuf côtes, et déterminent un enfoncement très prononcé de la paroi thoracique. Sur ce point, les matériaux sont encore bien insuffisants, et ce n'est que dans quelques années, qu'il sera possible d'écrire une histoire plus complète des suites éloignées de l'opération de la résection multiple des côtes.

Quoi qu'il en soit, il n'est pas douteux que cette opération, complétée par le curage, l'incision ou l'excision de la plèvre, ne constitue un grand progrès du traitement de l'empyème chronique. Cette intervention a reculé les limites de l'incurabilité de la pleurésie purulente. Elle offre de très sérieuses chances de salut à toute une catégorie de malades jusque-là voués à une mort certaine. Il faut éviter deux écueils, l'un qui consiste à n'intervenir que d'une façon incomplète et insuffisante, l'autre qui consiste à ne pas respecter les contre-indications réelles de l'opération. Encore, dans un cas douteux, vaut-il mieux ne pas s'abstenir. C'est déjà un résultat précieux que d'obtenir, dans une affection aussi grave que l'empyème chronique, à défaut d'une guérison complète, une diminution notable de la cavité suppurante.

TABLE DES MATIÈRES

TABLE DES OBSERVATIONS

TABLE ALPHABÉTIQUE

C

D

P

R

S

T

U

V

ERRATA

Page 170	ligne 22	*au lieu de*	lèvres de la plèvre	*lisez*	lèvres de la plaie.
— 267	— 4	—	44	—	37
— 287	— 10	—	éclamptique	—	paralytique.
— 303	— 12	—	l'état pratique	—	l'état parétique.
— 347	— 6	—	trouble respiratoire	—	trouble circulatoire.
— 510	— 20	—	s'il y existait	—	s'il existait.
— 608	— 26	—	affaiblissement	—	affaissement.
— 652	— 1	—	feuillet pariétal	—	feuillet viscéral.
— 652	— 15	—	feuillet pariétal	—	feuillet viscéral.
— 654	— 11	—	plèvre pariétale	—	plèvre viscérale.
— 728	— 28	—	10 centim.	—	6 centim.
— 728	— 33	—	80 centim.	—	8 centim.
— 753	— 29	—	paroi postérieure	—	paroi antérieure.
— 805	— 12	—	ierrmédiable	—	irrémédiable.

26.941. — Imp. Waltener et Cie, rue Belle-Cordière, 14. — Lyon.

26.941 Imp. WALTENER ET Cie, rue Belle-Cordière, 14. — Lyon

www.ingramcontent.com/pod-product-compliance
Ingram Content Group UK Ltd.
Pitfield, Milton Keynes, MK11 3LW, UK
UKHW012136240726
13966UKWH00001B/21

9 782011 901767